U0338402

成人弥漫性低级别胶质瘤

Diffuse Low-Grade Gliomas in Adults

主　编　［法］于格·迪福（Hugues Duffau）

主　译　冯　华　王伟民　江　涛

中华医学电子音像出版社
CHINESE MEDICAL MULTIMEDIA PRESS
北　京

图书在版编目(CIP)数据

成人弥漫性低级别胶质瘤 / (法)于格·迪福主编;冯华,王伟民,江涛译. —北京:中华
医学电子音像出版社,2018.2
ISBN 978-7-83005-051-1

I. ①成… Ⅱ. ①于… ②冯… ③王… ④江… Ⅲ. ①神经胶质瘤—诊疗 Ⅳ. ①R730.264

中国版本图书馆CIP数据核字(2017)第 257564 号

北京市版权局著作权合同登记章 图字:01-2016-2658 号

Translation from English language edition:
Diffuse Low-Grade Gliomas in Adults
By Hugues Duffau
Copyright © 2013 Springer-Verlag London
Springer-Verlag is a part of Springer Science+Business Media
All Rights Reserved

网址:www.cma-cmc.com.cn(出版物查询、网上书店)

成人弥漫性低级别胶质瘤
CHENGREN MIMANXING DIJIBIE JIAOZHILIU

主 译:	冯 华 王伟民 江 涛
策划编辑:	裴 燕 史仲静 宋 玥
责任编辑:	宋 玥
文字编辑:	刘 欢 杨善芝 康丽涛
校 对:	李慧英 龚利霞
责任印刷:	李振坤
出版发行:	中华医学电子音像出版社
通信地址:	北京市东城区东四西大街 42 号中华医学会 121 室
邮 编:	100710
E-mail:	cma-cmc@cma.org.cn
购书热线:	010-85158550
经 销:	新华书店
印 刷:	北京京华虎彩印刷有限公司
开 本:	787mm×1092mm 1/16
印 张:	33.5
字 数:	883 千字
版 次:	2018 年 2 月第 1 版 2018 年 2 月第 1 次印刷
定 价:	210.00 元

内容提要

本书系统介绍了成人弥漫性低级别胶质瘤的流行病学、基础与临床诊治最前沿的理论与实践经验。全书共 32 章。第一章为概论，第二章至第五章阐述成人弥漫性低级别胶质瘤的流行病学与分类，第六章至第十一章阐述弥漫性低级别胶质瘤的基础与实验研究，第十二章至第十七章阐述成人弥漫性低级别胶质瘤的临床与影像诊断，第十八章阐述成人弥漫性低级别胶质瘤的自然史和自发的预后影响因素，第十九章至第二十二章阐述成人弥漫性低级别胶质瘤的功能评估及脑功能联系，第二十三章至第二十七章阐述弥漫性低级别胶质瘤治疗方法的新认知，第二十八章至第三十二章为展望。本书内容兼具学术性和实用性，可作为神经肿瘤学相关专业医师和研究人员的参考书。

译者名单

主　译　冯　华　王伟民　江　涛
副主译　白红民　李　飞　胡　荣
译　者　（按姓氏汉语拼音排序）

白红民　广州军区广州总医院
陈　静　广州军区广州总医院
陈科引　北京协和医院
陈　磊　天津医科大学总医院
陈图南　中国人民解放军陆军军医大学第一附属医院
陈蔚翔　中国人民解放军陆军军医大学第一附属医院
储卫华　中国人民解放军陆军军医大学第一附属医院
杜汉强　广州军区广州总医院
樊　星　北京市神经外科研究所
冯　华　中国人民解放军陆军军医大学第一附属医院
葛红飞　中国人民解放军陆军军医大学第一附属医院
公方和　广州军区广州总医院
胡　荣　中国人民解放军陆军军医大学第一附属医院
黄　怀　广州军区广州总医院
黄　毅　中国人民解放军陆军军医大学第一附属医院
黄玉宝　天津医科大学总医院
江　澂　广州军区广州总医院
江　涛　北京市神经外科研究所
孔祥溢　北京协和医院
黎　静　广州军区广州总医院
李　飞　中国人民解放军陆军军医大学第一附属医院
李明荣　中国人民解放军陆军军医大学第一附属医院
李荣伟　中国人民解放军陆军军医大学第一附属医院
李卫娜　中国人民解放军陆军军医大学第一附属医院
林　雨　天津医科大学总医院
刘　帅　北京市神经外科研究所
马　康　中国人民解放军陆军军医大学第一附属医院
马文斌　北京协和医院

潘鹏宇	中国人民解放军陆军军医大学第一附属医院
瞿　杰	中国人民解放军陆军军医大学第一附属医院
史建涛	中国人民解放军陆军军医大学第一附属医院
谭　亮	中国人民解放军陆军军医大学第一附属医院
唐荣锐	中国人民解放军陆军军医大学第一附属医院
王嘉嘉	广州军区广州总医院
王丽敏	广州军区广州总医院
王伟民	广州军区广州总医院
王　蔚	广州军区广州总医院
王　彦	广州军区广州总医院
王引言	北京市神经外科研究所
温锦崇	广州军区广州总医院
吴劲松	复旦大学附属华山医院
吴　南	中国人民解放军陆军军医大学第一附属医院
伍犹梁	广州军区广州总医院
鲜继淑	中国人民解放军陆军军医大学第一附属医院
颜成睿	北京协和医院
杨　柳	北京市神经外科研究所
杨　帅	广州军区广州总医院
杨学军	天津医科大学总医院
杨　阳	中国人民解放军陆军军医大学第一附属医院
尹　怡	中国人民解放军陆军军医大学第一附属医院
战俣飞	广州军区广州总医院
张　超	中国人民解放军陆军军医大学第一附属医院
张　辰	天津医科大学总医院
赵东海	广州军区广州总医院
赵恒立	中国人民解放军陆军军医大学第一附属医院
周强意	北京协和医院
周思捷	广州军区广州总医院
朱　蒙	天津医科大学总医院
邹宇辉	广州军区广州总医院

主编简介

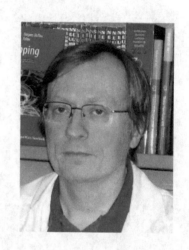

Hugues Duffau 博士是法国蒙彼利埃大学医疗中心神经外科主任、教授，法国蒙彼利埃神经科学研究院"中枢神经系统可塑性、人类神经干细胞和神经胶质肿瘤研究"、法国国家健康与医学研究院 1051 团队的带头人。他是唤醒手术认知功能方面的神经外科专家，20 年来致力于缓慢生长的低级别胶质瘤的手术研究，使唤醒手术成为切除病变、保存功能的常规方案。他开创性地从事脑连接和神经可塑性基础研究，打破了大脑皮质局部定位的传统观念。鉴于其在神经外科和神经科学领域开创性的工作，Hugues Duffau 博士曾多次被授予名誉博士，并成为著名的斯德哥尔摩卡罗林斯卡学院赫伯特·奥利维克罗纳奖(The Herbert Olivecrona Award)最年轻的获得者。他撰写了 4 部专著，并在国际期刊发表论文多达 300 余篇，涉及神经外科及神经科学基础，其中包括认知科学和大脑可塑性研究。这些成果的引用超过 17 000 次，H 指数高达 70。他是多本期刊的编委(如 *Brain and Language*，*Neurosurgery* 和 *Neuro-Oncology*)，并担任多达 88 本期刊的特约评审专家(评论超过 850 篇)，包括: *New England Journal of Medicine*，*Lancet Oncology*，*Nature Medicine*，*Nature Reviews Neuroscience*，*Nature Reviews Neurology*，*Annals of Neurology*，*Brain*，*Cerebral Cortex*，*Trends in Cognitive Science*，*Current Biology* 等。他还兼任法国医学科学院委员、外科研究院委员、世界神经外科研究院委员、世界神经外科联合会青年医师奖评审委员、欧洲神经肿瘤学会学术委员等。

主译简介

冯华　医学博士,主任医师,教授,博士生导师。国
务院政府津贴获得者。现任中国人民解放军陆军军医大
学第一附属医院神经外科(国家重点学科、国家临床重点
专科、全军神经外科研究所、全军神经创伤防治重点实验
室、重庆市脑科学协同创新中心、重庆市神经外科临床研
究中心)主任,"973计划"项目首席科学家,总后勤部科技
银星,重庆市首批学科带头人,重庆市政协委员。兼任世
界华人神经外科协会常委,中华医学会神经外科分会常
委,中国医师协会神经外科医师分会常委,第九届全军神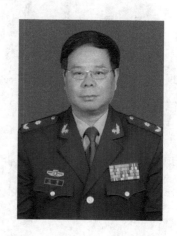
经外科专业委员会副主任委员,第五届重庆市医学会神经外科专业委员会主任委员,《中华
神经外科杂志》(*Chinese Neurosurgical Journal*)等杂志副总编辑。

从事神经外科医疗、教学和科研工作30余年,主要研究方向:神经系统创伤的救治,脑
功能成像指导下的脑肿瘤精准手术,脑血管病的个性化微创诊治。主持国家"973计划"
"863计划"及国家自然科学基金重大国际合作项目等各级科研项目40余项,以第一作者或
通信作者发表论文360余篇,其中SCI收录128篇(影响因子＞5.0共36篇)。获批发明专
利授权21项,主编(或主译)专著8部。获国家科技进步二等奖1项,省部级一等奖4项。

主译简介

王伟民 医学博士,博士后,主任医师,教授,博士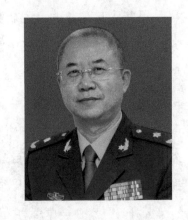
生导师。国务院政府津贴获得者,广州军区"名医名刀"。
现任广州军区广州总医院神经医学专科医院院长。《中
国微侵袭神经外科杂志》主编、中国医师协会脑胶质瘤专
业委员会副主任委员、中国神经科学学会神经肿瘤分会
常委、广东省医学会和广东省医师协会神经外科分会前
任副主任委员、广东省神经科学学会理事会副理事长。
Journal of Neuro-Oncology 审稿专家。

从事胶质瘤临床研究工作 30 余年,20 世纪 90 年代初在国内首先开展胶质瘤分子生物
学和基因治疗研究;2003 年初在国内率先开创术中全身麻醉唤醒状态下脑功能区胶质瘤切
除手术,建立了胶质瘤手术新理念。承担军队"十一五""十二五"重大项目、全军高新技术重
大项目、国家自然科学基金、省级自然科学及科技计划项目基金等 10 余项。以第一作者或
通信作者发表论文 80 余篇。主编、参编专著 10 余部。获军队及省部级科研成果二等奖
5 项。

主译简介

江涛 医学博士,博士后,主任医师,教授,博士生导师。现任北京市神经外科研究所副所长,首都医科大学附属北京天坛医院神经外科中心副主任,北京脑重大疾病研究院脑肿瘤研究所副所长,中国医师协会脑胶质瘤专业委员会主任委员,北京市"高创计划"领军人才。*Journal of Neuro-Oncology* 编委、*Current Signaling Transduction Therapy* 亚洲区主编。先后承担国家"十一五"科技支撑计划、"863 计划"、科技部国际合作专项等国家级重点课题,在脑胶质瘤诊疗关键技术建立及临床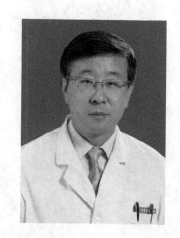应用方面做出突出贡献。以第一作者或通信作者发表 SCI 论文 100 余篇(累计影响因子 386分),出版专著 3 部,获国家发明专利授权 6 项、省部级科技成果奖 6 项,研究成果入选 Cochrane 国际循证医学数据库及美国临床指南。

原著编者

Mitchel S. Berger, MD　Department of Neurosurgery, University of California at San Francisco, San Francisco, CA, USA

Luc Bauchet, MD, PhD　Institute for Neurosciences of Montpellier, Team "Brain Plasticity, Stem Cells and Glial Tumors", National Institute for Health and Medical Research (INSERM), Montpellier University Medical Center, Montpellier, France

Department of Neurosurgery, Gui de Chauliac Hospital, Montpellier University Medical Center, Montpellier, France

French Brain Tumor DataBase, Groupe de Neuro-Oncologie du Languedoc-Roussillon, Registre des Tumeurs de l'Hérault, Centre de Lutte Contre le Cancer Val d'Aurelle, Montpellier, France

Kevin P. Becker, MD, PhD　Department of Neurology, School of Medicine, Yale University, New Haven, CT, USA

Antonio Paolo Beltrami, MD, PhD　Interdepartmental Center for Regenerative Medicine, University of Udine, Udine, Italy

Department of Medical and Biological Sciences, University of Udine, Udine, Italy

Department of Pathology, Azienda Ospedaliero Universitaria di Udine, Udine, Italy

Carlo Alberto Beltrami　Interdepartmental Center for Regenerative Medicine, University of Udine, Udine, Italy

Department of Medical and Biological Sciences, University of Udine, Udine, Italy

Department of Pathology, Azienda Ospedaliero Universitaria di Udine, Udine, Italy

Luca Bertero, MD　Division of Neuro-Oncology, Departments of Neuroscience and Oncology, University and San Giovanni Battista Hospital, Turin, Italy

Alberto Bizzi, MD　Department of Neuroradiology, Instituto Clinico Humanitas IRCCS, ozzano, Milan, Italy

Rolf Bjerkvig, PhD　NorLux Neuro-Oncology Laboratory, Department of Oncology, Centre de Recherche Public de la Santé (CRP-Santé), Luxembourg City, Luxembourg

NorLux Neuro-Oncology Laboratory, Department of Biomedicine, University of Bergen, Bergen, Norway

Sébastien Bourgnaud　NorLux Neuro-Oncology Laboratory, Department of Oncology,

Centre de Recherche Public de la Santé (CRP-Santé), Luxembourg City, Luxembourg

Evgenia Bourkoula   Interdepartmental Center for Regenerative Medicine, University of Udine, Udine, Italy

Department of Medical and Biological Sciences, University of Udine, Udine, Italy

Department of Pathology, Azienda Ospedaliero Universitaria di Udine, Udine, Italy

Daniela Cesselli, MD, PhD   Interdepartmental Center for Regenerative Medicine, University of Udine, Udine, Italy

Department of Medical and Biological Sciences, University of Udine, Udine, Italy

Department of Pathology, Azienda Ospedaliero Universitaria di Udine, Udine, Italy

Stephanie E. Combs, MD   Department of Radiation Oncology, University Hospital of Heidelberg, Heidelberg, Germany

R. F. Deighton   Centre for Cognitive and Neural Systems, University of Edinburgh, Edinburgh, UK

Division of Clinical Neurosciences, University of Edinburgh, Western General Hospital, Edinburgh, UK

Hugues Duffau, MD, PhD   Doctor Honoris Causa, Department of Neurosurgery, Gui de Chauliac Hospital, Montpellier University Medical Center, Montpellier, France

Institute for Neurosciences of Montpellier, Team "Brain Plasticity, Stem Cells and Glial Tumors", National Institute for Health and Medical Research (INSERM), Montpellier, France

Frank Willi Floeth   Department of Spine and Pain, St.-Vinzenz-Hospital, Düsseldorf, Germany

Norbert Galldiks, MD   INM-3: Cognitive Neuroscience, Institute of Neuroscience and Medicine, Forschungszentrum Jülich, Jülich, Germany

Department of Neurology, University Hospital Cologne, Cologne, Germany

A. M. J. Gerth   Centre for Clinical Brain Science, Western General Hospital, University of Edinburgh, Edinburgh, UK

Centre for Cognitive and Neural Systems, University of Edinburgh, Edinburgh, UK

Catherine Godfraind, MD, PhD   Department of Pathology, Cliniques Universitaires Si-Luc, Brussels, Belgium

Catherine Gozé, PharmD, PhD   Department of Cellular Biology, Montpellier University Medical Center, Montpellier, France

Institute for Neurosciences of Montpellier, Team "Brain Plasticity, Stem Cells and Glial Tumors", Montpellier University Medical Center, Montpellier, France.

Pierre-Olivier Guichet　INSERM U1051, Institute for Neuroscience of Montpellier, Hopital Saint Eloi, Montpellier, France

Rémy Guillevin, MD, PhD　Department of Radiology and MPIM Laboratory, Teaching Hospital, University of Poitiers, Poitiers, France

Functional Laboratory Imaging, Neuroradiology Department, Teaching Hospital, University of Poitiers, Poitiers, France

Zahra Hassani, PhD　INSERM U1051, Université Montpellier 2, Institute for Neurosciences of Montpellier, Hôpital Saint Eloi, Montpellier, France

Team"Brain Plasticity, Stem Cells and Glial Tumor", UM2-UM1-INSERM U1051, Institute of Neurosciences of Montpellier, Montpellier, France

Jan J. Heimans, MD, PhD　Department of Neurology, VU University Medical Center, Amsterdam, The Netherlands

Guillaume Herbet　National Institute for Health and Medical Research (INSERM), U1051, Team"Plasticity of the Central Nervous System, Human Stem Cells and Glial Tumors", Institute for Neurosciences of Montpellier, Montpellier University Medical Center, Montpellier, France
Department of Neurosurgery, Gui de Chauliac Hospital, Montpellier University Medical Center, Montpellier, France

Jean-Philippe Hugnot, PhD　INSERM U1051, Université Montpellier 2, Institute for Neuroscience of Montpellier, Hopital Saint Eloi, Montpellier, France

Team "Brain Plasticity, Stem Cells and Glial Tumor", UM2-UM1-INSERM U1051, Institute of Neurosciences of Montpellier, Montpellier, France

Tamara Ius, MD　Department of Neurosurgery, Azienda Ospedaliero Universitaria di Udine, Udine, Italy

Karl-Josef Langen, MD　INM-4: Medical Imaging Physics, Institute of Neuroscience and Medicine, Forschungszentrum Jülich, Jülich, Germany

Emmanuel Mandonnet, MD, PhD　Department of Neurosurgery, Lariboisière Hospital, Paris, France

Nicholas F. Marko, MD　Department of Neurosurgery, University of Texas MD Anderson Cancer Center, Houston, USA

J. McCulloch　Centre for Cognitive and Neural Systems, University of Edinburgh, Edinburgh, UK

Sylvie Moritz-Gasser　National Institute for Health and Medical Research (INSERM), U1051, Team "Plasticity of the Central Nervous System, Human Stem Cells and Glial Tumors", Institute for Neurosciences of Montpellier, Montpellier University Medical

Center，Montpellier，France

Department of Neurology, CHRU Montpellier, Gui de Chauliac Hospital, Montpellier University Medical Center，Montpellier，France

Simone P. Niclou，PhD　　NorLux Neuro-Oncology Laboratory，Department of Oncology，Centre de Recherche Public de la Santé (CRP-Santé)，Luxembourg City，Luxembourg

Hiroko Ohgaki，PhD　　Section of Molecular Pathology，International Agency for Research on Cancer (IARC)，Lyon，France

Joseph M. Piepmeier，MD　　Department of Neurosurgery，School of Medicine，Yale University，New Haven CT，USA

Anja Pucer，PhD　　Interdepartmental Center for Regenerative Medicine，University of Udine，Udine，Italy

Department of Medical and Biological Sciences，University of Udine，Udine，Italy

Department of Pathology，Azienda Ospedaliero Universitaria di Udine，Udine，Italy

Jaap C. Reijneveld，MD，PhD　　Department of Neurology，VU University Medical Center，Amsterdam，The Netherlands

Valérie Rigau，MD，PhD　　Cytology and Anatomical Pathology Laboratory，Montpellier University Medical Center，Montpellier，France

Team"Neuronal Death and Epilepsia"，CNRS UMR 5203 INSERM U661 UM1-UM2，Montpellier，France

Roberto Rudà，MD　　Division of Neuro-Oncology，Departments of Neuroscience and Oncology，University and San Giovanni Battista Hospital，Turin，Italy

Michael Sabel，MD　　Department of Neurosurgery，Heinrich-Heine-University，Düsseldorf，Germany

Miran Skrap，MD　　Department of Neurosurgery，Azienda Ospedaliero Universitaria di Udine，Udine，Italy

Anja Smits，MD，PhD　　Department of Neuroscience，Neurology Uppsala University，Uppsala，Sweden

Riccardo Soffietti，MD　　Division of Neuro-Oncology，Departments of Neuroscience and Oncology，University and San Giovanni Battista Hospital，Turin，Italy

Cornelius J. Stam，MD，PhD　　Department of Clinical Neurophysiology，VU University Medical Center，Amsterdam，The Netherlands

Luc Taillandier，MD，PhD　　Neurooncology Unit，Department of Neurology，Nancy University Medical Center，Nancy，France

Martin J. B. Taphoorn，MD，PhD　　Department of Neurology，VU University Medical

Center, Amsterdam, The Netherlands

Department of Neurology, Medical Center Haaglanden, The Hague, The Netherlands

Juan Torres-Reveron, MD, PhD   Department of Neurosurgery, School of Medicine, Yale University, New Haven, CT, USA

Marco Vindigni, MD   Department of Neurosurgery, Azienda Ospedaliero Universitaria di Udine, Udine, Italy

Robert J. Weil, MD   Department of Neurosurgery, Brain Tumor and Neuro-Oncology Center, Cleveland Clinic, Cleveland, OH, USA

Ian R. Whittle, MD, PhD   Division of Clinical Neurosciences, University of Edinburgh, Western General Hospital, Edinburgh, UK

Department of Clinical Neurosciences, Western General Hospital, Edinburgh, Scotland, UK

序 一

有关外科医生与手术匠的问题,一直有争议。查《辞海》(缩印本)(上海辞书出版社,1999年),对"匠"的注释:①工匠,指有专门技术的工人,如木匠、铁匠;②指在某一方面造诣或修养很深的人。杜甫《赠特进汝阳王二十韵》诗:"学业醇儒富,辞华哲匠能"。因此,可以说手术匠是指掌握外科手术技术,对某种外科手术有很深造诣的医生。另外,鉴于在医学界的争议,手术匠称呼中还带有一些贬义,即该医生仅会开刀,对诊断和其他处理不在行,教学和科研则更不用说了。

究竟外科医生应不应该是手术匠?我认为,外科医生应该是手术匠。因为会开刀是外科医生的本职工作,是有别于内科医生的基本要素。可是,好的外科医生仅此是不够的,他应该是好的手术匠,就如同木匠、铁匠中有好和差之分。优秀的外科医生不仅是好的手术匠,还会将外科技艺、外科哲理和医德传授给下一代,会引领学科发展。总之,优秀的外科医生会开刀,又会教学和科研,用通俗语言则是"德才兼备,文武双全"。这还有别于仅会科研写文章、不会开刀的外科医生。可见,优秀外科医生是外科医生中的"翘楚",是金字塔上的尖子,是外科医生(特别是年轻外科医生)追求的崇高目标。

法国神经外科医生 Duffau 教授不仅会开刀,而且以脑胶质瘤的一种代表类型——弥漫性低级别胶质瘤着手,潜心深入研究,20年如一日,从临床流行病学、分子生物学、临床和影像学、语言和认知学、脑功能重塑和治疗学等多方面、跨学科开展研究。在大量的临床实践基础上,他倡导脑胶质瘤患者个体化诊治模式,开创性提出脑功能的可塑性和重组的概念。他的研究成果引用超过17 000次,H指数达70。因此,我认为 Duffau 教授是位优秀的外科医生,"文武双全"。

纵观我国脑胶质瘤的治疗,可追溯到1950年,上海沈克非教授和史玉泉医生成功切除一例大脑囊性胶质瘤,刊登在《新闻报》上。以后全国各地也开展这类手术。可是,由于时代和环境的限制,我国脑胶质瘤临床和基础研究发展缓慢。庆幸的是,随着改革开放,经济腾飞和科技进步,我国不仅引进或开发了脑胶质瘤诊断和治疗的各种设备和设施,而且开展了脑胶质瘤分子生物学研究。更难能可贵的是,我国出现一批有志于脑胶质瘤临床和基础研究的青年医生和学者,他们志同道合,成立了"中国脑胶质瘤协作组",加强国内外学术交流和合作研究。但是,不可否认我们与国外先进单位比还存在差距,正如本书主译在"译者前言"中指出的那样。因此,他们征得 Duffau 教授同意,组织国内同仁翻译本书,以推动我国脑胶质瘤的研究。

应本书主译盛情邀请为译著作序时我想,本书的出版无疑将推动我国脑胶质瘤精准医学的发展,我更想本书的译者和读者中,能否出几位像 Duffau 教授那样的优秀外科医生?

中国工程院院士
复旦大学华山医院神经外科教授
国家老年医学临床研究中心主任

序 二

  冯华、王伟民和江涛三位教授主译的《成人弥漫性低级别胶质瘤》(Hugues Duffau：*Diffuse Low-Grade Gliomas in Adults*)是一部很好的胶质瘤临床研究参考书。

  神经外科医生治疗弥漫性低级别胶质瘤仍面临挑战。低级别胶质瘤治疗尚存许多问题：是手术切除肿瘤，还是观察？如何彻底切除肿瘤并保护脑功能？手术、化疗和放射治疗如何选择？之所以如此，原因是低级别胶质瘤具有广泛侵袭但生长缓慢的独特生物学特性，使医生在"wait and see"和积极手术之间难下决断。同样也由于肿瘤生长缓慢，治疗后患者的生存期超过10年，组织多中心、双盲、前瞻性临床研究难度很大，难以对比不同治疗方案的优劣，甚至在研究项目启动时所用的治疗方案到研究总结时已被改良或替代。以 RTOG 9802、EORTC 22033 和 RTOG 0424 等项目为例，随访时间均超过10年，有的研究时间跨度20年，其中使用的 PCV 化疗方案，还是替莫唑胺应用前的常用方案。另外，由于肿瘤细胞广泛侵袭性生长，手术中难以明确判断肿瘤的边界，虽然近年来现代影像学的发展为肿瘤与脑功能成像带来新进展，临床也提出了"尽量保留神经功能的情况下多切肿瘤"的手术原则，但在实际操作过程中仍有诸多难以决策的问题。

  国内、外从事低级别胶质瘤基础与临床研究的医生或科学家很少。难能可贵的是，法国神经外科医生 Duffau 教授几十年潜心于弥漫性低级别胶质瘤研究。他在著作中从流行病学、组织学、分子生物学、蛋白质组学和动物模型等方面介绍了弥漫性低级别胶质瘤的生物学特性，并且从影像学、临床表现、外科手术及术后综合治疗等方面讲述了弥漫性低级别胶质瘤个体化治疗策略。本书还重点论述了外科手术过程中肿瘤与脑功能区定位的理念、肿瘤切除原则与技术。Duffau 教授认为，作为一名优秀的神经外科医生，面对弥漫性低级别胶质瘤，不仅要考虑手术，还要熟知神经肿瘤学，深入、全面地认识该疾病，给予患者个体化综合治疗。

  当前，国内、外已经开展精准医学研究。精准医学将为包括胶质瘤在内的肿瘤防治另辟蹊径。精准医学根据患者临床信息，应用现代遗传、分子影像、分子病理和生物信息等技术，结合患者生活环境与方式，实现疾病精准的分类和诊断，制定个体化疾病的防治方案。全球正在研发的 800 多种抗癌药物和疫苗方法中，针对脑癌的有 58 种［美国医药研究与制造商协会（PhRMA）2015 年癌症药物进展报告（*Medicines in Development for Cancer 2015 Report*）］，期待精准医学研究成果给全球胶质瘤患者带来福音。

  原著作者 Duffau 教授展示了翔实、珍贵的研究资料，介绍了成人低级别胶质瘤研究成果，是一部高水平、实用的神经性脑肿瘤专著。冯华教授等 50 多位译者是来自全国从事脑胶质瘤诊治一线工作的中、青年专家，相信本译著的出版，将使胶质瘤基础与临床工作者焕发灵感，将我国的胶质瘤临床研究工作推向新的高度。

中国科学院院士

国家神经系统疾病临床研究中心主任

首都医科大学附属北京天坛医院神经外科学系主任、教授 *赵继宗*

2017 年 4 月 16 日于北京

序 三

　　脑胶质瘤是最常见的颅内肿瘤之一，遗憾的是，患者的总生存期并不理想。目前临床上对于低级别胶质瘤的诊治有两个巨大的挑战：第一个是诊断方面，脑胶质瘤有不同的亚型，不同亚型患者的生存时间不同，对治疗的反应也不同；另一个是手术方面，如何在尽量切除肿瘤的同时保留功能。

　　作为一名长期从事胶质瘤分子病理学研究的科学家，很欣喜地看到了近年来脑胶质瘤诊治所取得的重大突破。首先，胶质瘤的研究成为科学界的热点，例如，美国癌症研究计划（TCGA）首选的研究对象便是胶质瘤。其次，脑胶质瘤的基础研究向临床转化获得了重大进展，例如，*IDH1*、1p/19q 等分子标志物已用于脑胶质瘤的分型与预后判断，针对*IDH1*、*TERT*、*ATRX* 等基因突变的靶向药物的开发也如火如荼地开展。最后，也就是如 Duffau 教授在专著中所述，与胶质瘤诊治相关的影像学、手术技术等取得了长足的进步。

　　2015 年 1 月，美国启动了"精准医疗（precision medicine）"计划，低级别胶质瘤的诊疗进展最好地诠释了"精准医疗"的精髓所在——利用先进技术，精准发现、精准诊断和精准治疗肿瘤。

　　就精准诊断而言，脑胶质瘤，尤其是 WHO Ⅱ级和Ⅲ级的星形胶质细胞瘤和少突胶质细胞瘤，通过传统的病理诊断难以给出确切的分类与分型，而分子世界能够反映疾病变化的本质，基因组学技术就像一扇窗，透过它可以让每一个临床医生清清楚楚地看到疾病的真实面貌：这个基因突变就是这位患者脑胶质瘤的最本质源头，用这种药能起到很好的效果，等等。以后会有越来越多的成功案例出现，患者可以找到最适合他的精准治疗方案。

　　Duffau 教授本书的主旨——个体化治疗（individual treatment），也充分体现了精准治疗的内涵，根据不同的患者、不同的部位、不同的进展速度、不同的临床表现等选择不同的治疗策略，根据肿瘤与脑功能区采取个性化的手术方式，根据手术中对功能区的精确定位尽量切除肿瘤并保留功能，根据术后进展情况采取不同的术后辅助治疗等，精准治疗的理念贯穿了整个诊治过程。

　　冯华教授、王伟民教授、江涛教授等将 Duffau 教授的英文专著译作中文，将 Duffau 教授精准治疗低级别脑胶质瘤的理念介绍给了中国读者。精准医疗已经体现出了无限的潜力，同时我们也知道，在前方等待的还有重重待解开的奥秘。这不禁让我想起狄更斯的《双城记》："这是最好的时代，这是智慧的时代，这是光明的季节，这是希望之春"。相信在不久的将来，在基因精准诊断基础上的精准靶向治疗也会逐步登上胶质瘤治疗的舞台，低级别胶质瘤的诊疗必将成为"精准医疗"的典范。

美国杜克大学医学中心病理学终身教授、药理与肿瘤生物学教授
Henry S. Friedman 神经肿瘤讲席教授
中国国家神经系统疾病临床医学研究中心脑肿瘤专业委员会委员
泛生子基因首席科学家

序 四

  几十年来,成人弥漫性低级别胶质瘤(DLGG)的生物行为学和治疗一直存在争议。近年来,认知神经科学、影像学、基因和治疗技术与观念的进步革新了我们对弥漫性低级别胶质瘤的认识,形成了个性化治疗的理念。实际上,弥漫性低级别胶质瘤不能算作真正的肿瘤,而应被视为中枢神经系统内一种进展性、侵袭性的慢性病变。这种侵袭性的病变生长缓慢,沿白质纤维侵袭扩散,最后会进展为高级别的恶性病变,引起神经功能损伤,导致所有的患者死亡。因此,应该完全抛弃"临床观察(wait and see)"这一方式,进而采取延迟恶性转变的早期治疗,并根据弥漫性低级别胶质瘤的复杂生物学过程制定个体化的诊治策略。

  基于此,弥漫性低级别胶质瘤的首选治疗是早期手术。采用术中导航确定功能边界并最大程度切除肿瘤可延长患者的生存期、降低患者的死亡率。不幸的是,迄今为止,大部分研究只关注了单项治疗措施(手术、放疗、化疗)的效果,而并未从整体考虑肿瘤恶性进展前的治疗策略。最近,我们基于多年临床、放射学和组织分子学检测等的结果反馈,反复修正了早期(在神经和认知功能损害之前)个体化、多模态和长期的多阶段治疗策略。该动态诊疗措施在以下方面对传统的观点提出了挑战:①诊断明确后建议早期治疗。②反复治疗(例如,随访期间隔数年分次手术,间隔数月分次化疗)。③改变传统的治疗顺序(例如,先化疗,待肿瘤缩小后手术,不早期放疗等)。最终的目的是增加中位生存期,同时提高生存质量,以求解决传统的生存和脑功能之间的困境。

  为此,更好地了解大脑功能很关键。新的个体化治疗需要考虑到慢性病变的进展、脑功能定位的响应(神经可塑性)和治疗后肿瘤功能变化之间的相互影响。最后的目标不是(至少目前不是)治愈肿瘤,而是通过这些措施尽量延迟病变的恶性进展,为弥漫性低级别胶质瘤患者争取更长的时间,计划更好的未来(例如,决定是否要生个孩子)。这个理念充分体现了个体化的、功能性的和保护性的神经肿瘤学理念。进一步的工作将是为了对更多的小肿瘤实现全部切除或次全切除,找出"静默"型低级别胶质瘤的筛选方法。

  因此,忠实原文观念而将这本书翻译为中文,将为认识弥漫性低级别胶质瘤的起源、自然发展进程、目前和将来肿瘤与认知个体化治疗的观点提供新的途径。我们不能再用传统的方式来思考如何处理某个疾病,我希望此观点可让中国读者受益。最后,我非常感谢冯华教授和王伟民教授在翻译此书时所做的巨大贡献!

Hugues Duffau

Foreword

The biology, behaviour and management of diffuse low-grade glioma (DLGG) in adults have been matter of controversy since many decades. However, recent technical and conceptual advances in cognitive neurosciences, imaging, genetics and treatments have revolutionized our knowledge of DLGG, leading to the seminal principle of personalized management. DLGG is not a tumor mass within the brain but rather a progressive, invasive, and chronic disease of the central nervous system. In all cases, this aggressive lesion grows continuously, migrates along the white matter pathways, and inevitably progresses to a higher grade of malignancy and leads to neurological disability and ultimately to death. Thus, the wait and see dogma should definitely be abandoned and evolve instead toward an early therapeutic approach with the aim of delaying malignant transformation. Such a strategy should be adapted to the complex biological course of DLGG at the individual level.

In this setting, early surgery is now the first therapy to consider. Intraoperative mapping, with maximal resection according to functional boundaries, is associated with a longer overall survival while minimizing morbidity. However, so far, most studies have investigated the role of only one specific treatment (surgery, radiotherapy, chemotherapy) without taking a global view of managing the cumulative time while preserving quality of life versus time to malignant transformation. Currently, the aim is to switch towards a more holistic concept based upon the anticipation (before neurological or even cognitive worsening) of a personalized, multimodal and long-term multistage therapeutic approach, with online adaptation of the strategy adjusted over the years on the basis of regular feedback from clinical, radiological, and histo-molecular monitoring. This dynamic strategy challenges the traditional attitude, namely, (ⅰ) by proposing earlier therapy after the diagnosis, (ⅱ) by repeating treatments (eg, multiple surgeries spaced by several years, periods of months of chemotherapy spaced by periods of follow-up); and (ⅲ) by reversing the classical order of therapies (eg, neoadjuvant chemotherapy followed by surgery after tumor shrinkage, no early radiotherapy), with the ultimate goal of *increasing the median survival as well as of improving the quality of life*-i. e. to solve the classical dilemma of the survival versus cerebral functions.

To this end, a better knowledge of brain processing is also crucial. Indeed, these new individualized management strategies should deal with the interactions between the course of this chronic disease, reaction of brain remapping (neural plasticity), and oncofunctional modulation elicited by serial treatments. The ultimate aim is not (yet) curing this tumor but rather taking measures to delay malignant transformation as long as possible, while giving

DLGG patients a real life that includes planning for their long-term future (eg, such as deciding whether to have a baby). This philosophy supports a personalized, functional, and preventive neuro-oncology. The next step is to envision a screening policy for silent DLGG, in order to achieve more frequent total and supratotal resections in smaller tumors.

Therefore, it is important to translate to Chinese this book based on original concepts, which open new avenues to the origins of DLGG, its natural history, as well as the present and future in the oncological and cognitive personalized therapeutic attitudes. One cannot think in traditional terms any more about how to manage this disease, and I hope that this message will be helpful for Chinese readers. As a consequence, I would like to thank very much Professor Hua Feng and Professor Weimin Wang for their valuable contribution.

Hugues Duffau

译者前言

弥漫性低级别胶质瘤(diffuse low-grade glioma,DLGG)约占胶质瘤的 15%,最终都将转化为高度恶性,10 年生存的患者比例一般不足 50%。尽管此类肿瘤的发病率不算高,欧美的统计数据约为每年 1/10 万或更低(我国尚缺乏该病的流行病学数据),但这类肿瘤在临床上神经外科中还是经常遇到的。传统治疗观念认为,由于该肿瘤生存期相对较长,手术并发症的发生率较高,术后生活质量较差,因此它是一种诊疗十分棘手的神经肿瘤。为此,在临床上多以消极"观察和等待"的理念处置。

随着信息技术、分子生物学技术、现代手术和肿瘤治疗学技术的快速发展,越来越多的证据表明,对待低级别胶质瘤已不应再是传统意义上的消极的临床观察和等待。针对不同个体,若积极选择正确的治疗策略,不仅能够有效延长患者的生存期,还能提高患者在有限生存期内的生存质量。由于 DLGG 呈缓慢生长过程,往往以癫痫或轻度功能障碍起病,甚至无症状,只是在偶然的影像学检查时被意外发现,而 DLGG 又多发生在大脑功能区附近或丘脑/脑干等重要结构上,因此,选择正确的治疗策略和方法显得格外重要。因为,无论是医生还是患者都不希望采用既不能阻止疾病进展,又造成低生存质量的治疗方法。

正确的治疗决策不但需要掌握现代 DLGG 知识,还取决于医生对每位患者的肿瘤各种个性化信息的详细了解,如肿瘤影像学、组织和分子病理学、细胞动力学、分子生物学、蛋白质组学、免疫学等在 DLGG 个体患者中的变化,以便针对性地在最适宜的时机采取最合适的治疗策略,使患者最大获益。然而在我国目前的状况下,我们还非常缺乏对 DLGG 的了解,也缺少相关的现代知识,这些仍是诊疗上亟待填补的缺陷,需要努力弥补。

Hugues Duffau 教授长期以来关注 DLGG 的临床问题,致力于此病的研究。他一直倡导在唤醒状态下最大程度、安全、积极地切除胶质瘤的治疗策略。他通过对 DLGG 术后患者进行长期随访观察,并从多学科角度对 DLGG 的流行病学、疾病的自然史、临床诊断学、组织和分子病理学的特点与临床预后的关系进行研究,提出了积极治疗 DLGG 的个体化治疗策略,奠定了本著作的基础。

本著作回答了我们在临床上经常遇到的困惑和问题:如何预测 DLGG 早期恶变?什么是最佳手术时机?如何对关联大脑功能结构的肿瘤进行手术?手术及综合治疗的预后究竟如何?常规放疗是 DLGG 早期治疗的唯一选择吗?未来 DLGG 的治疗策略是什么?总之,这是一部反映 DLGG 全新进展并挑战传统治疗理念、体现现代胶质瘤精准治疗理念和技术的学术论著,也是目前全球唯一一部系统阐述 DLGG 的专著。正如 Mitchel Berger 教授在原著序中所述,这是一部为治疗 DLGG 的全体医务人员和研究者提供有关此病确切信息的综合性教科书。

2013 年 10 月,Duffau 教授应邀在"三亚国际胶质瘤高峰论坛"做学术报告。与会期间,我们谈到了本书的翻译,Duffau 教授特别为中文版作序。他十分高兴我们能将这部充满全新理念和知识的胶质瘤学术著作分享给广大的中国神经外科医生及神经肿瘤的研究者,使之惠及我国的胶质瘤患者。为此,我们会同中国胶质瘤协作组主要成员——北京天坛医院、上海华山医院、北京协和医院、天津医科大学总医院、广州军区广州总医院及中国人民解放军陆军军医大学第一附属医院等长期致力于胶质瘤临床研究的团队共同完成本书的翻译工作。

在本书即将出版之际,我们十分感谢吴劲松教授、杨学军教授、马文斌教授和他们的团队,以及全体译者为本书翻译做出的贡献。同时,感谢《中国微侵袭神经外科杂志》编辑部高燕华主任给予的大力支持和帮助,使得这部胶质瘤的重要参考书能奉献给我国的神经外科医生和神经肿瘤科医生。最后,非常感谢周良辅院士、赵继宗院士及阎海教授为本书中文版作序并推荐。

由于我们的水平有限,尽管经过多次审译,但仍可能存在不足之处,请读者给予谅解和指正。

冯 华 王伟民 江 涛

2017 年 7 月

原 著 序

　　本书作为指导临床工作者治疗弥漫性低级别胶质瘤的综合性读物,将提供关于低级别胶质瘤相关的权威、综合信息。本书的独特之处在于基于每位患者的个体化治疗方法。换言之,由于弥漫性低级别胶质瘤患者的特殊性,一种治疗方法并不适合于所有弥漫性低级别胶质瘤患者。退一步讲,笔者在定义弥漫性低级别胶质瘤及治疗方法的选择上具有相当的独特性和创新性。我们已经从一种随访观察态度转变为一种更加积极的、根据术前肿瘤生长动力学制订个体化治疗方案的手段来处理这种疾病,同时采取个体化的手术与治疗方法。在过去的 10 年间,这种方案影响了该病的最终结局。

　　本书从低级别胶质瘤的流行病学及病理学分型出发,通过很有逻辑性和富有信息量的方式进行组织。我们对胶质瘤造成损伤的发生机制及其分子特征的认识已经发生了很大的变化,临床医生要想真正地了解弥漫性低级别胶质瘤患者的最佳治疗方案,必须要明白对于不同患者存在着截然不同的分子分型。所以目前的临床工作中,如果单单依靠组织学观察而忽略其基因表型来盲目地划分肿瘤类型是不可取的。关于瘤体的细胞起源及肿瘤与脑内其他区域的神经干细胞和神经前体细胞之间的可能联系,在本书部分章节有深入的讨论。虽然在一些章节会重复出现基因组学的内容,但以不同的表达和解释方式来理解基因组学特别值得欣赏。其他特别有用的内容包括蛋白质组学的分类作用及一种与分类和结局相关的生物信息学方法等。此外,一些章节还涉及细胞培养和动物模型。到目前为止,低级别胶质瘤的细胞培养方法甚少,因此缺乏合适的动物模型。然而,基于特定表型的转基因小鼠模型的研究表明,确实存在移植瘤的可行性。总之,我觉得这本书的基础科学内容很新颖、很全面,易于阅读,且适用于每一位个体化的患者。

　　后续章节还进一步描述了影像学、临床表现和生活质量等临床特点。该书的影像学章节非常精彩,包含了影像学的所有内容,从 MRI 解剖成像到 MRI 生理成像,再到 PET 扫描的代谢成像。在随后的章节中,所有的这些信息都交织在一起,通过基于增长率的预测模型和沿着白质纤维侵袭等来理解这类疾病的自然病史。Soffietti 医生的一个特别重要的贡献是详细描述了影响这种疾病自然病史的各种预后因素,也就是危险因子。通过整合所有的分子生物学、影像资料和临床因素等信息,临床医生可以预测一个弥漫性低级别胶质瘤患者的结局和疾病进展过程。

　　本书还涉及该类肿瘤侵犯不同脑区的功能评估。我们都意识到对语言及认知功能的理解非常重要,这可以帮助我们确定某个患者的最佳治疗方案并预测我们提供的治疗方案可能出现的结果。因此,多模态功能成像技术,如 fMRI、MEG 与脑连接图谱,使我们有能力预测手术及其他各种治疗方案对语言和认识的影响。

　　毋庸置疑,手术依然是此类疾病最重要的治疗手段,Duffau 等撰写的关于手术及功能保护等章节,对确定此类疾病的手术治疗方案极为重要。Duffau 医生是世界上处理弥漫性低级别胶质瘤最具经验的医生之一。他详细解释了如何进行术中解剖和功能定位,以及这些技术如何影响患者的预后。他强调电刺激脑定位可降低永久性功能障碍的发生率,使手术治疗这类复杂的疾病变得相当安全。正如他的精彩描述，外科医生必须调整手术策略，使患者在清醒状态下完成对大脑的解剖功能区定位，最大程度地切除病变，同时最小程度地损伤神经功能。另有一章从肿瘤学的角度关注切除范围，这种切除范围不仅影响无进展生存期，而且影响总生存期和恶性转化时间等，因此很重要。

术后的辅助治疗在肿瘤无法完全清除的条件下显得格外关键。研究者们已经在放疗、化疗及何时采用哪种辅助治疗方法方面做出了卓越的贡献，同时也描述了一些新的治疗策略，如术前化疗减小肿瘤体积，使得不能手术的病变可以手术治疗。实际上，即使是脑胶质瘤患者，如果化疗后反应明显，也有进一步手术治疗的可能。另外，在术后处理中，必须考虑使用功能康复来改善患者预后，同时加强术后暂时功能丧失或受损后的功能再学习。Duffau 医生的一系列文章引入了神经可塑性和重组的概念，使我们知道所谓的"功能区病灶"可缓慢压迫我们认为有功能的脑区，使其失去功能。

当阅读本书时，一个不能忽略的事实是，作为临床医生，我们必须找到新的治疗终点，以及面对不同疾病进展的不同策略与应对方式。我们都意识到，除了疾病进展时间或恶性转化时间，一定还有更好的治疗终点。我们还必须考虑其他临床因素，如回归正常生活质量和功能状态的时间，这与以往的治疗终点一样重要。

这就是为什么说这本书描述了一种对弥漫性低级别胶质瘤患者更加具体的个体化治疗方法。新的治疗策略需要考虑到脑可塑性的概念，它使得功能区转移，从而为外科医生提供机会去切除以前认为不能手术切除的区域。这本书的主题就是为每一位弥漫性低级别胶质瘤患者提供个体化的治疗策略，这需要我们理解多种概念，如脑可塑性可以帮助我们改变疾病的过程和治疗方式。我们也需要考虑使用新辅助化疗来缩小肿瘤，以及在首次诊断后、手术前了解肿瘤的生长动力学。正如贯穿全书所解释的，所有这些因素都致力于对此类疾病的个体化治疗。我也喜欢"超全切"这个概念，其目标不只是解剖学上的切除肿瘤，而是在功能保留的前提下，于肿瘤边界周围进行肿瘤切除。这将使我们再次以个体化方式改变手术策略，以达到最大程度的切除。到目前为止，似乎有一些令人信服的数据表明，更积极的超全切肿瘤后，患者可能有更低的恶性转化风险，从而使手术可以改变这类疾病的自然病程。

总之，这将是神经外科和神经肿瘤学发展史上的一个重要贡献。对弥漫性低级别胶质瘤患者的治疗，不能再用传统的方法来处理，我们必须使用新的理念和策略。正如整本书中描述的，对每一位患者都采用最佳的个体化方法，更多关注对患者的长远影响。我非常喜欢阅读这本书，毫无疑问，如果你仅有一本关于弥漫性低级别胶质瘤的参考书，那就是它。

Mitchel S. Berger，医学博士

于美国加利福尼亚州旧金山

（白红民　周思捷　赵东海　译）

目　录

|第 一 章| 弥漫性低级别胶质瘤:突破旧教条制约,开启个性化治疗理念 ············ 001

第一部分　流行病学与分类

|第 二 章| 弥漫性低级别胶质瘤的流行病学 ································ 009
|第 三 章| 组织学分型 ··· 034
|第 四 章| 大脑胶质瘤病是一种弥漫性低级别胶质瘤吗 ···················· 048
|第 五 章| 分子生物学对弥漫性低级别胶质瘤分类的贡献 ·················· 066

第二部分　弥漫性低级别胶质瘤的基础与实验研究

|第 六 章| Ⅱ级胶质瘤的细胞起源 ···································· 083
|第 七 章| 弥漫性低级别胶质瘤扩散的分子学和细胞学基础 ················ 099
|第 八 章| 弥漫性低级别胶质瘤的分子生物学 ·························· 108
|第 九 章| 低级别胶质瘤的蛋白质组学研究:给病理生理学带来的启示 ········ 127
|第 十 章| 人低级别胶质瘤的培养 ···································· 150
|第十一章| 弥漫性低级别胶质瘤的动物模型 ···························· 177

第三部分　临床与影像诊断

|第十二章| 弥漫性低级别胶质瘤的临床表现 ···························· 193
|第十三章| 弥漫性低级别胶质瘤的癫痫症状 ···························· 203
|第十四章| 低级别胶质瘤的生活质量 ·································· 217
|第十五章| 弥漫性低级别胶质瘤的代谢肿瘤学磁共振成像:一种动态的方法 ······ 231
|第十六章| 弥漫性低级胶质瘤的正电子发射断层扫描 ···················· 248
|第十七章| 弥漫性低级别胶质瘤的动态观察及临床意义 ·················· 263

第四部分　自然史和自发的预后影响因素

|第十八章| 自然病程和自发的预后影响因素 ···························· 279

第五部分　功能评估及脑功能联系

|第十九章| 语言和其他认知评估 ······································ 293

第 二 十 章	弥漫性低级别胶质瘤的功能磁共振成像和弥散磁共振成像 ………… 315
第二十一章	脑磁图、功能连接及弥漫性低级别胶质瘤的神经网络 …………… 335
第二十二章	弥漫性低级别胶质瘤与脑重塑 …………………………………… 349

第六部分　弥漫性低级别胶质瘤治疗方法的新认知

第二十三章	弥漫性低级别胶质瘤手术的肿瘤学思考 …………………………… 371
第二十四章	弥漫性低级别胶质瘤手术的功能区定位 …………………………… 387
第二十五章	弥漫性低级别胶质瘤的化学治疗 ………………………………… 410
第二十六章	弥漫性低级别胶质瘤的放射治疗 ………………………………… 433
第二十七章	弥漫性低级别胶质瘤的新个体化治疗策略 ……………………… 445

第七部分　展　望

第二十八章	基于弥漫性低级别胶质瘤生物学行为的生物数学模型 …………… 457
第二十九章	重新定义终点事件 ……………………………………………… 466
第 三 十 章	弥漫性低级别胶质瘤患者的功能康复 …………………………… 472
第三十一章	偶发性弥漫性低级别胶质瘤早期检测与处理:向预防性神经肿瘤外科 进发 ……………………………………………………………… 484
第三十二章	弥漫性低级别胶质瘤的起源：功能理论与分子理论 …………… 490

| 第一章 |

弥漫性低级别胶质瘤：突破旧教条制约，开启个性化治疗理念

Hugues Duffau

"*opheléein ê mê blaptein*"（使受益，勿招损）——Hippocrates

摘　要：近年来，基因、认知神经科学、影像和诊疗技术与理念的进展革新了人们对弥漫性低级别胶质瘤（diffuse low-grade glioma，DLGG）的认识，人们开始突破旧教条的制约，因此开启了"个性化治疗（personalized management）"的理念。

同时，随着脑科学的进步，人们有机会更深层次地揭示病变（胶质瘤）与宿主（脑）之间的相互作用，治疗策略开始向"功能神经肿瘤学（functional neurooncology）"转变，治疗目标逐步向"提高患者生存期的同时改善生活质量"转变。另外，在弥漫性低级别胶质瘤诊治过程中，不仅需要重视"循证医学"原则，还需谨记"个体化治疗（individual-based medicine）"的理念。

关键词：弥漫性低级别胶质瘤；个性化治疗；个体化治疗；功能神经肿瘤学

幕上"Ⅱ级胶质瘤"[世界卫生组织（World Health Organization，WHO）分类]是一类复杂的成人胶质瘤，对其认识的争议已有多年，主要原因如下。

第一，长期以来对这类胶质瘤自然史的研究较少，对其认识仍不透彻。在以往的文献中，大多数学者认为 WHO Ⅱ级胶质瘤是一种"稳定"和"良性"的脑肿瘤。因此，对这类患者，尤其是那些尚未影响生活质量的中青年患者，一直有学者建议"观察"。传统的观点认为，尽管80%～90%的患者需要服用抗癫痫药物，但是在神经系统检诊时患者并无神经功能

H. Duffau，MD，PhD

Department of Neurosurgery，Gui de Chauliac Hospital，Montpellier University Medical Center，80 Avenue Augustin Fliche，34295 Montpellier Cedex 5，France

National Institute for Health and Medical Research（INSERM），U1051 Laboratory，Team"Brain Plasticity，Stem Cells and Glial Tumors"，Institute for Neurosciences of Montpellier，Montpellier University Medical Center，34091 Montpellier，France

e-mail：h-duffau@chu-montpellier.fr

H. Duffau（ed.），*Diffuse Low-Grade Gliomas in Adults*，
DOI 10.1007/978-1-4471-2213-5_1，© Springer-Verlag London 2013

损害,这些患者"生活得很好"。

第二,神经内科医生和神经外科医生也认为,在不影响神经功能的基础上很难切除这类胶质瘤,尤其是位于功能区的胶质瘤。基于外科手术不能将肿瘤全部切除的判断,认为手术切除不能改变这类胶质瘤的自然史,而最合理的治疗是首先行组织病理学活检,然后决定是单纯观察还是进行放射治疗。这就意味着,治疗方式的选择完全取决于 WHO 对胶质瘤的病理形态学分类(如星形细胞瘤、少突胶质细胞瘤、混合性胶质瘤;Ⅱ级或Ⅲ级)。

第三,对胶质瘤患者进行临床评估的指标也很少,也就是无进展生存期(progression-free survival,PFS)和总生存期(overall survival,OS),最多加上 Karnofsky 生活质量评分(Karnofsky performance score,KPS)。

近年来,随着基因、认知神经科学、成像及治疗技术和理念的进展,人们对这类胶质瘤的认识有所深入,逐渐形成了"个性化治疗"的基本原则。另外,脑科学的进步也让人们有机会更深层次地揭示病变(胶质瘤)与宿主(脑)之间的相互作用,治疗策略也逐步向"提高患者生存期的同时改善生活质量"转变,以期解决"提高生存期"与"保护脑功能"这对矛盾[1]。本书的目的是重新审视"WHO Ⅱ级胶质瘤"的生物学、行为学及治疗,以揭示其起源、自然病史,介绍目前和未来个性化治疗的新方向。

根据过去十余年文献报道的结果,医生确实需要改变对这类胶质瘤的传统认识,转变研究和治疗模式。首先,需要认识到这些胶质瘤并不是稳定的,而是在持续生长,最终会因为恶性转变而损害神经功能,并在 10 年内导致患者死亡[2-3]。另外,神经肿瘤学专家(尤其是神经外科医生)需要认识到,这类胶质瘤并不是单纯的脑实质内"肿瘤包块",而实际上是脑组织内一种弥漫的、侵袭性生长的慢性疾病,其累及范围远远超出神经影像所能观察到的异常区域[4]。早先认为神经影像(包括最初的 CT 及后来的 MRI 和 FLAIR 加权 MRI)的异常区域与整个病变(包括水肿)范围一致,常出现"异常信号影响周围正常脑组织"的描述,这是完全错误的。正确理解这类胶质瘤对治疗(特别是外科手术)尤其关键[5],这也是本书使用"弥漫性低级别胶质瘤(diffuse low-grade glioma,DLGG)"来命名的重要原因。同时,这一命名也可以将此类胶质瘤和明确的 WHO Ⅰ级胶质瘤("低级别胶质瘤")相区分。实际上,很多报道发现,不同的病理医生之间或同一个病理医生,在判断胶质瘤类型和级别上都会有不同。例如,由于对同一形态学标准的解释不同,法国和美国星形细胞瘤与少突胶质细胞瘤的诊断比例正好相反。同时,WHO 分级中,Ⅱ级或Ⅲ级胶质瘤的分类并无确切标准。在实际应用中,很多胶质瘤的表现处于两者之间,一些Ⅱ级胶质瘤的中心往往有"高侵袭"的微病灶。因此,"弥漫性低级别胶质瘤"的命名包含了"星形细胞瘤"和"少突胶质细胞瘤"中的各种类型,更适合临床实际应用[6]。

从神经功能角度看,传统的神经系统检查并不能对弥漫性低级别胶质瘤患者进行敏感的客观评估,实际上,这些患者在发现病变时往往已出现神经认知功能障碍,所以对这类患者每次治疗前、后均应进行系统的神经心理学评估[7]。这对选择治疗时衡量"患者生存期"和"健康的生活质量(quality of life,QoL)"尤为重要。例如,为了避免放射治疗对高级神经功能的远期影响而不行放射治疗[8]。对于弥漫性低级别胶质瘤患者终点事件而言,只有在肿瘤"全切除"或辅助放化疗后,以无进展生存期(PFS)为终点事件的评估才有意义[9],而在治疗或手术切除之前,肿瘤始终在持续生长,PFS 评估是无意义的,因此,需要提出新的终点事件。目前 Macdonald 等[10]或最近 RANO 团队[11]提出的影像学标准,均不能准确地评估弥漫性低级别胶质瘤的生长动力学。每一次治疗前、后,均需要 FLAIR 加权 MRI 检查,并进行更客观和精确的 3D 肿瘤体积测量[9]。新的肿瘤代谢标准物将有助于提高影像学评估的敏感度。

另外，随着对弥漫性低级别胶质瘤自然史更深入的了解，个性化治疗策略也在不断发展。就手术而言，近年来很多研究证实，最大程度切除肿瘤对延缓弥漫性低级别胶质瘤的进展、减慢恶性化转变、提高总体生存期有重要意义[12-14]。无创神经影像和术中电刺激（皮质和皮质下白质通路电刺激）技术提高了对每例患者功能解剖的认识，使手术后神经功能得以保存，甚至通过减少癫痫或重建认知改善患者生活质量，扩大了"功能区"胶质瘤的手术指征[12,15]。而基于功能导航的手术较仅仅基于解剖或肿瘤影像引导的手术，其肿瘤切除程度和患者总生存期明显提高[16]。认知神经科学和神经肿瘤学的紧密结合解决（至少部分地解决）了传统的弥漫性低级别胶质瘤治疗中总生存期（OS）和生活质量这对矛盾，最大程度地提高了功能。将脑的重塑性和神经连接组学新概念引入到外科手术中也使患者获益[17]。尤其是有学者报道，因为累及功能区而使第一次仅行肿瘤部分切除的患者，数年后功能区重塑，再次手术可达到更大程度的肿瘤切除[18]。一些用于弥漫性低级别胶质瘤治疗的化疗药物（如替莫唑胺便可口服给药）的毒副作用明显降低，无论是从肿瘤角度（肿瘤保持稳定或缩小）还是功能角度（可能缓解难治性癫痫），化疗的效果也开始显现。因而人们开始尝试一些新的治疗策略，例如，对起初不能手术的弥漫性低级别胶质瘤（双侧半球侵袭），先进行辅助化疗，待病变缩小后，便可能具备了手术的条件[19]。出于同样的原因，人们重新评估了放射治疗的收益风险比，目前有延缓对弥漫性低级别胶质瘤患者进行放射治疗的趋势。

分子生物学研究也加深了人们对弥漫性低级别胶质瘤生物学特性的理解。人们开始解释肿瘤的行为学和进展的异质性，而不仅仅是临床、影像和神经病理学的一般表现，而这些都提示 WHO 的分类需要修订[20]。尤其是本书中将述及的基因组学和蛋白质组学的新发现，具有新的评估肿瘤预后的价值。而对弥漫性低级别胶质瘤起源的新认识，也可指导新型抗肿瘤药物的研发，如抗肿瘤前体细胞等的药物开发。系统的弥漫性低级别胶质瘤动物模型将对肿瘤研究起到巨大的促进作用，是寻找治疗新靶点和研究新的分子机制的基础。另外，生物数学模型的分析也有助于更好地推演出胶质瘤的发生时间，以便于早期发现弥漫性低级别胶质瘤，使"无症状"的患者得到更早期和更有效的治疗[21-23]。

总之，目前弥漫性低级别胶质瘤的治疗原则是在神经功能评估和神经影像监测的基础上，从初诊开始到病变恶化的所有阶段，采取合理的个性化方案进行治疗。由于对弥漫性低级别胶质瘤恶性进展的认识，即使患者有正常的生活，也已不再采用"观察"的方案。尽管医生仍须牢记传统的"勿招损（primum non nocere）"的原则，眼睁睁地看着肿瘤进展而不作为也是有害的，必须做出对治疗疾病有用的努力。基于这种理念，治疗弥漫性低级别胶质瘤的目标在于：虽然不能治愈肿瘤，但无论如何也要尽最大可能延缓肿瘤的恶化并保持或改善生活质量，也就是"功能神经肿瘤学"的努力方向[24]。

需要注意的是，随机对照研究并不适用于研究弥漫性低级别胶质瘤，因为患者的生存期很长，研究的设计和操作困难，加之随访过程中诊断和治疗技术可能出现不断进展，导致最终效果无法判断，也可能出现伦理学冲突。临床研究要以患者为中心，而同时招募患者进行临床研究以改进治疗方案，这是一对矛盾，而神经肿瘤学家并不能判断目前的治疗方案与未来可能出现的治疗方案之间的优劣，因此从未有人对弥漫性低级别胶质瘤开展临床对照研究。所以，对治疗效果的判断需要更系统地分析大量国内或国际性的数据库来得出结论[25]。

最后必须提到的,也是很重要的一点:从治疗开始到整个治疗和随访的过程中,医生和患者之间需要建立诚实、牢靠而协调的关系,进行清晰而详尽的信息交流。也就是说,在弥漫性低级别胶质瘤诊治过程中,不仅需要重视"循证医学"原则,还需谨记"个体化治疗(individual-based medicine)"的理念。

(白红民　周思捷　李　飞)

参考文献

[1] Duffau H. Lessons from brain mapping in surgery for low-grade glioma: insights into associations between tumour and brain plasticity. Lancet Neurol,2005,4: 476-486.

[2] Mandonnet E,Delattre JY,Tanguy ML,et al. Continuous growth of mean tumor diameter in a subset of grade Ⅱ gliomas. Ann Neurol,2003,53:524-528.

[3] Pallud J,Mandonnet E,Duffau H,et al. Prognostic value of initial magnetic resonance imaging growth rates for World Health Organization grade Ⅱ gliomas. Ann Neurol,2006,60:380-383.

[4] Yordanova Y,Moritz-Gasser S,Duffau H. Awake surgery for WHO grade Ⅱ gliomas within"noneloquent"areas in the left dominant hemisphere: toward a"supratotal"resection. J Neurosurg,2011,115:232-239.

[5] Duffau H. Surgery of low-grade gliomas: towards a"functional neurooncology". Curr Opin Oncol,2009,21:543-549.

[6] Marko NF,Weil RJ. A case for reclassifying in filtrating gliomas in adults. J Neurooncol,2012,109(3): 587-591.

[7] Klein M,Duffau H,De Witt Hamer PC. Cognition and resective surgery for diffuse in filtrative glioma: an overview. J Neurooncol,2012,108:309-318.

[8] Douw L,Klein M,Fagel SS,et al. Cognitive and radiological effects of radiotherapy in patients with low-grade glioma: long-term follow-up. Lancet Neurol,2009,8:810-818.

[9] Pallud J,Taillandier L,Capelle L,et al. Quantitative morphological MRI follow-up of low-grade glioma: a plead for systematic measurement of growth rates. Neurosurgery,2012,71(3):729-739.

[10] Macdonald DR,Cascino TL,Schold SC,et al. Response criteria for phase Ⅱ studies of supratentorial malignant glioma. J Clin Oncol,1990,8:1277-1280.

[11] van den Bent MJ,Wefel JS,Schiff D,et al. Response assessment in neuro-oncology (a report of the RANO group): assessment of outcome in trials of diffuse low-grade gliomas. Lancet Oncol,2011,12: 583-593.

[12] Duffau H,Lopes M,Arthuis F,et al. Contribution of intraoperative electrical stimulations in surgery of low grade gliomas: a comparative study between two series without (1985-1996)and with (1996-2003) functional mapping in the same institution. J Neurol Neurosurg Psychiatry,2005,76:845-851.

[13] Smith JS,Chang EF,Lamborn KR,et al. Role of extent of resection in the long-term outcome of low-grade hemispheric gliomas. J Clin Oncol,2008,26:1338-1345.

[14] Capelle L,Fontaine D,Mandonnet E,et al. Spontaneous and therapeutic prognostic factors in adult hemispheric WHO grade Ⅱ gliomas: a series of 1097 cases. J Neurosurg,2013,118(6):1157-1168.

[15] De Witt Hamer PC,Gil Robles S,Zwinderman AH,et al. Impact of intraoperative stimulation brain mapping on glioma surgery outcome: a meta-analysis. J Clin Oncol,2012,30(20): 2559-2565.

[16] Duffau H. The challenge to remove diffuse low-grade gliomas while preserving brain functions. Acta Neurochir (Wien),2012,154:569-574.

[17] Duffau H. Brain mapping: from neural basis of cognition to surgical applications. Wien/New York: Springer, 2011.

[18] Gil Robles S, Gatignol P, Lehéricy S, et al. Longterm brain plasticity allowing multiple-stages surgical approach for WHO grade Ⅱ gliomas in eloquent areas: a combined study using longitudinal functional MRI and intraoperative electrical stimulation. J Neurosurg, 2008, 109: 615-624.

[19] Blonski M, Taillandier L, Herbet G, et al. Combination of neoadjuvant chemotherapy followed by surgical resection as new strategy for WHO grade Ⅱ gliomas: a study of cognitive status and quality of life. J Neurooncol, 2012, 106: 353-366.

[20] Kim YH, Nobusawa S, Mittelbronn M, et al. Molecular classification of low-grade diffuse gliomas. Am J Pathol, 2010, 177: 2708-2714.

[21] Duffau H. Awake surgery for incidental WHO grade Ⅱ gliomas involving eloquent areas. Acta Neurochir, 2012, 154: 575-584.

[22] Pallud J, Fontaine D, Duffau H, et al. Natural history of incidental World Health Organization grade Ⅱ gliomas. Ann Neurol, 2010, 68: 727-733.

[23] Potts MB, Smith JS, Molinaro AM, et al. Natural history and surgical management of incidentally discovered low-grade gliomas. J Neurosurg, 2012, 116: 326-372.

[24] Duffau H. A new concept of diffuse (low-grade)glioma surgery. Adv Tech Stand Neurosurg, 2012, 38: 3-27.

[25] Rigau V, Zouaoui S, Mathieu-Daudé H, et al. French brain tumor database: 5-year histological results on 25 756 cases. Brain Pathol, 2011, 21: 633-644.

第一部分
流行病学与分类

| 第二章 |

弥漫性低级别胶质瘤的流行病学

Luc Bauchet

摘　要:弥漫性低级别胶质瘤(DLGG)属于原发性中枢神经系统肿瘤(primary central nervous system tumor,PCNST),并包括弥漫性星形细胞瘤(纤维型星形细胞瘤、肥胖型星形细胞瘤、原浆型星形细胞瘤)、少突胶质细胞瘤和少突星形细胞瘤。

专门阐述 DLGG 流行病学的文献是比较罕见的。然而,我们可以通过筛选 PCNST、神经胶质瘤,甚至低级别胶质瘤(low-grade glioma,LGG)的相关文献,从中获取 DLGG 的流行病学资料(需要说明的是"LGG"这一术语并不足够规范)。

这项工作总结了 DLGG 和 PCNST 的定义和描述性流行病学资料。DLGG 约占所有胶质瘤的 15%,其发病率约为 1/100 000 人年或更低。同时,此项工作主要讨论了预后因素(如年龄、体能状态,肿瘤的位置、体积和生长速度,手术切除范围、组织病理学类型),并展现它们如何对生存产生影响。最近的文献提出了许多新的自主预后因素,但截至目前,得到验证的只是少数。另一方面,可用于探索不同治疗策略(连续手术、化疗、放疗、新的治疗方法)的最佳搭配的资料也是极为稀少。

这项工作提出了评估医疗服务和生活质量新的有效方法。现代信息学技术的发展将彻底改变我们记录数据的方法。所有医疗专业(包括流行病学和生物统计学)的通力协作及大数据库开发将是我们通向未来高效研究之路的钥匙。

本章还概述了 DLGG 和 PCNST 的风险因素相关知识,并提出了对上述肿瘤病因学进行探索的经典的、新的方向。

关键词:脑肿瘤;数据库;流行病学;胶质瘤;低级别胶质瘤;神经流行病学;神经肿瘤学;神经病理学;神经外科

L. Bauchet,MD,PhD
Department of Neurosurgery,Hôpital Gui de Chauliac,Centre Hospitalier Universitaire,80 avenue Augustin Fliche,34295 Montpellier,France

INSERM U1051,Institut des Neurosciences,Montpellier,France

French Brain Tumor DataBase,Groupe de Neuro-Oncologie du Languedoc-Roussillon,Registre des Tumeurs de l'Hérault,Centre de Lutte Contre le Cancer Val d'Aurelle,Montpellier,France
e-mail: l-bauchet@chu-montpellier.fr

H. Duffau(ed.), *Diffuse Low-Grade Gliomas in Adults*,
DOI 10.1007/978-1-4471-2213-5_2, © Springer-Verlag London 2013

引 言

参照 WHO 的分类[1],弥漫性低级别胶质瘤(DLGG)包括弥漫性星形细胞瘤(纤维型星形细胞瘤、肥胖型星形细胞瘤、原浆型星形细胞瘤)、少突胶质细胞瘤和少突星形细胞瘤。相应的国际肿瘤学分类(International Classification of Disease for Oncology,ICD-O)编码分别是 9420/3、9411/3、9410/3、9450/3 和 9382/3。

不幸的是,专门阐述 DLGG 流行病学的文献是比较罕见的。然而,我们可以通过筛选原发性中枢神经系统肿瘤、神经胶质瘤,甚至低级别胶质瘤的相关文献,从中获取 DLGG 的流行病学资料。这些文献可以来源于注册工作并或者来自联合机构或单一机构的研究。主要困难是组织学或局部解剖学编码的定义可能会随时间、国家和纳入人群而变化。

在这项工作中的第一部分,我们将专注于 PCNST 的概述和基本定义,然后讨论 DLGG 在 PCNST 中的构成比、DLGG 的性别比例,以及其诊断的中位年龄,并展示一些源自法国的胶质瘤手术资料。第一部分的最后,我们将解释为什么 DLGG 这一术语比 LGG 更为恰当。

第二部分将介绍 DLGG 的发病率、存活率和患病率的相关资料。

第三部分将介绍影响 DLGG 预后的因素,在本书其他章节将进行详细说明。

最后一部分将介绍一些新方法:①关于进一步改进临床流行病学,从而对 DLGG 患者的生存与生活质量的肿瘤学护理进行最佳评估;②关于对上述肿瘤的病因学探索,因为至今为止,除了极少数情况,DLGG 的发病原因尚不清楚;③关于 DLGG 的早期诊断。

原发性中枢神经系统肿瘤和弥漫性低级别胶质瘤概述

一、原发性中枢神经系统肿瘤概述和定义

原发性中枢神经系统肿瘤(PCNST)是一组复杂的疾病,包括良性、恶性及不可预测的病理类型[1-9]。这些肿瘤是一个重大的公众健康问题[10]。"原发性脑肿瘤"这一术语在文献中已被以多种方式定义。而构建一个肿瘤登记系统和(或)数据库的主要困难,就是定义收录肿瘤的类型。

最近的文献[11-18]、WHO 的分类系统[1,5]及欧洲推荐大脑和中枢神经系统(central nervous system,CNS)肿瘤的代码系统[19]包括位于含 CNS 包膜及脑神经和脊神经起始段在内的整个 CNS 的所有主要良、恶性肿瘤。PCNST 包括神经上皮组织肿瘤(胶质瘤和所有其他神经上皮肿瘤)、脑膜肿瘤(脑膜瘤、间质肿瘤、脑脊膜的其他肿瘤)、头部和脊旁神经瘤、淋巴瘤和造血系统肿瘤等。

根据如上定义,转移性肿瘤不包括在内。但即使是现在,在不同的数据库和注册系统中,仍然存在有无列入淋巴瘤、脑垂体肿瘤和松果体肿瘤及鼻腔嗅觉系统肿瘤的差异。值得注意的是,一些机构只将原发性恶性肿瘤列入其中。

编码系统已成为联通病理学家和肿瘤注册系统之间不可或缺的渠道。ICD-O 早在 30 余年前就已建立,从而确保以组织病理学分层人群为基础的发病率和死亡率的数据可用于流行病学和肿瘤学研究。组织学(形态学)编码开始逐渐被人类肿瘤遗传特性所补充。ICD-O 的组织学编码已被美国病理学家协会发布的医学系统化命名(systematized nomenclature of medicine,SNOMED)通过。SNOMED 代码可在 Louis 等[1] 和 Rigau 等[17] 的文章中获取。神经胶质瘤的形态代码如下所示(表 2-1)。

ICD-O 局部解剖编码主要代码对应于 WHO 第十版《国际疾病、创伤与死亡原因统计学分类(ICD-10)》。ICD-O-3 局部解剖编码包括脑(C71.0~C71.9)、脑膜(C70.0~C70.9),以及脊髓、马尾神经、脑神经和中枢神经系统的其他部分(C72.0~C72.9)[20]。现在,许多登记处使用这些编码,但有些登记处仍然只记录恶性肿瘤。有些登记处[如美国的中央脑肿瘤登记处(Central Brain Tumor Registry of the United States,CBTRUS)]包括更多关于脑垂体和松果体(C75.1~C75.3)及鼻腔[C30.0(9522~9523)]嗅觉肿瘤的局部解剖编码。

对于登记处和数据库而言,另一个挑战是记录定义肿瘤的所有情况。因此,肿瘤的每种类型和子类型的比例可能因机构而不同。

二、弥漫性低级别胶质瘤在原发性中枢神经系统肿瘤和胶质瘤中的构成比

例如,我们目前展示了法国脑肿瘤数据库(French Brain Tumor DataBase,FBTDB)中原发性中枢神经系统肿瘤(PCNST)各主要类型的构成比和弥漫性低级别胶质瘤的分布[21](图 2-1)。我们指出 FBTDB 只记录有组织学诊断的病例,而通常,无论有无组织学诊断的病例都会在登记处登记,并且 PCNST 不同亚型的分布在法国和美国相似,除了少突胶质细胞瘤[17]。主要有两个原因可以解释这种差异:①美国的数据收集时间是在 2002-2006 年[14],而法国的数据收集时间为 2004-2009 年。事实上,大多数的研究[22-23]报道,近年来少突胶质细胞瘤相比星形细胞瘤有所增多。②法国神经病理学家较美国神经病理学家更多地受到 Daumas-Duport 等提出的分类的影响[24]。

这里我们可以看到,对来自不同机构的数据进行比较是有困难的,组织学诊断并非完全可重复[25]。

要想了解 DLGG 的整体构成比,还存在的困难是:①有些机构使用如"低级别胶质瘤"(LGG,见下文)的术语;②登记包括未特指型(not otherwise specified,NOS)星形细胞瘤或未特指型(NOS)胶质瘤,甚至包括未定性的肿瘤。

无论如何,我们可以认为 DLGG 约占脑胶质瘤整体的 15%。

三、弥漫性低级别胶质瘤的性别比例、诊断中位年龄和为数不多的手术资料

法国脑肿瘤数据库[21]中男性和女性患者的数量和诊断中位年龄(median age at diagnosis,MAD)见表 2-1。性别比例、MAD 在美国中央脑肿瘤库[14,16]和 FBTDB 的数据见表 2-2。所有弥漫性低级别胶质瘤(DLGG)的性别比(男/女)在 CBTRUS(1.33)和 FBTDB(1.32)中是非常相似的。DLGG 各亚型的 MAD 也是相同的。可以推测,这些横跨大西洋的相似性可能会因这些肿瘤的遗传成分而产生争议。为了保持分类系统的严格、客观,我们可以注意到:①在 CBTRUS 中 DLGG 不包括肥胖型星形细胞瘤,因为肥胖型星形细胞瘤是更具侵袭

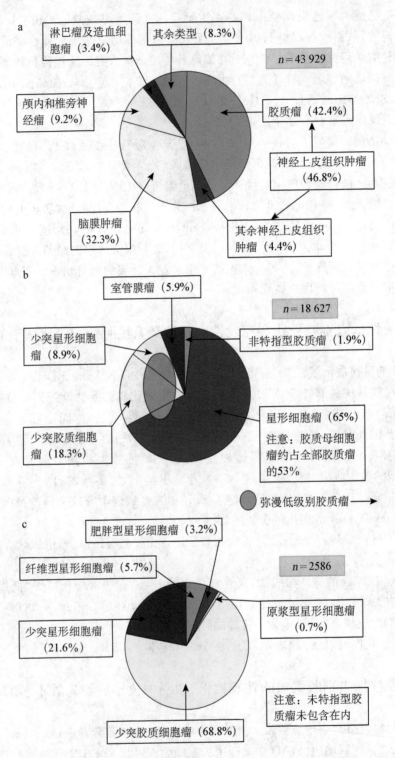

▶▶图 2-1　(a)所有原发性中枢神经系统肿瘤主要组织学类型的分布;(b)所有胶质瘤(所有位置,包括幕
上、幕下和脊髓)主要组织学亚型的分布;(c)所有弥漫性低级别胶质瘤(所有位置,包括幕上、幕
下和脊髓)所有组织学亚型的分布[来源于法国脑肿瘤数据库(2004—2009 年)的数据[21]]

表 2-1 来源于法国脑肿瘤数据库带有临床和手术资料的 18 627 例脑胶质瘤的组织学再分配(2004—2009)[21]

	ICD-O	ADICAP	N	M	F	m	Med	CRYO	手术报告		
									T	R%	B%
神经上皮组织肿瘤											
未特指型胶质瘤	9380/3	N7R0	358	218	140	48.83	55.0	41	312	31.4	68.6
星形细胞瘤											
未特指型星形细胞瘤	9400/3	N7S0	251	146	105	42.95	45.0	39	211	40.8	59.2
毛细胞型星形细胞瘤	9421/1	N0S8	938	486	452	16.64	13.0	263	688	86.6	13.4
毛细胞黏液样星形细胞瘤	9425/3	(0001)	5	1	4	8.80	7.0	1	3	33.3	66.7
室管膜下巨细胞性星形细胞瘤	9384/1	N0T2/3	73	35	38	18.12	17.0	18	51	94.2	5.8
多形性黄色瘤	9424/3	N7S9	72	38	34	34.11	31.0	19	43	86.0	14.0
纤维型星形细胞瘤	9420/3	N7S2	147	88	59	40.19	45.0	50	113	34.5	65.5
肥胖型星形细胞瘤	9411/3	N7S4	82	53	29	48.42	49.0	25	67	53.7	46.3
原浆型星形细胞瘤	9410/3	N7S6	18	8	10	46.05	43.5	2	15	46.7	53.3
间变性星形细胞瘤	9401/3	N7T6	516	289	227	55.94	59.0	145	439	31.7	68.3
胶质母细胞瘤	9440/3	N7X0	9652	5712	3940	61.90	63.0	2695	6751	63.2	36.8
巨细胞胶质母细胞瘤	9441/3	N7X2	172	98	74	55.33	58.5	58	132	70.5	29.5
神经胶质肉瘤	9442/3	N7X4	112	73	39	58.29	59.0	34	78	93.6	6.4
大脑胶质瘤病	9381/3	N7R9	62	37	25	47.80	50.0	14	35	20.0	80.0
			12 100	7064 58.5%	5036 41.5%	56.49	61.0	3363 27.3%	8626	61.8	38.2
少突胶质细胞肿瘤											
少突胶质细胞瘤	9450/3	N7V0	1781	1014	767	43.96	43.0	487	1547	56.9	43.1
原始少突胶质细胞瘤	9451/3	N7V4	1621	911	710	53.18	55.0	514	1455	62.4	37.6
			3402	1925 56.6%	1477 43.4%	48.35	49.0	1001 29.4%	3002	59.6	40.4

（续表）

	ICD-O	ADICAP	N	M	F	m	Med	CRYO	T	手术报告	
										R%	B%
少突星形细胞瘤											
未特指型少突星形细胞瘤	9382/3	N7R4	49	24	25	41.08	44.0	9	30	63.3	36.7
少突星形细胞瘤	9382/3	N7V2	558	309	249	44.00	42.0	148	460	51.5	48.5
间变性少突星形细胞瘤	9382/3	N7V3	1055	601	454	53.63	56.0	276	907	54.6	45.4
			1662	934	728	50.02	52.0	433	1397	53.8	46.2
				56.2%	43.8%			26.1%			
室管膜瘤											
星状细胞增生性室管膜瘤	9383/1	N0W6	94	69	25	51.49	52.5	26	67	91.0	9.0
黏液乳头型室管膜瘤	9394/1	N7W2	157	98	59	39.57	38.0	32	101	97.0	3.0
未特指型室管膜瘤	9391/3	N7W0	601	328	273	42.13	44.0	137	397	93.7	6.3
细胞型室管膜瘤	9391/3	N7W1	33	19	14	34.91	37.0	11	17	94.1	5.9
乳头状室管膜瘤	9393/3	N7W4	23	14	9	40.69	36.0	6	13	100.0	0.0
透明细胞室管膜瘤	9391/3	N7W5	34	20	14	30.11	21.5	4	28	89.3	10.7
室管膜瘤,间变性大细胞型	9392/3	N7W8	149	86	63	25.90	13.0	61	113	91.2	8.8
伸长细胞室管膜瘤	9391/3	(0002)	14	10	4	40.28	43.5	3	10	60.0	40.0
			1105	644	461	39.74	41.0	280	746	91.4	8.6
				56.6%	43.4%			25.2%			
总胶质瘤			18 627	10 785	7842	53.43	57.0	5118	14 083	62.2	37.8
				57.9%	42.1%			27.5%			

注：T. 总数；B. 活检；R. 切除；M. 男性；F. 女性；N. 数量；Med. 在医学诊断时的年龄中位数；m. 诊断时的平均年龄；CRYO. 低温冷冻保存数

性的肿瘤,CBTRUS 将肥胖型星形细胞瘤计入间变性星形细胞瘤;②CBTRUS 不会区分少突星形细胞瘤和间变性少突星形细胞瘤,因为这些肿瘤具有相同的 SNOMED 代码(9382/3)(表 2-1)。

当提及 MAD 时,另一个应该注意到的重要事项是诊断的定义。当进行手术时,登记处和绝大多数的数据库通常使用组织学诊断的日期。涉及临床研究时,有时是使用放射学诊断的年龄或首发症状出现的年龄。例如,"Reseau d'étude des gliomes"(REG,即研究 DLGG 的一个法国团队)为他们的分析考虑了几个出发点:放射学诊断的日期(与临床发病日期无显著不同)和第一次治疗的日期。在 1091 例患者(成年时收集)中,有学者指出,发病中位年龄(median age,MA)是 37 岁(范围 4~75 岁),而第一次治疗时的 MA 是 44 岁(范围18~76 岁)(Capelle 等,修订中)。

表 2-2 CBTRUS[14,16]和 FBTDB[21]的性别比例和诊断中位年龄

肿瘤	性别(男/女)		诊断年龄中位数	
	CBTRUS 2012	FBTDB 2012	CBTRUS 2009	FBTDB 2012
原浆型和纤维型星形细胞瘤	1.4	1.4	47	45
少突胶质细胞瘤	1.2	1.3	41	43
混合胶质瘤	1.3[a]	1.3[b]	42[a]	42[b]

注:[a] CBTRUS 不区分少突星形细胞瘤和间变性少突星形细胞瘤(SNOMED 编码相同);[b] FBTDB 中仅特指少突星形细胞瘤

DLGG 手术资料在人群研究中较为罕见。表 2-1 显示 14 083 例胶质瘤和所有亚型肿瘤(包括 DLGG)切除与活检的百分比(FBTDB,收集从 2004 年到 2009 年的数据)。在 54 个参与机构中,切除活检的比例差异很大(数据未显示)。我们也可以看到,至少 27% 的胶质得到了冷冻保存[17,21]。这对于未来的研究非常重要。

四、弥漫性低级别胶质瘤这一术语较低级别胶质瘤更为适用

多年以来,流行病学已经针对所有胶质瘤甚至全部原发性中枢神经系统肿瘤进行了研究。最近,术语"低级别胶质瘤(LGG)"开始为人所知。LGG 本身可以被认为是单纯相对于术语"高级别胶质瘤(high-grade glioma,HGG)"的一个实用性的定义。LGG 是一种生长缓慢且包含神经胶质瘤细胞在内的内在病变。这一定义见于 Louis 等提出的 WHO 中枢神经系统肿瘤分类[1]。LGG 应包括Ⅰ级(GⅠ)和Ⅱ级(GⅡ)胶质瘤,以及室管膜下巨细胞星形细胞瘤(GⅠ)、毛细胞型星形细胞瘤(GⅠ)、毛细胞黏液样星形细胞瘤(GⅡ)、弥漫性星形细胞瘤(GⅡ)、多形性黄素瘤型星形细胞瘤(GⅡ)、少突胶质细胞瘤(GⅠ)、少突星形胶质细胞瘤(GⅡ)、室管膜下室管膜瘤(GⅠ)、骶尾部室管膜瘤(GⅠ)和室管膜瘤(GⅡ)。一些学者认为还应包括神经节胶质瘤、结缔组织增生性神经节胶质瘤[26],甚至胚胎发育不良性神经上皮肿瘤(dysembryoplastic neuroepithelial tumors,DNETs)[27]。然而,许多 LGG 研究排除了室管膜瘤,并且只纳入星形胶质细胞瘤和(或)少突胶质细胞瘤。此外,一些儿科研究主要集中于毛细胞型星形细胞瘤,而一些成人的研究往往只侧重于Ⅱ级星形胶质细胞瘤和(或)少突胶质细胞瘤。

这里,术语"弥漫性低级别胶质瘤"包括Ⅱ级弥漫性星形细胞瘤、少突胶质细胞瘤和少突星形细胞瘤(混合神经胶质瘤)。这个术语显得更加精确,因为它在本质上排除了准确界定的Ⅰ级和Ⅱ胶质瘤及具有不同自然史的室管膜瘤。这个定义的一个好处是跳过了分类从星形细胞瘤或者少突细胞瘤分化的少突星形胶质细胞瘤这一困难。此外,即使Ⅱ级弥漫性星形细胞瘤、少突胶质细胞瘤和少突星形胶质细胞瘤都存在异质性,这些肿瘤也常被放到一起进行研究。它们通常和中年人相关,主要临床表现为伴或不伴轻度认知功能障碍的癫痫,局灶性神经功能缺损和(或)颅内压增高也可能出现,但相对少见。而且大多数肿瘤具有典型的影像学特征:MRI非增强下可见白质中的浸润性肿块,病变往往累及皮质[28]。

弥漫性低级别胶质瘤的发病率、生存率和患病率

弥漫性低级别胶质瘤的流行病学数据呈片状分布。在 2012 年,我们可以认为我们已经拥有:①一些国家好的发病率数据;②一些生存相关的有趣要素;③很少的患病率相关资料。

一、发病率

CBTRUS 数据[14]给出的发病率(每 10 万人年,年龄调整为 2000 年的美国标准人口计算):全部胶质瘤,5.97;原浆型和纤维型星形细胞瘤,0.10;少突胶质细胞瘤,0.31;混合神经胶质瘤,0.19;男/女,0.13/0.08,0.34/0.27,0.24/0.16;白种人/黑种人,0.12/0.04,0.34/0.13,0.21/0.08。混合胶质瘤中,ICD-O-3 组织学编码(9382/3)对少突星形细胞瘤(GⅡ)和间变性少突星形细胞瘤(GⅢ)进行了分组,而且少突星形细胞瘤的发病率是无法确定的。在法国,少突星形细胞瘤占 1/3,间变性少突星形细胞瘤约占全部混合胶质瘤的 2/3[17,21]。事实上,大多数的研究[22-23,29]报道,近年来少突胶质细胞瘤相比星形细胞瘤有所增多。

肥胖型星形细胞瘤(9411/3)在 WHO 分类[1]中包含在 GGⅡ中,但由于它更容易出现恶性进展,CBTRUS 将其计入间变性星形细胞瘤。肥胖型星形细胞瘤是一种罕见的亚型:在FBTDB[21]中收录的 18 627 例胶质瘤中,只有 82 例为肥胖型星形细胞瘤。

其他一些登记处可能有所有 DLGG 的发病率数据(每 10 万人年)。例如,吉伦特登记处DLGG 的发病率为 0.71[18](吉伦特省位于法国西南部,是一个 2007 年约有 140 万居民生活的地区)。瑞士苏黎世地区的登记处,其 DLGG 发病率为 0.63[30]。奥地利脑肿瘤登记处的DLGG 发病率为 1.22[13]。

要注意的是,前面已经提到,因为登记时存在一些临床所提供的信息不够详细、完全的情况,包括未特指型(NOS)星形细胞瘤和未特指型(NOS)神经胶质瘤,甚至是未定性的肿瘤。所以,DLGG 的发病率可能因此而被低估(见下文关于生存率的内容和表格)。

在西方,DLGG 总体发病率为(0.5~1.3)/10 万人年。因此,我们可以假设,即 10 万人年或稍低一点的值可以被认为是近似良好。

有一点也很重要,在谈到发病率时,要注意的是所指为人群。事实上,年龄群体随人群不同而不同。率的标准化(或调整)过程是我们所知(或我们认为)的用于消除我们希望比较的人群中变量混杂效应的经典流行病学方法。在实践中,年龄是最经常调整的因素。年龄标准化特别适用于比较发病率或死亡率的研究,因为年龄结构对人口的总体发病率和死亡

率均有重要影响。举一个例子[18],从 2000 年到 2007 年,在吉伦特省 1 407 500 名居民中总共有 1907 例新发 PCNST,在法国人口标准化时对应持平的整体粗患病率为 17.6/100 000,因为年龄群体是相同的。若要启用国际比较,标准化率计算如下:17.5/100 000(参考人口,欧洲),15.9/100 000(参考人口,美国;用于监测流行病学和最终结果及美国的中央脑肿瘤登记处),以及 12.1/100 000(参考人口,世界,用于国际癌症研究机构在五大洲的计算)。

据我们所知,利用世界人口作为 DLGG 的具体发病率参考的文献是很独特的。在瑞士苏黎世(人口 116 万),从 1980 年到 1994 年,共有 987 例星形胶质细胞瘤和少突胶质细胞瘤被诊断,其中 122 例(12.4%)为 DLGG。发病率以世界标准人口每年每百万人口计算,分别为低级别弥漫性星形细胞瘤 2.28,少突星形细胞瘤 0.89 和少突胶质细胞瘤 2.45(总体,0.56/10 万人年)[31]。

二、生存率

美国 DLGG 及选定的胶质瘤亚型[即间变性少突胶质细胞瘤、间变星形细胞瘤、胶质母细胞瘤、未特指型(NOS)星形细胞瘤及未特指型(NOS)恶性胶质瘤]生存率的比较,见表 2-3(摘自 CBTRUS 2012[16])。原浆型和纤维型星形细胞瘤和少突胶质细胞瘤的预计 5~10 年相对生存率分别是 47.58/35.36% 和 79.25/62.62%。有 3 点需要注意:①混合神经胶质瘤(包括少突星形细胞瘤和间变性少突星形细胞瘤)的预计 5~10 年相对生存率为 58.35/45.52%;②未特指型星形细胞瘤和未特指型神经胶质瘤的数量特别高;③未特指型星形细胞瘤和未特指型神经胶质瘤的生存不像胶质母细胞瘤生存那么差。

表 2-3　弥漫性低级别胶质瘤、间变性少突胶质细胞瘤、间变性星形细胞瘤、胶质母细胞瘤、未特指型星形细胞瘤、未特指型恶性神经胶质瘤的 1、2、3、4、5、10 年相对生存率[a,b],来自于 SEER 的 17 个登记处,1995－2008[c]

组织学	n	1 年(%)	2 年(%)	3 年(%)	4 年(%)	5 年(%)	10 年(%)
原浆型和纤维型星形细胞瘤	718	75.39	61.53	55.95	50.58	47.58	35.36
少突胶质细胞瘤	2631	94.15	89.95	85.96	82.32	79.25	62.62
混合型细胞瘤(间变性)	1425	87.42	75.56	68.54	63.00	58.35	45.52
星形细胞瘤(间变性)	3107	60.98	43.02	34.70	30.26	27.00	19.01
间变性少突胶质细胞瘤	1058	80.30	66.16	58.58	52.85	48.42	33.21
恶性胶质瘤	21 910	35.20	13.17	7.54	5.50	4.70	2.32
星形细胞瘤 NOS	3571	70.08	59.78	53.88	49.79	46.82	36.20
恶性细胞瘤 NOS	3096	60.69	49.11	45.72	43.22	41.76	36.40

注:改编自:2012 CBTRUS 报告[16];缩写:SEER. 生存、流行病学和最终结果;n. 病例数;NOS. 未特指型;[a] 利用人口特定生存率分析,对表中数据进行计算。长期队列的生存估计反映了个人诊断在一段时间内生存经验,它们未必能反映新确诊病例的长期生存率;[b] 患者分别在 1、2、3、4、5 年和 10 年的估计生存百分比。[c] 通过 CBTRUS 利用监视、流行病和最终结果(Surveillance, Epidemiology, and End Results, SEER)程序(www.seer.cancer.gov)进行估算

在瑞士苏黎世的一项人群研究中(n=122 DLGG),生存率[平均随访(7.5±4.8)年]最高的是少突胶质细胞瘤(78%,5 年;51%,10 年),其次是少突星形细胞瘤(70%,5 年;49%,

10 年)和纤维型星形细胞瘤(65%,5 年;31%,10 年)。肥胖型星形细胞瘤患者的生存率较差,5 年生存率为 16%,而 10 年生存率为 0[31]。

在欧洲其他地方,癌症登记处的数据并非特定于 DLGG,而且随时间和地区的差别而不同。例如,最早的登记处之一,丹麦登记处,比较了 1943—1977 年和 1978—2002 年少突胶质细胞瘤(少突胶质细胞瘤和间变性少突胶质细胞瘤)患者的整体生存率。研究时期的中位生存期由 1.4 年[95%可信区间(CI),1.0~1.6 年]增加到 3.4 年(95%CI,2.6~4.2 年)[32]。最近,EUROCARE 组(包括来自位于欧洲不同地区的 39 个癌症登记处的数据)表明,2000—2002 年仍存活的少突胶质细胞瘤/间变性少突胶质细胞瘤患者的 5 年相对生存率(95%CI),在北欧分别为 74.1%(64.4%~81.8%)/35.1%(21.2%~49.5%),英国和爱尔兰 65.8%(57.5%~73.0%)/35.5%(24.4%~46.9%),中欧 75.5%(61.8%~85.2%)/29.7%(13.4%~48.3%),东欧 47.8%(32.4%~62.0%)/6.1%(1.3%~16.6%),南欧 63.8%(51.4%~74.1%)/33.3%(14.7%~53.6%),所有病例总体为 67.2%(62.5%~71.6%)/31.5%(25.0%~38.3%)[33]。

在 Crocetti 等[34]所做的研究中,对 89 个接受参加 RARECARE 项目的癌症登记处中的 76 个数据进行了探究。星形细胞瘤预计 5 年相对生存率为 14.5%(低级别星形细胞瘤 42.6%,高级别星形细胞瘤 4.9%,而未特指型胶质瘤 17.5%),少突胶质细胞肿瘤为 54.5%(低级别 64.9%和高级别 29.6%)。

三、患病率

患病率非常适合为癌症生存率和卫生规划方向提供总体估计,因为它们可以反映发病率、生存率和人口特征之间的复杂关系,从而为研究界和医学界提供有价值的信息。但 PCNSTs 患病率数据有限,很难获得。从理论上讲,这意味着病例的登记持续了多年(为了计入长期幸存者),而在这漫长的时期中组织学分类系统却没有改变过。2001 年,Davis 等发现在美国 2000 年得到诊断的 350 000 人中所有 PCNST 患病率为 130.8/100 000。原发性恶性肿瘤患病率为 29.5/100 000,原发性良性肿瘤患病率为 97.5/100 000,原发性交界性肿瘤患病率为 3.8/100 000[35]。同一团队于 2010 年发表了新的发病率数据。在非恶性和平均恶性预计的总和基础上,PCNST(由 CBTRUS 定义)个体的总患病率在 2004 年估计为 209.0/100 000,2010 年为 221.8/100 000。女性患病率(264.8/100 000)明显高于男性(158.7/100 000)。恶性肿瘤平均患病率(42.5/100 000)比非恶性肿瘤患病率(166.5/100 000)低[36]。在欧洲,Crocetti 等[34]最近发表的中枢神经系统所有星形细胞瘤的估计患病率为 20.4/100 000,而中枢神经系统的少突胶质细胞瘤的估计患病率为 2.7/100 000,发病率(每 10 万人年,基于欧洲人口年龄标准化)分别为 4.4 和 0.4。

如果到现在为止都没有大样本人群中 DLGG 具体的患病率数据,我们可以使用一个粗略近似。如果疾病的平均持续时间及患者的人口是固定的,患病率可通过发病率(I)和疾病的平均持续时间(D)用下面的公式表示:$P \approx I \times D$。在给定的生存数据(见前面和下面的段落)中,DLGG 平均病程的粗略近似可能是 10 年左右。DLGG 的估计发病率是略低于 1/100 000 人年(见上文)。所以,根据这个粗略的近似($I \approx 0.9/100\ 000$ 人年),DLGG 患病率的近似值约是 9/100 000。请注意,DLGG 患病率可能比胶质母细胞瘤患病率高,这是很重要的。

弥漫性低级别胶质瘤的预后因素

由于缺乏有关弥漫性低级别胶质瘤现有治疗方法的Ⅰ类证据和对 DLGG 进行大样本临床试验的难度大(有限的患者和较长的生存时间),独立预后因素的知识对于分析不同治疗策略对不同人群的影响至关重要。除了年龄、性别、种族这些在人群基础研究中鲜为人知的因素,大部分的预后因素来自于临床研究。

一、年龄、性别和种族

年龄是 DLGG 最重要的独立预后因素,CBTRUS 2012 的数据[16]示于表 2-4。在一篇题为"幕上低级别胶质瘤患者的生存率和护理模式(来自 SEER 计划的数据,1973—2001 年)"的文献中,良好生存与女性性别[风险比(HR)0.84,95% CI 0.74~0.95]、年龄较轻、白人(HR 0.70,95% CI 0.54~0.93)、组织学和近期诊断时间均显著相关。在欧洲,Crocetti 等[34]指出,对于神经胶质肿瘤,女性 5 年生存率(20.7%,95% CI 19.6%~21.9%)略高于男性(18.7%,95% CI 17.8%~19.7%)。Sant 等[33]研究发现,女性生存比起男性略好并不仅限于恶性 PCNST。对于许多癌症而言,女性的生存时间比男性长,这已被归因于女性并发症的发生率较低、更好的机体功能状态(允许全面应用有效的手术和辅助治疗),以及能够更好地"抵抗"疾病[37]。

表 2-4 原浆型和纤维型星形细胞瘤和少突胶质细胞瘤的 1、2、3、4、5、10 年相对生存率(根据年龄进行分组),来自于 SEER 的 17 个登记处,1995—2008

肿瘤	年龄组(岁)	样本量(例)	1 年(%)	2 年(%)	3 年(%)	4 年(%)	5 年(%)	10 年(%)
原浆型和纤维型星形细胞瘤								
	0~14	104	93.8	85.7	85.7	84.1	84.1	82.2
	0~19	127	94.2	85.9	85.9	84.7	84.7	80.2
	20~44	281	92.3	82.6	73.4	65.6	59.7	42.0
	45~54	92	73.5	55.4	52.5	43.6	41.8	a
	55~64	107	55.3	27.4	21.3	a	a	a
	65~74	66	30.9	a	a	a	a	a
	75+	45	a	a	a	a	a	a
少突胶质细胞瘤								
	0~14	114	97.4	96.5	94.5	94.5	94.5	90.8
	0~19	199	97.5	95.4	93.0	93.0	92.4	89.4
	20~44	1390	98.2	95.8	92.6	88.6	85.2	67.4

（续　表）

肿瘤	年龄组（岁）	样本量（例）	1年（%）	2年（%）	3年（%）	4年（%）	5年（%）	10年（%）
	45～54	572	94.1	88.7	84.5	81.1	77.6	56.7
	55～64	281	86.7	78.4	71.7	67.8	64.4	47.9
	75+	73	60.5	45.4	40.1	35.6	34.0	a

注:a. 病例数过少

二、临床状态

肿瘤治疗之前和(或)之后的临床和神经功能状态会影响生存[38-39]。神经功能缺损的存在随年龄、肿瘤范围和占位效应的变化增加[40]。在诊断时,癫痫的存在与神经功能缺损的存在呈负相关,从而体现一个良好的预后价值[41-42]。

三、肿瘤位置、大小和增长率

弥漫性低级别胶质瘤通常位于或接近功能区,即大脑涉及运动、语言、视觉空间和记忆功能的区域[39,43-44]。较大的肿瘤和越过中线肿瘤与较短的生存期相关[41]。增长率与生存负相关[45-46]。要注意的是,DLGG在间变转化之前呈连续线性增长,这非常重要。非常缓慢的进展也是可能的,但这些肿瘤会不断生长。手术切除前和(或)后(没有辅助治疗)的平均直径增长速度约为每年4 mm[47-48]。

四、预后评分

在一项递归分割分析中,Bauman等[49]发现4个预后组中患者的生存中位数(median survival,MS)存在显著统计学差异:①卡氏功能状态<70分且年龄>40岁,MS为12个月。②卡氏功能状态评分≥70分,年龄>40岁,且影像有增强,MS为46个月。③卡氏功能状态评分<70分且年龄18～40岁,或卡氏功能状态评分≥70岁且年龄>40岁,无增强,MS为87个月。④卡氏功能状态评分≥70分,年龄18～40岁,MS为128个月。

在22 844和22 845 EORTC试验中,Pignatti等[41]发现:年龄>40岁、组织学星形细胞瘤肿瘤最大直径>6 cm、肿瘤越过中线、术前存在神经功能缺损均为不利于生存的预后因素。这些不利因素的总数可以用来确定预后评分。

在加州大学旧金山分校LGG预后评分系统中,患者会基于以下4项的评分总和得到一个预后评分:①肿瘤位于语言功能区;②卡氏功能状态评分(KPS)≤80分;③年龄>50岁;④最大直径>4 cm[50-51]。根据该DLGG评分的生存评估在537例患者中得到了显著验证并展示于表2-5和表2-6。

表 2-5　半球弥漫性低级别胶质瘤评分系统(UCSF)

	是/否
年龄＞50 岁	1/0
KPS≤80 分	1/0
皮质定位	1/0
最大直径＞4 cm	1/0
分数	0～4

表 2-6　合并假设和验证组($n=537$)的基于 UCSF 半球弥漫性低级别胶质瘤评分的生存估计(累积总生存概率)

内容	0 年		2.5 年		5 年		10 年		12.5 年	
DLGG 评分	P	NR	P	NR	P	NR	P	NR	P	NR
所有患者	1	537	0.92	423	0.80	250	0.62	74	0.44	25
0 分	1	81	1.0	72	0.98	56	0.97	30	0.85	15
1 分	1	139	0.98	119	0.90	72	0.77	19	0.40	3
2 分	1	204	0.95	164	0.81	96	0.52	21	0.35	7
3 分	1	93	0.76	56	0.53	21	0.29	4	NA	NA
4 分	1	20	0.68	12	0.46	5	NA	NA	NA	NA

注:摘自 Chang 等的文献[51];备注:肥胖型星形细胞瘤排除;缩写:NA. 不适用;NR. 危险患者数量;P. 概率

五、影像和生化预后因素

除了这些临床预后因素,影像预后因素(传统、扩散、灌注、波谱 MR 和 PET 成像),以及分子和基因预后因素(即 P53、PDGF、1p/19q 共缺失、IDH1/2、甲基化)也开始被发现。它们将在这本书中其他章节出现,但重要的是它们必须在大样本研究中得到验证。

六、治疗预后因素

在 DLGG 现有的治疗方法中,根据临床研究似乎只有大部分切除能够提高生存率并延缓肿瘤进展[39,52]。EORTC 试验中的 22 845 例显示,术后放疗可以延长无进展生存期(5.3 年比 3.4 年),但对总体生存率没有影响[53]。化疗对 DLGG 的作用仍有待研究。但一些有趣的使用 PCV 或替莫唑胺化疗方案的研究已经发表。化疗可用于无法切除的 DLGG,或是进展期的 DLGG,作为手术切除后的辅助化疗[54]。目前尚无研究在大样本人群中对综合治疗的影响进行准确评估。DLGG 的治疗将在本书后面再做讨论。

关于 DLGG 的临床流行病学,有 3 点还需要加以强调。第一,DLGG 研究的事件终点还有待更好的定义[55]。鉴于 DLGG 在 MRI 上的持续增长[47-48],无进展生存期很难界定。间变转化时间或许更好用,但这个标准在文献中不常用[56](见第二十九章)。第二,由于 DLGG 患者生存时间长,生活质量的评估对于治疗后的分析是非常重要的。第三,数据库甚至登记处应该记录整个病程内的预后因素、治疗和生活质量变化,以评估最好的肿瘤治疗方案。

七、预后因素:总结

现在,我们有很多候选预后因素(临床、放射学和生物学),但在人群研究中得到验证的仅是少数。另一方面,我们没有多少疑似治疗预后因素。因此,要验证这些预后因素并确定有效的治疗预后因素,未来需要做大量的工作。我们可能需要新的治疗策略和评估系统来评估对患者的医疗服务。

弥漫性低级别胶质瘤和原发性中枢神经系统肿瘤临床流行病学和分析流行病学的新方法

一、原发性中枢神经系统肿瘤临床流行病学的新方法

如上所述,预后因素的候选数量是非常重要的。另一方面,手术、放疗和化疗均具有预后影响,但其应用标准仍然需要实际确定。此外,鉴于 DLGG 患者生存时间较长,目前已有针对疾病的不同阶段(无转化慢性进展期、慢性转化期与快速间变转化期)的治疗方法。同样,这些治疗的顺序和持续时间也没有得到正式评估。鉴于生活质量是疾病演变过程的一大部分,治疗后生活质量的研究是我们需要重点考虑和关注的(见第十四章,DLGG 的生活质量)。

目前肿瘤登记所用的方法都没有考虑到以上这些因素。单一机构进行的工作往往会出现所选患者的数量不足以验证多种预后因素和不同的治疗方法的问题。

一个解决办法是建立大型的临床、生化和治疗数据库,以试图完成所有患者的注册。区域性或国际性的数据库涉及所有参加的医疗队、流行病学家和生物统计学家,而且现在是可行的[17,21,57-58]。这个假设就要求记录并登记主要的临床[如症状、KPS 评分、简易精神状态评价和(或)其他神经认知评估]、放射学(如肿瘤部位、增强、肿瘤体积、肿瘤的生长速度及条件允许下的多模式成像数据)、手术(如切除程度、肿瘤的残留量)、组织学和生物学(如 1p/19q 联合缺失、IDH1/2 基因突变及条件允许下的其他资料)因素,治疗情况、生活质量,以及间变转化和死亡的时间。当然,并不是所有这些因素都总会记录在医疗记录中,但是这种状况正在逐步改变。由于脑肿瘤(如 DLGG)更频繁地出现在专业和(或)学术场合,这些因素中的大部分现在都已得到统一收集。目前已经有学者提出一些 DLGG 治疗策略[38,59],但需要在人群水平上进行评估并进行更具体的项目开发。

迄今为止,在整个地区或国家进行以上所有项目的注册似乎不现实,但计算机系统的发展(参见银行或航空公司的信息系统的复杂性和效率),以及不同医疗领域和生物统计学家之间的合作可以打开实现这一策略的大门。

通常情况下,这些数据登记的主要限制是临床医生缺乏在计算机数据库中获取这些数据的时间。依靠临床科研技术人员将数据输入到计算机系统是目前一些主要中心的解决方

案,这就要求本地数据库的建设。然而,目前的经济条件不允许在所有部门安排临床科研技术人员就业。

现在,医疗信息系统已经得到迅速发展。但一种旧的方法仍在应用,即"被动"的电脑存档(只存储不提供任何可用计算机查询的医疗记录、体检和影像学)。最近,计算机查询功能的开发,主要是出于经济目的,但医疗应用也成为未来医疗信息系统的重要需求。计算机接口系统也取得了长足的进步,在健康信息技术上的进步还包括移动计算机系统(如平板电脑和智能手机的应用程序)。未来应用的目标是,从医疗记录(手术报告、病理报告、多学科的会议报告、放疗报告、化疗报告、生活质量评估等)和影像数据直接导入特定数据库,而无须重新输入数据。

第一,实施这种制度的困难不是技术问题,而是涉及保密规定和不同医疗系统参与者医疗数据的共享(或协作)。保密规则的变化从国家到个人,但现在也已存在许多担保体系。第二,许多患者现在已习惯为医学研究签署同意书。第三,当我们询问脑肿瘤患者是否有兴趣参加医学研究,极少数患者拒绝参与。第四,如今在许多国家,患者拥有他们自己的医疗数据并且可以将医疗数据发送到由患者自己选择的任意医生(或医疗机构)。因此,如果患者签署一份表格允许他们的医疗数据发送到一个安全的医疗机构(拥有所需所有授权的数据库),医院行政机关无权拒绝。

到现在为止,不同机构之间的医疗数据共享由于关乎科学出版物的竞争,往往比较困难。但这里提出的系统不是一个新的潜在预后因素或新技术的发现,它是对已经发表在临床杂志的人群研究(如原创研究或临床试验)的验证。

此外,医疗行为的评价和质量标准的定义越来越多地被政府机关所要求。这里介绍的新方法是为影响预后的因素和(或)治疗策略的验证及对护理质量的评价而设计的。但为了提高效率,这要由一批专家(神经外科医生、神经肿瘤学家、神经病理学家等,在流行病学家和生物统计学家的帮助下)进行管理,而不是由与神经肿瘤学脱节的技术人员来执行。

二、弥漫性低级别胶质瘤的危险因素及病因学探索方法

因为弥漫性低级别胶质瘤是罕见的,所以任何单一临床研究很难有足够的样本量去探索致病危险因素。通常会根据这些肿瘤并结合其他神经胶质肿瘤进行流行病学分析研究,这使得很难厘清所研究的危险因素与 DLGG 或其他神经胶质瘤之间的关联。然而,DLGG 有不同于其他神经胶质肿瘤的年龄、性别、民族分布,以及其他临床特点,这就提示了潜在的不同风险因素(见本章第二段)。

1p/19q 联合缺失存在于约 70% 少突胶质细胞中[60-61],并与更好的生存相关。特定基因参与了少突胶质细胞瘤的生物学特性这一事实[62]表明少突胶质细胞瘤的病因可能与其他胶质瘤的病因不同。另一方面,*IDH1/2* 突变是 WHO Ⅱ 级弥漫性胶质瘤中唯一已知具有高发生率(80%)的基因改变,且这一频率在由弥漫性星形细胞瘤(WHO Ⅱ 级)转化为间变性星形细胞瘤(WHO Ⅲ 级)和继发性胶质母细胞瘤(WHO Ⅳ 级)的发展过程中不发生变化。类似地,少突胶质细胞瘤(WHO Ⅱ 级)也表现出和间变性少突胶质细胞瘤(WHO Ⅲ 级)相似的 IDH1 突变频率[63]。

IDH1/2 突变在少突胶质细胞瘤、星形细胞瘤和继发性胶母细胞瘤的高频出现率表明这些肿瘤都有一个共同的祖细胞群体,并且此分子标记在原发性胶质母细胞瘤中的缺乏则表

明它们的起源不同[64]。

已知的脑胶质瘤危险因素包括基因遗传综合征[65-66]、暴露于高剂量电离辐射[67-68]。脑肿瘤家族史(约 5%[69])和诱变剂敏感性先前均已证实与胶质瘤的风险增加相关,而过敏/哮喘和水痘与神经胶质瘤的风险降低相关联[3]。

已发现的胶质瘤可能的危险因素可参见 Bondy 等的综述[3]。吸烟、酗酒、X 线和头部损伤被认为与患胶质瘤风险不存在明显关联。被探究过的其他非基因危险因素包括手机的使用[70-72]、减肥[73-74]、抗炎药的使用[75-76]、杀虫剂[77-79]、外源激素[80]及其他生活方式相关的因素[81]。以上因素是否为胶质瘤的危险因素仍存在争议,关于 DLGG 的信息就更为缺乏。只有很少的文献研究 LGG 相关的环境危险因素[82],且其结果尚无定论。最近,McCarthy 等[60]研究了少突胶质细胞瘤的风险因素(329 例少突胶质细胞瘤、146 例间变性少突胶质细胞瘤和 142 例混合胶质瘤),数据来自 7 个案例对照研究(5 个来自美国,2 个来自斯堪的纳维亚)并被汇集。少突胶质细胞瘤和间变性少突胶质细胞瘤(供比较)的结果示于表 2-7。

表 2-7　5 个来自美国和 2 个来自斯堪的纳维亚(瑞典和丹麦)登记处的少突胶质细胞瘤(OGD)和间变性少突胶质细胞瘤(AO)的选定暴露因素的调整 OR 值与频率匹配对照组的比较

暴露因素	少突胶质细胞瘤(OGD),OR[a] 值(95%CI)	间变性少突胶质细胞瘤(AO),OR[a] 值(95%CI)	OGD/AO 数量	对照数量	排除的测量因素[b]
吸烟	0.9[c](0.7,1.2)	0.9[c](0.7,1.4)	328/146	1255	无
脑肿瘤家族史	1.6(0.9,3.1)	2.2[d](1.1,4.5)	271/122	995	2,6
癌症家族史	1.1[e](0.8,1.4)	1.1(0.7,1.5)	324/144	1230	无
哮喘	0.5[d](0.3,0.9)	0.3[d](0.1,0.9)	174/92	674	1,3,4.1
过敏[f]	1.1[e](0.8,1.6)	0.6(0.4,1.1)	245/97	880	1,4.1
哮喘/过敏[f]	0.9(0.6,1.2)	0.6[d](0.4,0.9)	222/122	869	3,4.1
湿疹	0.6(0.3,1.3)	0.4(0.1,1.3)	136/72	541	1,3,4.1,4.2
癫痫史	6.7[c,d](4.3,10.6)	8.7[d](5.0,15.2)	248/130	1036	3
抗组胺药使用	1.0(0.6,1.4)	1.2(0.7,1.9)	229/123	866	2,4.1,7
优势手					
左 vs 右	1.2(0.6,2.3)	1.1(0.4,2.8)	122/64	494	1,3,4.1,4.2
双手 vs 右	1.1(0.3,3.4)	0.9(0.1,7.5)			
放射治疗	1.1(0.5,2.6)	1.3(0.5,3.4)	327/146	1247	无
牙科 X 线	0.8(0.5,1.2)	1.3(0.5,2.9)	212/86	772	1,4.1,4.3
头颈部接受医学 X 线	0.7[d](0.5,1.0)	0.6[d](0.4,1.0)	179/80	731	1,3,4.3
头部创伤	1.3(1.0,1.8)	1.0(0.6,1.5)	267/110	1037	5,7

注:摘自 McCarthy 等[60]。[a] 非条件的逻辑回归,对年龄组、性别和地点的调整;95% CI:95% 的置信区间;[b] 1＝MD ANDERSON;2＝NCI;3＝NIOSH;4.1＝UCSF 系列 1;4.2＝UCSF 系列 2;4.3＝UCSF 系列 3;5＝UIC/Duke;6＝瑞典;7＝丹麦;[c] P<0.05;[d] P<0.05;[e] P<0.05;[f] 丹麦和瑞典的过敏数据只包括花粉热

哮喘与少突胶质细胞瘤的风险降低相关($OR=0.5$,95% CI $0.3\sim0.9$)。斯堪的纳维亚和美国人群其他种类癌症的家族史均有显著的异质性,斯堪的纳维亚的研究发现少突胶质细胞瘤患者有显著增高的风险($OR=4.0$,95% CI $1.7\sim9.6$),而美国则无显著关联($OR=1.0$,95% CI $0.7\sim1.3$)。对于只有美国研究的变量(表2-8),水痘病史与少突胶质细胞瘤的风险降低相关($OR=0.6$,95% CI $0.4\sim0.9$),而且与饮用公共水源相比,饮用瓶装水与少突胶质细胞瘤呈负相关($OR=0.4$,95% CI $0.2\sim0.9$)。最后,在这项研究中,经常饮酒、糖尿病、使用抗抑郁药物、抗炎药物、溶剂接触、油漆接触、农药接触或农场工作均与少突胶质细胞瘤无显著关联。只有癫痫发作史与少突胶质细胞瘤和间变性少突胶质细胞瘤有关,但癫痫作为一个发作症状,很难定为一个危险因素。一个令人惊讶的结果是,头部和颈部医用X线照射与这些肿瘤的风险降低相关。关于这点尚无很好的解释。

表2-8　5个美国登记处的少突胶质细胞瘤(OGD)和间变性少突胶质细胞瘤(AO)的选定暴露因素的调整 OR 值与频率匹配对照组的比较

暴露因素	少突胶质细胞瘤 (OGD),调整 OR^a(95% CI)	间变性少突胶质细胞瘤(AO),调整 OR^a(95% CI)	OGD/AO 数量	对照数量	排除的测量因素
长期饮酒史	0.8(0.6,1.2)	0.7(0.5,1.2)	287/120	1092	无
1型或2型糖尿病	0.8(0.4,1.9)	0.7(0.2,2.0)	192/108	754	3,4.1
水痘	0.6^c(0.4,0.9)	0.5^c(0.3,0.9)	172/100	731	2,3
抗抑郁药使用	0.9(0.6,1.3)	0.8(0.5,1.4)	177/104	745	2,3
抗炎药物使用	0.9(0.6,1.4)	0.9(0.5,1.4)	148/98	586	2,3,4.1
工业溶剂	0.9(0.7,1.3)	1.2(0.7,2.0)	203/83	733	4.1,4.2,4.3
油漆	1.4(1.0,2.0)	1.4(0.8,2.4)	225/100	834	4.1,4.2
杀虫剂	1.1(0.7,1.6)	1.6(0.8,3.2)	223/99	826	4.1,4.2
农场工作	0.7(0.5,1.1)	0.8(0.5,1.4)	200/81	760	1,2
饮用水源					
私人 vs 公共水源	1.0(0.7,1.6)	1.6(0.8,3.1)	199/83	727	4.1,4.2,4.3
瓶装水 vs 公共水源	0.4^c(0.2,0.9)	0.5(0.2,1.3)			

注:摘自 McCarthy 等的文献[60]

^{a} 根据非线性回归对年龄组、性别、种族、地域和参与时间进行调整。^{b} 1＝MD 安德森;2＝NCI;3＝NIOSH;4.1＝UCSF 系列 1;4.2＝UCSF 系列 2;4.3＝UCSF 系列 3;5＝UIC/杜克。^{c} $P<0.05$

　　关于环境暴露,未来的研究应更加重视这些暴露因素是否能穿过血脑屏障或者它们是否可以通过其他途径到达大脑[3]。

　　关于综合征、家族聚集性[69,83]、联动,以及成人诱变剂敏感性的研究表明了胶质瘤的遗传易感性。虽然罕见遗传突变引起的遗传综合征和较高的脑肿瘤风险只在较少的病例中共存,但它们确实为胶质瘤生成的候选基因和途径提供了一个重要的出发点。包括胶质瘤和髓母细胞瘤的基因名称和染色体位点的综合征有神经纤维瘤病 NF1(17q11)和 NF2(22q12),结节性脑硬化 1 TSC1(9q34)和 TSC2(16p13),视网膜母细胞瘤 1(RB1)(13q14),异常 Li-Fraumeni(TP53)(17p13)和 Turcot 综合征及多错构瘤(腺瘤性结肠息肉病基因 APC,5q21;人类 mut-L1 的同源基因 hMLH1,3p21.3;hMSH2 基因,2p22-21;减数分裂后分离增加基因 PMS2,7p22,以及磷酸酶和张力蛋白同源基因 PTEN,10q23.3)。胶质瘤的遗传易感性于近期被回顾[65-66]。但这些基因更常见的变体(以及相关通路)在散发性胶质瘤(即 DLGG)中的作用至今不明。

脑肿瘤流行病学协会(BTEC)[84]最近推荐的优先次序强调了扩大遗传学和分子流行病学研究的需求。Gu 等[85]回顾文献证实 PCNST 的分子流行病学病例对照研究是基于假设驱动的,而且主要集中在 4 个假设候补途径上:DNA 修复、细胞周期、代谢和炎症。他们总结了这些途径中的单核苷酸多态性的遗传联系(本章不可能回顾所有胶质瘤相关通路和分子流行病学的研究,但鼓励讲师阅读本文)。在这篇文章中,作者提醒,应该对被收集在家族性胶质瘤国际 GLIOGENE 研究[86]中的大量胶质瘤家庭进行更广泛的联动分析。他们还根据现有证据和技术讨论了今后的研究方向,并得出结论:显著大样本的高分辨率全基因组方法可以迅速提高我们对 PCNST 的遗传病因学认识。

两项近期的全基因组关联研究报道,在(或接近)TERT (5p15)、CCDC26 (8q24)、CDKN2A/B (9p21)、PHLDB1 (11q23)和 RTEL1 (20q13)的单核苷酸多态性(single-nucleotide polymorphism,SNP)与浸润胶质瘤相关联[87-88]。Jenkins 等[89]研究表明,8q24 染色体多态性与含少突胶质成分的胶质瘤有关但与 GBM 无关。相反,5p15、9p21 和 20q13 区域与 GBM 风险相关,但与少突胶质细胞瘤没有很强的相关性。这种模式支持当前胶质瘤发生和发展的模型。例如,由于染色体 8q24 被看作与无关 1p/19q 缺失的少突胶质细胞瘤的风险性相关,非 GBM 星形细胞瘤也存在潜在的这种相关性,他们预测,8q24 染色体的 SNP可与含有 IDH1/2 突变的神经胶质瘤相关联[90]。的确,它可以推测,8q24 染色体改变可以促进获得 IDH 突变或会与 IDH 突变相互作用以促进肿瘤发生[91]。Jenkins 等还预测,8q24的 SNP 与继发性 GBM 和(或)CpG 岛甲基化表型相关联[92]。不幸的是,病例数很有限,因此统计效力不足以产生就 II 级星形细胞瘤和继发性 GBM 而言有意义的数据。

一个来自欧洲的研究组[93]对在瑞典和丹麦收集的 81 例 II 级和 III 级胶质瘤标本中选定涵盖 DNA 修复基因的共 1458 个标记单核苷酸多态性(SNP)进行了分析。从第一个数据库发现的统计学上显著的遗传变异($P < 0.05$)在从英国北部收集的 72 例 II 级和 III 胶质瘤组成的第二个数据库中进行了推展确认。在这个数据库中,8 个基因变异映射到 5 个均与生存相关的不同的 DNA 修复基因(ATM、NEIL1、NEIL2、ERCC6 和 RPA4)。最后,对这 8 个基因变异进行了治疗、恶性程度及患者年龄和性别的调整后,只有一个变异位点 rs4253079 映射到 ERCC6,与生存具有显著的关联(OR 0.184,95%CI 为 0.054~0.63,$P = 0.007$)。这是第一次描述 II 级和 III 级胶质瘤中 DNA 修复基因变异的预后价值的研究。作者得出结论,rs4253079 和生存在这组低级别和间变性胶质瘤患者中可能存在关联,这一关联需要在更大的数据库中进一步确认。

Melin[94]最近回顾了脑胶质瘤发病遗传因素。大多数胶质瘤发病原因直到最近还是未知的,部分是由于缺乏有统计学效力的胶质瘤亚型分型研究。不同亚型的胶质瘤相关的新染色体位点为我们提供了对胶质瘤发病原因的新认识。所有低突变基因会带来适度增加的风险,而且自身不能用于风险预测。然而,它们提供了了解神经胶质瘤进展的相关生物学的工具,并且将来能在特定神经胶质瘤亚型的基因-环境研究中使用[94]。

如本章中所阐述的,很多研究仍然在了解胶质瘤的原因及如何评估所有的治疗策略。由于 PCNST 包括超过 140 种组织学类型和亚型,这些亚型之间可能具有:①不同的参与肿瘤发生的生物学机制;②不同的风险因素,法国神经肿瘤学界决定记录和分析各组织学类型及亚型特异性。法国脑肿瘤数据库(FBTDB)建立于 2004 年[11]。这项工作旨在前瞻性地记录法国所有含组织学诊断的 PCNST 病例。其目标是：①创建国家数据库和网络进行流行病学研究；②落实临床和基础研究的协议；③协调 PCNST 患者的医疗服务。

自 2006 年以来，每年超过 9000 个新发 PCNST 病例是由 FBTDB（2008 年法国人口，6400 万居民，新近诊断和病理证实 PCNST 的粗患病率为 14.06/100 000 人年）记录。这非常接近法国新近诊断和病理证实 PCNST 的患病率（14.08/100 000 人年，整体的粗患病率为 17.6/100 000，在法国人口标准化不变时，肿瘤整体的 79.3% 经组织学证实，来源于从吉伦特省肿瘤登记处的数据[18]）。

FBTDB 一项进展中的工作是研究 DLGG 的分布和弥漫性Ⅲ级胶质瘤（DGⅢG）在法国领土内大都市的分布（2006－2009 年）。即使在这项研究中，作者也主要是对 DLGG 的分布感兴趣，他们之所以决定也研究 DGⅢG 的分布可能是因为有时一些病理学家对胶质瘤组织学分级仍存在争议[25]。初步结果似乎表明 DLGG 和 DGⅢG 在法国领土之间的分布存在差异性，在法国的北部、东部和中部。部分地区两种胶质瘤病例均较多，即使两组分布（DLGG/DGⅢG）之间存在很小的差异，它们在全球也是存在可比性的。如果这种 DLGG 和 DGⅢG 地理分布的差异性得到了确定，作者将比较高发病率和低发病率区域之间的环境、遗传和功能因素。这可能是寻找 DLGG 危险因素的另一种方式。

三、弥漫性低级别胶质瘤的早期诊断

在本章关于弥漫性低级别胶质瘤（DLGG）的流行病学的总结之前，笔者想谈谈这些特定肿瘤早期发现（或筛选）的影响及思考的方法。

DLGG 通常会影响成人而且有极其不利的经济和社会影响。由于症状出现后还有很长的带病生存，因此 DLGG 的患病率可能被低估。但要强调的是，治疗尤其是手术切除，可通过延缓退行性变而显著延长 DLGG 的总生存期，也可以改善生活质量（QoL）——一个在许多出版物中仍然没有被讨论的关键问题。最近很多研究确实证明手术对 DLGG 的自然史存在实质影响[39,52,95]。这样的论证有可能通过对并不属于"患者病史"的术后 MRI 检查进行切除程度（extent of resection，EOR）的评估来进行，这就解释了在经典文献中有关手术作用的争议。有趣的是，在所有最近的研究中通过术后 MRI 观察到的 EOR 和总生存期之间都存在显著关系[95]，这就是为什么提出对无症状 DLGG 患者进行手术治疗的原因[96]。事实上，所有呈进行性的 DLGG 均具有恒定的放射学增长速度（平均径向速度扩张约为每年 3.5 mm，非常接近症状性 DLGG 的增长率）[97]。同一批研究者发现，偶发 DLGG 和症状性 DLGG 有显著的不同：它们有较小的初始肿瘤体积（$P<0.001$），对比增强的低发病率（$P=0.009$），而更容易进行全切（$P<0.001$）。因此，如果这一治疗策略和结果在更大的研究中得到证实，我们可以认为，疾病早期阶段的有效治疗确实存在。

将来，DLGG 的早期发现至少可以通过 3 种不同的方法来进行。首先，MRI 是一种简单的被认为没有风险的检查。在快速检查中 FLAIR 或 T_2 加权图像信号的异常是很容易察觉的，结合一些神经系统疾病和（或）神经血管疾病的 MRI 筛查可能是比较可靠的一种方法；然后，多模态 MRI 和连续 MRIs 具有良好的诊断能力，并可能特定用于治疗和（或）随访。其次，如果关于 DLGG 的危险因素知识有所进步，将有可能确定 DLGG 风险增加的患者群体并建议这些患者进行 MRI 检查。我们可以看到，Gerin 等[98]最近提出了一个模型来估计 DLGG 的发病日期，在这个模型的假设中，作者定义了 2 个类型的肿瘤：第一类为在青

春期出现的生长非常缓慢的 DLGG，而第二类对应于在成年早期稍晚出现的缓慢增长的 DLGG，所有这些肿瘤在患者平均年龄 30 岁左右均可被检测，因此，这代表了可以做 DLGG 筛查的人口亚群的第一个步骤有了定义。再次，很多对胶质瘤生物标志物（血液、尿液、唾液等）的研究现在正在进行中，例如，我们可以预期纳米技术的发展将有助于探测到这类极小的生物标志物。

结　论

在有组织学诊断的大型临床研究或数据库中，DLGG 约占全部胶质瘤的 15%。在西方人群中，如果我们考虑到一些无特定说明星形细胞瘤和未特指型神经胶质瘤（大量的登记）可能是 DLGG，DLGG 发病率可达到约 1/100 000 人年。DLGG 患病率大概等于或高于胶质母细胞瘤的患病率，但有待更精确地描述。到现在为止，DLGG 的原因基本是未知的。一些自主预后因素已被确定（例如，年龄、KPS 评分、肿瘤的体积和位置）。切除范围已越来越多地被证实与改善预后、更好地控制癫痫发作及减少组织学恶变相关。许多生物和放射性因素都被认为是影响预后的候选因素，但是大样本人群中的研究评估是必要的。连续手术（一段时间内）、化疗、放疗及不同治疗方法相结合的治疗策略目前尚未成立。因此，很多评估也是必要的。为了快速有效地增加生物过程、病因学、肿瘤护理评估和治疗后生活质量的知识，医疗界和科学界必须大幅改变目前记录数据的方法。大数据库的建立或发展（包括临床、影像学、生物学和基因数据），涉及大多数主要的医疗中心和不同专科（神经外科、神经内科、神经肿瘤学、神经病理学、神经放射学、生物学、流行病学和生物统计学），而且现代信息学技术的使用在相对不远的将来将产生重大的结果。

分子生物学和遗传学的知识会发展，这将有可能更好地理解 DLGG 和其他 PCNST 的起源。但观察仍然是用于探索 DLGG 和其他 PCNST 病因简单而有效的方法。对大面积的 DLGG（和其他 TPSNC）病例的空间和时间分布的研究将允许在发病率高和发病率低的人群中探索环境、遗传和功能上的差异。这种简单的方法可能用于发现 DLGG 和（或）其他 PCNST 的启动和发展中的关键因子和（或）它们之间的相互作用。

（江　涛　杨　柳　公方和）

参考文献

[1] Louis DN，Ohgaki H，Wiestler OD，et al. WHO classification of tumours of the central nervous system. Lyon：International Agency for Research on Cancer，2007.

[2] Arora RS，Alston RD，Eden TOB，et al. Are reported increases in incidence of primary CNS tumours real？ An analysis of longitudinal trends in England，1979-2003. Eur J Cancer，2010，46：1607-1616.

[3] Bondy ML，Scheurer ME，Malmer B，et al. Brain tumor epidemiology：consensus from the Brain Tumor Epidemiology Consortium. Cancer，2008，113（Suppl 7）：1953-1968.

[4] Kleihues P，Cavenee WK. Tumours of the nervous system pathology and genetics，World health classification of tumors. Lyon：International Agency for Research on Cancer，2000.

[5] Louis DN，Ohgaki H，Wiestler OD，et al. The 2007 WHO classification of tumours of the central

nervous system. Acta Neuropathol,2007,114:97-109.

[6] McCarthy BJ, Surawicz T, Bruner JM, et al. Consensus conference on brain tumor definition for registration. Neurooncology,2002,4:134-145.

[7] McCarthy BJ, Kruchko C. Central Brain Tumor Registry of United States. Consensus conference on cancer registration of brain and central nervous system tumors. Neurooncology,2005,7:196-201.

[8] Wrensch M, Minn Y, Chew T, et al. Epidemiology of primary brain tumors: current concepts and review of the literature. Neurooncology,2002,4:278-299.

[9] Kohler BA, Ward E, McCarthy BJ, et al. Annual report to the nation on the status of cancer,1975-2007,featuring tumors of the brain and other nervous system. J Natl Cancer Inst,2011,103:714-736.

[10] DeAngelis LM. Brain tumors. N Engl J Med,2001,344:114-123.

[11] Bauchet L, Rigau V, Mathieu-Daudé H, et al. French brain tumor data bank: methodology and first results on 10 000 cases. J Neurooncol,2007,84:189-199.

[12] Bauchet L, Rigau V, Mathieu-Daudé H, et al. Clinical epidemiology for childhood primary central nervous system tumors. J Neurooncol,2009,92:87-98.

[13] Wöhrer A, Waldhör T, Heinzl H, et al. The Austrian Brain Tumour Registry: a cooperative way to establish a population-based brain tumour registry. J Neurooncol,2009,95:401-411.

[14] CBTRUS. CBTRUS 2009-2010 eighteen states statistical report tables. Published by the Central Brain Tumor Registry of the United States,Hinsdale. 2009. Available at website: http://www. cbtrus. org/ 2007-2008/2007-2008. html . Accessed 17 Apr 2012.

[15] CBTRUS. CBTRUS statistical report: primary brain and central nervous system tumors diagnosed in the United States in 2004-2007. Published by the Central Brain Tumor Registry of the United States, Hinsdale. 2011. Available at website: http://www. cbtrus. org/2011-NPCR-SEER/WEB-0407-Report-3-3-2011. pdf . Accessed 03 Mar 2011.

[16] CBTRUS. Central Brain Tumor Registry of the United States,statistical report: primary brain and central nervous system tumors diagnosed in the United States in 2004-2008. 2012. http://www. cbtrus. org/2012-NPCR-SEER/CBTRUS_Report_2004-2008_3-23-2012. pdf. Accessed 17 Apr 2012.

[17] Rigau V,Zouaoui S,Mathieu-Daudé H,et al. French brain tumor database: 5-year histological results on 25 756 cases. Brain Pathol,2011,21:633-644.

[18] Baldi I,Gruber A,Alioum A,et al. Descriptive epidemiology of CNS tumors in France: results from the Gironde Registry for the period 2000-2007. Neuro Oncol,2011,13: 1370-1378.

[19] ENCR,European Network of Cancer Registries. Recommendations for coding tumours of the brain and central nervous system. Development and Recommendations on Cancer Registration and Standards/ Working Groups: Tumours of the Brain and Central Nervous System crossed PDF link: English. Distributed in 1998. Available at: http://www. encr. com. fr . Accessed 17 Apr 2012.

[20] Fritz A,Percy C,Jack A,et al. International classification of diseases for oncology. 3rd ed. Geneva: World Health Organization,2000.

[21] Zouaoui S,Rigau V,Mathieu-Daudé H,et al. French brain tumor database: general results on 40 000 cases,main current applications and future prospects. Neurochirurgie,2012,58:4-13.

[22] Hartmann C,Mueller W,von Deimling A. Pathology and molecular genetics of oligodendroglial tumors. J Mol Med,2004,82:638-655.

[23] McCarthy BJ, Propp JM, Davis FG, et al. Time trends in oligodendroglial and astrocytic tumor incidence. Neuroepidemiology,2008,30:34-44.

[24] Daumas-Duport C,Beuvon F,Varlet P,et al. Gliomas: WHO and Sainte-Anne Hospital classifications. Ann Pathol,2000,20:413-428.

[25] Mittler MA,Walters BC,Stopa EG. Observer reliability in histological grading of astrocytoma stereotactic biopsies. J Neurosurg,1996,85:1091-1094.

[26] Ruiz J,Lesser GJ. Low-grade gliomas. Curr Treat Options Oncol,2009,10:231-242.

[27] Bristol RE. Low-grade glial tumors: are they all the same? Semin Pediatr Neurol,2009,16:23-26.

[28] Piepmeier JM. Current concepts in the evaluation and management of WHO grade Ⅱ gliomas. J Neurooncol,2009,92:253-259.

[29] Claus EB,Black PM. Survival rates and patterns of care for patients diagnosed with supratentorial lowgrade gliomas: data from the SEER program,1973-2001. Cancer,2006,106:1358-1363.

[30] Ohgaki H,Kleihues P. Epidemiology and etiology of gliomas. Acta Neuropathol,2005,109:93-108.

[31] Okamoto Y,Di Patre PL,Burkhard C,et al. Population-based study on incidence,survival rates,and genetic alterations of low-grade diffuse astrocytomas and oligodendrogliomas. Acta Neuropathol,2004,108:49-56.

[32] Nielsen MS,Christensen HC,Kosteljanetz M,et al. Incidence of and survival from oligodendroglioma in Denmark,1943-2002. Neuro Oncol,2009,11:311-317.

[33] Sant M,Minicozzi P,Lagorio S,et al. Survival of European patients with central nervous system tumors. Int J Cancer,2012,131(1):173-185.

[34] Crocetti E,Trama A,Stiller C,et al. Epidemiology of glial and non-glial brain tumours in Europe. Eur J Cancer,2012,48(10): 1532-1542.

[35] Davis FG,Kupelian V,Freels S,et al. Prevalence estimates for primary brain tumors in the United States by behavior and major histology groups. Neuro Oncol,2001,3:152-158.

[36] Porter KR,McCarthy BJ,Freels S,et al. Prevalence estimates for primary brain tumors in the United States by age,gender,behavior,and histology. Neuro Oncol,2010,12:520-527.

[37] Cook MB,Dawsey SM,Freedman ND,et al. Sex disparities in cancer incidence by period and age. Cancer Epidemiol Biomarkers Prev,2009,18:1174-1182.

[38] Soffietti R,Baumert BG,Bello L,et al. Guidelines on management of low-grade gliomas: report of an EFNS-EANO Task Force. Eur J Neurol,2010,17:1124-1133.

[39] Sanai N,Chang S,Berger MS. Low-grade gliomas in adults. J Neurosurg,2011,115:948-965.

[40] Loiseau H,Bousquet P,Rivel J,et al. Supratentorial low-grade astrocytomas in adults. Prognostic factors and therapeutic indications. Apropos of a series of 141 patients. Neurochirurgie,1995,41:38-50.

[41] Pignatti F,van den Bent M,Curran D,et al. Prognostic factors for survival in adult patients with cerebral low-grade glioma. J Clin Oncol,2002,20:2076-2084.

[42] van Veelen ML,Avezaat CJ,Kros JM,et al. Supratentorial low grade astrocytoma: prognostic factors,dedifferentiation,and the issue of early versus late surgery. J Neurol Neurosurg Psychiatry,1998,64:581-587.

[43] Berger MS,Rostomily RC. Low grade gliomas: functional mapping resection strategies,extent of resection,and outcome. J Neurooncol,1997,34:85-101.

[44] Duffau H,Capelle L. Preferential brain locations of low-grade gliomas. Cancer,2004,100:2622-2626.

[45] Pallud J,Mandonnet E,Duffau H,et al. Prognostic value of initial magnetic resonance imaging growth rates for World Health Organization grade Ⅱ gliomas. Ann Neurol,2006,60:380-383.

[46] Rees J,Watt H,Jäger HR,et al. Volumes and growth rates of untreated adult low-grade gliomas indicate risk of early malignant transformation. Eur J Radiol,2009,72:54-64.

[47] Mandonnet E,Delattre JY,Tanguy ML,et al. Continuous growth of mean tumor diameter in a subset of grade Ⅱ gliomas. Ann Neurol,2003,53:524-528.

［48］ Mandonnet E,Pallud J,Fontaine D,et al. Inter-and intrapatients comparison of WHO grade Ⅱ glioma kinetics before and after surgical resection. Neurosurg Rev,2010,33:91-96.

［49］ Bauman G,Lote K,Larson D,et al. Pretreatment factors predict overall survival for patients with low-grade glioma: a recursive partitioning analysis. Int J Radiat Oncol Biol Phys,1999,45:923-929.

［50］ Chang EF,Smith JS,Chang SM,et al. Preoperative prognostic classification system for hemispheric low-grade gliomas in adults. J Neurosurg,2008,109:817-824.

［51］ Chang EF,Clark A,Jensen RL,et al. Multiinstitutional validation of the University of California at San Francisco low-grade glioma prognostic scoring system. J Neurosurg,2009,111:203-210.

［52］ Smith JS,Chang EF,Lamborn KR,et al. Role of extent of resection in the long-term outcome of low-grade hemispheric gliomas. J Clin Oncol,2008,26:1338-1345.

［53］ van den Bent MJ,Afra D,de Witte O,et al. Long-term efficacy of early versus delayed radiotherapy for low-grade astrocytoma and oligodendroglioma inadults: the EORTC 22845 randomised trial. Lancet, 2005,366:985-990.

［54］ Blonski M,Taillandier L,Herbet G,et al. Combination of neoadjuvant chemotherapy followed by surgical resection as a new strategy for WHO grade Ⅱ gliomas: a study of cognitive status and quality of life. J Neurooncol,2012,106:353-366.

［55］ van den Bent MJ,Wefel JS,Schiff D,et al. Response assessment in neuro-oncology (a report of the RANO group): assessment of outcome in trials of diffuse low-grade gliomas. Lancet Oncol,2011,12: 583-593.

［56］ McGirt MJ,Chaichana KL,Attenello FJ,et al. Extent of surgical resection is independently associated with survival in patients with hemispheric infiltrating low-grade gliomas. Neurosurgery,2008,63:700-707.

［57］ Bauchet L,Mathieu-Daudé H,Fabbro-Peray P,et al. Oncological patterns of care and outcome for 952 patients with newly diagnosed glioblastoma in 2004. Neuro Oncol,2010,12:725-735.

［58］ Woehrer A,Slavc I,Waldhoer T,et al. Incidence of atypical teratoid/rhabdoid tumors in children: a population-based study by the Austrian Brain Tumor Registry, 1996-2006. Cancer,2010,116:5725-5732.

［59］ NCCN Guidelines. Central nervous system cancer. Version 1. 2012. http://www. nccn. org/ professionals/physician_gls/pdf/cns. pdf . Accessed 17 Apr 2012.

［60］ McCarthy BJ,Rankin KM,Aldape K,et al. Risk factors for oligodendroglial tumors: a pooled international study. Neuro Oncol,2011,13:242-250.

［61］ Gozé C,Bezzina C,Gozé E,et al. 1P19Q loss but not IDH1 mutations influences WHO grade Ⅱ gliomas spontaneous growth. J Neurooncol,2012,108(1):69-75.

［62］ Bettegowda C,Agrawal N,Jiao Y,et al. Mutations in CIC and FUBP1 contribute to human oligodendroglioma. Science,2011,333:1453-1455.

［63］ Kim YH,Nobusawa S,Mittelbronn M,et al. Molecular classification of low-grade diffuse gliomas. Am J Pathol,2010,177:2708-2714.

［64］ Ohgaki H,Kleihues P. Genetic profile of astrocytic and oligodendroglial gliomas. Brain Tumor Pathol, 2011,28:177-183.

［65］ Ohgaki H,Kim YH,Steinbach JP. Nervous system tumors associated with familial tumor syndromes. Curr Opin Neurol,2010,23:583-591.

［66］ Kyritsis AP,Bondy ML,Rao JS,et al. Inherited predisposition to glioma. Neuro Oncol,2010,12: 104-113.

［67］ Ron E,Modan B,Boice Jr JD,et al. Tumors of the brain and nervous system after radiotherapy in childhood. N Engl J Med,1988,319:1033-1039.

[68] Yonehara S,Brenner AV,Kishikawa M,et al. Clinical and epidemiologic characteristics of first primary tumors of the central nervous system and related organs among atomic bomb survivors in Hiroshima and Nagasaki,1958-1995. Cancer,2004,101:1644-1654.

[69] Hemminki K, Tretli S, Sundquist J, et al. Familial risks in nervous-system tumours: a histology-specific analysis from Sweden and Norway. Lancet Oncol,2009,10:481-488.

[70] Inskip PD,Hoover RN,Devesa SS. Brain cancer incidence trends in relation to cellular telephone use in the United States. Neuro Oncol,2010,12:1147-1151.

[71] INTERPHONE Study Group. Brain tumour risk in relation to mobile telephone use: results of the INTERPHONE international case-control study. Int J Epidemiol,2010,39:675-694.

[72] Deltour I,Auvinen A,Feychting M,et al. Mobile phone use and incidence of glioma in the Nordic countries 1979-2008: consistency check. Epidemiology,2012,23:301-307.

[73] Terry MB,Howe G,Pogoda JM,et al. An international case-control study of adult diet and brain tumor risk: a histology-specific analysis by food group. Ann Epidemiol,2009,19:161-171.

[74] Sheweita SA,Sheikh BY. Can dietary antioxidants reduce the incidence of brain tumors? Curr Drug Metab,2011,12:587-593.

[75] Scheurer ME, El-Zein R, Thompson PA, et al. Long-term anti-in flammatory and antihistamine medication use and adult glioma risk. Cancer Epidemiol Biomarkers Prev,2008,17:1277-1281.

[76] Ferris J,McCoy L,Neugut AI,et al. HMG CoA reductase inhibitors,NSAIDs and risk of glioma. Int J Cancer,2012,131(6):E1031-1037.

[77] Samanic CM,De Roos AJ,Stewart PA,et al. Occupational exposure to pesticides and risk of adult brain tumors. Am J Epidemiol,2008,167:976-985.

[78] Provost D,Cantagrel A,Lebailly P,et al. Brain tumours and exposure to pesticides: a case-control study in southwestern France. Occup Environ Med,2007,64:509-514.

[79] Vinson F,Merhi M,Baldi I,et al. Exposure to pesticides and risk of childhood cancer: a meta-analysis of recent epidemiological studies. Occup Environ Med,2011,68:694-702.

[80] Felini MJ,Olshan AF,Schroeder JC,et al. Reproductive factors and hormone use and risk of adult gliomas. Cancer Causes Control,2009,20:87-96.

[81] Benson VS,Pirie K,Green J,et al. Lifestyle factors and primary glioma and meningioma tumours in the Million Women Study cohort. Br J Cancer,2008,99:185-190.

[82] Schlehofer B,Hettinger I,Ryan P,et al. Occupational risk factors for low grade and high grade glioma: results from an international case control study of adult brain tumours. Int J Cancer,2005,113:116-125.

[83] Scheurer ME, Etzel CJ, Liu M, et al. Familial aggregation of glioma: a pooled analysis. Am J Epidemiol,2010,172:1099-1107.

[84] Brain Tumor Epidemiology Consortium (BTEC). Available at website: http://epi. grants. cancer. gov/btec/. Accessed 17 Apr 2012.

[85] Gu J,Liu Y,Kyritsis AP,et al. Molecular epidemiology of primary brain tumors. Neurotherapeutics,2009,6:427-435.

[86] GLIOGENE. An international brain tumor family study. Available at website: http:// www . gliogene. org/. Accessed 17 Apr 2012.

[87] Shete S,Hosking FJ,Robertson LB,et al. Genome-wide association study identifies five susceptibility loci for glioma. Nat Genet,2009,41:899-904.

[88] Wrensch M,Jenkins RB,Chang JS,et al. Variants in the CDKN2B and RTEL1 regions are associated

with high-grade glioma susceptibility. Nat Genet,2009,41:905-908.

[89] Jenkins RB,Wrensch MR,Johnson D,et al. Distinct germ line polymorphisms underlie glioma morphologic heterogeneity. Cancer Genet,2011,204:13-18.

[90] Yan H,Bigner DD,Velculescu V,et al. Mutant metabolic enzymes are at the origin of gliomas. Cancer Res,2009,69:9157-9159.

[91] Watanabe T,Nobusawa S,Kleihues P,et al. IDH1 mutations are early events in the development of astrocytomas and oligodendrogliomas. Am J Pathol,2009,174:1149-1153.

[92] Noushmehr H,Weisenberger DJ,Diefes K,et al. Identification of a CpG island methylator phenotype that defines a distinct subgroup of glioma. Cancer Cell,2010,17:510-522.

[93] Berntsson SG,Wibom C,Sjöström S,et al. Analysis of DNA repair gene polymorphisms and survival in low-grade and anaplastic gliomas. J Neurooncol,2011,105:531-538.

[94] Melin B. Genetic causes of glioma: new leads in the labyrinth. Curr Opin Oncol,2011,23:643-647.

[95] Duffau H. Surgery of low-grade gliomas: towards a 'functional neurooncology'. Curr Opin Oncol, 2009,21:543-549.

[96] Duffau H, Pallud J, Mandonnet E. Evidence for the genesis of WHO grade Ⅱ glioma in an asymptomatic young adult using repeated MRIs. Acta Neurochir (Wien),2011,153:473-477.

[97] Pallud J,Fontaine D,Duffau H,et al. Natural history of incidental World Health Organization grade Ⅱ gliomas. Ann Neurol,2010,68:727-733.

[98] Gerin C,Pallud J,Grammaticos B,et al. Improving the time-machine: estimating date of birth of grade Ⅱ gliomas. Cell Prolif,2012,45:76-90.

| 第三章 |

组织学分型

Valérie Rigau

摘　要：对胶质瘤进行分类是比较困难的。病理学(研究)者之间缺乏可重复性已得到证实，而且反应细胞和肿瘤细胞之间，以及星形胶质细胞和少突胶质之间均存在差异。这个问题在任何其他器官中都不存在，至今也没有可用于区分的免疫组织化学标记。本章从神经肿瘤学角度对过去不同时期为胶质瘤分级的组织学分类进行了回顾，特别强调了目前被认为是金标准，但却具有一定局限性的 WHO 分类。最后，根据我们对弥漫性低级别胶质瘤的经验进行讨论，提出一个新的中间级别。

关键词：弥漫性低级别恶性胶质瘤；组织学分类

引　言

　　当前神经肿瘤学的临床实践主要依赖于准确的肿瘤分类。没有其他变量能更加精确地预测，且肿瘤学分类也是神经肿瘤学学者们对给定肿瘤类型的所有患者提供相对统一疗法的基础。因此，脑肿瘤的治疗方案主要是由组织学诊断决定。

V. Rigau，MD，PhD

Department of Pathology，Gui de Chauliac Hospital，Montpellier University Medical Center，80 Av Augustin Fliche，34295 Montpellier，France

Team "Neuronal Death and Epilepsia"，IGF CNRS UMR 5023-INSERM U661，UM1-UM2，141 avenue de la cardonille，34091 Montpellier，France

National Institute for Health and Medical Research (INSERM)，U1051 Laboratory，Team "Brain Plasticity，Stem Cells and Glial Tumors"，Institute for Neurosciences of Montpellier，Montpellier University Medical Center，34091 Montpellier，France

Cytology and Anatomical Pathology Laboratory，Montpellier University Medical Center，Montpellier，France
e-mail：v-rigau@chu-montpellier.fr

H. Duffau (ed.)，*Diffuse Low-Grade Gliomas in Adults*，
DOI 10.1007/978-1-4471-2213-5_3，© Springer-Verlag London 2013

胶质瘤分类的回顾

一、从 Virchow 到 1979 年第一次 WHO 分类间胶质瘤分类的历史

在 1979 年第一次 WHO 分类之前胶质瘤分类的早期历史知识,对于我们理解成年患者中一般类型胶质瘤组织学分型是非常必要的。

胶质瘤的 WHO 分类是基于肿瘤的前体细胞和恶性程度。这其中包含两个相互矛盾的系统。"胚胎残留"理论中,Bailey 和 Cushing[1]认为,胶质瘤均来自正常的神经胶质细胞在生长发育过程中的转化。而 Kernohan 的假说[2]则认为,胶质瘤可能来源于具备去分化能力的成体细胞。

二、从 Virchow 到 Bailey 和 Cushing 间的描述性阶段(1846－1924)

问题的根源在于脑实质的复合结构中对胶质细胞了解不清的一面,以及脑肿瘤分类的早期历史。在这个早期阶段,脑肿瘤已经根据它们与正常人对应的性状被描述和命名,但是,在这个时期大脑相关的组织学知识是相当浅陋的。Virchow[3]于 1846 年首次发现神经胶质细胞,神经胶质细胞这一术语反映了这些细胞在常规染色下模糊不清的外观。5 年后,Virchow[4]描述了胶质瘤,并将它们从大脑的"其他肉瘤"中独立出来。银染色的问世使星形胶质细胞为世人所知,1886 年 Stroebe 首次以这个名字来命名这些细胞[5]。1893 年 Andriezen[6]首次以这个名字描述了两种类型的星形胶质细胞:位于皮质的原浆星形胶质细胞和位于白质的纤维星形胶质细胞。1895 年 Von Lenhossek[7]首次描述了星形细胞瘤,当时的称法是"astroma",此后胶质瘤一直被认为是星形细胞肿瘤。直到 1917 年 del Rio Hortega[8]发现少突胶质细胞和少突胶质细胞瘤。1926 年 Bailey 和 Cushing[1]首次描述他们的"胶质瘤组"肿瘤分类。我们注意到是,星形细胞瘤的描述比少突胶质细胞的发现早 22 年,而少突胶质细胞瘤这一术语的提出则是在星形细胞瘤描述 35 年以后。

三、"当代":从 Bailey 和 Cushing 的组织学发生/组织学预后分类到第一次 WHO 分类(1924－1974)

Scherer[9]说:"直到那时,学者们开始将组织学发生等理论讨论作为所描述的事实的附件;Ribbert 和他的团队则任意选取围绕假设理论系统的事实。"然而,Bailey 和 Cushing[1]于 1926 年在其专著"基于组织学发生基础的脑胶质瘤组分类与预后的相关性研究"中提出的这一分类开启了脑肿瘤组织学分类的新篇章。他们的分类同时具备生物学和临床意义,是当代神经外科发展过程中重要的一步。

Bailey 和 Cushing 的分类是基于胚胎残留理论。对他们来说,肿瘤的行为是由主要的细胞类型所决定的。他们采用的观点即"大脑的组织发生中蕴藏着对肿瘤理解不可缺少的背景",Bailey 和 Cushing 试图根据他们确定的神经胶质细胞发生金字塔模型中确定的 20

种细胞类型来对胶质瘤进行分类,这一思路引导他们分出 14 个主要组织学类型。他们对胶质瘤的分类包含所有从原始"髓质上皮细胞"派生的肿瘤,包括髓母细胞瘤,以及胶质瘤范畴中的"多极性成胶质母细胞瘤"(胶质母细胞瘤)、"单极性成胶质细胞瘤"(毛细胞型星形细胞瘤)、星形母细胞瘤、纤维型和原浆型星形细胞瘤、少突胶质细胞瘤和室管膜瘤。

Bailey 和 Cushing 的理由是,星形细胞瘤的细胞在显微镜下与星形胶质细胞非常相似,而少突胶质细胞在组织学上大多拟仿少突胶质细胞。由于这些肿瘤恶性度增加,很像低分化的前体细胞。因此,恶性星形细胞瘤被称为"星形母细胞瘤"。这些概念在 20 世纪后 50 年被证实。例如,无论是在超微结构还是免疫组织化学水平,许多星形细胞瘤是由表现出星形胶质细胞分化的细胞组成。是否为神经胶质肿瘤的起源细胞可以从其分化来推断,但是,事实上,特定细胞起源的胶质瘤目前我们仍不了解。

四、Bailey 和 Cushing 定义的星形细胞瘤

在 Bailey 和 Cushing 的分类中,星形细胞瘤代表了成胶质细胞分化的最终阶段,肿瘤细胞再现了正常成熟星形胶质细胞的细胞学特征。得益于新的星形胶质细胞专用氯化金浸渍法,两种类型的星形胶质细胞在 1911 年由 Cajal 描述[10]:皮质的原浆型星形胶质细胞和白质的纤维型星形胶质细胞。Bailey 和 Cushing 在星形细胞瘤中也区分了两种亚型:原浆型和纤维型星形细胞瘤。在他们的专著中,这些肿瘤被描述如下。

1. 原浆型星形细胞瘤中"它们可能完全由原浆型星形胶质细胞组成,只有一些小血管通道。没有发现神经胶质纤维,但细胞的恒星形状在整个浸渍范围内在 Cajal 染色下可以清晰地观测。无丝分裂多见,但罕见有丝分裂。通过这些肿瘤可以发现许多神经纤维髓鞘改变。"

2. 纤维型星形细胞瘤(图 3-1)中"术语'纤维星形细胞瘤'是一个我们倾向给出的一个比较常见的充满纤维细胞的病变,尽管可能有少量的原浆型星形胶质细胞存在。肿瘤在低倍镜下外观呈网状神经胶质纤维化,其间散布广泛分离的细胞核。未发现核分裂且无丝分裂罕见,有血管存在但并不常见。Cajal 染色可以很好地展现肿瘤细胞,有时在神经胶质纤维化的过程中可发现钙化斑块。"

除分化瘤性星形胶质细胞可能看起来类似正常成熟的星形胶质细胞之外,整个肿瘤内的细胞群都被保守地认定为瘤性的。正如 Scherer 所指出的[9],Bailey 和 Cushing 忽略了"过去"的著书者们强调的大多数胶质瘤是非实体的浸润性肿瘤这一问题。再次引用 Scherer 的话,"并没有确切的方法确定主要细胞的类型,决定它的似乎只是一个单纯的印象。"事实上的"主要细胞类型",也就是星形胶质细胞,很容易通过常规或特殊染色(或之后利用某种特殊抗体)观测到。

另一个问题是,Bailey 和 Cushing 没有认识到星形胶质细胞增生。直到 1932 年,Rand 和 Courville[11] 声称,胶质细胞增生只是组织破坏的结果。Biggart 于 1949 年[12] 描述了非肿瘤流程中星形胶质细胞增生的各种形式,并通过金 Cajal 染色展示了一个反应性星形胶质细胞增生的例子,这和 Bailey 和 Cushing 专著中提到的原纤维星形细胞瘤的例子惊人地相似。然而,Biggart[12] 指出,"胶质增生与否是否为对神经组织实际破坏的反应,这是一个尚存争议的问题。"

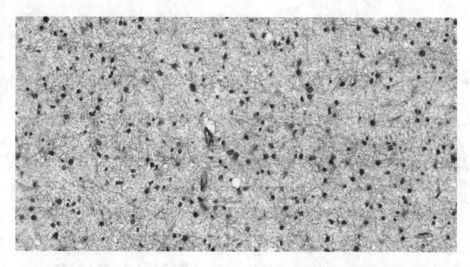

▶图 3-1　低级别星形细胞瘤:统一由纤维型星形胶质细胞组成的典型肿瘤细胞

五、星形细胞瘤还是少突胶质细胞瘤

Elvidge、Penfield 和 Cone[13] 于 1937 年首次在"弥漫性星形细胞瘤"这一概念下重新归类了原浆型和纤维型星形细胞瘤,强调"这些肿瘤的一个惊人特征是神经细胞不被破坏,但可能被取代。"Scherer[9] 也指出,"所有的星形细胞瘤神经细胞和纤维都保存完好,其中包括肿瘤中模糊的部分。"Bergstrand[14] 发现,星形细胞瘤中含有大量的星形胶质细胞,专用染色法不染色,但有时会呈现少突胶质细胞瘤浸渍,这暗示少突胶质细胞的存在。基于这个原因,他怀疑星形细胞瘤这一术语是否合理。此外,Singer 和 Seiler[15] 直接否认星形细胞瘤的存在。这些后来的研究者们,不仅怀疑星形细胞瘤的肿瘤细胞本身就是少突胶质细胞,还认为星形细胞瘤纤维网络仅仅是反应性的基质。

Scherer[9] 在其论文"脑星形细胞瘤和其衍生物"(1940 年)中报道说,"只有少数肿瘤细胞被 Cajal 染色……其余为少突胶质细胞样"。谈及 Singer 和 Seiler 的观点,他说,"星形细胞瘤皮质部分纤维化少见是事实,即使其白质部分呈高度纤维化。这具有相当的理论意义,到目前为止它表明,这些肿瘤与反应过程遵循相同的规则。"不幸的是,Scherer 最终声称,"这为星形细胞瘤以弥漫性增生生长而不是渐进渗透式生长这一观点提供了进一步支持",在之后的论文中他还表示"这种行为不能靠肿瘤细胞从白质发生和侵及灰质来解释,反之亦然。但只有原有肿瘤细胞的扩散才能维持纤维或纤维特征。"

即使目前还不清楚 Scherer 的观点是否在(弥漫性)星形细胞瘤的"善后"中扮演了主要角色,但事实是,约 10 年后,Kernohan 等[2] 和 Ringertz[16] 同时提出了星形细胞瘤分级,坚持 Bailey 和 Cushing 提出的星形胶质瘤细胞可以呈正常外观的想法。据 Kernohan 的分级,星形细胞瘤 1 级"是正常或基本正常的星形胶质细胞,但数目增加",而根据 Ringertz 的星形细胞瘤(相当于 Kernohan 分级的 1 级和 2 级)定义,"所有或几乎所有的细胞是正常的星形胶质细胞。"

同时,Kernohan 等[2] 还基于观测到的间变特性(如有丝分裂、血管内皮细胞增殖、细胞异型性、坏死)来评估胶质瘤的预后。这样的分类被证明有影响预后的价值,特别是对星形细胞瘤。Kernohan系统经修正后继续被使用。尽管低级别胶质瘤(LGG)这一术语的应用非常广泛,但它在任何一个系统中都未明确定义。LGG描述的是一组组织学上类似于1种或多种分化的大胶质细胞类型(弥散性纤维星形胶质细胞、少突胶质细胞、室管膜细胞)而无间变证据的原发性脑肿瘤。在Kernohan方案中,LGG包括1级肿瘤和2级肿瘤。LGG被称为"良性"神经胶质瘤,但是这属于不当用词。尽管这些肿瘤比起高级别胶质瘤(high-grade glioma,HGG)有更好的自然史,LGG只是偶尔与长期(>10岁)的生存相关,而它们的发展特征显示它们应是更具侵袭性的脑肿瘤。

六、肥胖型星形细胞瘤

"星形细胞瘤"的这一亚型(来源于希腊语"填满")在1937年被Elvidge等描述[13]。在他们的论文"神经系统胶质瘤"中作者解释,这一命名原因是这些肿瘤类似于Nissl[17]在1899年描述的"gemästete Zell"(或"丰满星形胶质细胞")。作者指出:"这种形式的星形胶质细胞在脑内的产生是慢性病理状况如脑动脉硬化的结果。细胞核变大,细胞体积增大,并充满均匀的胞质,在病理反应下,肥胖细胞分化为多核星形胶质巨细胞只需要一个简单的过程。"因此,本文的问题就是肥胖型星形细胞瘤的个别化将构成预期,他们强调:"我们必须谨记一些肥胖细胞……可能散布于胶质母细胞瘤中。它们可能以任何偶然的形式出现在任何星形细胞瘤中,这样就很难确定这些细胞是否真正恶变,或者它们是否仅仅是星形胶质细胞以这种方式对恶变带来的异常情况做出的反应。"

七、原发性间变与继发性胶质母细胞瘤和间变星形细胞瘤在概念上的区别

据Zülch所说[18],间变一词最早是由Von Hansemann[19]在1898年提出,同时此作者还确定了肿瘤细胞的分化比起其母细胞处于比较低的分化水平。然而,在1928年,Ewing[20]发展了间变这一术语,间变是一种发生于正常成熟细胞转化的过程,并进展于去分化过程的恶变。据我们所知,Cox在1933年[21]第一个采用这个概念进行胶质瘤的分类。在随后的几年中,越来越多的病理学家开始支持胶质瘤来源于某一给定正常成熟胶质细胞的观点。这一理论的成功可能主要是由于它使得Bailey和Cushing的复杂分类得到了简化。此外,由于间变本质上是一个细胞学的概念,在胶质瘤的分类中,依然大量采用基于细胞学特征的分类原则来分类胶质瘤,使得两者得到完美的融合。间变概念主要影响的将是继发胶质瘤的观念,星形细胞瘤分级系统的出现将导致间变性星形细胞瘤的个别化,而且星形细胞瘤、间变性星形细胞瘤、胶质母细胞瘤之间的"亲子关系"也可能得到建立。

八、星形细胞瘤和间变性星形细胞瘤的分级

Kernohan[2]等提出的星形细胞瘤四级分级系统和Ringertz[16]稍后(1950年)提出的三级分级系统的基本原则都是基于间变与分化肿瘤细胞的相对比例。其他标准包括:细胞密度、程度和血管生成的模式,以及是否存在坏死。事实上,从这些早期的分级系统到今天为止,处于低级别扩散星形细胞瘤和胶质母细胞瘤之间的间变性星形细胞瘤的"地位"仍难以

确定。在 Kernohan 3 级(即包含 50%～75%的近似正常星形胶质细胞)和 4 级(具有明显的退行性变),都有明显的血管增生和坏死出现。

九、少突胶质细胞瘤

1921 年 del Rio Hortega[22] 首先考虑少突胶质细胞参与脑胶质瘤形成的可能性。少突胶质细胞瘤由 Bailey 和 Cushing 在 1926 年第一次描述。在他们的分类中,这些肿瘤被看作是能够再生分化的少突胶质细胞,之前 Hortega 认定这是自"髓母细胞瘤"退化而来。

在他们的专著里,Bailey 和 Cushing 是这样描述少突胶质细胞瘤的:"在纤维星形胶质细胞中,偶尔会出现一种特殊类型的细胞瘤。这种细胞瘤具有球状的细胞核,并带有由一般染色方法较难着色的环状细胞质包围的染色质网络。细胞之间染色既非神经纤维、神经胶质,也不是结缔组织的基质。这些基质能够以植物的截面外观进行一定程度的生长。未发现核分裂,这类肿瘤易于钙化。"

与此专著中所示的例子对应的是实体瘤或"经典"少突胶质细胞瘤。随着这个早期的描述,少突胶质细胞瘤长期被识别为一种单形态肿瘤。然而,6 年后,由于银染色方法的改进,del Rio Hortega、Bailey 及 Bucy[23] 合作证明(9 个病例的基础上),这些肿瘤确实是少突胶质成分。但是 Bailey 承认,即使采用这种方法,在大多数情况下,只有少数的肿瘤细胞染色阳性。人们可能会发现,如这一章中所预期的,这个问题将提升少突星形细胞瘤的独立性并将它们从"纯"少突胶质细胞瘤中区别开来。从本研究中给出的对少突胶质细胞瘤的详细描述中,人们可以发现的以下情况。

1."肿大肿瘤细胞(具有煎鸡蛋外观的肿瘤细胞)存在于每一个肿瘤,但这些细胞的数量在不同的病例中各不相同……它们在那些立刻被固定制作的标本中数量较少。"Elvidge 等[13] 曾描述,少突胶质细胞的"急性肿胀"会出现在急性退行性病变。因此,他们为这些肿瘤的存在提供了一个额外的争议即它们是少突胶质细胞。然而,Bailey 表示,典型的"细胞质很模糊的,呈细颗粒状和嗜酸性……"

2. 肿瘤细胞在皮质"傍瘤"的神经旁卫星灶方面也得到了强调;不过这个特点一直被认为是弥漫性星形细胞瘤的一个标志。

3."该组织的血管分布差异很大,在少数情况下存在一个广泛密实的毛细血管网络……许多标本显示血管内皮细胞的显著增殖。"

4."在松散区域中含有非常少的细胞呈无血管状,肿瘤细胞不是少突胶质细胞,而是典型的星形胶质细胞。似乎在这里我们有一个少突胶质细胞瘤和星形细胞瘤混合的可能性。"

5."在这一肿瘤中有许多细胞乃至要给它分类几乎是不可能的。它们具备少突胶质细胞和星形胶质细胞双方的特征,如 Hortega 描述的,许多其他细胞可能是单极性成胶质细胞或单极少突胶质细胞。所有这些过渡细胞的存在表明少突胶质细胞和星形胶质细胞明确的密切亲缘关系"。

直到 20 世纪 50 年代,也就是在研究时仍然系统地使用金属浸染方法的时期,许多研究集中在少突胶质细胞移行上皮细胞的识别和起源。这是几个项目的主体,而 Ravens 等的研究最为深入[24]。这些作者在他们的论文"少突胶质细胞的细胞学"中指出:"有些作者认为少突胶质细胞瘤的组织识别相对简单。然而,在更详细地研究之后就会发现少突胶质细胞瘤有许多不同类型。有些肿瘤已经成为神经肿瘤学家之间存在分歧的问题,并在引用文献时导致混乱"。这些作者描述的"暧昧细胞"的一部分,现在被形容为微小肥胖细胞或神经胶质原纤维少突胶质细胞。

十、少突星形细胞瘤

少突星形细胞瘤最初是由 Cooper 在 1935 年[25]描述。按照这位作者的描述"这些肿瘤的主要特点是少突胶质细胞和星形胶质细胞随机交织共存。除了在局部区域,并没有哪一种类型的细胞占主导地位,无论它们的相对比例如何,每种细胞均能保有其独立性和特殊染色反应。星形胶质细胞的透明样变必然是显而易见的。像少突胶质细胞瘤和星形细胞瘤,混合瘤则呈现相对无血管"。如本章所述,这些肿瘤的个体化纯粹是由起源任意发展而来。Cooper 声称,"这些肿瘤形成了两个极端,'纯'星形细胞瘤和纯少突胶质细胞瘤。在纯少突胶质细胞瘤中也有星形细胞存在,长期存在于少突细胞的周边。纯星形细胞瘤的主要特点是偏大的肿瘤细胞及其广泛分支,个别细胞比起少突胶质细胞瘤更加分散"。他这样解释这些肿瘤的存在:"目前,笔者认为星形胶质细胞可通过细胞水肿或透明样变经一系列过程转化为少突胶质细胞"。

圣安妮医院分类

圣安妮医院的胶质瘤分类,是在一篇立体定位活检与影像相关性的研究中提出的[26]。这项工作有助于确定胶质瘤的空间结构(纯浸润、纯实体或混合神经胶质瘤)来确定胶质细胞瘤生长的特异模式,并重新定义少突胶质细胞瘤的诊断标准。组织学和影像学之间的关联被用来研究样本的相关性,CT 或 MRI 则从宏观上观察病灶。

两种截然不同的组成方式可以在胶质瘤中被观察到。一方面,存在仅由肿瘤细胞所形成的固体肿瘤组织。这往往伴随着微血管生成,反映在影像学上为对比度增强。另一方面,也有肿瘤细胞呈散在分布,具有浸润的形态和功能完整的软组织,因此没有新生血管或影像对比度的增强。例如,毛细胞型星形细胞瘤完全由肿瘤组织组成,而胶质母细胞瘤是由肿瘤组织和孤立的肿瘤细胞组成。少突胶质细胞瘤和少突星形细胞瘤也可以具有混合结构,但在早期进化阶段,它们通常由分离的肿瘤细胞组成。

星形细胞瘤呈高度血管生成,而相比之下,少突胶质细胞瘤和少突星形细胞瘤可以以不会造成对比度增强的散在肿瘤细胞的形式生长数年。在少突胶质细胞中,血管生成是一个以从 A 级到 B 级的过渡为特征的晚期现象。

据圣安妮医院的分类,有 4 类浸润神经胶质瘤:少突胶质细胞瘤或少突星形细胞瘤 A 或 B 级;胶质母细胞瘤及恶性胶质神经元肿瘤(TGNM)[27]。少突胶质细胞瘤可能是单纯浸润或混合性结构,呈实体和浸润性生长。少突胶质细胞特征性的细胞核是其辨识的关键。它们包含圆形的细胞核及网状核膜和染色质团块,这使得它们呈现"芽状"的外观(图 3-2)。上述各方面均为特别明显的特征。在纯浸润的情况下,当肿瘤定位于白质时很难诊断,这是由于星形胶质细胞增生诱导的抗胶质细纤维(anti-gliofilament, GFAP)免疫反应。这就是为什么根据世界卫生组织的分类(见下文),这些有显著核分裂活性存在的 II 级纤维星形细胞瘤和 III 级间变星形细胞瘤往往陷入争议。但是,位于皮质的少突胶质细胞瘤的诊断由于肿

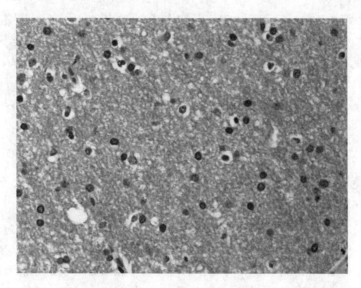

▶图 3-2 低级别少突胶质细胞瘤:由带有圆形核和核周晕的单形性细胞组成的弥漫浸润性神经胶质瘤

瘤细胞倾向于聚集在神经元周围(神经元周围卫星灶)却变得更容易。

混合结构(实性和浸润性)的少突胶质细胞瘤通常容易诊断,实体肿瘤组织中的成分具有典型的蜂窝状外观,有明确的光晕和核周内分泌血管。在这些形式中,钙化较为常见(经常可见对比度增强结节)。圣安妮分类中少突胶质细胞瘤的分级是混合性的,以组织学和影像学两者为依据。事实上,这是基于两个标准,即内皮细胞增生和成像对比度增强。两个档次的恶性肿瘤被定义如下。

• A 级,其特征在于缺乏内皮增生和对比度增强(中位年龄 11 岁)
• B 级,包括血管内皮增生和(或)对比度增强(中位生存期 3.5 年)

内皮增生或微血管形成的定义是指显微镜下至少 1 个视野(目标 10 个)内可见血管的内皮细胞存在与细胞核的接触。

少突星形细胞瘤在影像学上与少突胶质细胞瘤具有相同的特性。在组织学上,少突胶质细胞组分,如上所述,参与构成星形胶质细胞肥胖性外观。星形细胞成分完全与少突胶质细胞成分交织在一起,并不构成明显的病灶。

虽然圣安妮医院的分类似乎可以实现更好的可重复性,但它的使用从未超出国界。

圣安妮医院分类带来了一些不同的问题[28]。根据定义,它需要影像学资料,因此,它需要患者管理方面的变化。这并非一个难以逾越问题,但是需要神经外科医生和病理学家花些时间来解决。对于少突胶质细胞瘤的分类有些障碍。在某些情况下,由于组织学评估微血管形成较为困难,以及 MRI 没有对比增强(钆注药后过早出现),可能很难区分 A 级或 B 级。这些困难主要是由于微血管形成过程是一个渐进现象。该分级使成像程序和需要慎用的某些情况得以标准化:比如组织学上极少见微血管形成和影像学仍未见增强的情况。这是一个典型从 A 级到 B 级的过渡等级。

圣安妮医院分类非常适合评估半球肿瘤,但它难以应用于脑干肿瘤的评估。其中一个原因可能是肿瘤样本的低质量和低尺寸使得少突胶质细胞瘤的核特点难以评估。另一个原因可能是这些肿瘤的胚胎起源不同。圣安妮医院分类并不被国际科学界所公认。如果

WHO 分类的分级在某些情况下可以很容易地实现(例如,B 级少突胶质细胞瘤,WHO 分类Ⅲ级少突胶质细胞瘤),那么在其他情况下(如 A 级少突胶质细胞瘤与有丝分裂很少见的间变性星形细胞瘤)则很难或不可能实现。最后,在来自不同中心的病理学家之间测试它的可重复性是必要的。

我们应该在不同的概念框架下考虑胶质瘤。总而言之,这些数据表明,现在是重新考虑胶质瘤分类在未来几年应如何发展的时候了。

目前的分类:2007 年世界卫生组织分类

由 WHO 公布的人类肿瘤的国际分类是由世界卫生大会于 1957 年通过的决议发起的,其目标是建立一个世界范围内均能接受和使用的人类肿瘤分类和分级。如果没有明确的组织病理学和临床诊断标准,跨机构和跨国界的流行病学和临床试验研究就无法进行。

目前人脑胶质瘤应用最广泛的分类是世界卫生组织在 2007 年修订的[29]。2007 年 WHO 系统仍然将弥漫性胶质瘤划分成星形细胞瘤、少突胶质细胞瘤和少突星形细胞瘤。然后这些肿瘤再依据组织学恶性程度进行分级。少突胶质细胞瘤和少突星形细胞瘤被划分为Ⅱ级,而间变则被划分为Ⅲ级病变。星形细胞瘤包括Ⅱ级、Ⅲ级和Ⅳ级病变(Ⅳ级被称为胶质母细胞瘤)。

值得注意的是,即使是现在,对于现在治疗已经非常高效的间变性少突胶质细胞瘤,组织学检查仍然不能提供将化疗敏感肿瘤与化疗耐药肿瘤区分开的好方法。

因此,相比 Bailey 和 Cushing 的组织学分类[1],由 Zülch 编辑并出版于 1979 年的 WHO 分类第 1 版[18],继承了基于分化的主观概念和每个组织学类型的内在组织诊断价值的组织学范畴的定义。Kernohan 等的分类[2]撷取了归因间变的组织学价值。在这个第 1 版分类中,胶质母细胞瘤属于分化差的胚胎肿瘤,来源于星形细胞瘤或少突胶质细胞瘤。

第 2 版由 Kleihues 等编辑,反映了引入免疫组织化学带给诊断病理学的进步。1993 年 WHO 分类[30]是 Bailey 的分类和 Kernohan 的分类、圣安妮-梅奥星形细胞瘤组织学分级[31]和 Smith 少突胶质细胞瘤分类的综合。组织学类型主要依赖于占优势的细胞类型。从 1~4 的等级取决于细胞学类型(毛细胞型 1 级)、间变的存在、分化程度和一些其他准则:有丝分裂和细胞密度。

胶质母细胞瘤再次并入星形细胞瘤群体,同时Ⅱ级星形细胞瘤由核异型性的存在来进行定义。

第 3 版由 Kleihues 和 Cavenee 编辑,出版于 2000 年[32],结合遗传图谱、流行病学、临床症状、影像学、预后和预测因素。2000 年 WHO 分类仍然是 Bailey 分类、Kernohan 分类、圣安妮-梅奥星形细胞瘤组织学分级和 Smith 少突胶质细胞瘤分类的综合。在此新分类中,我们可以发现分子生物学和细胞遗传学的数据。关于Ⅱ级,2000 年 WHO 分类容许存在一个有丝分裂。

少突胶质细胞瘤和少突星形细胞瘤的分类已经与星形细胞瘤平行。1979 年,含有或不含癌灶间变的这些肿瘤被归类为Ⅱ级或Ⅲ级。然后在 1993 年的分类中,受到 Smith 分级的启发,世界卫生组织推出了一套非常具体的组织学标准来区分少突胶质细胞瘤与少突星形细胞瘤(Ⅱ级),以及间变性少突胶质细胞瘤与少突星形细胞瘤(Ⅲ级)。这些标准被保留在

2000 年的分类和 2007 年的最近一版分类中。

矛盾的是,这些罕见的成绩引发了人们对目前胶质瘤分类方案的必要限制的关注。首先,反应性肿瘤可能和非反应性的肿瘤没有区别。

标本过于微小影响精确诊断这一问题不仅仅在穿刺活检病例中出现。胶质瘤属于具有异质性的肿瘤,用于进行诊断的样本必须足够大以对肿瘤总体形成很好的评估。从病理学家的角度来说,切除样品应完全包含在内,以免因间变病灶缺失而低估了肿瘤的级别。

神经胶质瘤的分类仍存在争议,有些依据第 3 版分类所做的研究显示出 WHO 系统对胶质瘤的分类和分级的组间和组内观察者的可重复性并不令人满意[33]。

2007 年,WHO 中枢神经系统肿瘤分类是第 4 版。它列出了几个新的实体和组织学的变种。和以前的版本一样,分类主要依据每个肿瘤类型的临床病理特征。

该工作组成功区分了临床病理实体、实体的变种及组织学模式。一个新的实体必须具有特点鲜明的形态、位置、年龄分布和生物学行为,而不是简单地通过一个不寻常的病理组织学模式呈现。

涉及神经胶质瘤,在新的变异体中被标识为新的实体的只有少数。血管中心性胶质瘤是一种主要发生在儿童和青壮年的Ⅰ级胶质瘤。毛细胞黏液样星形细胞瘤是一种被指定为Ⅱ级神经胶质瘤的胶质瘤,伴有下丘脑/视交叉区域这一典型发病位置。还有一些含有少突成分的小细胞胶质母细胞瘤和胶质母细胞瘤。然而,有关低级别胶质瘤再没有更多要叙述的。

被划分为"Ⅱ级"的肿瘤一般是浸润性的,尽管它们只有低的增殖活性,但却经常复发。Ⅱ级肿瘤往往发展到更高级别的恶性肿瘤,例如,弥漫性低级别星形细胞瘤可以转化为间变性星形细胞瘤和胶质母细胞瘤。类似的转变发生在少突胶质细胞瘤和少突星形细胞瘤之间。Ⅲ级的确定一般需要组织学恶变的证据,包括核异型性和活跃的有丝分裂活性。

只有细胞学上的异型性的弥漫性浸润性星形细胞瘤被认为是Ⅱ级,肿瘤出现间变和有丝分裂活性为Ⅲ级,在此基础上还有微血管增殖和(或)坏死的为 WHO Ⅳ级。

区分Ⅱ级和Ⅲ级胶质瘤可能有时会很困难。在 WHO 分类中,一个孤立的有丝分裂的发现在标本充足的情况下并不足以赋予肿瘤Ⅲ级的行为,但若是在立体定位活检的情况下就足以判定为Ⅲ级肿瘤。通过测定 Ki-67 指数来进行Ⅱ级和Ⅲ级的区分可能更为可靠,即使免疫组织化学未在诊断标准中详细说明。

对于血管形成,WHO 分类接受血管内皮细胞明显的多层化和肾小球样微血管增生。坏死可以是任何类型,坏死旁栅状病灶并不一定要存在。

一、世界卫生组织分类的局限性

第 3 版和第 4 版世界卫生组织分类的形成是基于一个由 25 名病理学家和遗传学家及其他 50 名贡献者组成的国际协作组的共识。然而,WHO 分类可能会有些问题。它是不可重复的,而且不能区分肿瘤细胞和浸润的残余软组织,并且它考虑的既不是肿瘤的异质性,也不是临床资料和影像学资料。

例如,在一项立体定位活检研究中,神经病理学家之间的观察诊断是不一致的,诊断为间变性星形细胞瘤的占 64%。此外,当同一观察者被要求在数周后重新分析相同的组织时,类似的不一致性仍然存在。在一项关注运动样本的研究中,观察者之间不一致达到

48%[33]。这种不可重复性主要是由于区分肿瘤细胞(星形胶质细胞与少突胶质细胞)的难度较高,这是因为缺乏可靠的能够识别肿瘤少突胶质细胞的免疫组织化学染色方法。对于混合胶质瘤来说问题更大。然而,少突星形细胞瘤是一个非常主观的定义。每个组分有多少百分比才能做出必要的诊断?

它也依赖于一些过于主观的因素来进行分级,比如间变的概念或细胞密度。

WHO 分类不从肿瘤浸润的其余脑实质区分肿瘤细胞,并认为肿瘤为均质。位于功能区的同质肿瘤会破坏功能区,同时伴有临床功能缺损,当然这并非是大多数浸润性低级别胶质瘤的表现。虽然世界卫生组织认识到,胶质瘤是异质的肿瘤,但这一资料在对样本的解释中并未被考虑。因此,诊断的有效性完全取决于样本的代表性。但是,与影像的相关性被剥夺了,病理学家无法确定是否从具有代表性的样本获益。WHO 分类不包括临床和影像学资料。特别是,它对于成人和儿童是对等看待的,而在儿童人群中占主导地位的良性肿瘤是不同的(高毛细胞型星形细胞瘤、神经节细胞胶质瘤或胚胎发育不良性神经上皮肿瘤高发)。

总之,脑肿瘤的等级和它的分级分析仍然困难。实际上,大脑是分辨肿瘤细胞或反应性细胞较为困难的为数不多的器官之一,由于这种组织的复杂性,确认某一细胞是少突胶质细胞还是星形胶质细胞并不容易。因此,病理学家之间分析肿瘤的低重复性也就很容易理解了。

这也是肿瘤/反应或星形胶质细胞/少突胶质细胞所面临的困境;免疫组织化学并不能帮助我们解决所有问题。WHO 分类对星形细胞瘤和少突胶质细胞瘤不使用同样的标准是国际公认的。少突胶质细胞瘤的有丝分裂被容许多达 5 个,而 2 个有丝分裂标志着星形细胞瘤间变化。内皮细胞增生的存在会使低等级少突胶质细胞瘤被判断为间变性少突胶质细胞瘤,而在星形细胞瘤中内皮细胞增生的存在意味着Ⅳ级。同样的,坏死的存在意味着肿瘤应该被判为Ⅲ级少突胶质细胞瘤,而星形细胞瘤则应判为Ⅳ级。这可以通过没有Ⅳ级少突胶质细胞瘤来解释,那么少突星形细胞瘤呢?神经病理学家是否必须对有少突胶质细胞成分的胶质母细胞瘤与坏死的Ⅲ级少突星形细胞瘤做出什么解释呢?这种分类,尽管我们的出发点是好的,但往往留给我们病理学家的只是一个僵局。该分类只带来我们它能做到的,因此,它们仍然不完善和不尽如人意。这就是为什么单纯的组织学检查不足以解释这些肿瘤的原因:除了组织学的资料之外,临床和影像学资料也应再由病理学家在多学科的会议上考虑和讨论。

二、细胞密度和血管生成增加的微病灶:导向一种"中间"级别

根据我们的经验,在约 30% 的病例中,在弥漫性低级别胶质瘤背景下发现异构区域的存在。在所有病例中,这些异构区域均有细胞密度的增加,这似乎是这些病灶的早期标记。细胞核异型性的存在更加多变。这些病灶或者较小(<1 cm),被称为微会聚(microfocus)或接近 1 cm 大小,被称为 macrofocus(巨会聚)。这些微病灶与细胞密度增加(图 3-3)相关联,我们可以发现细胞核的非典型性比我们在低级别中发现的更加明显。在这些微病灶中,可以发现血管增生与血管内皮增生与细胞数增多有关。这些病灶可以是单发或者多发的,通常位于切除标本的中心。该标准并不足以达到 WHO Ⅲ级胶质瘤。在做出弥漫性低级别胶质瘤的诊断时,应该在病理报告中指出这些病灶的存在。

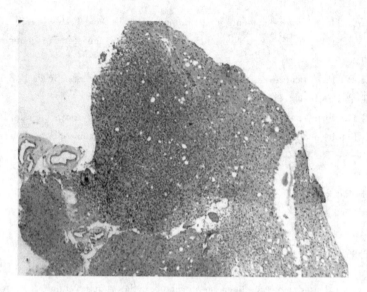

▶▶图 3-3 细胞密度增加的微病灶

免疫组织化学研究通常在这些病灶上进行,并与均一的低级别样本的免疫组织化学研究进行比较。经常可见这些病灶有较高的 Ki-67 指数。现在确立了Ⅱ级胶质瘤是Ⅲ级的癌前病变,就如同在其他器官一样。WHO 分类的主要局限是要把每一个病例都分到Ⅱ级或Ⅲ级的范畴里面去。Ⅱ级或Ⅲ级的范畴间是连续的,这一点似乎是合乎逻辑和明显存在的,所以中间期胶质瘤这一概念应当在未来被使用。病灶细胞密度的增加与Ⅱ级一致,使其变得越来越具有侵袭性。有趣的是值得注意的一些肿瘤更多地向间变(异型)转化,而另一些更倾向于血管生成。

这些病例通过 MRI 进行更加严密的监控,对肿瘤的动力学进行非常精确地计算(见第十七和十八章)。有趣的是,间变灶的存在也被一些应用特殊技术(利用氟乙基或酪氨酸的蛋氨酸正电子发射断层成像)的核医学研究团队怀疑。

因此,现在是时候在 WHO 分类中引入"中间性弥漫性胶质瘤"这一术语了,存在这些病灶的病例可能更快地发展为间变。

(江 涛 樊 星 陈蔚翔)

参考文献

[1] Bailey P,Cushing H. A classification of tumours of the Glioma group on a Histogenetic Basis with a correlation study of prognosis. Philadelphia:Lippincott,1926.

[2] Kernohan JW,Mabon RF,Svien HJ,et al. A simplified classification of the gliomas. Proc Staff Meet Mayo Clin,1949,24(3):71-75.

[3] Virchow R. Ueber dan granulierte ansehen der wanderungen der gehirnvenrikel. Allg Zschrf Psychiat, 1846,3:242-250.

[4] Virchow R. Die Krankhaften Geschulste. Berlin: August Hirschwald,1864-1865.

[5] Stroebe H. Uber entstehung und bau der hirngliome. Beitr Pathol Anat Allg Pathol,1895,18:405-486.

[6]　Andriezen WL. The neuroglia elements in the human brain. Br Med J,1893,2:227-230.

[7]　Lenhossek V. Der feinere Bau des Nerven Systems in Lichte neuester Forschungen. 2nd ed. Berlin: Fischer,1895.

[8]　del Rio Hortega P. Noticia de un nuevo y Weil metodo para la coloracion de la neuroglia ydel tejido conectivo. Trab Lab Invest Biol Madrid,1917,15:367-368.

[9]　Scherer HJ. The forma of growth in gliomas and their practical significance. Brain,1940,63:1-35.

[10]　Cajal SRY. Histologie du système nerveux de l'homme et des vertébrés. Paris: Maloine,1911.

[11]　Rand CW,Courville CB. Histologic studies of the brain in cases of fatal injury to the head. Arch Surg, 1932,22:738.

[12]　Biggart JH. Pathology of the nervous system: a student's introduction. Edinburgh: E. & S. Livingstone,1949.

[13]　Elvidge A,Pen field W,Cone W. The gliomas of the central nervous system: a study of 210 verified cases. Res Nerv Ment Dis Proc,1937,16:107-181.

[14]　Bergstrand H. Uber das sogenannte Astrozytom des Kleinhirns. Virchows Arch,1932,287:538-552.

[15]　Singer L,Seiler J. Untersuchungen über die morphologie der gliome. Virchows Arch,1933,287:823.

[16]　Ringertz J. Grading of gliomas. Acta Pathol Microbiol Scand,1950,27:51-64.

[17]　Nissl F. Ueber einige beziehungen zur nervenzellenerkrankungen und gliosen erscheinungen bei verschiedenen psychosen. Arch Psychiat,1899,32: 656-676.

[18]　Zülch KJ. Histological typing of tumours of the central nervous system. Geneva: World Health Organization,1979.

[19]　Von Hansemann D. Uber einige seltenere geschwulste am magen. Verh d Ges Deutsch Naturfu Arzte, 1895-1896,67(pt 2,2nd half):8.

[20]　Ewing J. Neoplastic diseases. Philadelphia: WB Saunders,1928: 64.

[21]　Cox LB. The cytology of the glioma group with special reference to the inclusion of cells derived from the invaded tissue. Am J Pathol,1933,9:839.

[22]　del Rio Hortega P. Estudios sobre la neuroglia. La glia de escasas radiaciones (oligodendroglia). Bol Soc Hist Nat,1921,21:16-43.

[23]　Bailey P,Bucy PC. Oligodendrogliomas of the brain. J Pathol Bacteriol,1929,32:735-751.

[24]　Ravens JR,Adamkiewicz LL,Groff R. Cytology and pathology of the oligodendroglioma of the brain. J Neuropathol Exp Neurol,1955,14:142.

[25]　Cooper ERA. The relation of oligocytes and astrocytes in cerebral tumours. J Pathol Bacteriol,1935, 41: 259-266.

[26]　Kelly PJ,Daumas-Duport C,Scheithauer BW, et al. Stereotaxic histologic correlations of computed tomography and magnetic resonance imaging-defined abnormalities in patients with glial neoplasms. Mayo Clin Proc,1987,62:450-459.

[27]　Daumas-Duport C,Beuvon F,Varlet P,et al. Gliomas: WHO and Sainte-Anne Hospital classifications. Ann Pathol,2000,20:413-428.

[28]　Figarella-Branger D, Bouvier C. Histological classification of human gliomas: state of art and controversies. Bull Cancer,2005,92(4):301-309.

[29]　Louis DN, Ohgaki H, Wiestler OD, et al. WHO classification of tumours of the central nervous system. Lyon: IARC,2007.

[30]　Kleihues P,Burger PC,Scheitauer BW. Histological typing of tumours of the central nervous system World Health Organization international histological classification of tumours. Heidelberg: Springer, 1993.

[31] Daumas-Duport C，Scheithauer B，O'Fallon J，et al. Grading of astrocytomas. A simple and reproducible method. Cancer，1988，62：2152.

[32] Kleihues P，Cavenee WK. Pathology and genetics of tumours of the nervous system，World Health Organization classification of tumours. Lyon：IARC Press，2000.

[33] Coons SW，Johnson PC，Scheithauer BW，et al. Improving diagnostic accuracy and interobserver concordance in the classification and grading of primary gliomas. Cancer，1997，79：1381-1393.

| 第四章 |

大脑胶质瘤病是一种弥漫性
低级别胶质瘤吗

Catherine Godfraind

摘　要：在阐述大脑胶质瘤病（gliomatosis cerebri，GC）是否属于弥漫性低级别神经胶质瘤之前，我想先说明一下到底什么是 GC，特别是它们和 DLGG 之间的异同。1897 年这种病变由 Rossolimo 首次报道，后来 Nevin 称之为"大脑胶质瘤病"。在最近的WHO 分型中，GC 被认为是一种具有星形细胞分化特点的广泛浸润的神经胶质瘤。GC 的诊断极具挑战性，不仅因为它的临床和影像学表现往往是非特异的，还因为GC 与其他多种神经性疾病颇为相似。GC 和 DLGG 在胶质细胞谱系、流行病学和一些影像学表现上都有共同的特征。*IDH1* 突变被认为是早期基因改变，在部分GC 中已有发现，事实上就是 DLGG。这种突变的发现证明了 GC 构成了肿瘤的异质群体。此外，这种突变也确立了 GC 和 DLGG 之间的基因联系。另一方面，从临床角度来讲，这两种形式在浸润性方面差别很大。还有很大的可能性就是，一些未知的因素不是 GC 和 DLGG 之间共有的。这些因素使得前者侵袭性更强，使得后者在局部扩张方面更强。我们还对候选基因 *VEGF* 和 *HGF/c-Met* 通路对于肿瘤侵袭性的意义进行了探讨。我们考虑到了 *IDH1* 突变如何防止肿瘤细胞缺氧。最后，似乎有临床和影像学证据表明，在第一次诊断时，GC 和 DLGG 会从低度恶性肿瘤进展到恶性度更高的肿瘤，这也是低级别肿瘤的概念。尽管许多问题仍然尚未澄清，另一些问题也缺乏证据，我们仍然建议将 GC 归入 DLGG 的类别中。

关键词：*IDH1*；大脑胶质瘤病；弥漫性低级别胶质瘤；VEGF；HGF；c-Met；侵袭；贝伐单抗；遗传学

C. Godfraind，MD，PhD
Laboratory of Pathology，Cliniques Universitaires St-Luc，Avenue Hippocrate 10，1200 Brussels，Belgium
e-mail：catherine. godfraind@uclouvain. be

H. Duffau (ed.)，*Diffuse Low-Grade Gliomas in Adults*，
DOI 10. 1007/978-1-4471-2213-5_4，© Springer-Verlag London 2013

史　料

Grigory Ivanovich Rossolimo（1860－1928 年）是俄罗斯神经学家，与 Bekhterev 和 Pavlov 处于同一时代，创立欧洲第一家儿童神经学和心理学机构。他还发明了一些技术，在外科手术中尽量去除脑部病变，并以莫斯科大学神经病理学教授的身份结束了他的职业生涯[1-2]。1897 年，他将一种大脑弥漫性病变描述为"多发硬化与胶质细胞增生"，并由 Nevin 在 1938 年将此病变命名为"大脑胶质瘤病"（GC）[3-4]。他对这种弥漫性病变的病理生理学的理解与一部分同事产生共鸣，而其他人则认为这是一种"母细胞瘤性畸形"，也就是起源于多种胚胎残留的瘤性增生[3]。在 GC 中发现 *IDH1* 基因突变之前，这种病变的发病机制一直是争议的焦点；然而，知道这些早期的解释也为在文献中发现的名字提供了一些线索，例如"扩散性脑神经胶质母细胞瘤脑病、弥漫性脑神经胶质母细胞瘤脑病和胶质瘤母细胞病"。其他名称均与形态学相关，包括"中枢弥漫性施万细胞增生、胶质肥大"及后来的"弥漫性脑星形胶质细胞瘤"[5]。有趣的是，在所有的初始报告中，即在一个 Scheinker 和 Evans 的报告中，已经确定 GC 的重要解剖特征：受损区域膨胀，肿瘤实质与正常脑组织之间没有分界和相对保守的重要解剖结构[3]。

1979 年，世界卫生组织在对中枢神经系统肿瘤分类时，将 GC 作为一个单独的实体肿瘤来对待，并将之归类于该组未分化的胚胎性肿瘤组[6]。1993 年，世界卫生组织将 GC 列为神经上皮肿瘤，跻身"来源不明的肿瘤"。终于，在 2007 年，GC 被纳入"星形细胞瘤"之列[7]。这些变化说明人们对 GC 的理解依然很少，而且在新千年伊始仍有报道认为 GC 不做尸检无法诊断，到了 2011 年仍然视之为"诊断挑战"[8]。的确，GC 中浸润性成分十分弥散，尤其对于其诊断而言，在先进神经影像技术出现之前，想要评估生存期仍十分困难。此外，临床症状常无特异性，也增加了 GC 的临床评估难度。

迄今为止，GC 的自然史比较好理解。最近发现的 *IDH1* 突变，作为一种早期基因异常在一部分 GC 的发展中也有发现。这让我们认为 GC 是一种异质性肿瘤群体，也让我们意识到此前在文献中对它们的描述存在一些偏见。最后，我们现在可以考虑"脑胶质瘤病"适用于由世界卫生组织定义的一组肿瘤的名称，并且还暗示可能是早期诊断的弥漫性胶质瘤的前期浸润性行为。

定　义

大脑胶质瘤病已分为原发性和继发性。前者相当于由 WHO 分类定义的肿瘤，后者则是指在一个原本存在弥漫脑胶质瘤的基础上发生的高度浸润性肿瘤行为。

一、原发性大脑胶质瘤病

根据最新的 WHO 分类，GC 是一种广泛的浸润性胶质瘤，涉及至少 3 个相邻的脑叶[7]。这个定义需要规定病变的性质和范围，以评估 GC 的诊断。这样就可以通过组织学和放射学检查结合尸检调查或活检进行诊断。直到 1987 年才通过后一种方法实现了生前对 GC 的诊断[9]。

原发性 GC 进一步细分为Ⅰ型和Ⅱ型[10]。Ⅰ型对应于一种弥漫性浸润性肿瘤,在诊断时无任何外周肿瘤块。在Ⅱ型中,与此相反,正好有肿瘤块存在。我们和其他人都观察到 GC 从Ⅰ型发展为Ⅱ型[11-13]。

由神经胶质细胞构成的 GC 与 DLGG 有着类似的分化特点。星形胶质细胞是最常见的细胞类型,在最大的 GC 病例系列研究中能够占到 36%。这就解释了为什么 WHO 将 GC 归入星形细胞瘤这一类。然而,GC 含有少突胶质细胞或少突星形胶质细胞分化特点的细胞也有报道,分别占到 18% 和 6%[14-20]。最后,在回顾的 GC 病例中,40% 的细胞类型或是没有提到,或是不确定的性质[14]。在笔者的实验室,不考虑这组未定分组的 GC,其他的或是被标记为具有星形胶质细胞成分、少突胶质细胞成分,或是少突星形细胞分化特点。

同 DLGG 一样,GC 最常涉及大脑半球(76%)[10]。虽然,GC 因其广泛浸润行为与常出现的双侧扩展而不同于弥漫性胶质瘤,但在高达 43% 的病例中,深部灰质核都有受累[10],向幕下延伸至脑干(52%)和小脑(29%)是常见的[10]。不过,GC 扩散至脊髓(<10%)的情况颇为少见[10,21]。有趣的是,高达 17% 的 GC 病例[10,22-23]在演化过程中都累及软脑膜。类似的演进方式在弥漫性胶质瘤也有报道,一般都是患者死亡后尸检在显微镜下观察到的(27% 的病例的研究[24]),而在临床上疑似或检测到的少之又少(2%~7%[25-26])。尽管非常罕见,脑神经受累浸润的 GC 病例也有过报道,这例致死性 GC 发生于一名胎儿[27-29]。

二、继发性大脑胶质瘤病

继发性 GC 是指在已有任何 WHO 级别的原发性弥漫性胶质瘤的基础上发生的高度浸润性生物学行为。贝伐单抗是一种抗血管药物,可用来治疗胶质母细胞瘤。约 30% 的胶质母细胞瘤表现为极度浸润性结局[30-32]。我们建议将继发性 GC 归入此类肿瘤中。

流行病学

GC 的发生远少于 DLGG。这在美国中央脑肿瘤登记处(http://www.cbtrus.org/)并没有提及。2000 年之初,共有 200 余例 GC 的报道,至今约 300 例被记录[33]。其中,约 1/4 是儿童,在新生儿中也有报道[34]。发病高峰较弥漫性星形细胞瘤年龄稍大,范围从 40 岁至 50 岁[7,23]。发病年龄男性(中位数 39 岁)比女性(中位数 45 岁)年轻[14]。老年人也受到影响[35],报道的患者最大年龄为 85 岁[36]。对于大多数原发性脑肿瘤而言,男性患病率较女性略高(男:女=1.31)[14]。

临床表现

GC 从首发临床症状出现到确定诊断往往需要较长的时间。这部分归因于临床症状缺乏特异性。据文献报道,最常遇到的症状包括:皮质脊髓缺损(58%),行为改变或痴呆(44%),头痛(39%),癫痫发作(38%),脑神经功能缺损(37%),颅内压增高(34%),脊髓小脑体征(33%)[10]。

在成人中,我们观察了 *IDH1* 的突变状态与 GC 的相关性。的确,*IDH1* 突变的肿瘤与癫痫密切相关,而非突变的肿瘤通常与神经功能障碍更加相关[37]。据报道,在弥漫性神经胶质瘤中,癫痫与 *IDH1-2* 突变之间也有类似的关系[38]。相对于成人,癫痫作为初发症状更易于出现于儿童中[10,34,39-40]。

最后,延迟诊断也可能发生,因为 GC 与其他神经系统疾病颇有相似之处。事实上,一些 GC 最初被诊断为中枢神经系统的炎症,包括急性播散性脑脊髓炎[41-43]、头颅多发性单神经炎[44]、神经贝赫切特综合征(白塞病)[45]、拉斯穆森脑炎[46]、副肿瘤性边缘叶脑炎[47],以及感染病灶[48],另一些学者错误地认为是血管病变[49-52]。抑郁[53]、假性脑瘤[54]或神经变性疾病,包括 Creutzfeldt-Jakob 病[53]、多系统萎缩[36],帕金森病[55]也被作为错误的诊断。化疗引起的白质脑病[56]和半侧巨脑也曾作为初步诊断[40]。

关联性

疾病之间的相关联系有时会造成额外的临床困难。举例来说,有 GC 男性患者被诊断为多发性硬化[57]。6 年后,他出现人格改变,这在多发性硬化中是极其罕见的症状,但却是 GC 的经典症状。MRI 的变化没有定论。直到又过了 3 年后,当一个脑内肿块变得越来越明显时才确定诊断为 GC。其他的临床表现则相对明了,因为 GC 与多种皮肤损害相关,包括多发性甲床细胞瘤[58]、表皮痣综合征[59]或假两性畸形[34]。两种基因遗传性疾病,组成性错配修复缺乏症(CMMR-D)和神经纤维瘤病,在 GC 中也有发现[60-63]。值得注意的是,这些疾病也出现了皮肤表现:咖啡牛奶斑。最后,其他报道的与 GC 相关的肿瘤有乳腺癌[64]、垂体腺瘤[65]、恶性血液病[56,66]和 Ollier 病[67]。

影像学

GC 的影像学特点也没有特异性,因此可能延误诊断[68]。它们包括肿瘤浸润脑实质产生的一些特点。正如之前所说的,相对于这些特点,肿瘤的损伤范围可能更加广泛。肿瘤经常侵犯双侧大脑半球,一般双侧不对称。但对称性的白质受累也已发现,因此不应将这种情况排除于诊断之外(图 4-3b)[8,69]。解剖结构时有增大,导致侧脑室的轻微不对称[14]。最后,该解剖结构应该被保留。

头颅 CT 扫描往往是显示这些特点的常用方法,可以发现细微的线索,如灰质和白质边界消失、非对称性低密度、水肿和侧脑室不对称。不幸的是,CT 检查有时可能发现不了异常现象[33]。

MRI 是比较有用的,并且可以指导活检目标的选择(图 4-1)。在 T_1 加权像上,GC 表现为等信号或者低信号的浸润性病变,在 T_2 加权像及 FLAIR 序列则表现为高信号。有了这两个序列像,就能够发现一些更细致的解剖结构(图 4-3b)。在注射造影剂后,GC1 型在 T_1 加权像看不到增强,但在 2 型则强化现象比较明显。

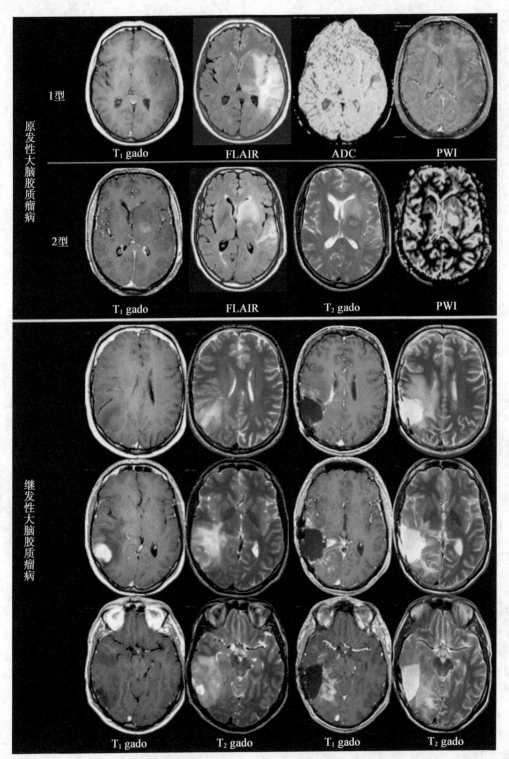

▶▶图 4-1 GC 的影像学特点。原发性 1 型 GC：MRI 像上 T_1 呈低信号，无强化；FLAIR 呈高信号；表观弥散系数
(ADC) 增加；灌注加权成像(PWI)显示灌注降低。原发性 2 型 GC：T_1 呈低信号，有强化；FLAIR 呈高
信号；T_2 呈高信号伴强化；灌注加权成像(PWI)肿瘤呈高灌注。继发性 GC：左侧两列，弥漫性间变性
星形细胞瘤；右侧两列，手术后演变，大脑胶质瘤病样进展(Courtesy of Pr. T. Duprez, UCL, Belgium)

在 MR 波谱像,肌醇的摄取(神经胶质细胞的标志物)通常表现为增高[40,70-71]。它被认为是 GC 的一个特征性表现,由胆碱摄取缺乏所致[71]。胆碱是细胞膜的代谢产物,并可以作为细胞增殖的标志物。对于其他病变而言,摄取胆碱是一种经典的生物学过程[40,70,72-73]。在我们看来,这种明显的差异仅仅反映不同肿瘤个体在细胞密度上的差异。就像 N-乙酰天冬氨酸作为神经元细胞的完整性的标志物一样,其水平也会有一定程度的波动[40,70]。最后,也有报道称,无氧代谢的标志物乳酸盐水平也出现增高[72]。

组织病理

一、大体病理检查

对于 DLGG,大脑的解剖结构经常比较完好。然而,脑实质可能会出现灶性肿胀和质地变硬,以及灰质和白质之间的界限模糊。仅通过大体病理很难判断肿瘤浸润范围。在 2 型 GC 中,肿瘤边界可能会比较明确。

二、显微镜检查(图 4-2)

显微镜检查可以看到各种各样的病理特点,会发现各种各样的肿瘤细胞浸润形式,从高密度肿瘤细胞区到低密度肿瘤细胞区,肿瘤密度甚至低到仅用 HE 染色切片都难以诊断。肿瘤细胞经常出现胞质稀少的现象,使它们看起来像是裸核。有时,细胞质可能会出现嗜酸性,或仅表现为核周晕。核异型性的程度也各不相同,从看似正常到重度核异型。通常,裸核呈现为长形或三角形。可以看到有丝分裂,特别是在高细胞密度区,而坏死和血管增生通常在发病初期难以看到,但在演进过程中可能会出现,或者在 2 型 GC 中也可以看到。灰质遭受浸润通常与继发性 Scherer 结构的形成相关:肿瘤细胞沿血管积累,或位于神经元周围,或位于软脑膜下区。

三、免疫组织化学

对于 DLGG,免疫组织化学(immunohistochemistry,IHC)可以帮助确认肿瘤的进展性质,并确定其细胞分化类型。为了达到这个目的,我们使用一批针对 GFAP、p53、R132H-IDH1、α-微管连接蛋白和增殖标志物如 Ki-67 的抗体。在需要时,我们也使用 FISH 检测 1p/19q 共缺失和测序来检测少数*IDH1-2* 突变。

在含有星形胶质细胞分化特点的 GC 中,可以观察到波形蛋白和胶质纤维酸性蛋白 IHC 染色阳性,尽管在低密度细胞样本中也发现阳性的现象很难解释。在这种情况下,R132H-IDH1、p53 和(或)Ki-67 阳性对于 GC 的诊断颇有帮助。

在少突胶质细胞分化特点的 GC 中,R132H-IDH1 一般是阳性,而波形蛋白及在大多数情况下的 GFAP 都表现为阴性。对于少突胶质细胞瘤,p53 突变可离散地存在于少部分细胞。α-微管连接蛋白可以为阳性,因为它是 1p/19q 共缺失的替代物[74]。在 α-微管连接蛋白

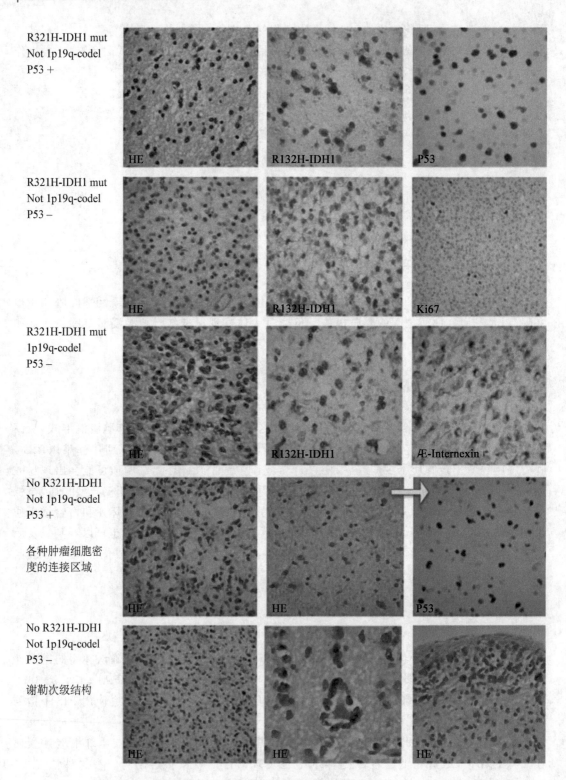

▶图 4-2　GC 的 5 种基因学分型的不同特点

　　注：HE. 苏木精-伊红染色；E-internexin. E-中间丝；R321H-IDH1 mut. R321H-IDH1 交换；Not 1p19q-codel. 非 1p/19q 缺失模型

阴性时,建议行 FISH 检测是否有 1p/19q 共缺失。

四、级别

WHO 分类将 GC 定义为Ⅲ级病变[7]。然而,在文献中,GC 是经常根据所分析的样本来定级,并参照弥漫性胶质瘤的 WHO 分级制度,即从Ⅱ级到Ⅳ级。同一肿瘤中不同区域的级别却不同,这种情况并不少见,这也反映了 GC 的异质性。ICD-O 编码是 938 的 1/3。

遗传学

大多数基因研究都着眼于 GC 是否具有克隆性[75-78],以及它与弥漫性胶质瘤的关系。为了解决后一个问题,弥漫性胶质瘤(TP53 突变)及其进展(10q 的缺失、PTEN 基因突变和 CDKN2A 途径改变)相关的基因异常,原发性胶质母细胞瘤(EGFR 扩增、10q 的缺失和 PTEN 基因突变)的遗传特性,都在 GC 中做了相应的探索[12,35,69,77-80]。由于不同研究的结果也大相径庭,因此在 GC 是否具有克隆性,或 GC 是否为一种弥漫性胶质瘤方面,无法达成共识。但是,目前一般认为 GC 是一种克隆性病变,伴有继发性异质性与肿瘤进展相关的基因变化,并看作是弥漫性胶质瘤的一部分。

理解这个明显的遗传矛盾及 GC 和 DLGG 之间的关系上有了一个主要改进,来自于在 GC 中发现的 IDH1 基因突变[37,69,81-83]。这些突变在 1 型和 2 型的 GC 中都有发现[37]。正如 DLGG,部分 IDH1 突变的 GC 中还含有 1p/19q 共缺失[37,69,83],或 α-微管连接蛋白,也就是共缺失的替代物[37,83]。在我们的系列切片中观察到的 1p/19q 共缺失与 p53 在细胞核内的积累现象是互为排斥的[37]。IDH1 突变但未发生 1p/19q 共缺失,可能还意味着核内 p53 基因积累与否[37]。最后,与 DLGG 相似,通过组合这些不同的基因异常(IDH1 突变+/-,1p/19q 共缺失+/-,p53 的核积累+/-),5 种标记物阳性可能意味着 GC,如图 4-2 所示。

IDH1-2 突变发生在 DLGG、急性髓系白血病(AML)和内生软骨瘤中,与 2-D-HG[84]形式的积累相关,并与肿瘤基因组的高甲基化相关[85-86]。这在 IDH1 突变的 GC 中还没有报道,但可能性很高。类似于 DLGG,MGMT 基因启动子甲基化已确定在 GC 中发生[69,81]。在这两种肿瘤实体中,MGMT 的状态与 IDH1-2 突变存在或不存在没有关联[69]。

在 DLGG 和 GC 中发现经常发生突变的 IDH1-2 是一个有趣的现象。事实上,正如 IDH 突变的杂合子,这意味着等位基因中的一个保持其常规功能。在缺氧的情况下,DLGG 和 GC 的肿瘤细胞的葡萄糖并不进入三羧酸循环(TCA)。因此,柠檬酸盐这一癌细胞的主要能量来源,理论上不能产生。然而,在这种缺氧条件下,IDH1 和 IDH2 也能扭转其正常功能[87-88]。取而代之的将异柠檬酸转化为 α-酮戊二酸,它们可以使用谷氨酰胺来源的 α-酮戊二酸产生异柠檬酸,这样,这些柠檬酸给了癌细胞储存能量的机会。

在同一时间,突变的等位基因,由于其获得了新的功能,将导致 2-D-HG 的累积[84],从而得到 HIF1æ 和血管内皮生长因子[89]。与 DLGG 相反,GC 不用这个机会形成新血管。相反,它继续入侵。HIF1æ,一个被研究透彻的转录因子,会增加侵袭相关基因的表达,对 GC 比对 DLGG 更有利于肿瘤的生存[90]。此外,在 GC 中,CDKN2A 已被证明没有改变[79],并且神经胶质瘤细胞的转移性与其低增殖活性有关[91]。

理解 GC 和 DLGG 之间表现相异的一种方法，是假设除去*IDH1-2* 基因突变及其随后的 2-D-HG 积累，还有其他的因素为肿瘤的发生提供附加动力。这些异常也可能要么有利于增殖/血管生成，要么有利于侵入。我们来举个例子说明这个"超越"的观点。2-羟基戊二酸尿症是 2-HG 积累（OMIM♯236792，♯600721，♯613657）关联的常染色体隐性遗传疾病。这种疾病的患者易发展为脑肿瘤，即胶质母细胞瘤。这种情况只会在 2-L-HG 累积而非 2-D-HG 累积的时候发生，2-L-HG 是在 *IDH* 突变的肿瘤中检测到的物质，并被视为致瘤性代谢物[84]。根据癌症类型不同，*IDH1-2* 基因突变的形式也会变化。R132H-IDH1 主要发生在胶质瘤中[84]。R132C-IDH1 突变主要发生在内生软骨瘤和梭形血管内皮瘤[86]。R140-IDH2 是急性髓系白血病[92]主要的突变。此外，*IDH1* 突变的频率（186 篇 GC 文献中占 41%）比 DLGG（70%）要低。*IDH1* 突变形式也不太一样：在 GC，所有报道的*IDH1-2* 突变均为 R132H-IDH1，有一个例外为 R132S[81]；另一方面，在 DLGG，90%的突变发生是在 R132H，而其余 10%分别对应于其他 R132 突变和*IDH2* 突变[84]。

所有这些都表明除了*IDH1-2* 突变，有一个"特定元素"有利于某一种 IDH 类型的突变。此元素也是使可能致瘤的 2-D-HG 积累所需要的。最后，它也可以解释肿瘤的行为差异。

预　后

GC 的预后普遍较差。在荟萃分析中，中位总生存期为 14.5 个月，男性比女性有较长的生存期（分别为 17 个月和 11.5 个月）[14]。有报道显示，少数年轻患者长期生存至 20 年和 22 年[93-94]。

曾建议的预后指标包括低组织病理级别[14]、患者年龄[14,95]，卡氏评分高于 80[96-97]，以及缺乏对比增强[96-97]的。有趣的是，非对称型浸润比弥漫性双侧对称浸润表现出更好的预后（图 4-3b[69]）。

今天，于 DLGG 而言，*IDH1* 突变和 *MGMT* 启动子区的甲基化是延长生存期和无进展生存期的现行预后标志物[69,83]。通过来自 3 个系列出版著作[37,81,83]中的数据，我们对 129 例 GC 重新分析。我们可以确认*IDH1* 突变与统计学显著较长的生存期（对数秩的 α = 0.000 02，图 4-3a）相关联。

治　疗

因为 GC 的高度浸润特点，手术被限制为减容和（或）活组织切片检查的手段。从 ANOCEF 数据库的数据进行荟萃分析证明，放射治疗可提高生活质量，但不能提高总生存率[14]。今天，放疗更倾向于被当作一种二线治疗，因为大体积脑容量接受 45 Gy 的照射是不能免除神经毒性的。此外，前期的化疗已经证明自己的价值[14]。

在尝试的各种化疗方案中，最常用的是 PCV（丙卡巴肼，CCNU，长春新碱），以及最近的替莫唑胺。回顾性分析表明这些方案可以延长总生存期[11,98]。在一个唯一发表的应用丙卡巴肼（甲基苄肼）和洛莫司汀的前瞻性多中心试验中，也观察到了类似的结果[69]。相对于单

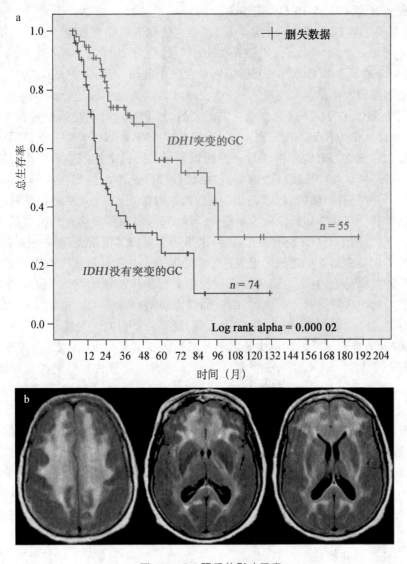

▶▶图 4-3　GC 预后的影响因素

(a)根据文献数据制作出 Kaplan-Meier 曲线：IDH1 基因突变与否的 GC
总体生存率；(b)对称浸润的 GC，预后较不对称浸润的情况差

纯放疗的 11 个月，患者总体生存期提高到 24 个月。一项回顾性研究发现，R132H-IDH1 突变蛋白和 α-联合蛋白免疫组织化学染色同时阳性，提示与强烈化疗反应有关[83]。

结　论

弥漫性低级别胶质瘤代表肿瘤的相对同质的群体，关于 GC 是否属于 DLGG 的问题，上面已经进行了异同的分析，将在本节进行讨论。

传统上，肿瘤是根据其推定的起源细胞分类。DLGG 和 GC 由同等分化程度的神经胶质细胞组成。因此,GC 和 DLGG 应被划分为同一类神经胶质瘤。然而,由于本文介绍了 GC 的位置并将之与 DLGG 进行主要辨别,因为它的倾向是非常普遍的。

在千年之交,一些学者强调,遗传评估应作为肿瘤分类的一个必不可少的工具[99]。迄今为止,DLGG 的子集和 GC 的一个子集出现在一个基因家族,IDH1 和 IDH2,它们被认为是神经胶质瘤肿瘤发生的早期突变[100]。这将是对 GC 和 DLGG 进行分组的重要依据。

然而,2-D-HG,在 IDH 突变细胞积累的产品,并非在所有的生物学过程中都有致瘤性状态,因此质疑其作为代谢产物的质量。2-羟基戊二酸尿症的例子似乎澄清了这一点:这是一个与 2-D-HG 或 2-L-HG 其中任意一种的积累相关的代谢性疾病。然而,只有当左旋形式(2-L-HG)被累积,患者易发展为癌症,包括成胶质细胞瘤。这促使我们思考,除了 IDH 突变,更多的异常是有可能的,以引起 2-D-HG 的致瘤性。此外,观察癌症IDH1-2 突变的各种模式,包括 GC 和 DLGG,就像遗传学部分所讨论的,增强的更多致病机制的线索,癌症类型相关的,可以影响 IDH 突变的类型,还可以影响癌症的其他特点,例如侵入的能力。

治疗的不良反应给我们带来了继发性 GC 的模型。一些具有抗 VEGF 效应的分子如贝伐单抗治疗的胶质母细胞瘤,发展为临床特征相关联的广泛浸润行为让人联想到 GC[30-32]。这促使我们对这种现象进行更深入的评估,如肿瘤浸润构成了 GC 和 DLGG 之间的主要临床差异。在 PubMed 中搜索,对于单词"胶质瘤,侵袭和血管内皮生长因子",可以找到 78 条记录。有趣的是,他们揭示肝细胞生长因子及其受体 c-Met 和 VEGRF2 与 VEGF 和神经胶质瘤侵袭相关[101-102]。STRING,一个专门为已知的蛋白质分析和预测相互作用的数据库,展示了这 4 个分子之间的直接联系与结合分数在 0.961 与 0.999 之间变化(www.string-db.org)。

VEGF 的产生已在 GC 被检测到[103],正如从不同 WHO 等级的神经胶质瘤细胞培养物中也能够检测到一样[104]。它对神经胶质细胞增生起到一定作用[105]。有趣的是,当神经胶质细胞停止生长后,它们便开始迁移[91,106-107]。在培养方面,血管内皮生长因子和胶质细胞增生之间的关系是存在剂量依赖性的[105]。在肿瘤中,这种关系可能更复杂。例如,血管内皮生长因子也可上调 CXCR4[108],参与神经胶质瘤侵袭[109]。因此,在脑胶质瘤中,血管内皮生长因子水平和增殖/迁移之间的关系可能不是二元的,而是受到其他分子影响,因此 GC 和 DLGG 表现出不同特性。

肝细胞生长因子及其受体 c-Met,经常在恶性胶质瘤中共表达。这种情况却在 GC 中并没有看到,这也是两者之间的有趣区别,有待研究。肝细胞生长因子是一种多功能生长因子,不仅在脑胶质瘤侵袭,而且在其生长和血管生成中扮演重要角色[110]。其入侵的作用似乎与基质金属蛋白酶相关[110-111]。但同样,c-Met 的活化和神经胶质瘤侵袭之间的关系似乎不是线性的。为了说明这一点,在胶质母细胞瘤中,PTEN 丢失,一种频繁的遗传改变,加剧了 c-Met 诱导的恶性肿瘤[112]。PTEN 基因改变在 GC 很少见[12,35,78],因而再次显示了基因变异可能是 GC 和 DLGG 之间的进一步差异。

在这一点上,人们可能会感到失落,不知道 GC 与 DLGG 到底是否相似。事实上,GC 和 DLGG 既有相同之处,也有不同特点。如果我们已经在同为 DLGG 的星形细胞瘤和少突胶质细胞瘤之间完成了类似的分析,同样的情况会发生。星形细胞瘤和少突胶质细胞瘤不共享它们的细胞类型,但在细胞谱系上,GC 是相同的:神经胶质细胞谱系。星形细胞瘤和少突胶质细胞瘤共有部分的遗传异常,IDH1-2 基因突变是其中的一部分共同点,一部分 GC 也含有 IDH 突变。尽管如此,星形细胞瘤和少突胶质细胞瘤也有其他不同的遗传异常,例如,

1p/19q 共缺失或 p53 突变,在 GC 中也观察到了一些。

　　总之,GC 呈现了与 DLGG 的遗传相似性,这是符合胶质瘤的。同时,将来也有可能发现一些 GC 特有的异常,而这些异常在星形细胞瘤和少突胶质细胞瘤中是没有的,这种情况是可以预见的,这个我们前面已经讨论过。星形细胞瘤和少突胶质细胞瘤都有侵袭性,同时远不如 GC 广泛。但大多数情况下,星形细胞瘤和少突胶质细胞瘤与 GC 的临床演变进程颇为相似,即从诊断时的低度恶性进展到患者死亡时的高度恶性,这也是低级别肿瘤的概念。虽然许多问题有待澄清,而有些问题证据不足,我们依然建议将 GC 纳入 DLGG 组中。

(江　涛　樊　星　杨　帅　杨　阳)

参考文献

[1]　Satran R. G. I. Rossolimo (1860-1928) neurologist and public benefactor. J Hist Neurosci,2007,16(1-2): 65-73 [Biography Historical Article Portraits].

[2]　Satran R. Chekhov and Rossolimo: careers in medicine and neurology in Russia 100 years ago. Neurology,2005,64(1):121-127 [Biography Historical Article Portraits].

[3]　Scheinker I,Evans J. Diffuse cerebral glioblastosis. J Neuropathol Exp Neurol,1943,2:178-189.

[4]　Nevin S. Gliomatosis cerebri. Brain,1938,61:170-191.

[5]　Rubinstein L. Tumors of neuroglial cells,Astrocytoma//Io AF. Tumors of the central nervous system pathology. Washington,D.C.: Armed Forces Institute of Pathology,1970: 42.

[6]　Zulch K. Histological typing of tumours of the central nervous system. Geneva:(WHO) GWHO,1979.

[7]　Louis DN,Ohgaki H,Wiestler OD,et al. Gliomatosis Cerebri//Bosman FT,Jaffe ES,Lakhani SR,et al. WHO classification of tumours of the central nervous system. 4th ed. Lyon: International Agency for Research on Cancer (IARC),2007: 50-52.

[8]　Taipa R,da Silva AM,Santos E,et al. Gliomatosis cerebri diagnostic challenge: two case reports. Neurologist,2011,17(5):269-272.

[9]　Troost D,Kuiper H,Valk J,et al. Gliomatosis cerebri,report of a clinically diagnosed and histologically confirmed case. Clin Neurol Neurosurg,1987,89(1):43-47 [Case Reports Comparative Study].

[10]　Jennings MT,Frenchman M,Shehab T,et al. Gliomatosis cerebri presenting as intractable epilepsy during early childhood. J Child Neurol,1995,10(1):37-45 [Case Reports Research Support,Non-U. S. Gov't Research Support,U. S. Gov't,P. H. S. Review].

[11]　Sanson M,Cartalat-Carel S,Taillibert S,et al. Initial chemotherapy in gliomatosis cerebri. Neurology,2004,63(2):270-275 [Clinical Trial Comparative Study Controlled Clinical Trial Research Support,Non-U. S. Gov't].

[12]　Braeuninger S,Schneider-Stock R,Kirches E,et al. Evaluation of molecular genetic alterations associated with tumor progression in a case of gliomatosis cerebri. J Neurooncol,2007,82(1):23-27 [Case Reports].

[13]　Hirose Y,Hayashi T,Sagoh M,et al. Secondary glioblastoma remarkably reduced by steroid administration after anaplastic transformation from gliomatosis cerebri-case report. Neurol Med Chir (Tokyo),1998,38(12):865-870 [Case Reports].

[14]　Taillibert S,Chodkiewicz C,Laigle-Donadey F,et al. Gliomatosis cerebri: a review of 296 cases from the ANOCEF database and the literature. J Neurooncol,2006,76(2):201-205.

[15] Balko MG,Blisard KS,Samaha FJ. Oligodendroglial gliomatosis cerebri. Hum Pathol,1992,23(6):706-707 [Case Reports].

[16] Pal L,Behari S,Kumar S,et al. Gliomatosis cerebri-an uncommon neuroepithelial tumor in children with oligodendroglial phenotype. Pediatr Neurosurg,2008,44(3):212-215 [Case Reports].

[17] Di Ieva A,Gaetani P,Giannini M,et al. Oligodendroglial gliomatosis cerebri. Case report. J Neurosurg Sci,2006,50(4):123-125 [Case Reports].

[18] Fukushima Y, Nakagawa H, Tamura M. Combined surgery, radiation, and chemotherapy for oligodendroglial gliomatosis cerebri. Br J Neurosurg,2010,18(3):306-310 [Case Reports Review].

[19] Gutowski NJ,Gomez-Anson B,Torpey N,et al. Oligodendroglial gliomatosis cerebri: (1) H-MRS suggests elevated glycine/inositol levels. Neuroradiology,1999,41(9):650-653 [Case Reports Research Support,Non-U. S. Gov't].

[20] Tancredi A,Mangiola A,Guiducci A,et al. Oligodendrocytic gliomatosis cerebri. Acta Neurochir (Wien),2000,142(4):469-472 [Case Reports].

[21] Mawrin C, Aumann V, Kirches E, et al. Gliomatosis cerebri: postmortem molecular and immunohistochemical analyses in a case treated with thalidomide. J Neurooncol,2001,55(1):11-17 [Case Reports].

[22] Knox MK,Menard C,Mason WP. Leptomeningeal gliomatosis as the initial presentation of gliomatosis cerebri. J Neurooncol,2010,100(1):145-149 [Case Reports].

[23] Cummings TJ,Hulette CM,Longee DC,et al. Gliomatosis cerebri: cytologic and autopsy findings in a case involving the entire neuraxis. Clin Neuropathol,1999,18(4):190-197 [Case Reports].

[24] Yung WA,Horten BC,Shapiro WR. Meningeal gliomatosis: a review of 12 cases. Ann Neurol,1980,8(6):605-608.

[25] Delattre JY,Walker RW,Rosenblum MK. Leptomeningeal gliomatosis with spinal cord or cauda equine compression: a complication of supratentorial gliomas in adults. Acta Neurol Scand,1989,79(2):133-139 [Case Reports].

[26] Vertosick Jr FT, Selker RG. Brain stem and spinal metastases of supratentorial glioblastoma multiforme: a clinical series. Neurosurgery,1990,27(4):516-521;discussion 21-22[Research Support, U. S. Gov't,P. H. S.].

[27] Yip M, Fisch C, Lamarche JB. AFIP archives: gliomatosis cerebri affecting the entire neuraxis. Radiographics,2003,23(1):247-253 [Case Reports].

[28] Kawano N,Miyasaka Y,Yada K,et al. Diffuse cerebrospinal gliomatosis. Case report. J Neurosurg, 1978,49(2):303-307 [Case Reports].

[29] Felsberg GJ,Glass JP,Tien RD,et al. Gliomatosis cerebri presenting with optic nerve involvement: MRI. Neuroradiology,1996,38(8):774-777 [Case Reports].

[30] Lamszus K,Kunkel P,Westphal M. Invasion as limitation to anti-angiogenic glioma therapy. Acta Neurochir Suppl,2003,88:169-177 [Review].

[31] Keunen O,Johansson M,Oudin A,et al. Anti-VEGF treatment reduces blood supply and increases tumor cell invasion in glioblastoma. Proc Natl Acad Sci USA,2011,108(9):3749-3754 [Research Support,Non-U. S. Gov't].

[32] Narayana A,Perretta D,Kunnakkat S,et al. Invasion is not an independent prognostic factor in high-grade glioma. J Cancer Res Ther,2011,7(3):331-335.

[33] Brandao RA, de Carvalho GT, de Azeredo Coutinho CA, et al. Gliomatosis cerebri: diagnostic considerations in three cases. Neurol India,2011,59(1):122-125 [Case Reports].

[34] Barth PG,Stam FC,Hack W,et al. Gliomatosis cerebri in a newborn. Neuropediatrics,1988,19(4):

197-200 [Case Reports].

[35] Herrlinger U,Felsberg J,Kuker W,et al. Gliomatosis cerebri：molecular pathology and clinical course. Ann Neurol,2002,52(4)；390-399.

[36] Molho ES. Gliomatosis cerebri may present as an atypical parkinsonian syndrome. Mov Disord,2004, 19(3)；341-344 [Case Reports Research Support,Non-U. S. Gov't].

[37] Narasimhaiah D,Miquel C,Verhamme E,et al. IDH1 mutation,a genetic alteration associated with adult gliomatosis cerebri. Neuropathology,2012,32(1)；30-37.

[38] Stockhammer F,Misch M,Helms HJ,et al. IDH1/2 mutations in WHO grade II astrocytomas associated with localization and seizure as the initial symptom. Seizure,2012,21(3)；194-197.

[39] Shahar E,Kramer U,Nass D,et al. Epilepsia partialis continua associated with widespread gliomatosis cerebri. Pediatr Neurol,2002,27(5)；392-336 [Case Reports].

[40] Maton B,Resnick T,Jayakar P, et al. Epilepsy surgery in children with gliomatosis cerebri. Epilepsia, 2007,48(8)；1485-1490 [Comparative Study].

[41] Richard HT,Harrison JF,Abel TW,et al. Pediatric gliomatosis cerebri mimicking acute disseminated encephalomyelitis. Pediatrics,2010,126(2)；e479-482 [Case Reports].

[42] Senatus PB,3rd McClelland S,Tanji K,et al. The transformation of pediatric gliomatosis cerebri to cerebellar glioblastoma multiforme presenting as supra-and infratentorial acute disseminated encephalomyelitis. Case report. J Neurosurg,2005,102(1 Suppl)；72-77 [Case Reports].

[43] Lancellotti CL,Amary MF,Barbastefano AM,et al. "Gliomatosis cerebri" simulating an acute diffuse encephalomyelitis. Case report. Arq Neuropsiquiatr,1997,55(3A)；488-495 [Case Reports].

[44] Izumiyama H,Abe T,Tanioka D,et al. Gliomatosis cerebri in a young patient showing various cranial nerve manifestations：a case report. Brain Tumor Pathol,2003,20(2)；93-96 [Case Reports].

[45] Varoglu AO. A case of Neuro-Behcet disease mimicking gliomatosis cerebri. AJNR Am J Neuroradiol, 2010,31(1)；E1 [Case Reports Letter].

[46] Ghostine S,Raghavan R,Michelson D,et al. Gliomatosis cerebri mimicking Rasmussen encephalitis. Case report. J Neurosurg,2007,107；143-146 [Case Reports].

[47] Deramecourt V,Bombois S,Debette S,et al. Bilateral temporal glioma presenting as a paraneoplastic limbic encephalitis with pure cognitive impairment. Neurologist,2009,15(4)；208-211 [Case Reports].

[48] Meligonis G,Sur M,Ouma J,et al. Gliomatosis of the brain and spinal cord masquerading as infective lesions. Surg Neurol,2002,57(6)；399-404；discussion[Case Reports].

[49] Rust P,Ashkan K,Ball C,et al. Gliomatosis cerebri：pitfalls in diagnosis. J Clin Neurosci,2001,8(4)：361-363 [Case Reports Review].

[50] Maramattom BV,Giannini C,Manno EM,et al. Gliomatosis cerebri angiographically mimicking central nervous system angiitis：case report. Neurosurgery,2006,58(6)；E1209；discussion E[Case Reports].

[51] Sandbank U,Hardoon E. Gliomatosis cerebri simulating arteriosclerotic cerebrovascular accident. A case report. Confin Neurol,1961,21；505-512.

[52] Manara R,Marasco R,Citton V,et al. Gliomatosis cerebri：a possible clinical and neuroradiologic "stroke mimic". Neurologist,2011,17(2)；83-85 [Case Reports].

[53] Vassallo M,Allen S. An unusual cause of dementia. Postgrad Med J,1995,71(838)；483-844 [Case Reports].

[54] Zunz E,Ben Sira L,Constantini S, et al. Gliomatosis cerebri presenting as idiopathic intracranial hypertension in a child. J Neuroophthalmol,2011,31(4)；339-341.

[55] Duron E,Lazareth A,Gaubert JY,et al. Gliomatosis cerebri presenting as rapidly progressive dementia and parkinsonism in an elderly woman：a case report. J Med Case Reports,2008,2；53.

[56] Inamasu J，Nakatsukasa M，Kuramae T，et al. Gliomatosis cerebri mimicking chemotherapy-induced leukoencephalopathy in a patient with non-Hodgkin's lymphoma. Intern Med，2010，49(7)：701-705 [Case Reports].

[57] da Silva AA，dos Santos Cavaco SM，Taipa RJ，et al. Medulloblastoma and gliomatosis cerebri：rare brain tumors in multiple sclerosis patients. Neurol Sci，2011，32(5)：893-897.

[58] Wachter-Giner T，Bieber I，Warmuth-Metz M，et al. Multiple pilomatricomas and gliomatosis cerebri-a new association? Pediatr Dermatol，2009，26(1)：75-78[Case Reports].

[59] Choi BH，Kudo M. Abnormal neuronal migration and gliomatosis cerebri in epidermal nevus syndrome. Acta Neuropathol，1981，53(4)：319-325[Case Reports Research Support，U. S. Gov't，P. H. S.].

[60] Onal C，Bayindir C. Gliomatosis cerebri with neurofibromatosis：an autopsy-proven case. Childs Nerv Syst，1999，15(5)：219-221[Case Reports].

[61] Buis DR，van der Valk P，De Witt Hamer PC. Subcutaneous tumor seeding after biopsy in gliomatosis cerebri. J Neurooncol，2012，106(2)：431-435.

[62] Koszyca B，Moore L，Byard RW. Lethal manifestations of neurofibromatosis type 1 in childhood. Pediatr Pathol，1993，13(5)：573-581[Case Reports].

[63] Ilencikova D，Sejnova D，Jindrova J，et al. High-grade brain tumors in siblings with biallelic MSH6 mutations. Pediatr Blood Cancer，2011，57(6)：1067-1070[Case Reports].

[64] Iglesias A，Garcia M，San Millan J，et al. Gliomatosis cerebri mimicking a metastatic breast cancer：fatal outcome. J Neurooncol，1997，32(2)：175-178[Case Reports].

[65] Mangiola A，De Bonis P，Guerriero M，et al. Gliomatosis cerebri and pituitary adenoma：case report and literature review. J Neurooncol，2005，74(3)：321-324[Case Reports].

[66] Riel-Romero RM，Baumann RJ，Smith CD. An unusual complication of cancer treatment for acute lymphoblastic leukemia. J Neurooncol，2005，73(3)：269-272[Case Reports].

[67] Mitchell RA，Ye JM，Mandelstam S，et al. Gliomatosis cerebri in a patient with Ollier disease. J Clin Neurosci，2011，18(11)：1564-1566.

[68] Desclee P，Rommel D，Hernalsteen D，et al. Gliomatosis cerebri，imaging findings of 12 cases. J Neuroradiol，2010，37(3)：148-158.

[69] Glas M，Bahr O，Felsberg J，et al. NOA-05 phase 2 trial of procarbazine and lomustine therapy in gliomatosis cerebri. Ann Neurol，2011，70(3)：445-453[Clinical Trial，Phase Ⅱ Multicenter Study Research Support，Non-U. S. Gov't].

[70] Galanaud D，Chinot O，Nicoli F，et al. Use of proton magnetic resonance spectroscopy of the brain to differentiate gliomatosis cerebri from low-grade glioma. J Neurosurg，2003，98(2)：269-276[Evaluation Studies Research Support，Non-U. S. Gov't].

[71] Guzman-de-Villoria JA，Sanchez-Gonzalez J，Munoz L，et al. 1H MR spectroscopy in the assessment of gliomatosis cerebri. AJR Am J Roentgenol，2007，188(3)：710-714.

[72] Bendszus M，Warmuth-Metz M，Klein R，et al. MR spectroscopy in gliomatosis cerebri. AJNR Am J Neuroradiol，2000，21(2)：375-380[Case Reports].

[73] Yu A，Li K，Li H. Value of diagnosis and differential diagnosis of MRI and MR spectroscopy in gliomatosis cerebri. Eur J Radiol，2006，59(2)：216-221[Comparative Study Evaluation Studies].

[74] Ducray F，Criniere E，Idbaih A，et al. alpha-Internexin expression identifies 1p19q codeleted gliomas. Neurology，2009，72(2)：156-161 [Research Support，Non-U. S. Gov't].

[75] Hecht BK，Turc-Carel C，Chatel M，et al. Chromosomes in gliomatosis cerebri. Genes Chromosomes Cancer，1995，14(2)：149-153[Case Reports Research Support，Non-U. S. Gov't].

[76] Kirches E, Mawrin C, Schneider-Stock R, et al. Mitochondrial DNA as a clonal tumor cell marker: gliomatosis cerebri. J Neurooncol, 2003, 61(1):1-5 [Research Support, Non-U. S. Gov't].

[77] Kros JM, Zheng P, Dinjens WN, et al. Genetic aberrations in gliomatosis cerebri support monoclonal tumorigenesis. J Neuropathol Exp Neurol, 2002, 61(9): 806-814[Case Reports].

[78] Mawrin C, Kirches E, Schneider-Stock R, et al. Analysis of TP53 and PTEN in gliomatosis cerebri. Acta Neuropathol, 2003, 105(6):529-536[Comparative Study Research Support, Non-U. S. Gov't].

[79] Mawrin C, Kirches E, Schneider-Stock R, et al. Alterations of cell cycle regulators in gliomatosis cerebri. J Neurooncol, 2005, 72(2):115-122[Research Support, Non-U. S. Gov't].

[80] Min HS, Kim B, Park SH. Array-based comparative genomic hybridization and immunohistochemical studies in gliomatosis cerebri. J Neurooncol, 2008, 90 (3): 259-266 [Comparative Study Research Support, Non-U. S. Gov't].

[81] Kwon MJ, Kim ST, Kong DS, et al. Mutated IDH1 is a favorable prognostic factor for type 2 gliomatosis cerebri. Brain Pathol, 2012, 22(3):307-317.

[82] Seiz M, Tuettenberg J, Meyer J, et al. Detection of IDH1 mutations in gliomatosis cerebri, but only in tumors with additional solid component: evidence for molecular subtypes. Acta Neuropathol, 2010, 120 (2):261-267[Research Support, Non-U. S. Gov't].

[83] Desestret V, Ciccarino P, Ducray F, et al. Prognostic stratification of gliomatosis cerebri by IDH1 R132H and INA expression. J Neurooncol, 2011, 105(2):219-224.

[84] Yan H, Parsons DW, Jin G, et al. IDH1 and IDH2 mutations in gliomas. N Engl J Med, 2009, 360(8): 765-773[Research Support, N. I. H. , Extramural Research Support, Non-U. S. Gov't].

[85] Noushmehr H, Weisenberger DJ, Diefes K, et al. Identification of a CpG island methylator phenotype that defines a distinct subgroup of glioma. Cancer Cell, 2010, 17(5):510-522[Research Support, N. I. H. , Extramural Research Support, Non-U. S. Gov't].

[86] Pansuriya TC, van Eijk R, Adamo P, et al. Somatic mosaic IDH1 and IDH2 mutations are associated with enchondroma and spindle cell hemangioma in Ollier disease and Maffucci syndrome. Nat Genet, 2011, 43(12):1256-1261[Research Support, N. I. H. , Extramural Research Support, Non-U. S. Gov't].

[87] Wise DR, Ward PS, Shay JE, et al. Hypoxia promotes isocitrate dehydrogenase-dependent carboxylation of alpha-ketoglutarate to citrate to support cell growth and viability. Proc Natl Acad Sci USA, 2011, 108(49):19611-19616[Research Support, N. I. H. , Extramural Research Support, Non-U. S. Gov't].

[88] Metallo CM, Gameiro PA, Bell EL, et al. Reductive glutamine metabolism by IDH1 mediates lipogenesis under hypoxia. Nature, 2012, 481(7381):380-384[Research Support, N. I. H. , Extramural Research Support, Non-U. S. Gov't].

[89] Zhao S, Lin Y, Xu W, et al. Glioma-derived mutations in IDH1 dominantly inhibit IDH1 catalytic activity and induce HIF-1alpha. Science, 2009, 324 (5924): 261-265 [Research Support, N. I. H. , Extramural Research Support, Non-U. S. Gov't].

[90] Kaur B, Khwaja FW, Severson EA, et al. Hypoxia and the hypoxia-inducible-factor pathway in glioma growth and angiogenesis. Neuro Oncol, 2005, 7(2):134-153[Research Support, U. S. Gov't, P. H. S. Review].

[91] Mariani L, Beaudry C, McDonough WS, et al. Glioma cell motility is associated with reduced transcription of proapoptotic and proliferation genes: a cDNA microarray analysis. J Neurooncol, 2001, 53(2):161-176.

[92] Paschka P, Schlenk RF, Gaidzik VI, et al. IDH1 and IDH2 mutations are frequent genetic alterations in acute myeloid leukemia and confer adverse prognosis in cytogenetically normal acute myeloid leukemia

with NPM1 mutation without FLT3 internal tandem duplication. J Clin Oncol,2010,28(22):3636-3643 [Research Support,Non-U. S. Gov't].

[93] Rorke-Adams LB,Portnoy H. Long-term survival of an infant with gliomatosis cerebelli. J Neurosurg Pediatr,2008,2(5):346-350[Case Reports].

[94] Blumbergs PC,Chin DK,Hallpike JF. Diffuse infiltrating astrocytoma (gliomatosis cerebri) with twenty-two-year history. Clin Exp Neurol,1983,19:94-101[Case Reports].

[95] Perkins GH,Schomer DF,Fuller GN,et al. Gliomatosis cerebri: improved outcome with radiotherapy. Int J Radiat Oncol Biol Phys,2003,56(4):1137-1146[Research Support,U. S. Gov't,Non-P. H. S. Research Support,U. S. Gov't,P. H. S.].

[96] Armstrong GT,Phillips PC,Rorke-Adams LB,et al. Gliomatosis cerebri: 20 years of experience at the Children's Hospital of Philadelphia. Cancer,2006,107(7):1597-1606[Research Support,Non-U. S. Gov't].

[97] Ware ML,Hirose Y,Scheithauer BW,et al. Genetic aberrations in gliomatosis cerebri. Neurosurgery,2007,60(1):150-158;discussion 8[Comparative Study].

[98] Levin N,Gomori JM,Siegal T. Chemotherapy as initial treatment in gliomatosis cerebri: results with temozolomide. Neurology,2004,63(2):354-356[Clinical Trial].

[99] Alizadeh AA,Eisen MB,Davis RE,et al. Distinct types of diffuse large B-cell lymphoma identified by gene expression profiling. Nature, 2000, 403 (6769): 503-511 [Research Support, Non-U. S. Gov't Research Support,U. S. Gov't,P. H. S.].

[100] Parsons DW, Jones S, Zhang X, et al. An integrated genomic analysis of human glioblastoma multiforme. Science,2008,321(5897):1807-1812.

[101] Badiga AV,Chetty C,Kesanakurti D,et al. MMP-2 siRNA inhibits radiation-enhanced invasiveness in glioma cells. PLoS One,2011,6(6):e20614[Research Support,N. I. H. ,Extramural].

[102] Yakes FM, Chen J, Tan J, et al. Cabozantinib (XL184), a novel MET and VEGFR2 inhibitor, simultaneously suppresses metastasis, angiogenesis, and tumor growth. Mol Cancer Ther, 2011, 10 (12):2298-2308[Research Support,Non-U. S. Gov't].

[103] Seiz M,Kohlhof P,Brockmann MA,et al. First experiences with low-dose anti-angiogenic treatment in gliomatosis cerebri with signs of angiogenic activity. Anticancer Res,2009,29(8):3261-3267.

[104] Knizetova P, Ehrmann J, Hlobilkova A, et al. Autocrine regulation of glioblastoma cell cycle progression,viability and radioresistance through the VEGF-VEGFR2 (KDR) interplay. Cell Cycle,2008,7(16):2553-2561[Research Support,Non-U. S. Gov't].

[105] Lee J, Yu H, Choi K, et al. Differential dependency of human cancer cells on vascular endothelial growth factor-mediated autocrine growth and survival. Cancer Lett,2011,309(2):145-150[Research Support,Non-U. S. Gov't].

[106] Giese A,Loo MA,Tran N,et al. Dichotomy of astrocytoma migration and proliferation. Int J Cancer,1996,67(2):275-282[Research Support,Non-U. S. Gov't Research Support,U. S. Gov't,P. H. S.].

[107] Horing E,Harter PN,et al. The "go or grow" potential of gliomas is linked to the neuropeptide processing enzyme carboxypeptidase E and mediated by metabolic stress. Acta Neuropathol,2012,124 (1):83-97.

[108] Zagzag D,Lukyanov Y,Lan L,et al. Hypoxia-inducible factor 1 and VEGF upregulate CXCR4 in glioblastoma: implications for angiogenesis and glioma cell invasion. Lab Invest,2006,86(12):1221-1232 [Research Support,N. I. H. ,Extramural].

[109] Ehtesham M,Winston JA,Kabos P,et al. CXCR4 expression mediates glioma cell invasiveness. Oncogene,2006,25(19):2801-2806[Research Support,N. I. H. ,Extramural].

[110] Abounader R，Laterra J. Scatter factor/hepatocyte growth factor in brain tumor growth and angiogenesis. Neuro Oncol，2005，7（4）：436-451［Research Support，N. I. H. ，Extramural Research Support，Non-U. S. Gov't Research Support，U. S. Gov't，P. H. S. Review］.

[111] Onishi M，Ichikawa T，Kurozumi K，et al. Angiogenesis and invasion in glioma. Brain Tumor Pathol，2011，28(1)：13-24［Review］.

[112] Li Y，Guessous F，DiPierro C，et al. Interactions between PTEN and the c-Met pathway in glioblastoma and implications for therapy. Mol Cancer Ther，2009，8(2)：376-385［Research Support，N. I. H. ，Extramural Research Support，Non-U. S. Gov't］.

| 第五章 |

分子生物学对弥漫性低级别
胶质瘤分类的贡献

Hiroko Ohgaki

摘　要：WHO Ⅱ 级弥漫性低级别胶质瘤（弥漫性星形细胞瘤、少突星形细胞瘤、少突胶质细胞瘤）的特点是病程早期频发多见的 *IDH1/2* 突变（>80%）。此外，弥漫性星形细胞瘤多伴有（约 60%）*TP53* 突变，一个与较差生存相关的生物标志物的突变。基于 *IDH1/2* 突变、*TP53* 突变和 1p/19q 联合缺失的分子分类显示出了和组织学分类近似的对患者生存率的预测能力。只有从低级别或间变性星形细胞瘤进展而来的继发胶质母细胞瘤，而非原发性胶质母细胞瘤，才会显示出与少突胶质细胞瘤一样频发的 *IDH1/2* 突变，提示原发性和继发性胶质母细胞瘤可能发展自不同的前体细胞。

关键词：弥漫性星形细胞瘤；少突胶质细胞瘤；*IDH1* 突变；*TP53* 突变；1p/19q 联合缺失

弥漫性低级别胶质瘤的组织学分类

2007 年的 WHO 分类将 Ⅱ 级弥漫性低级别胶质瘤分为 3 类：弥漫性星形细胞瘤、少突星形细胞瘤和少突胶质细胞瘤。弥漫性星形细胞瘤是一种分化良好和生长缓慢的肿瘤，但它们也显示出弥漫性浸润周围脑结构的一致倾向。因此，这些肿瘤手术切除后往往复发，而这往往使它们进展为更恶性的组织学类型，即间变性星形细胞瘤（WHO Ⅲ 级），并最终演进为继发性胶质母细胞瘤（WHO Ⅳ 级）[1]。

少突胶质细胞瘤是一种分化良好、生长缓慢、弥漫浸润的成人肿瘤，通常位于大脑半球，

H. Ohgaki, PhD
Section of Molecular Pathology, International Agency for Research on Cancer (IARC), 150 Cours Albert Thomas, 69372 Lyon, France
e-mail: ohgaki@iarc.fr

H. Duffau (ed.), *Diffuse Low-Grade Gliomas in Adults*,
DOI 10.1007/978-1-4471-2213-5_5, © Springer-Verlag London 2013

其主要组成细胞在形态学上与少突胶质细胞十分类似[1]。但与少突胶质细胞瘤演进至间变性少突胶质细胞瘤（WHO Ⅲ级）的过程并不一致[1]。

少突星形细胞瘤是由两种截然不同的肿瘤细胞构成的，这两种细胞在形态学上与少突胶质细胞瘤和低级别星形细胞瘤的肿瘤细胞相似[1]。然而，无论是由少突胶质细胞还是星形细胞分化的独立肿瘤区域的病例都是罕见的。更常见的情况是，少突星形细胞瘤是由少突胶质细胞瘤细胞和星形胶质瘤细胞均匀混合组成的。还包括那些表型特征介于两者之间的细胞，即具有少突胶质细胞和星形胶质细胞的分化特征[1]。

弥漫性低级别胶质瘤诊断的组织学标准，尤其是对少突星形细胞瘤，由于星形胶质细胞和少突胶质细胞的明显表型差异和缺乏识别少突胶质细胞瘤细胞的可靠免疫组织化学标记，可能会显得比较主观[1]。因此，弥漫性低级别胶质瘤的组织学诊断存在着相当的差异，特别是对少突星形细胞瘤[2-5]。

原发性和继发性胶质母细胞瘤

大多数胶质母细胞瘤（WHO Ⅳ级）经历一段很短的无低度恶性前驱病变的病程后，就会发展得十分迅速。这些"原发"或"新发"胶质母细胞瘤主要见于老年患者[1,6-7]。较这少见的是，胶质母细胞瘤由弥漫性星形细胞瘤（WHO Ⅱ级）或间变性星形细胞瘤（WHO Ⅲ级）发展而来。这些"继发"胶质母细胞瘤多见于年轻患者[1,6-7]。在过去，原发性和继发性胶质母细胞瘤是基于临床资料加以区别的：如果初次活检即诊断为胶质母细胞瘤且无相对低度恶性前驱病变的临床或组织学证据，一般被认为是原发性的，而继发性胶质母细胞瘤的诊断则需要前期低级别胶质瘤或间变大细胞星形细胞瘤的临床或组织学证据[6,8]。

越来越多的证据表明，原发性和继发性胶质母细胞瘤的区别取决于遗传和表观遗传改变的差异及 RNA 和蛋白水平上表达谱的不同[6]。在原发性胶质母细胞瘤中有比继发性胶质母细胞瘤中更加多见的基因变异，包括 10p 杂合性缺失（47% 比 8%）、*EGFR* 扩增（36% 比 8%）和 *PTEN* 基因突变（25% 比 4%）[6,9]。在继发性胶质母细胞瘤中比在原发性胶质母细胞瘤中更加多见的基因变异包括 *TP53* 突变（65% 对 28%）、19q 杂合性缺失（54% 对 6%）和 22q 杂合性缺失（82% 对 41%）[6,10-11]。然而，直到 IDH1 突变发现之前，这些改变中没有哪一个能够可靠地区分胶质母细胞瘤亚型。由于原发性和继发性胶质母细胞瘤在组织学上很难区别[12]，这些亚型仍然是概念上的，而且并没有用于诊断或治疗决策[6,8-12]。

IDH1/2 突变是由星形和少突弥漫性胶质瘤共享的常见早期遗传学改变

IDH1 突变（密码子 132）在胶质母细胞瘤中的存在最早是在一项对 20 661 个蛋白质编码基因的分析中被描述的[13]。IDH2 突变（密码子 172）也在缺乏 IDH1 基因突变的脑胶质瘤中被发现，尽管并不那么频繁[14]。几个实验室随后的研究表明，IDH1/2 突变不仅在继发性胶质母细胞瘤和它们的前体病变（弥漫性星形细胞瘤和间变性星形细胞瘤）中非常频繁

（＞80％），而且在少突胶质细胞瘤（少突胶质细胞瘤 WHO Ⅱ级，间变性少突胶质细胞瘤 WHO Ⅲ级）中也非常常见[14-16]。相比之下，*IDH1/2* 突变在原发性胶质母细胞瘤和毛细胞型星形细胞瘤，以及神经系统的其他肿瘤，包括室管膜瘤、髓母细胞瘤、脑膜瘤中非常罕见（＜5％），甚至没有[14-17]。*IDH1/2* 突变在其他器官部位，包括膀胱、乳腺、胃、结直肠、肺、肝、卵巢和前列腺的肿瘤中也基本上不存在或非常罕见[14,17]。迄今为止所报道的例外包括软骨肉瘤（约 55％）[18]、肝内胆管癌（23％）[19]、急性髓细胞性白血病（高达 20％）[20-25]、血管免疫母细胞性 T 细胞淋巴瘤（20％）[26]、黑色素瘤（约 10％）[27] 和未分化甲状腺癌（约 10％）[28]（图 5-1）。

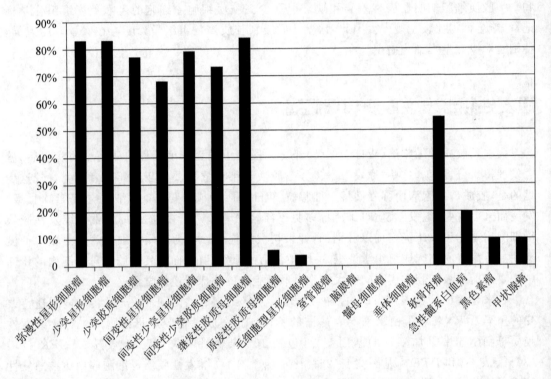

▶▶图 5-1　*IDH1/2* 突变在人类肿瘤中的发生频率

在弥漫性低级别胶质瘤中，除了频发的 *IDH1/2* 基因突变，约 60％弥漫性星形细胞瘤携带 *TP53* 突变，而少突胶质细胞瘤则显示频发 1p/19q 联合缺失（约 70％）[1,15,29-31]。大多数弥漫性低级别胶质瘤带有 *IDH1/2* 突变合并 *TP53* 突变或 *IDH1/2* 突变合并 1p/19q 联合缺失（图 5-2）[5,15]。*IDH1/2* 突变很可能发生于 *TP53* 突变或 1p/19q 联合缺失之前。在 40 例最终活检包含 *IDH1* 突变和其他遗传改变（*TP53* 突变或 1p/19q 联合缺失）的弥漫性胶质瘤患者中，33 例（83％）从初次活检就有 *IDH1* 突变合并其他的遗传改变[15]。4 例患者在初次活检中只有单独的 *IDH1* 突变，而第二次活检显示有 *IDH1* 和 *TP53* 突变。3 例初次活检只有单独的 *IDH1* 突变，而第二次活检显示有 *IDH1* 突变和 1p/19q 联合缺失[15]。没有一例是 *TP53* 突变或 1p/19q 联合缺失后才发生 *IDH1* 突变的[5,15]。此外，仅携带 *IDH1/2* 突变的弥漫性低级别胶质瘤比起仅有 *TP53* 突变（2％）或只有 1p/19q 联合缺失的肿瘤（3％）更为多见（17％）[5]。

在携带 *IDH1/2* 突变的细胞中的 1p/19q 联合缺失可能是弥漫性低级别胶质瘤向少突方

向分化的驱动力[5,15-30]。具有少突胶质细胞瘤典型组织学特征(例如,大多数肿瘤细胞的蜂窝状外观)的少突胶质细胞瘤在绝大多数(＞90％)情况下合并 1p/19q 联合缺失,这一点已经得到证实[30]。星形细胞表型/星形胶质细胞的分化可能与 IDH1/2 突变有关,因为大部分(66％)只包含 IDH1/2 突变的弥漫性低级别胶质瘤的病理诊断均为弥漫性星形细胞瘤;或者星形细胞表型可能在 IDH1/2 基因突变后获得 TP53 突变[5]。

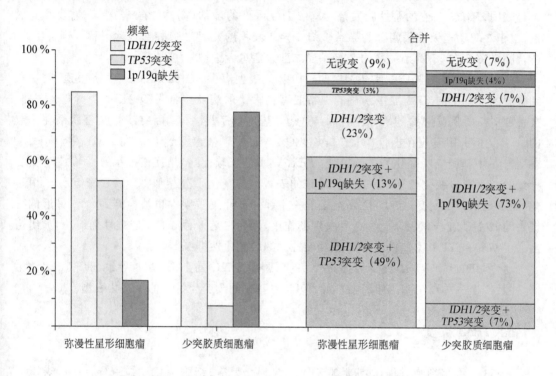

▶图 5-2　弥漫性星形细胞瘤和少突胶质细胞瘤中基因变异的频率和合并情况

弥漫性低级别胶质瘤的常见遗传学改变的分子基础

一、IDH1/2 突变

IDH1 和 IDH2 是催化异柠檬酸盐和 α-酮戊二酸(α-KG)相互转化,从而产生柠檬酸(Krebs)循环所需的 NADPH 酶[21,32-36]。

IDH1 突变削弱酶与底物的亲和力,并通过形成无催化活性的异源二聚体抑制野生型 IDH1 的活性[37]。IDH1 突变能够降低少突胶质细胞瘤细胞中的酶活性[14],并通过 IDH1 或 IDH2 的下调显著降低癌细胞的增殖能力[38]。在培养细胞中强制表达 IDH1 突变可以减少 α-KG 的形成,增加转录因子缺氧诱导因子-1(hypoxia-inducible factor-1α,HIF-1α)及其靶点,如 GLUT1、VEGF 和 PGK1 的水平[37],以上这些在恶性胶质瘤细胞中参与血管生成、生存和侵袭性的变化。然而,免疫组织化学结果显示,HIF-1α 在肿瘤细胞相邻的坏死区域也有上调,且与 *IDH1* 是否突变无关[39]。

IDH1/2 突变在脑胶质瘤[40]及 AML[38]中导致其获得酶的活性,这种活性是 NADPH 依赖性的,能将 α-KG 还原以产生 2-羟基戊二酸(2-hydroxyglutarate,2-HG)的减少。2-HG 的产生,是几个不同的 *IDH1/2* 突变体(IDH1-R132H、IDH1-R132C、IDH1-R132G、IDH1-R132L、IDH1-R132S;IDH2-R172K、IDH2-172G、IDH2-R172M)共享的功能[38,40-41]。研究已经表明,*IDH1* 突变的恶性胶质瘤含有 2-HG 浓度的增加(高达 100 倍)[40]。需要注意的是,由于 2-HG 先天性代谢障碍导致 2-HG 异常堆积的儿童患脑肿瘤风险升高[42],而 *IDH2* 杂合胚系突变在 15 例无关联的 2-羟基戊二酸尿症患者中被检测到[43]。

IDH1/2 突变与胶质瘤和 AML 的超甲基化表型有关。Noushmehr 等[44]报道,胶质母细胞瘤的一个协同 CpG 岛甲基化的独特亚型在大量的病灶经常发现 *IDH1/2* 突变。同样,在一项对 131 例脑肿瘤的研究中,CpG 位点甲基化与 *IDH1/2* 基因突变是紧密联系在一起的[45]。类似的甲基化在携带 *IDH1/2* 突变的 AML 中也被检测到[35]。在 AML 中,*IDH1/2* 突变与 5-甲基胞嘧啶羟化酶 2 的突变(*TET2*,α-KG 依赖性酶)是互相排斥的,而 *TET2* 突变导致的表观遗传变化与 *IDH1/2* 突变导致的表观遗传变化十分相似[35]。*TET2* 启动子甲基化,而不是 *TET2* 突变,在 *IDH1/2* 突变的一小部分神经胶质瘤中也被检测到[46]。最近的证据表明,2-HG 在异常甲基化中起着关键的作用,因为它是多种 α-KG 依赖性加氧酶,如组蛋白去甲基酶和 TET 家族的 5-甲基胞嘧啶羟化酶的竞争性抑制剂[47]。

总之,*IDH1* 和 *IDH2* 突变导致 α-KG 的下调和 2-HG 的上调[35,40],导致 HIF-1α 表达上调,并且产生一种以全基因组组蛋白和 DNA 甲基化的改变为特征的甲基化表型。

二、*TP53* 突变

TP53 在许多细胞过程,如细胞周期、DNA 损伤反应、细胞凋亡和细胞分化中起着重要的作用[48]。DNA 损伤后,TP53 被激活,并诱导基因如 p21[Waf/Cip1] 的转录[49-50]。MDM2 由野生型 TP53 诱导并结合突变型和野生型 TP53[51-52],从而抑制 TP53 的激活转录能力[53-54]。p14[ARF] 结合 MDM2,抑制 MDM2 介导的 TP53 降解和激活沉默[50,55]。p14[ARF] 受到 TP53 的负反馈调控。因此,正常的 TP53 基因功能的丧失可能是由 TP53、MDM2 或 p14[ARF] 的变化导致。p14[ARF] 的启动子甲基化在 20%~30% 的弥漫性星形细胞瘤[56-57]和少突胶质细胞瘤[58]中被观测到,而 p14[ARF] 纯合性缺失和 *MDM2* 扩增在弥漫性低级别胶质瘤中基本上不存在。

弥漫性星形细胞瘤和继发性胶质母细胞瘤 *TP53* 突变的类型和分布是相似的,其特征在于,频发的 CpG 位点 G:C→A:T 突变,特别是在密码子 248 和 273[8,29]。这与原发性胶质母细胞瘤中的发现是相反的,*TP53* 突变更均匀地分布在整个外显子,G:C→A:T 突变也较继发性胶质母细胞瘤要少见[7-8]。这些结果表明,*TP53* 突变在原发性和继发性胶质母细胞瘤中可能是通过不同的分子机制发生的[8]。

三、1p/19q 缺失

少突胶质细胞瘤的特征是频发的 1p/19q 联合缺失;在大多数情况下,整个 1p/19q 都被累及在内[59-62]。Jenkins 等[63]的研究表明,这是由于染色体 1 和 19 之间的不平衡易位[t(1;

19)(q10;p10)]。染色体 1 和 19 之间均衡的全臂易位形成 2 个衍生染色体,一条由 1q 和 19p 组成,另一条则是由 1p 和 19q 组成,随后 der(1;19)(p10;q10) 的丢失则导致 1p 和 19q 的缺失在少突胶质细胞瘤中被观察到,同时在这些病例中可以观测到 der(1;19)(q10;p10) 的保留[64]。19q 独立缺失在星形胶质细胞瘤和少突胶质细胞瘤中也是常见的[62,65-66],但 1p 独立缺失在神经胶质瘤中十分罕见,而且往往和预后较差相关[61,67]。

分子细胞遗传学缺失定位研究表明有微小区域的基因组缺失,且据推算,缺失基因位于 1p36 和 19q13.3[61-62,68]。近期对 7 例少突胶质细胞瘤患者的外显子测序表明,其中 6 例存在位于 19q13.2 的 *CIC* 基因(果蝇 *capicua* 基因的同源物)的体细胞突变,位于染色体 1p 的编码远上游元件(FUSE)结合蛋白的 *FUBP1* 基因有 2 例发生了突变[69]。类似地,外显子测序的另一项研究表明,*CIC* 基因的体细胞突变和插入/缺失在 13 例/16 例(81%)带有 1p/19q 联合缺失的少突胶质细胞瘤中存在[70]。这一发现是由 13 例额外肿瘤的深度测序所验证,其中 7 例有 *CIC* 突变,从而使这项研究中少突胶质细胞瘤整体的突变率达到了 20/29(69%)[70]。星形细胞瘤和少突星形细胞瘤缺乏 1p/19q 联合缺失,*CIC* 的突变也非常罕见(2%)[70]。与此相反,Bralten 等[71]报道在 7 例被分析的少突胶质细胞瘤中,未见位于 1p 和 19q 的常见体细胞突变。

弥漫性低级别胶质瘤常见遗传学改变的预后意义

一、*IDH1/2* 突变

IDH1 突变是胶质母细胞瘤的一个显著有利的预后指标,这一点已经是被公认的[14,72]。但是,这可能是由于原发性胶质母细胞瘤通常缺乏 *IDH1* 突变和继发胶质母细胞瘤通常携带 *IDH1* 突变这种不同的生物学行为导致的。

在弥漫性低级别胶质瘤中,生存数据的解释可能更加复杂,因为 *IDH1* 基因突变常与 *TP53* 突变或 1p/19q 联合缺失共存[5,15]。在一项研究中($n=49$),*IDH1* 突变与弥漫性星形细胞瘤患者的总体生存之间存在显著的关系[73]。在另一项研究(404 例 Ⅱ~Ⅳ 级胶质瘤,其中 100 例被归类为 WHO Ⅱ级)中,单因素和多因素分析表明,*IDH1* 突变和更有利的预后相关[74]。Houillier 等[75]的研究表明 1p/19q 联合缺失,而不是 *IDH* 突变,与弥漫性低级别胶质瘤患者的长期无进展生存期有关,尽管 *IDH1* 突变和 1p/19q 联合缺失与总生存期延长相关。在我们最近的研究中,当弥漫性低级别胶质瘤(弥漫性星形细胞瘤,少突星形细胞瘤,少突胶质细胞瘤;$n=360$)合并起来进行单因素和多因素分析,*IDH1/2* 突变的存在并不影响患者生存期[5]。

二、*TP53* 突变

TP53 突变在低级别胶质瘤中的预后价值一直存在争议。在一项对弥漫性星形细胞瘤和少突星形细胞瘤(159 例)的研究中,*TP53* 突变与无进展生存期显著相关,而与总生存率无关[76]。Ishii 等[77]报道了 *TP53* 突变的患者(34 例弥漫性星形细胞瘤/少突星形细胞瘤)有

生存期缩短的趋势,但结果无显著统计学意义。Watanabe 等[57]研究发现,TP53 突变对弥漫性星形细胞瘤患者的生存期并没有显著预后意义($n=46$)。我们此前报道过一个人群研究,在弥漫性低级别胶质瘤患者($n=122$)中,TP53 突变可以预示着较短的生存期[29]。在我们最近的研究($n=360$)中,就弥漫性低级别胶质瘤这一总体来说,TP53 突变也可以预测较短的生存期[5]。

三、1p/19q 缺失

1p/19q 联合缺失是少突胶质细胞瘤中一个典型的遗传改变,是少突胶质细胞瘤的一个有效的预测指标[63,78-79],即和高化疗敏感性和更有利的临床结果相关联[61,63,80-81]。在我们最近的研究($n=360$)中,对于弥漫性低级别胶质瘤这一总体,1p/19q 联合缺失仍可用来预测较长的生存期[5]。

弥漫性低级别胶质瘤的分子分型

由于 WHO II 级弥漫性胶质瘤的绝大多数($>90\%$)带有至少 1 个这些改变[IDH1 突变、TP53 突变和(或)1p/19q 缺失](图 5-2)[5],因此有可能开发一个分子分类,补充并最终取代现行的组织学分类。在我们最近的研究中($n=360$),有 IDH1/2 突变合并 1p/19q 缺失的弥漫性低级别胶质瘤患者的生存期显著长于那些有 IDH1/2 突变合并 TP53 突变的患者[5]。弥漫性星形细胞瘤的患者在与有 IDH1/2 突变合并 TP53 突变的弥漫性低级别胶质瘤患者比较时表现出类似的生存曲线;少突胶质细胞瘤患者的生存率与有 IDH1/2 突变合并 1p/19q 缺失的弥漫性低级别胶质瘤患者相似[5]。因此,对于弥漫性低级别胶质瘤患者的临床结果,基于 IDH1/2 突变、TP53 突变和 1p/19q 缺失的分子分类与组织学分类有相似的效力。

弥漫性低级别胶质瘤的分子分类是有价值的,因为在相当一部分病例中肿瘤的组织学诊断可能相当困难,存在明显的观察者之间的差异,特别是对少突星形细胞瘤而言。少突星形细胞瘤可能携带 IDH1 突变合并 TP53 突变(约 40%)或 IDH1 突变合并 1p/19q 缺失(约 45%)[1,29]。但是,TP53 突变和 1p/19q 缺失是相互排斥的[29-30,82-83],这表明,尽管它们存在组织学异质性,少突星形细胞瘤的基因单克隆和承载的基因改变会近似于弥漫性星形细胞瘤或少突胶质细胞瘤。我们最近的分析($n=360$)也支持了这一观点,显示出遗传变异的频率和组合在少突星形细胞瘤中和弥漫性低级别胶质瘤这一总体中是相似的[5,11]。因此,少突星形细胞瘤并非一种独立的肿瘤种类,而是遗传学上与弥漫性星形细胞瘤和少突胶质细胞瘤有联系的一种亚型。

弥漫性低级别胶质瘤中有一小部分(7%)缺乏常见的遗传学改变,即 IDH1 突变、TP53 突变和 1p/19q 缺失均呈阴性,即所谓的三阴性[5]。这可能表明弥漫性低级别胶质瘤的发生发展过程中尚存在某些未被发现的遗传学途径。阵列 CGH 分析反映出一些三阴性的弥漫性低级别胶质瘤存在染色体 9p21($p14^{ARF}$、$p15^{INK4b}$ 和 $p16^{INK4a}$ 位点)和 $13q14 \sim 13q32$(含 RB1 基因)的缺失。进一步的分析显示,比起非三阴性的病例,RB1 通路的改变($p15^{INK4b}$、$p16^{INK4a}$ 和 RB1 的纯合性缺失和启动子甲基化)在三阴性的病例更为频繁，而且明显与较差的预后相关[84]。这些结果表明，缺乏共同的遗传改变的一小部分低级别弥漫性胶质瘤可能是通过不同的遗传途径发生发展而来的，其中可能包括由 RB1 途径调节的细胞周期失控。

综上所述，基于 IDH1 突变、TP53 突变和 1p/19q 缺失的弥漫性低级别胶质瘤的分子图谱提供了一个与临床结果相关性良好的更为客观的分类。尽管少突星形细胞瘤存在组织异质性，但它们可能是遗传学上与弥漫性星形细胞瘤和少突胶质细胞瘤有联系的一种亚型，这表明它们并非是一种独立的肿瘤种类，我们建议下一版 WHO 分类（第 5 版）的工作组重新评估这个问题。

可用于弥漫性低级别胶质瘤诊断的一些基因改变

建立脑胶质瘤的基因图谱已经取得了很大进展，尤其是通过新一代测序方法[13,85]，一些遗传改变对组织病理学诊断有帮助（表 5-1）。IDH1/2 突变的筛查和（或）使用 IDH1 突变体特异性抗体的免疫组织化学[86]，对原发性和继发性胶质母细胞瘤、弥漫性胶质瘤和毛细胞型星形细胞瘤或其他中枢神经系统肿瘤及弥漫性低级别胶质瘤的周围浸润组织和非肿瘤组织之间[14-16,87] 的可靠区分很有帮助。由于毛细胞型星形细胞瘤的特点是频发的 BRAF-KIAA1549 融合（70%）[88]，结合 BRAF 和 IDH1 的分子分析可以有效区分毛细胞型星形细胞瘤和弥漫性星形细胞瘤[87]（表 5-1）。

表 5-1　目前星形细胞瘤和少突胶质细胞瘤中的基因通路

肿瘤类型	WHO 分级	基因改变（存在）	基因改变（缺失）
毛细胞型星形胶质瘤	Ⅰ	BRAF 融合（>80%）	IDH1/2 突变
少突胶质细胞瘤	Ⅱ	IDH1/2 突变（>85%），1p/19q 缺失（>70%）	10q 缺失
间变性少突胶质细胞瘤	Ⅲ	IDH1/2 突变（>85%），1p/19q 缺失（>70%）	
弥漫性星形胶质细胞瘤	Ⅱ	IDH1/2 突变（>85%），TP53 突变（约65%）	10q 缺失
间变性星形胶质细胞瘤	Ⅲ	IDH1/2 突变（>85%），TP53 突变（约65%）	
继发性胶质母细胞瘤	Ⅳ	IDH1/2 突变（>85%），TP53 突变（约65%），10q 缺失（>60%）	
原发性胶质母细胞瘤	Ⅳ	10q 缺失（>60%），EGFR 放大（约 40%），PTEN 突变（约 25%）	IDH1/2 突变

星形和少突弥漫性胶质瘤发展过程中的分子通路

IDH1/2 基因突变的发现是一个突破,因为它显著地改变了我们对胶质瘤发展过程中分子通路的认识。现在可以分别通过 IDH1/2 突变的存在与否来可靠地鉴别原发性和继发性胶质母细胞瘤[72]。以 IDH1 突变作为继发性而非原发性胶质母细胞瘤的分子标志物,在人群水平上对应进行了 385 例/407 例(95%)胶质母细胞瘤患者的临床诊断[72]。IDH1/2 突变是弥漫性星形细胞瘤和少突胶质细胞瘤共有的非常早期和频发的基因改变[11,14-16],这表明它们可能来源于共同的前体细胞。而 1p/19q 缺失合并 IDH1 突变可能会使细胞表型向少突胶质细胞表型转变。在胶质母细胞瘤中,只有继发性胶质母细胞瘤与少突胶质细胞瘤有共同的细胞来源,而原发性胶质母细胞瘤可能发源自缺乏 IDH1/2 突变的不同前体细胞。我们目前对星形和少突弥漫性胶质瘤分子通路的总结见图 5-3。

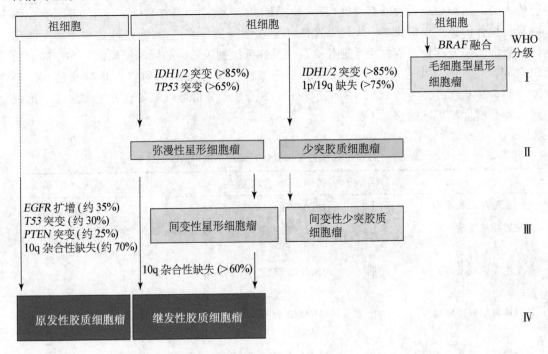

▶▶ 图 5-3　分子生物学对弥漫性低级别胶质瘤分类的促进作用

(江　涛　樊　星　王引言　杜汉强)

参考文献

[1]　Louis DN, Ohgaki H, Wiestler OD, et al. WHO classification of tumours of the central nervous system. Lyon: IARC, 2007.

[2]　Coons SW, Johnson PC, Scheithauer BW, et al. Improving diagnostic accuracy and interobserver

concordance in the classification and grading of primary gliomas. Cancer,1997,79:1381-1393.

[3] Kros JM, Gorlia T, Kouwenhoven MC, et al. Panel review of anaplastic oligodendroglioma from European Organization For Research and Treatment of Cancer Trial 26951: assessment of consensus in diagnosis,influence of 1p/19q loss, and correlations with outcome. J Neuropathol Exp Neurol,2007, 66:545-551.

[4] Fuller CE,Schmidt RE,Roth KA,et al. Clinical utility of fluorescence in situ hybridization (FISH) in morphologically ambiguous gliomas with hybrid oligodendroglial/astrocytic features. J Neuropathol Exp Neurol,2003,62:1118-1128.

[5] Kim YH,Nobusawa S,Mittelbronn M,et al. Molecular classification of low-grade diffuse gliomas. Am J Pathol,2010,177: 2708-2714.

[6] Ohgaki H,Kleihues P. Genetic pathways to primary and secondary glioblastoma. Am J Pathol,2007, 170: 1445-1153.

[7] Ohgaki H,Kleihues P. Population-based studies on incidence,survival rates,and genetic alterations in astrocytic and oligodendroglial gliomas. J Neuropathol Exp Neurol,2005,64:479-489.

[8] Ohgaki H,Dessen P,Jourde B,et al. Genetic pathways to glioblastoma: a population-based study. Cancer Res,2004,64:6892-6899.

[9] Fujisawa H,Reis RM,Nakamura M,et al. Loss of heterozygosity on chromosome 10 is more extensive in primary (de novo) than in secondary glioblastomas. Lab Invest,2000,80:65-72.

[10] Nakamura M,Ishida E,Shimada K,et al. Frequent LOH on 22q12. 3 and TIMP-3 inactivation occur in the progression to secondary glioblastomas. Lab Invest,2005,85:165-175.

[11] Ohgaki H,Kleihues P. Genetic profile of astrocytic and oligodendroglial gliomas. Brain Tumor Pathol, 2011,28:177-183.

[12] Homma T,Fukushima T,Vaccarella S,et al. Correlation among pathology,genotype, and patient outcomes in glioblastoma. J Neuropathol Exp Neurol,2006,65:846-854.

[13] Parsons DW, Jones S, Zhang X, et al. An integrated genomic analysis of human glioblastoma multiforme. Science,2008,321: 1807-1812.

[14] Yan H,Parsons DW,Jin G,et al. IDH1 and IDH2 mutations in gliomas. N Engl J Med,2009,360:765-773.

[15] Watanabe T,Nobusawa S,Kleihues P,et al. IDH1 mutations are early events in the development of astrocytomas and oligodendrogliomas. Am J Pathol,2009,174:1149-1153.

[16] Balss J,Meyer J,Mueller W,et al. Analysis of the IDH1 codon 132 mutation in brain tumors. Acta Neuropathol,2008,116: 597-602.

[17] Bleeker FE,Lamba S,Leenstra S,et al. IDH1 mutations at residue p. R132 (IDH1(R132)) occur frequently in high-grade gliomas but not in other solid tumors. Hum Mutat,2009,30:7-11.

[18] Amary MF,Bacsi K,Maggiani F,et al. IDH1 and IDH2 mutations are frequent events in central chondrosarcoma and central and periosteal chondromas but not in other mesenchymal tumours. J Pathol,2011,224:334-343.

[19] Borger DR,Tanabe KK,Fan KC,et al. Frequent mutation of isocitrate dehydrogenase (IDH)1 and IDH2 in cholangiocarcinoma identified through broad-based tumor genotyping. Oncologist, 2011, 17 (1):72-79.

[20] Mardis ER,Ding L,Dooling DJ,et al. Recurring mutations found by sequencing an acute myeloid leukemia genome. N Engl J Med,2009,361:1058-1066.

[21] Dang L,Jin S,Su SM. IDH mutations in glioma and acute myeloid leukemia. Trends Mol Med,2010, 16:387-397.

[22] Patel KP,Ravandi F,Ma D,et al. Acute myeloid leukemia with IDH1 or IDH2 mutation: frequency and clinicopathologic features. Am J Clin Pathol,2011,135:35-45.

[23] Paschka P,Schlenk RF,Gaidzik VI,et al. IDH1 and IDH2 mutations are frequent genetic alterations in acute myeloid leukemia and confer adverse prognosis in cytogenetically normal acute myeloid leukemia with NPM1 mutation without FLT3 internal tandem duplication. J Clin Oncol,2010,28:3636-3643.

[24] Abbas S,Lugthart S,Kavelaars FG,et al. Acquired mutations in the genes encoding IDH1 and IDH2 both are recurrent aberrations in acute myeloid leukemia: prevalence and prognostic value. Blood, 2010,116: 2122-2126.

[25] Pardanani A,Lasho TL,Finke CM,et al. IDH1 and IDH2 mutation analysis in chronic-and blast-phase myeloproliferative neoplasms. Leukemia,2010,24:1146-1151.

[26] Cairns RA,Iqbal J,Lemonnier F,et al. IDH2 mutations are frequent in angioimmunoblastic T-cell lymphoma. Blood,2012,119(8):1901-1903.

[27] Shibata T,Kokubu A,Miyamoto M,et al. Mutant IDH1 confers an in vivo growth in a melanoma cell line with BRAF mutation. Am J Pathol,2011,178:1395-1402.

[28] Murugan AK, Bojdani E, Xing M. Identification and functional characterization of isocitrate dehydrogenase 1 (IDH1) mutations in thyroid cancer. Biochem Biophys Res Commun,2010,393:555-559.

[29] Okamoto Y,Di Patre PL,Burkhard C,et al. Population-based study on incidence,survival rates,and genetic alterations of low-grade astrocytomas and oligodendrogliomas. Acta Neuropathol,2004,108:49-56.

[30] Watanabe T, Nakamura M, Kros JM, et al. Phenotype versus genotype correlation in oligodendrogliomas and low-grade diffuse astrocytomas. Acta Neuropathol,2002,103:267-275.

[31] Reifenberger G, Louis DN. Oligodendroglioma: toward molecular definitions in diagnostic neurooncology. J Neuropathol Exp Neurol,2003,62: 111-126.

[32] Devlin TM. Textbook of biochemistry with clinical correlations. Hoboken: Wiley-Liss,2006.

[33] Geisbrecht BV,Gould SJ. The human PICD gene encodes a cytoplasmic and peroxisomal NADP(+)-dependent isocitrate dehydrogenase. J Biol Chem,1999,274:30527-30533.

[34] Kloosterhof NK,Bralten LB,Dubbink HJ,et al. Isocitrate dehydrogenase-1 mutations: a fundamentally new understanding of diffuse glioma? Lancet Oncol,2011,12:83-91.

[35] Figueroa ME, bdel-Wahab O, Lu C, et al. Leukemic IDH1 and IDH2 mutations result in a hypermethylation phenotype,disrupt TET2 function,and impair hematopoietic differentiation. Cancer Cell,2010,18:553-567.

[36] Rocquain J,Carbuccia N,Trouplin V,et al. Combined mutations of ASXL1,CBL,FLT3,IDH1,IDH2, JAK2,KRAS,NPM1,NRAS,RUNX1,TET2 and WT1 genes in myelodysplastic syndromes and acute myeloid leukemias. BMC Cancer,2010,10:401.

[37] Zhao S, Lin Y, Xu W, et al. Glioma-derived mutations in IDH1 dominantly inhibit IDH1 catalytic activity and induce HIF-1alpha. Science,2009,324:261-265.

[38] Ward PS, Patel J, Wise DR, et al. The common feature of leukemia-associated IDH1 and IDH2 mutations is a neomorphic enzyme activity converting alpha-ketoglutarate to 2-hydroxyglutarate. Cancer Cell,2010,17:225-234.

[39] Williams SC,Karajannis MA,Chiriboga L,et al. R132H-mutation of isocitrate dehydrogenase-1 is not sufficient for HIF-1alpha upregulation in adult glioma. Acta Neuropathol,2011,121:279-281.

[40] Dang L,White DW,Gross S,et al. Cancer-associated IDH1 mutations produce 2-hydroxyglutarate. Nature,2009,462:739-744.

[41] Jin G, Reitman ZJ, Spasojevic I, et al. 2-hydroxyglutarate production, but not dominant negative function, is conferred by glioma-derived NADP-dependent isocitrate dehydrogenase mutations. PLoS One, 2011, 6: e16812.

[42] Aghili M, Zahedi F, Rafiee E. Hydroxyglutaric aciduria and malignant brain tumor: a case report and literature review. J Neurooncol, 2009, 91: 233-236.

[43] Kranendijk M, Struys EA, van Schaftingen E, et al. IDH2 mutations in patients with D-2-hydroxyglutaric aciduria. Science, 2010, 330: 336.

[44] Noushmehr H, Weisenberger DJ, Diefes K, et al. Identification of a CpG island methylator phenotype that defines a distinct subgroup of glioma. Cancer Cell, 2010, 17: 510-522.

[45] Christensen BC, Smith AA, Zheng S, et al. DNA methylation, isocitrate dehydrogenase mutation, and survival in glioma. J Natl Cancer Inst, 2011, 103: 143-153.

[46] Kim YH, Pierscianek D, Mittelbronn M, et al. TET2 promoter methylation in low-grade diffuse gliomas lacking IDH1/2 mutations. J Clin Pathol, 2011, 64: 850-852.

[47] Xu W, Yang H, Liu Y, et al. Oncometabolite 2-hydroxyglutarate is a competitive inhibitor of alpha-ketoglutarate-dependent dioxygenases. Cancer Cell, 2011, 19: 17-30.

[48] Bogler O, Huang HJ, Kleihues P, et al. The p53 gene and its role in human brain tumors. Glia, 1995, 15: 308-327.

[49] Sherr CJ, Roberts JM. CDK inhibitors: positive and negative regulators of G_1-phase progression. Genes Dev, 1999, 13: 1501-1512.

[50] Stott FJ, Bates S, James MC, et al. The alternative product from the human CDKN2A locus, p14[ARF], participates in a regulatory feedback loop with p53 and MDM2. EMBO J, 1998, 17: 5001-5014.

[51] Barak Y, Gottlieb E, Juven Gershon T, et al. Regulation of mdm2 expression by p53: alternative promoters produce transcripts with nonidentical translation potential. Genes Dev, 1994, 8: 1739-1749.

[52] Zauberman A, Flusberg D, Haupt Y, et al. A functional p53-responsive intronic promoter is contained within the human mdm2 gene. Nucleic Acids Res, 1995, 23: 2584-2592.

[53] Momand J, Zambetti GP, Olson DC, et al. The mdm-2 oncogene product forms a complex with the p53 protein and inhibits p53-mediated transactivation. Cell, 1992, 69: 1237-1245.

[54] Oliner JD, Kinzler KW, Meltzer PS, et al. Amplification of a gene encoding a p53-associated protein in human sarcomas. Nature, 1992, 358: 80-83.

[55] Pomerantz J, Schreiber-Agus N, Liegeois NJ, et al. The Ink4a tumor suppressor gene product, p19[Arf], interacts with MDM2 and neutralizes MDM2's inhibition of p53. Cell, 1998, 92: 713-723.

[56] Nakamura M, Watanabe T, Klangby U, et al. P14[Arf] deletion and methylation in genetic pathways to glioblastomas. Brain Pathol, 2001, 11: 159-168.

[57] Watanabe T, Katayama Y, Yoshino A, et al. Deregulation of the TP53/p14ARF tumor suppressor pathway in low-grade diffuse astrocytomas and its influence on clinical course. Clin Cancer Res, 2003, 9: 4884-4890.

[58] Watanabe T, Yokoo H, Yokoo M, et al. Concurrent inactivation of RB1 and TP53 pathways in anaplastic oligodendrogliomas. J Neuropathol Exp Neurol, 2001, 60: 1181-1189.

[59] Ransom DT, Ritland SR, Kimmel DW, et al. Cytogenetic and loss of heterozygosity studies in ependymomas, pilocytic astrocytomas, and oligodendrogliomas. Genes Chromosomes Cancer, 1992, 5: 348-356.

[60] Bello MJ, Vaquero J, de Campos JM, et al. Molecular analysis of chromosome 1 abnormalities in human gliomas reveals frequent loss of 1p in oligodendroglial tumors. Int J Cancer, 1994, 57: 172-175.

[61] Felsberg J, Erkwoh A, Sabel MC, et al. Oligodendroglial tumors: refinement of candidate regions on

chromosome arm 1p and correlation of 1p/19q status with survival. Brain Pathol,2004,14:121-130.

[62] Smith JS,Tachibana I,Lee HK,et al. Mapping of the chromosome 19q-arm glioma tumor suppressor gene using fluorescence in situ hybridization and novel microsatellite markers. Genes Chromosomes Cancer,2000,29:16-25.

[63] Jenkins RB,Blair H,Ballman KV,et al. A t(1;19)(q10;p10) mediates the combined deletions of 1p and 19q and predicts a better prognosis of patients with oligodendroglioma. Cancer Res,2006,66:9852-9861.

[64] Griffin CA, Burger P, Morsberger L, et al. Identification of der (1;19)(q10;p10) in five oligodendrogliomas suggests mechanism of concurrent 1p and 19q loss. J Neuropathol Exp Neurol, 2006,65:988-994.

[65] Smith JS, Perry A, Borell TJ, et al. Alterations of chromosome arms 1p and 19q as predictors of survival in oligodendrogliomas, astrocytomas, and mixed oligoastrocytomas. J Clin Oncol, 2000, 18:636-645.

[66] Cairncross G,Berkey B,Shaw E,et al. Phase Ⅲ trial of chemotherapy plus radiotherapy compared with radiotherapy alone for pure and mixed anaplastic oligodendroglioma: Intergroup Radiation Therapy Oncology Group Trial 9402. J Clin Oncol,2006,24:2707-2714.

[67] Ino Y, Zlatescu MC, Sasaki H, et al. Long survival and therapeutic responses in patients with histologically disparate high-grade gliomas demonstrating chromosome 1p loss. J Neurosurg,2000,92:983-990.

[68] Law ME,Templeton KL,Kitange G,et al. Molecular cytogenetic analysis of chromosomes 1 and 19 in glioma cell lines. Cancer Genet Cytogenet,2005,160:1-14.

[69] Bettegowda C, Agrawal N, Jiao Y, et al. Mutations in CIC and FUBP1 contribute to human oligodendroglioma. Science,2011,333:1453-1455.

[70] Yip S,Butterfield YS,Morozova O,et al. Concurrent CIC mutations,IDH mutations,and 1p/19q loss distinguish oligodendrogliomas from other cancers. J Pathol,2012,226:7-16.

[71] Bralten LB,Nouwens S,Kockx C,et al. Absence of common somatic alterations in genes on 1p and 19q in oligodendrogliomas. PLoS One,2011,6:e22000.

[72] Nobusawa S,Watanabe T,Kleihues P,et al. IDH1 mutations as molecular signature and predictive factor of secondary glioblastomas. Clin Cancer Res,2009,15:6002-6007.

[73] Dubbink HJ,Taal W,van Marion R,et al. IDH1 mutations in low-grade astrocytomas predict survival but not response to temozolomide. Neurology,2009,73:1792-1795.

[74] Sanson M, Marie Y, Paris S, et al. Isocitrate dehydrogenase 1 codon 132 mutation is an important prognostic biomarker in gliomas. J Clin Oncol,2009,27:4150-4154.

[75] Houillier C,Wang X,Kaloshi G,et al. IDH1 or IDH2 mutations predict longer survival and response to temozolomide in low-grade gliomas. Neurology,2010,75: 1560-1566.

[76] Peraud A, Kreth FW, Wiestler OD, et al. Prognostic impact of TP53 mutations and P53 protein overexpression in supratentorial WHO grade Ⅱ astrocytomas and oligoastrocytomas. Clin Cancer Res, 2002,8:1117-1124.

[77] Ishii N,Tada M,Hamou MF,et al. Cells with TP53 mutations in low grade astrocytic tumors evolve clonally to malignancy and are an unfavorable prognostic factor. Oncogene,1999,18:5870-5878.

[78] Kaloshi G,Ouaich-Amiel A,Diakite F,et al. Temozolomide for low-grade gliomas: predictive impact of 1p/19q loss on response and outcome. Neurology,2007,68:1831-1836.

[79] Kesari S,Schiff D,Drappatz J,et al. Phase Ⅱ study of protracted daily temozolomide for low-grade gliomas in adults. Clin Cancer Res,2009,15:330-337.

［80］ Cairncross JG,Ueki K,Zlatescu MC,et al. Specific genetic predictors of chemotherapeutic response and survival in patients with anaplastic oligodendrogliomas. J Natl Cancer Inst,1998,90:1473-1479.

［81］ Bauman GS,Ino Y,Ueki K,et al. Allelic loss of chromosome 1p and radiotherapy plus chemotherapy in patients with oligodendrogliomas. Int J Radiat Oncol Biol Phys,2000,48:825-830.

［82］ Maintz D,Fiedler K,Koopmann J,et al. Molecular genetic evidence for subtypes of oligoastrocytomas. J Neuropathol Exp Neurol,1997,56:1098-1104.

［83］ Mueller W,Hartmann C,Hoffmann A,et al. Genetic signature of oligoastrocytomas correlates with tumor location and denotes distinct molecular subsets. Am J Pathol,2002,161:313-319.

［84］ Kim YH,Lachuer J,Mittelbronn M,et al. Alterations in the RB1 pathway in low-grade diffuse gliomas lacking common genetic alterations. Brain Pathol,2011,21:645-651.

［85］ Cancer Genome Atlas Research Network. Comprehensive genomic characterization defines human glioblastoma genes and core pathways. Nature,2008,455:1061-1068.

［86］ Capper D,Zentgraf H,Balss J,et al. Monoclonal antibody specific for IDH1 R132H mutation. Acta Neuropathol,2009,118: 599-601.

［87］ Korshunov A,Meyer J,Capper D,et al. Combined molecular analysis of BRAF and IDH1 distinguishes pilocytic astrocytoma from diffuse astrocytoma. Acta Neuropathol,2009,118:401-405.

［88］ Bar EE,Lin A,Tihan T,et al. Frequent gains at chromosome 7q34 involving BRAF in pilocytic astrocytoma. J Neuropathol Exp Neurol,2008,67:878-887.

第二部分
弥漫性低级别胶质瘤的
基础与实验研究

| 第六章 |

II 级胶质瘤的细胞起源

Pierre-Olivier Guichet,Jean-Philippe Hugnot

摘　要:弥漫性低级别胶质瘤包括一大类具有不同显型、遗传学变异和临床特征的异质性肿瘤群体。过去 10 年里所取得的重要进展有利于阐明这些肿瘤的细胞起源。对于来源于神经谱系的细胞新的标志物的鉴定及对残留在成人脑组织中的干细胞和组细胞群特征的详细描述,促进了原先鉴定肿瘤起源于哪种类型细胞的研究方法的进展。本章节中,我们将对这一活跃研究领域目前所了解到的知识进行概括。

关键词:少突胶质细胞瘤;神经干细胞;少突胶质祖细胞;转基因小鼠;弥漫性低级别胶质瘤;神经胶质

引　言

在人脑组织中,胶质细胞同神经元一样数量巨大[1]。这一结果归因于神经系统的进化,进化过程中胶质细胞与神经元的数量比是增加的[2]。胶质细胞数量的选择性增多强调了脑细胞中胶质成分在完成复杂和快速任务中的重要性。比如,少突胶质细胞和神经膜细胞(施万细胞)包绕轴突形成绝缘的髓鞘,而髓鞘的形成极大地提高了神经信号的传导速率。其实远不止这么简单。

P. -O. Guichet
INSERM U1051, Université Montpellier 2, Institute for Neurosciences of Montpellier, Hôpital Saint Eloi, 80 avenue Augustin Fliche, Montpellier, France

J. -P. Hugnot(⊠)
INSERM U1051, Université Montpellier 2, Institute for Neurosciences of Montpellier, Hôpital Saint Eloi, 80 avenue Augustin Fliche, Montpellier, France
Team "Brain Plasticity, Stem Cells and Glial Tumor", UM2-UM1-INSERM U1051, Institute of Neurosciences of Montpellier, Montpellier, France
e-mail:hugnot@univ-montp2. fr;jean-philippe. hugnot@univ-montp2. fr

H. Duffau (ed.), Diffuse Low-Grade Gliomas in Adults,
DOI 10. 1007/978-1-4471-2213-5_6, © Springer-Verlag London 2013

神经元之间的支撑黏聚物（组织学上被称作"神经毡"[3]）及胶质细胞所发挥的细胞功能的多样性在过去20多年中越来越多地被人们所认知[4]。胶质细胞在脑组织中发挥活性作用被更好地认知的一个典型例子就是突触。突触被认为是2个神经元和1个星形细胞间的三重细胞关联。巨胶质细胞通常被分成星形胶质细胞和少突胶质细胞，这些细胞根据其细胞形态而命名。然而，很显然这种一分为二法在描述脑组织（尤其是对于高级脊椎动物）中的细胞多样性是相当简化的。因此，本章节我们将对成人中枢神经系统中胶质细胞及其前驱细胞的多样性进行简单的综述。由于胶质细胞在行使正确的脑功能方面尤为重要，它们毫无疑问与大量中枢神经系统疾病的发病机制关系密切。比如，有研究显示，在家族性肌萎缩侧索硬化（amyotrophic lateral sclerosis，ALS）中，表达ALS相关的突变超氧化物歧化酶1（SOD1）的星形细胞释放选择性针对运动神经元的毒性因子[5]。对于脑肿瘤，胶质细胞的突变导致胶质瘤的形成，而胶质瘤也是中枢神经系统最常见的原发性脑肿瘤。胶质瘤根据肿瘤组织中的肿瘤细胞群分别与少突胶质细胞和星形胶质细胞形态学的相似性来划分，可分为少突胶质细胞瘤和星形细胞瘤[6]。目前有几种级别的胶质瘤，而本章重点讨论成人脑组织中的低级别胶质瘤（WHO分类中的Ⅱ级胶质瘤，Grade Ⅱ gliomas，G2G）。我们将描述不同的方法学来对判断细胞的起源提供线索，进一步概括它们的亚型特征。最后，我们将讨论不同动物研究分析弥漫性低级别胶质瘤中获得的资料。

一、成人脑组织中胶质细胞及其前驱细胞的多样性

目前关于成人脑组织中胶质细胞的知识绝大多数来源于对啮齿类动物神经组织的研究。在动植物演化史上，灵长类动物和啮齿类动物至少100 Ma（1Ma＝100万年）以前出现了分化差异。这种长期的分裂演变导致了独特的发育的分子和细胞机制的选择。灵长类动物利用这种机制形成一个大的额前叶显著扩大的多脑回皮质和广泛的皮质下白质区域。成年灵长类和啮齿类动物星形细胞的比较也显示这两个物种之间的主要区别。在啮齿类动物，星形细胞一般被分成纤维性星形细胞和原浆型星形细胞，它们分别存在于白质和灰质。这些星形细胞亚群本身由于它们的中间丝成分不同也有所不同。相反，在灵长类动物，尤其是人类，星形细胞根据形态学差异和不同的定位而分成6种不同的亚型[7]。第1层中的细胞包括长纤维的中间型星形细胞，而5～6层主要是双极的星形细胞。这两种星形细胞亚群是灵长类动物和人类所特有的。在健康的啮齿类动物，星形细胞增殖活性并不高[8]。灵长类动物的大脑皮质中不同类型的星形细胞在正常情况下是否同样增生不活跃，目前尚不清楚。相反，在成人脑组织，参与髓鞘形成的细胞却可以增生很活跃，这种类型的细胞在生长发育的各个阶段均可见到，表明它们起源于同一细胞系。一个典型的例子就是成人脑组织中的少突胶质细胞祖细胞、前少突胶质细胞和成熟的少突胶质细胞的认定[9]，可以通过NG2和O4等分子标记及髓鞘的组成成分（MAG、MOG和MBP）进行区分。少突胶质祖细胞是成人脑组织中主要的增生细胞群[10-11]。增生所发挥的作用尚不清楚，一个可能的解释是可能对与成人学习和记忆相关的髓鞘形成是必需的[12]。除了星形细胞和少突胶质细胞外，联络细胞（synantocytes）也包含另外一类丰富的神经胶质细胞群，这一细胞群的特征最近被详细描述[13]。联络细胞类似于星形胶质细胞，具有复杂的细胞形态，但不表达胶质纤维酸性蛋白（glial fibrillary acidic protein，GFAP）。事实上，联络细胞同少突胶质细胞拥有同样的细胞标记，如NG2，在特定的情况下它们可能具有产生新的少突胶质细胞的能力。有证据表

明,联络细胞可以与轴突形成直接的突触连接,同神经递质应答,并可以与星形胶质细胞相互作用。联络细胞被认为是神经胶质网络中一种重要的、特征不完全明确的细胞亚群。

在过去 20 多年,已经有证据表明成人脑组织中存在神经干细胞群(neural stem cells,NSCs)[14]。NSCs 是存在于大脑被称作微环境的特定区域内并具有多向分化潜能的细胞,可以在体内或体外产生胶质细胞和神经元。神经干细胞微环境为营养、保护和调控神经干细胞提供一个小巢和屏障。这些微环境是一个高度复杂、有序的结构,可以为干细胞特征(如自我更新、分化和休眠)的严格调控提供细胞和分子线索。通常,NSCs 优先表达常规发育通路,如 Notch、SHH、Wnt 和 BMP 上的基因[15]。这些通路精确调控干细胞的增生/休眠、分化/自我更新和迁徙/静止等特征。此外,微环境的物理结构促进了干细胞和特定细胞如血管内皮细胞之间的相互作用。人脑组织中存在的两个微环境已被阐明,即脑室下区(subventricular zone,SVZ)和海马。成人这两个区域可产生神经元,但其活性可随着年龄增长而逐渐减弱[16-17]。在多发性硬化等病理状态下,SVZ 也可被动员产生少突胶质祖细胞[18]。在微环境中,NSCs 被认为是静止的、低增生活性的细胞,这些细胞表达 GFAP 的剪接变异体,称为 GFAPdelta[19]。在啮齿类动物,NSCs 表达标记物 CD133,而人 NSCs CD133 阴性[20]。啮齿类动物的脑室下区主要产生迁徙至嗅球的神经母细胞,而猕猴的脑室下区也可为相邻皮质提供新的神经元[21]。虽然人脑 SVZ 相关的皮质神经形成机制需要基于其他灵长类动物的更多研究证实,但这些发现却为更好地了解人脑功能及其适应性开辟了新的研究手段。与啮齿类动物相反,灵长类动物的脑室下区和海马是拥有多潜能细胞的数个区域中的其中 2 个。已有研究报道,多潜能前体细胞可以直接在体外从人脑皮质中分离[22-23]。A2B5+ 的多潜能祖细胞也已经在人脑皮质下白质被鉴定出来[24]。这些细胞可以在培养基中产生称作神经球的非黏附球体,可以在体外,也可以移植到啮齿类动物的脑内产生神经元和胶质细胞。

概括而言,这些资料明确表明成人大脑同其他器官一样,包括一大群分散的和小范围的神经前体细胞,其功能目前大部分未知。正如《科学》(Science)杂志的前编辑 Floyd Bloom 所陈述的:大脑的受益在于存在瑕疵。因此,新的标记物和影像学技术可能将会很快阐明人脑中被显著低估的细胞的复杂性。在啮齿类动物,或更可能在灵长类动物,这些细胞群的增生可能与身体运动和心理活动关系密切。因此,有学者推测正在经历有丝分裂的脑细胞更易发生突变,因而引发肿瘤。

二、Ⅱ级胶质瘤

Ⅱ级胶质瘤(Grade Ⅱ glioma,G2Gs)在美国的发病率大约为每年 4000 人,平均发病年龄为 35 岁。存在几种类型的Ⅱ级胶质瘤,但最主要的类型是少突胶质细胞瘤、星形细胞瘤和混合少突星形细胞瘤,它们可通过组织学进行区分。这些肿瘤在 5～10 年可进展为高级别胶质瘤。一旦进展,将迅速导致死亡。然而,Ⅱ级胶质瘤在临床上是具有异质性的肿瘤,具有不可预测的生物学行为。比如有 10%～20% 的患者肿瘤生长并迅速发展到间变的概率比其他人大得多。遗传学方面,这些肿瘤大部分具有 IDH1 基因的突变,这一突变通常与其他的染色体畸变比如少突胶质细胞瘤的 1p19q 缺失或星形细胞瘤的 p53 突变之间有关联。少突胶质细胞瘤的 CUC1 和 FUBP1 基因的频繁变异最近也已经被报道[25]。Ⅱ级胶质瘤在脑组织中的定位也具有异质性,位于岛叶的肿瘤(约占Ⅱ级胶质瘤的 1/3)较少具有 1p19q 缺失[26]。Ⅱ级胶质瘤的经典治疗就是在保证患者生活质量的同时,尽可能长时间地延缓患者的恶性进展。Ⅱ级胶质瘤的一个常见的重要特征是可发生脑组织的代偿性重组。比如,肿瘤生长在Broca区(重要的语言功能区)的患者并不会产生语言障碍。因为语言控制中心会被转移到另外一个或与Broca区相邻或者更遥远的区域[27]。大脑这种特征性的可塑性通常被应用于唤醒手术以确定肿瘤的切除范围。Ⅱ级胶质瘤的另外一个重要特征是可沿白质纤维和相关的血管浸润至整个大脑(约每年4 mm)[28]。患者肿瘤首次切除后数年内复发可能归咎于其播散能力。目前Ⅱ级胶质瘤没有可治愈的治疗措施。这些肿瘤特异靶向的新的标志物的数量也很有限。

鉴定Ⅱ级胶质瘤细胞起源的方法

Ⅱ级胶质瘤的细胞起源仍然不清楚,因此仍需要澄清。然而,Ⅱ级胶质瘤细胞起源细胞群的鉴定是一个充满陷阱的难题。已经试用了几种不同的方法努力寻找答案。一个浅显的方法是基于肿瘤细胞应该与它们所起源的细胞最具有相似性的假设,来比较肿瘤细胞和正常组织中非肿瘤细胞的特征。通常分析几个有代表性的细胞特征,包括细胞形态、各种不同标志物(通常是蛋白质和碳水化合物)及特异基因的表达。过去10年来,由于高通量技术的进展,这种对比分析的方法也在一定程度上得以提高。这也使获得完整的碳水化合物、蛋白质或转录表达的肿瘤分子图谱成为可能,分别被称为氨基酸组学、蛋白组学和转录组学。这些对比分析方法提供了很多有价值的信息。然而,对比并不能找出原因,这些方法对界定细胞的起源存在内在限制性。第一,突变可以从根本上修改肿瘤起始细胞的表型,比如,致突变事件可导致肿瘤细胞中不成熟特征和标志物的再表达,这可以对它们的起源产生迷惑。第二,分子和组织学资料一般在肿瘤起始细胞发生最初的致突变事件几年后才通过回顾性分析获得,在这么长的时间内,肿瘤的特征可能会发生进化,尤其可以获得一些新的突变。第三,我们需要考虑到这样的可能性,即迁徙到正常生存环境以外或位于诸如炎症等病理状态下的肿瘤起始细胞可能获得与最初的表型仅有少量相似性的新的表型。以培养基中的肿瘤细胞表型为基础的研究在进一步探讨Ⅱ级胶质瘤的细胞起源上甚至会面临更多的障碍和难题。在体外实验中,细胞一般培养在含有高比例氧和高浓度生长因子的培养基中,可能会诱发表型的改变。第四,还有一种情况是可能的,即发生在罕见起始细胞的突变会通过后代以一种不同的表型繁衍给后代,随后成为肿瘤细胞群的主体。子代细胞自肿瘤起始细胞的迁徙将会使起始细胞群的鉴定更加复杂化。最后,肿瘤通常由几种不同的细胞群组成。许多人认为肿瘤细胞异质性的原因在于起源于肿瘤干细胞库。同正常干细胞一样,这些细胞具有在给定组织中产生不同类型细胞的能力,因此产生了肿瘤中的细胞多样性。另外一个理论推测肿瘤的细胞多样性可能来自于细胞的体系分化-去分化事件。不管肿瘤细胞多样性的原因到底是什么,这种异质性使对比分析难以解释,尤其是对于高度异质性的肿瘤(如胶质母细胞瘤)的研究更是如此。Fomchenko最近又描绘出一幅在定义Ⅱ级胶质瘤细胞起源上更为复杂的场景[29]。胶质瘤被认为是来源于单一突变细胞的克隆性扩增,可在后代的繁衍中获得新的突变。Fomchenko用一个实验小鼠模型显示,最初并不是来源于胶质瘤的细胞,在肿瘤侵袭过程中会被招募到胶质瘤微环境中,一旦进入微环境,这些细胞便可获得经典的肿瘤细胞特征,包括移植到其他小鼠中可形成肿瘤。

定义胶质瘤起始细胞群的一个完全不同的方法是转基因小鼠研究。这种转基因小鼠方法通常在一个特定类型的细胞中转入包括诸如 K-Ras 癌蛋白或血小板源性生长因子（platelet derived growth factor，PDGF）等生长因子的过表达。一般通过细胞特异的启动子（例如针对星形胶质细胞的 GFAP）向一个选择的细胞群靶向一个给定癌基因的表达而获得。类似这样精心设计的研究允许一个给定类型细胞的充分暴露，从而产生脑肿瘤的特定亚型。虽然转基因小鼠研究已经提供了很多非常有意义的研究资料，但这种方法还是有诸多限制。实验中所用启动子的特异性很关键。以前的研究已经显示之前被认为细胞特异性的启动子实际上在其他类型细胞中也是有活性的。比如，GFAP 可表达在星形胶质细胞，但也可以在脑室下区的神经干细胞群表达[30]。正如上面提到的，这种方法的另外一个局限性就是小鼠大脑细胞的多样性相对于灵长类动物来说是有限的。我们必须考虑到在小鼠一个细胞群特异表达的基因可以完全在人脑中另外一种完全不同类型的细胞中表达。比如，Dcx 特异表达在成年鼠大脑中的新生神经元，但在人脑中，Dcx 表达在新生神经元和星形细胞的亚群中[31-32]。2011 年，一项复杂而周密的转基因小鼠实验设计用双标记嵌合分析方法判断Ⅱ级胶质瘤的细胞起源。双标记嵌合分析方法可以准确鉴定出肿瘤侵袭的癌变前期显示畸变生长模式的细胞亚型[33]。

少突胶质细胞瘤的表型

表面意义上，名词少突胶质细胞瘤应是由起源于少突胶质细胞转化的肿瘤细胞组成的一类肿瘤。但是，目前获得的数据不支持这一观点。在超微结构层面，一部分少突胶质细胞瘤可以表现为细胞膜的层状排列（即所谓的细胞膜叠片结构、旋涡状或卷轴结构）。这就可以解释这些细胞中仍存在有活性的髓鞘形成过程[34-38]。少突胶质细胞瘤细胞质和细胞质微管中可出现大量的线粒体和多角形结晶体结构[39]。在组织学层面上，低级别的少突胶质细胞瘤表现为特征性的"煎蛋样"细胞形态，胞质丰富透亮，核圆形、卵圆形，居中。瘤细胞紧密排列，呈巢状的蜂窝状结构，并被分支状的毛细血管分隔，形成"铁丝网围栏样"模式，肿瘤细胞中钙化常见。

尽管关于肿瘤各种不同的少突胶质细胞标志物表达的文献很多，但关于少突胶质细胞瘤家族的表型仍缺乏明确的定义。这些研究基本上都是建立在免疫组织化学基础上，而免疫组织化学本身会受不同实验室之间所用的固定剂类型或所用抗体的质量影响而有所改变。抗体的变异可以解释为什么不同实验室所获得的实验结果有时会互相矛盾。本章节，我们将概述近年来关于低级别少突胶质细胞瘤的表型特点，主要是用于描述少突胶质细胞家族中不同阶段细胞主要表达的各种分子标记。简单来说，少突胶质细胞家族以少突胶质祖细胞开始，祖细胞可表达 NG2、A2B5 和 PDGFR-α 等分子标记[9]。当祖细胞进入前少突胶质细胞时期，这些分子标记的表达会下调，而以高表达 O4 和 Nogo-A 为特征。最后，成熟的少突胶质细胞表达 MAG、MOG 和 MBP 等髓鞘蛋白和半乳糖脑苷（galactocerebroside，GalC）。而少突胶质细胞瘤似乎并不表达 MAG 蛋白，表明这些肿瘤细胞可能不具备形成髓鞘的能力[40-41]。MBP 仅在一小部分的少突胶质细胞瘤中表达，且仅表达在少量瘤细胞中[41-47]。而且，不同研究间的结果存在分歧。相对成熟的少突胶质细胞的其他标志物，如 GalC/O1、PLP 和 CNPase 在不同肿瘤间表达差异很大，表明少突胶质细胞瘤可能存在分化程度的变异性[45-48]。Nogo-A 在大多数少突胶质细胞瘤中呈强阳性表达[49-51]。特别有趣的是，Nogo-A 也在少突胶质细胞前驱细胞中表达，这种表达表明少突胶质细胞瘤中可能确实存在前少突胶质细胞。大部分少突胶质细胞瘤也表达几种细胞膜标志物（如 A2B5、PDGFR-α 和 NG2）和少突前体细胞的转录因子（Ascll、Olig2 和 Nkx2.2）[48,52-59]。它们也可表达 Sox10，一种被认为表达在更成熟少突胶质细胞的转录因子[60-61]。总的来说，很明显少突胶质细胞瘤中包括少突胶质细胞家族中的不成熟细胞，它是存在细胞分化过程中被阻止的独立自我更新的细胞类型，还是存在具有产生不同分化阶段肿瘤细胞能力的假少突胶质细胞家族，目前仍不清楚。后一观点在最近 Persson 的研究结果中得以证实[56]。他的研究结果显示人少突胶质细胞瘤中存在不同的 NG2+ 和 NG2- 的细胞。基于这个研究结果，是否不同肿瘤间少突胶质祖细胞与分化更成熟的少突胶质细胞的比例不同，对于这一点的鉴定似乎很有意义。因此，基于肿瘤组织中少突胶质祖细胞、前少突胶质细胞和少突胶质细胞哪种细胞成分为主，而将少突胶质细胞瘤分成几种亚型，分别被称为少突胶质祖细胞瘤、前少突胶质细胞瘤和少突胶质细胞瘤。

除了预期的少突胶质细胞家族标志外，一些研究显示了预料之外的被普遍认为神经元家族特异的标志物的表达[62]。这些标志物包括 Dcx[63]、突触素（synaptophysin，Syn）、嗜铬素（chromogranin）[64-65]、神经中间丝（neurofilament）[65-66]、β-Ⅲ微管蛋白[67]、α-互联蛋白[68]和突触蛋白[64]。少突胶质细胞瘤的大规模谱系分析也表明伴有 1p19q 杂合性缺失的肿瘤过表达神经发生相关的基因[69,70]，这些肿瘤与高级别胶质瘤的原神经亚型相关，通常表达不成熟神经元的标志物。研究表明，少突胶质细胞瘤细胞也可以表达神经递质的功能受体，比如 GABA 和谷氨酸[71-72]。值得注意的是，被认为是标记成熟神经元特异性的神经元核抗原 NeuN（现在被认为是 Fox-3 蛋白[73]）在少突胶质细胞瘤中不表达[74-76]。神经元特征性的蛋白检测与以下这些研究相关，这些研究提供少突胶质细胞瘤细胞中包括活动潜能的电活动的证据[77-78]。电镜鉴定出的少突胶质细胞瘤细胞的神经毡结构、神经分泌颗粒和突触结构证实了至少一少部分的肿瘤细胞显示神经元细胞典型的特征[64,77]。然而，需要强调的是，以前认为神经元特异的标志物和特征现在也已经在其他类型的细胞中被描述。而且，正常的少突胶质祖细胞可与神经元形成突触并表达神经递质的受体[79,80-82]。少突胶质细胞瘤细胞中发现的神经元标志物到底是否为少突胶质祖细胞的正常特征，这一点目前尚不清楚。而事实上，少突胶质祖细胞在发育过程中可产生神经元和少突胶质细胞[83]。另外，类似 1p/19q 杂合性缺失的基因改变可以解除少突胶质细胞中正常情况下沉默的神经基因网络的阻遏，从而导致了神经元标志物的表达。

除了神经元标志物外，有些实验室报道少突胶质细胞瘤细胞表达星形细胞标志物 GFAP[42,84-88]。Tanaka 等观察到细胞可同时表达 MBP 和 GFAP[43]，而这些细胞更多出现在高级别少突胶质细胞瘤中，被称为胶质纤维样少突胶质细胞[85]。它们的存在提示可能存在一种称为胶质纤维样少突胶质细胞瘤的少突胶质细胞瘤亚群[88]，同时具有少突胶质细胞和星形细胞的特征，被认为是这两种类型细胞的中间形态[84,87-89]。同以前针对神经元标志物的讨论相似，有几种假设可解释这些细胞的存在。首先，在正常的发育过程中，一些髓鞘形成的胶质 GFAP 染色阳性[87,90]，而且，人 GFAP 启动子在少突胶质祖细胞中是活跃的[91]。总的来说，这些研究结果表明这些胶质纤维样少突胶质细胞可能代表在整个分化过程中至少表达祖细胞一个特征的一类肿瘤细胞亚群。第二个貌似可能的解释是，胶质纤维样少突胶质细胞瘤由分化过程中向着星形细胞家族分化的少突胶质祖细胞组成。事实上，已经有研究显示,培养在血清补充培养基中的少突胶质细胞瘤细胞失去了少突胶质细胞的特征,却获得了星形细胞标志物[92]。基于这些证据,少突胶质细胞瘤细胞可能是类似于O2A 细胞的双向潜能细胞。依据培养基的情况,可分化成 GFAP 阳性细胞或少突胶质细胞[93]。这些假设推测少突胶质细胞瘤细胞向星形细胞的分化可能是由于一类存在于一部分肿瘤细胞中的星形细胞分化因子。最后,因为少突胶质细胞瘤的突变类型明确影响其表型[94],也可以推测胶质纤维样少突胶质细胞瘤来源于一个特有的突变,导致少突胶质细胞向星形细胞分化的通路异常激活。

概括而言,这些资料表明存在不同表型的低级别少突胶质细胞瘤。少突胶质细胞肿瘤的多样性归因于所获得的突变类型不同。突变类型明确影响低级别肿瘤的表型和预后。另外,对肿瘤可能起源的细胞(如少突胶质细胞、前少突胶质细胞和少突胶质祖细胞)的认识也对肿瘤的表型有强烈的影响。应该考虑到这样的可能性,即在脑组织中不同部位形成的Ⅱ级胶质瘤可能因为相互作用的微环境不同而表型不同。在基因学层面上,定位于岛叶的Ⅱ级胶质瘤似乎比起源于其他部位的胶质瘤更少拥有 1p/19q 基因的突变[26,95]。岛叶的细胞组成与其他皮质不同[96-97]。因此,岛叶的Ⅱ级胶质瘤可能会形成不同的特征。

低级别弥漫性星形细胞瘤和少突胶质细胞瘤的表型

星形细胞瘤和少突星形细胞瘤是通常需要与少突胶质细胞瘤区分的两种主要的Ⅱ级胶质瘤。星形细胞瘤和少突胶质细胞瘤分别通过它们与成熟星形细胞和少突胶质细胞的形态学相似性进行区分[61]。然而,观察者之间的差异也会对这些Ⅱ级胶质瘤的亚型诊断产生主观影响[98]。有些作者认为至少一部分的弥漫性星形细胞瘤和少突星形细胞瘤事实上是白质内 GFAP 增生过程中陷入的孤立的浸润性少突胶质细胞瘤细胞,这一点很重要[99]。如果没有认清这些细胞是浸润的少突胶质细胞瘤细胞,这些肿瘤细胞便被误认为是星形细胞。这种误诊可以解释为什么大量的少突胶质细胞瘤标志物 Olig2、A2B5 和 O4 也可以在星形细胞瘤检测到[58,98,100-102]。然而,少突星形细胞瘤和星形细胞瘤显示出与少突胶质细胞瘤不同的分子标志物和基因变异。对星形细胞瘤和混合少突星形细胞瘤来说,Trk A、Trk B、Trk C、G-CSF、Ezrin、VEGF 和谷氨酰胺合成酶,以及 p53、FABP7 和 Id4 的核强阳性更具有特异性[98,103-107]。而 Nogo-A,rPTPbeta/zata、OLIG2、ASCL1 和 NKX2-2 通常表达在少突胶质细胞瘤[57,108-109]。高通量技术也显示少突胶质细胞瘤和星形细胞瘤间的基因表达谱不同[110]。此外,相对于弥漫性星形细胞瘤,少突胶质细胞瘤的生存期更长[111]。在基因层面上,1p/19q 缺失是少突胶质细胞瘤的遗传学特征,而 7 号染色体的部分复制、TP53 基因突变更像是星形细胞瘤的特征[98,112]。基于这些表型分析的资料,似乎可以得出这样的结论,即星形细胞瘤的起始细胞类型和少突胶质细胞瘤是不同的。最简单的假设就是星形细胞和少突胶质细胞可能来源于 2 个不同的细胞系。然而,更复杂点的假设推测特定的突变导致少突胶质细胞家族细胞向星形细胞分化,进一步发展为星形细胞瘤。Dai 等通过一个精心构思的研究支持了这一观点[94]。这一研究表明少突胶质细胞瘤细胞中通过 PDGF 刺激诱导的 Akt 通路的高反应性在体内和体外均可导致细胞向星形细胞分化。这些资料提示,不同的活化通路会对肿瘤组织学产生重要影响。最后,特异的肿瘤微环境(炎症)或特殊的定位(白质或灰质)都会影响起源于同一类型细胞肿瘤(星形细胞瘤或少突胶质细胞瘤)的主要特征。比如,伴有 1p/19q 杂合性缺失的少突胶质细胞瘤更好发于白质,而星形细胞瘤通常接近脑室[56]。更重要的是,大部分混合少突星形细胞瘤中,少突胶质成分和星形细胞成分具有同样的基因型[112]。这些结果支持星形细胞瘤和少突胶质细胞瘤具有共同的细胞起源的理论。如果事实确实如此,哪一种细胞占主要优势将受到基因和环境因素的影响。

低级别少突胶质细胞瘤的分化障碍

Ⅱ级胶质瘤中少突胶质样细胞的存在提示这些细胞应该分化成少突胶质细胞。然而,事实并非如此。裸鼠的体内和体外研究已经证实,通过高表达它们各自的配体或受体而激活的 PDGFR 或 EGFR 通路阻止了其向更成熟的少突胶质细胞分化的过程[113-118]。分化障碍同时伴随脑组织内细胞的增殖和广泛的迁移。同样,通过子宫内暴露致癌基因乙基亚硝基脲(ENU)产生的实验性胶质瘤模型导致形成了 NG2+ 的低级别少突胶质细胞瘤。在体外,这些细胞可分化成 O4+ 的晚期少突胶质样细胞,但不会产生 MBP+ 的成熟少突胶质细胞[54]。人体外少突胶质细胞瘤的研究也提示这些细胞的分化能力是有限的[56,119]。已经有报道[120-121]人的 Ⅱ 级胶质瘤中存在 EGFR、FGFR 和它们的配体,这提示可能存在抑制分化过程的自分泌循环。有趣的是,少突胶质细胞瘤细胞存在有缺陷的不对称分裂,这可能也抑制了分化的过程。不对称分裂是进化过程中一个保守的细胞机制,尤其是在发育过程中广泛用来产生细胞的多样性,在这一分裂过程中,分子的不均等分布产生 2 个形态学不同、命运不同的细胞。裸鼠和人的正常少突前体细胞可不对称分裂产生具有显著不同命运的 NG2+ 和 NG2- 细胞[113]。更重要的是,一种细胞 NG2 的遗传与 EGFR 的共分离、增加的自我更新和减少的分化相关。而缺乏 NG2 的细胞可分化成一个 O4+ 的细胞。相对于正常的少突胶质样细胞,在小鼠少突胶质细胞瘤模型和培养的人少突胶质细胞瘤细胞中,NG2+ 细胞的不对称分裂概率大大降低。因而,可导致未分化细胞增多和癌前病变。然而,Sugiarto 等发现参与不对称分裂的蛋白在人少突胶质细胞瘤中表达下调,表明胶质瘤中不对称分裂的反常[113]。

2012 年,人们开始认识到普通的 Ⅱ 级胶质瘤突变如何影响分化过程[122]。用脂肪细胞分化模型显示 IDH1 突变可抑制组氨酸的甲基化,而后者对于家族特异的祖细胞分化成终末分化细胞是必需的。少突胶质样细胞可能以同样的机制阻止它们向成熟少突胶质细胞的分化。

来自动物实验和细胞培养的 Ⅱ 级胶质瘤的细胞起源研究

关于 Ⅱ 级胶质瘤的细胞起源,表型分析仅能提供部分观点。而其他的见解则是通过转基因小鼠实验的动物实验性胶质瘤或更传统的化学方法诱导的胶质瘤获得。利用转基因小鼠已经证明至少有 2 种细胞可以产生少突胶质细胞瘤。Lindberg 等显示 CNPase+ 细胞(包括少突胶质样细胞和成熟少突胶质细胞)中过表达 PDGF-B 诱导产生像人低级别少突胶质细胞瘤的胶质瘤概率较大[123]。利用主要靶向成熟星形细胞和少突胶质样细胞的启动子 S100b 和活化的表皮生长因子受体(v-erb)等位基因,Persson 等报道 NG2+ 的少突胶质样细胞可以在小鼠中产生少突胶质细胞瘤[56]。最近,用可以激活 p53/NF1 散发突变的 MADM 技术,Liu 等表明少突样胶质细胞的畸变生长仅发生在完全恶变之前[33]。转化后,这些细胞显示典型的少突胶质样特征。Liu 等继续显示,少突胶质样细胞引起 p53/NF1 基因的突变可导致胶质瘤的形成。对于人类肿瘤,FACS 分析显示少突胶质细胞瘤包括少量 $NG2^+$ 细胞(5%～30%)。而这些细胞相对于 $NG2^-$ 的片段,显示明显的高致瘤性[56]。这些结果表明Ⅱ级胶质瘤可能包括不同类型的肿瘤细胞群,而只有其中的一小部分继续维持着肿瘤的生长和繁殖。这种情况有点让人联想起高级别胶质瘤中的肿瘤干细胞的分离[124]。总的来说,这些研究结果强调了少突胶质样细胞在少突胶质细胞瘤发生中的意义。在人脑组织中,以前的研究表明,表达 $Olig2^+$ 标记的分裂期少突前体细胞代表千万个细胞库[11]。而这些增生细胞可能代表繁殖过程中突变事件的理想靶点。

少突前体细胞不单单是产生少突胶质细胞瘤的唯一细胞类型。3 个独立的研究均报道体内以多瘤病毒中间 T 抗原、EGFRvⅢ或 PDGF 靶向 $GFAP^+$ 的细胞可产生具有混合星形细胞瘤和少突胶质细胞瘤形态特征的胶质瘤[114,125-126]。Dai 等进一步报道,体外 $GFAP^+$ 细胞过表达 PDGF 可将这些细胞转化为 $PDGFR\alpha^+$、PLP^+ 和 $Id4^+$(但 $O4^-$、$NG2^-$)的细胞,这些细胞具有拉长的双极细胞特征,类似于胶质细胞前体细胞。这些结果让人想起了 Tenenbaum 早期的工作[92],他的研究表明起源于人少突胶质细胞瘤的细胞如果培养在血清培养基中则失去少突胶质细胞抗原标志物,而获得星形细胞标志物。但如果把这些细胞移植到啮齿类动物的脑组织中则可重新表达少突胶质细胞标志物。少突胶质细胞和 $GFAP^+$ 星形细胞的表型转换可以解释小鼠模型中这两种细胞具有产生少突胶质细胞瘤的能力。当有些研究指出少突样胶质细胞可能是产生Ⅱ级胶质瘤最可能的细胞类型时,也有研究指出定位于特定微环境(比如脑室下区)中的原始干细胞也可能参与胶质瘤的发生。NSCs 通常表达 CD133,形成可以传递的多潜能神经球。Rebetz 等研究表明,在 3 个星形细胞瘤和 1 个少突胶质细胞瘤中,有少量 $CD133^+$ 的细胞,这些细胞同时表达血管内皮标志物 $CD31^{[102]}$。然而,Thon 等在 10 例Ⅱ级胶质瘤(主要是弥漫性星形细胞瘤)[127]中的 7 例检测到 CD133 阳性的细胞,但这些细胞并不表达血管内皮祖细胞标志物 CD34。这些细胞生长形成可传递的、多潜能的神经球。然而,$CD133^+$ 而 $CD34^-$ 的细胞在肿瘤发生中的作用并没有通过诸如将它们移植到免疫缺陷动物等实验的验证。在裸鼠模型中,胶质瘤可以从脑室下区招募非肿瘤性的神经干细胞。因此,Ⅱ级胶质瘤中所观察到的 $CD133^+$ 细胞可能代表从肿瘤环境中吸引的非肿瘤性神经干细胞。对于少突胶质细胞瘤,Persson 和 Galli 分别在 2 例和 5 例Ⅱ级少突胶质细胞瘤中均未能分离出形成神经球的细胞[56,128]。同时,Persson 发现人少突胶质细胞瘤以黏附方式生长,并不是三向潜能的,主要分化成少突胶质细胞样细胞[56]。总之,这些资料并不支持Ⅱ级胶质瘤的神经干细胞起源。另外,不支持 NSCs 是Ⅱ级胶质瘤起源细胞这一事实的还有这些肿瘤发病部位并不都位于脑室周围,而脑室周围却是神经干细胞残留的位置[56]。

结　论

对神经发育和诸如多发性硬化等神经变性疾病的研究产生大量关于神经细胞,尤其是星形细胞和少突胶质细胞产生和分化方面的分子资料。涉及神经细胞多样性产生的新的基因和发病机制的发现迅速丰富了神经肿瘤学领域。同时,人脑胶质细胞多样性的深入研究需要鉴定出新的分子标志物。

这些标志物用来解释分化过程中出现的特异细胞亚型和细胞步骤。这些研究无疑将会对判断Ⅱ级胶质瘤的分子和细胞起源提供更为明确的思路。

Ⅱ级胶质瘤可以无情地恶化成高级别胶质瘤。目前,在肿瘤进展到更具有侵袭性的类型之前寻找出这些肿瘤新的靶向治疗策略是关键的,以避免它们在进展过程中产生其他的突变,从而增加对治疗的抵抗性。进一步深入了解Ⅱ级胶质瘤的细胞起源、存在于这些肿瘤中的瘤细胞多样性,以及对抑制分化过程的分子变异的详细描述肯定会对胶质瘤新的治疗策略的发展提供一个有效、合理的理论基础。

(王　蔚　王伟民　葛红飞)

参考文献

[1] Azevedo FA, Carvalho LR, Grinberg LT, et al. Equal numbers of neuronal and nonneuronal cells make the human brain an isometrically scaled-up primate brain. J Comp Neurol, 2009, 513(5):532-541.

[2] Nedergaard M, Ransom B, Goldman SA. New roles for astrocytes: redefining the functional architecture of the brain. Trends Neurosci, 2003, 26(10):523-530.

[3] Somjen GG. Nervenkitt: notes on the history of the concept of neuroglia. Glia, 1988, 1(1):2-9.

[4] Kimelberg HK, Nedergaard M. Functions of astrocytes and their potential as therapeutic targets. Neurotherapeutics, 2012, 7(4):338-353.

[5] Nagai M, Re DB, Nagata T, et al. Astrocytes expressing ALS-linked mutated SOD1 release factors selectively toxic to motor neurons. Nat Neurosci, 2007, 10(5):615-622.

[6] Bailey OT. Genesis of the Percival Bailey-Cushing classification of gliomas. Pediatr Neurosci, 1985, 12(4-5):261-265.

[7] Oberheim NA, Takano T, Han X, et al. Uniquely hominid features of adult human astrocytes. J Neurosci, 2009, 29(10):3276-3287.

[8] Buffo A, Rite I, Tripathi P, et al. Origin and progeny of reactive gliosis: a source of multipotent cells in the injured brain. Proc Natl Acad Sci USA, 2008, 105(9):3581-3586.

[9] Jakovcevski I, Zecevic N. Sequence of oligodendrocyte development in the human fetal telencephalon. Glia, 2005, 49(4):480-491.

[10] Geha S, Pallud J, Junier MP, et al. NG2+/Olig2+ cells are the major cycle-related cell population of the adult human normal brain. Brain Pathol, 2010, 20(2):399-411.

[11] Rhee W, Ray S, Yokoo H, et al. Quantitative analysis of mitotic Olig2 cells in adult human brain and gliomas: implications for glioma histogenesis and biology. Glia, 2009, 57(5):510-523.

[12] Fields RD. White matter in learning, cognition and psychiatric disorders. Trends Neurosci, 2008, 31(7): 361-370.

[13] Krawczyk A, Jaworska-Adamu J. Synantocytes: the fifth type of glia? In comparison with astrocytes. Folia Histochem Cytobiol, 2010, 48(2):173-177.

[14] Steindler DA, Pincus DW. Stem cells and neuropoiesis in the adult human brain. Lancet, 2002, 359(9311): 1047-1054.

[15] Li L, Clevers H. Coexistence of quiescent and active adult stem cells in mammals. Science, 2010, 327 (5965): 542-545.

[16] Galvan V, Jin K. Neurogenesis in the aging brain. Clin Interv Aging, 2007, 2(4):605-610.

[17] Knoth R, Singec I, Ditter M, et al. Murine features of neurogenesis in the human hippocampus across the lifespan from 0 to 100 years. PLoS One, 2010, 5(1):e8809.

[18] Nait-Oumesmar B, Picard-Riera N, Kerninon C, et al. Activation of the subventricular zone in multiple sclerosis: evidence for early glial progenitors. Proc Natl Acad Sci USA, 2007, 104(11): 4694-4699.

[19] Roelofs RF, Fischer DF, Houtman SH, et al. Adult human subventricular, subgranular, and subpial zones contain astrocytes with a specialized intermediate filament cytoskeleton. Glia, 2005, 52(4):289-300.

[20] Pfenninger CV, Roschupkina T, Hertwig F, et al. CD133 is not present on neurogenic astrocytes in the adult subventricular zone, but on embryonic neural stem cells, ependymal cells, and glioblastoma cells. Cancer Res, 2007, 67(12): 5727-5736.

[21] Gould E, Reeves AJ, Graziano MS, et al. Neurogenesis in the neocortex of adult primates. Science, 1999, 286(5439):548-552.

[22] Arsenijevic Y, Villemure JG, Brunet JF, et al. Isolation of multipotent neural precursors residing in the cortex of the adult human brain. Exp Neurol, 2001, 170(1):48-62.

[23] Walton NM, Sutter BM, Chen HX, et al. Derivation and largescale expansion of multipotent astroglial neural progenitors from adult human brain. Development, 2006, 133(18):3671-3681.

[24] Nunes MC, Roy NS, Keyoung HM, et al. Identification and isolation of multipotential neural progenitor cells from the subcortical white matter of the adult human brain. Nat Med, 2003, 9(4): 439-447.

[25] Bettegowda C, Agrawal N, Jiao Y, et al. Mutations in CIC and FUBP1 contribute to human oligodendroglioma. Science, 2011, 333(6048):1453-1455.

[26] Goze C, Rigau V, Gibert L, et al. Lack of complete 1p19q deletion in a consecutive series of 12 WHO grade Ⅱ gliomas involving the insula: a marker of worse prognosis? J Neurooncol, 2009, 91(1):1-5.

[27] Duffau H. Brain plasticity and tumors. Adv Tech Stand Neurosurg, 2008, 33:3-33.

[28] Scherer HJ. Structural development in gliomas. Am J Cancer, 1938, 34:333-351.

[29] Fomchenko EI, Dougherty JD, Helmy KY, et al. Recruited cells can become transformed and overtake PDGF-induced murine gliomas in vivo during tumor progression. PLoS One, 2011, 6(7):e20605.

[30] Doetsch F, Caille I, Lim DA, et al. Subventricular zone astrocytes are neural stem cells in the adult mammalian brain. Cell, 1999, 97(6):703-716.

[31] Verwer RW, Sluiter AA, Balesar RA, et al. Mature astrocytes in the adult human neocortex express the early neuronal marker doublecortin. Brain, 2007, 130(Pt 12): 3321-3335.

[32] Bloch J, Kaeser M, Sadeghi Y, et al. Doublecortin-positive cells in the adult primate cerebral cortex and possible role in brain plasticity and development. J Comp Neurol, 2011, 519(4):775-789.

[33] Liu C, Sage JC, Miller MR, et al. Mosaic analysis with double markers reveals tumor cell of origin in glioma. Cell, 2011, 146(2):209-221.

[34] Liberski PP. The ultrastructure of oligodendroglioma: personal experience and the review of the literature. Folia Neuropathol, 1996, 34(4):206-311.

[35] Liberski PP, Kordek R. Ultrastructural pathology of glial brain tumors revisited: a review. Ultrastruct Pathol, 1997, 21(1):1-31.

[36] Robertson DM, Vogel FS. Concentric lamination of glial processes in oligodendrogliomas. J Cell Biol,

1962，15：313-334.

[37] Kamitani H，Masuzawa H，Sato J，et al. Ultrastructure of concentric laminations in primary human brain tumors. Acta Neuropathol，1986，71(1-2)：83-87.

[38] Min KW，Scheithauer BW. Oligodendroglioma：the ultrastructural spectrum. Ultrastruct Pathol，1994，18(1-2)：47-60.

[39] Cervos-Navarro J，Pehlivan N. Ultrastructure of oligodendrogliomas. Acta Neuropathol Suppl，1981，7：91-93.

[40] Nakagawa Y，Perentes E，Rubinstein LJ. Immunohistochemical characterization of oligodendrogliomas：an analysis of multiple markers. Acta Neuropathol，1986，72(1)：15-22.

[41] Schwechheimer K，Gass P，Berlet HH. Expression of oligodendroglia and Schwann cell markers in human nervous system tumors. An immunomorphological study and western blot analysis. Acta Neuropathol，1992，83(3)：283-291.

[42] Hokama Y，Tanaka J，Nakamura H，et al. MBP and GFAP immunohistochemistry of oligodendrogliomas with relationship to myelin-forming glia in cell differentiation. No To Shinkei，1986，38(4)：379-386.

[43] Tanaka J，Hokama Y，Nakamura H. Myelin basic protein as a possible marker for oligodendroglioma. Acta Pathol Jpn，1988，38(10)：1297-1303.

[44] Kubo O，Tajika Y，Toyama T，et al. Clinicopathological study of oligodendroglioma with special reference to immunohistochemical investigation. No Shinkei Geka，1988，16(9)：1029-1035.

[45] Sung CC，Collins R，Li J，et al. Glycolipids and myelin proteins in human oligodendrogliomas. Glycoconj J，1996，13(3)：433-443.

[46] Golfinos JG，Norman SA，Coons SW，et al. Expression of the genes encoding myelin basic protein and proteolipid protein in human malignant gliomas. Clin Cancer Res，1997，3(5)：799-804.

[47] Popko B，Pearl DK，Walker DM，et al. Molecular markers that identify human astrocytomas and oligodendrogliomas. J Neuropathol Exp Neurol，2002，61(4)：329-338.

[48] de la Monte SM. Uniform lineage of oligodendrogliomas. Am J Pathol，1989，135(3)：529-540.

[49] Kuhlmann T，Gutenberg A，Schulten HJ，et al. Nogo-a expression in glial CNS tumors：a tool to differentiate between oligodendrogliomas and other gliomas? Am J Surg Pathol，2008，32(10)：1444-1453.

[50] Jung TY，Jung S，Lee KH，et al. Nogo-A expression in oligodendroglial tumors. Neuropathology，2011，31(1)：11-19.

[51] Marucci G，Di Oto E，Farnedi A，et al. Nogo-A：a useful marker for the diagnosis of oligodendroglioma and for identifying 1p19q codeletion. Hum Pathol，2012，43(3)：374-380.

[52] Di Rocco F，Carroll RS，Zhang J，et al. Platelet-derived growth factor and its receptor expression in human oligodendrogliomas. Neurosurgery，1998，42(2)：341-346.

[53] Nishiyama A，Chang A，Trapp BD. NG2+ glial cells：a novel glial cell population in the adult brain. J Neuropathol Exp Neurol，1999，58(11)：1113-1124.

[54] Briancon-Marjollet A，Balenci L，Fernandez M，et al. NG2-expressing glial precursor cells are a new potential oligodendroglioma cell initiating population in N-ethyl-N-nitrosourea-induced gliomagenesis. Carcinogenesis，2010，31(10)：1718-1725.

[55] Shoshan Y，Nishiyama A，Chang A，et al. Expression of oligodendrocyte progenitor cell antigens by gliomas：implications for the histogenesis of brain tumors. Proc Natl Acad Sci USA，1999，96(18)：10361-10366.

[56] Persson AI，Petritsch C，Swartling FJ，et al. Non-stem cell origin for oligodendroglioma. Cancer Cell，2010，18(6)：669-682.

[57] Rousseau A, Nutt CL, Betensky RA, et al. Expression of oligodendroglial and astrocytic lineage markers in diffuse gliomas: use of YKL-40, ApoE, ASCL1, and NKX2-2. J Neuropathol Exp Neurol, 2006, 65(12):1149-1156.

[58] Riemenschneider MJ, Koy TH, Reifenberger G. Expression of oligodendrocyte lineage genes in oligodendroglial and astrocytic gliomas. Acta Neuropathol, 2004, 107(3):277-282.

[59] Hoang-Xuan K, Aguirre-Cruz L, Mokhtari K, et al. OLIG-1 and 2 gene expression and oligodendroglial tumours. Neuropathol Appl Neurobiol, 2002, 28(2):89-94.

[60] Ferletta M, Uhrbom L, Olofsson T, et al. Sox10 has a broad expression pattern in gliomas and enhances platelet-derived growth factor-B-induced gliomagenesis. Mol Cancer Res, 2007, 5(9):891-897.

[61] Bannykh SI, Stolt CC, Kim J, et al. Oligodendroglial-specific transcriptional factor SOX10 is ubiquitously expressed in human gliomas. J Neurooncol, 2006, 76(2):115-127.

[62] Mukasa A, Ueki K, Ge X, et al. Selective expression of a subset of neuronal genes in oligodendroglioma with chromosome 1p loss. Brain Pathol, 2004, 14(1):34-42.

[63] Daou MC, Smith TW, Litofsky NS, et al. Doublecortin is preferentially expressed in invasive human brain tumors. Acta Neuropathol, 2005, 110(5):472-480.

[64] Vyberg M, Ulhoi BP, Teglbjaerg PS. Neuronal features of oligodendrogliomas-an ultrastructural and immunohistochemical study. Histopathology, 2007, 50(7):887-896.

[65] Wharton SB, Chan KK, Hamilton FA, et al. Expression of neuronal markers in oligodendrogliomas: an immunohistochemical study. Neuropathol Appl Neurobiol, 1998, 24(4):302-308.

[66] Dehghani F, Maronde E, Schachenmayr W, et al. Neurofilament H immunoreaction in oligodendrogliomas as demonstrated by a new polyclonal antibody. Acta Neuropathol, 2000, 100(2):122-130.

[67] Katsetos CD, Del Valle L, Geddes JF, et al. Localization of the neuronal class Ⅲ beta-tubulin in oligodendrogliomas: comparison with Ki-67 proliferative index and 1p/19q status. J Neuropathol Exp Neurol, 2002, 61(4):307-320.

[68] Ducray F, Criniere E, Idbaih A, et al. alpha-Internexin expression identifies 1p19q codeleted gliomas. Neurology, 2009, 72(2): 156-161.

[69] Ferrer-Luna R, Mata M, Nunez L, et al. Loss of heterozygosity at 1p/19q induces a global change in oligodendroglial tumor gene expression. J Neurooncol, 2009, 95(3):343-354.

[70] Cooper LA, Gutman DA, Long Q, et al. The proneural molecular signature is enriched in oligodendrogliomas and predicts improved survival among diffuse gliomas. PLoS One, 2010, 5(9): e12548.

[71] Labrakakis C, Patt S, Hartmann J, et al. Functional GABA(A) receptors on human glioma cells. Eur J Neurosci, 1998, 10(1):231-238.

[72] Labrakakis C, Patt S, Hartmann J, et al. Glutamate receptor activation can trigger electrical activity in human glioma cells. Eur J Neurosci, 1998, 10(6):2153-2162.

[73] Kim KK, Adelstein RS, Kawamoto S. Identification of neuronal nuclei (NeuN) as Fox-3, a new member of the Fox-1 gene family of splicing factors. J Biol Chem, 2009, 284(45):31052-31061.

[74] Wolf HK, Buslei R, Blumcke I, et al. Neural antigens in oligodendrogliomas and dysembryoplastic neuroepithelial tumors. Acta Neuropathol, 1997, 94(5):436-443.

[75] Preusser M, Laggner U, Haberler C, et al. Comparative analysis of NeuN immunoreactivity in primary brain tumours: conclusions for rational use in diagnostic histopathology. Histopathology, 2006, 48(4):438-444.

[76] Soylemezoglu F, Onder S, Tezel GG, et al. Neuronal nuclear antigen (NeuN): a new tool in the

diagnosis of central neurocytoma. Pathol Res Pract, 2003, 199(7):463-468.

[77] Patt S, Labrakakis C, Bernstein M, et al. Neuron-like physiological properties of cells from human oligodendroglial tumors. Neuroscience, 1996, 71(2):601-611.

[78] Labrakakis C, Patt S, Weydt P, et al. Action potential-generating cells in human glioblastomas. J Neuropathol Exp Neurol, 1997, 56(3):243-254.

[79] Bergles DE, Roberts JD, Somogyi P, et al. Glutamatergic synapses on oligodendrocyte precursor cells in the hippocampus. Nature, 2000, 405(6783): 187-191.

[80] Karadottir R, Attwell D. Neurotransmitter receptors in the life and death of oligodendrocytes. Neuroscience, 2007, 145(4):1426-1438.

[81] Barres BA, Koroshetz WJ, Swartz KJ, et al. Ion channel expression by white matter glia: the O-2A glial progenitor cell. Neuron, 1990, 4(4):507-524.

[82] Von Blankenfeld G, Trotter J, Kettenmann H. Expression and developmental regulation of a GABAA receptor in cultured murine cells of the oligodendrocyte lineage. Eur J Neurosci, 1991, 3(4):310-316.

[83] Yung SY, Gokhan S, Jurcsak J, et al. Differential modulation of BMP signaling promotes the elaboration of cerebral cortical GABAergic neurons or oligodendrocytes from a common sonic hedgehog-responsive ventral forebrain progenitor species. Proc Natl Acad Sci USA, 2002, 99(25): 16273-16278.

[84] Matyja E, Taraszewska A, Naganska E, et al. Phenotypic characteristics of GFAP-positive oligodendroglial tumours. Part II: ultrastructural study. Folia Neuropathol, 2001, 39(2):103-110.

[85] Saito A, Nakazato Y. Evaluation of malignant features in oligodendroglial tumors. Clin Neuropathol, 1999, 18(2):61-73.

[86] Bruner JM. Oligodendroglioma: diagnosis and prognosis. Semin Diagn Pathol, 1987, 4(3):251-261.

[87] Jagadha V, Halliday WC, Becker LE. Glial fibrillary acidic protein (GFAP) in oligodendrogliomas: a reflection of transient GFAP expression by immature oligodendroglia. Can J Neurol Sci, 1986, 13(4): 307-311.

[88] Herpers MJ, Budka H. Glial fibrillary acidic protein (GFAP) in oligodendroglial tumors: glio fibrillary oligodendroglioma and transitional oligoastrocytoma as subtypes of oligodendroglioma. Acta Neuropathol, 1984, 64(4):265-272.

[89] Kros JM, de Jong AA, van der Kwast TH. Ultrastructural characterization of transitional cells in oligodendrogliomas. J Neuropathol Exp Neurol, 1992, 51(2):186-193.

[90] Choi BH, Kim RC. Expression of glial fibrillary acidic protein in immature oligodendroglia. Science, 1984, 223(4634):407-409.

[91] Casper KB, McCarthy KD. GFAP-positive progenitor cells produce neurons and oligodendrocytes throughout the CNS. Mol Cell Neurosci, 2006, 31(4):676-684.

[92] Tenenbaum L, Teugels E, Dogusan Z, et al. Plastic phenotype of human oligodendroglial tumour cells in vitro. Neuropathol Appl Neurobiol, 1996, 22(4):302-310.

[93] Raff MC, Williams BP, Miller RH. The in vitro differentiation of a bipotential glial progenitor cell. EMBO J, 1984, 3(8):1857-1864.

[94] Dai C, Lyustikman Y, Shih A, et al. The characteristics of astrocytomas and oligodendrogliomas are caused by two distinct and interchangeable signaling formats. Neoplasia, 2005, 7(4):397-406.

[95] Zlatescu MC, TehraniYazdi A, Sasaki H, et al. Tumor location and growth pattern correlate with genetic signature in oligodendroglial neoplasms. Cancer Res, 2001, 61(18):6713-6715.

[96] Nieuwenhuys R. The insular cortex: a review. Prog Brain Res, 2012, 195:123-163.

[97] Butti C, Hof PR. The insular cortex: a comparative perspective. Brain Struct Funct, 2010, 214(5-

6）：477-493.

[98] Gupta M, Djalilvand A, Brat DJ. Clarifying the diffuse gliomas: an update on the morphologic features and markers that discriminate oligodendroglioma from astrocytoma. Am J Clin Pathol, 2005, 124(5): 755-768.

[99] Daumas-Duport C, Varlet P, Tucker ML, et al. Oligodendrogliomas. Part Ⅰ: patterns of growth, histological diagnosis, clinical and imaging correlations: a study of 153 cases. J Neurooncol, 1997, 34 (1):37-59.

[100] Ligon KL, Alberta JA, Kho AT, et al. The oligodendroglial lineage marker OLIG2 is universally expressed in diffuse gliomas. J Neuropathol Exp Neurol, 2004, 63(5):499-509.

[101] Bouvier C, Bartoli C, Aguirre-Cruz L, et al. Shared oligodendrocyte lineage gene expression in gliomas and oligodendrocyte progenitor cells. J Neurosurg, 2003, 99(2):344-350.

[102] Rebetz J, Tian D, Persson A, et al. Glial progenitor-like phenotype in low-grade glioma and enhanced CD133-expression and neuronal lineage differentiation potential in high-grade glioma. PLoS One, 2008, 3(4):e1936.

[103] Wang Y, Hagel C, Hamel W, et al. Trk A, B, and C are commonly expressed in human astrocytes and astrocytic gliomas but not by human oligodendrocytes and oligodendroglioma. Acta Neuropathol, 1998, 96(4):357-364.

[104] Stan AC, Walter GF, Welte K, et al. Expression of granulocyte colony-stimulating factor in recurrent glial tumors is inversely correlated with tumor progression. J Neuroimmunol, 1999, 94(1-2):66-73.

[105] Geiger KD, Stoldt P, Schlote W, et al. Ezrin immunoreactivity is associated with increasing malignancy of astrocytic tumors but is absent in oligodendrogliomas. Am J Pathol, 2000, 157(6): 1785-1793.

[106] Vaquero J, Zurita M, Coca S, et al. Prognostic significance of clinical and angiogenesis-related factors in low-grade oligodendrogliomas. Surg Neurol, 2000, 54(3):229-234, discussion 34.

[107] Liang Y, Bollen AW, Nicholas MK, et al. Id4 and FABP7 are preferentially expressed in cells with astrocytic features in oligodendrogliomas and oligoastrocytomas. BMC Clin Pathol, 2005, 5:6.

[108] Hagerstrand D, Smits A, Eriksson A, et al. Gene expression analyses of grade Ⅱ gliomas and identification of rPTP-beta/zeta as a candidate oligodendroglioma marker. Neuro Oncol, 2008, 10 (1):2-9.

[109] Mikami S, Hirose Y, Yoshida K, et al. Predominant expression of OLIG2 over ID2 in oligodendroglial tumors. Virchows Arch, 2007, 450(5):575-584.

[110] Huang H, Okamoto Y, Yokoo H, et al. Gene expression profiling and subgroup identification of oligodendrogliomas. Oncogene, 2004, 23(35):6012-6022.

[111] Reifenberger G, Louis DN. Oligodendroglioma: toward molecular definitions in diagnostic neurooncology. J Neuropathol Exp Neurol, 2003, 62(2): 111-126.

[112] Qu M, Olofsson T, Sigurdardottir S, et al. Genetically distinct astrocytic and oligodendroglial components in oligoastrocytomas. Acta Neuropathol, 2007, 113(2):129-136.

[113] Sugiarto S, Persson AI, Munoz EG, et al. Asymmetry-defective oligodendrocyte progenitors are glioma precursors. Cancer Cell, 2011, 20(3):328-340.

[114] Dai C, Celestino JC, Okada Y, et al. PDGF autocrine stimulation dedifferentiates cultured astrocytes and induces oligodendrogliomas and oligoastrocytomas from neural progenitors and astrocytes in vivo. Genes Dev, 2001, 15(15):1913-1925.

[115] Noble M, Murray K, Stroobant P, et al. Platelet-derived growth factor promotes division and motility and inhibits premature differentiation of the oligodendrocyte/type-2 astrocyte progenitor cell.

Nature，1988，333(6173)：560-562.

[116] Jiang Y，Boije M，Westermark B，et al. PDGF-B Can sustain self-renewal and tumorigenicity of experimental glioma-derived cancer-initiating cells by preventing oligodendrocyte differentiation. Neoplasia，2011，13(6)：492-503.

[117] Calzolari F，Malatesta P. Recent insights into PDGF-induced gliomagenesis. Brain Pathol，2010，20 (3)：527-538.

[118] Calzolari F，Appolloni I，Tutucci E，et al. Tumor progression and oncogene addiction in a PDGF-B-induced model of gliomagenesis. Neoplasia，2008，10(12)：1373-1382，following 82.

[119] Colin C，Baeza N，Tong S，et al. In vitro identification and functional characterization of glial precursor cells in human gliomas. Neuropathol Appl Neurobiol，2006，32(2)：189-202.

[120] Martinho O，Longatto-Filho A，Lambros MB，et al. Expression，mutation and copy number analysis of platelet-derived growth factor receptor A (PDGFRA) and its ligand PDGFA in gliomas. Br J Cancer，2009，101(6)：973-982.

[121] Reifenberger J，Reifenberger G，Ichimura K，et al. Epidermal growth factor receptor expression in oligodendroglial tumors. Am J Pathol，1996，149(1)：29-35.

[122] Lu C，Ward PS，Kapoor GS，et al. IDH mutation impairs histone demethylation and results in a block to cell differentiation. Nature，2012，483(7390)：474-478.

[123] Lindberg N，Kastemar M，Olofsson T，et al. Oligodendrocyte progenitor cells can act as cell of origin for experimental glioma. Oncogene，2009，28(23)：2266-2275.

[124] Singh SK，Hawkins C，Clarke ID，et al. Identification of human brain tumour initiating cells. Nature，2004，432(7015)：396-401.

[125] Holland EC，Li Y，Celestino J，et al. Astrocytes give rise to oligodendrogliomas and astrocytomas after gene transfer of polyoma virus middle T antigen in vivo. Am J Pathol，2000，157(3)：1031-1037.

[126] Ding H，Shannon P，Lau N，et al. Oligodendrogliomas result from the expression of an activated mutant epidermal growth factor receptor in a RAS transgenic mouse astrocytoma model. Cancer Res，2003，63(5)：1106-1113.

[127] Thon N，Damianoff K，Hegermann J，et al. Presence of pluripotent CD133＋ cells correlates with malignancy of gliomas. Mol Cell Neurosci，2010，43(1)：51-59.

[128] Galli R，Binda E，Orfanelli U，et al. Isolation and characterization of tumorigenic，stem-like neural precursors from human glioblastoma. Cancer Res，2004，64(19)：7011-7021.

| 第七章 |

弥漫性低级别胶质瘤扩散的
分子学和细胞学基础

Zahra Hassani, Jean-Philippe Hugnot

摘　要:弥漫性低级别胶质瘤(diffuse low-grade glioma,DLGG)患者初期并无临床表现,但肿瘤的病理性质往往越来越有侵袭性,最终导致患者死亡。DLGG 弥漫性生长的特性使其难以通过外科手术完全切除。因此,了解 DLGG 扩散的分子通路可能会为抑制肿瘤在脑中弥漫性生长提供新的治疗方法。然而,DLGG 的发病率较低、肿瘤细胞难以培养、尚无相应的细胞株等问题妨碍了相关研究的进展。这也是为什么到目前为止 DLGG 的研究数据极少,需要研究人员做出更多的努力。本文先总结了几项关于 DLGG 弥漫性生长的主要研究,通过与少突胶质前体细胞迁移的类比,提出了未来一些可能的研究方向。随后提出了现有的知识技术水平难以对 DLGG 的弥漫性生长进行研究的几个核心问题。只有充分揭示 DLGG 在大脑中侵袭性生长过程中的机制,才有可能找到将 DLGG 控制在有限且能切除的大脑区域的策略,进而找到新的治疗手段。

关键词:少突胶质细胞瘤;少突胶质细胞祖细胞;迁移;弥漫性低级别胶质瘤(DLGG);分子基础

Z. Hassani, PhD
INSERM U1051, Université Montpellier 2, Institute for Neurosciences of Montpellier, Hôpital Saint Eloi, 80 avenue Augustin Fliche, Montpellier, France

J. -P. Hugnot, PhD(⊠)
INSERM U1051, Université Montpellier 2, Institute for Neurosciences of Montpellier, Hôpital Saint Eloi, 80 avenue Augustin Fliche, Montpellier, France

Team "Brain Plasticity, Stem Cells and Glial Tumor", UM2-UM1-INSERM U1051, Institute of Neurosciences of Montpellier, Montpellier, France
e-mail:hugnot@univ-montp2.fr;jean-philippe.hugnot@univ-montp2.fr

H. Duffau (ed.), *Diffuse Low-Grade Gliomas in Adults*,
DOI 10.1007/978-1-4471-2213-5_7,© Springer－Verlag London 2013

引 言

弥漫性低级别胶质瘤无一例外都会演变成为高级别胶质瘤,因此,认为 DLGG 属于预后良好的肿瘤是不准确的。早在 19 世纪,Virchow[1] 指出胶质瘤与正常脑组织之间界限不清,手术切除十分困难,往往难以彻底切除。残留的肿瘤细胞会继续生长并侵入大脑,同时会发生进一步的突变。如果能开发出新的治疗方法,减少肿瘤细胞的扩散,使其局限在某个有限的区域,也将提高手术的效果,对患者大有神益。因此,需要在解剖、细胞及分子水平上了解神经胶质瘤细胞在大脑中扩散的机制,建立起系统的模型,用来研究新的治疗方法。关于高级别胶质瘤侵袭的分子机制,已经有了很好的综述[2-14],本章不再赘述。相比之下,对DLGG 细胞扩散进入脑实质的机制依然知之甚少。DLGG 侵袭是否与高级别胶质瘤无本质区别,而只是在进程上稍慢一些,至今尚无定论。然而,胶质母细胞瘤(glioblastoma,GBM)和 DLGG 在其遗传变异上大不相同,低级别胶质瘤和高级别胶质瘤在迁移的模式上可能既有相同点,也有不同点。然而,DLGG 的发病率较低、肿瘤细胞难以培养、尚无相应的细胞株等问题妨碍了相关研究的进展。虽然目前也有 DLGG 的动物模型[15],但这些模型并未出现与人类肿瘤相同的经典突变(特别是 *IDH1* 突变和 1p/19q 联合缺失)。因此,利用这些模型研究人类 DLGG 侵袭的相关性仍有待验证。本章首先介绍研究 DLGG 侵袭的几个现有模型和迄今获得的少数分子数据;第二部分介绍正常少突胶质前体细胞迁移的研究数据,这些数据可能会对我们理解神经胶质瘤细胞侵袭提供一些信息;最后,我们提出这一研究领域亟需解决的问题。

弥漫性低级别胶质瘤侵袭研究的体外模型

本书另一章(见第三章)提及弥漫性低级别胶质瘤主要包括 3 种不同的细胞,这 3 类细胞的解剖病理不同,并且具有不同的基因突变和分子特征。越来越多的研究表明,这些不同类型的 DLGG(即少突胶质细胞瘤、星形细胞瘤和少突星形细胞瘤)迁移路线并不相同,提示其分子途径也可能不同。首先我们将回顾少突胶质细胞瘤迁移模式与星形细胞瘤进行对比研究的文献,然后讨论 3 项与少突胶质细胞瘤扩散相关蛋白质的研究。

不同弥漫性低级别胶质瘤细胞的迁移模式

胶质瘤细胞在正常组织中的侵袭方式有 3 种:①沿着神经纤维迁移,形成少突胶质细胞瘤中常见的神经元周卫星状态(perineuronal satellitosis,即肿瘤细胞聚集在神经元周围);②沿血管迁移;③在软脑膜下聚集并沿软脑膜扩散。由于迁移模式的多样性和复杂性,人们采用多种方法[16-19]在体外模型中观测高级别胶质瘤的侵袭,但研究弥漫性低级别胶质瘤细胞体外迁移的研究却很少[20-23]。Colin 等应用原代胶质瘤模型进行研究,将新取出的肿瘤组织碎块放置在聚-D-赖氨酸包被的盖玻片上,分析胶质瘤细胞的迁移。结果表明少突胶质细胞瘤（Ⅱ级和Ⅲ级）在体外几乎不迁移。Palfi 等则使用了一种更复杂的方法[20]，他们用 DII 标记胶质瘤组织碎块，然后置入 400 μm 厚的 7 日龄小鼠的脑片中，用此法观察到侵袭性神经胶质瘤细胞的扩散模式与体内类似，这种体外观察方法可以对不同类型和不同级别胶质瘤的侵袭能力进行量化分析。采用此系统，他们观察到，Ⅱ级和Ⅲ级胶质瘤的侵袭能力没有明显区别，而少突胶质细胞瘤与星形细胞瘤之间则存在着明显的差异。与星形细胞瘤相比，少突胶质细胞瘤侵袭性较弱，肿瘤块边界清晰。

该研究进一步对分子类型与体外生长特性之间的关联进行分析，显示有 1p/19q 缺失的肿瘤侵袭性较弱，而少突胶质细胞瘤中该基因变化最常见。1p/19q 缺失的少突胶质细胞瘤高表达一组具有神经元前体细胞表型的特征基因，这些基因在中枢神经系统发育过程中及神经元细胞中高度表达，例如 α-互联蛋白[24]。此外，也有研究记录少突胶质细胞瘤的肿瘤细胞也有包含动作电位在内的电活动[25]。因此，这种类神经元的表型可能会以某种方式使少突胶质细胞瘤的侵袭能力低于星形细胞瘤。

星形细胞瘤和少突胶质细胞瘤常见的基因突变类型也不同，这也可能是 Palfi 等观察到两种肿瘤侵袭能力存在差异的原因。有研究发现，p53 和 *ATRX* 突变（α-珠蛋白生成障碍性贫血/X 连锁精神发育迟缓综合征）主要存在于星形细胞瘤中[26]，少突胶质细胞瘤中常见的基因突变则以 *Fubp1* 和 *Cic* 基因为主[27]。这些基因突变如何影响细胞的迁移尚不清楚，但这显然是未来 10 年的重大研究课题。

有趣的是，Persson 等[28]观察到，1p/19q 缺失的少突胶质细胞瘤主要生长于脑白质区，而低级别星形细胞瘤往往生长于侧脑室附近。此外，星形细胞瘤和少突胶质细胞瘤在侵袭模式上也有所不同，少突胶质细胞瘤更倾向以神经元周卫星灶的形式侵袭脑组织。总而言之，由于低级别星形细胞瘤和少突胶质细胞瘤的基因突变、细胞表型和（或）生长部位均有差异，两者的侵袭模式也存在重要差异。

驱动弥漫性低级别胶质瘤迁移的分子机制

2002 年的一篇论文研究了参与少突胶质细胞瘤体内迁移的蛋白质[29]。该项研究发现，体内少突胶质细胞瘤细胞均表达 CD44（黏附分子 CD44s），黏附分子 CD44s 的表达水平与少突胶质细胞瘤的级别相关。CD44 在肿瘤转移中的作用已被广泛讨论[30]，但迄今尚未明确证实其参与了弥漫性低级别胶质瘤的迁移。

黏附分子 CD44 是透明质酸（hyaluronan，HA）受体，少突胶质细胞瘤中表达 CD44 提示 HA 在少突胶质细胞瘤迁移中起重要作用。Radotra 等[31-32]采用人工基底膜系统来研究神经胶质瘤细胞的迁移，研究发现：给人工基底膜添加 HA，会增加细胞迁移，并与 HA 添加剂量有关。Radotra 等还进一步研究了神经胶质瘤细胞在 HA 富集人工基底膜中的迁移机制，发现 CD44 参与了这一过程，阻断 CD44 的特异性抗体可导致神经胶质瘤细胞迁移显著减少。

这项体外研究采用的是间变性星形细胞瘤细胞系，而不是少突胶质细胞瘤细胞。但是，少突胶质细胞瘤细胞会优先沿 HA 富集的白质纤维迁移，且有明确证据显示 CD44 在少突胶质细胞瘤中表达[29]，CD44 和 HA 可能在少突胶质细胞瘤体内迁移中起重要作用。HA 同时可抑制少突胶质细胞成熟[33]，因此，HA 可能通过维持其低分化前体状态而促进少突胶质细胞瘤细胞的迁移。

2006 年,McDonald 等通过研究 177 例少突胶质细胞瘤患者的肿瘤切片,发现 60%～80%少突胶质细胞瘤存在 1p36 缺失[34]。与正常组织相比,30 例患者的少突胶质细胞瘤细胞中 SHREW1(也称为 AJAP1)表达显著降低,而 SHREW1 是参与细胞间黏附连接的膜蛋白。作者还证明升高 SHREW1 表达水平可减少细胞迁移,从而推测 SHREW1 可能是抑制少突胶质细胞瘤发展的因子。有趣的是,在 GBM 细胞系(U251)中过表达 SHREW1 时,并不影响细胞的迁移。也许随着肿瘤恶性程度的增加,在 GBM 细胞中过表达 SHREW1 也不足以抑制迁移。这一信息提示,基于 GBM 细胞系的实验并不适合 DLGG 的生物学研究。

最后,存在 1p/19q 缺失的少突胶质细胞瘤比没有 1p/19q 缺失的少突胶质细胞瘤侵袭性更弱,基于这一观察结果,Rostomily 等[35]对存在或没有 1p/19q 缺失的少突胶质细胞瘤进行了比较蛋白质组学研究,发现约 10%差异表达基因参与了侵袭/迁移。其文章附件材料中的基因列表可能用于研究存在或不存在 1p/19q 缺失对少突胶质细胞瘤迁移的影响,并为少突胶质细胞瘤的侵袭性研究开辟新的研究方向。

一、少突胶质前体细胞迁移的启示

基于少突胶质细胞瘤起源于少突胶质前体细胞(oligodendrocyte precursor cell,OPC)肿瘤这一假设(见第六章),少突胶质细胞瘤与 OPC 很可能具有一些共同的分子特性。为了寻找新的潜在靶点(这些靶点可能驱动少突胶质细胞瘤迁移,具有明确的研究价值),我们总结了控制 OPC 迁移的主要已知途径,并且就如何利用这些数据进行少突胶质细胞瘤侵袭的研究提出了建议。

参与 OPC 迁移的分子有以下几类:①长程信号蛋白对 OPC 产生化学吸引或化学排斥作用,从而控制 OPC 迁移方向;②多种细胞外基质蛋白给迁移细胞提供基质,有利于或阻碍其迁移;③迁移中的 OPC 表达多种促进细胞骨架形成的结构蛋白。OPC 迁移过程中的信号变化错综复杂[36]。我们接下来讨论可能与少突胶质细胞瘤迁移有关的信号通路。

参与 OPC 迁移并可能在 DLGG 生存中发挥作用的第一个显著信号是 PDGF。PDGF 可通过 Cdk5 诱导 OPC 迁移,并且与非受体酪氨酸激酶 Fyn 的磷酸化有关[37]。CDK5 磷酸化 WAVE2 蛋白,形成多蛋白信号转导复合物,与受体激酶和肌动蛋白相结合,对细胞的形状和运动产生影响[38]。过表达磷酸化部位突变的 WAVE2 可导致 PDGF 介导的 OPC 迁移减少。现已证明 WAVE2 参与了细胞迁移[39],并在黑色素瘤细胞迁移[40]和其他癌症转移[41]中发挥关键作用。考虑到 WAVE2 在 OPC 迁移[37]和多种肿瘤中的作用,WAVE2 可能参与了 DLGG 的侵袭过程。少突胶质细胞瘤比较蛋白质组学确认 WAVE3 在 1p/19q 缺失的肿瘤细胞中表达远远高于无 1p/19q 缺失的肿瘤细胞[35]。因此,WAVE(或 WASF)家族蛋白与 DLGG 迁移有关。

驱动 OPC 迁移的最显著的趋化信号是脑信号蛋白(semaphorins,Sema)3F 和 3A,以及轴突导向因子 1(netrin-1)[42]。研究显示脑信号蛋白 3A 对置入体内的 OPC 具有排斥作用,而脑信号蛋白 3F 和轴突导向因子 1 则对 OPC 具有吸引作用。一项研究检测了 38 例成人神经胶质肿瘤中的 7 种三级信号分子,SEMA4D、VEGF、NRP1 和 NRP2 受体,结果显示 Sema3A 在低级别胶质瘤和高级别胶质瘤中表达类似[43]。研究证明 Sem3A 能促进 GBM 细胞扩散[44],研究其在 DLGG 迁移中的作用也会很有意义。有趣的是,Nasarre 等发现

Sem3A 会根据其他参与蛋白对 GBM 细胞产生化学吸引或化学排斥作用[45]，这使 Sem3A 成为胶质瘤迁移研究的首要目标。

最后，还要强调一点，OPC 特定的扩散模式取决于它们在大脑中的位置。Olivier 等[46] 使用鹌鹑/小鸡异种移植，将 OPC 从前脑域移至尾脑域或从尾脑域移至前脑域，其迁移特性都会发生变化。研究人员采用这种方法确定了 OPC 的几条迁移路径，这些路径取决于 OPC 的初始位置，表明细胞外环境对 OPC 迁移具有关键性影响。基于这些数据，很容易预见，源自 OPC 的胶质瘤可能有相同的迁移规律。这一假设与最近的一项 GBM 研究[47]一致。该研究显示 SVZ 来源或皮质来源 GBM 细胞系（分别是 GBM6 和 GBM9）具有不同的侵袭性。因此，在研究 DLGG 侵袭时，有必要精确记录 DLGG 的部位，以便根据其在大脑中的初始位置对其可能的扩散模式做出更加准确的预测。

二、需要解决的问题

为了明确 DLGG 细胞在大脑中的扩散方式，下面几个问题值得进一步探索。

1. 确定正常组织中的侵袭肿瘤细胞　低级别肿瘤细胞因为仅仅表现出轻度核异型而很难在侵袭组织中同正常细胞区分开来。因此直到最近，划定肿瘤细胞扩散边界依然十分困难，因为这一范围很可能远远超出 MRI 确定的异常区域。Pallud 等[48-49]使用串行立体定向活检和 MIB1/Olig2 染色技术发现，肿瘤的范围至少超出神经影像显示范围 15 mm。该领域的主要进展是一种能够识别突变形式 IDH1 酶（R132H）的抗体的开发，这种突变形式在 DLGG 中十分常见。该抗体实现了对单个肿瘤细胞的免疫组织化学进行精确检测。Sahm 等借此分析了 3 种间变性少突胶质细胞瘤的侵袭模式，结果证明了胶质细胞瘤的广泛浸润性生长，并提出胶质瘤不应该被视为局灶性疾病，而应该被当作全身性疾病[50]。对 DLGG 进行类似研究可能揭示肿瘤的实际浸润范围。

2. 区分迁移性和非迁移性胶质瘤细胞　肿瘤组织由不同状态的细胞构成（例如，增殖细胞与休眠细胞），在 DLGG 中，可能只有一小部分细胞真正参与正常组织侵袭。有必要找到可靠标志物鉴定和纯化这些细胞，以便精确分析参与胶质瘤侵袭的分子机制和活化途径。通过肿瘤核心及侵袭边缘的显微切割[51]，在高级别胶质瘤中发现一些有差别的标志物，但在 DLGG 中还尚未找到。此外，DLGG 在空间结构上似乎表现出两个主要模式：实体瘤加外周侵袭细胞的扩散区和没有实体瘤的细胞分散云[52-53]。这种不同侵袭模式背后的分子机制和细胞机制尚无任何研究，值得进一步探讨。

3. 白质和灰质中的不同迁移　由于脑白质和脑灰质在许多方面（细胞组成、血管密度、组织、生化组分等）都有差别，特别是白质中含有构成神经元绝缘鞘的髓磷脂，髓磷脂同时也是神经突触生长、附着的基质，并不利于多种细胞的迁移。因此，胶质瘤细胞在白质和灰质中可能会以不同的方式进行侵袭。Amberger 等[54]发现，低级别星形细胞瘤似乎对髓磷脂中的抑制成分非常敏感，而少突胶质细胞瘤却能在髓磷脂上扩散和迁移。髓磷脂对胶质瘤C6 细胞系的迁移没有抑制作用，研究者们发现该细胞表达了 MMP14 金属蛋白酶（MT1-MMP）。这种蛋白酶可降解 Nogo 蛋白（髓磷脂中存在的一种主要抑制剂）[55]，使得神经胶质瘤细胞可以在基质上迁移[56]。人们推测这一机制也可能影响低级别少突胶质细胞瘤细胞的扩散，但有待证实。正常大脑中，少突胶质细胞与神经纤维关系密切，而星形胶质细胞则与血管关系密切并形成血脑屏障。因此，少突胶质细胞瘤沿着神经纤维扩散，而星形细胞瘤细胞沿着血管扩散,体现了与大脑正常状态对应的病理状态。

展　望

　　控制 DLGG 细胞在大脑中的迁移有可能成为治疗 DLGG 的一个重大进步。在正常脑组织中,至少 2 个位置(海马和脑室下区)存在神经前体细胞,并出现迁移。因此,任何旨在减少低级别胶质瘤细胞侵袭的治疗手段都有可能干扰正常神经前体细胞的迁移,从而产生严重的不良反应。因此,确定分子靶点和(或)肿瘤细胞特定的信号靶点和(或)信号通路,避免损伤正常细胞,在治疗中就尤为重要。如上所述,通过探索正常脑细胞和病理状态下脑细胞的迁移,找到胶质瘤的致命弱点进行攻击,便可能获得许多有益的效果。迁移的肿瘤细胞不仅如同致命的狙击手渗透潜入大脑,也可能对治疗产生更强的抵抗性,如在高级别胶质瘤中,侵入正常脑组织的肿瘤细胞可能更不易发生细胞凋亡[57-58]。因此,破译弥漫低级别胶质瘤扩散的分子基础和细胞基础是寻找创新疗法的一个主要目标。

（杨学军　黄玉宝　陈　磊　陈图南）

参考文献

[1] Virchow R. Die krankhaften Geschwülste. Dreissig Vorlesungen, gehalten während des Wintersemesters 1862-1863 an Der Universität Zu Berlin. Berlin: A Hirschwald,1863.

[2] Giese A, Bjerkvig R, Berens ME, et al. Cost of migration: invasion of malignant gliomas and implications for treatment. J Clin Oncol, 2003, 21(8):1624-1636.

[3] Berens ME, Giese A. "… those left behind." Biology and oncology of invasive glioma cells. Neoplasia, 1999, 1(3):208-219.

[4] Teodorczyk M, Martin-Villalba A. Sensing invasion: cell surface receptors driving spreading of glioblastoma. J Cell Physiol, 2010, 222(1):1-10.

[5] Tate MC, Aghi MK. Biology of angiogenesis and invasion in glioma. Neurotherapeutics,2009, 6(3): 447-457.

[6] Sontheimer H. An unexpected role for ion channels in brain tumor metastasis. Exp Biol Med (Maywood), 2008, 233(7):779-791.

[7] Sontheimer H. A role for glutamate in growth and invasion of primary brain tumors. J Neurochem, 2008, 105(2):287-295.

[8] Hoelzinger DB, Demuth T, Berens ME. Autocrine factors that sustain glioma invasion and paracrine biology in the brain microenvironment. J Natl Cancer Inst, 2007, 99(21):1583-1593.

[9] Salhia B, Tran NL, Symons M,et al. Molecular pathways triggering glioma cell invasion. Expert Rev Mol Diagn, 2006, 6(4):613-626.

[10] Nakada M, Nakada S, Demuth T,et al. Molecular targets of glioma invasion. Cell Mol Life Sci, 2007, 64(4):458-478.

[11] Demuth T, Berens ME. Molecular mechanisms of glioma cell migration and invasion. J Neurooncol, 2004, 70(2):217-228.

[12] Bellail AC, Hunter SB, Brat DJ,et al. Microregional extracellular matrix heterogeneity in brain

modulates glioma cell invasion. Int J Biochem Cell Biol, 2004, 36(6):1046-1069.

[13] Gunther W, Skaftnesmo KO, Arnold H, et al. Molecular approaches to brain tumour invasion. Acta Neurochir (Wien), 2003, 145(12):1029-1036.

[14] Visted T, Enger PO, Lund-Johansen M, et al. Mechanisms of tumor cell invasion and angiogenesis in the central nervous system. Front Biosci, 2003, 8: 289-304.

[15] Weiss WA, Burns MJ, Hackett C, et al. Genetic determinants of malignancy in a mouse model for oligodendroglioma. Cancer Res, 2003,63(7):1589-1595.

[16] Farin A, Suzuki SO, Weiker M, et al. Transplanted glioma cells migrate and proliferate on host brain vasculature: a dynamic analysis. Glia, 2006, 53(8): 799-808.

[17] Oellers P, Schallenberg M, Stupp T, et al. A coculture assay to visualize and monitor interactions between migrating glioma cells and nerve fibers. Nat Protoc, 2009, 4(6):923-927.

[18] Giese A, Laube B, Zapf S, et al. Glioma cell adhesion and migration on human brain sections. Anticancer Res, 1998, 18(4A):2435-2447.

[19] Giese A, Kluwe L, Laube B, et al. Migration of human glioma cells on myelin. Neurosurgery, 1996, 38(4):755-764.

[20] Palfi S, Swanson KR, De Bouard S, et al. Correlation of in vitro infiltration with glioma histological type in organotypic brain slices. Br J Cancer, 2004, 91(4):745-752.

[21] de Bouard S, Christov C, Guillamo JS, et al. Invasion of human glioma biopsy specimens in cultures of rodent brain slices: a quantitative analysis. J Neurosurg, 2002, 97(1):169-176.

[22] Colin C, Baeza N, Tong S, et al. In vitro identification and functional characterization of glial precursor cells in human gliomas. Neuropathol Appl Neurobiol, 2006, 32(2): 189-202.

[23] Bernstein JJ, Goldberg WJ, Laws Jr ER. Migration of fresh human malignant astrocytoma cells into hydrated gel wafers in vitro. J Neurooncol, 1994, 18(2):151-161.

[24] Ducray F, Idbaih A, de Reynies A, et al. Anaplastic oligodendrogliomas with 1p19q codeletion have a proneural gene expression profile. Mol Cancer, 2008, 7:41.

[25] Patt S, Labrakakis C, Bernstein M, et al. Neuron-like physiological properties of cells from human oligodendroglial tumors. Neuroscience,1996, 71(2):601-611.

[26] Liu XY, Gerges N, Korshunov A, et al. Frequent ATRX mutations and loss of expression in adult diffuse astrocytic tumors carrying IDH1/IDH2 and TP53 mutations. Acta Neuropathol, 2012, 124(5):615-625.

[27] Sahm F, Koelsche C, Meyer J, et al. CIC and FUBP1 mutations in oligodendrogliomas, oligoastrocytomas and astrocytomas. Acta Neuropathol, 2012, 123(6):853-860.

[28] Persson AI, Petritsch C, Swartling FJ, et al. Non-stem cell origin for oligodendroglioma. Cancer Cell, 2010, 18(6):669-682.

[29] Bouvier-Labit C, Liprandi A, Monti G, et al. CD44H is expressed by cells of the oligodendrocyte lineage and by oligodendrogliomas in humans. J Neurooncol, 2002, 60(2):127-134.

[30] Jothy S. CD44 and its partners in metastasis. Clin Exp Metastasis, 2003, 20(3):195-201.

[31] Radotra B, McCormick D. Glioma invasion in vitro is mediated by CD44-hyaluronan interactions. J Pathol, 1997, 181(4):434-438.

[32] Radotra B, McCormick D. CD44 is involved in migration but not spreading of astrocytoma cells in vitro. Anticancer Res, 1997, 17(2A):945-949.

[33] Back SA, Tuohy TM, Chen H, et al. Hyaluronan accumulates in demyelinated lesions and inhibits oligodendrocyte progenitor maturation. Nat Med, 2005, 11(9):966-972.

[34] McDonald JM, Dunlap S, Cogdell D, et al. The SHREW1 gene, frequently deleted in oligodendrogliomas,

functions to inhibit cell adhesion and migration. Cancer Biol Ther，2006，5(3)：300-304.

[35] Rostomily RC，Born DE，Beyer RP，et al. Quantitative proteomic analysis of oligodendrogliomas with and without 1p/19q deletion. J Proteome Res，2010，9(5)：2610-2618.

[36] de Castro F，Bribian A. The molecular orchestra of the migration of oligodendrocyte precursors during development. Brain Res，2005，49(2)：227-241.

[37] Miyamoto Y，Yamauchi J，Tanoue A. Cdk5 phosphorylation of WAVE2 regulates oligodendrocyte precursor cell migration through nonreceptor tyrosine kinase Fyn. J Neurosci，2008，28(33)：8326-8337.

[38] Yamazaki D，Kurisu S，Takenawa T. Involvement of Rac and Rho signaling in cancer cell motility in 3D substrates. Oncogene，2009，28(13)：1570-1583.

[39] Liu J，Zhao Y，Sun Y，et al. Exo70 stimulates the Arp2/3 complex for lamellipodia formation and directional cell migration. Curr Biol，2012，22(16)：1510-1515.

[40] Kurisu S，Suetsugu S，Yamazaki D，et al. Rac-WAVE2 signaling is involved in the invasive and metastatic phenotypes of murine melanoma cells. Oncogene，2005，24(8)：1309-1319.

[41] Iwaya K，Norio K，Mukai K. Coexpression of Arp2 and WAVE2 predicts poor outcome in invasive breast carcinoma. Mod Pathol，2007，20(3)：339-343.

[42] Spassky N，de Castro F，Le Bras B，et al. Directional guidance of oligodendroglial migration by class 3 semaphorins and netrin-1. J Neurosci，2002，22(14)：5992-6004.

[43] Karayan-Tapon L，Wager M，Guilhot J，et al. Semaphorin, neuropilin and VEGF expression in glial tumours：SEMA3G, a prognostic marker? Br J Cancer，2008，99(7)：1153-1160.

[44] Bagci T，Wu JK，Pfannl R，et al. Autocrine semaphorin 3A signaling promotes glioblastoma dispersal. Oncogene，2009，28(40)：3537-3550.

[45] Nasarre C，Koncina E，Labourdette G，et al. Neuropilin-2 acts as a modulator of Sema3A-dependent glioma cell migration. Cell Adh Migr，2009，3(4)：383-389.

[46] Olivier C，Cobos I，Perez Villegas EM，et al. Monofocal origin of telencephalic oligodendrocytes in the anterior entopeduncular area of the chick embryo. Development，2001，128(10)：1757-1769.

[47] Tchoghandjian A，Baeza-Kallee N，Beclin C，et al. Cortical and subventricular zone glioblastoma-derived stem-like cells display different molecular profiles and differential in vitro and in vivo properties. Ann Surg Oncol，2012，19 Suppl 3：608-619.

[48] Pallud J，Varlet P，Devaux B，et al. Diffuse low-grade oligodendrogliomas extend beyond MRI-defined abnormalities. Neurology，2010，74(21)：1724-1731.

[49] Capper D，Zentgraf H，Balss J，et al. Monoclonal antibody specific for IDH1 R132H mutation. Acta Neuropathol，2009，118(5)：599-601.

[50] Sahm F，Capper D，Jeibmann A，et al. Addressing diffuse glioma as a systemic brain disease with single-cell analysis. Arch Neurol，2012，69(4)：523-526.

[51] Mariani L，McDonough WS，Hoelzinger DB，et al. Identification and validation of P311 as a glioblastoma invasion gene using laser capture microdissection. Cancer Res，2001，61(10)：4190-4196.

[52] Daumas-Duport C，Varlet P，Tucker ML，et al. Oligodendrogliomas. Part I：patterns of growth, histological diagnosis, clinical and imaging correlations：a study of 153 cases. J Neurooncol，1997，34(1)：37-59.

[53] Kelly PJ，Daumas-Duport C，Scheithauer BW，et al. Stereotactic histologic correlations of computed tomography-and magnetic resonance imaging-defined abnormalities in patients with glial neoplasms. Mayo Clin Proc，1987，62(6)：450-459.

[54] Amberger VR，Hensel T，Ogata N，et al. Spreading and migration of human glioma and rat C6 cells

on central nervous system myelin in vitro is correlated with tumor malignancy and involves a metalloproteolytic activity. Cancer Res，1998，58(1):149-158.

[55] Pernet V，Schwab ME. The role of Nogo-A in axonal plasticity，regrowth and repair. Cell Tissue Res，2011，349(1):97-104.

[56] Belien AT，Paganetti PA，Schwab ME. Membrane-type 1 matrix metalloprotease（MT1-MMP）enables invasive migration of glioma cells in central nervous system white matter. J Cell Biol，1999，144(2):373-384.

[57] Giese A，Loo MA，Tran N，et al. Dichotomy of astrocytoma migration and proliferation. Int J Cancer，1996，67(2):275-282.

[58] Mariani L，Beaudry C，McDonough WS，et al. Glioma cell motility is associated with reduced transcription of proapoptotic and proliferation genes：a cDNA microarray analysis. J Neurooncol，2001，53(2):161-176.

| 第八章 |

弥漫性低级别胶质瘤的
分子生物学

Nicholas F. Marko，Robert J. Weil

摘　要：世界卫生组织（World Health Organization，WHO）的神经胶质肿瘤分级方案将3种浸润性（非局限性）胶质瘤列为Ⅱ级，分别是弥漫性星形细胞瘤、少突胶质细胞瘤和少突星形细胞瘤。尽管这3种肿瘤常被统称为"低级别胶质瘤"，却各自具有独特的分子和临床特征。目前这些肿瘤的基础研究十分活跃，研究进程还在不断加快，人们希望能够对其分子生物学获得全面了解。此外，由于对这些肿瘤的预测和治疗历来被证明极具挑战性，Ⅱ级浸润性胶质瘤的转化研究仍在继续，以期发现新的分子特征，帮助人们改进诊断、预后和治疗策略。不幸的是，有关WHOⅡ级浸润性胶质瘤分子生物学的基础转化研究依然迷雾重重。本章力图从染色体、基因组、表观基因组3个方面对上述3类WHOⅡ级肿瘤分子特征的现有知识进行全面讨论。另外，我们还将讨论表明成人弥漫性低级别浸润性神经胶质瘤和儿童弥漫性低级别浸润性神经胶质瘤之间存在分子差异的新证据。目前，研究人员利用不同策略，根据肿瘤的生物学，使用分子指标将弥漫性低级别浸润性神经胶质瘤划分成临床相关类别，本章的最后会对这些策略进行概述。

关键词：神经肿瘤学；浸润；星形细胞瘤；少突胶质细胞瘤；少突星形细胞瘤；分子生物学；遗传学；核型；表观基因；表观基因组；分类

N. F. Marko, MD(⊠)
Department of Neurosurgery, University of Texas MD Anderson Cancer Center, 1515 Holcombe Blvd, FC7, Houston, TX 77030, USA
e-mail：nfmarko@mdanderson.org

R. J. Weil, MD
Department of Neurosurgery, Brain Tumor and Neuro-Oncology Center, Cleveland Clinic, Cleveland, OH, USA

H. Duffau (ed.), *Diffuse Low-Grade Gliomas in Adults*,
DOI 10.1007/978-1-4471-2213-5_8,© Springer-Verlag London 2013

引 言

　　"弥漫性低级别胶质瘤"这一名称通常用来指 WHO3 种Ⅱ级胶质肿瘤(弥漫性星形细胞瘤、少突胶质细胞瘤或少突星形细胞瘤)的一种[1]。WHO 这一系统是一个纯粹的组织学系统,常用于神经胶质瘤分类。"低级别"则常用来指胶质瘤在显微镜下呈现"组织学良性"。然而,对于"低级别胶质瘤"和"组织学良性"这 2 个名称,研究人员已渐渐不再使用。前者是因为汇集了一些不同的疾病过程,分别表现出独特的分子、表型和临床特征,后者则是由于浸润性组织学特征的缺失并非一定与神经胶质瘤患者的"良性"临床病程相关联。尽管如此,无论从临床上,还是从分子上,它们同 WHOⅢ级和Ⅳ级胶质瘤都有明显区别,所以往往被放在一起讨论。

　　对 WHOⅡ级星形细胞瘤、少突胶质细胞瘤、少突星形细胞瘤的分子研究是一个活跃的研究领域,并在转化肿瘤学中占有独特地位。对这些肿瘤的预测和治疗历来被证明具有挑战性,研究人员采用转化研究范式,希望能发现新的分子特征,帮助人们改进诊断、预后和治疗策略。可以说最引人注目的转化研究成果来自 WHOⅡ级胶质瘤的神经肿瘤学研究,其中染色体特征现在常用来帮助人们讨论预后和辅助治疗策略。尽管在转化研究上取得诸多成果,有关弥漫性低级别胶质瘤分子生物学的研究依然迷雾重重。本章力图从染色体、基因组、表观基因组 3 个方面对我们有关肿瘤分子特征的现有知识进行全面梳理。

　　我们一直在努力厘清这些研究工作当中存在的潜在混乱和明显矛盾,试图将这些数据纳入到一个逻辑清晰、组织严密的框架中以便理解。我们首先讨论 WHOⅡ级星形细胞瘤和少突胶质细胞瘤特定的染色体、基因组及表观基因组特征。接着,我们将简要讨论少突星形细胞瘤或"混合胶质瘤"问题,其分子生物学一般表现出星形细胞瘤和少突胶质细胞瘤的结合。最后,我们将针对小儿弥漫性胶质瘤发表补充意见,并对当前讨论弥漫性低级别胶质瘤分类的可能分子策略的文献进行概述。

背 景

一、弥漫性星形细胞瘤

　　"弥漫性星形细胞瘤"和"弥漫性低级别星形细胞瘤"(AⅡ)意义相近,指的是源于星形细胞、增殖活性相对较低、组织学检查中无明显未分化特征的肿瘤[2]。该类别包括 3 个组织学变异,分别是纤维型星形细胞瘤、原浆型星形细胞瘤及肥胖型星形细胞瘤(有时称为"变异型")[1,3]。总体而言,在美国每年新增 2700~4600 例脑肿瘤诊断中,这些肿瘤约占全部胶质瘤的 1.6%,占星形细胞瘤的 2.1%[2]。它们在年轻成人人群中出现发病高峰(20~34 岁),约占原发性中枢神经系统肿瘤的 10.2%,占全部胶质瘤的 30.0%,以及占所有恶性脑肿瘤的 25.2%[4]。该年龄组的 1 年、5 年和 10 年生存率分别为 91.6%、58.5% 和 40.7%[4]。这些肿瘤在所有年龄组中均能观察到,儿童人群生存时间相对较长,老年人群生存时间则相对较短[4]。

在成年人群中,大多数 A Ⅱ 将最终发展为间变性星形细胞瘤,继而成为"继发性"胶质母细胞瘤[1,5-6]。这种倾向表明,A Ⅱ 代表了继发性胶质母细胞瘤发展的早期阶段,其中许多分子特征可能正是星形胶质细胞全面恶性转化的早期步骤。因此,很难对该级别胶质瘤特有的基因组特征和表观基因组特征进行描述,A Ⅱ 的分子生物学也应从这个角度进行描述。

许多分子研究包含少量的 A Ⅱ,将其作为含有各种等级胶质瘤的实验样本的一部分。这些研究往往发现一些基因组和表观基因组变化,这些变化在 A Ⅱ 中发生频率相对较低,而当神经胶质瘤发展到更高级别时,其发生频率则显著提高。报道 A Ⅱ 中这些变化的相对频率对 A Ⅱ 特定分子生物学的重点讨论没有太大意义,感兴趣的读者可查阅有关高级别胶质瘤的任意一篇文章,这些文章将相关研究发现纳入到分子发病机制和胶质母细胞瘤发展的框架中[7-8]。在本章中,我们总结出大部分 A Ⅱ 共同的分子特征。可以在逻辑上假定,这些分子特征至少代表了一些功能显著的早期亚细胞变化,它们参与了星形细胞的恶性转化过程,理解这些特征可能是阐明 A Ⅱ 分子生物学的方法中与临床最相关的方法。

二、少突胶质细胞瘤

"少突胶质细胞瘤"和"低级别少突胶质细胞瘤"(O Ⅱ)意义相近,指的是少突神经胶质组织学增殖活性较低,显微镜检查中无明显未分化特征的肿瘤[2]。O Ⅱ 没有特定的组织学变异[1]。在所有等级的神经胶质瘤(不包括胶质母细胞瘤)中,少突胶质细胞瘤组织学的数量比星形细胞瘤的组织学少 2/3[1,8]。它们的发病高峰在第 3~5 个 10 年[1,8],成人 O Ⅱ 患者的 1 年、5 年和 10 年生存率分别为 94.2%、79.5% 和 63.6%[4]。O Ⅱ 在儿童患者中不太常见[1],即使儿童患上 O Ⅱ,其生存率也比成人高[4]。

O Ⅱ 代表了第一个原发性脑肿瘤,可以根据常规稳定的分子特点分成 2 个不同的临床亚组,因而最近在转化神经肿瘤学研究中受到重视。含有 1p±19q 染色体缺失的 O Ⅱ 与患者相对较长的生存期相关联,并对辅助治疗表现出更好的反应。而染色体 1p±19q 完整无损的 O Ⅱ 则表现出更强的浸润性[1]。许多神经肿瘤学家一直认为神经胶质瘤的组织学亚型可能无法充分反映这些肿瘤的相关临床多样性[9-10],这一发现对此提供了支持,并为正在进行的胶质瘤分子亚分类提供了原理上的证据。

染色体异常

一、弥漫性星形细胞瘤

A Ⅱ 中最常见的染色体异常是 7 号染色体的三倍体或多倍体[1,3],这些肿瘤中约有 50%观察到 7 号染色体或 7q 的增加[11-12]。根据报道,A Ⅱ 中染色体 8q 的增加表现出一定的一致性[13];尽管观察结果不太一致,但也出现过染色体 5p、9、19p 的增加[3,8,14]。有报道称 A Ⅱ 中的染色体缺失最常涉及染色体 17p[8,13,15],较少发生在 6q[16]、10p、13q、19q、22q 及性染色体上[3,8,14]。

二、少突胶质细胞瘤

OⅡ中最常见的染色体异常是 1 号染色体的短臂(1p)和 19 号染色体长臂(19q)的联合"缺失"[1,8,17]，约 50％该类肿瘤(尽管有报道为 80+％)中均有发生[2,17-24]。这些肿瘤证明，由于 t(1;19)(q10;p10)的不平衡易位[25-26]，这些染色体臂缺失了一个完整拷贝。这个发现常被称为"1p/19q 联合缺失"(虽然这一称呼在技术上并不准确)。相反，这些基因座的部分缺失[1]或 1p 独立缺失[8]十分罕见。两种染色体缺失中，1p 具有更强的特异性，因为 19q 缺失在其他病理类型和级别的神经胶质瘤中已被观察到[27]。尽管如此，1p/19q 联合缺失并不为OⅡ所特有，因为在星形细胞瘤、少突星形细胞瘤[8]和胶质母细胞瘤[28]中也偶有报道。1p/19q 的联合缺失似乎同通常与神经胶质瘤有关的其他分子异常相互排斥，比如 17p 上的杂合性缺失(loss of heterozygosis，LOH)和 TP53 突变[29-32]。这表明，导致 1p/19q 联合缺失的 OⅡ的分子途径可能与参与其他类型神经胶质瘤发病机制的分子途径并不相同[14]。

有关 OⅡ中独特易位 t(1;19)(q10;p10)发生的准确分子机制，尚不完全清楚。最近的证据表明，染色体 1 和 19 的着丝粒区显示出高度的序列同源性[33]。人们推断这导致了染色体 1 和 19 的着丝粒共定位，可能会加剧着丝粒的不稳定性，从而容易发生易位[26,33]。关于此过程的细节研究，以及这一发现的临床意义和分子意义的研究正在进行中。

其他染色体异常在 OⅡ中也有报道，虽然发生频率低于 1p/19q 联合缺失。这些异常包括涉及染色体 4、6、11p、14 和 22q 的缺失[18,20]，以及染色体 9 和 10 的偶然缺失[1]。基于阵列的比较基因组杂交还确定了与 OⅡ相关的次巨碱基缺失，发生在染色体 11q13 和 13q12 上的 300～550 kb 区域[34]。这些局灶性缺失的有效性和一致性仍有待确定。

基因组异常

一、弥漫性星形细胞瘤

1. *TP53*　TP53 基因定位于染色体 17p13.1，其蛋白产物(p53 蛋白)参与了多个细胞过程，包括细胞周期调控、细胞 DNA 损伤反应、细胞分化和细胞死亡[35]。活化的 p53 蛋白诱导基因 p21$^{Waf1/Cip1}$ 转录，通过对细胞周期蛋白依赖性蛋白激酶复合物(cyclin-CDK complexes)产生作用，在 G1 期调控细胞周期进程[15-16]。p53 的活性通过 MDM4(MDMX)和 MDM2 调节，后者则由 p14^{ARF} 调节[36]。

60％～80％的 AⅡ在 17p 上存在包括 TP53 基因座[8,14-15]在内的等位基因缺失，且大多数具有保留基因座的 AⅡ显示出 TP53 突变[8,37-39]。这使得野生型 p53 完全缺失成为 AⅡ中最常见的基因组异常[8,14]。TP53 突变的发生率在继发性胶质母细胞瘤中高于原发性胶质母细胞瘤[40-41]，但在 AⅡ和胶质母细胞瘤之间并无明显增加[42-45]。之前人们推测 AⅡ代表了继发性胶质母细胞瘤演化的早期阶段，上述发现给这一推测从基因组水平上提供了支持[1-2,36]。这一发现还获得了进一步的支持，人们发现，AⅡ中常见的 TP53 突变[46]和继发性胶质母细胞瘤[41]中常见的 TP53 突变发生在密码子 248 或 273(而原发性胶质母细胞瘤中的

TP53 突变被观察到分布更为广泛);另外,CpG 岛中的 G:C、A:T 突变,在继发性胶质母细胞瘤中比原发性胶质母细胞瘤发生更为频繁,这表明不同的机制可能导致两类胶质母细胞瘤亚型中的 *TP53* 突变[8, 41]。

2. 异柠檬酸脱氢酶   异柠檬酸脱氢酶(isocitrate dehydrogenase,IDH)在柠檬酸循环中催化异柠檬酸至 α 酮戊二酸的氧化脱羧,并使用 $NADP^+$ 作为质子受体[47]。人们研究了 5 种 IDH 同工酶,尽管目前 IDH1 和 IDH2 被认为与神经胶质瘤生物学最为相关。IDH1 定位于细胞质和过氧化物酶体[47],IDH2 则呈现出更加经典的线粒体定位[48]。胶质母细胞瘤的全基因组分析发现,有 12% 的肿瘤发生了 *IDH1*(2q33)[48-49] 基因突变[50],促使人们对 *IDH* 突变在神经胶质瘤生物学中的潜在作用做进一步研究。随后的研究表明,*IDH* 突变无论是在继发性(而非原发性)胶质母细胞瘤,还是在世界卫生组织 Ⅱ 级和 Ⅲ 级神经胶质瘤中都最为常见[51-52]。约 80% 的 AⅡ 已经显示含有 *IDH1* 基因突变,*IDH2*(15q26.1)基因突变常存在于残余肿瘤成分中[51]。这一发现使得 *IDH* 基因突变成为 AⅡ 迄今报道中最为常见和一致的基因异常。值得注意的是,AⅡ 中 *IDH* 突变和 *TP53* 突变之间似乎不存在统计学关联[53],尽管这些数据并不一致[36,54]。

在低级别胶质瘤中观察到的 *IDH1* 特定突变几乎总是(>90%)[55]发生在位点 132,其中野生型精氨酸被替换为组氨酸的突变体形式(R132H)[53]。这个位置发生的其他罕见突变包括精氨酸被半胱氨酸(R132C)、丝氨酸(R132S)、亮氨酸(R132L)、甘氨酸(R132G)或缬氨酸(R132V)取代[51-53]。这些突变都是杂合的,截断或移码突变体尚未被描述[56]。位点 132 属于进化保守区域,代表异柠檬酸基质的结合部位[53],R132 突变导致异柠檬酸酶活性降低[51-52,57]。最近的动力学研究表明,R132 突变改变了 IDH1 活性部位与异柠檬酸的相对亲和力,使之更易与 α 酮戊二酸结合,导致 α 羟基戊二酸在细胞中数量增加,埋下突变隐患[58]。结构调查显示这与其对亚基二聚化的影响有关[59]。"显性抑制"模式被提出,在此模式中 α 酮戊二酸生产减少和 α 羟戊二酸生产过度同时发生,可能诱使肿瘤形成[56]。补充假说包括通过 HIF-α 途径诱导促使肿瘤形成[57],另一些假说认为 *IDH* 突变可能并不致癌,它可能只是干扰肿瘤细胞代谢的保护机制[60]。

IDH2 是使用 $NDAP^+$ 作为质子受体的 IDH1 的唯一人类蛋白同系物[51],其位点 172 的精氨酸(R172)同 IDH1 的 R132 完全类似。导致 IDH2 中 R172 被甘氨酸(R172G)、蛋氨酸(R172M)、赖氨酸(R172K)、丝氨酸(R172S)和酪氨酸(R172Y)取代的 5 个点突变已经被确定[51,61-62]。对于 IDH2 的动力学研究和结构研究不如 IDH1 广泛,但两者同工酶和所涉及的突变非常相似,表明生物学之间存在可比性。

3. 血小板源性生长因子受体   血小板源性生长因子受体(platelet-derived growth factor receptor,PDGFR)是酪氨酸激酶受体,通过 SOSGrb2 介导[63-64]与 Ras 通路相互作用(从而与 PI3K/PTEN/AKT/mTOR 通路相互作用)[36]。作为同样由表皮生长因子受体(epidermal growth factor receptor,EGFR)调节的下游通路,PDGFR 的相关通路已在神经胶质瘤研究中引发广泛兴趣。人们可能因此会对这些通路在 AⅡ 和胶质母细胞瘤中的相对重要性产生困惑。因此,厘清目前有关 AⅡ 中 PDGFR 通路的分子证据十分重要。

许多临床前研究和转化研究报道了 PDGF/PDGFR 蛋白各种组件在胶质母细胞瘤生物学中的推定作用[36,65-66]。然而,遍览整个神经胶质瘤基因组学文献[1,36],尽管 PDGFR 在高达 60% 的 AⅡ 中存在过表达[1,14],但依然缺少相关切实证据。20 世纪 90 年代初有 2 项小型研究[67-68],各自只分析了 5 种 AⅡ。研究表明 PDGFR-α 似乎在包括 AⅡ 在内的各级别胶质瘤中都存在过表达。试图验证这项发现的研究之间缺乏一致性[69,70],因此,在现有证据基础上认定 PDGFR-α 在 AⅡ中具有重要的功能性作用并不成熟。加上许多报道指出 EGFR/RAS/PI3K/PTEN/AKT/mTOR 重叠信号通路在原发性而非继发性胶质母细胞瘤生物过程中所起的作用[36],且 p53 突变和 EGFR 过表达之间可能存在相互排斥[43],这种区别就显得尤为重要。此外,EGFR 过表达在目前被认为是区分原发性胶质母细胞瘤和继发性胶质母细胞瘤的一个因素。根据观察,它在前者中的发生比例约为 40%,在后者中则极为罕见[36,41,43,71-72]。鉴于这些数据,相比 AⅡ继发性胶质母细胞瘤的生物学而言,酪氨酸激酶受体通路似乎对原发性胶质母细胞瘤的生物学意义更为重大。

4. 其他基因组异常　一项针对 2006 年所有低级别胶质瘤中基因表达研究的综合性 meta 分析[73]发现,只有 11 项研究[69,74-83]描述了Ⅰ级和(或)Ⅱ级胶质瘤中基因表达的特定模式。研究者对这些结果进行了归纳,并用 RT-PCR 的方法验证了最常见于报道的基因表达模式[73]。对于 AⅡ中的基因表达,作者报道了 6 项将 AⅡ中的基因表达与正常对照组做比较的研究[69,74-75,77,80,83]数据。他们发现 TYRO3 基因低表达及 CD9、TIMP3、CSPG2、EGFR、PDGRFA 基因和 NTF3 基因过表达在相关研究之间证据一致。另外,他们还发现有一项研究报道了 KCNN3 的过表达[73]。AⅡ和胶质母细胞瘤的比较显示,AⅡ中不存在与胶质母细胞瘤相关的特定基因过表达实例,但 NCAM1、FN、EGFR、VEGF、IGFBP2、IGFBP3、IGFBP5 的相对低表达,研究之间证据一致。有一项研究还报道了 MMP16 的低表达[73]。

考虑到之前关于 PDGFRA 和 EGFR 的看法,有必要对其中的一些基因组研究结果[73]做进一步说明。回顾研究 PDGFA 和 EGFR 表达差异的文献[69,80,83],我们发现这些研究样本数量较小,且 3 项研究中有 2 项[69,83]来自同一研究小组。其中一项研究[69]分析了 10 例 AⅡ,发现仅有 2 例存在>2 倍的 PDGFRA 过表达。因此,想从这些数据得到有关 EGFR 和 PDGFRA 在 AⅡ中实际作用的明确结论未免过于武断,因为大量证据(如上所述)显示,这些基因组特征与较高级别的胶质瘤呈现更为一致的关联性。

关于 AⅡ基因组学的其他报道研究了人类疱疹病毒 6 的变体[84]、LGI1[85]和 BR-3[86]的基因产物,以及 SoxD 和 SoxE 基因家族[87]在 AⅡ生物学、神经胶质瘤恶性进展中的表达及其可能的作用。我们有必要进行进一步研究,以得到关于这些候选分子推定作用和整体意义的明确结论。

二、少突胶质细胞瘤

1. 1p/19q 候选基因　尽管存在令人信服的一致性证据显示 OⅡ中存在 1p/19q 缺失,但尚不清楚究竟是哪种或者哪几种基因的缺失与独特的临床表型相关联(见下文)。人们提出 1p 上的候选基因包括 Notch2(1p13-p11)[88]、DIRAS3(1p31)[89]、CDKN2C(1p32)[90]、RAD54(1p32)[91]、CITED4(1p34.2)[92]、CAMTA1(1p36)[93]、DFFB(1p36)[94]、TP73(1p36.3)[95]和 SHREW1(1p36.32)[96]。因为 19q 在 OⅡ易位中完全缺失,寻找该染色体候选基因区域的图谱研究主要集中在携带 19q 部分缺失的其他组织学类型的脑肿瘤上[27,97-100]。这些研究提出了 19q3 区域[27,98-100]内几个基因的潜在作用,但是其他研究并未观察到一致的基因突变[101]。表观基因组研究(见下文)指出 ZNF342(19q13)[102]、p190RhoGAP(19q13.3)[103]、EMP3(19q13.3)[104]和 PEG3(19q13.4)[105-106]这些候选基因的潜在作用,但相关确切证据有待证实[1,14,107]。

2.异柠檬酸脱氢酶　同 AⅡ一样,IDH1[和(或)IDH2]突变在 OⅡ中也很常见[36,51,53,61-62],在超过 80％OⅡ中都观察到这一突变[51]。许多关于它们特定突变和功能意义的研究是在 AⅡ和 OⅡ的混合群体中进行,因此,IDH1 R132 和 IDH2 R172 突变被认为在两类肿瘤中有相关异常性。早先人们认为 IDH 在 AⅡ和 OⅡ中突变率高表明这些突变与区分肿瘤类型的其他分子特性无关,然而最近的证据显示,IDH 突变和染色体 1p/19q 联合缺失之间存在高度关联[62]。许多这类研究的研究对象是包括 OⅡ和 AⅡ的混合人群,没有分别按照 1p/19q 状态和 WHO 分级进行分层,难以对其关联性进行详细研究。一项进行了分层的研究显示,85％1p/19q 联合缺失肿瘤中存在 IDH 突变,而带有野生型 IDH 的肿瘤没有发现 1p/19q 联合缺失[51]。这一发现的病理生理意义仍有待确定。

3.其他异常　有报道称 EGFR 扩增发生在约 50％的 OⅡ中,尽管这一数据有些陈旧,且来源于肿瘤样本较小的小型研究[108]。PDGFA 和 PDGFB 及它们的受体(PDGFR-α 和 PDGFR-β)似乎在大部分 OⅡ中存在过表达[109],较 AⅡ中更为常见。最近,有报道指出 rPTP β/γ 的过表达可以将 OⅡ与 AⅡ区分开来[110]。

表观基因组异常

一、弥漫性星形细胞瘤

表观基因组研究在 AⅡ分子生物学研究领域中相对较新。目前最有力的表观基因组数据来自 ARF 基因[111-112],它定位于染色体 9p21 上的 CDKN2A(INK4/ARF)基因座[111,113]。其基因产物 p14[ARF] 与 MDM2 结合,稳定 MDM2 和 p53[111,113-115]。因此 p14[ARF] 启动子的甲基化会降低 p14 基因产物的产量,以及 MDM2 和 p53 的稳定性。一项研究观察到 26％的 AⅡ中存在 ARF(p14[ARF])启动子甲基化,这一现象常常能在没有原发性 p53 基因突变的 AⅡ中观察到[112]。这项研究中,所有含 ARF(p14[ARF])启动子甲基化的 AⅡ最终都发展成为继发性胶质母细胞瘤。同样,O_6-甲基鸟嘌呤-DNA 甲基转移酶(MGMT)的启动子甲基化也已经在 63％AⅡ中观察到。有趣的是,有限的数据表明,MGMT 甲基化与 p53 突变有关,但与 ARF(p14[ARF])基因甲基化互斥[14,112]。另外,还有报道表明 AⅡ中存在 PCDH-γ-A11(5q31)[116]、PTEN(10q23.31)[117]和 EMP3(19q13)[118]基因的表观遗传沉默,进一步的研究可能揭示这些肿瘤中其他表观基因组的异常情况[119-120]。

二、少突胶质细胞瘤

与 AⅡ相比,OⅡ表现出更低的 MGMT 表达水平[2,121]。一些证据表明,高达 60％～80％的 OⅡ可表现出 MGMT 启动子的甲基化[122-124](比 AⅡ常见),并且这种甲基化与染色体 1p/19q 缺失有关[122,125],其他研究则未能观察到这些作用[126-127]。其他已被发现的在某些 OⅡ中被甲基化的基因包括 CDKN2A(9p21)、CDKN2B(9p21)、ARF(9p21)、RB1(13q14)、TP73(1p36.3)、DAPK1(9q34.1)、ESR1(6q25.1)、TIMP3(22q12.3)、THBS(15q15)及 GSTP1(11q13)[20,124]。

临床相关性

一、弥漫性星形细胞瘤

在 A II 中几乎没有分子标志物表明预后意义。对 p53 状态和临床结果之间关系的推测证据最为全面。即便如此,结果仍不明确。早期研究显示,p53 的表达水平和总生存期之间没有明显关系[128]。文献就 p53 异常和恶性进展之间的潜在关系提出了相互矛盾的证据,有数据支持存在关联[129],也有数据反对存在关联[44]。然而,几项研究一致认为,p53 突变似乎的确与肿瘤复发的可能性增加相关[44,46,129]。这些模糊结果的一个可能解释是 p53 状态和临床结果之间的关系随 A II 亚型而变化。例如,一些研究人员已经表明,大部分 p53 状态的总体预后影响可能与 A II 肥胖细胞亚型之间存在不相称的关联[46]。另一个可能的解释为:特定方式的 p53 变异与特定的预后分析相关,有例为证——密码子 175 TP53 突变与肿瘤进展及恶性转化有明显的相关性。

其他的基因组和表观基因组变化也可能产生预后意义。IDH1 基因和 IDH2 基因突变已被视为有利生存的表型标记[61-62,130],尽管许多此类研究并不一定区分 A II 和少突胶质细胞瘤。因此,有可能是少突胶质细胞瘤在实验样品中比例过高影响了结果,A II 特有的潜在预后生物标志物仍有待归纳。EGFR[70,72]（虽然在 A II 中不太常见）和 PDGFR[70] 的过表达可能与 A II 患者更短的生存时间相关。此外,MGMT 启动子甲基化与化疗反应相关,能够提高 A II 患者的生存率[131]。

二、少突胶质细胞瘤

也许报道最广泛的具有临床相关性的分子发现是染色体 1p/19q 的联合缺失与生存率提高[24,132-135]、化疗有效[136-139]和放疗有效[140]之间的关系。有关 TP53 突变状态和（或）17p13 杂合性缺失的预后意义（特别是在 O II 中的预后意义）的研究数据还很有限,但一些证据表明,两者可能是较短的整体生存期和无进展生存期的独立预测因素[141-142]。染色体 8q 的增加也可能与 O II 不良预后有关,但此数据来自一个针对含有不同 WHO 等级少突胶质细胞瘤的小型研究[143]。分子标志物与生存率或治疗反应表型之间的相关性已有报道[14,20],主要都在 O III 中进行,使得它们对于 O II 的普适性尚不清楚。

少突星形细胞瘤

少突星形细胞瘤（OA II）,也称为"混合胶质瘤"[1],是 WHO II 级胶质瘤中独特的一类,其特征是肿瘤呈现星形细胞和少突胶质细胞的混合组织学形态。分子证据表明,这种组织学类型可以包含 A II 和 O II 两种原发肿瘤基因型的混合物,且混合物中两者比例相差很大[1,20,29]。这一推测得到观察结果的支持,观察结果显示,30％～50％OA II 中存在染色体

1p/19q 联合缺失[17,19,23,29]（类似 O Ⅱ），而约 30％OA Ⅱ 携带 *TP53* 基因突变[17,19,29,31]（类似 A Ⅱ）。此外，存在 1p/19q 联合缺失的 OA Ⅱ 被观察到在显微镜检查中显示出更突出的类少突神经胶质瘤状特征，而存在 *TP53* 突变的 OA Ⅱ 在组织学上更加类似于星形细胞瘤[29]。

一项研究提出，染色体数据也许可用来将 OA Ⅱ 分成 4 个子类[144]。如果 OA Ⅱ 是一种基因型独特的肿瘤类型，这种方法也许是合理的。但如果 OA Ⅱ 只是 A Ⅱ 和 O Ⅱ 基因型的混合物，这种做法可能会让情况不必要地复杂化。这一方案还未得到进一步证实，但它强调了确定 OA Ⅱ 真实基因型性质的转化相关性。如果没有这样的数据，对于这一 WHO 级别胶质瘤，我们只能得到基因型与表型之间大致的关联性，例如最近研究表明 1p/19q 联合缺失通常是 OA Ⅱ 中有利的预后因素[145]。

尽管解决以下问题很重要，但依然很难从目前的数据中得到确切的结论，即关于 OA Ⅱ 生物学在多大程度上是独特的，抑或关于 OA Ⅱ 中的生物观测结果在多大程度上可以解释为 A Ⅱ 和 O Ⅱ 基因型的混合物。对 OA Ⅱ 分子分析进行解释时，一个应当考虑却很少有人讨论的直接相关因素是从组织样品中提取分子材料的方法。若对组织块进行均匀化处理，则提取出的生物样本可能是少突胶质样和星形细胞样两个肿瘤区域分子构成的非均相混合物。若对组织块的特定区域进行显微切割，则更可能分离出偏向两种细胞类型中其中一种的分子材料。采用后一种方法的研究目前比较缺乏，但若能对 OA Ⅱ、A Ⅱ 和 O Ⅱ 之间的根本异同进行全面的分子分析，并对 OA Ⅱ 的克隆起源进行详细研究，这样的研究就很有必要。

儿童 Ⅱ 级浸润胶质瘤

临床证据表明，WHO Ⅱ 级浸润性星形细胞瘤在儿童患者中的恶性转化率比成人患者低（10％与 90％比较[146]）。这些研究结果表明，尽管 WHO 分类相同，儿童 Ⅱ 级浸润性胶质瘤可能具有一个包含一种新基因型的独特疾病过程。目前关于这个假设的证据仍然模糊不清，很难得出关于成人和儿童 Ⅱ 级浸润性胶质瘤分子可比性的明确结论。尽管有关成人神经胶质瘤和儿童神经胶质瘤之间分子差异的完整讨论超出了本章的范围，但对这些数据的当前情况进行简要概述还是有益的，可以帮助我们注意其中长期存在的模糊区域。

目前有关儿童低级别神经胶质瘤和成人低级别神经胶质瘤之间具体分子差异的大部分研究都是在染色体水平上进行的。尽管 50％以上的成人浸润性胶质瘤可能具有某种形式的染色体异常[11-12,17-23]，但相比之下，儿童患者中的可比异常率则相对较低[147-154]。尽管如此，在这些儿童肿瘤中染色体异常并不少见[154]。例如，儿童人群中的染色体 1p 和 19q 缺失率可能类似或高于成年人群，尽管成年人群中两者的缺失似乎并不与儿童中同样的预后意义相关[155]。

关于儿童弥漫性浸润性 Ⅱ 级神经胶质瘤中染色体异常的实际发生率及这些发现的临床意义都难以根据目前的数据得到明确的结论。与此最相关的研究将 Ⅱ 级胶质瘤和其他级别的胶质瘤结合在一起（两者比例经常相差很大），对"低级别胶质瘤"进行综合分析。与已知染色体异常很少发生的纤维型星形细胞瘤聚合，或与预后可能不同的间变性（Ⅲ级）星形细胞瘤聚合，可能使研究结果出现很大偏差[147-156]。一旦有了原始数据，便可对浸润性胶质瘤核型进行独立检查[147-148,153-154]，染色体异常在 Ⅱ 级亚群中的发生率一般高于报道中的聚合体数据集。这表明,纤维型星形细胞瘤在聚合体中比例过高,可能会人为降低儿童浸润性低级别胶质瘤中常见于报道的染色体异常发生率,使之可能与成人接近。同样,有关 1p/19q 状态在Ⅱ级胶质瘤中预后意义的结论可能无法从以Ⅲ级胶质瘤患者为主的人群类似研究中归纳得出[155]。由于许多这类研究中胶质瘤的绝对数量较少,数据解释会更加复杂。

成人神经胶质瘤和儿童神经胶质瘤的比较基因组谱研究表明,一般而言,两者之间可能存在转录水平上的差异[157],但有关特定基因表达差异率的数据目前还十分有限。一些证据表明,对于儿童肿瘤而言,EGFR 过表达更为常见[158],而 OLIG2 表达则不太常见[159]。但这些发现的临床意义仍有待确定。

低级别胶质瘤的分子分类

本章重点介绍了低级别胶质瘤亚型中可能与预后和治疗有关的分子特征。然而,由于目前 WHO 系统只依靠组织学特征进行分类[1],因此目前并无正式机制使分子数据提高胶质瘤分类的精确度。另外,模糊的 WHO 标准使得一些低级别胶质瘤难以分类,并会因为主观性使得胶质瘤分类的可重复性受到影响[160]。因此,一些研究者建议胶质瘤的分类应当考虑分子策略,并在这方面做了许多努力。

虽然对低级别胶质瘤的分子分类进行全面讨论不在本章范围之内,但也对已经提出的几种一般方法进行概述。几项循证研究已经证明可以利用分子数据将低级别胶质瘤分成与 WHO 分类方案一致的类型[9, 161]。一些具体手段已经应用于这些肿瘤的分子分类。基于单基因或基因产物表达的方法已成功解决了纯粹依靠组织学区分 AⅡ、OⅡ和 OAⅡ中的一些困难[110],组合多种基因和染色体数据进行分析,在上述问题上也取得了类似的成功[31, 162]。

基于一个基因子集基因组数据的分类技术[163]和采用更加全面的基因表达谱的分类方法[9,82,164]都已成功应用于各种类别的低级别胶质瘤的分子分类。近来,有关 CpG 岛甲基化模式的表观基因组图谱也被用来定义Ⅱ级胶质瘤中在存活表型上存在明显差异的子集[165]。在实际中,利用分子数据进行分类的方法各不相同,有基于 1 个或几个标志物的简单算法[31, 110, 163],也有基于综合分子数据集的更加复杂的数学模型[9,161-162]。

利用分子分类方法进行低级别胶质瘤分子分类的可操作性、分子类别的假定区分因素的准确性,以及将分子分类手段的研究、诊断及临床效果最大化的理想方法等问题尚未完全解决[160]。然而,转化神经肿瘤学界对此极为乐观,认为分子数据最终将被证明是低级别胶质瘤分类的一个有用的辅助手段。

结　论

对于 WHOⅡ级弥漫性胶质瘤的分子转化研究依然十分活跃,其中已经有了几项具有实用价值的发现。今后这一领域的研究包括:阐明与临床潜在相关的分子标志物(包括 p53、染色体 1p 和 19q,以及 IDH1 和 IDH2)的相对重要性,扩大新的潜在标志物的临床前发现;以及将分子标志物纳入到肿瘤分类策略中。转化神经肿瘤学界对此十分乐观,认为未来几年我们将在"弥漫性低级别胶质瘤"的病理生理、临床表现及优化治疗研究上取得重大进步。

（杨学军　朱　蒙　尹　怡　冯　华）

参考文献

［1］　Louis D，Ohgaki H，Wiestler O，et al. WHO classification of tumors of the central nervous system. Lyon：IARC，2007.

［2］　Schiff D，Brown PD，Giannini C. Outcome in adult low-grade glioma：the impact of prognostic factors and treatment. Neurology，2007，69：1366-1373.

［3］　Reifenberger G，Collins VP. Pathology and molecular genetics of astrocytic gliomas. J Mol Med，2004，82：656-670.

［4］　（CBTRUS）CBTRotUS. CBTRUS statistical report：primary brain and central nervous system tumors diagnosed in the United States in 2004-2007. 2011. Central Brain Tumor Registry of the United States，Hinsdale. 2011. Available at website：http://www. cbtrus. org/2011-NPCR-SEER/ WEB-0407-Report-3-3-2011. pdf . Accessed 03 Mars 2011.

［5］　Inoue R，Isono M，Abe M，et al. A genotype of the polymorphic DNA repair gene MGMT is associated with de novo glioblastoma. Neurol Res，2003，25：875-879.

［6］　Bethke L，Webb E，Murray A，et al. Comprehensive analysis of the role of DNA repair gene polymorphisms on risk of glioma. Hum Mol Genet，2008，17：800-805.

［7］　Barnett GH. High-grade gliomas：diagnosis and treatment. Totowa：Humana Press，2007.

［8］　Rees J，Wen P. Neuro-oncology. Philadelphia：Elsevier，2010.

［9］　Marko NF，Prayson RA，Barnett GH，et al. Integrated molecular analysis suggests a three-class model for low-grade gliomas：a proof-of-concept study. Genomics，2010，95：16-24.

［10］　Marko NF，Toms SA，Barnett GH，et al. Genomic expression patterns distinguish long-term from shortterm glioblastoma survivors：a preliminary feasibility study. Genomics. 2008，91：395-406.

［11］　Schrock E，Blume C，Meffert MC，et al. Recurrent gain of chromosome arm 7q in low-grade astrocytic tumors studied by comparative genomic hybridization. Genes Chromosomes Cancer，1996，15：199-205.

［12］　Wessels PH，Twijnstra A，Kessels AG，et al. Gain of chromosome 7，as detected by in situ hybridization，strongly correlates with shorter survival in astrocytoma grade 2. Genes Chromosomes Cancer，2002，33：279-284.

［13］　Nishizaki T，Ozaki S，Harada K，et al. Investigation of genetic alterations associated with the grade of astrocytic tumor by comparative genomic hybridization. Genes Chromosomes Cancer，1998，21：340-346.

［14］　von Deimling A. Gliomas. Heidelberg：Springer，2009.

［15］　Watanabe K，Peraud A，Gratas C，et al. p53 and PTEN gene mutations in gemistocytic astrocytomas. Acta Neuropathol，1998，95：559-564.

［16］　Miyakawa A，Ichimura K，Schmidt EE，et al. Multiple deleted regions on the long arm of chromosome 6 in astrocytic tumours. Br J Cancer，2000，82：543-549.

［17］　Reifenberger J，Reifenberger G，Liu L，et al. Molecular genetic analysis of oligodendroglial tumors shows preferential allelic deletions on 19q and 1p. Am J Pathol，1994，145：1175-1190.

［18］　Jeuken JW，von Deimling A，Wesseling P. Molecular pathogenesis of oligodendroglial tumors. J

Neurooncol，2004，70：161-181.

[19] Okamoto Y，Di Patre PL，Burkhard C，et al. Population-based study on incidence，survival rates，and genetic alterations of low-grade diffuse astrocytomas and oligodendrogliomas. Acta Neuropathol，2004，108：49-56.

[20] Reifenberger G，Louis DN. Oligodendroglioma：toward molecular definitions in diagnostic neurooncology. J Neuropathol Exp Neurol，2003，62：111-126.

[21] von Deimling A，Louis DN，von Ammon K，et al. Evidence for a tumor suppressor gene on chromosome 19q associated with human astrocytomas，oligodendrogliomas，and mixed gliomas. Cancer Res，1992，52：4277-4279.

[22] Bello MJ，Vaquero J，de Campos JM，et al. Molecular analysis of chromosome 1 abnormalities in human gliomas reveals frequent loss of 1p in oligodendroglial tumors. Int J Cancer，1994，57：172-175.

[23] Kraus JA，Koopmann J，Kaskel P，et al. Shared allelic losses on chromosomes 1p and 19q suggest a common origin of oligodendroglioma and oligoastrocytoma. J Neuropathol Exp Neurol，1995，54：91-95.

[24] Kanner AA，Staugaitis SM，Castilla EA，et al. The impact of genotype on outcome in oligodendroglioma：validation of the loss of chromosome arm 1p as an important factor in clinical decision making. J Neurosurg，2006，104：542-550.

[25] Griffin CA，Burger P，Morsberger L，et al. Identification of der(1;19)(q10;p10) in five oligodendrogliomas suggests mechanism of concurrent 1p and 19q loss. J Neuropathol Exp Neurol，2006，65：988-994.

[26] Jenkins RB，Blair H，Ballman KV，et al. A t(1;19)(q10;p10) mediates the combined deletions of 1p and 19q and predicts a better prognosis of patients with oligodendroglioma. Cancer Res，2006，66：9852-9861.

[27] Smith JS，Alderete B，Minn Y，et al. Localization of common deletion regions on 1p and 19q in human gliomas and their association with histological subtype. Oncogene，1999，18：4144-4152.

[28] Houillier C，Lejeune J，Benouaich-Amiel A，et al. Prognostic impact of molecular markers in a series of 220 primary glioblastomas. Cancer，2006，106：2218-2223.

[29] Maintz D，Fiedler K，Koopmann J，et al. Molecular genetic evidence for subtypes of oligoastrocytomas. J Neuropathol Exp Neurol，1997，56：1098-1104.

[30] von Deimling A，Fimmers R，Schmidt MC，et al. Comprehensive allelotype and genetic analysis of 466 human nervous system tumors. J Neuropathol Exp Neurol，2000，59：544-558.

[31] Mueller W，Hartmann C，Hoffmann A，et al. Genetic signature of oligoastrocytomas correlates with tumor location and denotes distinct molecular subsets. Am J Pathol，2002，161：313-319.

[32] Ueki K，Nishikawa R，Nakazato Y，et al. Correlation of histology and molecular genetic analysis of 1p，19q，10q，TP53，EGFR，CDK4，and CDKN2A in 91 astrocytic and oligodendroglial tumors. Clin Cancer Res，2002，8：196-201.

[33] Vogazianou AP，Chan R，Backlund LM，et al. Distinct patterns of 1p and 19q alterations identify subtypes of human gliomas that have different prognoses. Neuro Oncol，2010，12：664-678.

[34] Rossi MR，Gaile D，Laduca J，et al. Identification of consistent novel submegabase deletions in low-grade oligodendrogliomas using array-based comparative genomic hybridization. Genes Chromosomes Cancer，2005，44：85-96.

[35] Bogler O，Huang HJ，Kleihues P，et al. The p53 gene and its role in human brain tumors. Glia，1995，15：308-327.

[36] Ohgaki H，Kleihues P. Genetic alterations and signaling pathways in the evolution of gliomas. Cancer

Sci，2009，100：2235-2241.

[37] Ichimura K，Bolin MB，Goike HM，et al. Deregulation of the p14ARF/ MDM2/p53 pathway is a prerequisite for human astrocytic gliomas with G1-S transition control gene abnormalities. Cancer Res，2000，60：417-424.

[38] Rasheed BK，McLendon RE，Herndon JE，et al. Alterations of the TP53 gene in human gliomas. Cancer Res，1994，54：1324-1330.

[39] James CD，Carlbom E，Nordenskjold M，et al. Mitotic recombination of chromosome 17 in astrocytomas. Proc Natl Acad Sci USA，1989，86：2858-2862.

[40] Ohgaki H，Kleihues P. Population-based studies on incidence，survival rates，and genetic alterations in astrocytic and oligodendroglial gliomas. J Neuropathol Exp Neurol，2005，64：479-489.

[41] Ohgaki H，Dessen P，Jourde B，et al. Genetic pathways to glioblastoma：a population-based study. Cancer Res，2004，64：6892-6899.

[42] Sidransky D，Mikkelsen T，Schwechheimer K，et al. Clonal expansion of p53 mutant cells is associated with brain tumour progression. Nature，1992，355：846-847.

[43] Watanabe K，Tachibana O，Sata K，et al. Overexpression of the EGF receptor and p53 mutations are mutually exclusive in the evolution of primary and secondary glioblastomas. Brain Pathol，1996，6：217-223；discussion 223-314.

[44] Watanabe K，Sato K，Biernat W，et al. Incidence and timing of p53 mutations during astrocytoma progression in patients with multiple biopsies. Clin Cancer Res，1997，3：523-530.

[45] von Deimling A，Eibl RH，Ohgaki H，et al. p53 mutations are associated with 17p allelic loss in grade Ⅱ and grade Ⅲ astrocytoma. Cancer Res，1992，52：2987-2990.

[46] Peraud A，Kreth FW，Wiestler OD，et al. Prognostic impact of TP53 mutations and P53 protein overexpression in supratentorial WHO grade Ⅱ astrocytomas and oligoastrocytomas. Clin Cancer Res，2002，8：1117-1124.

[47] Geisbrecht BV，Gould SJ. The human PICD gene encodes a cytoplasmic and peroxisomal NADP(+)-dependent isocitrate dehydrogenase. J Biol Chem，1999，274：30527-30533.

[48] RefSEQ. Isocitrate dehydrogenase. In：National Center for Biotechnology Information. 2008. www.ghr.nlm.nih.gov/gene/IDH1 .

[49] Narahara K，Kimura S，Kikkawa K，et al. Probable assignment of soluble isocitrate dehydrogenase (IDH1) to 2q33.3. Hum Genet，1985，71：37-40.

[50] Parsons DW，Jones S，Zhang X，et al. An integrated genomic analysis of human glioblastoma multiforme. Science，2008，321：1807-1812.

[51] Yan H，Parsons DW，Jin G，et al. IDH1 and IDH2 mutations in gliomas. N Engl J Med，2009，360：765-773.

[52] Ichimura K，Pearson DM，Kocialkowski S，et al. IDH1 mutations are present in the majority of common adult gliomas but rare in primary glioblastomas. Neuro Oncol，2009，11：341-347.

[53] Balss J，Meyer J，Mueller W，et al. Analysis of the IDH1 codon 132 mutation in brain tumors. Acta Neuropathol，2008，116：597-602.

[54] Watanabe T，Nobusawa S，Kleihues P，et al. IDH1 mutations are early events in the development of astrocytomas and oligodendrogliomas. Am J Pathol，2009，174：1149-1153.

[55] Gravendeel LA，Kloosterhof NK，Bralten LB，et al. Segregation of non-p.R132H mutations in IDH1 in distinct molecular subtypes of glioma. Hum Mutat，2010，31：E1186-1199.

[56] Zhao S，Guan KL. IDH1 mutant structures reveal a mechanism of dominant inhibition. Cell Res，2010，20：1279-1281.

[57] Zhao S, Lin Y, Xu W, et al. Glioma-derived mutations in IDH1 dominantly inhibit IDH1 catalytic activity and induce HIF-1alpha. Science, 2009, 324:261-265.

[58] Pietrak B, Zhao H, Qi H, et al. A tale of two subunits: how the neom orphic R132H IDH1 mutation enhances production of alphaHG. Biochemistry, 2011, 50:4804-4812.

[59] Yang B, Zhong C, Peng Y, et al. Molecular mechanisms of "off-on switch" of activities of human IDH1 by tumor-associated mutation R132H. Cell Res, 2010, 20:1188-1200.

[60] Zhu J, Zuo J, Xu Q, et al. Isocitrate dehydrogenase mutations may be a protective mechanism in glioma patients. Med Hypotheses, 2011, 76:602-603.

[61] Metellus P, Coulibaly B, Colin C, et al. Absence of IDH mutation identifies a novel radiologic and molecular subtype of WHO grade II gliomas with dismal prognosis. Acta Neuropathol, 2010, 120: 719-729.

[62] Labussiere M, Idbaih A, Wang XW, et al. All the 1p19q codeleted gliomas are mutated on IDH1 or IDH2. Neurology, 2010, 74:1886-1890.

[63] Williams LT. Signal transduction by the plateletderived growth factor receptor. Science, 1989, 243: 1564-1570.

[64] Schlessinger J. SH2/SH3 signaling proteins. Curr Opin Genet Dev, 1994, 4:25-30.

[65] di Tomaso E, London N, Fuja D, et al. PDGF-C induces maturation of blood vessels in a model of glioblastoma and attenuates the response to anti-VEGF treatment. PLoS One, 2009, 4:e5123.

[66] Lokker NA, Sullivan CM, Hollenbach SJ, et al. Platelet-derived growth factor (PDGF) autocrine signaling regulates survival and mitogenic pathways in glioblastoma cells: evidence that the novel PDGF-C and PDGF-D ligands may play a role in the development of brain tumors. Cancer Res, 2002, 62:3729-3735.

[67] Hermanson M, Funa K, Hartman M, et al. Platelet-derived growth factor and its receptors in human glioma tissue: expression of messenger RNA and protein suggests the presence of autocrine and paracrine loops. Cancer Res, 1992, 52:3213-3219.

[68] Guha A, Glowacka D, Carroll R, et al. Expression of platelet derived growth factor and platelet derived growth factor receptor mRNA in a glioblastoma from a patient with Li-Fraumeni syndrome. J Neurol Neurosurg Psychiatry, 1995, 58:711-714.

[69] Huang H, Colella S, Kurrer M, et al. Gene expression profiling of low-grade diffuse astrocytomas by cDNA arrays. Cancer Res, 2000, 60:6868-6874.

[70] Varela M, Ranuncolo SM, Morand A, et al. EGF-R and PDGF-R, but not bcl-2, overexpression predict overall survival in patients with low-grade astrocytomas. J Surg Oncol, 2004, 86:34-40.

[71] Ekstrand AJ, Sugawa N, James CD, et al. Amplified and rearranged epidermal growth factor receptor genes in human glioblastomas reveal deletions of sequences encoding portions of the N-and/or C-terminal tails. Proc Natl Acad Sci USA, 1992, 89: 4309-4313.

[72] Liu L, Backlund LM, Nilsson BR, et al. Clinical significance of EGFR amplification and the aberrant EGFRvIII transcript in conventionally treated astrocytic gliomas. J Mol Med, 2005, 83:917-926.

[73] Rorive S, Maris C, Debeir O, et al. Exploring the distinctive biological characteristics of pilocytic and low-grade diffuse astrocytomas using microarray gene expression profiles. J Neuropathol Exp Neurol, 2006, 65:794-807.

[74] Sallinen SL, Sallinen PK, Haapasalo HK, et al. Identification of differentially expressed genes in human gliomas by DNA microarray and tissue chip techniques. Cancer Res, 2000, 60:6617-6622.

[75] Godard S, Getz G, Delorenzi M, et al. Classification of human astrocytic gliomas on the basis of gene expression: a correlated group of genes with angiogenic activity emerges as a strong predictor of

subtypes. Cancer Res,2003,63:6613-6625.

[76] Hunter S, Young A, Olson J, et al. Differential expression between pilocytic and anaplastic astrocytomas: identification of apolipoprotein D as a marker for low-grade, noninfiltrating primary CNS neoplasms. J Neuropathol Exp Neurol, 2002, 61:275-281.

[77] Rickman DS, Bobek MP, Misek DE, et al. Distinctive molecular profiles of high-grade and low-grade gliomas based on oligonucleotide microarray analysis. Cancer Res, 2001, 61:6885-6891.

[78] Gutmann DH, Hedrick NM, Li J, et al. Comparative gene expression profile analysis of neurofibromatosis 1-associated and sporadic pilocytic astrocytomas. Cancer Res, 2002, 62: 2085-2091.

[79] Khatua S, Peterson KM, Brown KM, et al. Overexpression of the EGFR/FKBP12/HIF-2alpha pathway identified in childhood astrocytomas by angiogenesis gene profiling. Cancer Res, 2003, 63: 1865-1870.

[80] Ljubimova JY, Lakhter AJ, Loksh A, et al. Overexpression of alpha4 chain-containing laminins in human glial tumors identified by gene microarray analysis. Cancer Res, 2001, 61:5601-5610.

[81] van den Boom J, Wolter M, Kuick R, et al. Characterization of gene expression profiles associated with glioma progression using oligonucleotide-based microarray analysis and real-time reverse transcription-polymerase chain reaction. Am J Pathol, 2003, 163: 1033-1043.

[82] Wong KK, Chang YM, Tsang YT, et al. Expression analysis of juvenile pilocytic astrocytomas by oligonucleotide microarray reveals two potential subgroups. Cancer Res, 2005, 65:76-84.

[83] Huang H, Hara A, Homma T, et al. Altered expression of immune defense genes in pilocytic astrocytomas. J Neuropathol Exp Neurol, 2005, 64:891-901.

[84] Crawford JR, Santi MR, Thorarinsdottir HK, et al. Detection of human herpesvirus-6 variants in pediatric brain tumors: association of viral antigen in low grade gliomas. J Clin Virol, 2009, 46:37-42.

[85] Besleaga R, Montesinos-Rongen M, Perez-Tur J, et al. Expression of the LGI1 gene product in astrocytic gliomas: downregulation with malignant progression. Virchows Arch, 2003, 443: 561-564.

[86] Weil KC, Berge MS, Sehgal A. Molecular characterization of a novel human brain tumor-associated gene BR-3. Anticancer Res, 2002, 22:1467-1474.

[87] Schlierf B, Friedrich RP, Roerig P, et al. Expression of SoxE and SoxD genes in human gliomas. Neuropathol Appl Neurobiol, 2007, 33:621-630.

[88] Boulay JL, Miserez AR, Zweifel C, et al. Loss of NOTCH2 positively predicts survival in subgroups of human glial brain tumors. PLoS One, 2007, 2:e576.

[89] Yu Y, Xu F, Peng H, et al. NOEY2 (ARHI), an imprinted putative tumor suppressor gene in ovarian and breast carcinomas. Proc Natl Acad Sci USA, 1999, 96:214-219.

[90] Husemann K, Wolter M, Buschges R, et al. Identification of two distinct deleted regions on the short arm of chromosome 1 and rare mutation of the CDKN2C gene from 1p32 in oligodendroglial tumors. J Neuropathol Exp Neurol, 1999, 58:1041-1050.

[91] Bello MJ, de Campos JM, Vaquero J, et al. hRAD54 gene and 1p high-resolution deletion-mapping analyses in oligodendrogliomas. Cancer Genet Cytogenet, 2000, 116:142-147.

[92] Tews B, Roerig P, Hartmann C, et al. Hypermethylation and transcriptional downregulation of the CITED4 gene at 1p34.2 in oligodendroglial tumours with allelic losses on 1p and 19q. Oncogene, 2007, 26:5010-5016.

[93] Barbashina V, Salazar P, Holland EC, et al. Allelic losses at 1p36 and 19q13 in gliomas: correlation with histologic classification, definition of a 150-kb minimal deleted region on 1p36, and evaluation of CAMTA1 as a candidate tumor suppressor gene. Clin Cancer Res, 2005, 11:1119-1128.

［94］ McDonald JM, Dunmire V, Taylor E, et al. Attenuated expression of DFFB is a hallmark of oligodendrogliomas with 1p-allelic loss. Mol Cancer,2005, 4:35.

［95］ Dong S, Pang JC, Hu J, et al. Transcriptional inactivation of TP73 expression in oligodendroglial tumors. Int J Cancer, 2002, 98:370-375.

［96］ McDonald JM, Dunlap S, Cogdell D, et al. The SHREW1 gene, frequently deleted in oligodendrogliomas, functions to inhibit cell adhesion and migration. Cancer Biol Ther, 2006, 5:300-304.

［97］ Hartmann C, Johnk L, Kitange G, et al. Transcript map of the 3. 7-Mb D19S112-S246 candidate tumor suppressor region on the long arm of chromosome 19. Cancer Res, 2002, 62:4100-4108.

［98］ Rosenberg JE, Lisle DK, Burwick JA,et al. Refined deletion mapping of the chromosome 19q glioma tumor suppressor gene to the D19S412-STD interval. Oncogene, 1996, 13:2483-2485.

［99］ Smith JS, Tachibana I, Pohl U,et al. A transcript map of the chromosome 19q-arm glioma tumor suppressor region. Genomics, 2000, 64:44-50.

［100］ Mora J, Cheung NK, Chen L, et al. Loss of heterozygosity at 19q13. 3 is associated with locally aggressive neuroblastoma. Clin Cancer Res, 2001, 7:1358-1361.

［101］ Hartmann C, Mueller W, von Deimling A. Pathology and molecular genetics of oligodendroglial tumors. J Mol Med, 2004, 82:638-655.

［102］ Hong C, Bollen AW, Costello JF. The contribution of genetic and epigenetic mechanisms to gene silencing in oligodendrogliomas. Cancer Res, 2003, 63: 7600-7605.

［103］ Wolf RM, Draghi N, Liang X, et al. p190RhoGAP can act to inhibit PDGF-induced gliomas in mice: a putative tumor suppressor encoded on human chromosome 19q13. 3. Genes Dev, 2003, 17:476-487.

［104］ Tews B, Felsberg J, Hartmann C, et al. Identification of novel oligodendroglioma-associated candidate tumor suppressor genes in 1p36 and 19q13 using microarray-based expression profiling. Int J Cancer, 2006, 119:792-800.

［105］ Trouillard O, Aguirre-Cruz L, Hoang-Xuan K, et al. Parental 19q loss and PEG3 expression in oligodendrogliomas. Cancer Genet Cytogenet, 2004, 151:182-183.

［106］ Jiang X, Yu Y, Yang HW,et al. The imprinted gene PEG3 inhibits Wnt signaling and regulates glioma growth. J Biol Chem, 2010, 285:8472-8480.

［107］ Schramm J. Low-grade gliomas, vol. 35. New York: Springer, 2010.

［108］ Reifenberger J, Reifenberger G, Ichimura K,et al. Epidermal growth factor receptor expression in oligodendroglial tumors. Am J Pathol, 1996, 149:29-35.

［109］ Di Rocco F, Carroll RS, Zhang J,et al. Platelet-derived growth factor and its receptor expression in human oligodendrogliomas. Neurosurgery, 1998, 42: 341-346.

［110］ Hagerstrand D, Smits A, Eriksson A, et al. Gene expression analyses of grade Ⅱ gliomas and identification of rPTPbeta/zeta as a candidate oligodendroglioma marker. Neuro Oncol, 2008, 10:2-9.

［111］ Nakamura M, Watanabe T, Klangby U,et al. p14ARF deletion and methylation in genetic pathways to glioblastomas. Brain Pathol, 2001, 11:159-168.

［112］ Watanabe T, Katayama Y, Yoshino A, et al. Aberrant hypermethylation of p14ARF and O6-methylguanine-DNA methyltransferase genes in astrocytoma progression. Brain Pathol, 2007, 17:5-10.

［113］ Sherr CJ. Divorcing ARF and p53: an unsettled case. Nat Rev Cancer, 2006, 6:663-673.

［114］ Stott FJ, Bates S, James MC,et al. The alternative product from the human CDKN2A locus, p14

（ARF），participates in a regulatory feedback loop with p53 and MDM2. EMBO J，1998，17：5001-5014.

[115] Kamijo T，Weber JD，Zambetti G，et al. Functional and physical interactions of the ARF tumor suppressor with p53 and Mdm2. Proc Natl Acad Sci USA，1998，95：8292-8297.

[116] Waha A，Guntner S，Huang TH，et al. Epigenetic silencing of the protocadherin family member PCDH-gamma-A11 in astrocytomas. Neoplasia，2005，7：193-199.

[117] Wiencke JK，Zheng S，Jelluma N，et al. Methylation of the PTEN promoter defines low-grade gliomas and secondary glioblastoma. Neuro Oncol，2007，9：271-279.

[118] Kunitz A，Wolter M，van den Boom J，et al. DNA hypermethylation and aberrant expression of the EMP3 gene at 19q13. 3 in human gliomas. Brain Pathol，2007，17：363-370.

[119] Costello JF，Plass C，Cavenee WK. Aberrant methylation of genes in low-grade astrocytomas. Brain Tumor Pathol，2000，17：49-56.

[120] Yu J，Zhang H，Gu J，et al. Methylation profiles of thirty four promoter-CpG islands and concordant methylation behaviours of sixteen genes that may contribute to carcinogenesis of astrocytoma. BMC Cancer，2004，4：65.

[121] Silber JR，Bobola MS，Ghatan S，et al. O6-methylguanine-DNA methyltransferase activity in adult gliomas：relation to patient and tumor characteristics. Cancer Res，1998，58：1068-1073.

[122] Dong SM，Pang JC，Poon WS，et al. Concurrent hypermethylation of multiple genes is associated with grade of oligodendroglial tumors. J Neuropathol Exp Neurol，2001，60：808-816.

[123] Mollemann M，Wolter M，Felsberg J，et al. Frequent promoter hypermethylation and low expression of the MGMT gene in oligodendroglial tumors. Int J Cancer，2005，113：379-385.

[124] Alonso ME，Bello MJ，Gonzalez-Gomez P，et al. Aberrant promoter methylation of multiple genes in oligodendrogliomas and ependymomas. Cancer Genet Cytogenet，2003，144：134-142.

[125] Huang L，Jiang T，Yuan F，et al. Correlation of chromosomes 1p and 19q status and expressions of O6-methylguanine DNA methyltransferase（MGMT），p53 and Ki-67 in diffuse gliomas of World Health Organization（WHO）grades Ⅱ and Ⅲ：a clinicopathological study. Neuropathol Appl Neurobiol，2009，35：367-379.

[126] Watanabe T，Nakamura M，Kros JM，et al. Phenotype versus genotype correlation in oligodendrogliomas and low-grade diffuse astrocytomas. Acta Neuropathol，2002，103：267-275.

[127] Levin N，Lavon I，Zelikovitsh B，et al. Progressive low-grade oligodendrogliomas：response to temozolomide and correlation between genetic profile and O6-methylguanine DNA methyltransferase protein expression. Cancer，2006，106：1759-1765.

[128] Hilton DA，Love S，Barber R，et al. Accumulation of p53 and Ki-67 expression do not predict survival in patients with fibrillary astrocytomas or the response of these tumors to radiotherapy. Neurosurgery，1998，42：724-729.

[129] Ishii N，Tada M，Hamou MF，et al. Cells with TP53 mutations in low grade astrocytic tumors evolve clonally to malignancy and are an unfavorable prognostic factor. Oncogene，1999，18：5870-5878.

[130] Sanson M，Marie Y，Paris S，et al. Isocitrate dehydrogenase 1 codon 132 mutation is an important prognostic biomarker in gliomas. J Clin Oncol，2009，27：4150-4154.

[131] Everhard S，Kaloshi G，Criniere E，et al. MGMT methylation：a marker of response to temozolomide in low-grade gliomas. Ann Neurol，2006，60：740-743.

[132] Felsberg J，Erkwoh A，Sabel MC，et al. Oligodendroglial tumors：refinement of candidate regions on chromosome arm 1p and correlation of 1p/19q status with survival. Brain Pathol，2004，14：121-130.

[133] Kujas M，Lejeune J，Benouaich-Amiel A，et al. Chromosome 1p loss：a favorable prognostic factor in

low-grade gliomas. Ann Neurol, 2005, 58:322-326.

[134] Sasaki H, Zlatescu MC, Betensky RA, et al. Histopatholo gicalmolecular genetic correlations in referral pathologist-diagnosed low-grade "oligodendroglioma". J Neuropathol Exp Neurol, 2002, 61: 58-63.

[135] Smith JS, Tachibana I, Passe SM, et al. PTEN mutation, EGFR amplification, and outcome in patients with anaplastic astrocytoma and glioblastoma multiforme. J Natl Cancer Inst, 2001, 93: 1246-1256.

[136] Ino Y, Zlatescu MC, Sasaki H, et al. Long survival and therapeutic responses in patients with histologically disparate high-grade gliomas demonstrating chromosome 1p loss. J Neurosurg, 2000, 92: 983-990.

[137] Cairncross JG, Ueki K, Zlatescu MC, et al. Specific genetic predictors of chemotherapeutic response and survival in patients with anaplastic oligodendrogliomas. J Natl Cancer Inst, 1998, 90:1473-1479.

[138] Kaloshi G, Benouaich-Amiel A, Diakite F, et al. Temozolomide for low-grade gliomas: predictive impact of 1p/19q loss on response and outcome. Neurology, 2007, 68:1831-1836.

[139] Hoang-Xuan K, Capelle L, Kujas M, et al. Temozolomide as initial treatment for adults with low-grade oligodendrogliomas or oligoastrocytomas and correlation with chromosome 1p deletions. J Clin Oncol, 2004, 22:3133-3138.

[140] Bauman GS, Ino Y, Ueki K, et al. Allelic loss of chromosome 1p and radiotherapy plus chemotherapy in patients with oligodendrogliomas. Int J Radiat Oncol Biol Phys, 2000, 48:825-830.

[141] McLendon RE, Herndon 2nd JE, West B, et al. Survival analysis of presumptive prognostic markers among oligodendrogliomas. Cancer, 2005, 104:1693-1699.

[142] Walker C, du Plessis DG, Joyce KA, et al. Molecular pathology and clinical characteristics of oligodendroglial neoplasms. Ann Neurol, 2005, 57:855-865.

[143] Kitange G, Misra A, Law M, et al. Chromosomal imbalances detected by array comparative genomic hybridization in human oligodendrogliomas and mixed oligoastrocytomas. Genes Chromosomes Cancer, 2005, 42:68-77.

[144] Jeuken JW, Sprenger SH, Boerman RH, et al. Subtyping of oligo-astrocytic tumours by comparative genomic hybridization. J Pathol, 2001, 194:81-87.

[145] Eoli M, Bissola L, Bruzzone MG, et al. Reclassification of oligoastrocytomas by loss of heterozygosity studies. Int J Cancer, 2006, 119:84-90.

[146] Broniscer A, Baker SJ, West AN, et al. Clinical and molecular characteristics of malignant transformation of low-grade glioma in children. J Clin Oncol, 2007, 25:682-689.

[147] Bhattacharjee MB, Armstrong DD, Vogel H, et al. Cytogenetic analysis of 120 primary pediatric brain tumors and literature review. Cancer Genet Cytogenet, 1997, 97:39-53.

[148] Ward SJ, Karakoula K, Phipps KP, et al. Cytogenetic analysis of paediatric astrocytoma using comparative genomic hybridisation and fluorescence in-situ hybridisation. J Neurooncol, 2010, 98: 305-318.

[149] Roberts P, Chumas PD, Picton S, et al. A review of the cytogenetics of 58 pediatric brain tumors. Cancer Genet Cytogenet, 2001, 131:1-12.

[150] Orr LC, Fleitz J, McGavran L, et al. Cytogenetics in pediatric low-grade astrocytomas. Med Pediatr Oncol, 2002, 38:173-177.

[151] Orellana C, Hernandez-Marti M, Martinez F, et al. Pediatric brain tumors: loss of heterozygosity at 17p and TP53 gene mutations. Cancer Genet Cytogenet, 1998, 102:93-99.

[152] Wong KK, Tsang YT, Chang YM, et al. Genome-wide allelic imbalance analysis of pediatric gliomas

by single nucleotide polymorphic allele array. Cancer Res，2006，66：11172-11178.

[153] Nakamura M，Shimada K，Ishida E，et al. Molecular pathogenesis of pediatric astrocytic tumors. Neuro Oncol，2007，9：113-123.

[154] Miwa T，Hirose Y，Sasaki H，et al. Single-copy gain of chromosome 1q is a negative prognostic marker in pediatric nonependymal，nonpilocytic gliomas. Neurosurgery，2011，68：206-212.

[155] Pollack IF，Finkelstein SD，Burnham J，et al. Association between chromosome 1p and 19q loss and outcome in pediatric malignant gliomas：results from the CCG-945 cohort. Pediatr Neurosurg，2003，39：114-121.

[156] Myal Y，Del Bigio MR，Rhodes RH. Age-related differences in 1p and 19q deletions in oligodendrogliomas. BMC Clin Pathol，2003，3：6.

[157] Zhang JG，Kruse CA，Driggers L，et al. Tumor antigen precursor protein profiles of adult and pediatric brain tumors identify potential targets for immunotherapy. J Neurooncol，2008，88：65-76.

[158] Tabori U，Rienstein S，Dromi Y，et al. Epidermal growth factor receptor gene amplification and expression in disseminated pediatric low-grade gliomas. J Neurosurg，2005，103：357-361.

[159] Otero JJ，Rowitch D，Vandenberg S. OLIG2 is differentially expressed in pediatric astrocytic and in ependymal neoplasms. J Neurooncol，2011，104：423-438.

[160] Gupta M，Djalilvand A，Brat DJ. Clarifying the diffuse gliomas：an update on the morphologic features and markers that discriminate oligodendroglioma from astrocytoma. Am J Clin Pathol，2005，124：755-768.

[161] Fuller GN，Hess KR，Rhee CH，et al. Molecular classification of human diffuse gliomas by multidimensional scaling analysis of gene expression profiles parallels morphology-based classification，correlates with survival，and reveals clinically-relevant novel glioma subsets. Brain Pathol，2002，12：108-116.

[162] Kim YH，Nobusawa S，Mittelbronn M，et al. Molecular classification of low-grade diffuse gliomas. Am J Pathol，2010，177：2708-2714.

[163] Korshunov A，Meyer J，Capper D，et al. Combined molecular analysis of BRAF and IDH1 distinguishes pilocytic astrocytoma from diffuse astrocytoma. Acta Neuropathol，2009，118：401-405.

[164] Cooper LA，Gutman DA，Long Q，et al. The proneural molecular signature is enriched in oligodendrogliomas and predicts improved survival among diffuse gliomas. PLoS One，2010，5：e12548.

[165] Noushmehr H，Weisenberger DJ，Diefes K，et al. Identification of a CpG island methylator phenotype that defines a distinct subgroup of glioma. Cancer Cell，2010，17：510-522.

| 第九章 |

低级别胶质瘤的蛋白质组学研究：
给病理生理学带来的启示

A. M. J. Gerth, R. F. Deighton, J. McCulloch, Ian R. Whittle
（Gerth 和 Deighton 贡献相等）

摘　要:对于正常、异常和失调蛋白质（蛋白质组）的研究,已成为生物学研究领域中的成熟技术。蛋白质组学已广泛应用于全身肿瘤和高级别胶质瘤（high-grade glioma,HGG）的生物学研究,但在低级别胶质瘤（low-grade gliomas,LGG）生物学评估方面的工作较少。本章对 LGG 的蛋白质组学文献进行了系统性和关键性的回顾。对各项研究中的蛋白质列表进行了梳理,将对照脑组织和 LGG 之间、LGG 和 HGG 之间、携带 1p/19q 缺失和不携带 1p/19q 缺失的 LGG 之间的差异,并对 IDH1 缺失的影响进行了评估。通过采用基于网络的生物信息学工具 IPA 和 DAVID 评估 LGG中差异表达蛋白之间的蛋白-蛋白相互作用,确定了 2 个高度显著且重要的蛋白功能网络。一个在计算机模拟网络中揭示 LGG 和对照正常脑组织之间的根本差异,另一个揭示了 HGG 和 LGG 之间的根本差异。细胞增殖、凋亡及亚细胞进程的作用尤为凸显。此外,本章还对研究 1p/19q 和 IDH1 缺失的最新文献进行了梳理。这

A. M. J. Gerth
Centre for Clinical Brain Science, Western General Hospital, University of Edinburgh, Edinburgh, UK

Centre for Cognitive and Neural Systems, University of Edinburgh, Edinburgh, UK

R. F. Deighton
Centre for Cognitive and Neural Systems, University of Edinburgh, Edinburgh, UK

Division of Clinical Neurosciences, University of Edinburgh, Western General Hospital, Edinburgh, UK

J. McCulloch
Centre for Cognitive and Neural Systems, University of Edinburgh, Edinburgh, UK

I. R. Whittle, MD, PhD (⊠)
Division of Clinical Neurosciences, University of Edinburgh, Western General Hospital, Edinburgh, UK

Department of Clinical Neurosciences, Western General Hospital, 1 Crew Road, Edinburgh EH4 2XU, Scotland, UK
e-mail:ian. whittle@ed. ac. uk

H. Duffau (ed.), *Diffuse Low-Grade Gliomas in Adults*,
DOI 10. 1007/978-1-4471-2213-5_9,© Springer-Verlag London 2013

些研究结果表明,对 LGG 蛋白质组数据的系统分析比从单一研究中获得的数据更能帮助我们了解相关信息。但由于各个研究在蛋白质组差异上缺乏一致性,也说明蛋白质组学方法和调查研究设计上还存在较大问题。本次文献回顾结果为 LGG 生物学提供了新的见解,并为今后的研究重点指明了方向。

关键词:星形细胞瘤;少突胶质细胞瘤;蛋白质组学;蛋白-蛋白相互作用;蛋白功能网络;肿瘤发生

缩略语

GBM. 多形胶质母细胞瘤

HGG. 高级别胶质瘤

LGG. 低级别胶质瘤

引 言

蛋白质组学是对组织中总体蛋白含量的研究,是基因组学应用到临床医学后的自然结果。科学家发现人类疾病的基因突变后,蛋白质组学证实并发现了表达上调或表达下调的蛋白质[由于表观遗传因素的影响,正常基因、失调基因和(或)突变基因并不总是被转录],并检测出可能导致蛋白质功能异常的翻译后修饰。基因异常和蛋白表达之间可以分离,这在神经胶质瘤中已经得到很好的证明[1]。蛋白质组学还可以检测出基因突变所导致的下游影响;突变蛋白本身可能并无直接影响,但其所在的信号通路可能发生变化,从而改变其他的生物过程。这样一来,蛋白质组学就为已知的基因突变和药理学之间提供了根本联系。虽然人们尚未成功建立可校正突变的简单方法,但如果能够了解异常的蛋白-蛋白相互作用,便可能开发出药物干预和修正失调的代谢途径和增殖途径[2]。

如今人们可以采用的蛋白质组研究方法很多,包括计算机在内的技术进步使得人们同时检测出的蛋白质数量呈几何倍数增加(图 9-1)。最初,使用蛋白质特异性抗体免疫印迹的传统方法只能用于检测孤立的单个蛋白质[3]。这种方法可用于证实某些特定的假设(这些假设通常基于基因组信息),但对于整体蛋白质组修饰的理解帮助十分有限。后来,开发出了结合基质辅助激光解吸/电离飞行时间质谱(matrix-assisted laser desorption/ionization time-of-flight mass spectrometry, MALDI-TOF)的双向凝胶电泳(two-dimensional gel electrophoresis,2DGE)技术,使得研究者可以不带有先入概念偏见的情况下对数百个蛋白质同时进行检测。这个"经典"高通量方法的缺点在于工作量很大,包括双向凝胶电泳、胶片染色、蛋白点匹配、蛋白质色点挖取、蛋白质消化等,最后还要通过质谱分析法进行蛋白质鉴定。近来更为复杂的技术是液相色谱-质谱法(liquid chromatography-mass spectrometry, LC/MS),这一方法加快了高通量研究的速度,减少了工作量,可以对更多、更微量的蛋白质进行检测。一般情况下,质谱分析法能够让研究人员在不带有先入概念偏见的情况下开展工作(如前所述),可能诞生出令人兴奋的新发现;但由此产生的大量数据也常常使得数据分析较为肤浅,不够深入。LC/MS 研究通常检测和量化的蛋白质达数千种,需要复杂的统计分析对新发现进行严格论证[4-6]。

本篇文献综述的重点是低级别胶质瘤(low-grade glioma,LGG,WHO Ⅰ～Ⅱ级)与"正

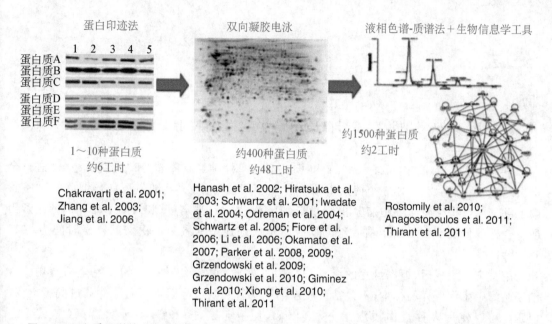

蛋白印迹法　　　　　双向凝胶电泳　　　　液相色谱-质谱法＋生物信息学工具

1～10种蛋白质
约6工时

约400种蛋白质
约48工时

约1500种蛋白质
约2工时

Chakravarti et al. 2001;
Zhang et al. 2003;
Jiang et al. 2006

Hanash et al. 2002; Hiratsuka et al.
2003; Schwartz et al. 2001; Iwadate
et al. 2004; Odreman et al. 2004;
Schwartz et al. 2005; Fiore et al.
2006; Li et al. 2006; Okamato et al.
2007; Parker et al. 2008, 2009;
Grzendowski et al. 2009;
Grzendowski et al. 2010; Giminez
et al. 2010; Xiong et al. 2010;
Thirant et al. 2011

Rostomily et al. 2010;
Anagostopoulos et al. 2011;
Thirant et al. 2011

▶▶图 9-1　蛋白质组学技术进展。该示意图总结了蛋白质检测和鉴定技术在过去 20 年中的发展:从免疫印迹法(通过蛋白质特异性抗体标记检测一种蛋白质)到双向凝胶电泳(无偏见检测,同时检测约 400 种蛋白质),到与下游功能途径/网络分析(代表是 IPA 网络;www.ingenuity.com)相结合的液相色谱-质谱法(LC/MS)(无偏见检测,同时检测约 1500 种蛋白质)。总之,可以同时检测的蛋白质数量成倍增加,且工作量越来越少。本章中关于 LGG 的蛋白质组学研究按其采用技术排列(表 9-1)

常"对照组织及高级别胶质瘤(high-grade glioma,HGG,WHO Ⅲ～Ⅳ 级)之间的蛋白质组学差异。关于胶质瘤的蛋白质组学已有一些综述[7-11],但这些综述都未对 LGG 进行具体阐述,重点往往放在 HGG 和蛋白质组学带来的启示上[10]。本篇综述则有以下几个关键主题。第一,我们回顾了以研究胶质瘤发生为目的,对正常脑组织与 LGG 中蛋白进行分析的论文。第二,回顾了通过比较 LGG 和 HGG 蛋白质组差异来研究 LGG 发展成浸润性更强的 WHO Ⅲ～Ⅳ 级胶质瘤的文献。第三,或许更为重要的是,这些研究中的大部分只对列出的相关特定蛋白质进行评价,没有从蛋白-蛋白相互作用及对于特定蛋白质至关重要的功能网络的角度考虑这些蛋白质的重要性。因此,我们对 LGG 蛋白质组学研究论文中迄今提到的所有差异表达蛋白(相对于正常脑组织或 HGG)做了整理,使用两种生物信息学平台(IPA 和 DAVID 分析)对这些蛋白质进行共同分析。这些功能强大的计算机模拟网络工具和计算机程序,通过确认蛋白质组学研究中表达变化的蛋白之间的蛋白-蛋白相互作用,引入能够与这些蛋白相互作用的关键枢纽蛋白,帮助我们加深对这种疾病病理生理学的生物学认知[12-13]。第四,临床研究和遗传研究已经指出,WHO Ⅱ～Ⅲ 级少突胶质细胞瘤中染色体 1p 和 19q 缺失与较好预后有关,但下游的蛋白质组学原因和代谢原因尚不清楚[14]。因此,我们尽可能对携带这些突变的胶质瘤和不携带这些突变的胶质瘤进行比较的蛋白质组学研究。最后,我们还对探讨 IDH1 基因突变(另一种与更高生存率相关的突变)的一项蛋白质组学研究进行了回顾,并对回顾结果的重要性和临床意义进行了讨论。

方　法

一、对人类低级别胶质瘤蛋白质组学文献的系统回顾

　　首先在 PubMed、Web of Science 和 Embase 中对"神经胶质瘤"和"蛋白质组学"进行全面文献检索。然后在上述 3 个搜索引擎中键入"星形细胞瘤""毛细胞型星形细胞瘤""室管膜下巨细胞""少突胶质细胞瘤""少突星形细胞瘤""蛋白质定量"和"LC/MS",尽量检索出所有合适的低级别胶质瘤蛋白质组学研究。本篇综述中的最后一次文献检索时间为 2011 年 12 月 27 日。

　　论文列表生成后,根据订立的标准进行手工分类。本篇综述采用的研究全部使用从人脑胶质瘤手术中取样的样本(不包括胶质瘤细胞系研究或尸检标本研究),并通过同行审议。但研究可以使用多种蛋白质组学方法(例如,免疫印迹法、2DGE/ MALDI-TOF 或 LC/MS),对照样本也可取自多种组织,包括脑肿瘤周围、癫痫性脑和胎儿星形胶质细胞(表 9-1)。对数据的简要评估表明,有必要将 LGG 中的比较蛋白质组学结果同 HGG 和非肿瘤对照样本区分开来。

二、低级别胶质瘤中差异表达蛋白的生物信息学分析

　　使用 2 个生物信息学平台对低级别胶质瘤蛋白质组文献中列出的差异表达蛋白(相对于非肿瘤对照组或 HGG)(略去 Anagnostopoulos 等在论文中列出的蛋白质[15])进行共同分析,以评估与这些蛋白质相关的生物学途径,从而进一步了解 LGG 的病理生理学。首先,蛋白质被上传到 Ingenuity Pathway Analysis 软件(IPA;Ingenuity,Systems,Mountain View,CA,USA,http://www.ingenuity.com)。IPA 包含从文献中提取出有关生物化学信息的巨大数据库,并可从上传的蛋白质列表中生成无偏见的蛋白-蛋白相互作用网络。每个网络根据所包含的输入蛋白数量进行打分和排名。然后,蛋白质被上传到 DAVID(Database for Annotation,Visualization and Integrated Discovery)(http://david. abcc. ncifcrf. gov)[16]。DAVID 还包含了一个生物信息数据库,作为 IPA 的补充方法用以发现上传的蛋白质列表上功能富集的蛋白质群组,从而为列表相关的主要生物学功能提供概览。

结　果

一、现有文献中低级别胶质瘤蛋白质组学研究综述

　　人体活检低级别胶质瘤蛋白质组学文献概述见表 9-1。

表 9-1　人体活检 LGG 蛋白质组学文献概述

A. 将 LGG 与非肿瘤对照脑组织或 HGG 相比较的蛋白质组学研究

日期	作者/文献	样本量	WHO 病理分级	方法	对照组	比较	表达变化蛋白质数量
2001	Chakravarti 等[3]	96	56 例 GBM 13 例间变性星形细胞瘤 1 例间变性少突胶质细胞瘤 12 例 LGG 星形细胞瘤 12 例其他 LGG	蛋白印迹法	胎儿星形胶质细胞	LGG vs. GBM, LGG vs. 对照组	1
2002	Hanash 等[17]	23	11 例 I～II 级 12 例 GBM	2DGE	N/A	LGG vs. GBM	4
2003	Zhang 等[18]	16	7 例 GBM 5 例 LGG 4 例良性	蛋白印迹法	细胞系	LGG vs. 对照组, LGG vs. HGG	4
2003	Hiratsuka 等[19]	3	II 级	2DGE 和 MALDI-TOF MS	非肿瘤脑组织	LGG vs. 对照组	15
2004	Iwadate 等[20]	10	10 例 II 级	2DGE 和 MALDI-TOF MS	瘤周或癫痫	LGG vs. 对照组	6
2004	Schwartz 等[22]	20	5 例良性 3 例 II 级 4 例 III 级 5 例 IV 级 3 例其他	2DGE 和 MALDI-TOF	癫痫	II 级 vs. III 级 vs. IV 级	0
2005	Odreman 等[21]	20	10 例 II 级星形胶质细胞 10 例 GBM	2DGE 和 MS,加蛋白印迹法确认	N/A	LGG vs. HGG	15

（续　表）

A. 将 LGG 与非肿瘤对照脑组织或 HGG 相比较的蛋白质组学研究

日期	作者/文献	样本量	WHO 病理分级	方法	对照组	比较	表达变化蛋白数量
2005	Schwartz 等[23]	164	19 例非肿瘤 29 例 II 级 22 例 III 级 57 例 IV 级	2DGE 和 MALDI-TOF MS	N/A	LGG vs. HGG	0
2006	Fiore 等[24]	5	2 例 I ～ II 级 3 例 IV 级	2DGE 和 MALDI-TOF MS	N/A	LGG vs. HGG	0
2006	Jiang 等[25]	82	45 例 LGG（I 级、III 级） 37 例 GBM	免疫印迹和蛋白芯片	N/A	LGG vs. HGG	0
2006	Li 等[26]	10	4 例 II 级 3 例 III 级 3 例 IV 级	纳米液相电泳耦合质谱进行蛋白质组学差异分析	癫痫	LGG vs. 对照组, LGG vs. HGG	9
2007	Khalil[27]	由于一位高级研究者从文章发表中撤出而未在综述中收录					
2008	Park 等[29]	1	II 级少突胶质细胞瘤发展成 III 级同变性少突胶质细胞瘤的个案研究	2DGE 和 MALDI-TOF MS	N/A	LGG vs. HGG 个案研究	23
2009	Park 等[30]	9	3 例 II 级 3 例 III 级 3 例 GBM	2DGE 和 MALDI-TOF MS	N/A	LGG vs. 对照组, LGG vs. HGG	2
2009	Grzendowski 等[31]	?	II 级少突胶质细胞瘤 III 级少突胶质细胞瘤	2DGE, MS 和蛋白印迹法	N/A	LGG vs. HGG	1
2010	Gimenez 等[32]	15	5 例 II 级星形细胞瘤 5 例 III 级星形细胞瘤 5 例 IV 级星形细胞瘤	2DGE 和 MALDI-TOF MS	癫痫	LGG vs. HGG	1

（续　表）

A. 将 LGG 与非肿瘤对照脑组织或 HGG 相比较的蛋白质组学研究

日期	作者/文献	样本量	WHO 病理分级	方法	对照组	比较	表达变化蛋白质数量
2010	Xiong 等[33]	36	20 例 I 级星形细胞瘤 16 例 II 级星形细胞瘤	2DGE 和 MALDI-TOF MS，加蛋白印迹法	瘤周	LGG vs. 对照组	25
2011	Anagnostopoulos 等[15]	9	3 例对照组织 6 例 I 级毛细胞型星形细胞瘤	2DGE 和 MALDI-TOF MS，加蛋白印迹法	良性脑组织	LGG vs. 对照组	180
2011	Zhuang 等[35]	由于本文作者无法找到该论文完整版而在综述中未收录						

B. 探讨 1p/19q 缺失影响的 LGG 蛋白质组学研究

日期	作者/文献	样本量	病理学	方法	比较
2007	Okamoto 等[28]	9	9 例 II 级～III 级少突胶质细胞瘤 4 例带有 1p 缺失 5 例没有 1p 缺失	2DGE 和 LC/MS，加蛋白印迹法	1p 缺失 vs. 1p 未缺失
2010	Rostomily 等[34]	10	10 例 II 级少突胶质细胞瘤 5 例带有 1p/19q 联合缺失 5 例没有 1p/19q 联合缺失	ICAT 和 LC/MS	1p/19q 联合缺失 vs. 1p/19q 未缺失
2010	Grzendowski 等[14]	9	9 例 II 级少突胶质细胞瘤 4 例带有 1p/19q 联合缺失 5 例没有 1p/19q 联合缺失	2DGE 和 MALDI-TOF MS，加蛋白印迹法	1p/19q 联合缺失 vs. 1p/19q 未缺失

C. 探讨 IDH1 突变影响的 LGG 蛋白质组学研究

日期	作者/文献	样本量	病理学	方法	比较
2011	Thirant 等[36]	14	4 例恶性胶质神经元肿瘤野生型 IDH1 10 例包含突变 IDH1 的 II 级～III 级胶质细胞瘤	2D-DIGE 和 MALDI-TOF MS	IDH1 突变组 vs. 对照组 IDH1 突变组 vs. IDH 未突变组

注：缩略语：2D-DIGE. 双向差异凝胶电泳；GBM. 多形胶质母细胞瘤；nano LC. 纳米液相色谱法；ICAT. 同位素亲和标签技术。该表对符合搜索条件，使用蛋白质组学研究低级别胶质瘤的文献中提到的临床病理样本和方法进行了总结（包括样本量，基于 WHO 系统进行的肿瘤病理分级，组织分析方法，组织来源及对照组织来源。对照组织来自 GBM 的不同区域蛋白质组研究研究设计/比较）。本项研究中所描述的 II、III、IV 级样本根据密度、坏死及其他组织学特征取自 GBM 的不同区域

从文献中一共确认 23 篇文章[3,14-15,17-36]。这些文章重点都放在全细胞裂解液样品分析上,Rostomily 等的研究[34]除外,该研究分析了 3 种不同的生化组分(细胞质富集组分、细胞核富集组分和线粒体富集组分)。几篇论文还对所选取的肿瘤采用显微切割技术,以试图规避肿瘤的组织学异质性[26,30,32,36]。有一篇文章因为无法查看全文只能略去[35]。余下的 22 篇论文中有 17 篇将蛋白质组学用于观察 LGG 中的蛋白变化,并与非肿瘤对照样本或 HGG 样本进行比较。此外,3 篇论文评估了 1p 和 19q 染色体缺失对蛋白表达的影响,1 篇论文评估了 *IDH1* 突变对蛋白表达的影响,并分别进行了讨论(表 9-1)。前述 17 篇论文中,14 篇分析显示 LGG 中表达变化的蛋白少于 25 种,所以我们对这些蛋白质列表进行了整理,并将它们放在一起进行分析讨论。一篇文章由于其中一位杰出的资深科学家从发表工作中撤出而未被采用[27],另外一篇题为"儿童毛细胞型星形细胞的蛋白质组学研究"的文章[15]由于研究的独特性,被单独列出进行分析讨论。Anagnostopoulos 等的论文[15]描述了一项大型 2DGE-LC/MS 研究,列出了儿童毛细胞型星形细胞瘤(childhood pilocytic astrocytoma,CPA)中 180 种差异表达蛋白,我们认为 LGG 这一罕见亚型的样本会让分析产生偏差,因此将其单独列出。此外,1 篇对同一患者的少突胶质细胞瘤和 15 个月后出现的间变性星形细胞瘤进行了比较蛋白质组学研究的文章没有纳入分析中,但在之后会进行讨论。14 篇文章中列出的蛋白质被划分为"LGG vs. 对照组"和"LGG vs. HGG",以帮助人们理解:①非肿瘤组织和 LGG 肿瘤的蛋白质组学差异,这可能与肿瘤发生有关;②LGG 和 HGG 之间的蛋白质组差异,这些差异可能体现胶质瘤向更高级别恶性转变的病理生理学。

二、正常脑组织、低级别胶质瘤和高级别胶质瘤中的蛋白变化

表 9-2 中列出了低级别胶质瘤与对照样本或高级别胶质瘤样本进行比较的论文中提到的所有差异表达蛋白的结果(即不同神经胶质瘤等级之间的蛋白变化),但不包括 Park 等的个案研究文章[29]和 Anagnostopoulos 等的文章[15],后者由于侧重研究儿童毛细胞型星形细胞瘤,这是一种罕见的 LGG 类型,我们认为其庞大的研究结果会让蛋白质列表产生偏差。

表 9-2　LGG 与对照组或 HGG 进行蛋白质组学比较研究中的蛋白质列表

LGG vs. 对照组	LGG vs. HGG
LGG 中表达上调:	HGG 中表达上调:
78 kDa 葡萄糖调节蛋白 78 (HSPA5)	α-晶体蛋白 B 链(CRYAB)
白蛋白(ALB)	α-互联蛋白(INA)
α-烯醇化酶/烯醇化酶 1 (ENO1)	β-肌动蛋白(ACTB)
α-晶体蛋白 B 链(CRYAB)	A-激酶锚定蛋白 9 (AKAP9)
载脂蛋白 A1 (APOA1)	膜联蛋白 A5 (ANXA5)
ATP 合成酶亚基 d,线粒体(ATP5A1)	抗氧化蛋白 2 (PRDX6)
ATP 合酶 H$^+$ 转运体, b 型 F1α 亚基(ATP5H)	载脂蛋白 A1 (APOA1)
儿茶酚-O-甲基转移酶(COMT)	着丝粒蛋白 F (CENPF)

（续　表）

LGG vs. 对照组	LGG vs. HGG
B_h 链,镁超氧化物歧化酶 Q143n (mtSOD)	肌酸激酶 B 型（CKB）
d 链,前纤维蛋白 2 的晶体结构（PFN2）	周期蛋白依赖性激酶 4（CDK4）
细胞周期蛋白依赖性激酶抑制剂 1（CDKN1A）	胱抑素 B（CSTB）
Copine 蛋白 1 b 亚型（CPNE1）	表皮生长因子受体蛋白（EGFR）
二氢嘧啶相关蛋白 3（DPYSL3）	纤维蛋白原 β 链（FGB）
脂肪酸结合蛋白,大脑（FABP7）	G_1/S 特异性细胞周期蛋白 E1（CCNE1）
谷氨酸脱氢酶 1（GLUD1）	谷胱甘肽-S-转移酶 P（GSTP1）
谷胱甘肽-S-转移酶 P（GSTP1）	热休克蛋白 β1（HSPB1）
60 kDa 热休克蛋白 1（HSPD1）	层黏连蛋白 α-5 链（LAMA5）
70 kDa 热休克蛋白（HSPA9）	穹隆体主蛋白（MVP）
70 kDa 热休克蛋白 8,亚型 2（HSPA8）	膜突蛋白（MSN）
血红素结合蛋白（HPX）	自然杀伤细胞增强因子 A（PRDX1）
异核糖核蛋白 A2/B1（HNRNPA2B1）	二磷酸核苷激酶 A（NME1）
热休克蛋白 β1（HSPB1）	跨膜受体蛋白 3（NOTCH3）
热休克蛋白 27（HSP27）	RET 原癌基因酪氨酸激酶受体（RET）
FHA 结构域相互作用核仁磷酸蛋白（MK167）	兰尼碱受体 3（RYR3）
L3 磷酸丝氨酸磷酸酶（PSPH）	胞质磷蛋白（STMN1）
促分裂原活化蛋白激酶 1（MAPK1）	端粒酶反转录酶（TERT）
神经钙蛋白（NCALD）	终端尿苷酰转移酶 4（ZCCHC11）
蛋白质二硫键异构酶 A3（PDIA3）	转甲状腺素蛋白（TTR）
抑制素（PHB）	
蛋白二硫化物异构酶 E60 前体（PDIA3）	
转甲状腺素蛋白（TTR）	
β-2a 微管蛋白（TUBB2A）	

LGG 中表达下调:	HGG 中表达下调:
星形胶质细胞磷酪蛋白 PEA-15（PEA15）	cAMP 依赖性蛋白激酶（PRKACA）
细胞肿瘤抗原 p53（P53）	二氢蝶啶还原酶（QDPR）
肌酸激酶 U 型,线粒体（CKMT）	胶质纤维酸性蛋白,星形胶质细胞（GFAP）
二氢嘧啶酶样蛋白 2（DPYSL2）	P14ARF（CDKN2A）
果糖二磷酸醛缩酶 A（ALDOA）	P16（CDKN2A）
伽马烯醇化酶（神经元）（ENO2）	磷脂酰乙醇胺结合蛋白 1（PEBP1）
胶质纤维酸性蛋白（GFAP）	蛋白质二硫键异构酶 A3（PDIA3）
鸟嘌呤核苷酸结合蛋白（GNB1）	T 复合蛋白 1 e 亚基（CCT5）
NAD 依赖性脱乙酰酶沉默调节蛋白 2（SIRT2）	泛素羧基末端水解酶 L1（UCHL1）
OXCT 蛋白（OXCT）	
磷脂酰乙醇胺结合蛋白 1（PEBP1）	

（续　表）

LGG vs. 对照组	LGG vs. HGG
肽基异构酶 A（PPIA）	
抑制蛋白 2（PFN2）	
泛素羧基末端水解酶 L1（UCHL1）	

注：此表列出了与对照样本（共 45 例）或 HGG 样本（共 36 例）比较，低级别胶质瘤中所有在表达水平上发生变化的蛋白质。需要注意的是：①蛋白质鉴定的确定性每个研究都不相同（一些研究报道了明确的蛋白质匹配的概率，一些研究则没有报道）；②只有部分研究使用替代方法对鉴定出的蛋白质进行了验证（如免疫细胞化学），另一些研究则没有验证，然而验证对于确认真正表达差异是必不可少的。此表中列出的蛋白质通过自身名称及括号中的基因名称进行鉴定

三、低级别胶质瘤和对照组织的比较蛋白质组学

与"正常"对照脑对比的 LGG 蛋白质组研究已经确定 LGG 中存在 45 种差异表达蛋白，其中 31 种蛋白质表达上调，14 种蛋白质表达下调（表 9-2）。不止一项研究鉴定出的差异蛋白质有 7 种（载脂蛋白 A1、α-晶状体 B 链、热休克蛋白 27、蛋白质二硫键异构酶 A3、抑制素、转甲状腺素蛋白和抑制蛋白 2）。其中 6 种蛋白质表达在各项研究中具有一致的变化趋势，但有 1 种蛋白质（即抑制蛋白 2）在一项研究中表达上调[33]，在另一项研究则表达下调[19]。有趣的是，LGG 中 45 种差异表达蛋白（对比对照组）中，Petrak 等认定只有 1 种蛋白质（即热休克蛋白 27）是蛋白质组研究中的常见蛋白质[5]。

对大量文章中的结果进行整理是一种行之有效的方法，既能帮助我们了解各项研究在方法和有效性上的差别［这两个因素会影响所选蛋白质组的范围和（或）分部］，也能为我们对 LGG 中已知的蛋白质组变化提供全面概览。将所有蛋白质输入到如 IPA 和 DAVID 这样的分析工具中，这种做法突出了数据内部的生物富集功能和共性，有助于我们理解文献中生成的不同蛋白质名单。

对整理出的 LGG 中差异表达蛋白列表（对比对照组）进行 IPA 处理，生成了 3 个蛋白-蛋白相互作用网络（这 3 个网络的得分分别为 52、29 和 16；若需了解网络得分，请参阅 Ingenuity Systems 软件提供的解释）。其中生成的得分最高的网络分数非常高（52 分；包含 45 种输入蛋白质中的 21 种），有趣的是，由 IPA 分析出的"翻译后修饰、蛋白质折叠和细胞死亡"等功能都是已知促进肿瘤生成的。我们使用 DAVID 对前 2 个富集途径是"细胞凋亡"与"未折叠蛋白质反应"的部分进行了独立分析，完善了上述发现，且所有在 DAVID"凋亡"途径中发现的蛋白质在得分最高的 IPA 网络中都能见到。值得注意的是，TP53 这一公认的肿瘤抑制基因是这个 IPA 网络的中心（图 9-2）。对比健康脑组织，TP53 在 LGG 中表达下调[37]。

DAVID 分析一共产生了 37 个"功能富集性"蛋白质聚簇，但其中大多数由于得分过低，缺乏统计学意义而被忽略。排在前三位的蛋白质聚簇得分＞3（这一统计得分使得这些聚簇具有讨论价值），它们主要具备以下功能：①调节细胞凋亡（得分 3.78，包含列表中的 13 种蛋白质）；②未折叠蛋白反应（得分 3.6，包含列表中的 6 种蛋白质）；③未折叠蛋白反应（得分 3.33，数据与第 2 个蛋白质聚簇重合）。这些研究提示神经胶质细胞加速生长是细胞分裂率

LGG vs. 对照组

网络得分＝52

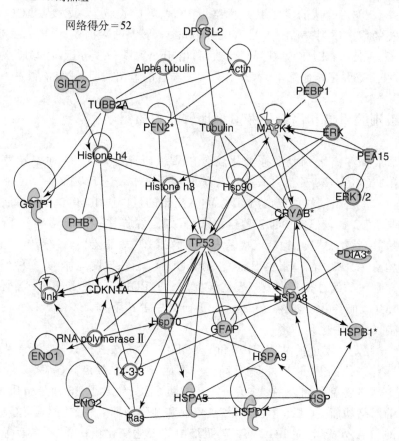

▶图 9-2　LGG vs. 对照组。对比正常脑组织(对照组)LGG 中差异表达蛋
白列表生成的得分最高的 IPA 网络;该网络得分高(分数＝52),
连贯性好,含有数据集当中的 21 种蛋白质(用蓝色显示)。每个
节点(形状)代表一种蛋白质,该蛋白质与其他蛋白质的关联性用
直线(边)表示。节点用不同的形状来表示不同的分子类型(若需
完整的节点信息,请参照 Ingenuity Systems)。实线代表蛋白质
之间的直接相互作用。直接相互作用被定义为两种蛋白质不经
过任何中间步骤互相接触。该网络包含了以癌基因 TP53 为中心
的众多蛋白-蛋白相互作用。该功能网络的主要作用是"翻译后
修饰、蛋白质折叠和细胞死亡"

与细胞凋亡率之间不平衡共同作用的结果。

　　Anagnostopoulos 等的数据[15]单独列出,不出现在分析中。Anagnostopoulos 等[15]将
儿童毛细胞型星形细胞瘤(CPA)与癌周组织进行比较。该研究采用 2DGE-MALDI-TOF
质谱技术研究 CPA,鉴定出 180 种差异表达蛋白,其中 46 种蛋白质存在于 CPA 中,不存在
于对照组织中,134 种蛋白质在 CPA 中表达上调。这些结果来自一项包含从双向凝胶中切
除的 18 000 种蛋白质(来自＞24 000 个蛋白点)的大型研究,这些蛋白质分别与细胞运动
性(19％)、蛋白质运输(15％)、细胞代谢(15％)、细胞增殖(12％)及其他(39％)相关(使用
KEGG 基因本体注解工具进行分析)。Anagnostopoulos 等[15]对他们的数据集进行了 IPA

处理(在神经胶质瘤的蛋白质组研究中是少数几个运用主要蛋白质组分析中下游生物信息学的研究之一)。作者确认的主要 IPA 网络以 *TP53* 为中心,这与我们从 LGG 与对照组比较研究中整理的蛋白质列表(不含 Anagnostopoulos 等[15]的数据集)生成的主要网络一致,同时还发现了 ERK1 和 ERK2 通路异常;然而,由于缺乏进一步分析,这些通路由于作用过于普遍而无法干预[15]。相比之下,本章则提供了丰富的蛋白质组数据,值得进一步分析。

四、低级别胶质瘤和高级别胶质瘤比较蛋白质组学

低级别胶质瘤和高级别胶质瘤的比较蛋白质组研究鉴定出 36 种差异表达蛋白。与 LGG 相比,在 HGG 中,28 种蛋白质表达上调,9 种蛋白质表达下调(表 9-2)。不同研究小组的多项研究没有鉴定出同样的蛋白质。然而,鉴定出的蛋白质中,有 8 种蛋白质在之前提到的对照大脑与 LGG 比较研究中也被鉴定出来(分别是谷胱甘肽-S-转移酶 P、胶质纤维酸性蛋白、磷脂酰乙醇胺结合蛋白 1、泛素羧基末端水解酶 L1、载脂蛋白 A1、热休克蛋白 27、蛋白质二硫键异构酶 A3 和 α-晶体蛋白 B 链)。随着胶质瘤恶性程度增加,这 8 种蛋白质呈现出一致的趋势。唯一的例外是蛋白质二硫键异构酶 A3(PDIA3),在 Iwadate 等研究中表达上调[20](对比 LGG 和对照大脑),在 Odreman 等研究中表达下调[21](对比 LGG 和 HGG),而 PDIA3 表达在 LGG 中达到高峰。

对所有 36 种差异表达蛋白,用 IPA 和 DAVID 软件再次进行分析。IPA 生成了多个网络,其中得分最高的网络显得尤为重要,因为一方面,69 分分数极高(网络 2 得分仅为 13),另一方面这个网络涵盖了列表中(图 9-3)70%的蛋白质(包含了 36 种蛋白质中的 25 种)。IPA 分析出的网络功能是"细胞生长和增殖、癌症和细胞周期"。有趣的是,这与我们之前强调细胞凋亡的 IPA 分析(针对 LGG vs. 对照组中的表达变化蛋白质)形成反差。这可能是因为健康脑组织演变为 HGG 需要经过两个不同的阶段。起初,细胞凋亡调控丧失产生 LGG,然后细胞增殖异常加速导致 HGG。LGG vs. HGG 蛋白质相互作用网络比 LGG vs. 对照组的网络更加复杂,没有明显的中心或主要枢纽,因而很难确定该针对哪些靶点进行治疗干预。

DAVID 分析一共产生了 28 个"功能富集性"蛋白质集群,其中多数由于得分过低被忽略。但是得分最高的前 6 个蛋白集群具有以下功能:①非膜结合细胞器(得分 3.77,包含列表中的 17 种蛋白质);②细胞凋亡调节(得分 3.4,包含列表中的 11 种蛋白质);③细胞器腔(得分 2.92,包含列表中的 13 种蛋白质);④胞内运输调节(分数 2.59,包含列表中的 4 种蛋白质);⑤氧化应激反应(分数 2.42,包含列表中的 5 种蛋白质);⑥膜结合囊(泡)(得分 2.04,包含列表中的 7 种蛋白质)。

这些结果提示,LGG 发展到 HGG 是一个特殊的过程,而并不是与细胞增殖和细胞死亡相关通路的一般性、非特异性或偶然性的失调。这个发展过程似乎不仅与细胞周期调控失效有关,同时也与细胞器和细胞运输退化有关。这或许可以解释为什么 HGG 通常出现细胞核和细胞质异型性,但 LGG 却不多见。细胞加速增殖需要更多的氧气,细胞增殖与细胞凋亡的增加可刺激血管生成,由于氧气不足,肿瘤中心会出现缺血性细胞死亡,最终形成一个坏死核心。蛋白质组学的另一个用途是观察蛋白质修饰的变化。例如,α 微管蛋白在 GBM 组织中的 Tyr224 发生硝化,但在 I 级胶质瘤组织或非癌组织中并无硝化发生。这种修饰如何改变 α 微管蛋白在神经细胞生长中的作用,以及它与其他微管蛋白细胞的相互作用机制尚不清楚[24]。

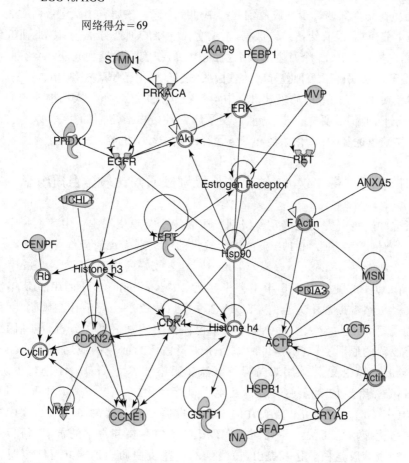

▶ 图 9-3　LGG vs. HGG。LGG 与 HGG 比较,差异表达蛋白列表生成的
得分最高的 IPA 网络;该网络得分高(分数＝69),连贯性好,含
有数据集中的 25 种蛋白质(用蓝色显示)。同图 9-2 一样,每个
节点(形状)代表一种蛋白质,该蛋白质与其他蛋白质的关联性
用直线(边)表示。节点用不同的形状表示不同的分子类型(若
需完整的节点信息,请参照 Ingenuity systems)。实线代表蛋白
质之间的直接相互作用。直接相互作用被定义为两种蛋白质不
经过任何中间步骤互相接触。该网络没有明确的中心,但包含
了 LGG 与 HGG 比较研究文献中提到的表达变化蛋白质之间
的众多蛋白-蛋白相互作用。IPA 分析得出该网络的功能是"细
胞生长和增殖、癌症和细胞周期"

五、从低级别胶质瘤到高级别胶质瘤恶性转化的蛋白质组学个案研究

有一组 Park 等[29]取自同一个患者的数据没有列入上述分析中,但与低级别胶质瘤到
高级别胶质瘤的恶性转化有关。该文章采用双向凝胶电泳对同一名低级别少突胶质细胞
瘤(近全切除)和术后 15 个月复发的间变性少突胶质细胞瘤中的蛋白质水平进行研究。研究

发现,一共有 23 个蛋白质表达发生不同变化,14 种蛋白质在低级别少突胶质细胞瘤中过度表达,9 种蛋白质在恶性间变性少突胶质细胞瘤中过度表达。该研究中确定蛋白质表达是否存在差异的标准十分模糊(没有给出统计数据,也没有描述凝胶剂处方工艺),因此研究结果应慎重考虑。然而,对另一位在 14 个月内从低级别少突胶质细胞瘤发展到间变性少突胶质细胞瘤患者,采用蛋白印迹法明确了两种差异表达蛋白质(过氧-氧化还原酶 6 和 RhoGDIα)。有趣的是,这两种蛋白质在 HGG 的蛋白质组学研究中均受到重点关注[21,38]。人们推测它们是预测恶性转化的候选分子,但仍需要进一步研究,以便了解两种蛋白质之间的关系,以及它们对诱发恶性转化的下游缺氧途径、抗氧化途径和 Ras 途径的确切影响机制[29]。

六、携带和不携带 1p/19q 缺失的低级别胶质瘤比较蛋白质组学

临床研究和遗传研究已经确定低级别胶质瘤的少突胶质细胞瘤中存在一个有意思的亚群[37,39]。染色体上存在 1p 和 19q 染色体臂缺失的低级别少突胶质细胞瘤患者[即携带 1p/19q 杂合性缺失(loss of heterozygosity,LOH)]具有较好的临床预后[40]。Smith 等[41]发现,带有 1p/19q LOH 的肿瘤患者 5 年生存率接近 100%,没有 LOH 的患者 5 年生存率只有 60%～70%。虽然数据尚不完全,但 LOH 似乎可以提高肿瘤对治疗的敏感性,而非改善未治疗肿瘤的预后[42]。尽管人们对位于这些染色体臂上的基因做了分析,但基因组学无法解释临床结果改善的原因。因此,这可能成为未来蛋白质组研究的应用领域。Okamoto 等发表于 2007 年的一篇论文[28]采用双向凝胶电泳和银染技术对 1p LOH 进行了研究,显示携带 1p LOH 的患者有 19 种蛋白质表达发生了显著变化($P < 0.05$),7 种蛋白质下调,11 种蛋白质上调(表 9-3)。该研究重点关注的一种蛋白质是乙二醛酶 1(在 LOH 中减少),之前研究显示它与化疗耐药相关。研究同时发现 LOH 中存在高水平的抗癌蛋白,包括二磷酸核苷激酶 1 和凝溶胶蛋白。作者提出,检测到的这些蛋白质表达差异可能表明 1p LOH 肿瘤比其他少突胶质细胞瘤的细胞发育阶段更早[28]。

Grzendowski 等最近发表的一篇文章[14]也侧重研究了 WHO Ⅱ级少突星形细胞瘤,分析了 5 例 1p/19q 缺失的少突星形细胞瘤和 4 例没有 1p/19q 缺失的少突星形细胞瘤。使用双向凝胶电泳发现 1p/19q 缺失细胞中有 22 种蛋白质差异表达,其中 19 种蛋白质下调,3 种蛋白质上调(表 9-3)。有趣的是,只有两种蛋白质,即凝溶胶蛋白和醛糖还原酶与 Okamoto 等的研究相同[28],同时检测到两种蛋白质的不同异构体。检出这些蛋白质的不同异构体可能是由两项研究中分析的肿瘤类型不同导致(少突胶质细胞瘤 vs. 少突星形细胞瘤)。在 Grzendowski 等鉴定出的蛋白质中[14],只有两种可回溯至 1p 或 19q。这可能是由于 1p 和 19q 上编码的蛋白质过小,无法通过双向凝胶电泳检测,或是由于 1p/19q 缺失的主要作用体现在别处。在 1p/19q 缺失患者中检测到胶质纤维酸性蛋白(glial fibrillary acidic protein,GFAP)的所有 3 个异构体均下调;这一证据可能意味着这些肿瘤来自不同的遗传谱系,而非从没有 1p/19q 缺失的肿瘤发展而来。Grzendowski 等[14]还研究了表观遗传学是否可以解释蛋白质表达中观察到的变化。波形蛋白和绒毛蛋白在 1p/19q 缺失的肿瘤中均低水平表达,它们的启动子区超甲基化,说明 1p 或 19q 上存在控制甲基化的基因。

对于 1p/19q 缺失的最新研究论文采用了先进的 LC/MS 蛋白质组学技术,并结合了同位素亲和标签技术(isotope-coded affinity tagging,ICAT)[34]。该文对 WHO Ⅱ级少突胶质细胞瘤进行了研究。鉴定出的蛋白质数量比之前的两项 2DGE 研究高出很多(共鉴定出

442 种蛋白质）。文章同时研究了不同亚细胞组分（细胞质组分、线粒体组分和细胞核组分），与 Okamoto 等[28] 和 Grzendowski 等[14] 采用的全细胞裂解样品相比，亚细胞组分研究可以进行更高通量和更详细的蛋白质鉴定。在 1p/19q 缺失的少突胶质细胞瘤和没有 1p/19q 缺失的少突胶质细胞瘤中，共发现 101 种蛋白质至少在一个亚细胞组分中存在表达差异，60 种蛋白质下调，41 种蛋白质上调。差异表达蛋白根据其基因进行大致分类，发现所有蛋白的基因均与恶性肿瘤（侵袭/迁移、细胞存活/死亡、增殖、DNA 修复、代谢和免疫反应等）有关。由于数据过于庞大，作者仅对少数蛋白质进行了蛋白印迹验证。该研究证实 BCAN 和转铁蛋白（transferrin，TF）是联合缺失的两种新的标志物，可用来作为预后工具；研究指出代谢重编程和侵袭性差异是 1p/19q 联合缺失的结果，但由于数据过于庞大，无法做进一步的分析[34]。Okamoto 等[28] 和 Grzendowski 等[14] 鉴定出的差异表达蛋白质在表 9-3 中列出。

表 9-3　带有 1p/19q 缺失和没有 1p/19q 缺失的 LGG 中的差异表达蛋白

蛋白名称	基因名称	Uniprot 检索号	Rostomily 等-数据并集
1p LOH 中表达下调（Okamoto 等[28]）			
乙二醛酶 I	GLO1	Q04760	—
脑糖原磷酸化酶	PYGB	P11216	细胞质中表达下调
嘌呤核苷磷酸化酶	PNP	P00491	—
磷酸激酶 2	PGK2	P07205	—
触珠蛋白相关蛋白	HPR	P00739	—
组织蛋白酶 D	CTSD	P07339	—
Rho GDP 解离抑制因子 α	ARHGDIA	P52565	—
1p/19q 缺失中表达下调（Grzendowski 等[14]）			
醛糖还原酶	AKR1B10	O60218	—
α-晶体蛋白 B 链	CRYAB	P02511	—
膜联蛋白 A1	ANXA1	P04083	—
膜联蛋白 A5	ANXA5	P09525	—
氯离子通道蛋白 1	CLIC1	O00295	—
DnaJ 同源亚科 B 成员 1	DNAJB1	P25685	—
α 烯醇化酶	ENO1	P06733	—
凝溶胶蛋白前体	GSN	P06396	—
胶质纤维酸性蛋白,剪接异构体 1	GFAP	P14136	细胞核中表达上调
胶质纤维酸性蛋白,剪接异构体 2	GFAP	P14136	—
胶质纤维酸性蛋白,剪接异构体 3	GFAP	P14136	—
甘油醛-3-磷酸脱氢酶	GAPDH	P04406	细胞核中表达上调
异构核核糖核蛋白 A2/B1	HNRPA2B1	P22626	—
二磷酸核苷相连部分 X 模体 16	NUDT16	Q96DE0	

（续　表）

蛋白名称	基因名称	Uniprot 检索号	Rostomily 等-数据并集
过氧化物酶 1	PRDX1	Q06830	—
过氧化物酶 6	PRDX6	P30041	—
山梨醇脱氢酶	SORD	Q00796	—
绒毛蛋白 2/埃兹蛋白	VIL2	P15311	—
波形蛋白	VIM	P08670	—
1p LOH 中表达上调（Okamoto 等[28]）			
核苷二磷酸激酶 1 亚型	NME1	P15531	
含 TCP1 伴侣蛋白，亚基 2	CCT2	P78371	细胞核中表达上调
醛固酮氧化还原酶家族 1 成员 B1	AKR1B1	P15121	—
F-肌动蛋白帽蛋白 β 亚基	CAPZB	P47756	—
微管相关蛋白，RP/EB 家族，成员 1	MAPRE1	Q15691	—
凝溶胶蛋白	GSN	P06396	—
真核翻译起始因子 5A	EIF5A	P63241	—
T 复合物蛋白 1	TCP1	P17987	—
泛素羧基末端酯酶 L3	UCHL3	P15374	—
14-3-3 蛋白 ζ/δ	YWHAZ	P63104	—
丝切蛋白 1	CFL1	P23528	—
谷胱甘肽-S-转移酶 M2	GSTM2	P28161	—
1p/19q 缺失中表达上调（Grzendowski 等[14]）			
过氧化物酶 5，线粒体前体	PRDX5	P30044	—
血小板活化因子乙酰水解酶型 I B-α 亚基	PAFAH 1B1	P43034	—
突触结合蛋白 1	STXBP1	P61764	—

注：此表列出了根据 Okamoto 等[28]和 Grzendowski 等[14]报道，带有和没有 1p LOH 和 1p/19q 缺失的 LGG 中表达水平发生变化的蛋白质。蛋白质按照各自蛋白名称、基因名称和 Uniprot 检索号（一种独特的蛋白标识符）进行排列。由于标识太多，Rostomily 等[34]在带有和没有 1p/19q 缺失的 LGG 中鉴定出的 101 种表达变化蛋白质没有列出，但常见的蛋白表达变化在本表中的最后一列中列出，这些表达变化显示了变化的方向

总之，这些论文鉴定出了 1p/19q 联合缺失的标志物。但仍有必要做进一步的研究，以明确干扰 1p/19q 联合缺失时下调的途径是否可以改善化疗的敏感性和结果。这需要仔细选择蛋白质，如肌成束蛋白 1 或 BCAN，并开发药物来干扰它们之间蛋白-蛋白的相互作用。

七、低级别胶质瘤和异柠檬酸脱氢酶 1 突变的蛋白质组学

在过去的几年中，在 60%～80% 的低级别胶质瘤中发现另一个基因突变，即异柠檬酸脱

氢酶 1(isocitrate dehydrogenase-1,IDH1),该突变在高级别胶质瘤中很少发生[43-47]。携带突变*IDH1* 的患者表现出更高的生存率,已被视为可靠的预后标记[44-45,48-49]。我们上面提到的关于 1p/19q 缺失的蛋白质组学,有可能揭示*IDH1* 突变和生存率提高的病理生理学机制。最近有一篇论文试图破译与*IDH1* 突变相关的蛋白表达变化[36]。

该研究比较了含突变*IDH1*(IDH-m)的少突胶质细胞瘤和野生型 IDH(IDH-wt)肿瘤,后者包括含有少突胶质细胞组分的胶质母细胞瘤或组织结构上核心区域与典型少突胶质细胞瘤无法区分的少突星形细胞瘤。IDH-m 肿瘤和 IDH-wt 肿瘤显示出独特的蛋白质组模式(这与我们在 4 例 IDH1-m 少突胶质细胞瘤和对照组织比较中看到的全体蛋白质组高度相似不同)。采用 2D-DIGE 分析发现,IDH-m 和 IDH-wt 肿瘤中共有 89 个差异表达蛋白点(>1.4 倍,$P <0.04$),鉴定出 40 种差异表达蛋白。互补主成分分析也揭示了这 2 个肿瘤类型独特的蛋白质聚集模式。有趣的是,IPA 将 IDH-m 少突胶质细胞瘤中鉴定出表达失调的 40 种蛋白质中的 38 种连接成以致癌基因*MYC* 为中心的网络。鉴定出的 2 个表达显著失调的蛋白组分别是:①ERM 蛋白表达下调,ERM 蛋白是一种交联肌动蛋白、细胞骨架和质膜,调节细胞迁移和侵袭的蛋白,提示 IDH-m 肿瘤可能因迁移能力有限而具有更好的预后;②参与有氧糖酵解的 3 种蛋白质(醛缩酶 C、磷酸甘油酸变位酶-1 和转醛醇酶)表达上调,提示这类肿瘤细胞倾向进行有氧糖酵解(瓦伯格效应)。

讨　论

LGG 的蛋白质组学研究领域虽不断拓展,但与 HGG 相比仍过于狭小。这可能是因为 LGG 往往具有较好预后,尤其是患有 WHO Ⅱ 级肿瘤进行彻底手术切除的年轻患者[50],另外这种疾病较为少见[51-52]。所以 LGG 不具有 GBM 那样的临床紧迫性,后者发展迅速,难以治愈。LGG 的挑战之一是这些肿瘤的组织学、遗传学成分复杂,进行治疗或不进行治疗的预后也各不相同[37,39-40,42]。在 WHO 根据组织学定义的 Ⅱ 级胶质瘤中,弥漫性星形细胞瘤、少突胶质细胞瘤和少突星形细胞瘤都有着不同的结局[53]。此外,如前所述,同一亚群肿瘤(例如,少突胶质细胞瘤中的 1p/19q LOH,有或没有 1p 缺失的弥漫性星形细胞瘤和有或没有*IDH1* 突变的少突胶质细胞瘤)中,基因组成不同也具有不同的预后[37,39-40,42]。

人们对 WHO Ⅱ 级肿瘤进行了大量系列研究,采用蛋白质组分析发现,多数情况下,这些肿瘤由于没有对基因型进行细分,除了特定的少突胶质细胞瘤病例,并无特异性诊断。考虑到这种异质性,读者可能惊讶,本篇文献综述提出了强大的功能网络,这些网络可能解释病变,首先正常组织如何演变为肿瘤组织(LGG vs. 对照组),其次哪些途径参与了 LGG 演变为 HGG 的过程。简而言之,"LGG vs. 对照组"网络(图 9-2)揭示了细胞凋亡失调和细胞应激的一般反应,"LGG vs. HGG"网络(图 9-3)则揭示了细胞增殖的普遍增加(在 HGG 中)及多个关键亚细胞系统发生的故障。根据这些网络推断出的 2 个阶段(在健康脑组织发展成 HGG 的进程中)高度嵌合,无论是在肿瘤发生的一般生物学上,还是在之后的恶变上都可能具有预测意义。这两个网络的独特性和适当性为我们利用蛋白质组学阐明胶质瘤潜在的病理生理机制提供了信心。

无论是在我们源于"LGG vs. 对照组"分析的 IPA 网络中,还是 Anagnostopoulos[15]在其论文里展示的 IPA 网络中,TP53 都是枢纽蛋白。TP53 在 LGG 病理生理学中扮演着重要角色[37]。在超过60%转化为GBM的低级别星形细胞瘤中，TP53是第一个检测到的基因突变[54]。通常认为p53基因是一种肿瘤抑制基因，因为它在DNA损伤反应中发挥关键作用，触发细胞凋亡，对表现出异常有丝分裂的细胞抑制其进一步分化[55]。我们的"LGG vs.对照组"网络还特别包含了GFAP，这是一种病理生理学上诊断神经胶质瘤的关键蛋白质[56]。此外，该网络还包括了若干热休克蛋白（HSPA8、HSPB1、HSPA9、HSPD1、HSPA5和CRYAB）。CRYAB和HSPB1在多种癌症类型中表达失调[57-60]，可能与肿瘤发生过程中一般的细胞应激反应有关。网络中2个不太常见但潜在的有趣蛋白是抑制素（PHB；LGG vs.对照组中上调）和磷酸乙醇胺结合蛋白1（PEBP1；LGG vs.对照组中下调）。PHB在膀胱癌、前列腺癌和甲状腺癌中表达增加[61-63]，表明该蛋白质广泛参与肿瘤发生。同时人们发现，PHB在参与恶性转化的主要途径Ras-Raf信号转导中发挥重要作用[64-65]。同样，PEBP1在甲状腺癌和乳腺癌转移中也得到关注[66-67]。PEBP1是一种肿瘤抑制因子，抑制Raf-MEK-ERK和NF-κB两种通路[68]。最近发现，PEBP1（也称为RKIP，即Raf激酶抑制蛋白）表达降低或丢失，会大大增加癌症治疗的耐药性[68]。

该HGG vs. LGG网络还包含了一些研究很深入的表达失调的蛋白（即EGFR和GFAP），但也有一些新的特点，如PRKACA、STMN1和AKAP9的相互作用蛋白集群。PRKACA在HGG中表达下调，STMN1和AKAP9表达上调。PRKACA是cAMP依赖性蛋白激酶，之前认为与肿瘤有关；然而STMN1和AKAP9与癌症之间的关系几乎没有文献研究。小型致癌网络中这3种蛋白质之间的相互作用还未有报道。PRKACA在浸润性癌症中通常上调，并与AKAP3联合，加剧卵巢癌细胞的细胞浸润[69]。为何PRKACA在低级别星形细胞瘤中较HGG更加丰富，原因尚不清楚，但研究其是否与AKAP9具有同样的促浸润作用将会十分有趣。虽然AKAP9和STMN1没有直接联系，但它们都在细胞组织中发挥作用。STMN1调节促进MF分解的微丝系统，AKAP9通过微管组织为高尔基体的稳定性提供支撑[70]。抑制STMN1已成为喉鳞状细胞癌和宫颈癌的治疗靶点，用来诱导细胞凋亡[71-72]；这种做法可能同样适用于HGG。抑制AKAP9也可能具有促进细胞凋亡的作用。

LGG研究面临一些巨大的挑战。对LGG蛋白质组学文献的系统性回顾发现，各个蛋白质列表之间少有重合。这可能是由于采用了不同的对照样品或不同的技术和试剂，但没有重合蛋白质表明研究结果缺乏可重复性。人们认为，即使是在相同的实验室里用LC/MS仪器处理相同的样品，也会有高达30%的蛋白质不同[73]。蛋白质组技术正在迅速发展；然而直到现在，对这项技术关注的重点似乎一直都在速度和数量上，而不是其可靠性、严谨性和可重复性。此外，许多研究都只是生成了数量不断增长的蛋白质，研究结果和研究本身的差异性无法帮助我们全面了解这些蛋白质如何发挥作用，抑或如何相互作用。蛋白质组学面临的另一个挑战是蛋白质的大小。小蛋白更加难以识别，例如，LC/MS通常只能检测30～100 kD的蛋白质，低水平表达的蛋白质依然会被高水平表达的蛋白质所掩盖。人类基因组计划正在对这些问题中的许多问题作出回应。这一计划已将研究中使用的许多技术标准化，如今它正在拓展3个关键领域，以进一步解决这个问题：①为每个基因确定一种蛋白质，这将加强基因组学和蛋白质组学之间的联系；②为鉴定出的每种蛋白质确定一个抗体，这将解决错误识别的问题，并允许蛋白进行标记，记录细胞定位；③确定哪些蛋白质之间相互作用，以便将这些蛋白质纳入相互作用的可视化网络中[73]。

着重LGG组织学亚型和基因亚型的蛋白质组学研究，可以帮助研究人员准确地细分这一异质性群体,并确定哪些患者可能会从积极的手术、化疗、放疗、观察或这些手段的综合运用中获得最大收益。本次文献回顾的结果充分表明,对 LGG 和 HGG 之间蛋白质组差异的理解将帮助我们认识某些 LGG 演化为 HGG 的病理生理学,以及原发性和继发性胶质母细胞瘤之间的根本区别。许多研究人员已经开始试图通过蛋白质组学理解 GBM。正如本文开篇所述,蛋白质组学是基因组研究的自然结果。人们希望人类基因组计划能够揭示人类工作方式背后的秘密,以及它们为什么会出错。然而问题在于,每个基因可以有多种方式进行剪切,还可通过表观遗传现象调节,蛋白质表达则可通过完全独立于基因组学的若干机制被修饰。基因的发现和蛋白质的发现可以相互分离,这在神经胶质瘤中已得到充分证明[1]。因此,乍一看蛋白质组学似乎很有价值,因为它可以对蛋白质的所有剪切形式和变体进行评估。然而,这还不足以阐明存在的蛋白质及它们的具体形式。重要的是要了解它们之间如何相互作用。除非我们能将蛋白质放在它们的复杂网络里,否则我们将很难预测这些蛋白质的上调或下调会产生什么影响。这就引出了一个问题:“蛋白质组学研究的下一步是什么?”更多关于对照组织和样品组织之间蛋白质表达变化的研究会提供更多答案吗？在某些方面,答案是肯定的。如果一小组蛋白质不断被发现异常表达,而我们能够纠正或操纵这个表达,那么就有可能减缓或阻止肿瘤发展。然而,迄今的研究表明,正是大量的小型相互作用构成了这些基本过程,从而构成疾病发生和发展的基础。

相互作用组和代谢组的发展具有通过相互关联而非直接地鉴定蛋白质功能和代谢改变的潜力。最近有一项研究评估了胶质瘤中 IDH1 突变产生的一些独特的代谢方式[74]。这些代谢变化对蛋白质功能的潜在影响需要评估。网上有大量的项目可以让研究人员看到各种蛋白质。这里的挑战依然是要区分细胞内发生了哪些相互作用,两种蛋白在细胞内位置的接近能产生哪些相互作用[75]。由于这些领域的发展,识别病理相互作用、开发相应的对抗药物将变得更加容易。这既可以针对治疗本身,也可以用在肿瘤学上,增加细胞对化疗的敏感性。

（张　辰　温锦崇　尹　怡　冯　华）

参考文献

[1] Persson O，Brynnel U，Levander F，et al. Proteomic expression analysis and comparison of protein and mRNA expression profiles in human malignant gliomas. Proteomics Clin Appl，2009，3:83-94.

[2] Dominguez DC，Lopes R，Torres ML. Proteomics: clinical applications. Clin Lab Sci，2007，20: 245-248.

[3] Chakravarti A，Delaney MA，Noll E，et al. Prognostic and pathologic significance of quantitative protein expression profiling in human gliomas. Clin Cancer Res，2001，7:2387-2395.

[4] Mischak H，Apweiler R，Banks RE，et al. Clinical proteomics: a need to define the field and to begin to set adequate standards. Proteomics Clin Appl，2007，1:148-156.

[5] Petrak J，Ivanek R，Toman O，et al. Déjà vu in proteomics. A hit parade of repeatedly identified differentially expressed proteins. Proteomics，2008，8:1744-1749.

[6] Deighton RF，Short DM，McGregor RJ，et al. The utility of functional interaction and cluster analysis in CNS proteomics. J Neurosci Methods，2009，180:321-329.

[7] Whittle IR，Short DM，Deighton RF，et al. Proteomic analysis of glioma. Br J Neurosurg，2007，21:

576-582.

[8] Chumbalkar VC, Sawaya R, Bogler O. Proteomics: the new frontier also for brain tumor research. Curr Probl Cancer, 2008, 32:143-154.

[9] Niclou SP, Fack F, Rajcevic U. Glioma proteomics: status and perspectives. J Proteomics, 2010, 73: 1823-1838.

[10] Deighton RF, McGregor R, Kemp J, et al. Glioma pathophysiology: insights emerging from proteomics. Brain Path, 2010, 20: 691-703.

[11] Kalinina J, Peng J, Ritchie JC, et al. Proteomics of gliomas: initial biomarker discovery and evolution of technology. Neuro Oncol, 2011, 13: 926-942.

[12] Deighton RF, Kerr LE, Short DM, et al. Network generation enhances interpretation of proteomic data from induced apoptosis. Proteomics, 2010, 10:1307-1315.

[13] Herrmann A, Ooi J, Launay S, et al. Proteomic data in meningiomas: post-proteomic analysis can reveal novel pathophysiological pathways. J Neurooncol, 2011, 104:401-410.

[14] Grzendowski M, Wolter M, Riemenschneider MJ, et al. Differential proteome analysis of human gliomas stratified for loss of heterozygosity on chromosomal arms 1p and 19q. Neuro Oncol, 2010, 12:243-256.

[15] Anagnostopoulos AK, Dimas KS, Papathanassiou C, et al. Proteomics studies of childhood pilocytic astrocytoma. J Proteome Res, 2011, 10:2555-2565.

[16] Huang DW, Sherman BT, Lempicki RA. Systematic and integrative analysis of large gene lists using DAVID bioinformatics resources. Nat Protoc, 2009, 4:44-57.

[17] Hanash SM, Bobek MP, Rickman DS, et al. Integrating cancer genomics and proteomics in the post-genome era. Proteomics, 2002, 2:69-75.

[18] Zhang R, Tremblay TL, McDermid A, et al. Identification of differentially expressed proteins in human glioblastoma cell lines and tumors. Glia, 2003, 42:194-208.

[19] Hiratsuka M, Inoue T, Toda T, et al. Proteomics-based identification of differentially expressed genes in human gliomas: down-regulation of SIRT2 gene. Biochem Biophys Res Commun, 2003, 309:558-566.

[20] Iwadate Y, Sakaida T, Hiwasa T, et al. Molecular classification and survival prediction in human gliomas based on proteome analysis. Cancer Res, 2004, 64:2496-2501.

[21] Odreman F, Vindigni M, Gonzales ML, et al. Proteomic studies on low-and high-grade human brain astrocytomas. J Proteome Res, 2005, 4:698-708.

[22] Schwartz SA, Weil RJ, Johnson MD, et al. Protein profiling in brain tumors using mass spectrometry: feasibility of a new technique for the analysis of protein expression. Clin Cancer Res, 2004, 10:981-987.

[23] Schwartz SA, Weil RJ, Thompson RC, et al. Proteomic-based prognosis of brain tumor patients using direct-tissue matrixassisted laser desorption ionization mass spectrometry. Cancer Res, 2005, 65: 7674-7681.

[24] Fiore G, Di Cristo C, Monti G, et al. Tubulin nitration in human gliomas. Neurosci Lett, 2006, 394: 57-62.

[25] Jiang R, Mircean C, Shmulevich I, et al. Pathway alterations during glioma progression revealed by reverse phase protein lysate arrays. Proteomics, 2006, 6:2964-2971.

[26] Li J, Zhuang Z, Okamoto H, et al. Proteomic profiling distinguishes astrocytomas and identifies differential tumor markers. Neurology, 2006, 66:733-736.

[27] Khalil AA. Biomarker discovery: a proteomic approach for brain cancer profiling. Cancer Sci, 2007,

98:201-213.

[28] Okamoto H, Li J, Glasker S, et al. Proteomic comparison of oligodendrogliomas with and without 1pLOH. Cancer Biol Ther, 2007, 6:391-396.

[29] Park CK, Kim JH, Moon MJ, et al. Investigation of molecular factors associated with malignant transformation of oligodendroglioma by proteomic study of a single case of rapid tumor progression. J Cancer Res Clin Oncol, 2008, 134:255-262.

[30] Park CK, Jung JH, Park SH, et al. Multifarious proteomic signatures and regional heterogeneity in glioblastomas. J Neurooncol, 2009, 94:31-39.

[31] Grzendowski M, Riemenschneider MJ, Hawranke E, et al. Simultaneous extraction of nucleic acids and proteins from tissue specimens by ultracentrifugation: a protocol using the high-salt protein fraction for quantitative proteome analysis. Proteomics, 2009, 9: 4985-4990.

[32] Gimenez M, Souza VC, Izumi C, et al. Proteomic analysis of low-to high-grade astrocytomas reveals an alteration of the expression level of raf kinase inhibitor protein and nucleophosmin. Proteomics, 2010, 10:2812-2821.

[33] Xiong GZ, Xiao HS, Lu JX, et al. Differential protein expression in low-grade astrocytomas and peritumoral human brain tissues. Neural Regen Res, 2010, 5:1915-1920.

[34] Rostomily RC, Born DE, Beyer RP, et al. Quantitative proteomic analysis of oligodendrogliomas with and without 1p/19q deletion. J Proteome Res, 2010, 9:2610-2618.

[35] Zhuang Z, Qi M, Li J, et al. Proteomic identification of glutamine synthase as a differential marker for oligodendrogliomas and astrocytomas. J Neurosurg, 2011, 115:789-795.

[36] Thirant C, Varlet P, Lipecka J, et al. Proteomic analysis of oligodendrogliomas expressing a mutant isocitrate dehydrogenase-1. Proteomics, 2011, 11:4139-4154.

[37] Bourne TD, Schiff D. Update on molecular findings, management and outcome in low-grade gliomas. Nat Rev Neurol, 2010, 6:695-701.

[38] Chumbalkar VC, Subhashini C, Dhople VM, et al. Differential protein expression in human gliomas and molecular insights. Proteomics, 2005, 5:1167-1177.

[39] Fontaine D, Vandenbos F, Lebrun C, et al. Diagnostic and prognostic values of 1p and 19q deletions in adult gliomas: critical review of the literature and implications in daily clinical practice. Rev Neurol (Paris), 2008, 164:595-604.

[40] Kim YH, Nobusawa S, Mittelbronn M, et al. Molecular classification of low-grade diffuse gliomas. Am J Pathol, 2010, 177: 2708-2714.

[41] Smith JS, Perry A, Borell TJ, et al. Alterations of chromosome arms 1p and 19q as predictors of survival in oligodendrogliomas, astrocytomas, and mixed oligoastrocytomas. J Clin Oncol, 2000, 18: 636-645.

[42] Hartmann C, Hentschel B, Tatagiba M, et al. Molecular markers in low-grade gliomas: predictive or prognostic? Clin Cancer Res, 2011, 17:4588-4599.

[43] Parsons DW, Jones S, Zhang X, et al. An integrated genomic analysis of human glioblastoma multiforme. Science, 2008, 321:1807-1812.

[44] Yan H, Parsons DW, Jin G, et al. IDH1 and IDH2 mutations in gliomas. N Engl J Med, 2009, 360: 765-773.

[45] Sanson M, Marie Y, Paris S, et al. J Clin Oncol, 2009, 27:4150-4154.

[46] Ichimura K, Pearson DM, Kocialkowski S, et al. IDH1 mutations are present in the majority of adult gliomas but rare in glioblastoma. Neuro Oncol, 2009, 11:341-347.

[47] Capper D, Reuss D, Schittenhelm J, et al. Mutation-specific IDH1 antibody differentiates

oligodendrogliomas and oligoastrocytomas from other brain tumors with oligodendroglioma-like morphology. Acta Neuropathol, 2010, 121:241-252.

[48] Van Den Bent MJ, Dubbink HJ, Marie Y, et al. IDH1 and IDH2 mutations are prognostic but not predictive for outcome in anaplastic oligodendroglial tumors: a report of the European Organization for Research and Treatment of Cancer Brain Tumor Group. Clin Cancer Res, 2010, 16:1597-1604.

[49] Houillier C, Wang X, Kaloshi G, et al. IDH1 or IDH2 mutations predict longer survival and response to temozolomide in low-grade gliomas, Neurology, 2011, 75:1560-1566.

[50] Bello L, Fava E, Carrabba G, et al. Present day's standards in microsurgery of low-grade gliomas. Adv Tech Stand Neurosurg, 2010, 35: 113-157.

[51] Lote K, Egeland T, Hager B, et al. Survival, prognostic factors, and therapeutic efficacy in low-grade glioma: a retrospective study in 379 patients. J Clin Oncol, 1997, 15: 3129-3140.

[52] Stieber VW. Low-grade gliomas. Curr Treat Options Oncol, 2001, 2:495-506.

[53] Ohgaki H, Kleihues P. Population-based studies on incidence, survival rates, and genetic alterations in astrocytic and oligodendroglial gliomas. J Neuropathol Exp Neurol, 2005, 64:479-489.

[54] Ohgaki H, Dessen P, Jourde B, et al. Genetic pathways to glioblastoma: a population based study. Cancer Res, 2004, 64:6892-6899.

[55] Sanai N, Chang S, Berger MS. Low-grade gliomas in adults. J Neurosurg, 2011, 115:948-965.

[56] Rutka JT, Murakami M, Dirks PB, et al. Role of glial filaments in cells and tumors of glial origin: a review. J Neurosurg, 1997, 87:420-430.

[57] Chin D, Boyle GM, Williams RM, et al. Alpha B-crystallin, a new independent marker for poor prognosis in head and neck cancer. Laryngoscope, 2005, 115:1239-1242.

[58] Holcakova J, Hernychova L, Bouchal P, et al. Identification of alpha B-crystallin, a biomarker of renal cell carcinoma by SELDI-TOF MS. Int J Biol Markers, 2008, 23:48-53.

[59] Ou K, Yu K, Kesuma D, et al. Novel breast cancer biomarkers identified by integrative proteomic and gene expression mapping. J Proteome Res, 2008, 7:1518-1528.

[60] Parcellier A, Schmitt E, Brunet M, et al. Small heat shock proteins HSP27 and alphaB-crystallin: cytoprotective and oncogenic functions. Antioxid Redox Signal, 2005, 7:404-413.

[61] Asamoto M, Cohen SM. Prohibitin gene is overexpressed but not mutated in rat bladder carcinomas and cell lines. Cancer Lett, 1994, 83:201-207.

[62] Frazoni A, Dima M, D'Agnostino M, et al. Prohibitin is overexpressed in papillary thyroid carcinomas bearing the BRAF (V600E) mutation. Thyroid, 2009, 19:247-255.

[63] Ummanni R, Junker H, Zimmermann U, et al. Prohibitin identified by proteomic analysis of prostate biopsies distinguishes hyperplasia and cancer. Cancer Lett, 2008, 266:171-185.

[64] Rajalingham K, Rudel T. Ras-Raf signalling needs prohibitin. Cell Cycle, 2005, 4:1503-1505.

[65] Rajalingham K, Wunder C, Brinkmann V, et al. Prohibitin is requires for Ras-induced Raf-MEK-ERK activation and epithelial cell migration. Nat Cell Biol, 2005, 7:837-843.

[66] Li HZ, Gao Y, Zhao XL, et al. Effects of raf kinase inhibitor protein expression on metastasis and progression of human breast cancer. Mol Cancer Res, 2009, 7:832-840.

[67] Kim HS, Kim GY, Lim SJ, et al. Raf-1 kinase inhibitory protein expression in thyroid carcinomas. Endocr Pathol, 2010, 21:253-257.

[68] Al-Mulla F, Bitar MS, Feng J, et al. A new model for raf kinase inhibitory protein induced chemotherapeutic resistance. PLoS One, 2012, 7:e29532.

[69] McKenzie AJ, Campbell SL, Howe AK. Protein kinase A activity and anchoring are required for ovarian cancer cell migration and invasion. PLoS One, 2011, 6:e26552.

[70] Riveros S, Cardenas J, Bornens M, et al. Microtubule nucleation at the cis-side of the Golgi apparatus requires AKAP450 and GM130. EMBO J, 2009, 28:1016-1028.

[71] Wang X, Ren JH, Lin F, et al. Stathmin is involved in arsenic trioxide-induced apoptosis in human cervical cancer cell lines via PI3K linked signal pathway. Cancer Biol Ther, 2010, 10:632-643.

[72] Zhang X, Cao H, Gao D. The expression Stathmin gene in laryngeal squamous cell carcinoma. Lin Chung Er Bi Yan Hou Tou Jing Wai Ke Za Zhi, 2009, 23:872-873,877.

[73] Service RF. Proteomics ponders prime time. Science, 2008, 321:1758-1761.

[74] Reitman ZJ, Jin G, Karoly ED, et al. Profiling the effects of isocitrate dehydrogenase 1 and 2 mutations on the cellular metabolome. Proc Natl Acad Sci, 2011, 108:3270-3275.

[75] Bonetta L. Protein-protein interactions: Interactome under construction. Nature, 2010, 468:851-854.

| 第十章 |

人低级别胶质瘤的培养

Daniela Cesselli，Antonio Paolo Beltrami，Anja Pucer，Evgenia Bourkoula，
Tamara Ius，Marco Vindigni，Miran Skrap，Carlo Alberto Beltrami

摘　要：虽然有关低级别胶质瘤诊断、预后和治疗的论述较多，但仍有许多问题需要阐明。
体内与体外模型是研究低级别胶质瘤的重要方法。遗憾的是，大部分文献中所介绍
的体内外模型主要用于高级别胶质瘤的研究。

有鉴于此，在这一章中，我们对目前为止收集到的有关低级别胶质瘤培养的文
献做一综述，详细阐述这一关键领域相关研究成果的局限性与光明前景。

首先，我们将对常规方法培养低级别胶质瘤进行评述，如永生化的人肿瘤细胞
系和非永生化的胶质瘤细胞培养。其次，对从成人及儿童肿瘤中分离、体外培养胶
质瘤干细胞的方法进行讨论，尤其强调优化创新培养条件的必要性，因为将用于高
级别胶质瘤干细胞的方法简单套用在低级别胶质瘤上有时会面临失败。最后，我们
会介绍虽不成熟但富有创新性的肿瘤间质细胞的培养方法，利用这些方法可获取能
反映患者肿瘤生物学行为的细胞系。

总之，本章节的目的是为了阐明为何患者来源的肿瘤细胞的培养是体内外模型中模
拟肿瘤生物学特点的唯一途径，以此获取以患者为基础的个体化医疗临床路径。

关键词：低级别胶质瘤；细胞培养；永生化细胞系；胶质瘤来源的起始细胞；神经球；CD133；
肿瘤相关的实质细胞系；个体化医疗

D. Cesselli，MD，PhD · A. P. Beltrami，MD，PhD
A. Pucer，PhD · E. Bourkoula · C. A. Beltrami (⊠)
Interdepartmental Center for Regenerative Medicine，University of Udine，Piazzale S. Maria della
Misericordia 15，33100 Udine，Italy

Department of Medical and Biological Sciences，University of Udine，Piazzale Kolbe 4，33100 Udine，Italy

Department of Pathology，Azienda Ospedaliero Universitaria di Udine，Piazzale S. Maria della Misericordia
15，33100 Udine，Italy
e-mail：daniela. cesselli@uniud. it；beltrami@uniud. it

T. Ius，MD · M. Vindigni，MD · M. Skrap，MD
Department of Neurosurgery，Azienda Ospedaliero Universitaria di Udine，Udine，Italy

H. Duffau（ed.），*Diffuse Low-Grade Gliomas in Adults*，
DOI 10. 1007/978-1-4471-2213-5_10，© Springer-Verlag London 2013

缩　写

BCNU. 1,3-bis(2-chloroethyl)-1-nitrosourea,卡莫司汀

BFGF. basic fibroblast-derived growth factor,碱性成纤维细胞生长因子

CAF. cancer-associated fibroblast,肿瘤相关成纤维细胞

CSC. cancer stem cell,肿瘤干细胞

EGF. epithelial-derived growth factor,表皮生长因子

GBM. glioblastoma,胶质母细胞瘤

GFAP. glial fibrillary acidic protein,神经胶质原纤维酸性蛋白质

GSC. glioma stem cell,胶质瘤干细胞

LGG. low-grade glioma,低级别胶质瘤

MASC. multipotent adult stem cells,多能成体干细胞

MGMT. O_6-methylguanine-DNA methyltransferase,O_6-甲基鸟嘌呤-DNA 甲基转移酶

PDGF. platelet-derived growth factor,血小板源性生长因子

TAF. tumor-associated fibroblast,肿瘤相关成纤维细胞

TMZ. temozolomide,替莫唑胺

引　言

胶质瘤是中枢神经系统最常见的原发肿瘤。胶质瘤细胞起源仍不清楚,从小鼠实验中得到的数据提示胶质瘤可能来源于成瘤转化的神经干细胞或祖细胞[1]。低级别胶质瘤包括了 WHO 划定的Ⅰ级及Ⅱ级胶质瘤[2]。相对于高级别胶质瘤,LGG 生长较慢,但约 70% 的Ⅱ级胶质瘤会在 5~10 年发展成间变性胶质细胞瘤[3]。因此,LGG 的自然病程变化较大,而且受到与治疗无关的其他因素的影响很大,如年龄、治疗前评分、肿瘤体积、CT/MRI 上的对比强度及肿瘤组织学表现[2]。LGG 的治疗极富挑战性,因为:①没有明确的标准来判断肿瘤的复发和(或)进展是处于高风险还是低风险;②许多可采用的辅助治疗会导致或促进患者认知功能出现慢性损伤,尤其是放射治疗,而这些不良反应对那些处于低复发/进展风险的患者而言非常不值得[2];③除了替莫唑胺(TMZ),目前常采用的药物治疗的主要根据来源于对其他肿瘤的研究,尚无专门针对 LGG 的新药设计。

目前,针对其他类型肿瘤,常利用以下方法对上述问题进行研究:①全基因组分析;②新药研发;③在肿瘤内寻找新的药物靶点,如肿瘤相关成纤维细胞和浸润性间质干细胞(infiltrating mesenchymal stem cells,MSC)。

对于 LGG 而言,所有疑问均未解答。目前人胶质母细胞瘤基因和核心信号通路的基因组特征鉴定已完成[4-9],但仍缺乏 LGG 的类似研究。已知的是,绝大部分 LGG 存在 IDH1 突变及染色体 1p/19q 缺失(少突胶质细胞瘤)或 p53 突变(星形细胞瘤)[10-11]。IDH1 突变与肿瘤分级负相关,与 1p/19q 联合缺失基因型及 MGMT 甲基化状态密切相关,但少见于 EGFR 增强表达和染色体 10 缺失[10-11]。而肿瘤启动细胞主要从高级别胶质瘤中分离得到[12-13]。MSC 的胶质瘤趋向主要作为药物载体被研究[14-16],而对 LGG 相关的活性间质细胞尚无广泛研究。

越来越多的证据表明,肿瘤与间质细胞的相互作用在肿瘤的发生和发展中发挥了关键作用。这种相互作用改变了细胞间隙,导致肿瘤细胞和微环境的协同进化[17]。肿瘤间质不仅仅与肿瘤起源、生长和进展相关,还与肿瘤微环境内众多可能的治疗靶点的寻找、作用预测及预后相关[18]。最近有文献报道,骨髓间充质干细胞可分化为肿瘤相关的间质细胞(即肿瘤相关成纤维细胞,TAF 或 CAF)[19],胶质瘤基质间充质干细胞可见于大鼠原位胶质瘤模型中[20]。我们实验室采用优化的从人正常组织分离多能成体干细胞(MASC)的方法[21-22],从 56 例人 LGG 细胞中分离出一组具有完整活化间质组分特点的基因正常的间充质干细胞[23-25]。

本章中我们将解释为何患者来源的肿瘤细胞的培养能在体外和体内实验模型中模拟患者肿瘤的生物学特征,并借此获得基于患者的临床治疗策略。此外,我们还将对迄今能获取的有关低级别胶质瘤的文献做一总结回顾,详述其局限性,并对这一关键领域进行展望。

研发体外低级别胶质瘤模型的重要性

理论上是有可能获取能反映体内原位肿瘤特性的体外模型,从而通过这种模型获得研究肿瘤生物学特征的途径,去寻找新的诊断、预后与预测标志物并筛选药物,这也是发展新的更接近肿瘤特性的原位肿瘤模型的前提条件。

在这方面,人永生化肿瘤细胞系一直是研究人肿瘤生物学及药物筛选研究的临床前模型的标准[26-27]。此外,许多年以来,人肿瘤动物模型一直都通过体内注射这类永生化细胞株建立[27]。与高级别胶质瘤不同,低级别胶质瘤中极少有商品化永生细胞系(表 10-1)。

但是,慢慢发现以这些永生化细胞系为基础,不论体内或体外模型都未能预测临床实验的最终结果[27]。已经被反复证明的是,在这些永生化细胞系中发现的基因变异往往与人肿瘤中发现的变异差别巨大[26],甚至人原发肿瘤的表现型、生长特征和关键的组织学特性都与用这些永生化细胞系异种转移构建的肿瘤模型所表现出来的不同[26]。这些情况对将这些细胞系中得出的异常信号通路直接套用于人原发肿瘤的方式发出了强烈的警示[26],也对发展新的在生物与临床相关性上更接近现实的体外模型系统用以指导药物筛选提出了迫切的需求[28]。

为了这一目标,需要在富含血清的培养基中对新鲜分离的细胞以单层细胞的形式做短期培养[29-30],但是这类细胞能否真实反映原发肿瘤仍是个疑问[26]。

目前取得的基础性进展是,可以从包括胶质瘤在内的许多实体瘤中分离并体外扩增所谓的肿瘤干细胞(或称肿瘤起始细胞)[31]。

这些细胞具有干细胞的特征,能自我更新,若注射入小鼠模型体内能形成与原发肿瘤一样的肿瘤。因此,在 2004 年,对脑肿瘤起始细胞的发现与鉴定被认为是一个突破性的科学发现[12-13],因为:①它提示胶质瘤具有类似于正常组织的细胞层级,并提供了一个深入了解胶质瘤发病机制的构想[32]。②它为更有效的肿瘤治疗确定了一个至今未被识别的靶细胞群[12-13,33];事实上,不能针对此类细胞的治疗注定是不成功的,因此复发就难以避免[31]。此外,被广泛认识的干细胞内在抗药性本身就有可能是肿瘤耐药性的原因。③重要的是,通过注射肿瘤干细胞构建的异种转移肿瘤模型与原发肿瘤有相同的基因表型和关键的组织学特性,是患者肿瘤的理想模型。因此,优化在基因与生物学上与原发肿瘤类似的细胞体系就有

表 10-1　人低级别胶质瘤体外模型

肿瘤起源	培养条件	细胞系鉴定	研究	参考文献
人永生化细胞系				
Hs683 细胞，来源于一成年患者的低级别胶质瘤	达尔伯克改良伊格尔培养基（Dulbecco's modified Eagle's medium,DMEM）添加10%胎牛血清	ATCC 网址：http://www.lgcstandards-atcc.org/LGCAdvancedCatalogueSearch/ProductDescription/tabid/1068/Default.aspx? ATCCNum = HTB-138&Template=cellBiology ATCC非致瘤性.已用于部分体内试验	胶质瘤侵袭机制（如 GDNF）；药敏试验；体内试验	[56,60-63]
H4 细胞，来源于一成年患者的低级别胶质瘤	DMEM/F12 高糖培养基，添加10%胎牛血清，100 mg/ml链霉素，100U青霉素	ATCC 网址：http://www.lgcstandards-atcc.org/LGC Advanced Catalogue Search/Product Description/tabid/1068/Default.aspx? ATCCNum = HTB-148 & Template=cell Biology 无致瘤性	胶质瘤侵袭机制（例如，uPAR的产生，TFPI-2）和血管生成（AEG-1）；药物敏感性分析；体内试验	[58-59,64]
Res186, Res199, Res251, Res259, Res286, UW467, Res196, Res253,Res254;来源于儿童的低级别胶质瘤	DMEM/F12 添加 5%补铁牛血清，100 U/ml青霉素，100 mg/ml链霉素和0.25 mg/ml两性霉素 B	其中一些可用于免疫表型、基因组分析及 MGMT 活性分析	BCNU 和替莫唑胺敏感性	[65-67]

（续　表）

肿瘤起源	培养条件	细胞系鉴定	研究	参考文献
短期培养				
少突胶质细胞瘤($n=2$)	DMEM/Ham's F12 培养液,添加 10%胎牛血清,L-谷氨酰胺和抗生素（100 U/ml 青霉素,100 mg/ml 链霉素）	GFAP(−),突触素(synaptophysin)(+)	细胞系基因表达谱 vs 肿瘤活检	[75]
小儿毛细胞型星形细胞瘤($n=6$)	Ham's F10 培养液,添加 10%胎牛血清	无	细胞系基因表达谱 vs 肿瘤活检	[29]
室管膜瘤($n=7$),毛细胞型形星细胞瘤($n=6$);儿童脑肿瘤	Ham's F10, 25 mM Hepes, 10%(v/v)胎牛血清,50 U/ml 青霉素和 50 mg/ml 链霉素	无	药敏试验	[30]
胶质瘤干细胞				
预计分离				
CD133$^+$				
从儿童患者毛细胞型星形细胞瘤($n=3$)及星形细胞瘤(WHO Ⅱ 级,$n=1$)获得的神经球	神经球培养 EX vivo15 培养液(BioWhittaker 公司),添加 N2,成纤维细胞生长因子-2(20 ng/ml),表皮细胞生长因子(20 ng/ml),淋巴细胞抑制因子(10 ng/ml),神经存活因子-1,60 mg/ml 的 N-乙酰半胱氨酸[136]	评估神经球形成能力,核型和多能性	从不同表型的人小儿脑肿瘤中分离所得的肿瘤干细胞的鉴定和纯化	[86]
CD133$^+$				
来源于成年患者少突胶质细胞瘤(WHO Ⅱ 级,$n=3$)标本,以及小儿毛细胞型星形细胞瘤($n=2$)	——	流式鉴定 CD133$^+$ 细胞	从低级别与高级别胶质瘤中分离得到的 CD133$^+$ 细胞免疫表型的比较	[87]

（续　表）

肿瘤起源	培养条件	细胞系鉴定	研究	参考文献
NG2+ 少突胶质细胞瘤（WHO II 级，n=2)	Neurobasal 培养液-A （Invitrogen 公司），添加 0.5xB27、0.5xN2、20 ng/ml FGF-2、20 ng/ml EGF 和 2 mM L-谷氨酰胺	体外实验：抑制高级别胶质瘤来源的 GSC 形成神经球；少突胶质细胞的定向分化；对 TMZ 的药物敏感性 体内试验：致瘤性	少突胶质细胞瘤可能起源于突少胶质组质祖细胞（OPC）的论证	[88]
神经球				
儿童患者中获得的毛细胞型星形细胞瘤（n=3）和 II 级星形细胞瘤（n=1)	EX vivo15 培养液（BioWhittaker 公司），添加 N2，成纤维细胞生长因子-2(20 ng/ml)、表皮生长因子（20 ng/ml)、淋巴细胞抑制因子（10 ng/ml)、神经生存因子-1,60 mg/ml 的 N-乙酰半胱氨酸[136]	体外实验：评估神经球形成能力、核型和多能性	从不同表型的人小儿脑肿瘤中分离所得的肿瘤干细胞的鉴定和纯化	[86]
小儿来源的毛细胞型星形细胞瘤（n=13）、纤维型星形细胞瘤（n=1)、II 级少突胶质细胞瘤（n=1)	NSA-H 培养基，10 ng/ml FGF、20 ng/ml EGF、1 mg/ml 肝素 或 DMEM/F-12 (1:1)培养液，含 N2、G5(含 FGF 和 EGF)、B27	体外实验：神经球的自我更新；分子表达谱 体内试验：致瘤性	不同起源和 WHO 分级的小儿脑肿瘤干细胞样肿瘤细胞与临床的相关性研究	[99]
毛细胞型星形细胞瘤（n=15），其他小儿低级别星形细胞瘤（n=3)	DMEM/F12 培养基，添加 1-100 B27、20 ng/ml bFGF、50 ng/ml EGF、青霉素/链霉素、L-谷氨酰胺,5 mg/ml 肝素	体外实验：神经球形成	神经球的形成和临床结果之间的潜在关联——56 例不同级别小儿肿瘤的回顾性分析	[100]
成人 II 级（n=4）与 I 级（n=3）胶质瘤	DMEM/F12 培养基，添加 B27、20 ng/ml bFGF、50 ng/ml EGF、青霉素/链霉素、谷氨酰胺,5 μg/ml 肝素	体外实验：没有形成自我更新的神经球	研究胶质瘤（n=32）培养形成的可自我更新的神经球在预测患者死亡与肿瘤进展中的作用	[97]

（续表）

肿瘤起源	培养条件	细胞系鉴定	研究	参考文献
贴壁培养				
WHO II 级星形细胞瘤(n=2,只有一个能传代)	ECM 涂层培养瓶。培养基：无酚红 Neurobasal A,20 mM L-谷氨酰胺、1% (v/v) PSF 溶液、20 ng/ml hEGF,20 ng/ml hbFGF,20 ng/ml 肝素,2% (v/v) B27,1% (v/v) N2	体外式样：神经发育中典型的转录因子的表达	研究主要关注于从贴壁的胶质母细胞瘤(n=22)中分离 GSC 的可能性	[35]

注：GSC. 胶质瘤干细胞；PSF. 青霉素/链霉素/fungizon；ECM. 细胞外基质；TMZ. 替莫唑胺；bFGF. 碱性成纤维细胞生长因子；EGF. 表皮生长因子；BCNU. 1,3-双(2-氯乙基)-1-亚硝基脲；TFPI-2. 组织因子途径抑制物-2；GDNF. 神经胶质细胞衍生的神经营养因子；MGMT. O-6-甲基鸟嘌呤-DNA 甲基转移酶；GFAP. 胶质纤维酸性蛋白；AEG-1. 星形胶质细胞上调基因-1

可能使在永生化细胞系上遇到的关键性束缚得以解除。④最后,也许能据此创造出一种模型系统以研究不同类型肿瘤的基因型、基因表达谱、体外和体内生物学特性,这将为推动肿瘤的个体化治疗提供可能。

最后一项诱人的前景需要在临床允许的时间段内从每一位患者的原发肿瘤中分离干细胞,并将其扩增培养至满足药物筛选的细胞数量。遗憾的是,分离脑胶质瘤干细胞(GSC)的两个经典方法并不能完全满足这些标准。虽然表达 GSC 最常见分子标志物 CD133 细胞比例变化极大,但通常是很低的;而神经球培养仅能用于高级别胶质瘤,而且非常费时[34]。目前正有研究致力于对旧步骤的修改[35]和对新方法的优化[33],以期克服这些不足。但是,正如下一章中我们将要讨论的那样,目前大部分通过分离 GSC 达到在体外和体内模型中重现原发肿瘤特性的证据都从高级别胶质瘤的研究中获得,而极少能用于 LGG(表 10-1)。

2000 年之后,Hanahan 和 Wernberg 便推测,肿瘤不仅仅是由增生的肿瘤细胞组成[36],而是由各种不同类型的细胞组成,并有很多交互作用[37]。重要的是,肿瘤间质虽由正常细胞组成,但这类细胞绝不是被动的旁观者,相反它们在肿瘤发生中发挥了积极的作用;因此,这些间质细胞促进了肿瘤某些特质的形成[37],例如肿瘤的持续生长、血管生成、免疫逃逸、细胞能量失调、浸润和转移[38-40]。许多学者指出,肿瘤间质可能具有影响预后及指导治疗的作用,肿瘤微环境中新的治疗靶点也正在研究中[18,41-42]。所以,建立能模拟重建肿瘤间质的体外模型方能深入研究肿瘤的生物学特征,获得肿瘤个体化治疗的关键条件。正如我们将要讨论的那样,实体肿瘤中的肿瘤间质本质上来源于上皮,肿瘤相关成纤维细胞(CAF)是肿瘤间质中最常见的细胞类型。虽然 CAF 的来源尚未清晰,但有证据表明有可能来源于骨髓或原位的间充质干细胞[43-44]。对于胶质瘤而言,采用人胶质瘤细胞系的异种转移肿瘤模型的实验结果表明,肿瘤附近的星形细胞能被肿瘤活化,从而促进肿瘤的浸润[45]。此外,基因发育图谱的研究表明,成年哺乳动物中位于主要的神经干细胞巢以外的活性胶质细胞能获得干细胞的潜能[46-47]。类似的,PDGF 诱导的成年及幼年大鼠胶质瘤中同样能发现正常干细胞及祖细胞"被招募"于胶质瘤中并诱导增殖的现象,这支持了"肿瘤的增殖性干细胞部分可来自正常祖细胞"的假说[48]。但是在人体尚未发现这种"被招募"的干细胞或祖细胞所表现的本质和具体功能特征[48]。鉴于此,这些除肿瘤干细胞以外的因素越来越可能在胶质母细胞瘤化疗耐药中发挥作用[49]。

综上所述,低级别胶质瘤的培养能提供深入研究肿瘤生物学特征非常宝贵的手段,能为寻找新的诊断、预后和预测指标提供有用信息,能帮助建立新的药物筛选策略。在这方面,从每个患者身上获取并培养肿瘤细胞是个体化医疗的基本先决条件,目的是用正确的药物、合适的剂量,在正确的时间给予正确的患者以正确的治疗。因为 LGG 以较长生存期为特征(虽然往往仍难免死亡),分离和液氮存储 LGG 细胞能为这些细胞来源的患者提供潜在的直接益处。例如,一旦有新药,便可用存储的细胞做药物测试以对相对细胞来源的肿瘤患者提供有用的信息。

胶质瘤体外模型

若干高级别胶质瘤的体外模型得到了优化。具体而言,众多永生化细胞系及短期培养的方法是可行的。此外,现在能通过至少 3 种不同的方法实现对胶质母细胞瘤(GBM)干细胞的分离:通过特异性抗原分离明确的细胞亚群[12,50-54],神经球形式的细胞生长[13,35],在选择性培养基中细胞的贴壁生长[33]。遗憾的是,这些宝贵的方法不能同时应用于低级别胶质瘤中,而且,有关低级别和高级别胶质瘤肿瘤间质的研究非常之少。

永生化肿瘤细胞系

成熟的细胞株使用方便,虽能零星地表现出部分胶质瘤的生物学特性,但它们往往具有许多原发胶质瘤上未被发现的多种基因组和基因表达的改变,因此被认为不能很好地反映胶质瘤本来的生物学特征[26,55]。

遗憾的是,虽然已从高级别胶质瘤中分离出许多成熟细胞株(如 A172、LN229、SF268、U87MG、U118MG 和 U138MG),但只有很少的低级别胶质瘤细胞系实现商品化。Hs683 细胞系来源于低级别胶质瘤,而 H4 则来源于低级别神经胶质瘤(表 10-1)。重要的是,Hs683 和 H4 均来源于成人。在体外实验中,它们已经被用来与高级别胶质瘤来源的细胞系做对比分析,以揭示人胶质瘤恶变具有某些恶性特征的机制,如细胞浸润和血管化。例如,它们被用于研究胶质细胞源性神经营养因子(GDNF)[56]、组织因子途径抑制物-2(TFPI-2)[57]和尿激酶型纤溶酶原激活物受体(uPAR)[58]在诱导细胞侵袭中的作用,以及星形胶质细胞上调基因-1(AEG-1)在血管生成中的作用[59]。

虽被 ATCC 认定为不具致瘤性(http://www.lgcstandards-atcc.org/LGCAdvancedCatalogue Search/ProductDescription/tabid/1068/Default.aspx? ATCCNum = HTB-138&Template = cellBiology),但 Lefranc 的团队发现 Hs683 在体内实验中能形成肿瘤[60-63]。事实上,在免疫缺陷小鼠上原位注射的 Hs683 细胞能最终形成高侵袭性的少突胶质细胞瘤[60-63]。这种少突胶质细胞来源的 Hs683 模型已获若干证据支持[61]。特别的是,Hs683 肿瘤细胞:①是 1p/19q 联合缺失的;②在原位异种抑制的体内模型中对凋亡前化疗和 TMZ 敏感;③与人少突胶质细胞瘤活检组织类似,均高表达整联蛋白 β4;④不表达星形胶质瘤细胞高表达的人 1p-distal ATAD 3B 基因;⑤与少突胶质细胞瘤细胞类似,每二倍体基因组仅表达单一拷贝的 Notch2 基因。最后,BEX2(脑中表达的 X 连锁基因)干扰 Hs683 少突胶质细胞瘤细胞生物学的方式与在星形细胞肿瘤中的方式非常不同。但是,在异种转移肿瘤模型体内实验中所表现出来的高侵袭性,让作者将 Hs683 少突胶质细胞瘤体内模型视为少突胶质细胞来源和(或)组成的 GBM 模型[61]。相反,H4 细胞体内实验中不能成瘤。但是当其异位表达 Fos 相关抗原 1(FRA-1)基因时,H4 在体内实验中能成瘤,这表明此基因可能在维持或促进恶性胶质瘤中起作用[64]。

部分未商品化的细胞株来源于小儿低级别胶质瘤[65-67]。虽然小儿胶质瘤在部分形态上与成人胶质瘤相似,但它们在临床和生物学上似乎是不同的;因此,研究确定哪些细胞系能用于反映这些差异是非常吸引人的[67]。但是,此类信息目前仅见于高级别胶质瘤中[67]。重要的是,这些细胞系已经被用来构建肿瘤模型以用于药物的临床前开发[67]或用于药物实验,以确定 BCNU 和 TMZ 等常规药物的药物敏感性[65-67]。然而,将细胞系中得到的成果转移至体内肿瘤往往更受人关注。例如,最近的一篇有关 p53 功能紊乱对 TMZ 敏感性影响的文章中,作者确定改变 p53 的表达或功能对 GBM 分离的脑肿瘤起始细胞仅有轻微的影响,但能提高常规的非永生化胶质瘤细胞株对 TMZ 的敏感性[68]。这一结果某种程度上是对将成熟的胶质瘤细胞系用于药物筛选策略的质疑。虽然细胞长期置于含血清培养基中会导致多种突变,从含血清培养基中培养的胶质瘤细胞株中所得到的结果有可能存在偏差[26,55],部分学者还从这些细胞系中发现干细胞样细胞[69-70]。因此,从"前 GSC 时代"中得到的实验数据有可能为研究 TMZ 或其他药物对 GSC 的作用及其机制提供线索[61,69-74]。

综上所述,不论小儿或是成人低级别胶质瘤,永生化细胞系均较少。这些细胞系在体内实验中不能成瘤,主要用于鉴定与肿瘤恶性进展的相关因子或用于药物筛选。由于这些细胞在培养中出现部分细胞突变,不能很好地反映原发肿瘤的特征,因此它们的价值也是存疑的。

短期培养细胞系

短期培养细胞系是从胶质瘤中分离的在含血清培养基中有限传代的细胞系。因为此类细胞非永生化,因此它们仅能传有限几代后便会衰老,在应用中是有时间限制的。

在肿瘤研究中使用短期培养细胞系代替永生化细胞能减少原发肿瘤与培养细胞系之间的差异[29]。事实上,虽然体外培养被认为会影响基因表达,但短期培养导致 DNA 改变的可能性较低[29]。鉴于此,Potter 等将小儿毛细胞型星形细胞瘤($n=6$)、胶质母细胞瘤($n=3$)的活检标本与由这些肿瘤中分离培养的细胞做了对比研究,发现体外培养能影响 30%~35%的基因表达。尽管如此,通过对比已传十代的短期培养细胞和其对应的活检标本,他们绘制了一个分子图谱,不论样本来源,均可借此区分小儿毛细胞型星形细胞瘤和成人胶质母细胞瘤,并由此证实短期培养的星形细胞瘤的确保留了与原发肿瘤的基因相似性。但是类似的相似性未见于 Mehrian 等的有关少突胶质细胞瘤($n=2$)和胶质母细胞瘤($n=1$)短期培养细胞系与原发肿瘤活检标本的研究中[75]。在另一篇文献中,Darling 的团队研究了包括髓母细胞瘤、室管膜瘤和胶质母细胞瘤在内的不同种类儿童恶性脑肿瘤来源的一系列短期培养细胞系对 3 种化疗药物(洛莫司汀、长春新碱和丙卡巴肼)的药物敏感性,发现细胞呈现出以原发肿瘤组织类型为基础的不同敏感性[30]。

对于短期培养细胞,其面临的主要问题除了文献报道的从 LGG 中分离的细胞种类少之外,细胞特性也尚未被清晰认识,例如 DNA 的变异。而且随着细胞的传代,细胞表型会随之改变[76]。80%~100%的新生星形胶质细胞表达 GFAP,不表达纤维连接蛋白和肌动蛋白。体外传至第五代到第六代,细胞 GFAP 免疫原性丢失而纤维连接蛋白和肌动蛋白却显著表达,提示细胞呈非分化样细胞或未分化的星形胶质细胞瘤样生长[76]。

在这方面,高级别胶质瘤的信息就丰富得多。例如,Lee 等证明胶质母细胞瘤细胞在含血清的培养基中培养时,其基因学及生态学与来源肿瘤不同;而且,细胞系在最初几代无致瘤性,而在多次传代后却能形成与原发肿瘤不同的肿瘤[26],相反,相同的原代细胞置于适合胶质瘤干细胞(GSC)的培养基中体外培养,获得的细胞系在基因型、基因表达谱和生物学上与原发肿瘤细胞十分相似[26]。

总之,从短期培养的 LGG 细胞中得到的数据为用培养细胞进行功能研究的有效性提供了部分支持。但 LGG 来源的细胞系的局限性,与从 GBM 短期培养细胞上获得的研究数据一起,更加突出了对用标准化肿瘤细胞系研究人类肿瘤生物学及新药筛选所得的结果进行验证的迫切性。

胶质瘤来源的肿瘤起始细胞

Vescovi 对脑肿瘤干细胞做了一个功能定义。脑肿瘤细胞在以下条件下可被视为干细胞：①原位种植时有能力形成肿瘤；②无论体内或体外均有很强的自我更新能力；③核型或基因型改变；④异常的分化能力；⑤具有生成非致癌性终末细胞的能力；⑥多向分化能力[77]。这些胶质瘤细胞亚群，通常称之为胶质瘤干细胞，有可能在胶质瘤发生和复发中发挥非常关键的角色，许多关于 GSC 的研究论文被发表。目前，被广泛接受的证据是，胶质瘤干细胞样细胞比永生化细胞更能代表原发肿瘤。因此，它们是更可靠的肿瘤模型，这不仅有利于理解原发肿瘤的生物学特征，有利于筛选新的治疗药物，还能更好地指导个体化医疗[26]。

如前所述，以特定细胞亚群构想或特定培养条件为基础，一些方法已被应用于 GSC 的分离培养之中。

一、以特异性抗原为基础分离特定细胞亚群

胶质瘤干细胞是细胞表面第一个被发现表达 CD133 的细胞亚群。CD133，曾称 PROML-1 或 AC133，最初发现时被认为代表小鼠膜突，是一种位于鼠神经上皮干细胞细胞膜突起的 pentaspan 跨膜糖蛋白[34,78]。虽然不知其与何种蛋白相互作用，但由于其特殊的空间定位，CD133 可能在细胞极性和迁移中发挥作用[79]。虽然 CD133 在人体许多组织中均有表达，但带糖基化表位 AC133 的 CD133 主要局限表达于干细胞上[34,78]。由人脑肿瘤分离出来后，$CD133^+$ 细胞体外表现出干细胞特征，如更强的增殖、自我更新、分化和神经球生长能力[12]。更重要的是，$CD133^+$ 细胞，而不是 $CD133^-$ 细胞，在注射入免疫缺陷小鼠后能重新形成与原发肿瘤相同表型的肿瘤组织[12-13]。事实上，注射 100 个 $CD133^+$ 细胞即能形成连续转移的肿瘤组织，而 $CD133^-$ 细胞即使 10^5 个细胞也不能形成任何肿瘤组织[12]。重要的是，这一小部分表达 CD133 的细胞似乎更耐受药物化疗和放疗，表达更高水平的 ABC 转运子 BCRP1 的 mRNA、MGMT、神经前体细胞标志物和凋亡负调节因子，是肿瘤复发的原因[80-81]。

但是，最近有文献报道认为，最初有关干细胞的设想可能过于简单，AC133 抗体（如糖基化膜突，CD133）作为检测干细胞的特异性抗原表位[82]也存在争议[34]。GBM 细胞在异种转移后会表达 CD133[83]；另一方面，$CD133^+$ 和 $CD133^-$ 细胞有可能具有相似的致瘤能力[32,84]。另外，CD133 并不是干细胞所必需的特征，因为已证明 GBM 中存在 $CD133^-$ 的 GSC[50,52,85]。因此，除了 CD133，其他干细胞特异性标志物，如 CD15/SSEA-1 和整联蛋白 α6，也被文献报道，但何为 GBM 中 GSC 的理想标志物尚无共识[51-54]。

对于人低级别胶质瘤而言，首先强调的是不同的独立研究团队均已报道从低级别胶质瘤中能分离出 $CD133^+$ 细胞（表 10-1）。例如 Singh 在 2003 年即证明，能从小儿毛细胞型星形细胞瘤（$n=3$）和 Ⅱ 级星形细胞瘤（$n=1$）的神经球中分离出 $CD133^+$ 细胞[86]。最近，Rebetz 等用流式细胞术分析成人少突胶质细胞瘤（$n=1$）、Ⅱ 级星形细胞瘤（$n=3$）和小儿毛细胞型星形细胞瘤（$n=2$）[87]。他们发现，低级别胶质瘤，与高级别胶质瘤相比，含更少的

CD133[+]细胞,而这些细胞的大部分同时表达内皮细胞标志物 CD31,可能与他们的肿瘤起源无关[87]。相反,高级别胶质瘤分离的 CD133[+]细胞不表达内皮标志,却表达胶质和神经元标志,可能反映了这些细胞更原始的本质。实际上,低级别胶质瘤中 CD133[+]细胞的致瘤性尚未得到验证,发现 CD133[+]细胞致瘤性的论文均来源于高级别胶质瘤[12]。

尽管如此,在 95 例胶质瘤病例的研究中发现,其 CD133[+]细胞比例与肿块局部解剖结构是患者无进展生存期及总生存期相关的重要预后因素,而肿瘤分级、切除范围和患者年龄却不是[78]。而且 CD133[+]细胞是肿瘤复发生长、由 WHO 分级Ⅱ级向Ⅲ级恶变的独立危险因素[78]。

最近,有研究对用少突胶质细胞标志物 NG2 检测Ⅱ级少突胶质细胞瘤样本($n=2$)中能生成肿瘤的细胞组分进行了研究[88]。具体地说,Persson 等原位转移 1000 例 NG2[+]或 NG2[-]细胞模型,发现 5~8 个月后,仅有注射了 NG2[+]细胞的能形成肿瘤组织。

总的来说,已有的报道证据提示:①虽然存在争议,至少在高级别胶质瘤上,CD133 仍能检测肿瘤起始细胞;②尚缺乏证明低级别胶质瘤 CD133[+]细胞具有致瘤性的证据;尽管如此,肿瘤组织中 CD133 的表达水平似乎与部分临床表现相关;③需要寻找新的标志物,在这点上 NG2 的出现是令人期待的,至少在少突胶质细胞瘤上是如此。

二、神经球试验

神经球试验最先被 Reynolds 和 Weiss 用于从小鼠纹状体中分离神经干细胞[89],随后被用于从脑肿瘤中有效富集肿瘤起始细胞[13,35,86,90-92],也用于其他实体肿瘤中富集肿瘤起始细胞[93-94]。

神经球试验首先将胶质瘤细胞置于非贴壁培养皿,加入添加了包括表皮生长因子(EGF)和(或)碱性成纤维细胞生长因子(bFGF)等有丝分裂原的专用无血清培养基中进行培养[34]。这种培养条件能满足对这些细胞因子敏感的干细胞存活和扩增的需求,使其继续分裂并形成多能的克隆细胞球,即神经球,而分化后细胞则不能自我更新,无多能分化能力,不能传代增殖[34]。事实上,血清内因子和贴壁均能促进分化。但是,在最初的神经球中仅有 1% 是真正的干细胞[34],这就是说,这些细胞:①能自我更新(即传几代后仍能形成新的球体);②能形成克隆(即使单个细胞也能形成新的克隆);③多能性(能分化成原发肿瘤的细胞类型)。其他剩下的细胞由分化细胞或具备有限更新能力的祖细胞组成。因此,至少需要通过一段时间培养(传代超过 6 代)后验证自我更新、克隆形成和多向分化的能力来确认分离的细胞是否是真正的干细胞[95-96]。

神经球最初分离于成人[91]和小儿[86,90]肿瘤。作者已证明脑肿瘤细胞能分离出能克隆传代并分化成神经元和胶质细胞系的神经球。但是,与神经元干细胞相比,肿瘤神经球的特点在于,其有限的分化能力主要在于向原发肿瘤表现型分化[86,90],或生成的细胞同时表达胶质和神经元标志[86,90-91]。重要的是,神经球表达许多 NSC 来源的细胞球的基因标志,如CD133[86,90]。

随后,Galli 等证明,GBM 来源的神经球以基因畸变为特征,在皮下或原位注射入免疫缺陷动物后形成在组织学上与原发肿瘤类似的肿块[13]。肿瘤异种转移能够连续进行,能体内验证神经球的自我更新和致瘤能力[13]。随后,许多文献证实了 Galli 所获得的研究结果[13-34],而无血清培养基相较于常规血清培养基在这方面的优越性也得到了验证[26]。尤其是 GSC 在无血清培养基中培养能保留亲代肿瘤的基因突变特异性,一旦被注射入小鼠体内就能生成在组织学上与原发肿瘤相似的异种转移肿瘤。相反,在常规添加血清的培养基中培养的细胞会逐渐失去原发肿瘤特有的基因变异,而当多次传代后还会出现新的突变。因此,低代数的细胞注射入体内后,与在无血清培养基中培养的细胞类似,形成肿瘤的能力有所降低,而多次传代的细胞体内注射形成的肿瘤与原发肿瘤不同,更像永生化细胞系形成的肿瘤[26]。

最重要的是,体内研究表明,神经球形成是胶质瘤患者临床预后的重要预测因素,这与Ki-67 增殖指数无关,也是预测胶质瘤进展有力的独立因素[97]。

然而,神经球试验与其他体外试验一样也具有局限性[34]。尤其是,除了某些特例[98],通过神经球试验获取 GSC 细胞的能力是非常低的,也无标准程序以便于对结果进行比较。神经球是不均一的细胞集群,由不同的细胞组成,由于物理和几何原因,神经球内部存在营养、氧气和生长因子的梯度差,这些因素会显著影响干细胞的生长、分化与死亡[34]。

此外,这种方法在 GBM 中分离 GSC 时有效,但在从髓母细胞瘤中分离肿瘤起始细胞时则被多位学者质疑[13,90]。而在低级别胶质瘤上,相关支持数据就更少了。如前所述,仅在Singh 的小儿低级别胶质瘤的研究中提及,在 3 例毛细胞型星形细胞瘤和 1 例Ⅱ级星形细胞瘤中能获得神经球[86]。将毛细胞型星形细胞瘤与髓母细胞瘤及 GBM 做比较,作者认为:①毛细胞型星形细胞瘤只有少于 1/10 的细胞能形成神经球(大概 1%);②低级别胶质瘤来源的细胞形成神经球时间长,增殖慢;③CD133 表达少。随后被证实,肿瘤自我更新的能力仅限于 CD133+ 细胞:CD133+ 细胞具有增殖能力,而 CD133− 细胞则不能增殖。但是,低级别胶质瘤神经球的体内致瘤性和基因畸变尚未得到验证[12,86]。

最近,Thirant 等广泛研究了不同来源的 55 例小儿肿瘤的神经球[99]。他们发现神经球表现出来的自我更新的特质,即神经球连续增殖的能力,与组织病理亚型有很强的相关性。特别的是,他们发现不同神经球具有不同自我更新能力,如神经祖细胞能不超过 7 次形成二次细胞球,同时也能生成自我更新能力更强的细胞球,而神经干细胞则超过 7 次。所有髓母细胞瘤和大部分低级别胶质瘤来源的肿瘤球表现出祖细胞样有限的自我更新能力,而从高级别胶质瘤中所分离的细胞则有更强的自我更新能力[99]。重要的是,获得的具有长期自我更新能力的细胞与患者病死率有相关性。而且,具有更强自我更新能力的神经球,即使来源于低级别胶质瘤,也都能在注入免疫缺陷小鼠时形成高浸润性肿瘤,且在组织学和分子表型上与原发肿瘤相似[99]。而无自我更新能力的细胞则不能形成肿块。

而在 Panosyan 等的研究中,小儿低级别胶质瘤难以获得如此高比例具备自我更新能力的神经球[100]。在此项研究中,仅有 17%(18 例中仅有 3 例)的低级别胶质瘤能形成具有自我更新能力的神经球,而 50% 的高级别胶质瘤和 57% 的畸胎瘤能形成具有自我更新能力的神经球。重要的是,在评价各亚型胶质瘤肿瘤进展方面,神经球的形成具有重要的预测价值,即使根据肿瘤分级对这一结果进行修改后。因此,能忽略胶质瘤分级而根据神经球的这一特点预测临床相关疾病的严重程度,这表明神经球具有特殊的预测价值[100]。

文献中很少有从成人低级别胶质瘤中分离培养神经球的证据报道。采用稍改良后的牛津法从 2 例成人Ⅱ级胶质瘤中分离出的两种细胞仅有一例能扩增繁殖,但缺乏有关体内成瘤性和基因突变的检测[35]。相反,Laks 等对可再生神经球在预测患者死亡与肿瘤进展中可能的作用进行了研究(n=32),发现研究的 LGG 样本均不能分离培养出神经球(4 例成人Ⅱ级胶质瘤,3 例成人Ⅰ级胶质瘤)[97]。

总的来说,虽然无血清培养基悬浮培养 GSC 已被广泛用于扩增具有干细胞特征和生成肿瘤能力的 GBM 来源的细胞,但有关成年患者低级别胶质瘤的相关报道依然十分缺乏。相反,有部分文献证据支持在小儿肿瘤中能分离培养出比例不等的神经球,尽管这些神经球常常仅有有限的自我更新能力。

三、贴壁培养扩增胶质瘤干细胞

个别文献指出,在添加 EGF 和 bFGF 的无血清培养基中培养的 GSC 更能反映亲代肿瘤的特征[26,101]。但是,除去这些,采用神经球培养肿瘤细胞依然有许多不足:①对高级别胶质瘤,这种方法仅有 50% 的有效性[13,85];②神经球内环境具有促使细胞自发分化和死亡的特点;③常规培养和实验操作(如转染、免疫组织化学染色和制备单细胞悬液用于流式细胞检测)均不容易,因此,它们均不适合高通量的遗传和化学筛选[33]。若能贴壁单层细胞培养,就能克服悬浮培养 GSC 所面临的许多问题。

为了这一目标,两种主要的培养方法得到了改进[33,35]。

在所谓"剑桥方法"中,作者将添加了 EGF 和 bFGF 的无血清培养基用于两阶段培养法中[35]。在第一阶段,即诱导阶段,手术肿瘤样本被分散培养以形成细胞球。这些细胞球不被解离即转移至包被了细胞外基质(extracellular matrix,ECM)的培养瓶中培养,在此可形成单层细胞继续传代增殖(增殖阶段)[35]。采用这种方法可从所有实验样本(24 例胶质瘤样本)中分离出细胞并有 92% 的比例成功增殖。作者分析了 7 例由 GBM 中分离出的能增殖的细胞株,证实这些细胞表达 Nestin、CD133、A2B5、NG2 和 Olig2,并与原发肿瘤具有相同的基因变异,尽管细胞间存在差异。当体内注射后这些细胞能生成肿块并能连续转移。而对于低级别胶质瘤,分离出的两例细胞仅有一株可扩增(50% 有效性)。虽然这些细胞表达神经转录因子,但其基因组和体内成瘤性均未被检测。

另一贴壁培养干细胞的方法由 Pollard 等首先报道[33]。作者指出这种体外贴壁扩增肿瘤干细胞首先适用于胎儿和人神经干细胞[102-103]。具体而言,将从 6 例高级别胶质瘤中分离出的细胞置于用层黏连蛋白包被的培养瓶,加入添加了 EGF 和 bFGF 的无血清培养基。这些从所有样本中分离得到的细胞株能在这种条件下传代超过 20 代且不会出现生长活性的改变[33]。这些细胞不均一表达神经干细胞标志物,如 vimentin、Sox-2、nestin、CD44、3CB2 和 CD133,具有分化成星形胶质细胞样、少突胶质细胞样和神经元样细胞的能力,但程度不一。将细胞转移入免疫缺陷动物颅内后,所有检测的 GSC 细胞株均能生成含丰富血管的肿块,这些肿块与人原发 GBM 类似。如同 CD133+ 细胞一样[12],少至 100~1000 个细胞就足够能生成肿瘤,而且这些异种转移肿瘤能连续转移生长。当进行基因组畸变分析时,这些细胞表现出 GBM 特征的基因组变异。重要的是,GSC 只在传至高代数(第 50 代)后出现严重的染色体不稳定性。在这篇报道中令人吃惊的是,每一个细胞株与其他细胞株相比,在表现型、分化能力、基因表达谱和体内成瘤性方面均相差甚远。而这种异质性与原发肿瘤的组织学特征密切相关,这有力支持了贴壁培养 GSC 是实现个体化医疗路径的非常宝贵的工具。这种方法不仅非常有效而且能用于高通量药物筛选。以循证原则(proof-of-principle)活细胞成像(live cell imaging)为基础的化学筛选不仅能确定药物对所有 GSC 的药效,也能确定药物对特定 GSC 株的选择性活性。不足的是,这种方法尚未用于低级别胶质瘤上。

总而言之,在无血清培养条件下,贴壁培养 GSC 似乎能克服许多以神经球形式培养

GSC 要面对的问题。但是,在将 GSC 培养金标准由神经球形式转变为贴壁培养模式之前,需要更多的独立研究[98]。

四、非干细胞起源的低级别胶质瘤

某种程度上,令人意外的是,在文献中缺乏从低级别胶质瘤中分离培养肿瘤起始细胞的报道。低级别胶质瘤是临床上很有挑战性的疾病,手术切除是主要的治疗方法,其生物样本比较容易获取。因此,缺乏有关分离培养肿瘤起始细胞的数据有可能与缺乏分离低级别胶质瘤起始细胞的方法有关,而不是此领域缺乏研究的兴趣。事实上,最近几年我们在添加了 EGF 和 bFGF 的无血清培养基中采用悬浮[12]和贴壁[33]的方式系统地培养了高级别与低级别胶质瘤样本。第一种方法能在约 60% 的高级别胶质瘤中分离培养神经球并能连续转移,但对低级别胶质瘤无一有效(数据未展示)。相反,低级别和高级别胶质瘤均能在贴壁形式下生长。但是,只有那些来源于高级别胶质瘤的细胞在基因检测中出现基因异常(图 10-1,未公开发表数据)。

未能分离出肿瘤起始细胞有可能是因为肿瘤中缺乏干细胞,也可能是因为到目前为止仍没有最合适的方法去分离和扩增这种稀少的细胞种类。事实上,这种在添加了 EGF 和 bFGF 的无血清培养基中悬浮或贴壁培养的方法来源于对神经干细胞的相关研究。目前仍不清楚低级别胶质瘤肿瘤干细胞是由人正常神经干细胞转变而来还是由更成熟的脑细胞转变和去分化而来,从而获得干细胞的特性,如自我更新的能力[31,104]。

事实上,根据患者、发育生物学及胶质瘤实验模型中获得的信息,最有可能的来源细胞不仅仅包括了神经干细胞,还包括星形胶质细胞和少突胶质细胞的前体细胞[104];重要的是,细胞起源不同,需要的培养条件也不同[88]。

如果我们把最近在一个胶质瘤实验模型中发现的突变细胞和起源细胞可以是不同种类的细胞考虑进去,问题就更加复杂了[105]。采用双标记嵌合分析(mosaic analysis with double markers,MADM)小鼠模型使神经干细胞 p53 和 NF1 出现纯合子突变后,只在少突胶质祖细胞(oligodendroglial progenitor cells,OPC)中出现细胞恶变生成胶质瘤[105]。这是否表明 OPC 比其他胶质细胞类型更容易恶变或是 OPC 对某些基因突变更敏感,仍无定论。但是其他累积证据有力支持 OPC 是胶质瘤的起源细胞[104]。

OPC 细胞能通过检测共表达的血小板源性生长因子受体 α(platelet-derived growth factor receptor α,PDGFR-α)、转录因子 Sox10 和 Olig2,以及神经胶质硫酸软骨素蛋白多糖(neuroglial chondroitin sulfate proteoglycan 4,NG2)来鉴定[88]。OPC 分化生成少突胶质细胞,是成人大脑主要的分化细胞群体。OPC 广泛分布于脑室下、白质和灰质,加之其增生能力,使其易于受影响而恶变[104]。与之相符的是,通过控制 OPC 生长和迁移从而影响少突胶质细胞生长的 PDGFR-α 信号通路在低级别和高级别胶质瘤中普遍发生改变[106-107]。尤其在 2000 年,Kondo 证明 OPC 并不是不可逆的定向分化的前体细胞,并不是在体内只能分化成少突胶质细胞、在体外培养只能分化成少突胶质细胞和 II 型星形胶质细胞[108],事实上 OPC 在体外能转化成未成熟的多能细胞,能分化成神经元、I 型星形胶质细胞和少突胶质细胞[109]。此外,据报道 OPC 在 Ras 活化同时伴有 p53 缺失的情况下能转化成胶质瘤起始细胞并高效率地诱导出继发性肿瘤[110]。有意思的是,转化后的 OPC 的基因表达谱表明这种细胞经历了全基因组的重组,这更像 NSC 而不是 OPC[110]。

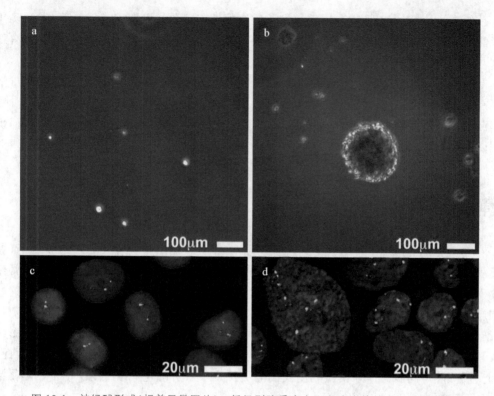

▶图 10-1 神经球形成(相差显微图片)。低级别胶质瘤在无血清培养基中悬浮培养时不能
生长(a),而高级别胶质瘤则能形成神经球(b)。无血清培养基中贴壁生长。荧
光原位杂交,LSI 1q25 绿色标记(绿点)和 LSI 1p36 橙色标记(红点)(Vysis)。低
级别胶质瘤细胞未见 1p 缺失(c),高级别胶质瘤显示多倍体表现(d)。细胞核用
DAPI 染成蓝色荧光

　　有证据表明鼠少突胶质细胞瘤起源于白质中表达 NG2 的细胞而不是 NSC,来自 Weiss
团队的新证据将这一肿瘤治疗的特性与祖细胞联系起来[88]。特别是的,他们还证明 NG2 阳
性的少突胶质细胞瘤的基因及蛋白表达与 OPC 相关而不是 NSC;NG2$^+$ 的少突胶质细胞瘤
细胞表现出有限的神经球形成能力,这与祖细胞相符;NG2$^+$ 的少突胶质细胞瘤细胞的分化
谱系是有限的,只能分化成少突胶质细胞。重要的是,鼠及人少突胶质细胞瘤来源的 NG2$^-$
细胞在体内均表现出高致瘤性,并对烷化剂和分化诱导剂敏感[88]。最后,他们指出,这些少
突胶质细胞瘤细胞既不耐药也不出现细胞休眠,这些细胞的祖细胞起源说能解释这种化疗
敏感性。类似的,为研究 OPC 是否是胶质瘤的起源细胞,Lindberg 等建立了一个新的(tv-
a)小鼠种系,Ctv-a,在这种小鼠上能以 OPC 表达的 2′,3′-环核苷酸-3′磷酸水解酶(2′,3′-
cyclic nucleotide 3′-phosphodiesterase,CNP)为靶点转染病毒[111]。CNP 在中枢神经系统中
是非常特异性的蛋白标志物,只表达于晚期 OPC 细胞和成熟的少突胶质细胞。利用 Ctv-a
小鼠,作者能经 RCAS-PDGF-B 诱导出低级别少突胶质细胞瘤,这表明少突胶质细胞瘤可能
由定向胶质祖细胞分化而来[111]。
　　考虑到转化的机制,Sugiarto 等指出 OPC 的恶性变与不对称分裂的丢失有关[112]。事
实上,人 NG2$^+$ 细胞的不对称分裂在非肿瘤组织中是非常普遍的,这能降低少突胶质细胞瘤
的形成,而在少突胶质细胞瘤中这种不对称细胞分裂是缺失的[112]。

　　总的来说,一些实验证据表明低级别胶质瘤的细胞起源尚无明确界定。但是,明确细胞起源能更准确地反映特定胶质瘤的生物学特性,能更准确地预见不同治疗策略的治疗效果[104]。出于这点考虑,加之现阶段的实验方法均来源于神经干细胞的研究,因此,建立一套新的专门用于体外分离培养不同细胞来源的低级别胶质瘤的方法十分必要,这样才可能发展更有效、更可靠的以患者为基础的低级别胶质瘤体外模型。这对研究胶质瘤起源细胞,研究起源细胞如何影响胶质瘤发生、进展、复发和对治疗的反应性,确定具有预测和治疗价值的用以区分细胞来源的生物标志物而言,是必不可少的[104]。

肿瘤相关的实质细胞系

　　2000年后,Hanahan和Weinberg便推测肿瘤不仅仅由增生的肿瘤细胞组成[36],而是由异质的、相互作用的多种不同种类的细胞组成[37]。尤其是肿瘤相关间质,虽然由正常细胞聚集而成,但它们不是被动的旁观者,它们在肿瘤生成中发挥了积极的作用。例如,这些间质细胞促进了部分特异性表征的发展和表达[37],例如肿瘤持续的生长、促血管生成、免疫逃避、细胞能量代谢紊乱、侵袭及转移[38-40]。许多学者指出,肿瘤的间质部分可能具有影响预后及预测价值,在肿瘤微环境中可能存在新的治疗靶点,并对此进行研究[18,41-42]。因此,建立如实反映肿瘤间质的体外模型能使我们能更深入了解肿瘤生物学特性,并为个体化治疗提供又一重要支撑。

　　现阶段,间质研究主要集中于上皮来源的实质肿瘤;科研人员尤其关注所谓的癌相关成纤维细胞(cancer-associated fibroblast,CAF)或肿瘤相关成纤维细胞(tumor-associated fibroblasts,TAF),这些细胞在肿瘤间质中是数量最大的细胞种类[17-18,113]。虽然CAF的细胞起源尚不清楚,研究表明其可能是骨髓来源或源于留存的间质干细胞[43-44]。

　　对胶质瘤而言,血管细胞、小胶质细胞、外周免疫细胞、活化星形细胞和神经前体细胞等肿瘤相关实质细胞在确定许多脑肿瘤关键特性和控制病理进程中发挥了明显的作用[45]。例如,肿瘤脉管系统不仅支持胶质瘤,也提供称为血管周壁龛(perivascular niche)的特殊壁龛[114-116],作为GSC自我更新的基础[117]。占脑肿瘤肿块达30%的小胶质细胞对胶质瘤迁移和生长起促进作用[118-119]。在胶质瘤微环境中,非肿瘤星形细胞能转化成反应性表型[120-121],能分泌一系列影响肿瘤增殖与侵袭的细胞因子,如活化pro-MPP2[122]、SDF-1产物[123]、神经营养因子[124]和星形胶质细胞上调基因-1(astrocyte-elevated gene-1,AEG-1)[125]。肿瘤微环境不仅仅显著控制肿瘤生物学表现,也影响肿瘤的治疗。例如,最近的研究结果表明,GSC本质上对化疗既不耐药也非敏感[49]。除了所有研究均证实的诱导GSC耐药的O-6-甲基鸟嘌呤-DNA甲基转移酶(MGMT)等内源性解毒蛋白[126-127],许多外在因子也促进了GSC对替莫唑胺(TMZ)的耐药。这些可能包括TMZ在脑实质中的药物浓度、TMZ用药方案、低氧微环境、壁龛因子及非干细胞重新获得干细胞特性[49]。因此,在患者治疗中必须将这些因素全面考虑,以逆转肿瘤耐药[49]。

　　脑肿瘤中非GSC干细胞吸引了研究者的注意。比如,青年脑组织中的神经干细胞和祖细胞能向原发脑肿瘤迁移[128-130],通过分泌肿瘤抑制因子[129-133]抑制胶质瘤的形成。此外,遗传命运图谱的研究已经表明,成年哺乳动物反应性胶质细胞能在两类主要神经干细胞壁龛外获得干细胞潜能。类似的,在成年和新生大鼠PDGF诱导的胶质瘤中发现正常干细胞和祖细胞向胶质瘤肿块"募集"并诱导增殖,这种现象支持了肿瘤干细胞样增殖可能源于正常祖细胞这一假设[48]。但是,这种"募集"的干细胞或祖细胞的确切本质和作用特点尚未在人体上有所报道[48]。

最近,我们实验室利用优化的从正常人组织中分离多能成体干细胞(multipotent adult stem cell,MASC)的方法[21-22],证明新生肝中存在一定数量的MASC,这些MASC具有肿瘤相关成纤维细胞的特性,可能通过旁分泌途径由间质细胞转变而来[44]。

对这一方法做细小改动用于人胶质瘤上,就有可能在人低级别胶质瘤($n=56$)和高级别胶质瘤($n=71$)中分离出具有异常生长特性的MASC[23-25]。这一方法十分高效,对近100%的低级别和高级别胶质瘤均有效,能在数周内获得数百万个增殖细胞[23-25]。我们实验室未公布的数据证明这些细胞具有间质细胞膜免疫表型,表达多能干细胞状态特异性转录因子Oct-4、Sox-2和NANOG,具有克隆形成能力,具有多能性,能分化成3种神经细胞系(图10-2)。

而且,MASC呈现基质非依赖性生长,能显著改变U87MG和A172这两种GBM细胞系克隆形成和迁移特性。除此之外,在基因水平,MASC未出现基因突变,这包括在全基因组SNP检测中所见的反映肿瘤组织特征的基因突变。有意思的是,MASC具有反应性星形细胞特征性的蛋白表达方式,提示这些细胞具有胶质瘤微环境中的活性组分。后者在胶质瘤生物学行为中的重要性得到MASC部分体外特性(如细胞倍增时间)与患者预后数据(例如高级别胶质瘤生存率和低级别胶质瘤复发时间)密切相关的支持,这提示分离的间质细胞系能构建模拟体内初始肿瘤行为的体外模型。

总之,这些结果表明能有效培养LGG中肿瘤细胞以外的细胞。这些细胞具有异常的生长特性,能用以鉴定疾病新的预后和(或)预测因子。显然,将非肿瘤的间质细胞作为治疗的新靶点是令人鼓舞的,因为这些间质细胞的基因更加稳定,更不易于出现耐药。这一创新领域需要进一步的研究以验证业已获得的研究数据,更好地确定这些细胞系的细胞来源。

低级别胶质瘤培养方法的评价、概述与展望

低级别胶质瘤细胞培养是深入研究肿瘤生物学特征的宝贵工具,能为寻找新的诊断、预后与预测指标提供信息,有利于药物筛选。正如前文所述,从每个患者身上获取细胞进行培养是所谓个体化医疗的前提条件[134],而获取的细胞是构建逼真反映人类肿瘤疾病特征的模型的有力工具。

然而,仔细思考表10-1中总结列举的文献已报道的低级别胶质瘤的培养方法,一些问题我们需要仔细考虑,尤其是以下问题。

1. 如前所述,与高级别胶质瘤相比,令人意外的是目前可用的低级别胶质瘤体外模型依然非常少。一个可能的原因是,迄今为止由GBM中获取的方法被简单地套用在LGG上。事实上,与GBM相比,LGG可能有多种不同细胞来源,这便需要发展特异性的新的体外操作方法以获取不同来源的细胞,以便于发展更有效、更可靠、以患者为基础的LGG体外模型。

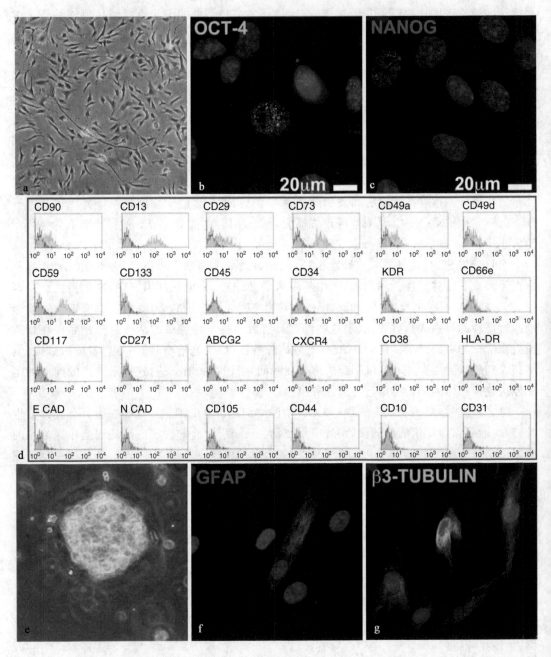

▶▶ 图 10-2　由 LGG 中获取多能成体干细胞。(a)细胞系培养传至第三代的相差显微图片。(b～c)多能干
　　　细胞状态特异性转录因子的表达。传至第三代的细胞表达 OCT-4(绿色荧光,b)和 NANOG
　　　(红色荧光,c)。(d)表面免疫表型。流式细胞术检测,LGG 来源细胞具有间质干细胞免疫表
　　　型。(e)软琼脂培养。相差显微图像显示 LGG 无锚固生长形成克隆。(f～g)多能分化。诱导
　　　分化培养,细胞表达 GFAP(红色荧光,f)和 β3-TUBULIN(绿色荧光,g)。图 b～图 c 和图 e～
　　　图 f 中,细胞核用 DAPI 染色呈蓝色荧光。缩写:OCT-4. 有机阳离子/肉毒转运体 4;
　　　NANOG. 胚胎干细胞关键蛋白;GFAP. 胶质纤维酸性蛋白;β3-TUBULIN. β3 微管蛋白

2. 目前用于药物筛选的 LGG 细胞系通常极其缺乏特异性且处于富含血清的培养条件中。首先,在 GBM 中已证实了无血清培养基能使获取的细胞在体内及体外均能反映原发肿瘤特性。再者,无血清条件下(神经球培养或贴壁培养)LGG 细胞培养的效率较低,这两者均凸显寻找新的培养方法的重要性。

3. 肿瘤干细胞(cancer stem cell,CSC)假说指出,CSC 能耐受多种治疗并导致肿瘤复发。治疗失败的可能原因包括给药不足,或治疗靶标是那些更分化的肿瘤细胞(肿瘤大部)却忽略了为数不多的 CSC,或 CSC 具备抵抗药物诱导的细胞死亡的能力[80,135]。因此,只有那些有效杀伤肿瘤 CSC 群体的治疗方法才能获得长期疗效并阻断肿瘤的进展。不幸的是,LGG 胶质瘤干细胞培养尚未成熟。但将来从新鲜肿瘤细胞中分离公认的 GSC,例如以 CD133 或 NG2 为基础,是有希望的。在这方面,目前能被分离的细胞数量尚不足以用于高通量的研究方法,如蛋白质组学。也许,以纳米技术为基础的新方法的进步能在不久的将来使研究数据仅从新鲜分离的细胞中就能获取而不用培养扩增细胞。

4. 大部分 LGG 培养成功的案例来自于小儿肿瘤,但小儿和成人 LGG 被认为在生物学和临床上是截然不同的疾病,因此从一种肿瘤上得到的结果不能简单照搬到另一种肿瘤上。

5. LGG 的研究可利用对肿瘤组分而非肿瘤细胞本身的研究,例如支持肿瘤的间质组分。初步的研究成果显示,对此类细胞的分离效率非常之高,而且获取的此类细胞系能用于鉴定新的疾病预后和预测指标。当然,对现有成果的进一步验证非常必要。

结　论

LGG 培养是研究 LGG、指导个体化医疗非常有用的方法。因此。我们必须付出更多的努力使 LGG 培养能提供有效、可信和以患者为基础的低级别胶质瘤体外模型。

志　谢

FIRB accordi di programma 2011;项目名称:"FIERCE-FInd nEw moleculaR and CEllular targets against cancer"Pr. RBAP11Z4Z9. 2012-2014;FIRB accordi di programma 2011 pr. RBAP11ETKA_007,"Nanotechnological approaches for tumor theragnostic";Programma per la Cooperazione Transfrontaliera Italia-Slovenia 2007-2013. 项目名称:"Identificazione di nuovi marcatori di cellule staminali tumorali a scopo diagnosticoe terapeutico"。

(邹宇辉　王伟民　马　康　李荣伟)

参考文献

[1] Furnari FB, Fenton T, Bachoo RM,et al. Malignant astrocytic glioma:genetics, biology, and paths to treatment. Genes Dev, 2007, 21(21):2683-2710.

[2] Pouratian N, Schiff D. Management of low-grade glioma. Curr Neurol Neurosci Rep, 2010, 10(3): 224-231.

[3] Soffietti R, Baumert BG, Bello L, et al. Guidelines on management of low-grade gliomas: report of an EFNS-EANO Task Force. Eur J Neurol, 2010, 17(9):1124-1133.

[4] Cancer Genome Atlas Research Network. Comprehensive genomic characterization defines human glioblastoma genes and core pathways. Nature, 2008, 455(7216):1061-1068.

[5] Mischel PS, Shai R, Shi T, et al. Identification of molecular subtypes of glioblastoma by gene expression profiling. Oncogene, 2003, 22(15):2361-2373.

[6] Louis DN. Molecular pathology of malignant gliomas. Annu Rev Pathol, 2006, 1:97-117.

[7] Maher EA, Brennan C, Wen PY, et al. Marked genomic differences characterize primary and secondary glioblastoma subtypes and identify two distinct molecular and clinical secondary glioblastoma entities. Cancer Res, 2006, 66(23):11502-11513.

[8] Phillips HS, Kharbanda S, Chen R, et al. Molecular subclasses of high-grade glioma predict prognosis, delineate a pattern of disease progression, and resemble stages in neurogenesis. Cancer Cell, 2006, 9(3):157-173.

[9] Parsons DW, Jones S, Zhang X, et al. An integrated genomic analysis of human glioblastoma multiforme. Science, 2008, 321(5897):1807-1812.

[10] Ducray F, El Hallani S, Idbaih A. Diagnostic and prognostic markers in gliomas. Curr Opin Oncol, 2009, 21(6):537-542.

[11] Sanson M, Marie Y, Paris S, et al. Isocitrate dehydrogenase 1 codon 132 mutation is an important prognostic biomarker in gliomas. J Clin Oncol, 2009, 27(25):4150-4154.

[12] Singh SK, Hawkins C, Clarke ID, et al. Identification of human brain tumour initiating cells. Nature, 2004, 432(7015):396-401.

[13] Galli R, Binda E, Orfanelli U, et al. Isolation and characterization of tumorigenic, stem-like neural precursors from human glioblastoma. Cancer Res, 2004, 64:7011-7021.

[14] Yang B, Wu X, Mao Y, et al. Dual-targeted antitumor effects against brainstem glioma by intravenous delivery of tumor necrosis factor-related, apoptosis-inducing, ligandengineered human mesenchymal stem cells. Neurosurgery, 2009, 65(3):610-624;discussion 624.

[15] Roger M, Clavreul A, Venier-Julienne MC, et al. The potential of combinations of drug-loaded nanoparticle systems and adult stem cells for glioma therapy. Biomaterials, 2011, 32(8):2106-2116.

[16] Sasportas LS, Kasmieh R, Wakimoto H, et al. Assessment of therapeutic efficacy and fate of engineered human mesenchymal stem cells for cancer therapy. Proc Natl Acad Sci USA, 2009, 106 (12):4822-4827.

[17] Rasanen K, Vaheri A. Activation of fibroblasts in cancer stroma. Exp Cell Res, 2010, 316(17):2713-2722.

[18] Pietras K, Ostman A. Hallmarks of cancer: interactions with the tumor stroma. Exp Cell Res, 2010, 316(8):1324-1331.

[19] Spaeth EL, Dembinski JL, Sasser AK, et al. Mesenchymal stem cell transition to tumor-associated fibroblasts contributes to fibrovascular network expansion and tumor progression. PLoS One, 2009, 4 (4):e4992.

[20] Kim SM, Kang SG, Park NR, et al. Presence of glioma stroma mesenchymal stem cells in a murine orthotopic glioma model. Childs Nerv Syst, 2011, 27(6):911-922.

[21] Beltrami AP, Cesselli D, Bergamin N, et al. Multipotent cells can be generated in vitro from several adult human organs (heart, liver, and bone marrow). Blood, 2007, 110(9):3438-3446.

[22] Cesselli D，Beltrami AP，Rigo S，et al. Multipotent progenitor cells are present in human peripheral blood. Circ Res，2009，104(10)：1225-1234.

[23] Cesselli D，Odreman F，Musiello D，et al. Proteomics of stem cell lines obtained from low-and high-grade human astrocytomas. Cell Oncol，2008，30(2)：123-124.

[24] Musiello D，Gallelli A，Marzinotto S，et al. Isolation，characterization and comparison of cancer stem cells obtained from low-grade astrocytomas and their recurrences. Cell Oncol，2008，30(2)：140-141.

[25] Musiello D，Gallelli A，Puppato E，et al. A new method to isolate and in vitro expand cancer stem cells from human gliomas. Cell Oncol，2008，30(2)：124.

[26] Lee J，Kotliarova S，Kotliarov Y，et al. Tumor stem cells derived from glioblastomas cultured in bFGF and EGF more closely mirror the phenotype and genotype of primary tumors than do serum-cultured cell lines. Cancer Cell，2006，9(5)：391-403.

[27] Chabner BA，Roberts Jr TG. Timeline：chemotherapy and the war on cancer. Nat Rev Cancer，2005，5(1)：65-72.

[28] Huang Q，Zhang QB，Dong J，et al. Glioma stem cells are more aggressive in recurrent tumors with malignant progression than in the primary tumor，and both can be maintained long-term in vitro. BMC Cancer，2008，8：304.

[29] Potter NE，Phipps K，Harkness W，et al. Astrocytoma derived short-term cell cultures retain molecular signatures characteristic of the tumour in situ. Exp Cell Res，2009，315(16)：2835-2846.

[30] Lewandowicz GM，Harding B，Harkness W，et al. Chemosensitivity in childhood brain tumours in vitro：evidence of differential sensitivity to lomustine (CCNU) and vincristine. Eur J Cancer，2000，36(15)：1955-1964.

[31] Reya T，Morrison SJ，Clarke MF，et al. Stem cells，cancer，and cancer stem cells. Nature，2001，414(6859)：105-111.

[32] Chen R，Nishimura MC，Bumbaca SM，et al. A hierarchy of self-renewing tumor-initiating cell types in glioblastoma. Cancer Cell，2010，17(4)：362-375.

[33] Pollard SM，Yoshikawa K，Clarke ID，et al. Glioma stem cell lines expanded in adherent culture have tumor-specific phenotypes and are suitable for chemical and genetic screens. Cell Stem Cell，2009，4(6)：568-580.

[34] Wan F，Zhang S，Xie R，et al. The utility and limitations of neurosphere assay，CD133 immunophenotyping and side population assay in glioma stem cell research. Brain Pathol，2010，20(5)：877-889.

[35] Fael Al-Mayhani TM，Ball SL，Zhao JW，et al. An efficient method for derivation and propagation of glioblastoma cell lines that conserves the molecular profile of their original tumours. J Neurosci Methods，2009，176(2)：192-199.

[36] Hanahan D，Weinberg RA. The hallmarks of cancer. Cell，2000，100(1)：57-70.

[37] Hanahan D，Weinberg RA. Hallmarks of cancer：the next generation. Cell，2011，144(5)：646-674.

[38] Polyak K，Haviv I，Campbell IG. Co-evolution of tumor cells and their microenvironment. Trends Genet，2009，25(1)：30-38.

[39] Shimoda M，Mellody KT，Orimo A. Carcinoma-associated fibroblasts are a rate-limiting determinant for tumour progression. Semin Cell Dev Biol，2010，21(1)：19-25.

[40] Franco OE，Shaw AK，Strand DW，et al. Cancer associated fi broblasts in cancer pathogenesis. Semin Cell Dev Biol，2010，21(1)：33-39.

[41] LeBeau AM，Brennen WN，Aggarwal S，et al. Targeting the cancer stroma with a fibroblast activation protein-activated promelittin protoxin. Mol Cancer Ther，2009，8(5)：1378-1386.

[42] Gonda TA, Varro A, Wang TC, et al. Molecular biology of cancer-associated fibroblasts: can these cells be targeted in anti-cancer therapy? Semin Cell Dev Biol, 2010, 21(1):2-10.

[43] Paunescu V, Bojin FM, Tatu CA, et al. Tumour-associated fibroblasts and mesenchymal stem cells: more similarities than differences. J Cell Mol Med, 2011, 15(3):635-646.

[44] Cesselli D, Beltrami AP, Poz A, et al. Role of tumor associated fibroblasts in human liver regeneration, cirrhosis, and cancer. Int J Hepatol, 2011, 2011:120925.

[45] Charles NA, Holland EC, Gilbertson R, et al. The brain tumor microenvironment. Glia, 2011, 59 (8):1169-1180.

[46] Buffo A, Rite I, Tripathi P, et al. Origin and progeny of reactive gliosis: a source of multipotent cells in the injured brain. Proc Natl Acad Sci USA, 2008, 105(9):3581-3586.

[47] Robel S, Berninger B, Gotz M. The stem cell potential of glia: lessons from reactive gliosis. Nat Rev Neurosci, 2011, 12(2):88-104.

[48] Fomchenko EI, Dougherty JD, Helmy KY, et al. Recruited cells can become transformed and overtake PDGF-induced murine gliomas in vivo during tumor progression. PLoS One, 2011, 6(7): e20605.

[49] Beier D, Schulz JB, Beier CP. Chemoresistance of glioblastoma cancer stem cells-much more complex than expected. Mol Cancer, 2011, 10:128.

[50] Beier D, Hau P, Proescholdt M, et al. CD133(+) and CD133(-) glioblastoma-derived cancer stem cells show differential growth characteristics and molecular profiles. Cancer Res, 2007, 67(9):4010-4015.

[51] Lathia JD, Gallagher J, Heddleston JM, et al. Integrin alpha 6 regulates glioblastoma stem cells. Cell Stem Cell, 2010, 6(5):421-432.

[52] Ogden AT, Waziri AE, Lochhead RA, et al. Identification of A2B5+ CD133-tumor-initiating cells in adult human gliomas. Neurosurgery, 2008, 62(2):505-514, discussion 514-515.

[53] Read TA, Fogarty MP, Markant SL, et al. Identification of CD15 as a marker for tumor-propagating cells in a mouse model of medulloblastoma. Cancer Cell, 2009, 15(2):135-147.

[54] Son MJ, Woolard K, Nam DH, et al. SSEA-1 is an enrichment marker for tumor-initiating cells in human glioblastoma. Cell Stem Cell, 2009, 4(5):440-452.

[55] Li A, Walling J, Kotliarov Y, et al. Genomic changes and gene expression profiles reveal that established glioma cell lines are poorly representative of primary human gliomas. Mol Cancer Res, 2008, 6(1):21-30.

[56] Song H, Moon A. Glial cell-derived neurotrophic factor (GDNF) promotes low-grade Hs683 glioma cell migration through JNK, ERK-1/2 and p38 MAPK signaling pathways. Neurosci Res, 2006, 56 (1):29-38.

[57] Konduri SD, Rao CN, Chandrasekar N, et al. A novel function of tissue factor pathway inhibitor-2 (TFPI-2) in human glioma invasion. Oncogene, 2001, 20(47): 6938-6945.

[58] Bhattacharya A, Lakka SS, Mohanam S, et al. Regulation of the urokinase-type plasminogen activator receptor gene in different grades of human glioma cell lines. Clin Cancer Res, 2001, 7(2):267-276.

[59] Emdad L, Lee SG, Su ZZ, et al. Astrocyte elevated gene-1 (AEG-1) functions as an oncogene and regulates angiogenesis. Proc Natl Acad Sci USA, 2009, 106(50): 21300-21305.

[60] Branle F, Lefranc F, Camby I, et al. Evaluation of the efficiency of chemotherapy in in vivo orthotopic models of human glioma cells with and without 1p19q deletions and in C6 rat orthotopic allografts serving for the evaluation of surgery combined with chemotherapy. Cancer, 2002, 95(3): 641-555.

[61] Lamoral-Theys D, Le Mercier M, Le Calve B, et al. Long-term temozolomide treatment induces marked amino metabolism modifications and an increase in TMZ sensitivity in Hs683

oligodendroglioma cells. Neoplasia, 2010, 12(1):69-79.

[62] Le Mercier M, Mathieu V, Haibe-Kains B, et al. Knocking down galectin 1 in human hs683 glioblastoma cells impairs both angiogenesis and endoplasmic reticulum stress responses. J Neuropathol Exp Neurol, 2008, 67(5):456-469.

[63] Le Mercier M, Lefranc F, Mijatovic T, et al. Evidence of galectin-1 involvement in glioma chemoresistance. Toxicol Appl Pharmacol, 2008, 229(2):172-183.

[64] Debinski W, Gibo DM. Fos-related antigen 1 modulates malignant features of glioma cells. Mol Cancer Res, 2005, 3(4):237-249.

[65] Bobola MS, Silber JR, Ellenbogen RG, et al. O6-methylguanine-DNA methyltransferase, O6-benzylguanine, and resistance to clinical alkylators in pediatric primary brain tumor cell lines. Clin Cancer Res, 2005, 11(7):2747-2755.

[66] Gaspar N, Marshall L, Perryman L, et al. MGMT-independent temozolomide resistance in pediatric glioblastoma cells associated with a PI3-kinase-mediated HOX/stem cell gene signature. Cancer Res, 2010, 70(22):9243-9252.

[67] Bax DA, Little SE, Gaspar N, et al. Molecular and phenotypic characterisation of paediatric glioma cell lines as models for preclinical drug development. PLoS One, 2009, 4(4):e5209.

[68] Blough MD, Beauchamp DC, Westgate MR, et al. Effect of aberrant p53 function on temozolomide sensitivity of glioma cell lines and brain tumor initiating cells from glioblastoma. J Neurooncol, 2011, 102(1):1-7.

[69] Kondo T, Setoguchi T, Taga T. Persistence of a small subpopulation of cancer stem-like cells in the C6 glioma cell line. Proc Natl Acad Sci USA, 2004, 101(3):781-786.

[70] Wu A, Oh S, Wiesner SM, et al. Persistence of CD133+ cells in human and mouse glioma cell lines: detailed characterization of GL261 glioma cells with cancer stem cell-like properties. Stem Cells Dev, 2008, 17(1):173-184.

[71] Villalva C, Martin-Lanneree S, Cortes U, et al. STAT3 is essential for the maintenance of neurosphere-initiating tumor cells in patients with glioblastomas: a potential for targeted therapy? Int J Cancer, 2011, 128(4):826-838.

[72] Hsieh A, Ellsworth R, Hsieh D. Hedgehog/GLI1 regulates IGF dependent malignant behaviors in glioma stem cells. J Cell Physiol, 2011, 226(4):1118-1127.

[73] Mihaliak AM, Gilbert CA, Li L, et al. Clinically relevant doses of chemotherapy agents reversibly block formation of glioblastoma neurospheres. Cancer Lett, 2010, 296(2):168-177.

[74] Gilbert CA, Daou MC, Moser RP, et al. Gammasecretase inhibitors enhance temozolomide treatment of human gliomas by inhibiting neurosphere repopulation and xenograft recurrence. Cancer Res, 2010, 70(17):6870-6879.

[75] Mehrian Shai R, Reichardt JK, Ya-Hsuan H, et al. Robustness of gene expression profiling in glioma specimen samplings and derived cell lines. Brain Res Mol Brain Res, 2005, 136(1-2):99-103.

[76] Lolait SJ, Harmer JH, Auteri G, et al. Expression of glial fibrillary acidic protein, actin, fibronectin and factor Ⅷ antigen in human astrocytomas. Pathology, 1983, 15(4):373-378.

[77] Vescovi AL, Galli R, Reynolds BA. Brain tumour stem cells. Nat Rev Cancer, 2006, 6(6):425-436.

[78] Zeppernick F, Ahmadi R, Campos B, et al. Stem cell marker CD133 affects clinical outcome in glioma patients. Clin Cancer Res, 2008, 14(1):123-129.

[79] Shmelkov SV, St Clair R, Lyden D, et al. AC133/ CD133/Prominin-1. Int J Biochem Cell Biol, 2005, 37(4):715-719.

[80] Bao S, Wu Q, McLendon RE, et al. Glioma stem cells promote radioresistance by preferential

activation of the DNA damage response. Nature, 2006, 444(7120):756-760.

[81] Bleau AM, Hambardzumyan D, Ozawa T, et al. PTEN/PI3K/Akt pathway regulates the side population phenotype and ABCG2 activity in glioma tumor stem-like cells. Cell Stem Cell, 2009, 4 (3):226-235.

[82] Kemper K, Sprick MR, de Bree M, et al. The AC133 epitope, but not the CD133 protein, is lost upon cancer stem cell differentiation. Cancer Res, 2010, 70(2): 719-729.

[83] Wang J, Sakariassen PO, Tsinkalovsky O, et al. CD133 negative glioma cells form tumors in nude rats and give rise to CD133 positive cells. Int J Cancer, 2008, 122(4):761-768.

[84] Joo KM, Kim SY, Jin X, et al. Clinical and biological implications of CD133-positive and CD133-negative cells in glioblastomas. Lab Invest, 2008, 88(8):808-815.

[85] Gunther HS, Schmidt NO, Phillips HS, et al. Glioblastoma-derived stem cell-enriched cultures form distinct subgroups according to molecular and phenotypic criteria. Oncogene, 2008, 27(20):2897-2909.

[86] Singh SK, Clarke ID, Terasaki M, et al. Identification of a cancer stem cell in human brain tumors. Cancer Res, 2003, 63(18): 5821-5828.

[87] Rebetz J, Tian D, Persson A, et al. Glial progenitor-like phenotype in low-grade glioma and enhanced CD133-expression and neuronal lineage differentiation potential in high-grade glioma. PLoS One, 2008, 3(4): e1936.

[88] Persson AI, Petritsch C, Swartling FJ, et al. Non-stem cell origin for oligodendroglioma. Cancer Cell, 2010, 18(6):669-682.

[89] Reynolds BA, Weiss S. Generation of neurons and astrocytes from isolated cells of the adult mammalian central nervous system. Science, 1992, 255(5052): 1707-1710.

[90] Hemmati HD, Nakano I, Lazareff JA, et al. Cancerous stem cells can arise from pediatric brain tumors. Proc Natl Acad Sci USA, 2003, 100(25):15178-15183.

[91] Ignatova TN, Kukekov VG, Laywell ED, et al. Human cortical glial tumors contain neural stem-like cells expressing astroglial and neuronal markers in vitro. Glia, 2002, 39(3):193-206.

[92] Yuan X, Curtin J, Xiong Y, et al. Isolation of cancer stem cells from adult glioblastoma multiforme. Oncogene, 2004, 23(58):9392-9400.

[93] Ponti D, Costa A, Zaffaroni N, et al. Isolation and in vitro propagation of tumorigenic breast cancer cell with stem/progenitor cell properties. Cancer Res, 2005, 65:5506-5511.

[94] Kreso A, O'Brien CA. Colon cancer stem cells. Curr Protoc Stem Cell Biol, 2008, Chapter 3:Unit 3.1.

[95] Louis SA, Rietze RL, Deleyrolle L, et al. Enumeration of neural stem and progenitor cells in the neural colony-forming cell assay. Stem Cells, 2008, 26(4): 988-996.

[96] Reynolds BA, Rietze RL. Neural stem cells and neurospheres-re-evaluating the relationship. Nat Methods, 2005, 2(5):333-336.

[97] Laks DR, Masterman-Smith M, Visnyei K, et al. Neurosphere formation is an independent predictor of clinical outcome in malignant glioma. Stem Cells, 2009, 27(4):980-987.

[98] Reynolds BA, Vescovi AL. Brain cancer stem cells: think twice before going flat. Cell Stem Cell, 2009, 5(5):466-467, author reply 468-469.

[99] Thirant C, Bessette B, Varlet P, et al. Clinical relevance of tumor cells with stem-like properties in pediatric brain tumors. PLoS One, 2011, 6(1):e16375.

[100] Panosyan EH, Laks DR, Masterman-Smith M, et al. Clinical outcome in pediatric glial and embryonal brain tumors correlates with in vitro multi-passageable neurosphere formation. Pediatr

Blood Cancer, 2010, 55(4):644-651.

[101] De Witt Hamer PC, Van Tilborg AA, Eijk PP, et al. The genomic profile of human malignant glioma is altered early in primary cell culture and preserved in spheroids. Oncogene, 2008, 27(14): 2091-2096.

[102] Conti L, Pollard SM, Gorba T, et al. Niche-independent symmetrical self-renewal of a mammalian tissue stem cell. PLoS Biol, 2005, 3(9):e283.

[103] Sun Y, Pollard S, Conti L, et al. Long-term tripotent differentiation capacity of human neural stem (NS) cells in adherent culture. Mol Cell Neurosci, 2008, 38(2):245-258.

[104] Jiang Y, Uhrbom L. On the origin of glioma. Ups J Med Sci, 2012, 117(2):113-121.

[105] Liu C, Sage JC, Miller MR, et al. Mosaic analysis with double markers reveals tumor cell of origin in glioma. Cell, 2011, 146(2):209-221.

[106] Verhaak RG, Hoadley KA, Purdom E, et al. Integrated genomic analysis identifies clinically relevant subtypes of glioblastoma characterized by abnormalities in PDGFRA, IDH1, EGFR, and NF1. Cancer Cell, 2010, 17(1):98-110.

[107] Shoshan Y, Nishiyama A, Chang A, et al. Expression of oligodendrocyte progenitor cell antigens by gliomas: implications for the histogenesis of brain tumors. Proc Natl Acad Sci USA, 1999, 96(18): 10361-10366.

[108] Wren D, Wolswijk G, Noble M. In vitro analysis of the origin and maintenance of O-2Aadult progenitor cells. J Cell Biol, 1992, 116(1):167-176.

[109] Kondo T, Raff M. Oligodendrocyte precursor cells reprogrammed to become multipotential CNS stem cells. Science, 2000, 289(5485):1754-1757.

[110] Hide T, Takezaki T, Nakatani Y, et al. Combination of a ptgs2 inhibitor and an epidermal growth factor receptor-signaling inhibitor prevents tumorigenesis of oligodendrocyte lineage-derived glioma-initiating cells. Stem Cells, 2011, 29(4):590-599.

[111] Lindberg N, Kastemar M, Olofsson T, et al. Oligodendrocyte progenitor cells can act as cell of origin for experimental glioma. Oncogene, 2009, 28(23):2266-2275.

[112] Sugiarto S, Persson AI, Munoz EG, et al. Asymmetry-defective oligodendrocyte progenitors are glioma precursors. Cancer Cell, 2011, 20(3):328-340.

[113] Polyak K, Kalluri R. The role of the microenvironment in mammary gland development and cancer. Cold Spring Harb Perspect Biol, 2010, 2(11):a003244.

[114] Calabrese C, Poppleton H, Kocak M, et al. A perivascular niche for brain tumor stem cells. Cancer Cell, 2007, 11(1):69-82.

[115] Charles N, Ozawa T, Squatrito M, et al. Perivascular nitric oxide activates notch signaling and promotes stem-like character in PDGFinduced glioma cells. Cell Stem Cell, 2010, 6(2):141-152.

[116] Hambardzumyan D, Becher OJ, Rosenblum MK, et al. PI3K pathway regulates survival of cancer stem cells residing in the perivascular niche following radiation in medulloblastoma in vivo. Genes Dev, 2008, 22(4):436-448.

[117] Folkins C, Man S, Xu P, et al. Anticancer therapies combining antiangiogenic and tumor cell cytotoxic effects reduce the tumor stem-like cell fraction in glioma xenograft tumors. Cancer Res, 2007, 67(8):3560-3564.

[118] Markovic DS, Glass R, Synowitz M, et al. Microglia stimulate the invasiveness of glioma cells by increasing the activity of metalloprotease-2. J Neuropathol Exp Neurol, 2005, 64(9):754-762.

[119] Galarneau H, Villeneuve J, Gowing G, et al. Increased glioma growth in mice depleted of macrophages. Cancer Res, 2007, 67(18):8874-8881.

[120] Couldwell WT, Yong VW, Dore-Duffy P,et al. Production of soluble autocrine inhibitory factors by human glioma cell lines. J Neurol Sci, 1992, 110(1-2):178-185.

[121] Lal PG, Ghirnikar RS, Eng LF. Astrocyte-astrocytoma cell line interactions in culture. J Neurosci Res, 1996, 44(3):216-222.

[122] Le DM, Besson A, Fogg DK, et al. Exploitation of astrocytes by glioma cells to facilitate invasiveness: a mechanism involving matrix metalloproteinase-2 and the urokinase-type plasminogen activatorplasmin cascade. J Neurosci, 2003, 23(10):4034-4043.

[123] Barbero S, Bajetto A, Bonavia R,et al. Expression of the chemokine receptor CXCR4 and its ligand stromal cell-derived factor 1 in human brain tumors and their involvement in glial proliferation in vitro. Ann N Y Acad Sci, 2002, 973:60-69.

[124] Hoelzinger DB, Demuth T, Berens ME. Autocrine factors that sustain glioma invasion and paracrine biology in the brain microenvironment. J Natl Cancer Inst, 2007, 99(21):1583-1593.

[125] Kang DC, Su ZZ, Sarkar D,et al. Cloning and characterization of HIV-1-inducible astrocyte elevated gene-1, AEG-1. Gene, 2005, 353(1):8-15.

[126] Stupp R, Mason WP, van den Bent MJ, et al. Radiotherapy plus concomitant and adjuvant temozolomide for glioblastoma. N Engl J Med, 2005, 352(10):987-996.

[127] Hegi ME, Diserens AC, Gorlia T,et al. MGMT gene silencing and benefit from temozolomide in glioblastoma. N Engl J Med, 2005, 352(10):997-1003.

[128] Assanah MC, Bruce JN, Suzuki SO, et al. PDGF stimulates the massive expansion of glial progenitors in the neonatal forebrain. Glia, 2009, 57(16):1835-1847.

[129] Glass R, Synowitz M, Kronenberg G,et al. Glioblastoma-induced attraction of endogenous neural precursor cells is associated with improved survival. J Neurosci, 2005, 25(10):2637-2646.

[130] Walzlein JH, Synowitz M, Engels B,et al. The antitumorigenic response of neural precursors depends on subventricular proliferation and age. Stem Cells, 2008, 26(11):2945-2954.

[131] Chen FX, Ren WW, Yang Y,et al. Reciprocal effects of conditioned medium on cultured glioma cells and neural stem cells. J Clin Neurosci, 2009, 16(12):1619-1623.

[132] Staflin K, Honeth G, Kalliomaki S,et al. Neural progenitor cell lines inhibit rat tumor growth in vivo. Cancer Res, 2004, 64 (15):5347-5354.

[133] Suzuki T, Izumoto S, Wada K,et al. Inhibition of glioma cell proliferation by neural stem cell factor. J Neurooncol, 2005, 74(3):233-239.

[134] Hamburg MA, Collins FS. The path to personalized medicine. N Engl J Med, 2010, 363(4):301-304.

[135] Hirschmann-Jax C, Foster AE, Wulf GG,et al. A distinct "side population" of cells with high drug efflux capacity in human tumor cells. Proc Natl Acad Sci USA, 2004, 101(39):14228-14233.

[136] Uchida N, Buck DW, He D,et al. Direct isolation of human central nervous system stem cells. Proc Natl Acad Sci USA, 2000, 97(26): 14720-14725.

| 第十一章 |

弥漫性低级别胶质瘤的动物模型

Rolf Bjerkvig，Sébastien Bougnaud，Simone P. Niclou

摘　要：人脑肿瘤动物模型的建立基于以下两点：首先，人体研究很难获取有关功能机制的清晰信息；其次，体外肿瘤模型难以反映肿瘤体内生长的生理复杂性。得益于血小板源性生长因子（platelet-derived growth factor，PDGF）和表皮生长因子（epidermal growth factor，EGF）系统似乎对肿瘤形成十分重要的发现，以及基因工程小鼠也得到了发展，弥漫性低级别胶质瘤动物模型在最近20年中出现。同样，由于扩增神经干细胞的神经球培养技术的出现，最新进展表明能在免疫缺陷动物体内异种移植开启弥漫性低级别胶质瘤的研究。这些方法面临的主要挑战是肿瘤生长需要的时间问题。但是，据估计，弥漫性低级别胶质瘤动物模型将在最近几年为弥漫性低级别胶质瘤病因学提供新的重要的深入研究的机会。

关键词：基因修饰小鼠；异种移植；少突胶质细胞瘤；PDGF；EGFR；IDH1；IDH2

引　言

　　过去60年已发展了大量用于脑恶性肿瘤研究的动物模型。脑组织高级别原发肿瘤模型的成功建立促成了对肿瘤发展过程中主要和次要突变的全面了解。人脑肿瘤动物模型的建立是基于以下两点：首先，从人体研究中很难获取聚焦于功能机制的清晰信息；其次，体外肿瘤模型难以反映肿瘤体内生长的生理复杂性。对新药疗效的评价如果建立在原位脑肿瘤

R. Bjerkvig，PhD
NorLux Neuro-Oncology Laboratory，Department of Oncology，Centre de Recherche Public de la Santé
（CRP-Santé），84，Val Fleuri，1526 Luxembourg City，Luxembourg

NorLux Neuro-Oncology Laboratory，Department of Biomedicine，University of Bergen，Bergen，Norway

S. Bougnaud • S. P. Niclou，PhD （☒）
NorLux Neuro-Oncology Laboratory，Department of Oncology，Centre de Recherche Public de la Santé
（CRP-Santé），84，Val Fleuri，1526 Luxembourg City，Luxembourg
e-mail：simone. niclou@crp sante. lu

H. Duffau（ed.），*Diffuse Low-Grade Gliomas in Adults*，
DOI 10. 1007/978-1-4471-2213-5_11，© Springer-Verlag London 2013

模型上,那得到的结果就更为可靠。脑肿瘤动物模型大体上能分为 3 类:①化学诱导模型;②基因工程小鼠(genetically engineered mouse,GEM)模型;③异种移植模型。

在不同种系大鼠上化学诱导脑肿瘤用以研究肿瘤的发生,这种方法在 20 世纪 70 年代引起了高度的关注[1]。小鼠[2]、犬[3]和猫[4]的肿瘤模型同样存在,但由于这些模型难以标准化,因此并不被广泛应用。在成年或妊娠大鼠上局部注射、经口摄入、静脉注射或经胎盘注射神经肿瘤诱导剂 N-ethyl-N-nitrosourea(ENU)能诱导脑肿瘤的生长。这些模型使研究脑和脊髓肿瘤的顺序发育成为可能。虽然部分少突胶质细胞瘤和神经鞘瘤样肿瘤也可见于 ENU 诱导的肿瘤模型中[5],但是大部分诱导的肿瘤是多形性的,确切地说,更像胶质肉瘤而不像弥漫性低级别胶质瘤。

在最近的 15 年里,有赖于分子生物学的进展——包括基因表达阵列的进展、肿瘤突变图谱的确定,以及最近的下一代测序方法促进了对胶质瘤基因突变的深入研究。随之而来的是众多 GEM 技术的巨大进步,这些进步被用来研究肿瘤进展中潜在的机制。尤其是 GEM 模型使部分胶质瘤亚型的基因突变和基因组改变得到了更好的理解,而这些变化是肿瘤启动和进展的基础[6],这其中也包括了弥漫性低级别胶质瘤。

第三种模型主要包括了肿瘤异种移植材料,以及置入小鼠或大鼠脑组织内的肿瘤细胞或患者活检样本。这些模型在研究肿瘤生长和进展机制方面,以及研发肿瘤药物方面已被证实具有很高的实用价值[7]。尤其是免疫缺陷动物的出现,使我们能洞悉人中枢神经系统肿瘤生长的本质。虽然绝大部分的肿瘤异种移植模型聚焦于恶性胶质瘤,但肿瘤损伤的演进过程与弥漫性低级别胶质瘤相似。

在接下来的内容中,我们将更具体地讨论 GEM 和肿瘤异种移植模型,这些技术模型所反映的恶性损伤与弥漫性低级别胶质瘤相似。

弥漫性低级别胶质瘤基因工程模型

对原发性脑肿瘤基因组改变的不断认识促进了以此为基础的 GEM 模型的发展。GEM 模型经常被用以反映人肿瘤组织病理学、病因学和生理学特性,并被证实是反映特殊突变诱发肿瘤、肿瘤启动后其他突变诱导短暂表象的重要研究工具。不同的转基因种系杂交能够研究不同基因损伤的组合效应。这种模型也能用于新的治疗策略的研究[8]。

最近几年,有关人脑肿瘤,也包括弥漫性低级别胶质瘤 GEM 模型的综述不断涌现(表 11-1)[6,9]。有趣的是,许多单一突变往往导致弥漫性低级别胶质瘤,而多基因损伤则经常出现恶性肿瘤。GEM 模型使动物弥漫性低级别胶质瘤得到了深入的了解,并影响 PDGF 和 EGF 信号通路在其中的地位(表 11-1)。

表 11-1　可能用于弥漫性低级别胶质瘤研究的转基因啮齿类动物概述

基因及种属	附加基因	模型系统（启动子）	组织学及等级	参考文献
PDGFB 过表达小鼠		逆转录病毒载体	人 GBM 样（IV）：有丝分裂象，出血部位，假栅栏样坏死；原始 NET；部分 O,MD 和 SP	Uhrbom 等[21]
PDGFB 过表达小鼠		RCAS/tv-a (nestin)	60% O（II）：弥漫性浸润性肿瘤，小肿瘤细胞，核周晕，Scherer 二级结构	Dai 等[26]
		RCAS/tv-a (GFAP)	70% O（II）	
	Ink4a-Arf 缺失	RCAS/tv-a (nestin)	混合组织类型胶质瘤（II）：一部分 O，一部分 OA，更多多形性和非典型性	
	Ink4a-Arf 缺失	Ink4a-Arf-/- 转基因小鼠 RCAS/tv-a (nestin)	50% AO（III）：细胞高密度，有丝分裂象，细胞与核多形性；肿瘤坏死	
	Ink4a-Arf 缺失	RCAS/tv-a (GFAP)	70% AO（III）：细胞高密度，有丝分裂象，细胞与核多形性；肿瘤坏死	
		Ink4a-Arf-/- 转基因小鼠		
PDGFB 过表达小鼠		RCAS/tv-a (nestin)	78% O（II）：规律圆形核的小肿瘤细胞，部分核周晕，Scherer 二级结构；	Tchougounova 等[27]
			22% AO（III）：肿瘤细胞高密度，伴有丝分裂象，细胞和核多形性，微血管增生，假栅栏样坏死	
	Ink4a-Arf 缺失	RCAS/tv-a (nestin)	75% AO（III）	
		Ink4a-Arf-/- 转基因小鼠 RCAS/tv-a (GFAP)	25% O（II）	
		RCAS/tv-a (GFAP)	O 和 OA（II）：混合组织类型	
	Ink4a-Arf 缺失	RCAS/tv-a (GFAP)	74% AO 和 AOA（III）	
		Ink4a-Arf-/- 转基因小鼠 RCAS/tv-a (nestin)	26% O 和 OA（II）	
PDGFB 过表达成年小鼠颅内注射			弥漫性低级别胶质瘤（II）：圆形胞核，浸润性，O 和 OA	Hambardzumyan 等[29]

（续 表）

基因及种属	附加基因	模型系统（启动子）	组织学及等级	参考文献
	Ink4a-Arf 缺失	RCAS/tv-a (nestin) Ink4a-Arf⁻/⁻ 转基因小鼠 RCAS/tv-a (GFAP)	GBM(Ⅳ)：坏死、高细胞密度、微血管增生 弥漫性低级别胶质瘤(Ⅱ)：混合组织类型 O 和 A	
	Ink4a-Arf 缺失	RCAS/tv-a (GFAP) Ink4a-Arf⁻/⁻ 转基因小鼠	GBM(Ⅳ)：混合组织类型 O 和 A GBM(Ⅳ)：坏死、高细胞密度、微血管增生	
	PTEN 缺失	RCAS/tv-a (nestin) PTEN⁻/⁻ 转基因小鼠		
PDGFB 过表达小鼠		RCAS/tv-a (CNP)	O Ⅱ：同型细胞、圆核、核周晕 部分 OA Ⅱ：混合组织类型	Lindberg 等[28]
PDGFB 过表达小鼠	p53 缺失	转基因小鼠（GFAP）	GBM(Ⅳ)：栅栏样坏死、微血管增生 8% O(Ⅱ)：肿瘤边界模糊、肿瘤细胞向周围脑组织扩散	Hede 等[31]
V12HA-ras 过表达		V12HA-ras（多拷贝整合）转基因小鼠	GBM(Ⅳ)：多病灶、多细胞扩散、假栅栏样坏死、因子Ⅷ阳性血管、多有丝分裂象、坏死区域周边高 VEGF	Ding 等[70]
		V12HA-ras⁺/⁻（单拷贝）转基因小鼠	80% A(Ⅱ)：浸润性、星形细胞样周单中心病灶	
小鼠，成年小鼠中连续移植		V12HA-ras⁺/⁻（双拷贝）转基因小鼠	20% AA(Ⅲ)：更高细胞密度、核异型性、有丝分裂象、因子Ⅷ、VEGF、小胶质细胞反应 AA(Ⅲ)	
EGFRwt 和 EGFR		EGFR Ⅷ 转基因小鼠	无肿瘤	Ding 等[34]

（续　表）

基因及种属	附加基因	模型系统（启动子）	组织学及等级	参考文献
Ⅷ过表达小鼠		EGFRwt转基因小鼠	无肿瘤	
	Ras过表达	V12HA-ras$^{+/-}$转基因小鼠	80% A（Ⅱ）：低级别浸润，星形细胞瘤样中心病灶，GFAP阳性转基因表达样非典型性细胞 20% A（Ⅲ）：更高细胞密度，核异型性，有丝分裂象，因子Ⅷ，VEGF，小胶质细胞反应	Weiss等[32]
	Ras过表达	V12HA-ras$^{+/-}$和VEGF Ⅷ 双转基因	OC（Ⅱ） 部分混合OA；GFAP和nestin免疫阳性	
v-erb（EGFR）高表达小鼠		v-erb（S100β）转基因小鼠	OC（Ⅱ）：细胞单域，圆形同源细胞核，核周晕，浸润脑白质束	
	Ink4a-Arf缺失	v-erb（S100β）和 Ink4a/arf$^{+/-}$双转基因	50% AO（Ⅲ）：高细胞密度，内皮细胞增生，坏死，核异型性，血脑屏障受损（MRI） 50% O（Ⅱ）	
	Ink4a-Arf缺失	v-erb（S100β）和 Ink4a/arf$^{-/-}$（双转基因）	AO（Ⅲ）	
	p53缺失	v-erb（S100β）和 p53$^{+/-}$（双转基因）	AO（Ⅲ）	
v-erb（EGFR）高表达大鼠		v-erb（S100β）（转基因大鼠）	位于小脑 OC（Ⅱ）：同型细胞，圆细胞核，核周晕 部分MG：纤维和上皮样肿瘤细胞样嗜酸性细胞质	Ohgaki等[35]

注：CNP. 2',3'-cyclic nucleotide 3'-phosphodiesterase2'，3'-环核苷酸 3'-磷酸二酯酶；A. 星形细胞瘤；AA. 间变性星形细胞瘤；OA. 少突胶质星形细胞瘤；O. 少突胶质细胞瘤；SP. 成胶质细胞瘤；MD. 髓母细胞瘤；NET. 神经外胚层肿瘤；（Ⅱ）. WHO脑肿瘤分类Ⅱ级；AO. 间变性少突胶质瘤；GBM. 多形性胶质母细胞瘤；MG. 未定义恶性胶质瘤；AO. 同变性少突胶质细胞瘤；（Ⅲ）. WHO脑肿瘤分类Ⅲ级；（Ⅳ）. WHO脑肿瘤分级Ⅳ级；RCAS/tv-a. 具有复制能力的禽白血病病毒接受体（replication competent avian leukosis virus splice acceptor）/禽白血病亚群受体-a（the receptor for avian leukosis subgroup-a）；V12HA-ras组成性激活入ras；v-erbEGFR持续性活化

PDGF 诱导的胶质瘤

已经证实,PDGF 受体的激活能诱导未成熟胶质前体细胞广泛增生,同时却抑制其分化为成熟少突胶质细胞和星形胶质细胞[10-12]。胶质祖细胞 PDGF 受体 α 亚型的表达高于成熟胶质细胞[13-14]。这些发现,加之 PDGF 及其受体在少突胶质细胞瘤上有表达[15-17]及高级别少突胶质细胞瘤 PDGF 受体 α 基因扩增[18],使得"PDGF 有可能是弥漫性低级别胶质瘤发展的重要因子"这一假设被提出。PDGF 及其受体同时出现在包括少突胶质细胞瘤在内的人胶质瘤细胞系及人胶质瘤活检样本中,这表明有可能存在 PDGF 及其受体的自分泌环路[19-20]。异常的 PDGF 信号通路有可能促进胶质瘤的发病,此观点首先来源于用反转录载体系统构建 PDGF-B 高表达诱导小鼠脑内多种组织学表现的原发肿瘤的一项研究[21]。多种组织学表现的最可能原因是使用的反转录载体系统具有改变多种细胞谱系的能力。基于最初的这些发现,借助具备复制能力的禽白血病病毒(avian leucosis virus,ALV)剪接受体(RCAS)/tv-a 系统的细胞种类特异性 PDGF 基因转移子,PDGF 诱导的肿瘤模型得到了广泛的发展[22-23]。该系统包括 ALV 为基础的 RCAS 病毒载体和表达细胞类型特异性启动子的 ALV 受体 tv-a 的转基因小鼠[24-25]。这一系统被用于构建编码 PDGF-B 链的 RCAS 载体,该载体随后被用于感染星形胶质细胞表达 tv-a 受体的小鼠,或者构建胶质纤维酸性蛋白(GFAP)启动子或 nestin 启动子(感染神经胶质前体细胞)。在 GFAP 阳性和 nestin 阳性的细胞内转染 PDGF-B 基因分别诱导出少突星形细胞瘤和少突胶质细胞瘤[26]。有意思的是,p16^{Ink4a} 和 p19^{Arf} 缺失并非 PDGF 诱导肿瘤所需,但这两种突变的引入会导致肿瘤更进一步地恶变[26]。

Ink4a-Arf 基因位点在胶质瘤进展中的作用被发现后不久,研究又发现 *Ink4a* 缺失对星形胶质细胞恶变为肿瘤有促进作用,其缺失能促使星形胶质细胞和祖细胞恶变为肿瘤[27]。虽然 PDGF 诱导肿瘤发生的机制似乎参与了细胞外信号调节激酶(extracellular signal-regulated kinase,Erk)活化促分裂原活化蛋白激酶(mitogen-activated protein kinase,MAPK)的过程,但肿瘤的进展似乎发生于 p19^{Arf} 缺失引起的细胞周期蛋白 D1 上调和 PI3K(phosphoinositide 3-kinase)信号通路活化的情况下[27]。RCAS/tv-a 模型也用于生产限于髓鞘少突胶质祖细胞(oligodendrocyte progenitor cell,OPC)的 PDGF 诱导肿瘤模型。OPC 细胞是一种已定型的胶质祖细胞。OPC 诱导的肿瘤能模拟人 WHO Ⅱ级少突胶质细胞瘤,这表明这些细胞可能是少突胶质细胞瘤的起源细胞[28]。有意思的是,RCAS/tv-a 模型显示肿瘤能在脑的不同部位出现,包括脑室旁、皮质和小脑[29]。

为研究 PDGF 能否引起脊髓胶质瘤,表达四环素反应元件控制的 PDGF-B(PDGF-B under the control of a tetracycline-responsive element,TRE/PDGF-B)模型小鼠被研制出来。当这些小鼠与表达 GFAP 调控的四环素转录激活因子(tetracycline transcriptional activator,tet-off)的小鼠杂交后,脊髓 GFAP 启动子表现出很高的活性并导致脊髓出现类似于人混合性少突星形细胞瘤的肿瘤[30]。

脑组织高表达人 GFAP 启动子控制的人 PDGF-B 的转基因小鼠也被研制出来。与利用逆转录技术高表达 PDGF 的小鼠相比,这种模型小鼠无表型,但有 p53 缺失的基因背景,绝大部分在这种小鼠上出现的脑肿瘤表现为全脑的肿瘤损伤,这与高级别的少突胶质细胞瘤或胶质母细胞瘤类似[31]。

EGFR 诱导的胶质瘤

大部分人胶质瘤表现为 EGF 受体(EGFR)扩增、高表达或突变。为明确这一受体在肿瘤起源与进展中的作用,包括转基因小鼠和大鼠在内的一些 GEM 模型被研制出来(表 11-1)。弥漫性低级别胶质瘤,尤其是少突胶质细胞瘤,往往高表达 EGFR,但是正如前文所述,额外的 *Ink4a/Arf* 缺失却在大部分高级别肿瘤中被发现。表达受 S100β 调控的呈活化病毒形式的 EGFR(v-erB)的转基因小鼠被研制出来[32]。这些小鼠出现低级别少突胶质细胞瘤,而 *Ink4a/Arf* 和 *p53* 的杂合子则出现高级别肿瘤。这一模型表明出现的肿瘤与少突胶质祖细胞有相似之处,是祖细胞而非干细胞促使肿瘤形成[33]。这些发现更提示 EGFR 的高表达会在小鼠中诱导出现低级别少突胶质细胞瘤,虽然这些发现对人类的意义尚未明确。

利用 GFAP 启动子,表达野生型(wild-type,wt)和突变型(EGFRvⅢ)人 EGFR 分子的转基因小鼠也被研制出来。两种转基因种系均出现星形胶质细胞的增生,但未见肿瘤的形成。但是,当小鼠同时表达活化 RAS[v(12)ha-ras]和 EGFR 时,v(12)ha-ras/EGFRvⅢ 而非 v(12)ha-ras/EGFRwt 转基因小鼠在 2~4 周便出现因胶质瘤而死亡的现象,生存率降低了 50%。有意思的是,v(12)ha-ras/EGFRvⅢ 小鼠出现少突胶质细胞瘤和混合性少突星形细胞瘤,而 v(12)ha-ras 小鼠则出现纤维型星形细胞瘤。除了自发性浸润性少突胶质细胞瘤模型的进展,这项研究表明仅仅星形细胞特异性 EGFRvⅢ 的表达并不能导致胶质瘤的出现,但能促进胶质瘤的进展[34]。

表达活化的受 S100β 启动子转录调控的 EGFR(v-erbB)的转基因大鼠同样出现弥漫性低级别胶质瘤。较大比例的纯合子和杂合子大鼠出现了脑肿瘤,这些肿瘤表现出高度恶性的浸润性表型或低侵袭性的少突胶质细胞瘤表型,且有圆形及卵圆形核及核周晕的典型 S100 阳性同型细胞[35]。

弥漫性低级别胶质瘤异柠檬酸脱氢酶 1(IDH1)和异柠檬酸脱氢酶 2(IDH2)基因

最近 20 年,数量众多的肿瘤相关突变基因被陆续发现。稍早被证明的,一些特定信号通路中蛋白簇的编码基因会出现突变,这些不同肿瘤的基因突变组合有可能影响相同的功能通路或进程[36-37]。最近这种通路映射方法促使大规模肿瘤基因进行测序,这不仅仅包括突变及突变基因的列表,还包括了富集突变的通路列表[38]。对胶质瘤而言,在对 22 例人胶质母细胞瘤样本以序列为基础的全基因组分析中发现了编码异柠檬酸脱氢酶 1(IDH1)基因的一个新的突变位点。这一突变最常见于有继发性胶质母细胞瘤的年轻患者,有趣的是,*IDH1* 突变位点的出现与总体生存率上升相关[39]。随后的研究发现,*IDH1* 突变常见于弥漫性低级别胶质瘤(70%的Ⅱ级和Ⅲ级胶质瘤有这种突变)、少突胶质细胞瘤(70%)和继发性胶质母细胞瘤(88%),但在原发性胶质母细胞瘤中相当少见(7%)[40-41]。同源线粒体基因 *IDH2* 的突变同样在胶质瘤中出现,但频率相对较低。

最近以基因表达图谱为基础,癌症基因组图网络报道了胶质母细胞瘤基因组中的部分异常。癌症基因组图网络依据特殊的基因组分类法将胶质母细胞瘤分成神经前、神经、经典和间质亚型。根据 EGFR、NF1 和 PDGFRα/IDH1 基因表达的异常将肿瘤分别分成经典、间质和神经前亚型[42]。这些亚型与不同的神经谱系在不同种类正常脑细胞基因标记上有非常强的相关性,而弥漫性低级别胶质瘤恶变为胶质母细胞瘤的神经谱系与神经前表型相关。因此,特定神经亚型的胶质母细胞瘤是由不同原因或不同来源细胞恶变而来。与继发性胶质母细胞瘤相关的神经前表型常可见 IDH1 或 IDH2 基因的突变。

突变的 IDH1 对底物异柠檬酸盐的活性下降(少于野生型活性的 20%),使 α 酮戊二酸(α-ketoglutarate,α-KG)水平降低[43]。随后又发现突变后的激酶具有一项获得性功能,能将 α 酮戊二酸转化成 2-羟戊二酸(hydroxyglutarate,2HG),这表明突变后的 IDH 具有致癌性[44]。2HG 升高同样可见于有 IDH1 隐匿突变的患者。最近的观察更高度提示 IDH1/IDH2 突变可能与超甲基化表型功能相关[45-46](见参考文献[47])。

虽然这些突变在胶质瘤发展中的确切作用尚未明确,但这些突变的发生早于少突胶质细胞瘤 1p/19q 的缺失和低级别星形细胞瘤 p53 突变的发生,似乎是早期突变。IDH 突变在转基因模型中能否引起肿瘤,或是否为维持恶变进程所必需,这些疑问尚有待进一步研究阐明。如果真是如此,类似模型将是研究弥漫性低级别胶质瘤进展的非常好的科研工具。

弥漫性低级别胶质瘤异种移植模型

研究体内脑肿瘤的另一种方法是通过立体定向向免疫缺陷动物植入肿瘤细胞或从患者肿瘤组织中分离的肿瘤细胞。对于广泛应用的肿瘤细胞系,由于培养当中的克隆选择及不断累积的基因损伤[48],它们难以如实反映原发肿瘤,以其为基础的动物模型也在组织学、表现型和基因水平上与原发肿瘤相差甚远。虽然费时费力,但越来越多的实验室依然采用从患者体内新鲜分离的肿瘤材料在啮齿类动物体内连续异种移植进行研究[49-51]。此类肿瘤模型能够通过直接颅内移植肿瘤块或离散的肿瘤细胞,或通过移植前三维肿瘤球体培养来进行扩增。有时连续移植首先在皮下进行,而非颅内原位移植,但随后会逐步移植至颅内[49,52-54]。这些模型在评价特定干预措施或新的候选药物在体内直接作用于患者肿瘤组织的疗效上具有无法估量的价值[55]。这些方法在动物体内研究人胶质母细胞瘤已获得了巨大的成功,但对弥漫性低级别胶质瘤而言还有很大不足,虽然部分少突星形细胞瘤也能通过这种方法扩增[49]。

随着肿瘤干细胞假说(最早见于 100 多年前[56-57])的再度出现,过去 10 年间在添加了 EGF、FGF-2 和胰岛素(neurobasal 培养基)的无血清培养基中扩增干细胞样肿瘤细胞的新的培养方法得到了长足的发展[58-59]。从胶质瘤中获取的球样细胞团为观察干细胞样特征提供了新的视野,也便于短暂培养后构建异种移植模型。这种方法在从小儿胶质瘤到成人胶质母细胞瘤的多种肿瘤上都取到了很大的成功[60-64]。

高级别胶质瘤神经球样细胞的培养相对而言比较简单,培养第 1 周细胞球就可增殖。但是,并不是所有人胶质瘤均能生成神经球,其成功率也存在争议,不同实验室从 10% 到 100% 不等[58,65-66]。而弥漫性低级别胶质瘤神经球培养则更加困难,尽管最近使用这种方法从 1p/19q 联合缺失的间变性少突胶质细胞瘤中分离出了 2 个少突胶质细胞瘤细胞系[63]。

这种细胞增生缓慢,其中的一个细胞系(BT088)在免疫缺陷小鼠上能生成少突胶质细胞瘤,而另一个 *IDH1* 突变的细胞系(BT054)在动物身上无形成肿瘤的能力。但使用神经球培养的跟踪研究表明,*IDH1* 突变的间变性少突星形胶质细胞瘤分离培养出神经球细胞系,这种细胞系能通过小鼠原位移植扩增[67]。这些结果表明 *IDH1* 突变的脑肿瘤干细胞具有生成肿瘤的能力,能成为体内研究 2-HG 效应的工具。

结　论

与各种 GEM 模型相比,弥漫性低级别胶质瘤在动物肿瘤异种移植模型上少有成功之处。在 GEM 模型中,有有力证据表明肿瘤的进展,尤其向少突胶质细胞瘤的进展是通过 PDGF 或 EGFR 信号通路的改变驱动的,其他旁路突变,如 *Ink4a/Arf* 或 Ras 则对肿瘤恶性分级有作用。从 GEM 模型中同样发现,在动物身上少突胶质细胞瘤的发展,OPC 而非神经干细胞携带了肿瘤启动突变,也最能反映这些肿瘤的起始细胞[28,33]。尤其表达 OPC 标志物 NG2 的肿瘤细胞显示出了很高的肿瘤启动潜能。最近研究发现也支持这一结果:分化缺陷的 NG2+ 细胞是 ENU 诱导的大鼠低级别少突胶质细胞瘤的主要细胞类型[68],这也见于成年大鼠高度恶性的胶质瘤[69]。

目前,弥漫性低级别胶质瘤原位异种移植模型依然很少。一个理想的动物异种移植模型应该能反映人体内能见到的突变和基因组异常,应能模拟人类疾病进程。但是其中存在的主要问题是,如果模型能反映人的疾病进程,肿瘤的发生和缓慢生长有可能因超出小鼠和大鼠的寿命而不能得到体现。这对构建 *IDH1/2* 突变的弥漫性低级别胶质瘤而言是个现实问题。借助神经球培养扩增弥漫性低级别胶质瘤技术的进步,异种移植模型在此方面的应用已渐露曙光。

本章中 GEM 模型和异种移植模型共同面对的挑战是,如何从驱动或旁路突变中鉴别并阐明肿瘤启动突变。启动突变是肿瘤启动发展的关键突变,而驱动或旁路突变则在低级别向高级别进展中发挥关键作用。

（邹宇辉　王伟民　张　超　冯　华）

参考文献

［1］　Pilkington GJ, Lantos PL. Pathology of experimental brain tumours // Thomas DGT. Primary malignant brain tumours. London: Hodder Arnold, 1990: 51-76.

［2］　Ausman JI, Shapiro WR, Rall DP. Studies on the chemotherapy of experimental brain tumors: development of an experimental model. Cancer Res, 1970, 30(9): 2394-2400.

［3］　Berens ME, Giese A, Shapiro JR, et al. Allogeneic astrocytoma in immune competent dogs. Neoplasia, 1999, 1(2): 107-112.

［4］　Ernestus RI, Wilmes LJ, Hoehn-Berlage M. Identification of intracranial liqor metastases of experimental stereotactically implanted brain tumors by the tumor-selective MRI contrast agent MnTPPS. Clin Exp Metastasis, 1992, 10(5): 345-350.

［5］　Lantos PL, Pilkington GJ. Neuroblasts in cerebral tumors induced by ethylnitrosourea in rats. A fine structural study. Virchows Arch B Cell Pathol,1977,25(3):243-259.

[6] Hambardzumyan D, Parada LF,Holland EC,et al. Genetic modeling of gliomas in mice: new tools to tackle old problems. Glia, 2011,59(8):1155-1168.

[7] Sausville EA, Burger AM. Contributions of human tumor xenografts to anticancer drug development. Cancer Res, 2006,66(7):3351-3354, discussion 4.

[8] Fomchenko EI, Holland EC. Mouse models of brain tumors and their applications in preclinical trials. Clin Cancer Res, 2006,12(18):5288-5297.

[9] Huse JT, Holland EC. Targeting brain cancer: advances in the molecular pathology of malignant glioma and medulloblastoma. Nat Rev Cancer, 2010,10(5): 319-331.

[10] Noble M, Murray K,Stroobant P,et al. Platelet-derived growth factor promotes division and motility and inhibits premature differentiation of the oligodendrocyte/type-2 astrocyte progenitor cell. Nature, 1988,333(6173):560-562.

[11] Raff MC, Miller RH, Noble M. A glial progenitor cell that develops in vitro into an astrocyte or an oligodendrocyte depending on culture medium. Nature,1983,303(5916):390-396.

[12] Richardson WD, Pringle N, Mosley MJ, et al. A role for platelet-derived growth factor in normal gliogenesis in the central nervous system. Cell,1988,53(2):309-319.

[13] Fruttiger M, Calver AR, Krüger WH, et al. PDGF mediates a neuron-astrocyte interaction in the developing retina. Neuron, 1996,17(6): 1117-1131.

[14] Hutchins JB. Platelet-derived growth factor receptors of mouse central nervous system cells in vitro. J Comp Neurol, 1995,360(1):59-80.

[15] Di Rocco F,Carroll RS,Zhang J, et al. Platelet-derived growth factor and its receptor expression in human oligodendrogliomas. Neurosurgery,1998,42(2):341-346.

[16] Robinson S,Cohen M,Prayson R, et al. Constitutive expression of growth-related oncogene and its receptor in oligodendrogliomas. Neurosurgery, 2001,48(4):864-873,discussion 873-874.

[17] Shoshan Y, Nishiyama A,Chang A,et al. Expression of oligodendrocyte progenitor cell antigens by gliomas: implications for the histogenesis of brain tumors. Proc Natl Acad Sci USA,1999,96(18): 10361-10366.

[18] Smith JS, Wang XY, Qian J, et al. Amplification of the platelet-derived growth factor receptor-A (PDGFRA) gene occurs in oligodendrogliomas with grade IV anaplastic features. J Neuropathol Exp Neurol,2000,59(6):495-503.

[19] Guha A, Dashner K,Black PM,et al. Expression of PDGF and PDGF receptors in human astrocytoma operation specimens supports the existence of an autocrine loop. Int J Cancer,1995,60(2):168-173.

[20] Nister M, Libermann TA, Betsholtz C, et al. Expression of messenger RNAs for platelet-derived growth factor and transforming growth factor-alpha and their receptors in human malignant glioma cell lines. Cancer Res,1988,48(14): 3910-3918.

[21] Uhrbom L, Hesselager G, Nister M,et al. Induction of brain tumors in mice using a recombinant platelet-derived growth factor B-chain retrovirus. Cancer Res,1998,58(23):5275-5279.

[22] Federspiel MJ, Bates P,Young JA,et al. A system for tissue-specific gene targeting: transgenic mice susceptible to subgroup A avian leukosis virus-based retroviral vectors. Proc Natl Acad Sci USA, 1994,91(23):11241-11245.

[23] Fisher GH,Orsulic S,Holland E, et al. Development of a flexible and specific gene delivery system for production of murine tumor models. Oncogene,1999,18(38):5253-5260.

[24] Holland EC,Hively WP,Depinho RA, et al. A constitutively active epidermal growth factor receptor cooperates with disruption of G1 cell-cycle arrest pathways to induce glioma-like lesions in mice. Genes

Dev，1998，12(23)：3675-3685.

[25] Holland EC，Varmus HE. Basic fibroblast growth factor induces cell migration and proliferation after glia-specific gene transfer in mice. Proc Natl Acad Sci USA，1998，95(3)：1218-1223.

[26] Dai C，Celestino JC，Okada Y，et al. PDGF autocrine stimulation dedifferentiates cultured astrocytes and induces oligodendrogliomas and oligoastrocytomas from neural progenitors and astrocytes in vivo. Genes Dev，2001，15(15)：1913-1925.

[27] Tchougounova E，Kastemar MD，Holland E，et al. Loss of Arf causes tumor progression of PDGFB-induced oligodendroglioma. Oncogene，2007，26(43)：6289-6296.

[28] Lindberg N，Kastemar MT，et al. Oligodendrocyte progenitor cells can act as cell of origin for experimental glioma. Oncogene，2009，28(23)：2266-2275.

[29] Hambardzumyan D，Amankulor NM，Helmy KY，et al. Modeling adult gliomas using RCAS/t-va technology. Transl Oncol，2009，2(2)：89-95.

[30] Hitoshi Y，Harris BT，Liu H，et al. Spinal glioma：platelet-derived growth factor B-mediated oncogenesis in the spinal cord. Cancer Res，2008，68(20)：8507-8515.

[31] Hede SM，Hansson I，Afink GB，et al. GFAP promoter driven transgenic expression of PDGFB in the mouse brain leads to glioblastoma in a Trp53 null background. Glia，2009，57(11)：1143-1153.

[32] Weiss WA，Burns MJ，Hackett C，et al. Genetic determinants of malignancy in a mouse model for oligodendroglioma. Cancer Res，2003，63(7)：1589-1595.

[33] Persson AI，Petritsch C，Swartling FJ，et al. Non-stem cell origin for oligodendroglioma. Cancer Cell，2010，18(6)：669-682.

[34] Ding H，Shannon P，Lau N，et al. Oligodendrogliomas result from the expression of an activated mutant epidermal growth factor receptor in a RAS transgenic mouse astrocytoma model. Cancer Res，2003，63(5)：1106-1113.

[35] Ohgaki H，Kita D，Favereaux A，et al. Brain tumors in S100beta-v-erbB transgenic rats. J Neuropathol Exp Neurol，2006，65(12)：1111-1117.

[36] Copeland NG，Jenkins NA. Deciphering the genetic landscape of cancer-from genes to pathways. Trends Genet，2009，25(10)：455-462.

[37] Stratton MR，Campbell PJ，Futreal PA. The cancer genome. Nature，2009，458(7239)：719-724.

[38] Cancer Genome Atlas Research Network（TCGA）. Comprehensive genomic characterization defines human glioblastoma genes and core pathways. Nature，2008，455(7216)：1061-1068.

[39] Parsons DW，Jones S，Zhang X，et al. An integrated genomic analysis of human glioblastoma multiforme. Science，2008，321(5897)：1807-1812.

[40] Hartmann C，Hentschel B，Wick W，et al. Patients with IDH1 wild type anaplastic astrocytomas exhibit worse prognosis than IDH1-mutated glioblastomas，and IDH1 mutation status accounts for the unfavorable prognostic effect of higher age：implications for classification of gliomas. Acta Neuropathol，2010，120(6)：707-718.

[41] Yan H，Parsons DW，Jin G，et al. IDH1 and IDH2 mutations in gliomas. N Engl J Med，2009，360(8)：765-773.

[42] Verhaak RG，Hoadley KA，Purdom E，et al. Integrated genomic analysis identifies clinically relevant subtypes of glioblastoma characterized by abnormalities in PDGFRA，IDH1，EGFR，and NF1. Cancer Cell，2010，17(1)：98-110.

[43] Zhao S，Xiong Y，et al. Glioma-derived mutations in IDH1 dominantly inhibit IDH1 catalytic activity and induce HIF-1alpha. Science，2009，324(5924)：261-265.

[44] Dang L，White DW，Gross S，et al. Cancer-associated IDH1 mutations produce 2-hydroxyglutarate.

Nature,2009,462(7274): 739-744.

[45] Noushmehr H,Weisenberger DJ,Diefes K, et al. Identification of a CpG island methylator phenotype that defines a distinct subgroup of glioma. Cancer Cell, 2010,17(5):510-522.

[46] Xu W,Zhang H,Liu Y, et al. Oncometabolite 2-hydroxyglutarate is a competitive inhibitor of alpha-ketoglutarate-dependent dioxygenases. Cancer Cell,2011,19(1): 17-30.

[47] Stieber D, Abdul Rahim SA, Niclou SP. Novel ways to target brain tumour metabolism. Expert Opin Ther Targets,2011,15(10):1227-1239.

[48] Clark MJ,Homer N,O'Conner BD, et al. U87MG decoded: the genomic sequence of a cytogenetically aberrant human cancer cell line. PLoS Genet,2010,6(1):e1000832.

[49] Claes A,Schuuring J,Boots-Sprenger S, et al. Phenotypic and genotypic characterization of orthotopic human glioma models and its relevance for the study of anti-glioma therapy. Brain Pathol,2008,18 (3):423-433.

[50] Sakariassen PO,Prestegarden L,Wang J, et al. Angiogenesis-independent tumor growth mediated by stem-like cancer cells. Proc Natl Acad Sci USA,2006,103(44):16466-16471.

[51] Wang J,Miletic H,Sakariassen PO, et al. A reproducible brain tumour model established from human glioblastoma biopsies. BMC Cancer,2009,9:465.

[52] Pandita A, Aldape KD, Zadeh G, et al. Contrasting in vivo and in vitro fates of glioblastoma cell subpopulations with amplified EGFR. Genes Chromosomes Cancer,2004,39(1): 29-36.

[53] Taillandier L, Antunes L, Angioi-Duprez KS. Models for neuro-oncological preclinical studies: solid orthotopic and heterotopic grafts of human gliomas into nude mice. J Neurosci Methods,2003,125(1-2): 147-157.

[54] Giannini C, Sarkaria JN,Saito A,et al. Patient tumor EGFR and PDGFRA gene amplifications retained in an invasive intracranial xenograft model of glioblastoma multiforme. Neuro Oncol,2005,7(2):164-176.

[55] Keunen O, Klein G. Anti-VEGF treatment reduces blood supply and increases tumor cell invasion in glioblastoma. Proc Natl Acad Sci USA,2011,108(9): 3749-3754.

[56] Boveri T. Zur Frage der Enstehung maligner Tumoren. Jena: Gustav Fisher Verlag,1914.

[57] Hansemann D. Ueber asymmetrische Zelltheilung in Epithelkrebsen und deren bologische Bedeutung. Virchows Arch Pathol Anat,1890,119:299-326.

[58] Reynolds BA, Tetzlaff W, Weiss S. A multipotent EGFresponsive striatal embryonic progenitor cell produces neurons and astrocytes. J Neurosci,1992,12(11):4565-4574.

[59] Vescovi AL,Reynolds BA,Fraser DD, et al. bFGF regulates the proliferative fate of unipotent (neuronal) and bipotent (neuronal/astroglial) EGF-generated CNS progenitor cells. Neuron,1993,11 (5):951-966.

[60] Galli R,Binda E,Orfanelli U, et al. Isolation and characterization of tumorigenic, stem-like neural precursors from human glioblastoma. Cancer Res,2004,64(19):7011-7021.

[61] Hemmati HD, Nakano I, Lazareff JA, et al. Cancerous stem cells can arise from pediatric brain tumors. Proc Natl Acad Sci USA,2003,100(25):15178-15183.

[62] Ignatova TN,Kukekov VG,Laywell ED, et al. Human cortical glial tumors contain neural stem-like cells expressing astroglial and neuronal markers in vitro. Glia, 2002,39(3):193-206.

[63] Kelly JJ,Blough MD,Stechishin ODM, et al. Oligodendroglioma cell lines containing t(1;19)(q10; p10). Neuro Oncol,2010,12(7):745-755.

[64] Tunici P,Bissola L,Lualdi E, et al. Genetic alterations and in vivo tumorigenicity of neurospheres derived from an adult glioblastoma. Mol Cancer, 2004,3:25.

［65］ Reynolds BA，Weiss S. Generation of neurons and astrocytes from isolated cells of the adult mammalian central nervous system. Science，1992，255(5052):1707-1710.

［66］ Wan F，Zhang S，Xie R，et al. The utility and limitations of neurosphere assay，CD133 immunophenotyping and side population assay in glioma stem cell research. Brain Pathol，2010，20(5):877-889.

［67］ Luchman HA，Stechishin OD，Dang NH，et al. An in vivo patient-derived model of endogenous IDH1-mutant glioma. Neuro Oncol，2012，14(2):184-191.

［68］ Briancon-Marjollet A，Balenci L，Fernandez M，et al. NG2-expressing glial precursor cells are a new potential oligodendroglioma cell initiating population in N-ethyl-N-nitrosourea-induced gliomagenesis. Carcinogenesis，2010，31(10):1718-1725.

［69］ Assanah M，Lochhead R，Ogden A，et al. Glial progenitors in adult white matter are driven to form malignant gliomas by platelet-derived growth factor-expressing retroviruses. J Neurosci，2006，26(25):6781-6790.

［70］ Ding H，Roncari L，Shannon P，et al. Astrocyte-specific expression of activated p21-ras results in malignant astrocytoma formation in a transgenic mouse model of human gliomas. Cancer Res，2001，61(9):3826-3836.

第三部分
临床与影像诊断

| 第十二章 |

弥漫性低级别胶质瘤的临床表现

Juan Torres-Reveron，Joseph M. Piepmeier，Kevin P. Becker

摘　要：弥漫性低级别胶质瘤是好发于成年人的原发性脑肿瘤。最常见的临床症状是癫痫发作。肿瘤的大小、位置及影像学表现决定了治疗策略的选择。大多数弥漫性低级别胶质瘤最终进展为高级别胶质瘤，而导致这种进展的原因正是我们积极研究的对象。MRI 是评估胶质瘤进展标准的影像学检查。目前影像学技术的进步可以使我们进行基于代谢的多模态肿瘤的表型评估，并提高肿瘤间变性转化的预测水平。同时我们提供了一个典型的病例，讨论临床上常见的神经综合征，还简要讨论了传统的和最新的成像技术。

关键词：癫痫发作；灌注成像；分离综合征；光谱学；正电子发射

引　言

弥漫性低级别胶质瘤（diffuse low-grade gliomas，DLGG）是相对少见的脑肿瘤，约占成年人原发性脑肿瘤的 15％。最常见的 DLGG 包括 WHO Ⅱ 级的弥漫性星形细胞瘤、少突胶质细胞瘤或者少突星形细胞瘤[1]。肿瘤生长缓慢，约 80％ 患者在新出现癫痫发作后才引起临床注意[1-3]。DLGG 侵犯并对周围脑组织形成占位效应[4]。如果不出现癫痫发作，肿瘤逐渐增大最终会导致神经功能的损害（运动/感觉障碍、心理变化、记忆力减退）或者脑脊液循环障碍（梗阻性脑积水）。

肿瘤生长会逐渐导致颅内高压、神经功能损害及头痛。一些研究表明，肿瘤细胞自身有神经毒性（释放细胞因子和神经递质），通过破坏神经元通路或改变谷氨酸代谢水平诱发癫

J. Torres-Reveron，MD，PhD • J. M. Piepmeier，MD (✉)
Department of Neurosurgery，School of Medicine，Yale University，333 Cedar Street，New Haven 06520，CT，USA
e-mail：joseph. piepmeier@yale. edu

K. P. Becker，MD，PhD
Department of Neurology，School of Medicine，Yale University，New Haven，CT，USA

H. Duffau (ed.)，*Diffuse Low-Grade Gliomas in Adults*，
DOI 10.1007/978-1-4471-2213-5_12，© Springer-Verlag London 2013

病[5]。这也许是癫痫成为 DLGG 最常见临床症状的原因。随着 MRI 应用的增多,偶然发现的 DLGG 并不少见。有接近 10% 的患者是在脑外伤后、体检或者因为不相关神经功能症状而做检查时发现的。

DLGG 也和 1 型神经纤维瘤病(neurofibromatosis type 1,NF1)相关[6],例如 1 型神经纤维瘤病患者中少突胶质细胞瘤发病率增高。在 DLGG 合并 1 型神经纤维瘤病患者中发现了神经元相关基因的差异性表达和 mTOR 活化的增加,也许是 NF1 合并低级别少突胶质细胞瘤的特征性表型变异。

DLGG 是一种致命性疾病,大多数 DLGG 会进展为高级别胶质瘤,也是导致患者死亡的最主要原因。临床总结中都认为年龄、生活质量和神经功能状态是主要预后指标[7]。另外,肿瘤的体积直接影响预后,肿瘤越大预后越差。生长速度较慢的 DLGG 转变成生长速度快的高级别胶质瘤是死亡率明显增加的原因,目前研究多集中在如何阻止或延迟这种由基因变异累积造成的恶性生物学转变,研究也主要直接针对如何识别导致肿瘤恶化的基因事件。

由于部分肿瘤生长缓慢,可能影像学上的表现并不活跃(即随着时间的推移肿瘤体积变化不明显)。但研究仍发现大多数肿瘤表现为持续生长,所以建议患者进行定期影像学复查以动态观察。大多数无症状胶质瘤最终会转变成有症状的侵袭性胶质瘤。肿瘤生长的速度与肿瘤的级别成正相关。肿瘤体积迅速增加表明 DLGG 会在不久的将来转变为间变性胶质瘤[8-9]。

仅有约 30% 的 DLGG 能达到影像学意义上的全切除[3],对于大多数患者而言,只能进行次全切除术或者只能行活检术,因此,需要包括神经外科、神经内科、神经病理科、肿瘤放疗科、放射科医师在内的完整团队对患者的诊疗方案进行优化管理。

典型病例

1 例 32 岁青年男性患者,既往无癫痫病史,一次全面强直痉挛发作后,妻子发现他躺在家里的地板上。发作后询问患者,在此次发作前 6 个月内他间歇性地经历了一种“超自然的味道”,他把这种发作描述为一种不舒服但很熟悉的药物的味道,很像酸的感觉。这种发作不频繁,持续 5~15 s。他说他从没过多关注这个问题,因为第一次发作时他刚好经过一个厕所,就自认为是洗涤剂的味道。他妻子回忆说在大发作 2 个月前,由于越来越严重的健忘,他工作表现不好被领导批评。患者承认近来注意力不集中和短时记忆力下降越来越严重。他还说有时候会出现思维混乱和思维奔逸,导致好几次开车上下班迷路。

这次大发作之后,他被送到当地医院,行头颅 CT 检查和 MRI 检查显示左侧颞叶无强化占位(图 12-1),随后在唤醒麻醉下行左侧颞叶肿瘤次全切除术,最终病理报告为少突胶质细胞瘤,WHO Ⅱ级。

这个病例体现了 DLGG 的典型病史特点。肿瘤的缓慢进展会导致细微的变化,但患者往往会忽略掉或者归咎于其他原因。因此,详细的病史询问和神经系统体格检查有助于鉴别和定位神经功能受损的区域,以及评估潜在的手术风险。

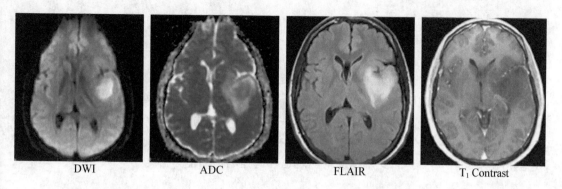

| DWI | ADC | FLAIR | T₁ Contrast |

▶图 12-1 术前 MRI 检查。MRI 检查显示左侧颞叶非强化的占位。占位效应和 DWI-ADC 异质性提示是细胞内的异质性。缩写:DWI. 磁共振弥散加权成像;ADC. 弥散系数图;FLAIR. 液体衰减翻转恢复

肿瘤的位置与临床表现的关系

一、额叶

DLGG 最常见的位置是额叶。在前额叶皮质内,由于相对应的功能缺失,DLGG 可以导致"额叶综合征"。患者可能表现为明显的个性、动机、组织能力、处理问题的能力、洞察力及判断力改变。患者可能表现为去抑制综合征,包括不恰当的、鲁莽的、混乱的行为。肿瘤位于优势半球毗邻外侧裂区的后下额叶区域会导致 Broca 失语或非流畅性失语。这部分患者表现为语言启动困难,不能重复、命名、阅读及写作,他们可能保留了听觉理解力,知道自己想要说什么,但是不会说。

二、颞叶

肿瘤侵犯优势半球颞上回会导致 Wernicke 失语或流畅性失语,患者表现为对口语的理解力受损。这部分患者也不能重复、命名、阅读和写作,他们的讲话经常出现言语错乱和自创新词,但患者往往不能意识到自己的错误。

肿瘤位于颞叶内侧附近导致钩回发作,是一种癫痫发作。这部分肿瘤会导致复杂部分发作,包括嗅幻觉、味幻觉、视幻觉或听幻觉,还常常伴有自动症,包括口头攻击和重复行为(比如一页一页地翻书、反复拿起电话并拨号)。颞叶癫痫的显著特征是"似曾相识感"(一种初次处于某种似曾相识场景的错觉)或"陌生感"(对熟悉的情境产生的从未经历过的幻觉)。另外,人格解体的感觉,包括愤怒、情绪激动、焦虑、欣快、宗教狂热和恐惧,往往与复杂部分发作相关。

三、顶叶

顶叶 DLGG 会导致感觉缺失和触觉的混乱，比如实体感觉缺失、不能通过触觉和感觉辨别物体，或者不能判断在患者手上写的什么字，这些都是顶叶皮质的功能。

偏侧空间忽视症或者偏侧空间失调症是一种独特的功能缺失，患者在没有视力丧失的情况下出现对一侧肢体没有知觉。这种现象往往发生在肿瘤位于顶叶辅助功能区时，代表性地影响对侧肢体。当然，这种情况的出现也可能是因为功能区肿瘤。

失联综合征

失联综合征是在双侧大脑半球皮质之间的主要连接纤维束被破坏后出现的，这是大脑半球内外存在沟通障碍的结果。举例说明，累及胼胝体压部的顶枕叶功能区 DLGG 会出现失读综合征，而没有失写症或读字不能。在这种情况下，书面语出现在未受影响的视皮质中，但是，由于肿瘤对胼胝体的压迫，这些信息不能传送到 Wernicke 区。患者保留书写的能力，但是不能阅读。优势半球颞-顶叶或角回肿瘤会出现失读症及失写症（不能书写和阅读），或古斯曼综合征（言语障碍、计算障碍、手指失认症或左、右方向混乱）。

协调双手活动的连接纤维束中断可导致异手综合征（alien hand syndrome，AHS）。肿瘤侵犯胼胝体膝部可导致自主的非目标手的活动。这种异手综合征常常出现控制的混乱（手和手的混乱）。比如，异手综合征表现为通过患侧手攻击吃饭时拿筷子的手或写字时拿笔的手，破坏正常手的功能。额叶靠近中线部位的肿瘤也会出现异手综合征。在这些综合征里，异手综合征不是患侧手和另一只手的不一致，而是它们的活动是独立的，具有诸如抓住或伸手去接触物体的反射性运动。

放射影像学表现

DLGG 的典型表现是 T_1 均匀低信号和 T_2 高信号。尽管很多中心拥有更高影像分辨率的 3T MRI，使用钆螯合物作增强剂的 1.5T 增强 MRI 仍是诊断的金标准[10]。但是 DLGG 不像其他的颅内肿瘤那样有非常典型的影像学表现。病灶强化并不多见，而且大多数（20%～25%）见于少突胶质细胞瘤。20% 的弥漫性星形细胞瘤和 40% 的少突胶质细胞瘤可以见到钙化[11]。血管性水肿和占位效应在生长缓慢的肿瘤中不是很常见[2]。

DLGG 的强化（图 12-2）常常被看作是预测肿瘤间变性转化和患者生存期的重要指标。一项 CT 研究表明，有强化的低级别胶质瘤患者的生存期要短于不强化的患者[12]。由 Chaichana 等最近完成的一项回顾性研究表明，在给予类似治疗的患者中，强化与生存期的缩短成正相关[13]。然而，强化明显但全切除肿瘤的患者，总生存期和无进展生存期明显延长。增强的体积大小也与预后相关，增强超过 4 ml 的患者预后更差，5 年无进展生存率仅为 28%[14]。

治疗后的肿瘤影像学评估更加复杂，因为放疗、化疗及手术切除可改变 MRI 的常规表

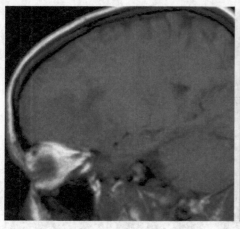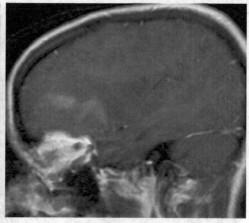

▶图 12-2 低级别胶质瘤的强化；MRI T_1 像的非强化(左侧)和钆作为增强剂强化(右侧)显示额叶的弥漫性病变

现。因此,在直接评价技术方面也开展了大量研究,以提高治疗前后诊断的准确性,避免不必要的手术干预。这些技术将在后面的章节讨论。Price 已经完成了一篇优秀的关于 DLGG 神经影像的综述[15]。我们对常用影像技术进行简要介绍。

一、磁共振波谱成像技术

磁共振波谱成像(magnetic resonance spectroscopy,MRS)实现了对单个、小灶和多发肿瘤的非侵袭性代谢研究。图 12-3 显示了 1 例多发胶质瘤,左侧颞叶的部分为级别更高的肿瘤。所有的胶质瘤中胆碱和 N-乙基天冬氨酸波谱峰值均升高,DLGG 中脂质和乳酸盐的峰值很少升高,而在高级别胶质瘤中会升高[16-17],MRS 检查可提高 DLGG 的诊断准确性。Möller-Hartmann 等[17]的一项研究表明,MRS 检查使诊断准确率提高了 15%,误诊率降低了 6%,模棱两可的诊断减少了 16%。

MRS 对区分高、低级别胶质瘤的准确率分别达到了 94%(长期回顾)和 96%(短期回顾)[18-19]。MRS 分析在预测间变性转化中优于肿瘤生长率和相关脑血流灌注测量(relative cerebral blood volume,rCBV)[20]。但是,也有一些研究表明 rCBV 在胶质瘤的定级上更准确,加用代谢分析的信息并不能提高诊断率[21]。

二、磁共振灌注成像

DLGG 中没有高级别胶质瘤中常见的微血管增生,灌注成像使用 rCBV 测量方法有助于肿瘤的定级,肿瘤的 rCBV 与组织学血管分布[22]、微血管的密度测定[23]及血管造影显示的血管分布[24]成正相关。

和 MRS 一样,灌注成像也用于鉴别高、低级别胶质瘤,并预测进展为高级别胶质瘤的概率[25-27]。因为少突胶质细胞瘤中存在密集的"铁丝网围栏"状的毛细血管网,其 rCBV 值比星形胶质细胞瘤要高[28]。

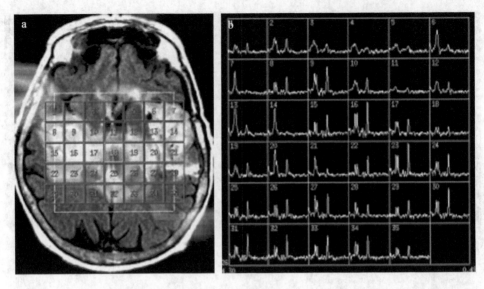

▶▶图 12-3　弥散病变的磁共振波谱成像。脑的轴向 FLAIR 成像显示贯穿额叶和丘脑的信号增加。多体素的波谱网格成像中,(b)的波谱数据来源于(a)的体素。左侧颞叶(体素 7、14、21)阅片预示可能进展为高级别胶质瘤

　　除了传统的灌注成像之外,还有一些其他外因(使用对比剂)或内因(血管自旋成像)的检查手段(图 12-4)。在血管自旋成像中,动脉血中的水可以随着脉搏或连续的高频倒置脉冲而成像,这项技术可以和使用有辐射造影剂的 PET 相媲美[29]。

三、正电子发射断层扫描

　　正电子发射断层扫描(positron emission tomography,PET)提高了我们对于细胞内代谢的认识。目前,这些放射示踪剂可以用来评估糖酵解代谢、蛋白合成及核苷酸的转录。由于肿瘤及邻近组织有更高的代谢需求,PET 可以用来评估肿瘤的进展及是否转化成恶性程度更高的病理类型。

　　低级别胶质瘤在 PET 上呈低代谢状态,根据低级别胶质瘤对 2-[18F]-氟-2-脱氧-D-葡萄糖[2-(18F)-fluoro-2-deoxy-D-glucose,FDG]的吸收率建立了间变性转化的诊断标准[30-31]。尽管已明确了脑组织高代谢水平的基线,高级别胶质瘤也可能表现为相似和仅仅稍高于基线水平的摄取率[32]。延迟 3～8 h 的 FDG 成像可以提高肿瘤与正常灰质的鉴别诊断[33],并有助于克服脑神经活化导致的敏感性降低。PET 成像还可以检测感兴趣区域并确定该区域的病变,MRI 和 FDG-PET 联合使用可以提高诊断价值[34]。

　　以下 2 个可能克服 FDG-PET 弱点的领域引起了人们的重视:蛋白质合成和核苷酸生成的成像。氨基酸成像的原理是在肿瘤恶性转化过程中氨基酸转运普遍增加[35-36]。11C 和 18F 同位素都可作为氨基酸转运的示踪剂。L-[甲基-11C]-甲硫氨酸是最常用的氨基酸之一。甲硫氨酸 PET 检测高级别胶质瘤的敏感性达 97%,而 DLGG 是 61%[37]。甲硫氨酸摄取升高的 WHO Ⅱ级和Ⅲ级胶质瘤患者生存期更短,也可以作为判断预后的指标[38]。

　　3′-脱氧-3′-氟氨酸(3′-deoxy-3′-fluorothymidine,FLT)是一种胸腺嘧啶类似物,在增殖

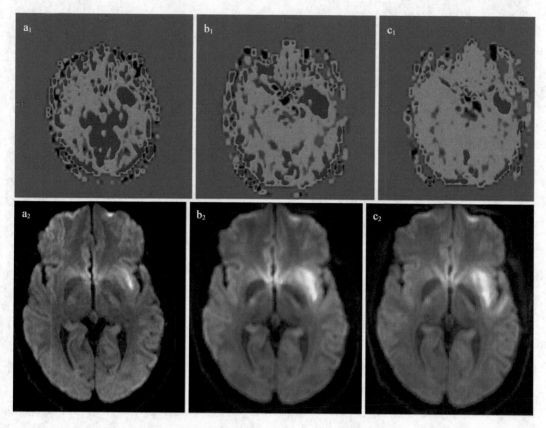

▶图 12-4 低级别胶质瘤的灌注和弥散加权成像。一例 Ⅱ 级少突胶质细胞瘤随访患者的动脉自旋标记
灌注成像($a_1 \sim c_1$)和弥散加权成像($a_2 \sim c_2$)。1 年后血流的增加(a_1 到 b_1)和弥散限制(a_1 到
b_2)证实左侧颞叶/岛叶肿瘤的最初进展。6 个月后限制弥散稳定(c_2),同时伴有该区域的灌
注减少(c_1)

的细胞内聚积[39]。高级别胶质瘤中 FLT 摄取升高[40-41],而 DLGG 几乎没有 FLT 的摄取。
FLT 摄取的升高似乎与病灶强化存在对应关系,也与高级别胶质瘤的 MIB-1 标记指数成正
相关[42]。因此,将来可能越来越多地使用这种腺苷嘧啶类似物用于引导活检和预测间变性
转化。

四、功能磁共振

由于 DLGG 浸润性生长的特性,安全切除的关键是外科手术前功能区的精确定位。了
解功能区是否被侵犯或受影响会决定手术入路的选择,并确定切除的范围(图 12-5)。但是,
功能磁共振成像(functional magnetic resonance imaging,fMRI)对语言等复杂功能区的定
位仍不是很精确,敏感性和特异性分别为 81% 和 53%[2]。目前,术中直接皮质电刺激仍是
语言区定位的金标准。

哈佛医学院神经肿瘤效应评估组(RANO)在 2011 年发布了 DLGG 标准随访和临床试
验的影像学指南。将 MRI 作为基本检查推荐给所有的医学中心,MRS、灌注成像和弥散加
权成像仅推荐给一些专科中心,同时也推荐 PET 成像,包括氨基酸成像。连续的 MRI 需要

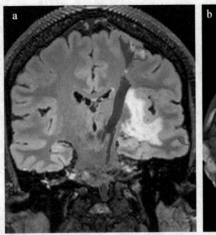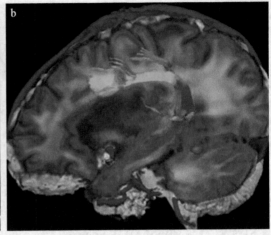

▶图 12-5　左侧岛叶低级别胶质瘤切除的术前功能 MRI,左侧大脑半球的功能成像证实皮质脊髓束(a 中蓝/紫纤维)和弧形纤维束(b 中蓝/紫/绿色纤维)的路径。在本例中,纤维束位于肿瘤的中间和表面。该 MRI 为防止术后的功能缺损提供了肿瘤切除的边界

满足以下两点:强化的进展或者不强化病灶的线性增大可能预示着肿瘤的恶性转化。尽管 PET、MRS,灌注成像和弥散加权成像可在判断肿瘤恶性转化时提供更深入的认识,但对于临床是否获益仍需进一步研究确认[43]。随着这些技术的发展,我们乐于见到它们被更多地使用,并希望能给 DLGG 的处理带来进步。

结　论

由于缺乏 DLGG 进展为高级别胶质瘤过程的分子机制的认识,其缓慢进展的特点仍将是肿瘤研究的热点和难点。影像学和分子遗传学的进展有助于跨越这道鸿沟,并允许临床医生根据肿瘤的基因型制订个性化治疗方案并预测其生物学行为。这些进步将会同时提高外科手术质量和药物疗效,降低伤残率,改善病死率和提高患者的生活质量。

(马文斌　孔祥溢　杜汉强　黄　毅　鲜继淑)

参考文献

[1]　Central brain tumor registry of the United States. Primary brain tumors in the United Stated Statistical Report 2004-2006 years data collected. Feb 2010. Accessed at http://www. cbtrus. org/2011-NPCR-SEER/WEB-0407-Report-3-3-2011. pdf.

[2]　Sanai N,Chang S,Berger M. Low-grade gliomas in adults:a review. J Neurosurg,2011,115:948-965.

[3]　Potts M,Smith J,Molinaro A,et al. Natural history and surgical management of incidentally discovered low-grade gliomas. J Neurosurg,2012,116:365-372.

[4]　Daumas-Duport C,Scheithauer BW, Kelly PJ. A histologic and cytologic method for the spatial

definition of gliomas. Mayo Clin Proc,1987,62:435-449.

[5] Rothstein JD,Brem H. Excitotoxic destruction facilitates brain tumor growth. Nat Med,2001,7:994-995.

[6] Jentoft M,Giannini C,Cen L,et al. Phenotypic variations in NF1-associated low grade astrocytomas: possible role for increased mTOR activation in a subset. Int J Clin Exp Pathol,2010,4:43-57.

[7] Chang E,Smith J,Chang S,et al. Preoperative prognostic classification system for hemispheric low-grade gliomas in adults. J Neurosurg,2008,109:817-824.

[8] Smith JS,Chang EF,Lamborn KR,et al. Role of extent of resection in the long-term outcome of low-grade hemispheric gliomas. J Clin Oncol,2008,26:1338-1345.

[9] Rees J,Watt H,Jäger HR,et al. Volumes and growth rates of untreated adult low-grade gliomas indicate risk of early malignant transformation. Eur J Radiol,2009,72:54-64.

[10] Pamir MN,Ozduman K,Dinçer A,et al. First intraoperative,shared-resource,ultrahigh-field 3-Tesla magnetic resonance imaging system and its application in low-grade glioma resection. J Neurosurg,2010,112:57-69.

[11] Lee YY,Van Tassel P. Intracranial oligodendrogliomas: imaging findings in 35 untreated cases. AJR Am J Roentgenol,1989,152:361-369.

[12] Lote K,Egeland T,Hager B,et al. Prognostic significance of CT contrast enhancement within histological subgroups of intracranial glioma. J Neurooncol,1998,40:161-170.

[13] Chaichana KL,McGirt MJ,Niranjan A,et al. Prognostic significant of contrast-enhancing low-grade gliomas in adults and a review of the literature. Neurol Res,2009,31:931-939.

[14] Tofts PS,Benton CE,Weil RS,et al. Quantitative analysis of wholetumor Gd enhancement histograms predicts malignant transformation in low-grade gliomas. J Magn Reson Imaging,2007,25:208-214.

[15] Price SJ. Advances in imaging low-grade gliomas. Adv Tech Stand Neurosurg,2010,35:1-34.

[16] McBride DQ,Miller BL,Nikas DL,et al. Analysis of brain tumors using 1H magnetic resonance spectroscopy. Surg Neurol,1995,44:137-144.

[17] Möller-Hartmann W,Herminghaus S,Krings T,et al. Clinical application of proton magnetic resonance spectroscopy in the diagnosis of intracranial mass lesions. Neuroradiology,2002,44:371-381.

[18] Devos A,Lukas L,Suykens JA,et al. Classification of brain tumours using short echo time 1H MR spectra. J Magn Reson,2004,170:164-175.

[19] Lukas L,Devos A,Suykens JA,et al. Brain tumor classification based on long echo proton MRS signals. Artif Intell Med,2004,31:73-89.

[20] Hlaihel C,Guilloton L,Guyotat J,et al. Predictive value of multimodality MRI using conventional, perfusion,and spectroscopy MR in anaplastic transformation of low-grade oligodendrogliomas. J Neurooncol,2010,97:73-80.

[21] Law M,Yang S,Wang H,et al. Glioma grading: sensitivity,specificity,and predictive values of perfusion MR imaging and proton MR spectroscopic imaging compared with conventional MR imaging. AJNR Am J Neuroradiol,2003,24:1989-1998.

[22] Aronen HJ,Gazit IE,Louis DN,et al. Cerebral blood volume maps of gliomas: comparison with tumor grade and histologic findings. Radiology,1994,191:41-51.

[23] Aronen HJ,Pardo FS,Kennedy DN,et al. High microvascular blood volume is associated with high glucose uptake and tumor angiogenesis in human gliomas. Clin Cancer Res,2000,6:2189-2200.

[24] Sugahara T,Korogi Y,Kochi M,et al. Correlation of MR imaging-determined cerebral blood volume maps with histologic and angiographic determination of vascularity of gliomas. AJR Am J Roentgenol, 1998,171:1479-1786.

[25] Donahue KM,Krower HG,Rand SD,et al. Utility of simultaneously acquired gradient-echo and spin-echo cerebral blood volume and morphology maps in brain tumor patients. Magn Reson Med,2000,43: 845-853.

[26] Knopp EA,Cha S,Johnson G,et al. Glial neoplasms: dynamic contrast-enhanced T2*-weighted MR imaging. Radiology,1999,211:791-798.

[27] Shin JH,Lee HK,Kwun BD,et al. Using relative cerebral blood flow and volume to evaluate the histopathologic grade of cerebral gliomas: preliminary results. AJR Am J Roentgenol,2002,179:783-789.

[28] Cha S,Tihan T,Crawford F,et al. Differentiation of low-grade oligodendrogliomas from low-grade astrocytomas by using quantitative blood-volume measurements derived from dynamic susceptibility contrast-enhanced MR imaging. AJNR Am J Neuroradiol,2005,26:266-273.

[29] Faehndrich J,Weidauer S,Pilatus U,et al. Neuroradiological viewpoint on the diagnostics of space-occupying brain lesions. Clin Neuroradiol,2011,21:123-139.

[30] Padma MV,Said S,Jacobs M,et al. Prediction of pathology and survival by FDG PET in gliomas. J Neurooncol,2003,64: 227-237.

[31] DeWitte O,Levivier M,Violon P,et al. Prognostic value positron emission tomography with [18F] fluoro-2-deoxy-D-glucose in the low-grade glioma. Neurosurgery,1996;39:470-477.

[32] Ricci PE,Karis JP,Heiserman JE,et al. Differentiating recurrent tumor from radiation necrosis: time for re-evaluation of positron emission tomography? AJNR Am J Neuroradiol,1998,19:407-413.

[33] Spence AM,Muzi M,Mankoff DA,et al. 18F-FDG Pet of gliomas at delayed intervals: improved distinction between tumor and normal grey matter. J Nucl Med,2004,45:1653-1659.

[34] Wong TZ,Turkington TG,Hawk TC,et al. PET and brain tumor image fusion. Cancer J,2004,10: 234-242.

[35] Isselbacher KJ. Sugar and amino acid transport be cells in culture-differences between normal and malignant cells. N Engl J Med,1972,286:929-933.

[36] Busch H,Davis JR,Honig GR,et al. The uptake of a variety or amino acids into nuclear proteins and other tissues. Cancer Res,1959,19:1030-1039.

[37] Ogawa T,Shishido F,Kanno I,et al. Cerebral glioma: evaluation with methionine PET. Radiology, 1993,186:45-53.

[38] DeWitte O,Goldberg I,Wikler D,et al. Positron emission tomography with injection of methionine as a prognostic factor in glioma. J Neurosurg,2001,95:746-750.

[39] Shields AF,Grierson JR,Dohmen BM,et al. Imaging proliferation in vivo with [F-18]FLT and positron emission tomography. Nat Med,1998,4: 1334-1336.

[40] Chen W,Cloughesy T,Kamdar N,et al. Imaging proliferation in brain tumors with 18F-FLT PET: comparison with 18F-FDG. J Nucl Med,2005,46:945-952.

[41] Choi SJ,Kim JS,Kim JH,et al. [18F]3'-deoxy-3'-fluorothymidine PET for the diagnosis and grading of brain tumors. Eur J Nucl Med Mol Imaging,2005,32:653-659.

[42] Price SJ,Fryer TD,Cleij MC,et al. Imaging regional variation of cellular proliferation in gliomas using 3'-deoxy-3'-[18F] fluorothymidine positron-emission tomography: an image guided biopsy study. Clin Radiol,2009,64:52-63.

[43] van den Bent MJ,Wefel JS,Schiff D,et al. Response assessment in neuro-oncology (a report of the RANO group): assessment of outcome in trials of diffuse low-grade gliomas. Lancet Oncol,2011,12: 583-593.

| 第十三章 |

弥漫性低级别胶质瘤的癫痫症状

Anja Smits

摘　要:大多数弥漫性低级别胶质瘤患者的初发症状是癫痫发作。但是癫痫发作和弥漫性低级别胶质瘤诊断间的关系并不是很简单就能确定的。小的局灶性癫痫发作也许很多年都不会被注意到。对于许多没有症状的患者,在影像学诊断明确后才出现癫痫症状,也有的患者在诊断脑肿瘤之前出现癫痫症状。肿瘤相关癫痫的发生率与肿瘤的生长速率成反比,肿瘤生长缓慢的患者,罹患癫痫的可能性最高。生长在靠近皮质等特殊部位的肿瘤是影响弥漫性低级别胶质瘤患者癫痫发生率的重要因素。

若非使用足量抗癫痫药物,约50%的弥漫性低级别胶质瘤患者在手术前有癫痫发作。对于这些患者,癫痫控制效果不佳对其健康的生活质量有很强的负面影响。通过肿瘤切除移除肿瘤病灶及结合放化疗的方法可以提高难治性癫痫患者的癫痫控制情况。当研究 DLGG 的癫痫控制情况和临床转归间的关系时,需要考虑肿瘤本身的演进过程。诊断肿瘤时癫痫发作是否首发或独有的症状,是一个预后的重要因素。有一些证据表明,手术前没有癫痫症状的 DLGG 患者生存期更长。不管手术后早期或晚期有没有癫痫发作,再次发生癫痫发作通常与肿瘤的恶性进展相关。但是 DLGG 的癫痫与肿瘤进展间的确切时间关系还不是很清楚。

关键词:癫痫;癫痫发作风险;癫痫发作控制;肿瘤控制;生存期;自然过程

引　言

癫痫发作是胶质瘤患者最常见的症状。癫痫发作是弥漫性低级别胶质瘤患者最早期的临床症状,但癫痫发作也可能是其他慢性疾病最常见的症状。慢性癫痫症状也增加了胶质瘤患者出现其他疾病的可能性。癫痫控制不好对患者的日常生活和生活质量都有很大的影

A. Smits，MD，PhD
Department of Neuroscience，Neurology Uppsala University，751 85 Uppsala，Sweden
e-mail：anja. smits@neuro. uu. se

H. Duffau（ed.），*Diffuse Low-Grade Gliomas in Adults*，
DOI 10.1007/978-1-4471-2213-5_13，© Springer-Verlag London 2013

响[30]。药物难治性癫痫通常采用多种用药策略,但是会产生认知功能和精神功能上的严重不良反应[29]。多种药物联合应用导致的认知功能损害将会进一步影响患者的日常社会生活[56]。高龄患者和前期有认知损害的患者特别禁用具有镇定和认知不良反应的抗癫痫药物(antiepileptic drugs,AEDs)。因此,取得理想的癫痫控制效果是 DLGG 患者临床治疗的一个重要部分。而且,癫痫并不总是良性的,与正常人群相比,癫痫可导致病死率增加,尤其是经常出现阵挛性惊厥的癫痫患者[50]。

值得我们重视的一种临床观点认为,胶质瘤患者新出现的抽搐症状可能是急性的症状性发作,不一定就是癫痫。急性症状性发作可能是急性医疗或神经损伤诱发的发作,例如术后立即出现的症状性发作就不需要长期抗癫痫治疗,除非后期再次出现无诱因的发作[4]。

当讨论 DLGG 患者癫痫发作的时候,我们必须要权衡癫痫风险和癫痫控制间的关系。虽然它们之间密切相关,但是这两个概念是完全不同的。患者的癫痫风险高并不意味着其癫痫控制就差,反之亦然。

DLGG 患者的癫痫风险,也就是随着时间发展,许多肿瘤相关因素导致癫痫发生的可能性。比如肿瘤生长的速率和肿瘤生长的特殊位置都非常重要。DLGG 患者比患有高级别胶质瘤等生长迅速肿瘤的患者更容易发生癫痫。在 DLGG 患者中,少突胶质细胞瘤患者发生癫痫的风险更高[11]。肿瘤侵犯的特定脑叶及其邻近皮质的功能也是决定癫痫危险性的额外因素[47]。位于主要的运动皮质附近的肿瘤和位于皮质的肿瘤有着更高的癫痫危险性。但枕叶肿瘤不一定发生癫痫。

癫痫控制就是抗癫痫治疗的效果,基本原则是采用抗癫痫药物进行癫痫治疗,手术、放疗和化疗等治疗可以提高 DLGG 患者的癫痫控制效果。在许多临床试验和观察研究中,通常通过比较治疗前后癫痫发作次数、类型对治疗效果进行量化。1987 年出版的 Engel 分类系统(Engel classification system)是目前最广泛应用的癫痫分类系统[18]。这个系统由 4 个分级组成(无癫痫发作、偶有癫痫发作、有缓解、无缓解)。虽然这种分类方法简单,但是受个人主观的影响太大。国际抗癫痫联合会(International League Against Epilepsy,ILAE)建议使用一个新的分类方案评估手术后癫痫的控制效果,为衡量癫痫的发作提供更客观的评价[61]。

与癫痫风险一样,癫痫控制在不同组织类型胶质瘤间也不一样,虽然高级别胶质瘤发生癫痫的风险比 DLGG 低,但高级别胶质瘤患者的癫痫却更难控制。

癫痫发作的流行病学

70%~90%诊断为脑肿瘤的 DLGG 患者首发症状是癫痫发作[52]。但是癫痫发作在很长时间内都可能被忽略,可能直到表现出惊厥症状的大发作,患者就医时才确诊。King 及其同事述及早期非痉挛性癫痫为首发症状是很难诊断的。他们连续研究了 300 例不明原因癫痫发作的成人和儿童[28],发现约 1/3 出现强直阵挛性癫痫发作的患者,前期曾出现局灶癫痫的症状(例如出现短暂的闪光等)。该研究证明患者可能意识不到局灶性癫痫症状的重要性,使得很难确切说明第一次临床症状出现的时间。

老年 DLGG 患者(≥60 岁)较少,占新诊断患者的 10%,很少在影像诊断确诊前以癫痫为首发症状,可能是由于老年患者肿瘤侵袭性比年轻患者更强,较少出现癫痫发作而更多出现神经症状和认知障碍。与年轻患者比较,老年患者在诊断时的认知障碍、语言障碍及运动障碍表现更明显[26]。

也有患者的症状不明显,而是因为外伤或其他原因行大脑影像学检查时偶然发现DLGG。目前,人们对这些偶然发现的肿瘤的生物学特性知之甚少,但是现在有数据表明它们是DLGG的早期状态。偶然发现的DLGG与有症状的DLGG相比要小一些,通常位于前额叶或其他非语言的脑区,而且在女性中较常见[41]。更重要的是,偶然发现的DLGG的生长速率与有症状的DLGG的生长速率相同。如果不加治疗,偶然发现的DLGG将在平均4年内发展为有症状的DLGG,并且出现癫痫症状。不考虑偶然发现的DLGG治疗方式的争议,这项研究说明DLGG癫痫症状的发现是一个时间依赖的过程,病情进展可能需要数年的时间。

癫痫和脑肿瘤间的关系更加复杂,癫痫有可能在检查出脑肿瘤以前发生。最近一项关于新发癫痫的回顾性研究,分析了两组英国癫痫患者,研究表明癫痫发作可能是肿瘤引起的,但是癫痫发生数年仍诊断不出肿瘤[27]。后期对两组患者的随访发现,这些癫痫患者,尤其是有癫痫发作的年轻患者,最后检查出肿瘤的概率明显升高[27]。这对有癫痫发作症状的成年患者的诊断具有很重要的临床意义。

癫痫的发生

颅内生长的肿瘤会通过水肿、血管增生、炎症反应及代谢变化在功能和结构方面改变其周围脑组织,从而促进癫痫的发生。脑肿瘤的癫痫发展与多种因素有关,例如,肿瘤组织学、肿瘤所在部位及血脑屏障的完整性。因此,通常认为低级别胶质瘤和高级别胶质瘤癫痫具有完全不同的发生机制。高级别胶质瘤是具有高浸润性的肿瘤,对周围脑组织以破坏为主。组织学上,高级别胶质瘤的特征是高度的细胞多态性和增殖率,具有坏死区域,影响微血管的形成(图13-1)。肿瘤的大小、肿瘤周围组织的缺血及肿瘤的微出血会导致组织的损伤,这种脑组织的损伤直接与癫痫的发生相关。

相反,在生长缓慢的低级别胶质瘤中,癫痫发生的原因是脑皮质区域的部分神经阻滞导致的去神经敏感状态。DLGG在本质上是浸润性的肿瘤,但是与恶性肿瘤有所不同,其特征是轻微的细胞增殖,分裂不活跃(图13-1)。DLGG典型的生长形式并不是一个实体肿瘤,而是浸润在脑实质中的单个肿瘤细胞。少突胶质细胞瘤细胞的特征就是围绕在神经元、血管等组织周围生长[44](图13-1)。

一、癫痫与结构变化的关系

正如前文所述,DLGG癫痫的发展与慢性传入神经阻滞和不同大脑皮质功能丧失连接相关,而不是组织损伤产生的直接影响[3,47]。癫痫由复杂神经元网络的同步放电导致,通常存在异常的电环路,大脑电生理的激活与抑制平衡被破坏,从而引发癫痫。生长缓慢的DLGG通过轴突生长、突触发生、神经发生而改变了瘤旁组织的电活动[8]。在特定的时间周期可能发生神经元的过度和同步放电,从而导致癫痫。

胚胎发育障碍的神经上皮瘤和神经节胶质瘤等神经元肿瘤患者100%会出现癫痫发作,

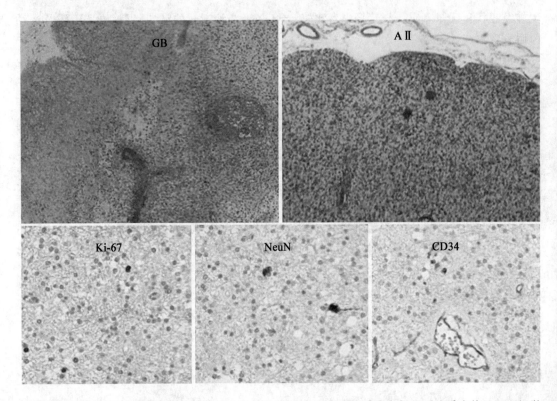

▶▶图 13-1　上排:2 例胶质瘤样本的苏木精-伊红染色,显示高级别胶质瘤和低级别胶质瘤的不同组织学特点。恶性胶质瘤(glioblastoma, GB)具有细胞坏死和内皮细胞增殖,而 WHO Ⅱ级弥漫性星形细胞瘤(A Ⅱ)则分化程度高,并侵袭入正常皮质(图片由 Dr. E Aronica, University of Amsterdam, The Netherlands 提供)。下排:显微图像显示 WHO Ⅱ级少突胶质细胞瘤的免疫组织化学染色。用于特殊细胞免疫染色的抗体有 Ki-67,用来鉴别少量的增殖肿瘤细胞;神经元核抗原(NeuN),用来鉴别肿瘤中的神经元;CD34,用于鉴别肿瘤中造血起源细胞

并且都是难治性癫痫,说明这些肿瘤自身具有诱发癫痫的特性[3]。神经节胶质瘤通常发生在儿童和青年,通常由发育不良的神经肿瘤和增生的胶质细胞组成,主要位于颞叶。显微解剖研究表明,神经肿瘤的异常基因表达导致神经元和神经网络发育不良,这是癫痫产生的内在因素[19]。另一些神经节胶质瘤诱导癫痫发生的机制可能是释放异常的神经递质到周围的脑组织,形成神经网络电活动异常[2]。

　　有时慢性肿瘤所致癫痫的患者可能形成第二个继发性致痫灶,也就是肿瘤远隔部位的放电致痫灶,这些致痫灶与肿瘤组织和瘤周组织不相连[57]。这种现象在长期患有癫痫和颞叶肿瘤的患者中很普遍。由于存在 2 个不同的致痫灶,患者可表现出两种不同类型的癫痫[13]。对于这类患者,除了切除肿瘤外,还要完全切除继发性致痫灶,否则术后还会有癫痫发作。

二、瘤旁皮质

　　与神经节胶质瘤不同,DLGG 的肿瘤组织是电惰性的。DLGG 的癫痫发生是肿瘤与其周围组织相互作用的结果。因此,致痫灶的位置与癫痫的发生相一致,但是与肿瘤的位置不

一定一致。肿瘤旁脑组织的细微改变,例如代谢活性和 pII 的改变都会诱导皮质兴奋性的增加[48]。

Conti 和其同事的最新研究证明了瘤旁组织在肿瘤性癫痫发生中的重要性。他们认为 γ-氨基丁酸(γ-aminobutyric acid,GABA)抑制性的降低是脑皮质电兴奋的基础[14]。GABA 是大脑中主要的神经递质,GABA 转运的变化可能是癫痫发生的潜在机制。GABA 转运的主要方面就是 $GABA_A$ 受体功能和离子平衡间的紧密联系[20]。$GABA_A$ 受体由可以通过氯离子的五聚体氯离子配体门控通道组成。另外 2 个离子泵 NKCC1 和 KCC2 以相反的方式转运,确立氯离子的浓度梯度。移植到卵母细胞的人类瘤旁癫痫组织的细胞膜上 NKCC1 和 KCC2 表达异常,导致 GABA 诱发的电流改变和后继 GABA 抑制的降低[14]。有趣的是,免疫组织化学检查发现瘤旁组织中 NKCC1 的增加主要在神经元中,而不是胶质细胞中。

癫痫发作临床表现

无论有无继发性致痫灶,DLGG 患者的肿瘤性癫痫发作可出现所有类型的局灶性癫痫发作。由于所有肿瘤性癫痫均为局灶性,且发作时间也很短,因此新诊断的癫痫有时被错误地分类为阵挛性惊厥的先兆。在确诊和开始抗癫痫治疗前,多为继发性全面发作,一旦开始抗癫痫治疗后,就多变为局灶性发作[22]。癫痫症状学可以反映出特殊的肿瘤定位及大脑皮质的功能结构。

一、癫痫发作类型

脑肿瘤诱发的局灶性癫痫发作被分为简单部分性发作和复杂部分性发作。简单部分性发作没有意识障碍,复杂部分性发作的患者存在不同程度的意识障碍。患有高级别胶质瘤的患者常出现简单部分性发作,而 DLGG 患者常发生复杂部分性发作。除了肿瘤的组织学外,肿瘤的具体位置也是癫痫发作为简单发作还是复杂发作的重要因素。位于颞叶或者岛叶的肿瘤更多出现复杂性发作。一般来说,复杂部分性发作由一个起始的先兆和意识模糊的自动行为 2 个阶段组成。不同患者的癫痫症状有很大的不同,有的甚至不会出现明确的阶段性。患者可能仅仅有先兆感觉,而没有其他癫痫症状。在先兆期,意识是清醒的,可以被唤醒,并能描述发作时的感受。

局灶性癫痫综合征也可以根据损伤部位或者癫痫起始部位进一步分类。虽然肿瘤位置和癫痫类型间有着密切的联系,但仅凭临床症状很难清楚地辨别肿瘤的位置,特别是颞叶癫痫发作和额叶癫痫发作很难区分[36]。现代神经成像方法的应用降低了通过特定脑区癫痫活动定位肿瘤的临床能力的地位,然而这种能力对于神经肿瘤学家明确主要局灶性癫痫的症状仍十分有用。

颞叶损伤所致癫痫的自主行为和感觉性症状有独特的特征。颞叶肿瘤导致的复杂部分性发作患者多有似曾相识的记忆障碍、感觉腹部上升的内脏感觉,或味觉和嗅觉的异常。一些局灶性颞叶癫痫患者还会出现幻听、语言障碍和记忆障碍等。

不对称的癫痫发作特征为一侧上肢外展和抬高及头强直转向外展上肢侧(通常为肿瘤的对侧)。不对称的癫痫通常与额叶肿瘤密切相关,特别是起源于辅助运动区的肿瘤[25]。

局灶性杰克逊运动性癫痫和体感性癫痫发作都是简单的局灶性癫痫。诱导它们发生的肿瘤多位于中央旁区域。额叶癫痫的其他癫痫临床症状有语言障碍和运动激惹，而后者主要发生在深部额叶肿瘤患者夜间或者早晨起床时。这种癫痫的发作类型通常与骑自行车运动、盆腔抽搐有关，而且有可能被误认为是非癫痫性的心因性痫性发作。

枕叶肿瘤患者的局灶性癫痫通常包括幻觉（闪光）等阳性视觉症状和其他视觉障碍（视物变大和视物变小），但也可能包括视野缺损和视物模糊。枕叶肿瘤患者出现头痛表现时很难与偏头痛鉴别。

二、癫痫持续状态

癫痫持续状态是一种癫痫患者中研究得较为充分的神经系统紧急情况[38]。癫痫持续状态被定义为一次癫痫发作持续超过 30 min，或者出现数次癫痫发作，每次发作间隔功能不恢复超过 30 min[23]。脑肿瘤并不是诱发癫痫持续状态的常见原因，许多研究表明，癫痫人群中癫痫持续状态发作的患者中，肿瘤导致的仅占 2％～5％，相关病死率为 0～20％[38]。有一篇专门进行颅内肿瘤患者癫痫持续状态的研究[10]，作者证明癫痫持续状态多于肿瘤诊断后和发展的过程中出现，他们还报道患有低级别胶质瘤和少突胶质细胞瘤的患者发生癫痫持续状态的概率很高。最近一项关于不同抗癫痫药物治疗肿瘤性癫痫持续状态效果的研究表明，普瑞巴林和左乙拉西坦等新药的效果和传统药物治疗的效果并无差别[54]。肿瘤性癫痫患者也可出现非抽搐性发作，其特征为突然出现意识障碍、定向障碍和失语等症状。这些症状虽然没有抽搐性癫痫持续状态对生命的危害高，但是更难察觉[9]。

抗惊厥治疗

关于采用抗惊厥药物治疗脑肿瘤性癫痫的最佳治疗方案的研究还不多，在非肿瘤相关性癫痫患者中已开展了大量比较传统的和新的抗癫痫药物效果的研究[46]，但关于神经肿瘤患者的抗癫痫治疗药物研究很少，而且研究的肿瘤类型也不同[31,60]。因此，目前迫切需要更多的关于 DLGG 患者抗癫痫药物效果及不良反应的研究。

一、抗癫痫药物治疗

为 DLGG 患者选择恰当的抗癫痫药物治疗，需要考虑药物的效果及其可能的不良反应[53]。像卡马西平、苯妥英钠、扑米酮和苯巴比妥等可影响肝细胞色素 P450 酶系统的老式抗癫痫药物，不推荐作为治疗肿瘤性癫痫的一线药物。这些抗癫痫药物引起的酶诱导会导致像类固醇一样的许多药物的代谢增强。此外，能高效结合蛋白质的抗癫痫药物和化学药物之间可能相互作用，改变这两类药物的游离和结合状态。虽然说卡马西平是一种高效的耐受良好的局灶性癫痫治疗药物，但是对于正在服用其他药物的 DLGG 患者而言并不是首选药物。卡马西平对于这些患者的不良反应还可能包括骨髓抑制。

在癫痫持续发作的紧急情况下，静脉注射前体药物 phosphenytoin 是非常有效的。苯妥英钠因为其认知功能上的不良反应、复杂的药动学及高毒性，已不再常规使用。

丙戊酸钠对局灶性癫痫的治疗效果和对原发全面性癫痫发作的治疗效果一样。与卡马西平和苯妥英钠正好相反,丙戊酸钠是一种酶抑制类药物,能够通过减少代谢而提高其他药物在血浆中的水平。在丙戊酸钠和其他依赖肝代谢的药物联合使用时,应当考虑它们的相互作用。丙戊酸钠还通过抑制组蛋白脱乙酰酶而具有抗肿瘤作用,可能是其治疗肿瘤相关性癫痫患者的又一个优势。新诊断的胶质瘤患者接受替莫唑胺治疗的同时,使用丙戊酸钠抗惊厥治疗可以延长患者的生存期。但是这些患者生存期的延长是由于替莫唑胺生物活性的延长,还是由于丙戊酸钠的抗肿瘤作用还不是很清楚[24,59]。丙戊酸钠除了轻微的肝毒性,其他不良反应相对还是比较温和的。丙戊酸钠可能延长出血时间,所以要避免其在一些神经外科手术前应用。

在过去的 10～15 年里,一些二代抗癫痫药物开始用于局灶性癫痫的治疗,并且这些抗癫痫药物作为单一用药或联合用药在治疗肿瘤性癫痫方面具有重要作用[46]。一般来说,二代抗癫痫药物对酶的影响较老式抗癫痫药物小,降低了药物相互作用的危险性,且人体对其具有很好的耐受性。如此看来,这些抗癫痫药物作为一线抗惊厥药物治疗 DLGG 患者是相当合理的。可以联合用药,以降低老式抗癫痫药物不能控制的癫痫发作[46,57]。新的抗癫痫药物有左乙拉西坦、加巴喷丁、拉莫三嗪、普瑞巴林和唑尼沙胺等。左乙拉西坦作为单一用药在治疗新诊断的局灶性癫痫方面具有与卡马西平一样的疗效,且不良反应更少[57]。左乙拉西坦偶有精神不良反应,可能会限制其在一些患者(特别是老年患者)中的应用。拉莫三嗪是治疗肿瘤相关性癫痫的一种有效药物,其缺点是调整剂量的时间长,需要花费数周才能达到治疗剂量[31]。一般来说,不推荐对没有癫痫发作的 DLGG 患者常规预防性地使用抗癫痫药物[21,53]。

二、药物难治性癫痫

正如之前讨论的一样,DLGG 通常位于大脑的功能区,并且与药物难治性癫痫相关[17]。因此,虽然接近半数的 DLGG 患者诊断时有癫痫症状,当使用抗癫痫药物治疗后癫痫症状消失,但是另一半患者虽然采取了最佳的药物治疗还是存在癫痫发作[11,52]。这些患者中的大部分出现药物难治性癫痫,也就是,虽然使用了至少两种抗癫痫药物,且血清药物浓度达到适当范围,但癫痫依然经常发作且对日常生活产生影响,这就称作药物难治性癫痫[16]。研究表明联用两种抗癫痫药物仍不能控制的癫痫发作,完全控制的可能性降低[32]。

抗癫痫药物对 DLGG 效果相对较差提示抗癫痫药物的药动学机制不能控制这些患者癫痫产生的通路。肿瘤性癫痫容易对药物产生耐受可能具有多种机制。机制之一是多药物抵抗蛋白将抗癫痫药物转运出大脑,导致肿瘤中及肿瘤周围血液中的活性药物浓度不足[57]。不同肿瘤类型的多药物抵抗蛋白表达量与难治性癫痫相关支持这一观点[1]。其他导致药物治疗效果不佳的药动学机制包括亲脂性物质进入大脑的限制性及肿瘤细胞抗癫痫药物敏感受体的丢失[57]。

另外,肿瘤性癫痫的发生机制也应当考虑分子遗传因素。最近一项研究报道了 DLGG 术后癫痫控制和 DLGG 分子特征的相关性[62]。虽然目前缺乏相关证据,但是患者具有癫痫易感遗传因子等自身原因也影响发生癫痫的危险性和癫痫控制的效果[5]。

三、手术治疗

抗癫痫药物治疗失败后,还应当考虑一些提高 DLGG 患者癫痫控制效果的方法。许多研究证明手术对 DLGG 患者的癫痫控制有很好的效果[11,52]。绝大部分患者进行彻底的脑肿瘤切除,也就是达到影像学肿瘤完全切除,可提高癫痫控制效果[31]。在这些病例中,致痫灶一般由肿瘤组织和少量瘤周围组织构成[31]。但是患有药物难治性癫痫的患者,致痫灶可能包含大量的肿瘤以外皮质区域,这些病例需要进行"癫痫手术",也就是切除致痫灶以达到较好的癫痫控制效果。术中皮质脑电监测可以明确致痫灶,切除致痫灶可能提高药物难治性癫痫的控制效果[8]。另外,硬膜下皮质电极或脑实质内电极也可进行术前癫痫灶定位,这些定位方法一般用于具有继发性致痫灶的患者,以提高定位的准确性(图 13-2),对具有继发或复杂性癫痫临床症状的患者有很高的价值[33]。而对于与症状不符的非神经源性癫痫患者,也可采用术前视频脑电图(video electroencephalographic,EEG)进行鉴别(图 13-3)。

四、放疗和化疗

无论是单纯放疗,还是手术后联合放疗,均有利于减少 DLGG 患者的癫痫发作。在欧洲癌症研究及治疗组织(European Organization for Research and Treatment of Cancer,EORTC)的一项包括了 22 845 例患者的研究中,比较了成年 DLGG 患者术后早期或晚期进行放疗的生存期;作为次要终点事件,比较了放疗对患者癫痫的控制效果[58]。进行了放疗的患者癫痫发病率为 25%,而不采用放疗的患者癫痫发病率为 41%。由于两组患者癫痫基线无差别,所以接受放疗的患者癫痫控制要好一些。后续小规模回顾性研究证明,接受放疗的患者癫痫发作明显减少。

大量研究报道,化疗对肿瘤性癫痫也有很好的疗效[46]。使用替莫唑胺至少能提高一部分 DLGG 患者的癫痫控制效果[7,49]。有趣的是,一项关于进展期 DLGG 的研究表明,与有强化的肿瘤相比,替莫唑胺对无强化肿瘤的癫痫控制效果更好[39]。一项关于边缘系统 DLGG 的研究表明,非烷化剂不管是在未手术时单独使用还是联合放疗使用都对癫痫控制有很好的效果[55]。提高对不可手术切除肿瘤的癫痫控制的一种方法是辅助以化疗后手术切除肿瘤,这种联合应用的方法可使一部分 DLGG 肿瘤缩小,然后大部分或全部切除肿瘤[6],手术后大部分患者癫痫控制率得以提高[6]。

癫痫与肿瘤进展

DLGG 与大脑皮质的密切关系解释了为什么癫痫是 DLGG 患者最常见的临床症状。在疾病早期,局灶性神经功能损害并不常见,主要是由于 DLGG 生长缓慢及大脑的可塑性使得大脑获得功能性的代偿,因此早期多出现癫痫症状,而认知障碍、神经功能损害等则随时间进展出现较晚。另外,诊断出肿瘤时癫痫的症状也是 DLGG 生存期的预后因素[52]。不以癫痫为首发症状的脑肿瘤患者预后一般较差[43],但是只有在不出现其他症状的情况下,以癫痫为首发症状的患者才与长生存期相关。一旦同时出现认知障碍或神经功能障碍,预

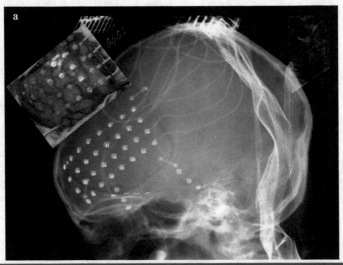

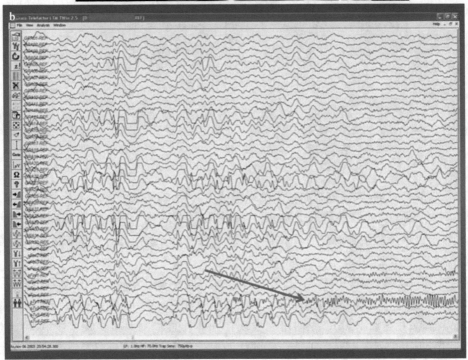

▶图 13-2 (a)显示通过额叶病变患者的栅极(4×8 电极)及额叶下、颞叶下的条状电极,在
肿瘤癫痫病灶周围行术中成像。(b)为视频脑电图[与(a)图患者相同],记录了
癫痫发作期间的电活动和癫痫发作的开始(红色箭头所指)(图片由瑞典乌普萨
拉大学医院 Dr. R Flink 提供)

后就很差[43]。通常认为,没有癫痫发作的 DLGG 老年患者却表现出认知障碍,提示疾病可
能会进展得更快[26]。

    除表现出的癫痫症状外,术前抗癫痫药物对癫痫的控制效果也是 DLGG 的预后因素之
一。术前仅有癫痫症状的患者和癫痫控制良好的患者生存期要长很多[15,37]。因此,在疾病
早期仅有癫痫症状且通过抗癫痫药物治疗取得无癫痫发作的 DLGG 患者多预后良好。在

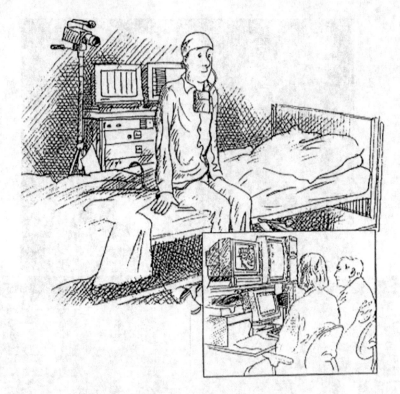

▶图 13-3　术前视频脑电图(video-EEG)监测,用于鉴别癫痫症状和其他非神经源性的痫性发作(图片由瑞典乌普萨拉大学医院 Dr. R Flink 提供)

生存期较长的患者中,大多数肿瘤位于脑组织的非功能区,可能是由于肿瘤切除范围比较广泛[51]。另外,DLGG 本身的特点也与术前癫痫控制和生存期有关。术前出现癫痫持续发作的患者与未出现持续状态的患者相比,其肿瘤直径要大很多,说明肿瘤扩大会导致症状进展[15]。

　　研究 DLGG 患者癫痫发作与生存期的关系时,也要考虑肿瘤自身的发生和发展。肿瘤诊断时可能处于不同时期,一般可分为 3 期:早期静默期、症状期和恶性进展期[40]。在恶性进展期以前,采用连续的 MRI 纵向研究发现在肿瘤的整个发生和发展过程中,肿瘤体积呈线性增加[12,34]。虽然肿瘤切除不能影响肿瘤的生长速率,但当治疗减慢肿瘤体积扩大时,癫痫控制的效果较好[35,45]。

　　众所周知,在肿瘤恶性进展期会出现癫痫控制后再次发作或发作越来越频繁,但是人们并没有系统地研究过癫痫反复发作究竟有什么内在意义。同样,DLGG 患者的癫痫发作与肿瘤进展的时间关系还不是很清楚。有时候癫痫的突然发作先于影像学证明肿瘤复发,所以癫痫控制效果不良时,应当进行影像学检查。在一项 234 例患有原发性脑肿瘤并接受化疗的患者的研究中,半数出现癫痫症状加重的患者肿瘤出现复发或治疗后进一步增长[22]。

　　最后,患者的癫痫控制效果并不仅仅由肿瘤相关因素及治疗因素决定,其他外部因素也可能影响肿瘤的生长,从而间接影响癫痫的控制效果。关于外部因素的性质,一直都不是很清楚。但是妊娠期间激素的变化可能是其中一个因素。患有 DLGG 的妇女妊娠期可能促进肿瘤的生长,同时癫痫发作的频率增加了 40%[42]。

结 论

对于 DLGG 患者来说,肿瘤性癫痫是一个重要的临床问题。70%～90% 的 DLGG 初诊患者有癫痫发作,尽管使用最佳的抗癫痫药物治疗,但在肿瘤切除前还有 50% 的患者有癫痫大发作。大量患者出现频繁发作的药物难治性癫痫而影响其日常生活。患者在癫痫控制方面需要平衡抗癫痫药物治疗的获益和药物相关不良反应对日常生活的影响。另外,需要注意抗癫痫药物和其他药物的相互作用,特别是接受化疗和皮质酮类药物的患者。

当药物治疗癫痫失败后,可考虑使用手术、放疗、化疗等其他治疗方式。为了使药物难治性癫痫患者取得良好的手术效果,推荐早期手术切除癫痫灶。术前脑电图和术中皮质脑电图等现代工具的引导,大大提高了 DLGG 术后癫痫的控制效果。

未来将有更多的临床试验评估 DLGG 患者选择抗癫痫药物的最佳策略及明确手术、放疗和化疗在药物难治性癫痫患者的癫痫控制中的作用。我们对脑肿瘤患者癫痫发作的病因学依然知之甚少。对肿瘤相关性癫痫机制的更深入了解,能帮助我们解释肿瘤位置和组织类型相似的患者在癫痫控制方面的区别,为高效的个性化治疗提供基础。

(马文斌 陈科引 黄 毅 冯 华)

参考文献

[1] Aronica E, Gorter JA, van Vliet EA, et al. Overexpression of the human major vault protein in gangliogliomas. Epilepsia, 2003, 44:1166-1174.

[2] Aronica E, Boer K, Becker A, et al. Gene expression profile analysis of epilepsy-associated gangliogliomas. Neuroscience, 2008, 151:272-292.

[3] Beaumont A, Whittle IR. The pathogenesis of tumour associated epilepsy. Acta Neurochir (Wien), 2000, 142: 1-15.

[4] Beghi E, Carpio A, Forsgren L, et al. Recommendations for a definition of acute symptomatic seizure. Epilepsia, 2010, 51:671-675.

[5] Berntsson SG, Malmer B, Bondy ML, et al. Tumor-associated epilepsy and glioma: are there common genetic pathways? Acta Oncol, 2009, 48:328-342.

[6] Blonski M, Taillandier L, Herbet G, et al. Combination of neoadjuvant chemotherapy followed by surgical resection as a new strategy for WHO grade Ⅱ gliomas: a study of cognitive status and quality of life. J Neurooncol, 2012, 106:353-366.

[7] Brada M, Viviers L, Abson C, et al. Phase Ⅱ study of primary temozolomide chemotherapy in patients with WHO grade Ⅱ gliomas. Ann Oncol, 2003, 14:1715-1721.

[8] Brogna C, Gil Robles S, Duffau H. Brain tumors and epilepsy. Expert Rev Neurother, 2008, 8:941-955.

[9] Casazza M, Gilioli I. Non-convulsive status epilepticus in brain tumors. Neurol Sci, 2011, 32 Suppl 2: 237-239.

[10] Cavaliere R, Farace E, Schiff D. Clinical implications of status epilepticus in patients with neoplasms. Arch Neurol, 2006, 63:1746-1749.

[11] Chang EF, Potts MB, Keles GE, et al. Seizure characteristics and control following resection in 332

patients with low-grade gliomas. J Neurosurg,2008,108:227-235.

[12] Chen X,Dai J,Jiang T. Supratentorial WHO grade II glioma invasion: a morphologic study using sequential conventional MRI. Br J Neurosurg,2010,24:196-201.

[13] Cibula JE,Gilmore RL. Secondary epileptogenesis in humans. J Clin Neurophysiol,1997,14:111-127.

[14] Conti L,Palma E,Roseti C,et al. Anomalous levels of Cl⁻ transporters cause a decrease of GABAergic inhibition in human peritumoral epileptic cortex. Epilepsia,2011,52:1635-1644.

[15] Danfors T,Ribom D,Berntsson SG,et al. Epileptic seizures and survival in early disease of grade 2 gliomas. Eur J Neurol,2009,16:823-831.

[16] Devinsky O. Patients with refractory seizures. N Engl J Med,1999,340:1565-1570.

[17] Duffau H,Capelle L. Preferential brain locations of low-grade gliomas. Cancer,2004,100:2622-2626.

[18] Engel Jr J, Van Ness PC, Rasmussen TB. Outcome with respect to epileptic seizures // Engel Jr J. Surgical treatment of the epilepsies. 2nd ed. New York: Raven Press Ltd,1993:609-621.

[19] Fassunke J,Majores M,Tresch A,et al. Array analysis of epilepsy-associated gangliogliomas reveals expression patterns related to aberrant development of neuronal precursors. Brain,2008,131:3034-3050.

[20] Fritschy JM. Epilepsy,E/I balance and GABA(A) receptor plasticity. Front Mol Neurosci,2008,1:5.

[21] Glantz MJ,Cole BF,Forsyth PA,et al. Practice parameter: anticonvulsant prophylaxis in patients with newly diagnosed brain tumors. Report of the Quality Standards Subcommittee of the American Academy of Neurology. Neurology,2000,54:1886-1893.

[22] Hildebrand J,Lecaille C,Perennes J,et al. Epileptic seizures during follow-up of patients treated for primary brain tumors. Neurology,2005,65:212-215.

[23] International League Against Epilepsy (ILAE). Commission on Epidemiology and Prognosis, International League Against Epilepsy Guidelines on epidemiologic studies on epilepsy. Epilepsia,1993, 34:592-596.

[24] Jaeckle KA,Ballman K,Furth A,et al. Correlation of enzyme-inducing anticonvulsant use with outcome of patients with glioblastoma. Neurology,2009,13(73):1207-1213.

[25] Jobst BC, Siegel AM, Thadani VM, et al. Intractable seizures of frontal lobe origin: clinical characteristics,localizing signs,and results of surgery. Epilepsia,2000,41:1139-1152.

[26] Kaloshi G, Psimaras D, Mokhtari K, et al. Supratentorial low-grade gliomas in older patients. Neurology,2009,73:2093-2098.

[27] Khan T, Akthar W, Wotton CJ, et al. Epilepsy and the subsequent risk of cerebral tumour: record linkage retrospective cohort study. J Neurol Neurosurg Psychiatry,2011,82: 1041-1045.

[28] King MA,Newton MR,Jackson GD,et al. Epileptology of the first-seizure presentation: a clinical, electroencephalographic,and magnetic resonance imaging study of 300 consecutive patients. Lancet, 1998,352:1007-1011.

[29] Klein M,Heimans JJ,Aaronson NK,et al. Effect of radiotherapy and other treatment-related factors on mid-term to longterm cognitive sequelae in low-grade gliomas: a comparative study. Lancet,2002,360: 1361-1368.

[30] Klein M,Engelberts NH,van der Ploeg HM,et al. Epilepsy in low-grade gliomas: the impact on cognitive function and quality of life. Ann Neurol,2003,54:514-520.

[31] Kurzwelly D, Herrlinger U, Simon M. Seizures in patients with low-grade gliomas-incidence, pathogenesis,surgical management,and pharmacotherapy. Adv Tech Stand Neurosurg,2010,35:81-111.

[32] Kwan P,Brodie MJ. Early identification of refractory epilepsy. N Engl J Med,2000,342:314-319.

［33］ Lombardi D, Marsh R, de Tribolet N. Low grade glioma in intractable epilepsy: lesionectomy versus epilepsy surgery. Acta Neurochir Suppl,1997,68:70-74.

［34］ Mandonnet E, Delattre JY, Tanguy ML, et al. Continuous growth of mean tumor diameter in a subset of grade Ⅱ gliomas. Ann Neurol,2003,53:524-528.

［35］ Mandonnet E, Pallud J, Fontaine D, et al. Inter-and intrapatients comparison of WHO grade Ⅱ glioma kinetics before and after surgical resection. Neurosurg Rev,2010,33:91-96.

［36］ Manford M, Fish DR, Shorvon SD. An analysis of clinical seizure patterns and their localizing value in frontal and temporal lobe epilepsies. Brain,1996,119:17-40.

［37］ Mirsattari SM, Chong JJ, Hammond RR, et al. Do epileptic seizures predict outcome in patients with oligodendroglioma? Epilepsy Res,2011,94:39-44.

［38］ Neligan A, Shorvon SD. Frequency and prognosis of convulsive status epilepticus of different causes: a systematic review. Arch Neurol,2010,67:931-940.

［39］ Pace A, Vidiri A, Galiè E, et al. Temozolomide chemotherapy for progressive low-grade glioma: clinical benefits and radiological response. Ann Oncol,2003,14:1722-1726.

［40］ Pallud J, Mandonnett E. Quantitative approach of the natural course of diffuse low-grade gliomas // Hayat MA. Tumors of the central nervous system,vol. 2. Dordrecht/New York: Springer AB,2011: 163-172.

［41］ Pallud J, Fontaine D, Duffau H, et al. Natural history of incidental World Health Organization grade Ⅱ gliomas. Ann Neurol,2010,68:727-733.

［42］ Pallud J, Mandonnet E, Deroulers C, et al. Pregnancy increases the growth rates of World Health Organization grade Ⅱ gliomas. Ann Neurol,2010,67:398-404.

［43］ Pignatti F, van den Bent M, Curran D, et al. Prognostic factors for survival in adult patients with cerebral low-grade glioma. J Clin Oncol,2002,20:2076-2084.

［44］ Prayson RA. Brain tumors arising in the setting of chronic epilepsy//Hayat MA. Tumors of the central nervous system,vol. 2. Dordrecht/New York: Springer AB,2011:407-416.

［45］ Ricard D, Kaloshi G, Amiel-Benouaich A, et al. Dynamic history of low-grade gliomas before and after temozolomide treatment. Ann Neurol,2007,61:484-490.

［46］ Rudà R, Trevisan E, Soffietti R. Epilepsy and brain tumors. Curr Opin Oncol,2010,22:611-620.

［47］ Schaller B, Rüegg SJ. Brain tumor and seizures: pathophysiology and its implications for treatment revisited. Epilepsia,2003,44:1223-1232.

［48］ Shamji MF, Fric-Shamji EC, Benoit BG. Brain tumors and epilepsy: pathophysiology of peritumoral changes. Neurosurg Rev,2009,32:275-284.

［49］ Sherman JH, Moldovan K, Yeoh HK, et al. Impact of temozolomide chemotherapy on seizure frequency in patients with low-grade gliomas. J Neurosurg,2011,114: 1617-1621.

［50］ Shorvon S, Tomson T. Sudden unexpected death in epilepsy. Lancet,2010,378:2028-2038.

［51］ Smith JS, Chang EF, Lamborn KR, et al. Role of extent of resection in the long-term outcome of low-grade hemispheric gliomas. J Clin Oncol,2008,26:1338-1345.

［52］ Smits A, Duffau H. Seizures and the natural history of World Health Organization grade Ⅱ gliomas: a review. Neurosurgery,2011,68:1326-1333.

［53］ Soffietti R, Baumert BG, Bello L, et al. European Federation of Neurological Societies. Guidelines on management of low-grade gliomas: report of an EFNS-EANO Task Force. Eur J Neurol,2010,17: 1124-1133.

［54］ Swisher CB, Doreswamy M, Gingrich KJ, et al. Phenytoin, levetiracetam, and pregabalin in the acute management of refractory status epilepticus in patients with brain tumors. Neurocrit Care,2011,16

(1):109-113.

[55] Taillandier L,Duffau H. Epilepsy and insular Grade Ⅱ gliomas: an interdisciplinary point of view from a retrospective monocentric series of 46 cases. Neurosurg Focus,2009,27:E8.

[56] Taphoorn MJ,Klein M. Cognitive deficits in adult patients with brain tumours. Lancet Neurol,2004,3: 159-168.

[57] van Breemen MS, Wilms EB, Vecht CJ. Epilepsy in patients with brain tumours: epidemiology, mechanisms,and management. Lancet Neurol,2007,6: 421-430.

[58] van den Bent MJ,Afra D,de Witte O,et al. Long-term efficacy of early versus delayed radiotherapy for low-grade astrocytoma and oligodendroglioma in adults: the EORTC 22845 randomised trial. Lancet, 2005,366:985-990.

[59] Weller M,Gorlia T,Cairncross JG,et al. Prolonged survival with valproic acid use in the EORTC/ NCIC temozolomide trial for glioblastoma. Neurology,2011,77: 1156-1164.

[60] Wen PY,Marks PW. Medical management of patients with brain tumors. Curr Opin Oncol,2002,14: 299-307.

[61] Wieser HG,Blume WT,Fish D,et al. ILAE Commission Report. Proposal for a new classification of outcome with respect to epileptic seizures following epilepsy surgery. Epilepsia,2001,42:282-286.

[62] You G,Huang L,Yang P,et al. Clinical and molecular genetic factors affecting postoperative seizure control of 183 Chinese adult patients with low-grade gliomas. Eur J Neurol,2011,19(2):298-306.

| 第十四章 |

低级别胶质瘤患者的生活质量

Martin J. B. Taphoorn

摘　要：对于脑肿瘤患者预后的判断，传统上都是看他们的生存期及其对放疗的反应。由于健康相关生活质量（health-related quality of life，HRQOL）成为重要的（第二位）预后判断指标，肿瘤的生存期不再是治疗的唯一目标。目前公认肿瘤治疗所带来的生存期延长需要同时衡量是否会对患者的生理、心理和社会功能带来不良影响。

　　对于低级别胶质瘤（low-grade glioma，LGG）患者，预后的判断应该包括神经认知功能和除了严重癫痫之外诸如 HRQOL 等患者主诉的评价方法。由于 LGG 患者相对于高级别胶质瘤生存期更长，因此出现肿瘤及其治疗的远期并发症风险反而更高，这些目前在临床试验中被认为是最主要的结果。

　　通过临床研究我们认识到，认知缺陷和严重的癫痫对于 LGG 患者的 HRQOL 有负面作用。

关键词：低级别胶质瘤；健康相关生活质量；认知；癫痫；预后指标

引　言

　　弥漫性低级别胶质瘤是脑部恶性肿瘤，目前不能治愈。LGG 患者希望能有一个长久的生存期，同时不伴有并发症，因为肿瘤最终会进展为恶性，并且终将出现神经功能缺损。大多数 DLGG 患者最终会死于这些并发症。那些年轻的肿瘤患者残酷的预后，将会显著地影响他们的第 3 个和第 4 个 10 年，对患者及其家庭都是沉重的负担。

　　和其他的脑肿瘤患者一样，LGG 患者不仅仅是遭受癌症的折磨，还有特殊的逐渐加重的神经功能缺损，这是和其他癌症患者所不同的。绝大多数 LGG 患者承受的缓慢的渐进性

M. J. B. Taphoorn, MD, PhD
Department of Neurology, VU University Medical Center, Amsterdam, The Netherlands

Department of Neurology, Medical Center Haaglanden, P. O. Box 432, 2501 CK, The Hague, The Netherlands
e-mail：m. taphoorn@ mchaaglanden. nl

H. Duffau (ed.), *Diffuse Low-Grade Gliomas in Adults*,
DOI 10. 1007/978-1-4471-2213-5_14，© Springer-Verlag London 2013

神经功能缺失的症状和体征将会影响他们的功能及生活质量。癫痫往往是这类患者的主诉，而认知障碍是他们最突出的表现，运动障碍和进行性颅内压增高的症状反而较少见。此外，疲劳和情绪波动在 LGG 患者中常见。不仅是肿瘤本身，其治疗措施也可能影响致残率[1]。

相对于传统的预后评价指标，诸如无进展生存期、总生存期、放疗反应，健康相关生存质量（HRQOL）及认知功能的评价对于患者和医生都是耗时而又烦琐的。除此之外，基于胶质瘤相对较低的发病率及其最终预后差的情况，生活质量和认知功能受损在这些患者中出现得相对较晚[2]。而且，疾病本身可能会影响患者判断自身神经功能的能力这一概念也许会限制诸如 HRQOL 等预后指标的使用。

不过，认知功能和 HRQOL 不仅仅在脑肿瘤患者的临床试验重点指标的判定中有作用，还可以作为疾病恶变的早期预警指标，并且对预后有意义。因此，它们有助于在临床实践中做出个性化的临床决策。

对于中位生存时间在 5～15 年的 LGG 患者，治疗的主要目标是更高的长期生存率，防治和改善患者神经及认知功能障碍，以及提高 HRQOL[3]。尽管 LGG 患者生存时间相对较长，但目前文献报道他们的生活质量不高[4]。

低级别胶质瘤的观察指标

低级别胶质瘤的观察指标见表 14-1。

表 14-1 低级别胶质瘤的观察指标

传统观察指标	残障评估（Rankin 残障量表）
总生存率	认知测试
无进展生存期	癫痫严重程度评估
放疗反应	**主观指标**
以患者为导向/中心的观察指标	症状评估（MD Anderson 症状评估量表）
客观指标	认知功能评估
伤残评估（爱丁堡功能伤残量表）	HRQOL 问卷调查表
残疾评估（Karnofsky 远期生活质量量表）	

如何评价脑肿瘤患者的功能比观察（无进展）生存期或肿瘤对治疗的反应要复杂得多，后者被认为是传统的硬性观察指标。这些传统的观察指标对于 LGG 来说存在不少问题，由于这些患者进行性恶化的特点，相于高级别胶质瘤，更不容易确诊。除此之外，LGG 的影像学改变是很微妙的，在 MRI FLAIR 和 T_2 加权序列，可以看到小的、渐进的和无症状的体积增大。在观察到新的增强灶提示恶变之前，确定 LGG 的影像学进展是一个挑战。反之亦然，Macdonald 标准用于 LGG 的评价不是最好的。虽然都集中在增强效应的变化方面，但 LGG 相对于高级别胶质瘤是不典型的[3]。

WHO 对功能、残疾和健康的分类 ICF2002 定义了如何对患者基本功能的缺失（即偏瘫或语言障碍）做出判别，其可以通过神经学检查或者像爱丁堡功能障碍测试（为脑肿瘤患者研发的）这样的损伤测试来进行评估[5]。在更高的层次上，患者的活动限制反映在日常生活中功能受损的后果（即偏瘫的患者无法爬楼梯，失语患者无法拨打电话），能通过残疾或失语症语言操作量表来评估，如巴氏卒中患者量表和卡氏量表等癌症患者专用量表[6]。最后，残疾如何影响患者的幸福感及其社会交往可以反映到患者的参与局限性（即患者因不能爬楼梯而被迫转移到另一个居住地，失语患者逐渐与社会脱节），这部分患者可以使用残障量表来评估，比如针对脑卒中患者的改良 Rankin 残障量表。

虽然这些量表不仅在临床试验中提供了基本信息，同时也成为疾病过程中的一个临床参数，但现有的残疾和障碍量表对于脑肿瘤患者是不够的[7]。认知功能缺陷是脑肿瘤患者的一个重要的症状，但相对于瘫痪，它很难通过目前所广泛使用的量表来评估，其中卡氏量表是一个最突出的例子。

神经功能损害、活动受限和参与局限性的评价在 LGG 的重要性低于高级别胶质瘤，因为 LGG 的神经功能障碍是有限的。认知功能和癫痫发作的评估在 LGG 患者中是很重要的[1]。

认知功能是一个对 LGG 患者非常重要的观察指标，客观的认知测试是金标准。患者的自我报告仅反映了患者的主观认知，是不充分的，因为它往往与疲劳和抑郁情绪所引起的症状相关联[8]。量表必须以客观性、可重复性和可操作性为基础。以前，MMSE 作为认知功能量表已经在脑肿瘤的临床试验中使用，虽然其起初是为筛选痴呆患者而开发的，是一个已被证明的可以预测神经胶质瘤总生存率的量表[9]。但是，MMSE 不足以全面评估脑肿瘤患者的认知功能。一个全面的认知测试（LGG 患者进行 20～30 min 的重复测试是可行的）应该覆盖不同的大脑认知领域，而且能让没有神经心理学专业知识的卫生保健人员也能熟练应用，这是非常重要的[3]。

由于癫痫发作是 LGG 患者突出的症状，并且经常是唯一的症状，所以对这些患者进行癫痫发作评估是同样重要的。此外，癫痫发作和使用抗癫痫药物均可能对认知功能和 HRQOL 产生负面影响[10-11]。LGG 治疗成功也可减少癫痫发作频率和药物使用量。癫痫发作活跃度的分级系统主要用于癫痫手术后结果的研究，但到目前为止，不常在 LGG 的临床试验中使用[12]。

健康相关生活质量问卷的发展

脑肿瘤患者健康相关生活质量问卷的发展见表 14-2。

除外脑肿瘤患者的神经和认知功能评估量表，同时还存在残疾和功能障碍，因此出现了主观评估量表。比如疲劳或疼痛量表，它不能在患者无法主诉时进行评估，而 HRQOL 量表本质上是主观量表。HRQOL 被定义为一个至少包含能被患者感知的生理、心理和社会现象的多维量表[13]。这是一个更为复杂的效果评估或残疾量表，要求更苛刻的多维量表。这样的观点被越来越多地用作护理和临床试验效果的判定，因为评估疾病和患者治疗效果的重要性越来越被认可。HRQOL 应由患者使用自我报告问卷方式评估，重新反映患者的认知功能水平。当然，与患者开展一个（半）开放式结构采访也可以是一种方式。

表 14-2　脑肿瘤患者健康相关生活质量问卷表

HRQOL 评估	功能	每个量表的计分项目和子量表
EORTC QLQ-C30（生活质量核心问卷）	癌症患者的通用评估	物理功能（5 分） 社会功能（2 分） 情感功能（4 分） 认知功能（2 分） 角色功能（2 分） 疲劳（3 分） 恶心（2 分） 疼痛（2 分） 个人项目（每项 1 分：呼吸困难、失眠、食欲缺乏、便秘、腹泻、经济困难） 总 HRQOL（2 分）
EORTC-BN20（脑肿瘤组）	脑肿瘤的特殊症状	未来的不确定性（4 分） 视觉障碍（3 分） 运动障碍（3 分） 交流障碍（3 分） 个人项目（每项 1 分：头痛、癫痫、嗜睡、脱发、皮肤瘙痒、双下肢乏力、小便失禁）
FACT-G（通用癌症治疗评估）	癌症患者的通用评估	一般情况良好（PWB）（7 分） 社会功能良好（SWB）（7 分） 情绪良好（EWB）（6 分） 运动功能良好（FWB）（7 分） FACT-G（27 分）（FACT-G＝PWB＋EWB＋SWB＋FWB）
FACT-BrS（癌症治疗的功能评估-大脑功能子量表）	脑肿瘤的特殊症状	FACT-Br 量表（BrS）包括 23 分： 注意力集中 有癫痫病史 近记忆力良好 因不能完成以往能完成的事情而沮丧 担心会癫痫发作 视力障碍 独立的感受 听力障碍 词能达意 表达想法存在困难 因性格改变而烦恼 能做出决定并承担责任 因对家庭贡献较少而烦恼 思维连贯 生活不能自理（洗澡、穿衣、吃饭等） 能将想法付诸行动 能像过去一样阅读

HRQOL 评估	功能	每个量表的计分项目和子量表
		能像过去一样写作
		能驾驶机动车（汽车、卡车等）
		上肢、下肢感觉障碍
		四肢无力
		共济失调
		头痛
FACT-Br（= FACT-G + FACT-BrS）	联合评估	FACT-Br(50 分)(FACT-G 27 分,FACT-BrS 23 分)
FACT/NCCN 脑部症状索引	脑肿瘤的特殊症状	大脑症状指数(FBrSI)15 个计分项目
		头痛
		癫痫发作
		四肢无力
		生活不能自理(洗澡、穿衣、吃饭等)
		乏力
		表达困难
		共济失调
		因不能完成以往能完成的事情而沮丧
		恶心
		失语
		失去战胜病魔的信心
		因为我的身体状况,我很难满足家人的需求
		担心身体状况恶化
		担心会癫痫发作
		能享受生活

　　用于评估 HRQOL 通用和特定疾病的问卷已经开发和验证。早期评估生活质量的量表,如生活指数斯皮策质量,其由医生或护士完成,类似残疾或身心障碍量表。随着HRQOL 研究的科学性开发和扩大,多维的、患者来源的 HRQOL 问卷出现了,通常通过严格的开发和心理测试,比如 COOP 图表、医疗结局量表(MOS)的短期健康调查表、诺丁汉健康量表、鹿特丹症状自评量表,以及疾病影响档案[14]。癌症特异性工具很快涌现,包括癌症的功能性生活指数(FLIC)、癌症疗法的功能评估(FACT)和欧洲组织研发的癌症治疗与研究工具(EORTC)[13-15]。目前,常见的 HRQOL 工具是人寿集团开发的 EORTC QLQ-C30,这项测试是由依据严重症状的 30 项核心测试和对于治疗手段或者特异性症状的补充测试而组成的调查问卷。该 EORTC QLQ-BN20 模块(包括 20 个项目)为大脑癌症患者开发和验证[16-17],专注于关键的症状。这两种模块可用于多种语言,依据严格的国际检测结果而有着明显的心理特征,而且随着时间在不断发展[18]。

　　EORTC QLQ-C30 测试包括 5 个评价指标(物理功能、社会功能、情感功能、认知功能、角色功能),3 个症状指标(疲劳、恶心/呕吐和疼痛),6 个单项指标(呼吸困难、睡眠障碍、食欲减退、便秘、腹泻和财务影响)和整体健康/总体生活质量量表。

EORTC QLQ-BN20 用于患者接受化疗或放疗后,包括 20 项,即评价视觉障碍、运动功能障碍、沟通功能缺失、各种疾病症状(如头痛和癫痫发作)、治疗毒性(如脱发),以及未来的不确定性。

在这两种测试中使用推荐的 EORTC 程序是可行的[19]。原始分数转化为 0~100 的线性量表,得分越高,代表功能或症状水平越高。在 HRQOL 项目中,10 个点的差异(在 0~100 级)被认为是最小的有临床意义的变化[20]。例如,增加超过 10 个点功能的规模将意味着适度改善,而减少超过 10 个点将被解释为适度恶化。同样,症状评分上升表示恶化,而降低意味着具体症状改善。变化<10 个点被视为没有变化,或在临床上不相关。> 20 个点的变化被归类为大的影响。

另一个被广泛应用于脑肿瘤特异性的 HRQOL 问卷是 FACT-Br,与一般的 FACT 模块(FACT-G)组合应用。

除了 HRQOL 模块可用于癌症患者外,症状量表也可作为替代的 PROs。

安德森症状量表脑肿瘤模块(MDASI-BT)是一个症状量表,这在原发性脑肿瘤患者和脑转移患者[21]中已被证实。鉴于这份问卷针对症状,它具有与 EORTC-BN20 相似之处。MDASI-BT 模块特别有用,可以说明整个疾病的症状发生轨迹,并可用于评价针对症状管理的干预措施。

人们做了很多尝试去利用生存质量的测试来量化 HRQOL,或类似的量表用于脑肿瘤临床试验。另外,独立生活评分(ILS)可用于评估胶质母细胞瘤的患者[22]。

鉴于认知功能和癫痫发作活动对于 LGG 患者尤其重要,这些问题并不总能很好地体现在现有的生活质量问卷中。关于自述的认知障碍,6 个项目的认知量表,其作为 PRO[23] 在医疗结果研究中是有用的。

健康相关生活质量:方法的争议及局限性

由于 HRQOL 问卷调查完全主观性质,随着时间的推移,当患者重复进行 HRQOL 问卷调查时得到的结果也会随着改变。患者对 HRQOL 问卷的敏感性可能也会逐渐变得与其同伴或正常人不一样。

因为它可能会成为一种负担,人们预计随着时间的推移,患者会出现更严重的临床症状和更差的生活质量,因此不太可能完成问卷。这些患者(非执行者),被排除在任何分析之外,可能导致高估生活的实际质量[24]。HRQOL 的系列评估由于数据的丢失可能被影响。排除临床情况导致的选择偏倚,随着时间的推移,患者和对照组对于填写表格的依从性都会逐渐下降。然而,丢失数据的主要原因是行政原因所引起的,例如,问卷没有由医生或护士分发、分发时间错误或没有使用说明。在肿瘤进展中的临床试验中,中止 HRQOL 评估将逐渐影响疾病某些未知的生活质量,从而严重阻碍这些试验的附加结果。因此,一旦肿瘤进展,HRQOL 评估不应停止。

此外,HRQOL 评估的时机是最重要的。合并使用丙卡巴肼、CCNU 和长春新碱(PCV)化疗对间变性少突胶质细胞瘤患者的 HRQOL 负面影响极小,主要是由于过于宽松的HRQOL 时间评估[25]。

方法学问题出现在研究设计中,例如,医生不明白 HRQOL 使用说明。除了临床因素,部分患者缺乏积极性、误解指令和(或)不能正确完成问卷也是重要的原因。

有几种方法可以使用以尽量减少生活质量数据的丢失。科研人员和患者了解收集数据的相关性很重要。当写一个研究方案,HRQOL评估的试验终点必须严格定义,数据收集的方法必须明确说明,HRQOL分析参数应当描述,以防止数据不明白和分析讨论的不一致。管理方面可以由培训人员专门进行数据收集,检查评估完整性后提交,记录丢失数据原因,并正式地与失访患者联系。激励患者对于减少数据丢失是很重要的。试验中,患者应充分了解HRQOL评估的重要性及如何和何时完成。多种问卷调查以不同的方式评估相同的问题或者反复的评估将会导致患者的依从性降低。

触摸屏设备已经发展,可用于代替纸质的问卷,其也可能有助于提高依从性,无论是在试验还是在临床实践中。Holzner和他的同事[26]开发的计算机健康评估系统(CHES)就是一个例子。

当患者无法自我报告时,例如由于认知障碍,可以考虑使用代理或保健专业人员评估患者的HRQOL评分。既往,这种方法效果并不好。医生和癌症患者评估的HRQOL评分存在很大的差异。但是对于患者自己与伙伴/代理之间的相互HRQOL评分同样认为是正确的[27]。然而,审查发现,在各种研究中,患者与代理人的HRQOL评分存在中度到高度的一致性[28]。患者和卫生保健提供者具有好坏参半的结果。代理人和卫生保健提供者倾向报告更多的是HRQOL问题本身,而不是在于患者;代理人的评分更趋于与患者生理HRQOL评分一致,而不是心理方面。此外,对脑肿瘤患者和代理人的HRQOL评估的特殊一致性原因进行了评估。EORTC QLQ-C30、EORTC-BN20和FACT-Br在患者和代理人HRQOL评估之间存在中度的一致性,评估后所提供的认知功能并没有受到严重影响[29]。最近的一项研究还表明,患者和代理人的数据[30]之间存在相当的一致性。尽管如此,只有在患者不能进行自我评估或者患者的评估在HRQOL的主要评估方面缺少价值时才能使用非患者评估。特别是在肿瘤患者的认知水平明显下降,患者与代理人/卫生保健提供者之间存在分歧时。

健康相关生活质量在低级别胶质瘤患者中的应用

在早期的HRQOL研究中,胶质瘤患者的功能障碍和认知功能障碍的描述主要来源于长期的幸存者[31-32]。其影响因素在很大程度上归因于放疗和化疗的不良反应,而且对患者的功能和HRQOL存在明确的负面影响。尤其放疗,早已被认为是儿童和成人胶质瘤患者认知功能障碍的主要原因[33]。然而,一些研究提出的可靠证据表明,肿瘤本身、肿瘤相关的癫痫和抗癫痫药物是认知功能下降的重要原因[34-37]。

其他研究人员使用KPS代替HRQOL测试回顾性分析恶性胶质瘤[38]。这些研究表明,患者的功能在疾病明确诊断和治疗之后的很长一段时间内都保持稳定或改善,直到疾病进展使患者病情恶化。Sachsenheimer等[39]通过分析大量的脑肿瘤后发现,患者死亡通常发生在功能开始降低之后的2～3个月。

关于LGG的HRQOL,总结一些研究后发现,许多胶质瘤的幸存者都存在主观和客观上的认知功能缺陷,同时伴有疲劳和(或)抑郁的增加[40-42]。

荷兰的195例LGG幸存者横断面研究结果表明,在胶质瘤的无复发期,长期生存的

LGG 患者降低的 HRQOL 与认知功能缺陷和严重的癫痫发作相关[10-11]。约 1/4 的 LGG 患者存在严重的认知功能障碍,尤其是记忆力和注意力。值得注意的是,一般的 LGG 幸存者的 HRQOL 与没有中枢神经系统转移的血液系统恶性肿瘤患者无差异[11]。具体的诊断和治疗史,在一般的 HRQOL 结果中与假设相比可能是不太重要的。但对于已经诊断和治疗的恶性肿瘤患者,疾病本身会对 HRQOL 产生负面影响。在荷兰的研究中,两组患者与健康对照组在某些特征上,如年龄、性别和教育程度上,其 HRQOL 均明显较差。除了报告上说的他们的整体健康状况都比健康对照组差,在自我角色、社会功能、精神状态及活力方面也有着同样的结果。出人意料的是,只有少数患者感到对于未来的不确定性。当患者情况稳定、疾病无进展时,他们可能会对前景比较乐观。

此后,无论 LGG 患者本人还是他们的合作伙伴都可能会面临生活质量的降低[43]。

最近的一项关于 HRQOL 的前瞻性研究发现,43 例成人 LGG 在肿瘤无复发期,其生活质量得到提高。这项研究也证实,抗癫痫药物对认知产生负面影响[44]。

高级别胶质瘤患者生活质量较 LGG 更差[45]。肿瘤的分级、大小和位置与 HRQOL 相关。肿瘤较大、位于非优势半球、位置靠前,其 HRQOL 较差。意外发现,非优势半球肿瘤的 HRQOL 较优势半球低,可能与优势半球患者更易出现认知功能障碍有关;当患者有认知功能障碍时,其判断生活质量的能力下降。

疾病的特定症状和体征对生活质量存在重大影响。神经系统体征、症状,如癫痫发作频率、运动障碍和功能状态,已被证明可能引起 HRQOL 降低[10-11,46-47]。至于非特异性体征如全身性肿瘤、疲劳和抑郁,被确定是降低 HRQOL 的主导因素[48]。此外,在 LGG 患者,疲劳是最常见的一种症状,也是导致生活质量下降的一个主要因素[42]。在临床上,抑郁症在胶质瘤患者中发生率较高,而且可能高于一般的癌症人群[49]。因此,抑郁症是一个严重的临床问题,可影响患者的生活质量,减少 LCG 患者的生存期[50]。

疾病的复发严重影响患者的生活质量。如果患者存在一个负担症状,当其疾病复发时,其神经功能缺损症状较疾病初发时明显严重[47]。这并不奇怪,从疾病诊断后,肿瘤复发患者的 HRQOL 相比于无复发患者更复杂[51]。

以胶质瘤患者的 HRQOL 为终点事件的随机研究数量很少。自 2002 年开始系统记录后只有 5 个[2],其中仅有 1 个是在 LGG 患者中[52]。

一、手术对健康相关生活质量的影响

减少肿瘤占位可以减轻神经症状和认知障碍,从而提高生活品质。此外,外科手术可能会降低 LGG 的癫痫发作[53]。在另一方面,手术及围术期的损伤由于波及肿瘤周围的正常组织,可能会导致神经系统和某种认知功能缺陷。虽然这些功能障碍往往是暂时的,其可能会导致暂时的生活质量下降。手术对 LGG 患者的影响主要集中在认知功能,尤其是语言。尽管进行了大面积的手术,通过密集的监测和唤醒手术,尤其是在优势半球,术后的语言障碍仍然相对较轻,而且是暂时的[54-55]。相对于病理证实为 LGG 的患者,怀疑是 LGG 时其 HRQOL 不受等待-扫描策略的负面影响[40,56]。

二、放疗对健康相关生活质量的影响

放疗已被证实可以延长 LGG 患者无进展生存期,但不能提高整体生存率[57]。假设放疗可以推迟肿瘤的进行性生长，那么患者的认知功能和 HRQOL 都将提高。由于在某些研究中并不将认知和 HRQOL 作为终点事件参数，最近完成的 EORTC/RTOG LGG 临床试验显示结果与这些参数高度相关。放疗可能减少癫痫发作，对 HRQOL 产生积极的影响[57]。

除外这些好处，在 LGG 患者的 HRQOL 方面，放疗亦可能导致负面影响。在 LGG 中，唯一将 HRQOL 作为终点事件的随机对照试验结果显示：高剂量辐射（59.4 Gy，6.5 周）与低剂量辐射（45 Gy，5 周）的患者生存率无明显差别[52]。

一个 HRQOL 问卷调查共有 47 项，评估包括生理、心理、社会和主要症状等，在临床试验中主要用于评估随着时间的推移患者的治疗效果。接受高剂量放疗的患者在完成综合治疗的过程中，HRQOL 较低，功能较差，症状更多。统计学观察表明，疲劳/全身乏力、失眠症状在放疗后即刻、休闲时、治疗后 7～15 个月存在明显差异。

在 LGG 患者的无复发期，在 HRQOL 观察中未见到既往放疗后的不良反应[11]。

对于长期存活的 LGG 幸存者，尽管在 HRQOL 观察中未见到既往放疗后的不良反应，但是在认知功能中大部分患者的危机感降低，可能是由放疗后的不可逆性脑病所致。

三、化疗对健康相关生活质量的影响

胶质瘤患者有成功的化疗方案，包括 PCV 化疗（丙卡巴肼、CCNU 或洛莫司汀、长春新碱）和替莫唑胺。相比 PCV 化疗，替莫唑胺为口服制剂，而且较少出现骨髓抑制。LGG 患者接受替莫唑胺化疗后，不仅生存期能提高，患者的生活质量也会提高[58]。在 EORTC-RTOG 试验中，由于放疗后的长期毒性，LGG 幸存者接受替莫唑胺较放疗而言具有更好的疗效、认知水平的提高及生活质量的改善[59]。

四、支持治疗对健康相关生活质量的影响

对胶质瘤患者而言，治疗药物包括抗癫痫药物和类固醇（地塞米松）。因为癫痫发作会降低生活质量，可以假定使用抗癫痫药物会提高生活质量。然而，抗癫痫药物的认知功能损害作用已在荷兰的 195 例 LGG 横断面研究中被证明。在 LGG 患者中，癫痫和抗癫痫药物对认知和生活质量的影响都将导致认知功能降低、生活质量下降[10-11]。认知功能障碍主要归因于使用抗癫痫药物，但是较低的生活质量与癫痫控制较差有关[10]。

五、健康相关生活质量在临床实践中的应用

在日常实践中，预后因素如年龄、功能状态会被用于选择脑肿瘤患者中谁可能会从积极的治疗中受益而谁可能不会。在各种类型的癌症中，健康相关生活质量（HRQOL）参数已被证明是独立的预后因素。然而，基线 HRQOL 数据对胶质瘤患者预后判断的价值值得怀疑。目前没有数据证明 LGG 患者的预后与 HRQOL 相关，却证实与 FACT 评分相关[60]。HRQOL 与患者的功能状态明显相关，在校正这个后进行多因素分析显示，HRQOL 与预后仍无相关性。Mauer 等在高级别胶质瘤患者中进行的 2 个 EORTC 研究对这个问题进行了分析[61-62]。在 EORTC QLQ-C30 子分数的经典分析中，评估胶质母细胞瘤患者，将年龄、身体状态作为生存的主要预后因素，将认知功能、总体健康状况及社会功能作为数据明显预后

因素。在间变性少突胶质细胞瘤患者中,情绪状态、缺乏沟通、对未来的不确定性和下肢无力是影响预后的重要因素。在辅助程序的分析中,HRQOL 评分被添加到其他预测因素的模型中,结果 HRQOL 评分并没有提高众所周知的临床因素的预测价值。更重要的是,与 HRQOL 数据模型相比,临床预测因素使用的参数非常少。从这些分析可以得出结论,虽然各种 HRQOL 评分有预测价值,但是对已知的临床预测因素无额外的价值。

然而,在另一方面,HRQOL 数据可能在日常临床实践中具有价值。常规对门诊肿瘤患者进行 HRQOL 评估,可以提供信息给医生,对医患沟通具有积极的作用。在一些患者中,这些测量可以改善生活质量和情感功能。不过,HRQOL 的评估、相关症状和功能在日常实施实践仍很少应用。在未来,一组核心标准和可以描述疾病轨迹(治疗开始、中期治疗、随访期间、复发)关键点的可重复的疾病特定问卷应被实施,而且可以比较不同时间点的效果。一小套集中 HRQOL 的问题可用于每次访问中(例如,治疗的焦点可能针对不良反应)。此外,明确地解释评分非常重要,决定准则应提供给临床医生[63]。在门诊随访中使用触摸屏设备将在这方面很有帮助[26,64]。

结论与展望

现在人们普遍承认抗癌治疗能够延长癌症患者的生存期,但是同时应当重视治疗的不良反应,其可能影响患者的生理、心理及社会功能。小部分脑肿瘤患者相对于其他癌症,例如肺癌和乳腺癌,其不良的预后、较短的生存时间减少了他们对 HRQOL 这样的患者报告结局量表的兴趣,就如同这些患者的生活质量一样。研究发现新的(综合)治疗对某些原发性脑肿瘤的亚组有效,长期生存的 LGG 可能增加晚期治疗的并发症,导致人们对认知、HRQOL 作为预后的兴趣增加。

对于 LGG,最重要的预后评估是认知功能、癫痫的发作情况、症状和 HRQOL,而且这些预后评估将更多地应用于临床及科研中。对于认知功能我们摒弃标准化检测,以客观的方式评价认知功能的主要方面。对于长期生存的 LGG,认知功能检测被认为是极为重要的预后评估方式,而且大范围手术之后的即刻效应和放疗及其他药物治疗后的长期效果都是关键点。

当缺乏特异的脑肿瘤评估方式时,功能状态,如用于癌症患者的 KPS 评分,常被用来评估胶质瘤患者。但是 KPS 评分不能反映神经功能缺损,如偏瘫、认知功能障碍,其用于评估脑肿瘤患者的功能状态是有限的。针对脑肿瘤的特殊日常生活(activity of daily life,ADL)评分[65]应当被开发,如用于痴呆患者的工具性 ADL 评分。

尽管 HRQOL 在未来仍将完善,但是计算机化适应测试(computerized adaptive testing,CAT)是一个重要的新的发展,可以改善现有的 HRQOL 评估。CAT 的基本思路是制定个体化问卷。根据患者对检测项目的反应来确定下一步的询问方向,从而获得最大量的信息。对于 LGG 患者,认知、癫痫、疲劳、情绪方面值得特别关注[66]。

显然,在脑肿瘤患者中,HRQOL 已成为一个重要的预后评价指标,尽管它存在局限性。对于一般的脑肿瘤患者,特别是 LGG 患者,以患者自述报告和以患者预后为中心的未来发展,对于医生、患者及其家属都是必需的。

(马文斌　孔祥溢　伍犹梁　陈图南)

参考文献

[1] Taphoorn MJ, Klein M. Cognitive deficits in adult patients with brain tumours. Lancet Neurol,2004, 3:159-168.

[2] Efficace F, Bottomley A. Health-related quality of life assessment methodology and reported outcomes in randomised controlled trials of primary brain cancer. Eur J Cancer,2002,38:1824-1831.

[3] Van den Bent MJ, Wefel JS, Schiff D, et al. Response assessment in neuro-oncology (a report of the RANO group): assessment of outcome in trials of diffuse low-grade gliomas. Lancet Neurol,2011, 12:583-593.

[4] Klein M. Health-related quality of life aspects in patients with low-grade glioma. Adv Tech Stand Neurosurg,2010,35:213-235.

[5] Grant R, Slattery J, Gregor A,et al. Recording neurological impairment in clinical trials of glioma. J Neurooncol,1994,19:39-47.

[6] Karnofsky DA, Burchenal JH. The clinical evaluation of chemotherapeutic agents in cancer//Macleod CM. Evaluation of chemotherapeutic agents. New York: Columbia University Press,1949:191-205.

[7] Taphoorn MJB, Sizoo EM, Bottomley A. Review on quality of life issues in patients with primary brain tumors. Oncologist,2010,15:618-626.

[8] Armstrong TS, Gilbert MR. Net clinical benefit: functional endpoints in brain tumor clinical trials. Curr Oncol Rep,2007,9:60-65.

[9] Stupp R, Mason WP, van den Bent MJ, et al. Radiotherapy plus concomitant and adjuvant temozolomide for glioblastoma. N Engl J Med,2005,352:987-996.

[10] Klein M, Engelberts NH, van der Ploeg HM, et al. Epilepsy in low-grade gliomas: the impact on cognitive function and quality of life. Ann Neurol,2003,54:514-520.

[11] Aaronson NK, Taphoorn MJB, Heimans JJ, et al. Compromised health-related quality of life in patients with low-grade glioma. J Clin Oncol,2011,29:4430-4435.

[12] Wieser HG, Blume WT, Fish D, et al. ILAE Commission Report. Proposal for a new classification of outcome with respect to epileptic seizures following epilepsy surgery. Epilepsia,2001,42:282-286.

[13] Aaronson NK, Ahmedzai S, Bergman B, et al. The European Organization for Research and Treatment of Cancer QLQ-C30: a quality-of-life instrument for use in international clinical trials in oncology. J Natl Cancer Inst,1993,85:365-376.

[14] Gill TM, Feinstein AR. A critical appraisal of the quality of quality-of-life measurements. JAMA, 1994,272:619-626.

[15] Weitzner MA, Meyers CA, Gelke CK,et al. The functional assessment of cancer therapy (FACT) scale. Development of a brain subscale and revalidation of the general version (FACT-G) in patients with primary brain tumors. Cancer,1995,75:1151-1161.

[16] Osoba D, Aaronson NK, Muller M, et al. The development and psychometric validation of a brain cancer quality-of-life questionnaire for use in combination with general cancer-specific questionnaires. Qual Life Res,1996,5:139-150.

[17] Taphoorn MJ, Claassens L, Aaronson NK,et al. An international validation study of the EORTC brain cancer module (EORTC QLQ-BN20) for assessing health-related quality of life and symptoms in brain cancer patients. Eur J Cancer,2010,46:1033-1040.

[18] Fayers P, Bottomley A. Quality of life research within the EORTC: the EORTC QLQ-C30. European Organisation for Research and Treatment of Cancer. Eur J Cancer,2002,38(S4):125-133.

[19] Fayers P, Aaronson N, Bjordal K, et al. EORTC QLQC30 scoring manual. 3rd ed. Brussels: EORTC Publications,2001.

[20] Osoba D, Rodrigues G, Myles J, et al. Interpreting the significance of changes in health-related qualityof-life scores. J Clin Oncol,1998,16:139-144.

[21] Armstrong TS, Mendoza T, Gning I, et al. Validation of the M. D. Anderson Symptom Inventory Brain Tumor Module (MDASI-BT). J Neurooncol,2006,80:27-35.

[22] Recht L, Glantz M, Chamberlain M, et al. Quantitative measurement of quality outcome in malignant glioma patients using an independent living score (ILS). Assessment of a retrospective chart. J Neurooncol,2003,61:127-136.

[23] Stewart AL, Ware Jr JE. Measuring functioning and well-being: the Medical Outcomes Study approach. Durham: Duke University Press,1992.

[24] Walker M, Brown J, Brown K,et al. Practical problems with the collection and interpretation of serial quality of life assessments in patients with malignant glioma. J Neurooncol,2003,63:179-186.

[25] Taphoorn MJB, van den Bent MJ, Mauer ME, et al. Health-related quality of life in patients treated for anaplastic oligodendroglioma with adjuvant chemotherapy: results of a European Organisation for Research and Treatment of Cancer randomized clinical trial. J Clin Oncol,2007,25:5723-5730.

[26] Holzner B, Schauer-Maurer G, Stockhammer G,et al. Patient reported outcome monitoring using a tablet PC is suitable for measuring quality of life in patients with gliomas. Wien Med Wochenschr, 2011,161:6-12.

[27] Davies E, Clarke C. Views of bereaved relatives about quality of survival after radiotherapy for malignant cerebral glioma. J Neurol Neurosurg Psychiatry,2005,76:555-561.

[28] Sneeuw KC, Sprangers MA, Aaronson NK. The role of health care providers and significant others in evaluating the quality of life of patients with chronic disease. J Clin Epidemiol,2002,55:1130-1143.

[29] Brown PD, Decker PA, Rummans TA, et al. A prospective study of quality of life in adults with newly diagnosed high-grade gliomas: comparison of patient and caregiver ratings of quality of life. Am J Clin Oncol,2008,31:163-168.

[30] Giesinger JM, Golser M, Erharter A, et al. Do neurooncological patients and their significant others agree on quality of life ratings? Health Qual Life Outcomes,2009,7:87.

[31] Hochberg FH, Slotnick B. Neuropsychologic impairment in astrocytoma survivors. Neurology,1980, 30:172-177.

[32] Imperato JP, Paleologos NA, Vick NA. Effects of treatment on long-term survivors with malignant astrocytomas. Ann Neurol,1990,28:818-822.

[33] Surma-aho O, Niemela M, Vilkki J, et al. Adverse long-term effects of brain radiotherapy in adult low-grade glioma survivors. Neurology,2001,56:1285-1290.

[34] Klein M, Heimans JJ, Aaronson NK, et al. Mid-to long-term cognitive sequelae in low-grade gliomas: the impact of radiotherapy and other treatment-related factors. Lancet,2002,360:1361-1368.

[35] Brown PD, Jensen AW, Felten SJ, et al. Detrimental effects of tumor progression on cognitive function of patients with high-grade glioma. J Clin Oncol,2006,24:5427-5433.

[36] Correa D, De Angelis LM, Shi W, et al. Cognitive functions in low-grade gliomas: disease and treatment effects. J Neurooncol,2007,81:175-184.

[37] Douw L, Klein M, Fagel SS, et al. Cognitive and radiological effects of radiotherapy in patients with low-grade glioma: long-term follow-up. Lancet Neurol,2009,8:810-818.

[38] Leibel SA，Gutin PH，Wara WM，et al. Survival and quality of life after interstitial implantation of removable high-activity Iodine-125 for the treatment of patients with recurrent malignant gliomas. Int J Radiat Oncol Biol Phys，1989，17：1129-1139.

[39] Sachsenheimer W，Piotrowski W，Bimmler T. Quality of life in patients with intracranial tumors on the basis of Karnofsky's performance status. J Neurooncol，1992，13：177-181.

[40] Reijneveld JC，Sitskoorn MM，Klein M，et al. Cognitive status and quality of life in patients with suspected versus proven low-grade gliomas. Neurology，2001，56：618-623.

[41] Gustafsson M，Edvardsson T，Ahlström G. The relationship between function，quality of life and coping in patients with low-grade gliomas. Support Care Cancer，2006，14：1205-1212.

[42] Struik K，Klein M，Heimans JJ，et al. Fatigue in low-grade glioma. J Neurooncol，2009，92：73-78.

[43] Edvardsson TI，Ahlström GI. Subjective quality of life in persons with low-grade glioma and their next of kin. Int J Rehabil Res，2009，32：64-70.

[44] Yavas C，Zorlu F，Ozyigit G，et al. Prospective assessment of health-related quality of life in patients with low-grade glioma：a single-center experience. Support Care Cancer，2012，20(8)：1859-1868.

[45] Salo J，Niemela A，Joukamaa M，et al. Effect of brain tumour laterality on patients' perceived quality of life. J Neurol Neurosurg Psychiatry，2002，72：373-377.

[46] Osoba D，Aaronson NK，Muller M，et al. Effect of neurological dysfunction on health-related quality of life in patients with high-grade glioma. J Neurooncol，1997，34：263-278.

[47] Giovagnoli AR，Silvani A，Colombo E，et al. Facets and determinants of quality of life in patients with recurrent high grade glioma. J Neurol Neurosurg Psychiatry，2005，76：562-568.

[48] Gupta D，Lis CG，Grutsch JF. The relationship between cancer-related fatigue and patient satisfaction with quality of life in cancer. J Pain Symptom Manage，2007，34：40-47.

[49] Pelletier G，Verhoef MJ，Khatri N，et al. Quality of life in brain tumor patients：the relative contributions of depression，fatigue，emotional distress，and existential issues. J Neurooncol，2002，57：41-49.

[50] Mainio A，Tuunanen S，Hakko H，et al. Decreased quality of life and depression as predictors for shorter survival among patients with low-grade gliomas：a follow-up from 1990-2003. Eur Arch Psychiatry Clin Neurosci，2006，256：516-521.

[51] Bosma I，Reijneveld JC，Douw L，et al. Health-related quality of life of long-term high-grade glioma survivors. Neuro Oncol，2009，11：51-58.

[52] Kiebert GM，Curran D，Aaronson NK，et al. Quality of life after radiation therapy of cerebral low-grade gliomas of the adult：results of a randomised phase Ⅲ trial on dose response (EORTC trial 22844). Eur J Cancer，1998，34：1902-1909.

[53] Chang EF，Potts MB，Keles GE，et al. Seizure characteristics and control following resection in 332 patients with low-grade gliomas. J Neurosurg，2008，108：227-235.

[54] Duffau H. Lessons from brain mapping in surgery for low-grade glioma：insights into associations between tumour and brain plasticity. Lancet Neurol，2005，2005(4)：476-486.

[55] Sanai N，Mirzadeh Z，Berger MS. Functional outcome after language mapping for glioma resection. N Engl J Med，2008，358：18-27.

[56] Hayhurst C，Mendelsohn D，Bernstein M. Low grade glioma：a qualitative study of the wait and see approach. Can J Neurol Sci，2011，38：256-261.

[57] Van den Bent MJ，Afra D，de Witte O，et al. Longterm efficacy of early versus delayed radiotherapy for low-grade astrocytoma and oligodendroglioma in adults：the EORTC 22845 randomised trial. Lancet，2005，366：985-990.

[58] Liu R, Solheim K, Polley MY. Quality of life in low-grade glioma patients receiving temozolomide. Neuro Oncol,2009,11:59-68.

[59] Musat E, Roelofs E, Bar-Deroma R, et al. Dummy run and conformity indices in the ongoing EORTC low-grade glioma trial 22033-26033: first evaluation of quality of radiotherapy planning. Radiother Oncol,2010,95:218-224.

[60] Brown PD, Ballman KV, Rummans TA, et al. Prospective study of quality of life in adults with newly diagnosed high-grade gliomas. J Neurooncol,2006,76:283-291.

[61] Mauer M, Stupp R, Taphoorn MJ, et al. The prognostic value of health-related quality-of-life data in predicting survival in glioblastoma cancer patients: results from an international randomised phase Ⅲ EORTC Brain Tumour and Radiation Oncology Groups, and NCIC Clinical Trials Group study. Br J Cancer,2007,97:302-307.

[62] Mauer ME, Taphoorn MJ, Bottomley A, et al. Prognostic value of health-related quality-of-life data in predicting survival in patients with anaplastic oligodendrogliomas, from a phase Ⅲ EORTC brain cancer group study. J Clin Oncol,2007,25:5731-5737.

[63] Velikova G, Awad N, Coles-Gale R, et al. The clinical value of quality of life assessment in oncology practice-a qualitative study of patient and physician views. Psychooncology,2008,17:690-698.

[64] Verdonck-de Leeuw IM, de Bree R, Keizer AL, et al. Computerized prospective screening for high levels of emotional distress in head and neck cancer patients and referral rate to psychosocial care. Oral Oncol,2009,45:129-133.

[65] Sikkes SA, Visser PJ, Knol DL, et al. Do instrumental activities of daily living predict dementia at 1- and 2-year follow-up? Findings from the development of screening guidelines and diagnostic criteria for predementia Alzheimers's disease study. J Am Geriatr Soc,2011,59:2273-2281.

[66] Petersen MA, Groenvold M, Aaronson NK, et al. Development of computerised adaptive testing (CAT) for the EORTC QLQ-C30 dimensions. General approach and initial results for physical functioning. Eur J Cancer,2010,46:1352-1358.

| 第十五章 |

弥漫性低级别胶质瘤的代谢肿瘤学磁共振成像：一种动态的方法

Rémy Guillevin

摘　要：如今磁共振成像（magnetic resonance imaging，MRI）是脑肿瘤影像学诊断的金标准，但仍然只在传统方面广泛使用。基于 MRI 序列的发展和采用新的诊断概念，以及通过波谱学对 II 级胶质瘤新陈代谢多参数动态的研究，加上灌注加权成像，使得我们可以实现肿瘤的生物代谢成像。这一章我们将讨论不同方面、方法学问题及 MRI 在临床应用方面的一些使用序列。

关键词：MRI；波谱学；灌注；代谢成像；新陈代谢；数学模型

引　言

　　直到现在，传统的 MRI 仍然是评价颅内肿瘤的一种无创的方法，但是其敏感性和特异性有很大的局限性[1-2]。基于 WHO 分类，II 级胶质瘤被认为是低级别胶质瘤，但是不同的病例之间显示出明显的核异型性，它们的进展不同，生存期也不同。在过去的 10 年，影像学对于手术前胶质瘤评估的精确性取得了很大的进展。多核-磷和质子磁共振频谱成像、灌注加权成像、弥散加权成像促进了胶质瘤诊断、导航的敏感性和特异性的提高[29,38,43,80,92]。肿瘤体积、脑血流量、CNI 的动态谱可以测量，所以它们可以作为预后影响因素。另外，最近的分子生物学进展也显示出与 MRI 的特异性特征有相关性。

R. Guillevin, MD, PhD
Head of Radiology Department and MPIM Laboratory, Teaching Hospital and University of Poitiers, 2, rue de La Milétrie, BP 577, Poitiers 86021, France

Functional Laboratory Imaging, Neuroradiology Department, Teaching Hospital, University of Poitiers, rue de la Milétrie, 86021 Poitiers, France
e-mail：remy. guillevin@chu-poitiers. fr, rguillevin@chu-poitiers. fr

H. Duffau（ed.）, *Diffuse Low-Grade Gliomas in Adults*,
DOI 10.1007/978-1-4471-2213-5_15, © Springer-Verlag London 2013

精确诊断:哪个级别更具有侵袭性

一、从诊断到预后

胶质瘤在影像学表现上极其不一致。它们通常为浸润性损伤,其边缘在 T_1 和 T_2 加权像均显示不清[3]。低级别胶质瘤在 T_2 加权像上表现为高信号区域,并且表现出不均匀性,在 T_1 加权像下表现为低信号(图 15-1)。注入钆后它们的信号一般不增强,但是既往报道其有不同频率的造影增强[4-5],为 $10\%\sim50\%$,并且其对判断预后的意义一直存在争议[6-7]。对比增强表现为不均匀的、补丁状的及逐渐变弱的。在 Pallud 等[8]的一项回归性研究中,不管是什么模式的单一对比增强都没有预后价值,只有结节状的对比增强形式或者随着时间进展的对比增强才说明恶性转变,才与恶性预后相关。但是,我们必须强调的是,观察者在造影成像评估方面存在一定的差异,主要是由于不同机构采用不同的参数进行定性评估,使比较结果主观且困难。特别需要注意的是,在使用 T_1 加权成像评估对比增强时,旋转回波序列优于梯度回波序列[9-10]。

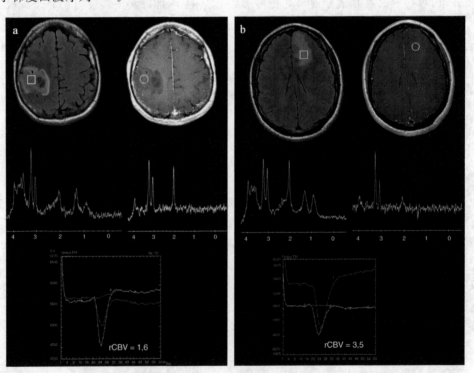

▶图 15-1　(a)右侧中央颞区损伤在 T_2-FLAIR 和 T_1 加权像上表现出异质性,在 T_1 对比像上表现出信号轻度增高。(b)左侧额叶损伤表现为性质均一,但没有造影增强。但是,代谢分析(方框)显示 CNI、乳酸和自由脂的共振增加,并且 rCBV 最大值(圆圈)为 3.5,说明(b)的损伤程度比(a)高(病理学同时证明)

弥散加权成像（diffusion-weighted imaging，DWI）对脑组织中的水分子成像十分敏感，能够提供生物组织的组成、结构和组织特性等信息[11]。这些信息还可以通过添加使用回波成像技术取得。量化指标则为表观弥散系数（apparent diffusion correlation，ADC）和各向异性分数（fractional anisotropy，FA）。

最近有研究数据表明，解剖病变的 ADC 变化除了可以用于区分低级别和高级别复发性胶质瘤，还可以用于区分Ⅱ级胶质瘤的不同组织学类别[12-14]。

最近，Brown 等[15]提出一种对 T_2 加权像量化分析的方法（采用 S-转换）。这种方法可以鉴别胶质母细胞瘤是否伴有 1p/19q 染色体的缺失，其敏感性为 0.67，特异性为 0.75。

二、活体内利用波谱学进行代谢成像：回到组织学？

迄今为止，磁共振成像提高了区别低级别胶质瘤和高级别胶质瘤的精确性（图 15-1）[16-17]，同时采用多像素和单像素波谱学可以评价它们的浸润程度[18-20]。有证据表明，在不使用对比增强的情况下，病理学检测和传统 MRI 检测相似的 LGG，患者预后存在很大的差异[21]。这里的重点就是建立从 WHO 分型的低级别Ⅱ级胶质瘤、中间级别胶质瘤到Ⅲ级胶质瘤的非侵袭性成像转换。

虽然目前还有一定的争议，但是病理学、免疫组织学和分子生物学的准则依然用于反映肿瘤的侵袭性及预测后期转化[22-23]。在没有细胞增生、有丝分裂增加、微血管增生及凋亡等确切的细胞退变信号前，细胞核增大、细胞异形（细胞核大小不均、细胞核异形、红细胞大小不均、细胞营养不良）及 Ki-67 指数的增高都说明这种Ⅱ级胶质瘤有更高的侵袭性。

许多研究已经证明 Cho 和 Ki-67 水平与不同级别胶质瘤间的关系，但是没有特异的关于 WHO Ⅱ级胶质瘤不同级别的侵袭性研究[24-25]。最近的一项研究[26]，作者将 WHO Ⅱ级胶质瘤的波谱与组织学和免疫组织学数据相比较，并且采用特殊方法尽可能地完整取出肿瘤作为标本。通过使用胆碱指数、NAA、乳酸和脂肪，在特异的波谱形式和 3 个阶层的 Ki-67 之间建立了强烈的相关性（图 15-2）。

乳酸磁共振信号的增加说明了增殖细胞的厌氧代谢（肿瘤合成），以及 CNI 的增加，还有微血管密度的增加[27]。正如前面的组织病理学研究报道的一样，由于正常脑组织血管网络变得不足，细胞密度的增加诱导了血管密度的增加[28-31]。此外，只在 4%～8% 的患者中，乳酸的磁共振信号作为独立的 Ki-67 预测因子[26]。

在病情进展的与 Ki-67 对应的第三阶段，在没有细胞坏死的情况下，存在肿瘤激进期的细胞膜破裂[30,32]。自由脂质磁共振显像很好地反映了这一问题，同时也先于其他传统的 MRI 成像技术被观测到[33-34]。另一方面，Ki-67 值超过 8%（在良性病变中被认为是一项反常的高值）的自由脂质磁共振信号已经被认为是一项独立预测因素[26]。Nafe 等注意到自由脂质磁共振信号和细胞异型性的相关性也说明了这一假设[35]。此外，从磁共振波谱的观点出发（基于波谱背景），神经胶质瘤转变为强烈侵袭性的一个"临界点"可能在 Ki-67 的第一阶段和第二阶段。

2-羟戊二酸（2HG）在 IDH 突变的胶质瘤中高表达提高了这一代谢过程，可以通过采用非侵袭性的 MRS 检测。这一过程通常广泛使用 HMRS 序列[36-37]，和 *IDH1* 或 *IDH2* 的突变的表达可以用于胶质瘤的诊断一样，评估颅内肿瘤时，MRS 检测 2HG 的能力将是一项很有价值的诊断工具和重要的预后标志物。

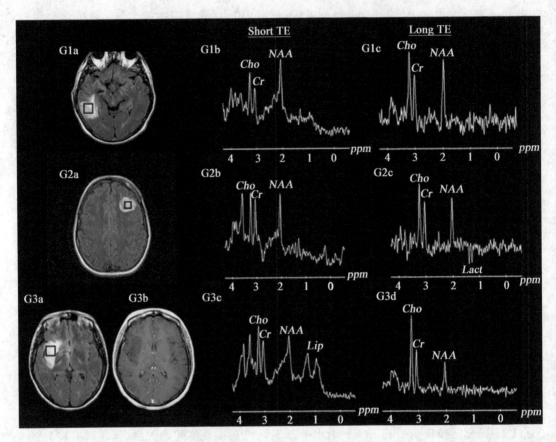

▶图 15-2　右侧颞叶病变（G1a）。MRS：CNI 轻微增加 1.1，自由脂质和乳酸没有明显的磁共振信号（G1b；c）。Ki-67 的值为 3。左侧颞顶部包块（G1b；c）。MRS：乳酸明显的磁共振信号 CNI 增加（G2c），没有自由脂质的信号（G2b）。Ki-67 值为 5%。右侧岛叶 WHO Ⅱ 级胶质瘤（G3a），T_1 加权成像上没有明显增强（G3b），CNI 增加值为 2.5，NAA/Cr（G3d）信号明显降低，自由脂质明显的磁共振信号（G3c）。没有乳酸的迹象（G3d）[26]

　　多核波谱还可能提供 LGG 代谢行为的其他信息。[31]P MR 可以量化磷酸酯（细胞膜上的转运物质）、磷酸肌酸（高能量物质）、ATP 和无机磷（细胞内 pH）的磷酸化代谢。最近的一项研究[38]，在已经证明 Ki-67＞8 的 LGG 中，由于 PME 比 PDE 增加得多而导致的 PME/PDE 比值增高、Cho/Cr 比值的增高及自由脂质的磁共振信号与乳酸磁共振信号和 pHi 的增高相关（图 15-3）。这些结果，特别是颅内碱化与实验数据相一致[39]，说明这种现象可能是一种导致退行性转化的因素。但是这一技术只在少量的研究中心可以使用，不过有别于其他的无创性检查，在未来的几年里这项技术将会得到广泛使用，特别是在 LGG 监控领域。

三、代谢成像的其他方面：灌注成像

从代谢改变到灌注增加：它们能和什么联系起来？

　　许多研究已经证明灌注成像（图 15-1）在脑肿瘤研究方面的实用性[22,29,30-41-44]，同时 rCBV 被证明与患者的临床预后预测特别相关[22,27,43,45-47]。特别是，Danchaivijtr 等证明在

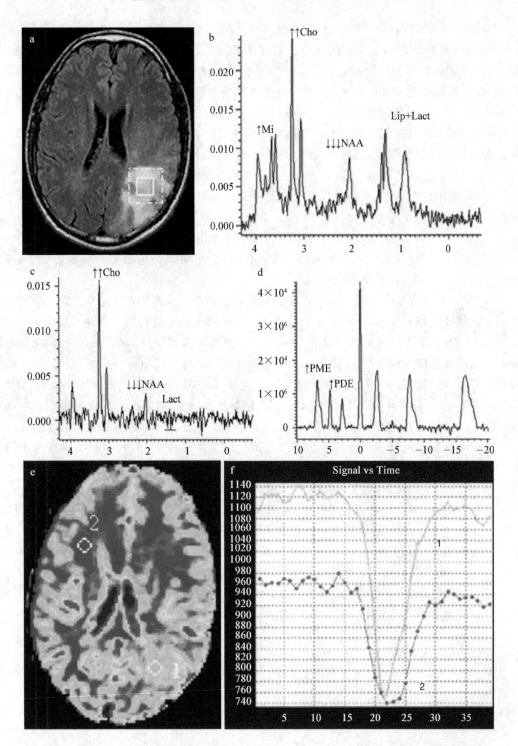

▶▶图 15-3 低级别胶质瘤的多核波谱成像。(a)T$_2$-FLAIR 序列显示位于左侧顶叶病变的质子体素和磷酸化体素。(b)^{1}H MRS 的短 TE 表明胆碱的增加、NAA 明显的降低、脂质和乳酸的大量出现。(c)^{1}H MRS 的长 TE 表明乳酸的出现。(d)^{31}P MRS 说明 PME 的增加,deltaPi=4.92,pHi=7.08。(e)MRI 灌注成像展现了脑血流量图(rCBV)。(f)MRI 灌注成像的第一通过曲线为 rCBV=2.23 的高灌注[38]

T_1 加权成像对比增强出现前 12 个月，DSC 成像展现出 rCBV 的明显增高。同样，Caseiras 等[48]证明研究开始时的 rCBV 值与不良事件明显相关，并且 rCBV 与生存期成负相关。但是，PWI 区别组织学亚型的能力一直存在争议。一些学者并没有发现不同胶质瘤亚型之间 rCBV 最大值的明显差异。此外，虽然一些学者发现少突胶质细胞瘤的 rCBV 平均值比星形细胞瘤高[40, 46, 49-50]，其他患者并没有发现这样的差异[51-52]。这反映了针对胶质母细胞瘤的相互矛盾的发现，同时也强调了单独使用灌注成像时潜在的弱点。多项研究证明，局部脑血流量还与胶质瘤的组织学级别和有丝分裂活性相关。Lev 和 Rosen[44]报道了 rCBV 的增高可以作为较对比增强成像更精确的胶质瘤预后因素。Law 等证明，高 rCBVmax 与低 rCBVmax 相比存在高出 18 倍的进展速度及更高的恶性转化率[46]。虽然已经使用 T_2 加权磁共振技术评估微血管渗透性，但是回顾关于胶质瘤的研究，还没有控制治疗效果的因素[53]。Dhermain 等发现有 14 例患者（WHO II 级）存在微血管渗透且低灌注[54]，他们建议这一特征可用于诊断恶性 LGG 的早期进展。Law 等[42]建议与传统的不利因素一样，有微血管渗透的患者可以代表早期 LGG 组群。

rCBVmax 值与 Cho 变化相关，都随着低级别胶质瘤的进展其表达增高。在人类胶质瘤中 rCBV 同样与糖摄取和肿瘤血管生成相关[55-56]。最后，在我们的工作中[40]，Cho/NAA、Lac/Cr 和 Lip/Cr 比值是相互独立的 rCBVmax 预测因素。此外，对 Cho/NAA 和 Lac/Cr 研究找到的临界值能够区别 rCBVmax 2 个亚群（<1.7 与>1.7），也提供了前面 Law 研究的相关信息，可以用于预测无进展生存期[47]。由于 Lac/Cr 比值在预测 rCBVmax>1.7 上的敏感性为 75%且特异性高于 95%，Lac/Cr 比值为 1.54 对临床决定有重大影响。在同一项研究里，同样证明了脂质磁共振信号 Lip/Cr 可以预测 rCBVmax（图 15-4 和图 15-5）。

采用概率模型进行多元线性回归和二元逻辑回归的多变量分析，并对关系进行前瞻性研究，证明了概率函数的转移性[57-59]。因此，我们可以安全地假设波谱数据（Cho/NAA、Lac/Cr 和 lip/Cr 比值）作为独立的预后因素，可能支持 rCBV 的评估；相反 rCBV 作为一个独立的预后因素，可以预测不良事件（进展或死亡）的发生[27,60]。因此，基于这些假设，Cho/NAA、Lac/Cr 和 lip/Cr 的比值在一定概率上支持不良事件发生的概率，^{1}H-MRS 加上预后信息成为预测临床结果不良事件（进展或死亡）的预后因素，而且，假如胶质瘤亚群间的 rCBV 值错误解读，^{1}H-MRS 可能会受到影响。这些观点强调了早期 ^{1}HMRS 检测的重要性，以及它们被检测后与 LGG 的紧密联系。此外，它提供了一个新的临床决定参数，帮助患者取得更好的预期和制定更好的治疗计划。

Caseiras 等[48]比较了超过 6 个月中 rCBV、ADC 和肿瘤大小的改变。他们证明肿瘤大小是这些参数中预测结果最好的指标。

治疗随访

像其他章节详细说明的一样，一些学者[61-62]发现了判断患者预后的一些参数。他们建立了一个 TMZ 治疗 LGG 的动态过程研究，通过一系列 T_2 加权成像推测出平均肿瘤直径（mean tumor diameter，MTD）的线性混合模型。

然而在学者开始工作的时候，MTD 就一直是要数月甚至数年坚持测量的形态学参数。一些研究[61,63]表明化疗可以减轻肿瘤负担，但是 MRI 并不能观察到明显的肿瘤形态学改

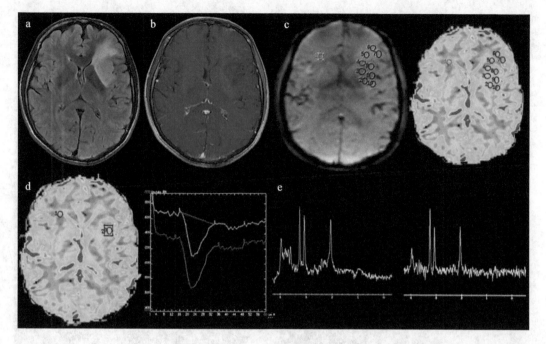

▶图 15-4　32 岁男性患者,病理学诊断为 WHO Ⅱ 级的少突胶质母细胞瘤。(a)冠状位 T$_2$-FLAIR 加权 MR 成像显示左额叶信号增强。(b)冠状位 T$_1$-加权对比增强 MR 成像显示微弱的对比增强。(c)冠状位梯度回波动态敏感加权对比增强磁共振成像及脑血流量(CBV)彩色图像进行 ROIs 采样,用于计算 CBV 最大值。(d) rCBVmax(1.6,伽马曲线)的 ROIs 脑血流量彩色覆盖图与波谱体素对应。(e)质子 MRS 显示 Cho/Cr 和 Cho/NAA 比值的增高,没有自由脂质和乳酸的磁共振信号[40]

变,可能是化疗影响肿瘤浸润的某一部分。但是如果使用 MRI 检测肿瘤大小作为主要的参数,可能要数月以后才能观察到肿瘤变化。因此,TMZ 治疗可能影响胶质瘤(不管其是进展期,还是稳定期)的生物学行为(即使有短暂的延迟)。质子磁共振波谱(proton magnetic resonance spectroscopy,^{1}H-MRS)取得的新陈代谢数据被证明对化疗评价[64]和监测[65]具有使用价值。

　　^{1}H-MRS 进行化疗反应监测是一个令人感兴趣的话题,可以为体积评估提供额外的信息。这一点与代谢改变预测、决定形态学改变和肿瘤生长一致[66]。在一项采用 TMZ 治疗 LGG 的研究中[67],第 1 个月用药后观察发现,与肿瘤体积相比,代谢比值出现了戏剧性的改变。Cho/Cr 和 Cho/NAA 比值戏剧性地降低相同程度,但是肿瘤大小下降则比较慢(图 15-6)。胆碱水平的下降很有可能是 TMZ 治疗效果和新生细胞死亡的间接结果[68]。

　　而且,肿瘤复发患者的代谢曲线反折点出现在肿瘤大小曲线反折点前 1～2 个月(图 15-7)。Tedeschi 等[20]的研究说明,这一现象说明与肿瘤大小数据相比,MRS 可以作为早期判断肿瘤复发的 MR 标志。而且,采用专用软件评估肿瘤微小改变的其他方法可能很难判定肿瘤复发,而导致肿瘤复发误诊。这种特征需要额外的时间来达到最优化的治疗。当反应点出现在代谢率曲线之后可以观察到 Cho/NAA 和 Cho/Cr 比值的明显增加。在反应阶段的曲线上,代谢改变的变异范围比肿瘤体积的变化范围更大(图 15-7)。另外,波谱学数据的多因素分析可以评估替莫唑胺化疗后的 LGG 反应性。事实上,替莫唑胺开始化疗后 3 个月

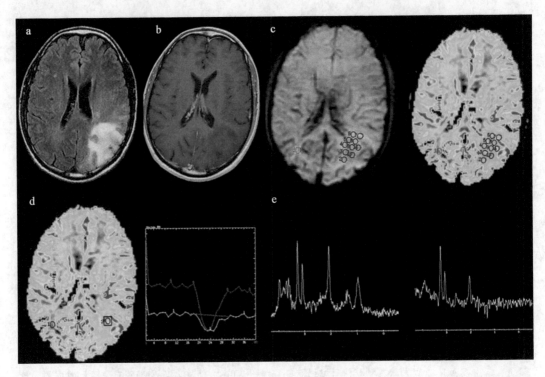

▶ 图 15-5　28 岁男性患者,病理学诊断为 WHO Ⅱ 级星形细胞瘤。(a)冠状位 T_2-加权成像显示左枕叶信号增加。(b)冠状位 T_1-加权对比增强 MRI 显示没有对比增强。(c)冠状位梯度回波动态敏感加权对比增强 MRI 和脑血容量彩色覆盖图的 ROIs 采样,用于计算 CBV 的最大值。(d)rCBVmax(2.18,伽马曲线)的 ROIs 的 CBV 彩色覆盖图与波谱体素的配准。(e)质子 MRS 显示 Cho/Cr 比值和 Cho/NAA 比值增加,没有脂质和乳酸磁共振显示[40]

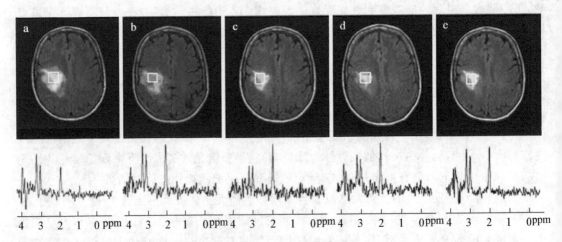

▶ 图 15-6　患者的一系列 FLAIR 图像,连同长 TE 波谱。数据证明在反应期肿瘤大小的减小。拍摄图像时间为在首次使用后的:(a)第 1 个月;(b)第 3 个月;(c)第 6 个月;(d)第 8 个月;肿瘤减小与肿瘤代谢相一致;(e)第 12 个月

时，其 Cho/Cr 斜率相对平均降低可以预测随访 14 个月后的肿瘤反应性。这个观点强调 Cho/Cr 作为肿瘤合成代谢的标志物的重要性，而无论神经元-轴突损伤的严重程度如何。Cho/NAA 不能作为肿瘤反应性的预测因素。这个特征与 Hlaihel 等以前提出的观点相一致[69]，而且，在替莫唑胺化疗 4 个月后的 Cho/NAA 和 Cho/Cr 斜率相对平均降低可以预测随访 14 个月后的肿瘤复发。开始治疗后相对快速进展可以预测随访期的治疗复发（表 15-1）。这个观点可以可靠地预测复发风险指数，有利于临床决策。最后，观察乳酸和自由脂肪酸反应性可以为 LGG 的代谢表现提供额外的信息，如前面所阐述的一样[70]。

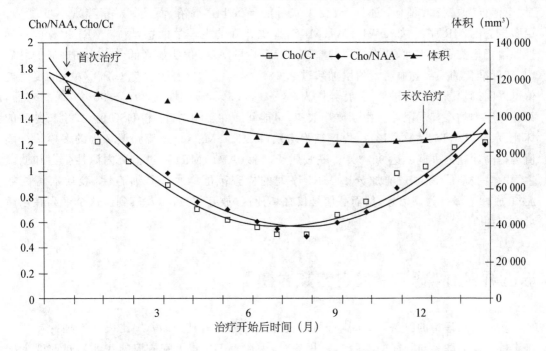

▶图 15-7　治疗后复发患者的肿瘤代谢率和肿瘤大小随时间变化。可以看到在药物反应期和复发期数据波谱都与肿瘤大小一致，在两个时期里代谢比值变化都比肿瘤大小变化大。在反应期肿瘤代谢比值降低，直到 8 个月后，在肿瘤增长前增高[67]

表 15-1　代谢比值和对治疗反应的平均值（±标准差）[67]

平均值	$\dfrac{\Delta V_a}{V_o}$	$\dfrac{Cho}{Cr}$	$\dfrac{Cho}{NAA}$	$\dfrac{\Delta \dfrac{Cho}{Cr}}{\left(\dfrac{Cho}{Cr}\right)_o}$	$\dfrac{\Delta \dfrac{Cho}{NAA}}{\left(\dfrac{Cho}{NAA}\right)_o}$	$\left(\dfrac{\dfrac{Cho}{NAA}-\dfrac{Cho}{Cr}}{\dfrac{Cho}{NAA}}\right)_n$
无反应	0.005 (±0.003)	1.525 (±0.159)	1.669 (±0.156)	0.016 (±0.007)	0.014 (±0.008)	0.097 (±0.016)
反应/无复发	0.159 (±0.096)	1.256 (±0.444)	1.555 (±0.487)	0.446 (±0.200)	0.416 (±0.205)	0.018 (±0.061)
反应/复发	0.116 (±0.057)	1.253 (±0.465)	1.266 (±0.450)	0.255 (±0.220)	0.323 (±0.204)	0.004 (±0.070)

很少有研究者报道替莫唑胺化疗不良反应后的异质性[71-72]。一些患者的不良反应发生在第 1 个月，但是其他人在开始剂量后的很长一段时间内持续（例如，仅在数月后），而且有

1/3 的患者存在无应答。然而,肿瘤的复发时间窗很宽。因此,在长时期内动态监测患者的影像学变化非常重要,即使在早期随访中即可观察到预测因素。

放疗后改变还是胶质瘤进展

标准的 MRI 序列由于扫描的重叠可能使放疗后反应与胶质瘤进展鉴别相混淆。尤其是"皂泡样"改变和"瑞士干酪样"改变模式可能导致上述混淆,而且其对于鉴别不可信[73]。更多先进的 MR 序列,如 DWI、PWI、MRS,提供特殊的生理学信息,增加 MRI 检查的特异性。由于增加了细胞性,复发进展肿瘤较放疗反应的 ADC 值明显降低[74-77]。在进展的肿瘤中,其标准化的局部脑血流量值增加超过 2.6(显著地)[78]。Cho/Cr 与 Cho/NAA 的复合阈值可以明确诊断为肿瘤进展,其特异性为 83%～84.5%,敏感性为 89%～90%[79-80]。然而,每一种序列均有其局限性。由于放疗效应,可能间断性影响 ADC 和 DSC 值,如生长肿瘤的坏死、水肿(DWI)、动脉瘤形成、内皮细胞增殖(DSC)。Matsusue 等强调 2 分的多模评分阈值可提高诊断的准确率达 93.3%。酰胺质子转移(APT)MRI 通过检测内源性蛋白和肽段主干的酰胺质子信号来增加分子 MRI 序列的检查范围。通过其细胞性,胶质瘤可能在 APT 成像上显示为高信号,然而高信号仅在坏死区(放疗后)可以观察到。这个序列在以后可能有用[81]。

新的界定:肿瘤能量代谢的数学模型

从实践到理论的方法:如何执行所有的参数? 如上所述,Lac/Cr 比值和增加的局部脑血流量之间的联系与既往的实验结果相一致,说明 WHO Ⅱ 级胶质瘤的代谢通过改变乳酸蛋白[70]和增加无氧酵解来适应缺氧环境[16-17]。此外,Aubert 等[82]描述的神经元和胶质细胞之间能量代谢划分的研究中,其线性相关与脑乳酸动力学的数学模型相一致。这个模型认为脑组织的乳酸清除主要通过血流,而且乳酸的清除在脑组织代谢中仅扮演很小的作用,这个发现与 Kuhr 和 Korf[83]的研究一致。

WHO Ⅱ 级胶质瘤存在某些特性,影响其治疗策略[84]。肿瘤分级改变的延迟具有高度的可变性[85]。只有通过临床事件或者重复检查来发现肿瘤体积的增加可以证明肿瘤分级的改变。规定的间隔时间重复扫描 MRI 对于获得肿瘤体积增加的平均值的预测参数是非常必要的[86]。然而,除了定期观察之外,这种方法仅能获得形态学的改变,而不能获得关于肿瘤生物代谢改变结果,这可能导致肿瘤生长、局部肿瘤恶变。事实上,在胶质瘤的自然史中,上调 Ⅱ 级胶质瘤的代谢速度可能导致早期高级别胶质瘤的产生[70]。显而易见的是,肿瘤体积的增长与代谢改变并非是同步的,而且肿瘤代谢的改变领先于肿瘤体积的增长。因此,通过在体 MR 搜集肿瘤的代谢数据模拟生物代谢模型对于观察肿瘤的代谢改变是非常重要的。而且,我们已经提出了一个融合了 ^{1}H-MRS、^{31}P-MRS、MRI 灌注参数的模型。

基于既往 WHO Ⅱ 级肌张力代谢的定义,我们需要知道乳酸代谢降低的机制。局部血流、pH、MCT 介导的乳酸转运、乳酸-H$^+$ 转运体在其中可能扮演重要的作用[87]。为了更好地理解其中的病理生理机制,一项研究[38]构建了一个由非线性微积分方程式系统组成的数学模型（图 15-8）。该作者通过在体的多质子 MRS（^{1}H/^{31}P）和灌注 MRI 的数据来使用该模型。该模型基于现有的生理模型[88-89]，通过 MRS、MRI 灌注来调整变量和参数。他们试图解释局部血流、乳酸、pH 的巨大变化，但是很难连贯性地解释。

这个模型的实施需要区分乳酸、pH、MRS 灌注等不同数据划分的不同亚组，因此，胶质瘤中表达乳酸、脑血流量的增加都可能出现 pH 的增高。这与 Hubesch 等[90]的研究结果相一致。尽管这可能出现糖酵解的潜在增加，肿瘤细胞 pH 的增加，可能是由于膜质子/碳酸氢盐转运体的改变。

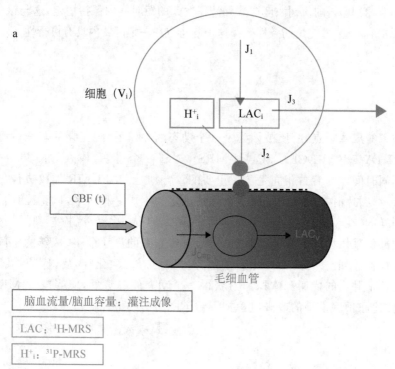

图 15-8　（a）来源于 MRI 序列参数的数学模型的描述；（b）数学模型的不同方程系统[38]

另一方面，非常矛盾的是，乳酸作为肿瘤代谢改变非常早期的标志物，其变化多样，而且有时存在非单一的改变。乳酸模型中加入了细胞内 pH、局部脑血流量等数据，这就需要模拟来源于 MRS、MRI 灌注的高度分散的结果,但这些结果的获取既没有来自 WHO Ⅱ级胶质瘤中的毛细血管集聚的物质,也没有这个阶段的毛细血管增殖产生的物质。然而这个结果高度认为通过血脑屏障和肿瘤细胞细胞膜的乳酸转运体存在改变,这些改变来源于转运体密度变化和(或)MCT 动力学性能改变。这个假设与局部观察到自由脂肪酸共振相关,但是该局部却不能发现乳酸共振。最近的学术研究认为胶质瘤中存在 MCT 质或量的改变[91],这与该假设一致。未来需要更多地关注该模型:无论参数是什么,都有一个独特、固定的点,而且将趋于逐渐稳定的模型。通过 MATLAB 软件计算数值,然后来确认该点[92]。另外,在临床观察到,肿瘤细胞内的代谢浓度在数分钟到数天的短时间内保持恒定,这与该模型的结果一致。而且,目前有明确的、充足的条件确保这个静止点在一定区域内具有可行性。

结 论

根据临床的成像观点,胶质被认为是一个动态的多模系统,完整的基线肿瘤学检查包括标准的 MRI、DWI、PWI-DCE/DSC、¹H-MRS。对于一个患者,检查的磁共振机器(至少磁场)相同、不同时间点的参数相同是非常重要的。特别是 T_2-FLAIR 加权成像应当使用明确的特定的参数,阅片时在同一个工作平台保持稳定的工作窗和水平,以正确评估肿瘤的边界及大小。同样的,在经过最初的肿瘤采样后,¹H-MRS 从一个位置检查到另一个位置时,应当在相同的部位采用相同大小的体素。另外,对于患者的治疗策略,特殊的空间检查方式应当被彻底地执行。如上所述,当开始新的治疗方案(如放疗、化疗)后,应当推荐密集的动态影像学监测评估肿瘤的代谢和体积。当获得一个动态的趋势后,应当减少 MR 扫描。在随后的几年,描述和预后模型的改进应根据影像学随访达到最优化。

(吴劲松 战侵飞 黄 毅 冯 华)

参考文献

[1] Bonavita S, Di Salle F, Tedeschi G. Proton MRS in neurological disorders. Eur J Radiol,1999,30(2): 125-131.

[2] Smith I, Stewart L. Magnetic resonance spectroscopy in medicine: clinical impact. Prog Nucl Mag Reson Spectrosc,2002,40(1):1-34.

[3] Stenger VA, Boada FE, Noll DC. Three-dimensional tailored RF pulses for the reduction of susceptibility artifacts in T(*)(2)-weighted functional MRI. Magn Reson Med,2000,44(4):525-531.

[4] Cavaliere R, Lopes MB, Schiff D. Low-grade gliomas: an update on pathology and therapy. Lancet Neurol,2005,4(11):760-770.

[5] Wessels PH, Weber WE, Raven G,et al. Supratentorial grade Ⅱ astrocytoma: biological features and clinical course. Lancet Neurol,2003,2(7):395-403.

[6] Daumas-Duport C, Koziak M, Miquel C,et al. Reappraisal of the Sainte-Anne Hospital classification of oligodendrogliomas in view of retrospective studies. Neurochirurgie,2005,51(3-4 Pt 2):247-253.

[7] Kreth FW, Faist M, Grau S,et al. Interstitial ^{125}I radiosurgery of supratentorial de novo WHO Grade

2 astrocytoma and oligoastrocytoma in adults: long-term results and prognostic factors. Cancer,2006, 106(6):1372-1381.

[8]　Pallud J, Capelle L, Taillandier L,et al. Prognostic significance of imaging contrast enhancement for WHO grade Ⅱ gliomas. Neuro Oncol,2009,11(2):176-182.

[9]　Kato Y, Higano S, Tamura H,et al. Usefulness of contrast-enhanced T1-weighted sampling perfection with applicationoptimized contrasts by using different flip angle evolutions in detection of small brain metastasis at 3T MR imaging: comparison with magnetization-prepared rapid acquisition of gradient echo imaging. AJNR Am J Neuroradiol,2009,30(5):923-929.

[10]　Nagao E, Yoshiura T, Hiwatashi A,et al. 3D turbo spin-echo sequence with motion sensitized driven-equilibrium preparation for detection of brain metastases on 3T MR imaging. AJNR Am J Neuroradiol, 2011, 32(4): 664-670.

[11]　Sener RN. Diffusion MRI: apparent diffusion coefficient (ADC) values in the normal brain and a classi-fication of brain disorders based on ADC values. Comput Med Imaging Graph,2001,25(4):299-326.

[12]　Bian W, Khayal IS, Lupo JM,et al. Multiparametric characterization of grade 2 glioma subtypes using magnetic resonance spectroscopic, perfusion, and diffusion imaging. Transl Oncol,2009,2(4):271-280.

[13]　Khayal IS, McKnight TR, McGue C,et al. Apparent diffusion coefficient and fractional anisotropy of newly diagnosed grade Ⅱ gliomas. NMR Biomed,2009,22(4):449-455.

[14]　Khayal IS, Nelson SJ. Characterization of low-grade gliomas using RGB color maps derived from ADC histograms. J Magn Reson Imaging,2009,30(1): 209-213.

[15]　Brown RA, Frayne R. A comparison of texture quantification techniques based on the Fourier and S transforms. Med Phys,2008,35(11):4998-5008.

[16]　Chawla S, Wang S, Wolf RL,et al. Arterial spin-labeling and MR spectroscopy in the differentiation of gliomas. AJNR Am J Neuroradiol,2007,28(9):1683-1689.

[17]　Folkman J. Tumor angiogenesis. Adv Cancer Res,1974,19:331-358.

[18]　Czernicki Z, Horsztynski D, Jankowski W,et al. Malignancy of brain tumors evaluated by proton magnetic resonance spectroscopy (1H-MRS) in vitro. Acta Neurochir Suppl,2000,76:17-20.

[19]　Isobe T, Matsumura A, Anno I,et al. Quantification of cerebral metabolites in glioma patients with proton MR spectroscopy using T2 relaxation time correction. Magn Reson Imaging,2002,20(4):343-349.

[20]　Tedeschi G, Lundbom N, Raman R,et al. Increased choline signal coinciding with malignant degeneration of cerebral gliomas: a serial proton magnetic resonance spectroscopy imaging study. J Neurosurg,1997,87(4):516-524.

[21]　Pallud J, Mandonnet E, Duffau H,et al. Prognostic value of initial magnetic resonance imaging growth rates for World Health Organization grade Ⅱ gliomas. Ann Neurol,2006,60(3):380-383.

[22]　Louis DN, Edgerton S, Thor AD,et al. Proliferating cell nuclear antigen and Ki-67 immunohistochemistry in brain tumors: a comparative study. Acta Neuropathol (Berl),1991,81(6):675-679.

[23]　Onda K, Davis RL, Shibuya M,et al. Correlation between the bromodeoxyuridine labeling index and the MIB-1 and Ki-67 proliferating cell indices in cerebral gliomas. Cancer,1994,74(7):1921-1926.

[24]　Matsumura A, Isobe T, Anno I,et al. Correlation between choline and MIB-1 index in human gliomas. A quantitative in proton MR spectroscopy study. J Clin Neurosci,2005,12(4):416-420.

[25]　Shimizu H, Kumabe T, Shirane R,et al. Correlation between choline level measured by proton MR

spectroscopy and Ki-67 labeling index in gliomas. AJNR Am J Neuroradiol,2000,21(4):659-665.

[26] Guillevin R, Menuel C, Duffau H,et al. Proton magnetic resonance spectroscopy predicts proliferative activity in diffuse low-grade gliomas. J Neurooncol,2008,87(2):181-187.

[27] Law M, Oh S, Johnson G,et al. Perfusion magnetic resonance imaging predicts patient outcome as an adjunct to histopathology: a second reference standard in the surgical and nonsurgical treatment of low-grade gliomas. Neurosurgery, 2006,58(6):1099-1107;discussion 1099-1107.

[28] Castillo M, Kwock L, Mukherji SK. Clinical applications of proton MR spectroscopy. AJNR Am J Neuroradiol,1996,17(1):1-15.

[29] Cha S, Johnson G, Wadghiri YZ,et al. Dynamic, contrast-enhanced perfusion MRI in mouse gliomas: correlation with histopathology. Magn Reson Med,2003,49(5):848-855.

[30] Shin JH, Lee HK, Kwun BD, et al. Using relative cerebral blood flow and volume to evaluate the histopathologic grade of cerebral gliomas: preliminary results. AJR Am J Roentgenol, 2002,179(3): 783-789.

[31] Sugahara T, Korogi Y, Kochi M,et al. Correlation of MR imaging-determined cerebral blood volume maps with histologic and angiographic determination of vascularity of gliomas. AJR Am J Roentgenol, 1998,171(6):1479-1486.

[32] Danielsen ER, Ross B. Magnetic resonance spectroscopy diagnosis of neurological diseases. New York: Marcel Dekker,1999.

[33] Leclerc X, Huisman TA, Sorensen AG. The potential of proton magnetic resonance spectroscopy (^{1} H-MRS) in the diagnosis and management of patients with brain tumors. Curr Opin Oncol,2002, 14(3):292-298.

[34] Rees J. Advances in magnetic resonance imaging of brain tumours. Curr Opin Neurol,2003,16(6): 643-650.

[35] Nafe R, Herminghaus S, Raab P,et al. Preoperative proton-MR spectroscopy of gliomas-correlation with quantitative nuclear morphology in surgical specimen. J Neurooncol,2003,63(3):233-245.

[36] Mescher M, Merkle H, Kirsch J,et al. Simultaneous in vivo spectral editing and water suppression. NMR Biomed,1998,11(6):266-272.

[37] Choi C, Ganji SK, Deberardinis RJ, et al. 2-Hydroxyglutarate detection by magnetic resonance spectroscopy in IDH-mutated patients with gliomas. Nat Med, 2012,18:624-629.

[38] Guillevin R, Menuel C, Vallee JN, et al. Mathematical modeling of energy metabolism and hemodynamics of WHO grade Ⅱ gliomas using in vivo MR data. C R Biol,2011,334(1):31-38.

[39] Griguer CE, Oliva CR, Gillespie GY. Glucose metabolism heterogeneity in human and mouse malignant glioma cell lines. J Neurooncol,2005,74(2):123-133.

[40] Guillevin R, Menuel C, Abud L,et al. Proton MR spectroscopy in predicting the increase of perfusion MR imaging for WHO grade Ⅱ gliomas. J Magn Reson Imaging, 2012,35(3):543-550.

[41] Cha S. Update on brain tumor imaging: from anatomy to physiology. AJNR Am J Neuroradiol,2006, 27(3): 475-487.

[42] Law M, Yang S, Babb JS,et al. Comparison of cerebral blood volume and vascular permeability from dynamic susceptibility contrast-enhanced perfusion MR imaging with glioma grade. AJNR Am J Neuroradiol,2004,25(5):746-755.

[43] Law M, Yang S, Wang H,et al. Glioma grading: sensitivity, specificity, and predictive values of perfusion MR imaging and proton MR spectroscopic imaging compared with conventional MR imaging. AJNR Am J Neuroradiol,2003,24(10):1989-1998.

[44] Lev MH, Rosen BR. Clinical applications of intracranial perfusion MR imaging. Neuroimaging Clin N

Am,1999,9(2):309-331.

[45] Aronen HJ, Perkio J. Dynamic susceptibility contrast MRI of gliomas. Neuroimaging Clin N Am, 2002,12(4):501-523.

[46] Law M, Oh S, Babb JS,et al. Low-grade gliomas: dynamic susceptibilityweighted contrast-enhanced perfusion MR imaging-prediction of patient clinical response. Radiology,2006,238(2):658-667.

[47] Law M, Young RJ, Babb JS,et al. Gliomas: predicting time to progression or survival with cerebral blood volume measurements at dynamic susceptibility-weighted contrast-enhanced perfusion MR imaging. Radiology,2008,247(2):490-498.

[48] Caseiras GB, Chheang S, Babb J,et al. Relative cerebral blood volume measurements of low-grade gliomas predict patient outcome in a multi-institution setting. Eur J Radiol,2010,73(2):215-220.

[49] Callot V, Galanaud D, Figarella-Branger D,et al. Correlations between MR and endothelial hyperplasia in low-grade gliomas. J Magn Reson Imaging,2007,26(1):52-60.

[50] Danchaivijitr N, Waldman AD, Tozer DJ, et al. Low-grade gliomas: do changes in rCBV measurements at longitudinal perfusion-weighted MR imaging predict malignant transformation? Radiology,2008,247(1):170-178.

[51] Xu M, See SJ, Ng WH,et al. Comparison of magnetic resonance spectroscopy and perfusion-weighted imaging in presurgical grading of oligodendroglial tumors. Neurosurgery, 2005, 56 (5): 919-926; discussion 919-926.

[52] Yang D, Korogi Y, Sugahara T, et al. Cerebral gliomas: prospective comparison of multivoxel 2D chemical-shift imaging proton MR spectroscopy, echoplanar perfusion and diffusion-weighted MRI. Neuroradiology, 2002,44(8):656-666.

[53] Cao Y, Shen Z, Chenevert TL, et al. Estimate of vascular permeability and cerebral blood volume using Gd-DTPA contrast enhancement and dynamic T2 * -weighted MRI. J Magn Reson Imaging, 2006,24(2):288-296.

[54] Dhermain F, Saliou G, Parker F,et al. Microvascular leakage and contrast enhancement as prognostic factors for recurrence in unfavorable low-grade gliomas. J Neurooncol,2010,97(1):81-88.

[55] Aronen HJ, Pardo FS, Kennedy DN,et al. High microvascular blood volume is associated with high glucose uptake and tumor angiogenesis in human gliomas. Clin Cancer Res, 2000,6(6):2189-2200.

[56] Wu WC, Chen CY, Chung HW, et al. Discrepant MR spectroscopic and perfusion imaging results in a case of malignant transformation of cerebral glioma. AJNR Am J Neuroradiol, 2002,23(10):1775-1778.

[57] De Palma A, Thisse J. Discrete choice models. Ann Econ Stat,1989,9:152-190.

[58] Foucart T. Collinearity and linear regression analysis. Math Sci Hum, 2006,44e année, 173(1):5-25.

[59] Wolter K, Fuller W. Estimation of the quadratic errorsin-variables model. Math Phys Sci,1982,69(1): 175-182.

[60] Lev MH, Ozsunar Y, Henson JW, et al. Glial tumor grading and outcome prediction using dynamic spin-echo MR susceptibility mapping compared with conventional contrast-enhanced MR: confounding effect of elevated rCBV of oligodendrogliomas [corrected] . AJNR Am J Neuroradiol,2004,25(2): 214-221.

[61] Ricard D, Kaloshi G, Amiel-Benouaich A,et al. Dynamic history of low-grade gliomas before and after temozolomide treatment. Ann Neurol,2007,61(5):484-490.

[62] Swanson KR, Bridge C, Murray JD,et al. Virtual and real brain tumors: using mathematical modeling to quantify glioma growth and invasion. J Neurol Sci,2003,216(1):1-10.

[63] Hoang-Xuan K, Capelle L, Kujas M,et al. Temozolomide as initial treatment for adults with low-

grade oligodendrogliomas or oligoastrocytomas and correlation with chromosome 1p deletions. J Clin Oncol,2004,22(15):3133-3138.

[64] Gill SS, Thomas DG, Van Bruggen N,et al. Proton MR spectroscopy of intracranial tumours: in vivo and in vitro studies. J Comput Assist Tomogr,1990,14(4):497-504.

[65] Murphy PS, Viviers L, Abson C,et al. Monitoring temozolomide treatment of low-grade glioma with proton magnetic resonance spectroscopy. Br J Cancer, 2004,90(4):781-786.

[66] Julia-Sape M, Acosta D, Majos C, et al. Comparison between neuroimaging classifications and histopathological diagnoses using an international multicenter brain tumor magnetic resonance imaging database. J Neurosurg,2006,105(1):6-14.

[67] Guillevin R, Menuel C, Taillibert S,et al. Predicting the outcome of grade II glioma treated with temozolomide using proton magnetic resonance spectroscopy. Br J Cancer,2011,104(12):1854-1861.

[68] Miller BL, Chang L, Booth R,et al. In vivo ^{1}H MRS choline: correlation with in vitro chemistry/histology. Life Sci,1996,58(22):1929-1935.

[69] Hlaihel C, Guilloton L, Guyotat J,et al. Predictive value of multimodality MRI using conventional, perfusion, and spectroscopy MR in anaplastic transformation of low-grade oligodendrogliomas. J Neurooncol,2010,97(1):73-80.

[70] Lamari F, La Schiazza R, Guillevin R,et al. Biochemical exploration of energetic metabolism and oxidative stress in low grade gliomas: central and peripheral tumor tissue analysis. Ann Biol Clin (Paris),2008,66(2):143-150.

[71] Byrne TN. Response of low-grade oligodendroglial tumors to temozolomide. J Neurooncol,2004,70 (3):279-280.

[72] Chinot O. Chemotherapy for the treatment of oligodendroglial tumors. Semin Oncol,2001,28(4 Suppl 13):13-18.

[73] Kumar AJ, Leeds NE, Fuller GN, et al. Malignant gliomas: MR imaging spectrum of radiation therapy-and chemotherapy induced necrosis of the brain after treatment. Radiology, 2000,217(2): 377-384.

[74] Asao C, Korogi Y, Kitajima M,et al. Diffusion-weighted imaging of radiation-induced brain injury for differentiation from tumor recurrence. AJNR Am J Neuroradiol,2005,26(6):1455-1460.

[75] Hein PA, Eskey CJ, Dunn JF,et al. Diffusion-weighted imaging in the follow-up of treated high-grade gliomas: tumor recurrence versus radiation injury. AJNR Am J Neuroradiol, 2004,25(2):201-209.

[76] Lam WW, Poon WS, Metreweli C. Diffusion MR imaging in glioma: does it have any role in the preoperation determination of grading of glioma? Clin Radiol,2002,57(3):219-225.

[77] Zeng QS, Li CF, Liu H, et al. Distinction between recurrent glioma and radiation injury using magnetic resonance spectroscopy in combination with diffusion-weighted imaging. Int J Radiat Oncol Biol Phys,2007,68(1):151-158.

[78] Sugahara T, Korogi Y, Tomiguchi S,et al. Posttherapeutic intraaxial brain tumor: the value of perfusion-sensitive contrastenhanced MR imaging for differentiating tumor recurrence from nonneoplastic contrast-enhancing tissue. AJNR Am J Neuroradiol, 2000,21(5):901-909.

[79] Matsusue E, Fink JR, Rockhill JK,et al. Distinction between glioma progression and post-radiation change by combined physiologic MR imaging. Neuroradiology,2010,52(4):297-306.

[80] Plotkin M, Eisenacher J, Bruhn H, et al. ^{123}I-IMT SPECT and 1H MR-spectroscopy at 3.0T in the differential diagnosis of recurrent or residual gliomas: a comparative study. J Neurooncol,2004,70 (1):49-58.

[81] Zhou J, Tryggestad E, Wen Z, et al. Differentiation between glioma and radiation necrosis using

molecular magnetic resonance imaging of endogenous proteins and peptides. Nat Med,2011,17(1):130-134.

[82] Aubert A, Pellerin L, Magistretti PJ, et al. A coherent neurobiological framework for functional neuroimaging provided by a model integrating compartmentalized energy metabolism. Proc Natl Acad Sci USA,2007,104(10):4188-4193.

[83] Kuhr WG, Korf J. Extracellular lactic acid as an indicator of brain metabolism: continuous on-line measurement in conscious, freely moving rats with intrastriatal dialysis. J Cereb Blood Flow Metab, 1988,8(1):130-137.

[84] Duffau H. New concepts in surgery of WHO grade Ⅱ gliomas: functional brain mapping, connectionism and plasticity-a review. J Neurooncol,2006,79(1): 77-115.

[85] Durmaz R, Vural M, Isildi E, et al. Efficacy of prognostic factors on survival in patients with low grade glioma. Turk Neurosurg,2008,18(4):336-344.

[86] Mandonnet E, Delattre JY, Tanguy ML,et al. Continuous growth of mean tumor diameter in a subset of grade Ⅱ gliomas. Ann Neurol,2003,53(4):524-528.

[87] Pellerin L. Brain energetics (thought needs food). Curr Opin Clin Nutr Metab Care,2008,11(6):701-705.

[88] Aubert A, Costalat R. Interaction between astrocytes and neurons studied using a mathematical model of compartmentalized energy metabolism. J Cereb Blood Flow Metab,2005,25(11):1476-1490.

[89] Aubert A, Costalat R, Magistretti PJ, et al. Brain lactate kinetics: Modeling evidence for neuronal lactate uptake upon activation. Proc Natl Acad Sci USA,2005,102(45):16448-16453.

[90] Hubesch B, Sappey-Marinier D, Roth K,et al. P-31 MR spectroscopy of normal human brain and brain tumors. Radiology,1990,174(2):401-409.

[91] Mathupala SP, Colen CB, Parajuli P,et al. Lactate and malignant tumors: a therapeutic target at the end stage of glycolysis. J Bioenerg Biomembr,2007,39(1):73-77.

[92] Costalat R, Francoise JP, Menuel C,et al. Mathematical modeling of metabolism and hemodynamics of lactate for analysis of low grade gliomas. Acta Biotheor, 2012,60(1-2):99-107. doi: 10.1007/s10441-012-9157-1 . Epub 2012 Mar 11.

| 第十六章 |

弥漫性低级别胶质瘤的
正电子发射断层扫描

Karl-Josef Langen，Frank Willi Floeth，Michael Sabel，Norbert Galldiks

摘　要：MRI是目前诊断弥漫性低级别胶质瘤最常用的方法，为大脑结构改变提供了详细的成像。然而，通过MRI区别水肿或治疗相关性改变等导致的非特异性异常和正常脑组织还比较困难。正电子发射断层扫描（positron emission tomography，PET）提供了关于肿瘤代谢的额外信息，对多种临床情况很有帮助。特别是，PET所使用的放射性标记氨基酸有很广泛的应用范围，可以帮助解决许多临床问题。在早期诊断中，氨基酸PET帮助预测低级别胶质瘤预后的同时，还可帮助制定治疗策略。这种方法提高了生物活检的靶向性，同时提供了肿瘤边界的额外信息，以帮助制定手术和放疗计划。在疾病的进一步进程中，氨基酸PET为治疗反应提供了敏感的监测、肿瘤复发的早期检测及治疗相关的脑组织改变引起的肿瘤复发的变异。在过去，有限的PET数量及放射性药物短暂的半衰期限制了这种方法的使用。但是在最近几年，医院拥有的PET数量迅速增多。此外，拥有长半衰期且阳电子发射性的新氨基酸示踪剂研究取得了长足发展，临床试验证实其是更有效、更划算的应用。采用放射性氨基酸的PET在诊断中的进一步发展及广泛报道说明其应用将会被进一步推

K. -J. Langen，MD（✉）
INM-4：Medical Imaging Physics，Institute of Neuroscience and Medicine，Forschungszentrum Jülich，Jülich 52425，Germany
e-mail：k. j. langen@ fz-juelich. de

F. W. Floeth
Department of Spine and Pain，St. -Vinzenz-Hospital，Düsseldorf，Germany

M. Sabel，MD
Department of Neurosurgery，Heinrich-Heine-University，Düsseldorf，Germany

N. Galldiks，MD
INM-3：Cognitive Neuroscience，Institute of Neuroscience and Medicine，Forschungszentrum Jülich，Jülich，Germany

Department of Neurology，University Hospital Cologne，Cologne，Germany

H. Duffau（ed.），*Diffuse Low-Grade Gliomas in Adults*，
DOI 10. 1007/978-1-4471-2213-5_16，© Springer-Verlag London 2013

广,并且在不久的将来可能作为某些疾病的常规检查。

关键词:低级别胶质瘤;PET;放射标记氨基酸;C-11-甲硫氨酸;氟代乙基酪氨酸[18F-fluoroethyltyrosine(FET)]

引　言

　　MRI 凭借其良好的软组织对比、高空间分辨率及多维重建能力成为目前诊断脑肿瘤的首选方法。MRI 除了这些非常卓越的性质外,在低级别胶质瘤诊断评价方面还存在很多问题,而且对涉及低级别胶质瘤处理的很多关键问题,MRI 并不能给出满意的回答。因此,早期诊断中,脑组织中的弥漫性低级别胶质瘤表现出很小的改变,与良性病变很难鉴别。在更大一些的肿瘤,肿瘤组织与周围水肿区域更难鉴别,特别是由于肿瘤细胞的弥漫性浸润,肿瘤组织与周围脑组织没有明显区别。虽然一般都定义为低级别胶质瘤,但是肿瘤间的临床进程不同,对一些患者来说,疾病有一个良性进程,但是另一些患者的肿瘤却可能迅速进展[1]。选择早期手术干预还是"观察和等待"策略的关键在于临床情况(例如,年龄、组织学类型、神经功能缺失出现)和 MRI 标准(例如,肿瘤大小)[2]。在疾病的进一步进展期,肿瘤可能表现出局部的恶性转化,并且很难发现,特别是在血脑屏障(blood-brain barrier,BBB)保持完整的情况下。这些患者拥有异质性的治疗和完整的血脑屏障,活检引导特别困难。监测治疗反应是选择个体化治疗策略的另一个重要因素,其唯一监测指标为晚期通过 MR 监测肿瘤大小。治疗处理后,瘤周脑组织手术和放疗后的改变可能导致其在 MR 成像上对比增强,导致其与复发性胶质瘤的重要组织很难区分[3]。

　　因此,为了促进实体肿瘤治疗的临床策略决定过程,许多年来反映治疗代谢活动的成像方法一直吸引着神经肿瘤科学家们。PET 是核医学方面一种强有力的方法,在恶性肿瘤的诊断评价方面表现出了强大的潜能。PET 应用最广泛的示踪剂是氟代脱氧葡萄糖(18F-Fluorodeoxyglucose,FDG),其在大部分肿瘤中积累的原因是肿瘤不断增加的能量需求和增加的糖代谢。在 PET 使用的早期,FDG 已经被用于脑肿瘤的评价,许多研究报道了 FDG 的摄取与胶质瘤肿瘤级别、脑肿瘤预后间的关系[4]。但是,在低级别脑肿瘤中,FDG 摄取水平一般很低,在周围正常脑组织中 FDG 的摄取水平一般很高。因此,这个示踪剂在低级别胶质瘤中的使用受到限制。本章将回顾诊断和评价低级别胶质瘤最有前途的示踪剂。本章主要描述放射性标记氨基酸的应用。这些放射性氨基酸能够透过完整的血脑屏障,并且以高对比率显示脑肿瘤。这些示踪剂被很好地研究,结合许多临床症状,可以做出关于脑肿瘤决定性的诊断,而且可能被确定为常规的临床诊断方法(表 16-1)[14,35-37]。

表 16-1　氨基酸 PET 在低级别胶质瘤中的应用

应用项目	临床潜力	参考文献
检测和鉴别诊断	+	[5~6]
引导组织活检	+++	[7~9]
肿瘤范围	+++	[10~13]

（续　表）

应用项目	临床潜力	参考文献
胶质瘤分级	＋	[12,14～18]
预后	＋＋＋	[19～22]
切除计划	＋＋＋	[13,23～24]
放射治疗计划	＋＋	[25～26]
复发检测	＋＋＋	[27～29]
治疗监测	＋＋＋	[30～34]

注：＋. 有限价值；＋＋. 对一部分患者有帮助；＋＋＋. 高临床影响

用于低级别胶质瘤的正电子发射断层扫描放射性药物

现今在不同类型的癌症中，正电子发射断层扫描（PET）最广泛的应用是采用 FDG 检测糖代谢。在脑胶质瘤中，FDG 的摄取与肿瘤的恶性程度（WHO 分级）和患者的预后相关[4,15]。然而由于脑灰质的高糖代谢率，通过 FDG PET 很难鉴别肿瘤组织和脑组织。但是许多高级别胶质瘤，WHO Ⅲ级胶质瘤和许多Ⅳ级胶质瘤与白质相比表现出 FDG 摄取的增加，而低级别胶质瘤，WHO Ⅱ级胶质瘤没有表现出 FDG 摄取变化，甚至降低（图 16-1）。因此，FDG 不适用低级别胶质瘤与周围脑组织的区分。

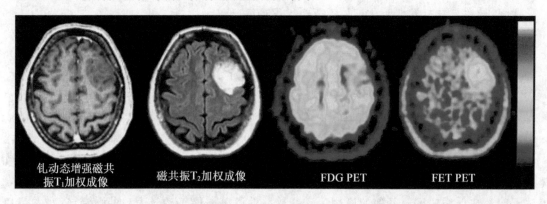

| 钆动态增强磁共振T₁加权成像 | 磁共振T₂加权成像 | FDG PET | FET PET |

▶▶图 16-1　左半球的 WHO Ⅱ级星形细胞瘤。应用 Gd-DTPA 后的 T₁ 加权成像没有明显对比增强，说明血脑屏障完好，T₂ 加权成像显示类似。FDG PET 显示低代谢，对组织活检引导没有帮助。FET PET 显示肿瘤中的一个高亮区域，并且检测到一个完美的组织活检区域

然而，FDG PET 已经被证明在检测低级别胶质瘤恶性转变中非常有用，并且可能用于低级别胶质瘤随访[4]。采用 ^{15}O 标记的示踪剂进行局部血流和脑肿瘤氧代谢的 PET 研究证明存在高变化性，而且对脑肿瘤的诊断评价价值有限[38]。采用如 3′-脱氧 3′-氟化胸腺嘧啶脱氧核苷（[^{18}F]3′-deoxy-3′-fluorothymidine，FLT）一样的增殖标志物表明，其与 FDG 摄取相比，与脑肿瘤的恶性级别和预后有更好的相关性[39]。一项成像引导的组织活检研究证明，FLT 是一个细胞增殖有效的标志物，在细胞增殖过程中与局部变化相关，但是不能鉴别

胶质瘤的边界[40]。这主要是由 FLT 不能透过完好的血脑屏障及只在 MRI 对比增强的正常区域内积累这一事实造成的[16,39,41]。因此,部分血脑屏障完整的肿瘤(大部分在低级别胶质瘤中发现)不能被 FLT PET 检测到。同样,[11]C-胆碱作为脑肿瘤细胞膜磷脂的一个标志物同时被证明与肿瘤恶性程度有密切相关性[42]。但是,与 FLT 一样,示踪剂的摄取受血脑屏障损伤程度的限制。因此,与 MRI 对比增强相比,这些示踪剂提供的信息有限。

另一个有趣的方法就是利用[18]F-氟米索硝唑(^{18}F-Fluoromisonidazole)研究肿瘤内部的缺氧情况[43]。肿瘤内部的缺氧是由于血管生成功能被干扰,伴随氧扩散到周围组织能力的退化而导致结构性和功能性的病理生理结果。一项脑肿瘤患者的 PET 研究证明胶质母细胞瘤的缺氧,但是所有的低级别胶质瘤研究表明其对[18]F-Fluoromisonidazole 的摄取率低[44]。这并不显得意外,因为低级别胶质瘤中肿瘤的生长和血管的生成一直保持平衡,因此这一方法用于评估高级别胶质瘤很有吸引力。

现在,研究低级别胶质瘤最有希望的 PET 示踪剂是如 [Methyl-^{11}C]-L-methionine(MET)或 O-(2-[^{18}F]fluoroethyl)-L-tyrosine(FET)一类的大型中性放射性标记氨基酸[14,35,45]。因为正常脑组织的白质和灰质对这些氨基酸的吸收均较低,脑胶质瘤就可以因为高对比性而区别于正常组织。长久以来一直认为脑肿瘤中 MET 摄取的增高反映蛋白质合成速率的增高。但是,小鼠实验证明抑制蛋白质的合成并不影响肿瘤和大脑的放射性标记 MET 的摄取[46],说明肿瘤改变氨基酸转运比增加蛋白质合成导致的摄取增加更明显。这被通过 L-[2-^{18}F]fluorotyrosine(一种酪氨酸衍生物,与 FET 不同,其能够合成蛋白质)在人体中进行的 PET 动力学研究所证明[47]。该项研究证明,在肿瘤中转运相关率常数 k_1 增加,而代谢相关常数 k_3 不变。许多实验研究证明人类胶质瘤 MET 摄取的增加主要是通过特异性转运蛋白(主要为系统 L 氨基酸转运蛋白和其亚型 LAT1)增加转运[14,48]。此外,利用氨基酸类衍生物(如 FET,已证实与利用 MET PET 的肿瘤成像结果基本相同)观察并确定,在神经胶质瘤中,运输现象在氨基酸摄入中发挥主导作用。因此,许多研究证明使用 MET 和 FET 进行的脑肿瘤成像非常相似[49-51]。脑肿瘤中相似的结果在使用 MET 和 3,4-dihydroxy-6-[^{18}F]fluoro-phenylalanine(FDOPA)进行 PET 检查时同样被观察到[52],但是,示踪剂在纹状体的额外摄取给胶质瘤在这一区域的成像带来问题。

因为大型中性氨基酸也能进入正常脑组织破坏血脑屏障,即可在 CT 和 MRI 扫描中改善造影剂的效果,但是对 MET 或 FET 的颅内积累来说并不是先决条件(见图 16-1)。因此,许多血脑屏障没有破坏的低级别胶质瘤被报道能够摄取这些造影剂[14,19]。

大多数脑胶质瘤 PET 的研究都是使用氨基酸 MET[14],虽然[11]C 短暂的半衰期(20 min)限制了这项技术的应用,但是一些中心还是装备了室内回旋加速器设备。与 MET 不同,[18]F 标记的氨基酸(半衰期 109 min)像 FET 和 FDOPA 一样,可以从回旋加速器设备转运到多个外部 PET 中心,这样使得在临床诊断中可以广泛使用 PET。目前建立的一个最好的[18]F 标记的氨基酸是 FET,可以像广泛应用的 FDG 一样,大量生产 FET 应用于临床[48,53-54]。

动物实验证明 FET 与 MET 不同,炎症淋巴细胞和炎症淋巴结并不吸收,但是在脑脓肿、脱髓鞘疾病、脑缺血和缺血中 FET 和 MET 两种示踪剂呈假阳性吸收。因此,虽然氨基酸的摄取增加对胶质瘤有很高的阳性预测作用,但是示踪剂的摄取增加对脑胶质瘤的预测没有特异性[5]。这项报道主要关注于 MET 和 FET 的临床试验,MET 和 FET 是目前经过验证的应用于 PET 最好的氨基酸示踪剂。

正电子发射断层扫描在弥漫性低级别胶质瘤中的临床应用

一、检测低级别胶质瘤和鉴别诊断

因为 MET 和 FET 只在一部分(60%~80%)低级别胶质瘤中摄取增加,所以氨基酸正电子发射断层扫描(PET)的诊断潜能在低级别胶质瘤中受到限制[5-7,19,35]。因为 MRI 检测低级别胶质瘤有很高的敏感性,而且 MRI 检查研究一般领先于 PET 研究,所以 MET PET 和 FET PET 有限的敏感性在临床环境中没有表现出问题。例如血肿、缺血、急性炎症过程等良性病变区域的示踪剂摄取同样影响肿瘤病变对 MET PET 和 FET PET 的特异性[14,55-58]。采用肿瘤/大脑比值为 1.47 的阈值对 196 例疑似脑肿瘤患者鉴别脑肿瘤和非肿瘤病变的正确率为 79%。从非肿瘤性脑损伤中鉴别低级别胶质瘤,排除高级别胶质瘤(99 例低级别胶质瘤与 24 例非肿瘤病变比较)后达到 67% 的敏感性和 72% 的特异性[6,35]。在一项实际研究中,我们对 174 例疑似胶质瘤脑损伤患者进行 FET PET 诊断评价,其中 72 例组织学诊断为弥漫性低级别胶质瘤。在这项研究中,FET PET 检测低级别胶质瘤的敏感性是 79%,特异性是 48%[92]。这些结果与前期小样本研究的报道相似[5,7]。因此,氨基酸 PET 诊断低级别胶质瘤的精确性不能满足临床环境的需要,良性病变中的非特异炎症细胞及反应性胶质组织的摄取必须要考虑到。因此,大多数情况下,可疑病变脑组织活检的组织学评价是必须的。

二、鉴定最佳的活检部位

诊断性评价低级别胶质瘤最重要的方面就是定义肿瘤中细胞增殖速率最快的区域。因为肿瘤的生物学性质受控于肿瘤中侵袭性最强的部分。有代表性的组织样本对肿瘤的诊断、预测和治疗计划都是非常重要的。即使 MRI 是发现低级别胶质瘤的主要手段,但是当 MRI 下肿瘤没有表现出对比增强时,MRI 发现弥漫性低级别胶质瘤迅速增殖部分的能力非常有限。FDG PET 和 FLT PET 在低级别胶质瘤中通常呈阴性,而且不能提供这些肿瘤代谢活性异质区域的任何信息。在大部分弥漫性低级别胶质瘤中,放射性氨基酸的摄取增加,有助于选择生物活检的部位,从而可以避免从非特异改变组织进行无诊断作用活检的问题(图 16-1 和图 16-2)。组织活检对照研究证明,在非对比增强胶质瘤中 MET 和 FET 的摄取与微血管和细胞密度相关[59-61]。在胶质瘤中,血管密度是形容早期恶性转变最常用的一个特征[62]。许多研究比较了 FDG、MET 或 FET 在脑胶质瘤中通过鉴别代谢热点引导组织活检的诊断潜能[7-9]。这些研究均报道 FDG 局域性的摄取增高与 MET 或 FET 摄取增高相一致。对于低级别胶质瘤的亚群,相关的试验很少。在一项纳入 32 例患者的研究中(其中有 10 例低级别胶质瘤患者),MET PET 帮助在所有低级别胶质瘤中选择活检目标,但是 FDG 仅在 1 例肿瘤中表现出摄取增加[9]。在一个 22 例患者的组织学证明低级别胶质瘤的研究中,FET PET 鉴别了这些肿瘤中的 16 例(72%),而 FDG 只鉴别了 2 例(2%)低级别胶质瘤中的代谢热点[7]。在我们中心实际进行的 72 例组织学证明是低级别胶质瘤的研究中,

FET PET 鉴别了这些肿瘤的 79%[92]。

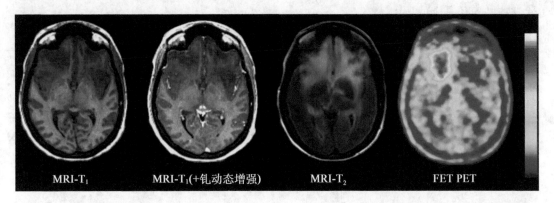

| MRI-T$_1$ | MRI-T$_1$(+钆动态增强) | MRI-T$_2$ | FET PET |

▶图 16-2　额叶 WHO Ⅱ 级星形细胞瘤。使用 Gd-DTPA 后的 T$_1$ 加权 MRI 成像显示没有病理性的对比
　　　　 增强,肿瘤不能被明显地显示出来。T$_2$ 加权 MRI 成像显示两侧额叶都存在广泛的异常,对
　　　　 显示肿瘤同样没有帮助。FET PET 显示右下额叶存在一个明确的肿瘤并伴有高示踪剂摄取

　　这些数据说明,氨基酸 PET 可以在低级别胶质瘤中寻找代谢热点进行靶向组织活检,
因此被认为是有前途的工具。然而,在低级别胶质瘤中最大量的氨基酸摄取是否与肿瘤的
最强侵袭部分相对应还没有摆脱怀疑,这方面还需要进行更深入的研究。

三、描绘肿瘤范围用于制订治疗计划

　　多项研究对组织活检或手术取得的样本的放射学结果和组织学结果进行比较证明,
PET 使用放射性标记氨基酸检测脑胶质瘤的实体肿瘤组织比 CT 或 MRI 更值得信赖[8-12]。
特别是在 MRI 下胶质瘤非增强部分与之相关,而且这常发生在低级别胶质瘤中。在一项探
索 FET PET 显示脑胶质瘤边缘潜能的研究中,从 31 例脑胶质瘤患者中取得了 52 份神经导
航组织活检样本。在 94% FET PET 阳性区域的组织活检中发现了肿瘤组织,但只有 53%
经 MRI 发现的可疑组织发现了肿瘤组织[12]。在该项研究中,12 份活检组织的组织病理学
诊断为弥漫性低级别胶质瘤,除了一份以外所有取得组织活检的区域 FET 摄取增高。相
反,没有一个区域在 MRI 下显示对比增强。另一项研究将 FET PET 作为 5-氨基乙酰丙
酸(5-aminolevulinic acid,5-ALA)累积的替代标志物,而 5-ALA 被用作荧光引导切除恶性
胶质瘤的代谢标志物[63]。在这项研究中,纳入了 17 例低级别胶质瘤患者。FET 在 7 个肿
瘤中显示阳性,但是 5-ALA 只在 1 例低级别胶质瘤中观察到其与对比增强相对应。这些数
据表明,PET 中的氨基酸摄取是比 5-ALA 荧光更敏感的低级别胶质瘤指示剂。

　　由于氨基酸 PET 仪器在检测脑胶质瘤实体肿瘤区域展现出价值,这项技术已经被用于
制订切除手术计划。最近一项评价 MET PET 和 MRI 引导切除 103 例脑肿瘤的研究包括
了一大部分的低级别胶质瘤[13]。59 例低级别胶质瘤的手术切除计划证明了 PET 的切除体
积与 MR 的切除体积不同,在 88% 的病例中都提高了肿瘤切除体积。最近的一项研究也报
道了相同的结果[23]。这些数据说明氨基酸 PET 引导的低级别胶质瘤切除增加了细胞减少
量,也延长了患者的生存期。但是,需要注意的是仅有 60%～80% 的低级别胶质瘤显示
MET 和 FET 的摄取增加,同时低氨基酸摄取的肿瘤切除量没有提高。另一方面,有一些证

据表明,摄入水平低或没有氨基酸摄取的低级别胶质瘤与良好的预后相关,是否推荐早期切除这些肿瘤还是个问题[19]。

采用氨基酸 PET 提高胶质瘤组织的成像也已经被用于改善脑肿瘤放射治疗规划[25]。许多中心已经开始将氨基酸成像整合入以 CT 和 MRI 为基础的放射治疗规划,特别是在高级别胶质瘤中使用高精度放射治疗或设置剂量递增研究,或者用于复发胶质瘤的再次照射[64-68]。虽然关于低级别胶质瘤的氨基酸 PET 放射治疗规划的经验有限,但是它显示能够提高检测术后残余肿瘤组织的敏感性,给 MRI 结果不确定的患者带来放射治疗规划的好处[26]。与传统的治疗方法相比,采用放射氨基酸成像的放射治疗方案的患者,其预后能否改善还没有被证明。

胶质瘤分级和预后

FDG PET 被认为是相对精确的脑胶质瘤肿瘤分级和预后预测方式。在低级别胶质瘤中通过 FDG 摄取增加检测病灶对应用于恶性转化还存在疑问[15]。但是这通常与 MRI 对比增强相关,因此在这种情况下 FDG PET 的附加值非常有限。大多数使用氨基酸的 PET 研究证明,不同 WHO 级别的胶质瘤在氨基酸摄取程度上有重叠,因此用这种技术预测肿瘤级别不是十分可靠[12,14,16-17]。一种鉴别高级别和低级别胶质瘤的高潜能物质是 FLT,但是 FLT 的摄取与血脑屏障损坏联系在一起。在 MRI 下大部分的间变性星形细胞瘤没有明显的对比增强,在 FLT PET 下也呈阴性[16]。

许多研究采用 FET PET 已经证明,评价肿瘤中示踪剂的药动学对肿瘤分级很有帮助[17-18,69-70]。高级别胶质瘤的特征是注射造影剂后在时间活性曲线 $10\sim15$ min 出现早高峰,并伴随着 FET 摄取的降低。相反,在 WHO Ⅱ 级低级别胶质瘤中,时间活性曲线缓慢且平稳地升高。在早期肿瘤和复发肿瘤中,通过动态评价选择的治疗区域,高级别胶质瘤和低级别胶质瘤可以被鉴别且准确率 $>90\%$[17,18,70]。一项采用 MET 的研究证明其并不像 FET PET 一样,MET PET 的摄取特点是不能在个体基础上分辨低级别胶质瘤和高级别胶质瘤[71]。

考虑到所有 WHO 分级的胶质瘤,氨基酸摄取的预后意义一直是一个有争议的问题。一些研究似乎证明特别是在星形胶质瘤中低氨基酸摄取与良好的预后相关,但是少突胶质细胞瘤的摄取更高,明显预后较好[14,72]。很明显,从氨基酸转运方面来看,少突胶质细胞瘤是另一种实体肿瘤。

对于低级别胶质瘤患者来说,氨基酸 PET 的出现在预测预后方面扮演了很重要的临床角色。这些患者即使没有治疗,在许多年甚至几十年里病程进展也比较平稳且拥有很高的生活质量。但是其他患者肿瘤进展很快且发生恶性转变,进展为恶性胶质瘤,预后很差。很好地鉴别个体预后的好坏就能优化治疗。一项关于 MET PET 的研究显示,只要可以证明氨基酸摄取升高,这些患者就能从手术治疗中获益[20]。在一项纳入 24 例低级别胶质瘤患者的研究中,肿瘤/大脑比值 >2.2 的患者比肿瘤/大脑比值 <2.2 的患者生存期明显要短[21]。

另一项研究显示 FET PET 和 MR 形态学联合评价作为新诊断的低级别胶质瘤患者的预后指标[19]。在 7 年的时间里,一项前瞻性研究连续纳入了 33 例未经处理的非增强 WHO Ⅱ 级胶质瘤患者。基线为在对所有患者的组织样本进行活检前,进行 MRI 和 FET PET 检测,之后开始"观察并等待"的不进一步治疗的策略。在后续的过程中,FET 摄取基线和 MRI 上局限性与扩散生长方式是患者病程和结局的重要预测因素:那些低级别胶质瘤在 MRI 下显示良好,同时没有显示 FET 摄取的患者表现出良好的预后,无进展期长,临床条件好,以及发生恶性转化晚。相反,在 T_2 加权 MRI 成像上显示弥漫性肿瘤边界和 FET 摄取的低级别胶质瘤患者预后较差且早期即恶性转化为高级别胶质瘤,迅速临床恶化,并且早期死亡。因此,采用 FET PET 和 MRI 联合评价可以鉴别稳定的低级别胶质瘤并采用"观察并等待"策略要好一些,而另一些低级别胶质瘤患者则采取早期的积极治疗,避免恶性转化。

复发性胶质瘤的诊断评价

早期检测复发性胶质瘤一直备受关注。传统的单一使用 MRI 很难鉴别复发性胶质瘤和非特异的治疗后改变,因为病理性的对比增强既可以反映肿瘤的再生,也可以反映放疗和化疗后的组织坏死[73]。此外,对比增强在复发性低级别胶质瘤中通常缺失,MRI 不能够鉴别肿瘤、水肿、非特异性术后改变,除了可以看到质量效应、明显的皮质占位或其他灰质结构[6]。因为高频率的非特异性坏死,FDG PET 在区分复发性肿瘤和放射性坏死方面的潜能受到了很大的限制[74]。多项研究已经证明 MET PET 对检测复发性肿瘤非常敏感,但是区分重要肿瘤组织和非特异性改变的特异性不是很理想且范围仅为 70%[14]。FET PET 鉴别复发性肿瘤与非特异性改变的特异性比 MET PET 高。在一项包括 46 例患者的研究中,FET PET 检测复发性胶质瘤的特异性和敏感性分别为 100% 和 93%,而 MRI 则分别为 93% 和 50%[75]。这样,FET PET 被认为是鉴别非肿瘤性改变和复发性胶质瘤的有价值的工具。

放疗和化疗监测

低级别胶质瘤的放射效果评价成像一般是基于一系列的 T_1 加权和 T_2 加权 MRI 成像检测。低级别胶质瘤由于完好的血脑屏障,MRI 显示没有对比增强,这些肿瘤弥漫性浸润的性质使得评价肿瘤边界更加困难。MRI 下看到肿瘤大小的改变被用作治疗效果的预测指标。但由于区别主要治疗组织和非特异治疗效果很困难,这种方法的使用很受限。许多研究探索了 PET 用于所有级别恶性脑胶质瘤放疗和化疗后评价治疗效果的可行性和实用性,与传统的 MRI 相比,其诊断精确性被认为非常好。

目前采用 PET 进行的脑肿瘤治疗检测试验所取得的数据都是取自高级别胶质瘤患者。一些研究则是评价采用 MET 和 FET 的氨基酸 PET 在高级别胶质瘤患者放疗检测中的作用[76];标准化疗规则(也就是使用 TMZ[77]、丙卡巴肼、CCNU 或长春新碱进行化疗)下的治疗效果[78];采用 TMZ 的剂量强化治疗[79];腔内放射免疫疗法等的试验治疗[80];紫杉醇的转运增强[81];酪氨酸激酶抑制剂治疗[82],以及使用贝伐单抗的抗血管生成治疗[83]。目前可以使用的数据表明,脑肿瘤氨基酸摄取量和高级别胶质瘤代谢率的减少是治疗有效的一种迹象。

除了细胞减灭手术以外,局部放射治疗也是一种重要的治疗方案(特别是对于 WHO Ⅱ级星形细胞瘤)。因为放疗具有晚期不良反应(如神经毒性)的可能性,因此对于有长期寿命期望的患者,很有必要鉴别这些群体是否获益于早期放射治疗,还是应当在肿瘤进展时再进行放射治疗。一小部分回顾性研究对 MET PET 和 FDG PET 进行了对比研究。Roelcke 和他的同事对 WHO Ⅱ 级星形细胞瘤手术后残余肿瘤放疗的效果进行了评价,使用 MET 和 FDGPET 检测[30]。对示踪剂进行评价,术后接受额外放射治疗的肿瘤(n＝13)与单一手术治疗的肿瘤(n＝17)没有明显差异。在种植[125]I 种子后,可以观察到不同的治疗结果。种子种植 1 年后,低级别胶质瘤的 FDG 摄取没有变化,但是检测到了明显的 MET 摄取下降[31-32]。说明在近距离治疗中 MET PET 比 FDG 能够提供更多的治疗信息。这项治疗方案中不同的检测时间和放射治疗模式可能得到不同的结果。

为了评价化疗对低级别胶质瘤患者的治疗效果使用氨基酸 PET 进行评价,已经有纳入有限数量患者的研究开始进行。在一项前瞻性研究中,FET PET 被用于评价强化替莫唑胺剂量对 11 例进展期低级别 WHO Ⅱ 级胶质瘤患者的治疗效果[33]。

在治疗开始后,作者比较了采用 FET PET 评价肿瘤代谢活性预测体积减小与使用 FLAIR MRI 成像评价肿瘤体积变化。在临床显效的患者中,FET PET 比 FLAIR MRI 更早地观察到肿瘤体积减小(图 16-3)。在一项回归性研究中,PCV 化疗对少突胶质细胞瘤 WHO Ⅱ 级患者的效果已经通过使用 MET PET 被检测[34]。与上面提到的研究相似,在 MRI FLAIR 序列下和 MET PET 评价下,肿瘤体积的变化一直在检测中。FLAIR MRI 和 MET PET 提供了 PCV 对肿瘤治疗的一致信息,但是 MET 对 PCV 治疗效果的评价更敏感。

这些研究表明氨基酸 PET 在早期检测低级别胶质瘤治疗效果方面的敏感性。此外,早期鉴定出无效的治疗可以减少化疗对生活质量的不良影响。

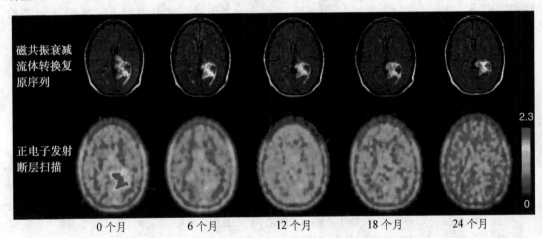

▶ 图 16-3　使用 TMZ 化疗的 WHO Ⅱ 级少突星形细胞瘤患者。FET PET 在疾病早期鉴别治疗效果,而 T₂ 加权 MRI 一直保持模糊不清[33] (经过 Springer Science＋Business 同意转载)

正电子发射断层扫描对低级别胶质瘤管理的展望

使用放射性标记的氨基酸对弥漫性低级别胶质瘤进行预后评价,使得对肿瘤边界有了比单一使用 MRI 更特异性的显示。这已经被证明有益于组织活检、手术切除和放射治疗。在早期诊断时就可以得到有价值的预后信息,从而选择个性化的治疗策略,在早期治疗过程中就可以评价治疗效果。在很高的特异性下,复发性肿瘤和治疗后改变可以被鉴别。质子磁共振波谱成像(MRS)等的其他成像方法可以取得代谢信息,比传统的 MRI 有更高的特异性,并可用于鉴别肿瘤组织和非特异性改变[84]。使用 MRS 证明了胶质瘤中增加的 FET 摄取和反常的高胆碱浓度间的关系[85]。但是,与 FET 不一样,MRS 仅能在单一平面上用于分析已选择的少量或部分区域,而且研究质量经常被磁性物体损坏。此外,虽然弥漫加权成像(DWI)被考虑,但是临床相关的方法还没有建立[86]。像灌注加权 MRI 一样的其他技术比 PET 更易于应用,可以取得与恶性胶质瘤相对应的信息[84]。但是,与氨基酸 PET 相比,这项技术的准确性还有待研究。

弥散张量成像(diffusion tensor imaging,DTI)可以提供关于白质结构(例如,神经通路)有用的诊断信息。第一项研究通过 DTI 和 FET PET 证明了结合纤维的潜在好处[87-88]。这些研究显示补充信息和对胶质瘤瘤周纤维束改变更细致的理解,比之前描述得更复杂。

某些迹象证明,氨基酸 PET 应用于低级别胶质瘤将成为一项常规的诊断技术,但是它是否能提高护理质量还有待证明。欧洲和德国核医学联合会使用标记氨基酸类似物成像的指南在最近几年已经出版[89-90]。引进 FET PET 后,最近几年氨基酸 PET 的原料获得已经不是很困难,超过 25 家德国和澳大利亚的医院已经将其整合到常规的脑肿瘤患者的诊断中(个人调查,K.-J. Langen 2012)。国家食品和药品监督管理局的准许使用正在审批中。因为 PET 成像的花费与高昂的局部或系统治疗方法相比要低,而且能控制可能出现的不良反应,所以氨基酸 PET 在胶质瘤临床应用的益处很容易证明。氨基酸 PET 提供的信息可帮助选择个体化治疗策略并降低治疗方法对生活质量的不良影响。在未来整合 PET 和 MRI 成为一台设备,将会产生更大的影响[91]。PET-MRI 混合系统的到来为研究脑肿瘤提供了更多的方法,同时缩短了检测时间,提高了患者的舒适度,更提高了 PET 和 MRI 时间和空间数据的整合。

(吴劲松　杨　帅　陈图南　冯　华)

参考文献

[1] Wessels PH, Weber WE, Raven G, et al. Supratentorial grade Ⅱ astrocytoma: biological features and clinical course. Lancet Neurol, 2003, 2(7): 395-403.

[2] Pignatti F, van den Bent M, Curran D, et al. Prognostic factors for survival in adult patients with cerebral low-grade glioma. J Clin Oncol, 2002, 20(8): 2076-2084.

[3] Lustig RA, Seiferheld W, Berkey B, et al. Imaging response in malignant glioma, RTOG 90-06. Am J Clin Oncol, 2007, 30(1): 32-37.

[4] Chen W. Clinical applications of PET in brain tumors. J Nucl Med, 2007, 48(9): 1468-1481.

[5] Pichler R, Dunzinger A, Wurm G, et al. Is there a place for FET PET in the initial evaluation of brain lesions with unknown significance? Eur J Nucl Med Mol Imaging, 2010, 37(8): 1521-1528.

[6] Herholz K, Holzer T, Bauer B, et al. 11C-methionine PET for differential diagnosis of low-grade gliomas. Neurology, 1998, 50(5): 1316-1322.

[7] Pauleit D, Stoffels G, Bachofner A, et al. Comparison of (18)F-FET and (18)F-FDG PET in brain tumors. Nucl Med Biol, 2009, 36(7): 779-787.

[8] Goldman S, Levivier M, Pirotte B, et al. Regional methionine and glucose uptake in high-grade gliomas:

a comparative study on PET-guided stereotactic biopsy. J Nucl Med,1997,38(9):1459-1462.

[9] Pirotte B,Goldman S,Massager N,et al. Combined use of 18F-fluorodeoxyglucose and 11C-methionine in 45 positron emission tomography-guided stereotactic brain biopsies. J Neurosurg,2004,101(3):476-483.

[10] Mosskin M,Ericson K,Hindmarsh T,et al. Positron emission tomography compared with magnetic resonance imaging and computed tomography in supratentorial gliomas using multiple stereotactic biopsies as reference. Acta Radiol,1989,30(3):225-232.

[11] Kracht LW,Miletic H,Busch S,et al. Delineation of brain tumor extent with [11C]L-methionine positron emission tomography: local comparison with stereotactic histopathology. Clin Cancer Res,2004,10(21):7163-7170.

[12] Pauleit D,Floeth F,Hamacher K,et al. O-(2-[18F] fluoroethyl)-L-tyrosine PET combined with MRI improves the diagnostic assessment of cerebral gliomas. Brain,2005,128(Pt 3):678-687.

[13] Pirotte B, Goldman S, Dewitte O, et al. Integrated positron emission tomography and magnetic resonance imaging-guided resection of brain tumors: a report of 103 consecutive procedures. J Neurosurg,2006,104(2):238-253.

[14] Singhal T,Narayanan TK,Jain V,et al. 11C-L-methionine positron emission tomography in the clinical management of cerebral gliomas. Mol Imaging Biol,2008,10(1):1-18.

[15] Padma MV,Said S,Jacobs M,et al. Prediction of pathology and survival by FDG PET in gliomas. J Neurooncol,2003,64(3):227-237.

[16] Hatakeyama T,Kawai N,Nishiyama Y,et al. 11C-methionine (MET)and 18F-fluorothymidine (FLT) PET in patients with newly diagnosed glioma. Eur J Nucl Med Mol Imaging,2008,35(11):2009-2017.

[17] Popperl G,Kreth FW,Mehrkens JH,et al. FET PET for the evaluation of untreated gliomas: correlation of FET uptake and uptake kinetics with tumour grading. Eur J Nucl Med Mol Imaging,2007,34(12):1933-1942.

[18] Popperl G,Kreth FW,Herms J,et al. Analysis of 18F-FET PET for grading of recurrent gliomas: is evaluation of uptake kinetics superior to standard methods? J Nucl Med,2006,47(3):393-403.

[19] Floeth FW,Pauleit D,Sabel M,et al. Prognostic value of O-(2-18F-fluoroethyl)-L-tyrosine PET and MRI in low-grade glioma. J Nucl Med,2007,48(4):519-527.

[20] Ribom D,Eriksson A,Hartman M,et al. Positron emission tomography (11)C-methionine and survival in patients with low-grade gliomas. Cancer,2001,92(6):1541-1549.

[21] De Witte O,Goldberg I,Wikler D,et al. Positron emission tomography with injection of methionine as a prognostic factor in glioma. J Neurosurg,2001,95(5):746-750.

[22] Ribom D, Smits A. Baseline 11C-methionine PET reflects the natural course of grade 2 oligodendrogliomas. Neurol Res,2005,27(5):516-521.

[23] Arbizu J,Tejada S,Marti-Climent JM,et al. Quantitative volumetric analysis of gliomas with sequential MRI and (11)C-methionine PET assessment: patterns of integration in therapy planning. Eur J Nucl Med Mol Imaging,2012,39(5):771-781.

[24] Pirotte B,Levivier M,Morelli D,et al. Positron emission tomography for the early postsurgical evaluation of pediatric brain tumors. Childs Nerv Syst,2005,21(4):294-300.

[25] Grosu AL,Weber WA. PET for radiation treatment planning of brain tumours. Radiother Oncol,2010,96(3):325-327.

[26] Nuutinen J,Sonninen P,Lehikoinen P,et al. Radiotherapy treatment planning and long-term follow-up with [(11)C]methionine PET in patients with low-grade astrocytoma. Int J Radiat Oncol Biol Phys,2000,48(1):43-52.

[27] Van Laere K,Ceyssens S,Van Calenbergh F,et al. Direct comparison of 18F FDG and 11C-methionine PET in suspected recurrence of glioma: sensitivity,inter-observer variability and prognostic value. Eur J Nucl Med Mol Imaging,2005, 32(1):39-51.

[28] Popperl G,Gotz C,Rachinger W,et al. Value of O-(2-[18F] fluoroethyl)-L-tyrosine PET for the diagnosis of recurrent glioma. Eur J Nucl Med Mol Imaging,2004,31(11):1464-1470.

[29] Terakawa Y, Tsuyuguchi N, Iwai Y, et al. Diagnostic accuracy of 11C-methionine PET for differentiation of recurrent brain tumors from radiation necrosis after radiotherapy. J Nucl Med,2008, 49(5):694-699.

[30] Roelcke U,von Ammon K,Hausmann O,et al. Operated low grade astrocytomas: a long term PET study on the effect of radiotherapy. J Neurol Neurosurg Psychiatry,1999,66:644-647.

[31] Voges J,Herholz K,Holzer T,et al. 11C-methionine and 18F-2-fluorodeoxyglucose positron emission tomography: a tool for diagnosis of cerebral glioma and monitoring after brachytherapy with 125I seeds. Stereotact Funct Neurosurg,1997,69:129-135.

[32] Würker M, Herholz K, Voges J, et al. Glucose consumption and methionine uptake in low-grade gliomas after iodine-125 brachytherapy. Eur J Nucl Med,1996,23:583-586.

[33] Wyss M,Hofer S,Bruehlmeier M,et al. Early metabolic responses in temozolomide treated low-grade glioma patients. J Neurooncol,2009,95:87-93.

[34] Tang BN,Sadeghi N,Branle F,et al. Semi-quantification of methionine uptake and flair signal for the evaluation of chemotherapy in low-grade oligodendroglioma. J Neurooncol,2005,71:161-168.

[35] Smits A,Baumert BG. The clinical value of PET with amino acid tracers for gliomas WHO grade Ⅱ. Int J Mol Imaging,2011,2011:372509.

[36] Minn H. PET and SPECT in low-grade glioma. Eur J Radiol,2005,56(2):171-178.

[37] Langen KJ,Tatsch K,Grosu AL,et al. Diagnostics of cerebral gliomas with radiolabeled amino acids. Dtsch Arztebl Int,2008,105(4):55-61.

[38] Derlon JM. The in vivo metabolic investigation of brain gliomas with positron emission tomography. Adv Tech Stand Neurosurg,1998,24:41-76.

[39] Chen W,Cloughesy T,Kamdar N,et al. Imaging proliferation in brain tumors with 18F-FLT PET: comparison with 18F-FDG. J Nucl Med,2005,46(6):945-952.

[40] Price SJ,Fryer TD,Cleij MC,et al. Imaging regional variation of cellular proliferation in gliomas using 3'-deoxy-3'-[18F] fluorothymidine positron-emission tomography: an image-guided biopsy study. Clin Radiol,2009,64(1):52-63.

[41] Jacobs AH, Thomas A, Kracht LW, et al. 18F-fluoro-L-thymidine and 11C-methylmethionine as markers of increased transport and proliferation in brain tumors. J Nucl Med,2005,46(12):1948-1958.

[42] Ohtani T,Kurihara H,Ishiuchi S,et al. Brain tumour imaging with carbon-11 choline: comparison with FDG PET and gadolinium-enhanced MR imaging. Eur J Nucl Med,2001,28(11):1664-1670.

[43] Koh WJ, Rasey JS, Evans ML, et al. Imaging of hypoxia in human tumors with [F-18] fluoromisonidazole. Int J Radiat Oncol Biol Phys,1992,22(1):199-212.

[44] Cher LM,Murone C,Lawrentschuk N,et al. Correlation of hypoxic cell fraction and angiogenesis with glucose metabolic rate in gliomas using 18F-fluoromisonidazole, 18F-FDG PET, and immunohistochemical studies. J Nucl Med,2006,47(3):410-418.

[45] Jager PL,Vaalburg W,Pruim J,et al. Radiolabeled amino acids: basic aspects and clinical applications in oncology. J Nucl Med,2001,42(3):432-445.

[46] Ishiwata K,Kubota K,Murakami M,et al. Re-evaluation of amino acid PET studies: can the protein synthesis rates in brain and tumor tissues be measured in vivo? J Nucl Med,1993,34(11):1936-1943.

[47] Wienhard K,Herholz K,Coenen HH,et al. Increased amino acid transport into brain tumors measured by PET of L-(2-18F)fluorotyrosine. J Nucl Med,1991,32(7):1338-1346.

[48] Langen KJ,Hamacher K,Weckesser M,et al. O-(2-[18F]fluoroethyl)-L-tyrosine: uptake mechanisms and clinical applications. Nucl Med Biol,2006,33(3):287-294.

[49] Weber WA,Wester HJ,Grosu AL,et al. O-(2-[18F]fluoroethyl)-L-tyrosine and L-[methyl-11C] methionine uptake in brain tumours: initial results of a comparative study. Eur J Nucl Med,2000,27 (5):542-549.

[50] Langen KJ,Jarosch M,Muhlensiepen H,et al. Comparison of fluorotyrosines and methionine uptake in F98 rat gliomas. Nucl Med Biol,2003,30(5):501-508.

[51] Grosu AL,Astner ST,Riedel E,et al. An interindividual comparison of O-(2-[(18)F]Fluoroethyl)-L-Tyrosine (FET)-and L-[Methyl-(11)C]Methionine (MET)-PET in patients with brain gliomas and metastases. Int J Radiat Oncol Biol Phys,2011,81(4):1049-1058.

[52] Becherer A,Karanikas G,Szabo M,et al. Brain tumour imaging with PET: a comparison between [18F]fluorodopa and [11C]methionine. Eur J Nucl Med Mol Imaging,2003,30(11):1561-1567.

[53] Wester HJ,Herz M,Weber W,et al. Synthesis and radiopharmacology of O-(2-[18F]fluoroethyl)-L-tyrosine for tumor imaging. J Nucl Med,1999,40(1):205-212.

[54] Hamacher K,Coenen HH. Efficient routine production of the 18F-labelled amino acid O-2-18F fluoroethyl-Ltyrosine. Appl Radiat Isot,2002,57(6):853-856.

[55] Salber D,Stoffels G,Oros-Peusquens AM,et al. Comparison of O-(2-18F-fluoroethyl)-L-tyrosine and L-3H-methionine uptake in cerebral hematomas. J Nucl Med,2010,51(5):790-797.

[56] Salber D,Stoffels G,Pauleit D,et al. Differential uptake of O-(2-18F-fluoroethyl)-L-tyrosine, L-3H-methionine,and 3H-deoxyglucose in brain abscesses. J Nucl Med,2007,48(12):2056-2062.

[57] Salber D,Stoffels G,Pauleit D,et al. Differential uptake of [18F]FET and [3H]L-methionine in focal cortical ischemia. Nucl Med Biol,2006,33(8):1029-1035.

[58] Floeth FW,Pauleit D,Sabel M,et al. 18F-FET PET differentiation of ring-enhancing brain lesions. J Nucl Med,2006,47(5):776-782.

[59] Kracht LW,Friese M,Herholz K,et al. Methyl-[11C]-L-methionine uptake as measured by positron emission tomography correlates to microvessel density in patients with glioma. Eur J Nucl Med Mol Imaging,2003,30(6):868-873.

[60] Stockhammer F,Plotkin M,Amthauer H,et al. Correlation of F-18-fluoro-ethyl-tyrosin uptake with vascular and cell density in non-contrast-enhancing gliomas. J Neurooncol,2008,88(2):205-210.

[61] Okita Y,Kinoshita M,Goto T,et al. (11)C-methionine uptake correlates with tumor cell density rather than with microvessel density in glioma: a stereotactic imagehistology comparison. Neuroimage,2010, 49(4): 2977-2982.

[62] Stiver SI. Angiogenesis and its role in the behavior of astrocytic brain tumors. Front Biosci,2004,9: 3105-3123.

[63] Floeth FW,Sabel M,Ewelt C,et al. Comparison of (18)F-FET PET and 5-ALA fluorescence in cerebral gliomas. Eur J Nucl Med Mol Imaging,2011,38(4):731-741.

[64] Levivier M,Massager N,Wikler D,et al. Use of stereotactic PET images in dosimetry planning of radiosurgery for brain tumors: clinical experience and proposed classification. J Nucl Med,2004,45 (7):1146-1154.

[65] Grosu AL,Weber WA,Franz M,et al. Reirradiation of recurrent high-grade gliomas using amino acid PET (SPECT)/CT/MRI image fusion to determine gross tumor volume for stereotactic fractionated radiotherapy. Int J Radiat Oncol Biol Phys,2005,63(2):511-519.

［66］ Rickhey M,Koelbl O,Eilles C,et al. A biologically adapted dose-escalation approach,demonstrated for 18F-FET-PET in brain tumors. Strahlenther Onkol,2008,184(10):536-542.

［67］ Weber DC,Zilli T,Buchegger F,et al. ［(18)F］ Fluoroethyltyrosine-positron emission tomography-guided radiotherapy for high-grade glioma. Radiat Oncol,2008,3:44.

［68］ Piroth MD,Pinkawa M,Holy R,et al. Integrated-boost IMRT or 3-D-CRT using FET-PET based auto-contoured target volume delineation for glioblastoma multiforme-a dosimetric comparison. Radiat Oncol,2009,4:57.

［69］ Weckesser M,Langen KJ,Rickert CH,et al. O-(2-［18F］ fluorethyl)-L-tyrosine PET in the clinical evaluation of primary brain tumours. Eur J Nucl Med Mol Imaging,2005,32(4):422-429.

［70］ Kunz M,Thon N,Eigenbrod S,et al. Hot spots in dynamic (18)FET-PET delineate malignant tumor parts within suspected WHO grade Ⅱ gliomas. Neuro Oncol,2011,13(3):307-316.

［71］ Moulin-Romsee G,D'Hondt E,de Groot T,et al. Non-invasive grading of brain tumours using dynamic amino acid PET imaging:does it work for 11C-methionine? Eur J Nucl Med Mol Imaging,2007,34(12):2082-2087.

［72］ Kaschten B,Stevenaert A,Sadzot B,et al. Preoperative evaluation of 54 gliomas by PET with fluorine-18-fluorodeoxyglucose and/or carbon-11-methionine. J Nucl Med,1998,39(5):778-785.

［73］ Brandsma D,van den Bent MJ. Pseudoprogression and pseudoresponse in the treatment of gliomas. Curr Opin Neurol,2009,22(6):633-638.

［74］ Ricci PE,Karis JP,Heiserman JE,et al. Differentiating recurrent tumor from radiation necrosis:time for re-evaluation of positron emission tomography? AJNR Am J Neuroradiol,1998,19(3):407-413.

［75］ Rachinger W,Goetz C,Popperl G,et al. Positron emission tomography with O-(2-［18F］ fluoroethyl)-L-tyrosine versus magnetic resonance imaging in the diagnosis of recurrent gliomas. Neurosurgery,2005,57(3):505-511;discussion 505-511.

［76］ Piroth MD,Pinkawa M,Holy R,et al. Prognostic value of early ［18F］ fluoroethyltyrosine positron emission tomography after radiochemotherapy in glioblastoma multiforme. Int J Radiat Oncol Biol Phys,2011,80(1):176-184.

［77］ Galldiks N,Kracht LW,Burghaus L,et al. Use of 11C-methionine PET to monitor the effects of temozolomide chemotherapy in malignant gliomas. Eur J Nucl Med Mol Imaging,2006,33(5):516-524.

［78］ Herholz K,Kracht LW,Heiss WD. Monitoring the effect of chemotherapy in a mixed glioma by C-11-methionine PET. J Neuroimaging,2003,13(3):269-271.

［79］ Galldiks N,Kracht LW,Burghaus L,et al. Patient-tailored,imaging-guided,long-term temozolomide chemotherapy in patients with glioblastoma. Mol Imaging,2010,9:40-46.

［80］ Popperl G,Gotz C,Rachinger W,et al. Serial O-(2-［(18)F］ fluoroethyl)-L-:tyrosine PET for monitoring the effects of intracavitary radioimmunotherapy in patients with malignant glioma. Eur J Nucl Med Mol Imaging,2006,33(7):792-800.

［81］ Popperl G,Goldbrunner R,Gildehaus FJ,et al. O-(2-［18F］-fluoroethyl)-L-tyrosine PET for monitoring the effects of convection-enhanced delivery of paclitaxel in patients with recurrent glioblastoma. Eur J Nucl Med Mol Imaging,2005,32(9):1018-1025.

［82］ Galldiks N,Ullrich R,Schroeter M,et al. Imaging biological activity of a glioblastoma treated with an individual patient-tailored,experimental therapy regimen. J Neurooncol,2009,93:425-430.

［83］ Hutterer M,Nowosielski M,Putzer D,et al. O-(2-18F-fluoroethyl)-L-tyrosine PET predicts failure of antiangiogenic treatment in patients with recurrent high-grade glioma. J Nucl Med,2011,52(6):856-864.

[84] Herholz K,Coope D,Jackson A. Metabolic and molecular imaging in neuro-oncology. Lancet Neurol, 2007,6(8):711-724.

[85] Stadlbauer A,Prante O,Nimsky C,et al. Metabolic imaging of cerebral gliomas: spatial correlation of changes in O-(2-18F-fluoroethyl)-L-tyrosine PET and proton magnetic resonance spectroscopic imaging. J Nucl Med,2008,49(5):721-729.

[86] Yang I,Aghi MK. New advances that enable identification of glioblastoma recurrence. Nat Rev Clin Oncol,2009,6:648-657.

[87] Stadlbauer A,Polking E,Prante O,et al. Detection of tumour invasion into the pyramidal tract in glioma patients with sensorimotor deficits by correlation of (18)F-fluoroethyl-L:-tyrosine PET and magnetic resonance diffusion tensor imaging. Acta Neurochir,2009,151(9):1061-1069.

[88] Stadlbauer A,Hammen T,Grummich P,et al. Classification of peritumoral fiber tract alterations in gliomas using metabolic and structural neuroimaging. J Nucl Med,2011,52(8):1227-1234.

[89] Van der Borght T,Asenbaum S,Bartenstein P,et al. EANM procedure guidelines for brain tumour imaging using labeled amino acid analogues. Eur J Nucl Med Mol Imaging,2006,33(11):1374-1380.

[90] Langen KJ,Bartenstein P,Boecker H,et al. German guidelines for brain tumour imaging by PET and SPECT using labeled amino acids. Nuklearmedizin Nuclear medicine,2011,50(4):167-173.

[91] Herzog H,Langen KJ,Weirich C,et al. High resolution BrainPET combined with simultaneous MRI. Nuklearmedizin,2011,50(2):74-82.

[92] Rapp M,Heinzel A, Galldiks N,et al. Diagnostic performance of 18F-FET PET in newly diagnosed cerebral lesions suggestive of glioma. J Nucl Med,2013,54(2):229-235.

| 第十七章 |

弥漫性低级别胶质瘤的动态
观察及临床意义

Emmanuel Mandonnet

摘　要:弥漫性低级别胶质瘤是组织学上一种较为常见的形态类型。然而,这些肿瘤的生物学侵袭程度表现出异质性,导致生存时间的广泛差异。在诊断初期即发现多种因素决定了不同的预后亚组,但有越来越多的证据表明,肿瘤的内在动态观察在对预测个体的预后中起着重要的作用,而这种动态变化可以在早期很短的时间内做出评估。我们将回顾DLGG动力学在目前分子学、组织学、放射学及临床中的相关知识。特别是,我们强调从两个连续的MRI变化估计初始辐射动力学的重要性。最后,我们将叙述这种自发性的动态变化是如何被不同的治疗模式(包括手术、化疗和放疗)改变的。

关键词:弥漫性低级别胶质瘤;肿瘤力学;肿瘤动力学;生长速率

弥漫性低级别胶质瘤的组织学定义实际上包括一个广泛的肿瘤行为,这种明显的肿瘤生物多样性,加上对治疗不同程度的敏感性,解释了DLGG生存时间的异质性。在这一章中,我们将回顾目前对DLGG动力学的知识,研究如何确定个体的动力学,并分析如何把这些信息整合在个性化治疗的决策过程中。

纵向预处理的多尺度综合方法

一、细胞及亚细胞层面

尽管肿瘤分子生物学的认识有了相当大的进步,但对肿瘤发生及生长的细胞及分子层

E. Mandonnet,MD,PhD
Department of Neurosurgery,Lariboisière Hospital,2 rue Ambroise Paré,75010 Paris,France
e-mail: mandonnet@icloud. com,donnet@mac. com,thumando@gmail. com,mandonnet@me. com

H. Duffau (ed.), *Diffuse Low-Grade Gliomas in Adults*,
DOI 10.1007/978-1-4471-2213-5_17, © Springer-Verlag London 2013

面的认识却知之甚少。首先,细胞的起源仍不清楚(参见第六章)。其次,在突变后起源细胞的转化及其后在低级别状态下的惰性增殖过程还没有被阐明。然而我们认为 IDH 突变[65]是 DLGG 的早期事件,它早于少突胶质细胞瘤 1p/19q 的缺失和星形细胞中 p53 的突变,就像我们前期标本活检中所展现的那样[63-64]。少突胶质细胞瘤,最近已表明,它们表现出温和、稳定的体细胞突变负荷,CIC 是肿瘤中唯一一个与 IDH 突变和 1p/19q 缺失一起频繁突变的基因(接近 70%)[4,66]。相反,在星形胶质细胞瘤中,随着在纵行样本中突变细胞百分比的增加,p53 基因突变的肿瘤细胞获得生长优势[25],同时随着时间推移会增加基因组的不稳定性,这可能早于 MGMT 的甲基化[18,39],而晚于 DNMT1[18]。这种在 1p/19q 缺失的少突胶质细胞瘤与 p53 突变的星形胶质细胞瘤间基因组不稳定性的区别正好解释了这两种肿瘤间预后的差别。最后,应该指出的是,大多数的研究集中在恶性进展中所观察到的遗传学改变,因此,需要有更多的研究致力于探索在恶变前,两种复发 DLGG 标本中遗传动力学的研究[35]。

二、组织学层面

从历史上看,神经病理学家是最早尝试描述胶质瘤生长和侵袭动力学的。他们的分析完全依赖尸检中所发现的肿瘤。这种方法使得他们发现胶质瘤优先沿白质纤维束发展[36,57]。

Daumas-Duport 介绍了少突胶质细胞瘤的组织学分类(低级别星形细胞瘤不在此分类中,因为星形细胞对少突胶质细胞瘤有反应性,见第三章)。基于细胞的空间组织,大多数低级别胶质瘤属于Ⅲ型,包含了孤立肿瘤细胞(isolated tumor cell,ITC),而那些表现出实体肿瘤组织和孤立肿瘤细胞的低级别胶质瘤则归为Ⅱ型。有趣的是,内皮细胞增生在 MRI 上表现出明显的增强效应[13]。这种混合结构可能导致了疾病的进一步恶化。当然,组织学分析仅仅提供了动力学的一个方面,我们无法得知Ⅱ型究竟是发生在Ⅲ型还是Ⅰ型(仅由实体肿瘤组织组成)之后。然而,事实上在 15% 的Ⅲ型少突胶质细胞瘤中,存在着一些高肿瘤细胞密度的病灶及细小的微血管生成[14],这导致了Ⅲ型向Ⅱ型的转变,这种转变会持续存在于这两型肿瘤中。此外,在 MRI T₂ 加权成像中,外侧高信号区域已检测出 ITC 的存在[46](确认存在可透过射线的细胞密度阈值,见第二十八章)。而 DLGG 中,不可透过射线的低密度部分则归为Ⅳ型。因此,可以假设在Ⅳ型周围逐步发展为影像学可见的Ⅲ型,然后在Ⅲ型区内未分化微灶的出现*、进一步生长聚合,最终导致了Ⅱ型的出现。

磁共振成像随访下的 3 个时期

一、静止期

在这一期中,从肿瘤的生物学发生一直到出现临床症状(多数以癫痫起病),肿瘤生长一直处于隐匿状态。事实上我们对这一期知之甚少,然而,随着 MRI 技术的普遍使用,这一类肿瘤常被偶然发现。有文献报道 2 例[44,52]患者,偶发的 DLGG 在静止期表现出连续和自发性地放射性生

注:* 我们不知道这是否是一个随机过程,或者是一些生物法则下的空间动力学。

长,而这些都出现在临床症状出现前。有趣的是,这种静止期肿瘤的生长速率与有症状患者的生长速率非常接近,不同文献报道的平均生长速率分别为每年 3.9 mm 和 3 mm[44,48,52]。

从这个结果中我们可以发现,通过测量有症状患者的肿瘤生长速率可以预测静止期肿瘤的生长速率。换句话说,我们可以及时地反向推测出肿瘤的生长曲线,从而推断胶质瘤在影像学上出现的时间,即通过公式 d_0/v,其中 d_0 代表第一次 MRI 上出现的肿瘤直径,v 表示静止期肿瘤直径膨胀的速率。当然,这必须建立在静止期胶质瘤的动态性质没有发生变化的假设之上,但这种假设很难被证实。然而,这使得对这类特殊患者预测肿瘤影像学发现的最早时间成为可能,在这种情况下,无创性的 MRI 非常有意义,MRI 的检查数据可以帮助早期预测肿瘤的发生[15]。

二、低级别期

1. 定性观察　考虑到 DLGG 的生长模式,通过对肿瘤影像形态的分析可以得出一些结论。Chen 等[10]提出了一个简单的分类:来源于灰质的肿瘤,由于不含白质,在生长过程中成团状生长(被称为"膨胀性生长");而来自于灰质与白质交界区的肿瘤,则主要沿白质纤维生长。虽然我们也觉得某些肿瘤在影像学上看起来比别的更大,我们不相信 DLGG 仍然仅局限于灰质。它们总是侵袭相邻的白质,沿着 U 形纤维,连接 2 个相邻的脑回。这种影像学上团块状表现不应与组织学上的 Daumas-Duport Ⅲ 型相混淆,的确,Ⅲ 型 DLGG 也会在 MRI 上表现出团块影(见 Daumas-Duport 等的例子[14])。有趣的是,我们发现,术后影像学的这种团块表现会变得更加弥散(图 17-1)。

一些报道表明 DLGG 在 MRI 上的影像可以被白质纤维束加强。众所周知,投射和联合通路构建了高级别胶质细胞侵袭的主要途径[36,40,57]。有文献报道[28,32]:DLGG 在肿瘤形状上与纤维束的解剖结构有着相似性,尤其是副岛叶肿瘤可以沿着钩束、弓状纤维或下额枕束(inferior fronto-occipital fasciculus,IFOF)及矢状层(对应的是 IFOF 和视束的联合体)扩展。

此外,一个 16 例患者的纵向研究发现,通过肿瘤生长的生物数学模型,计算机模拟后证实肿瘤会优先沿着上述神经束生长[32]。值得注意的是,白质通路使得肿瘤细胞更易于侵袭,也可以推测 2 条垂直通路的接口起了抗肿瘤侵袭的屏障作用。这种现象在文献中很少被研究。

2. 定量观察　虽然没有相关研究证实,但旧的观点相信 DLGG 可以在惰性期和生长期相互转换。一个合理的解释是:在 MRI 上肿瘤直径的轻微增加是很难被"肉眼"区分的(图 17-2)。肿瘤直径可以被多种不同的技术测量,既可以是一维、二维、三维的线性测量,也可以通过全 3D 体积分割技术所推测。可以很清楚地证明,利用计算机(手动或半自动)将肿瘤纵向分割后估计其体积,可显著地降低读数的可变性[61]。的确,正如 van den Bent 所述[62],DLGG 通常形态不规则并呈非均质性生长,这就导致了以线性测量来估计肿瘤大小具有很差的可重复性。

随着软件可用度的增加,我们将这些图片以 DICOM 格式(这种格式主要用于神经放射学科和化疗科等的专业设备上或是个人电脑上,例如,Osirix and Image)存在,并将其用于其他基于老式测量方法的设备上。以基于肿瘤直径的容量分析法可以将节段的肿瘤体积转化为直径(d_V):

$$d_V=(2\times V)^{1/3}$$

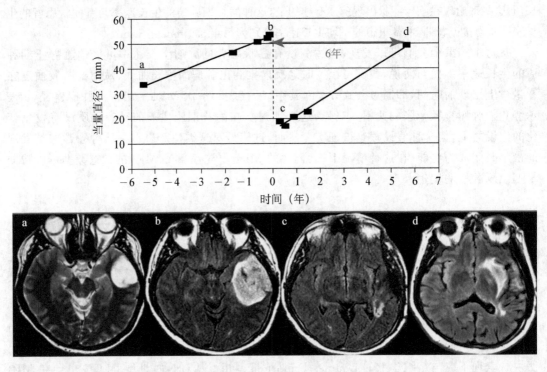

▶▶图 17-1　术前、术后生长速率的图像比较。我们可以看出手术为肿瘤带来的益处：可以使复发曲线平移 6 年。同样还发现影像学表现由术前的团块状转变为术后的弥散状

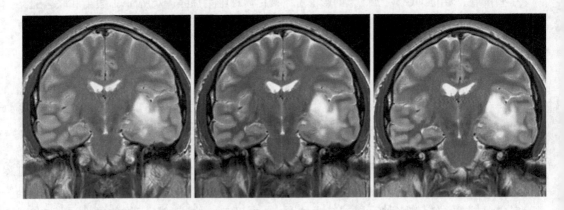

▶▶图 17-2　肉眼测量与定量分析推测肿瘤生长速率。从左向右为同一患者的连续 MRI 序列，每一张图像间隔 9 个月。然而用肉眼很难从 MRI 图像中推测生长速率，但是利用 3D 技术定量测量可以发现患者存在每年 4 mm 的生长速率

　　最后，可以描绘出等效直径的生长曲线，并且通过线性回归估计每个患者的影像学直径（d_V）的生长速率，给出直径的膨胀速度（velocity of diametric expansion，VDE）。

　　这种方法可以证明 DLGG 在影像学上是不稳定的。Mandonnet 等[31] 通过对 27 例组织学证实为 DLGG 患者的研究发现，其在 MRI 上的影像学生长早于肿瘤治疗前就出现了，平均 VDE 接近每年 4 mm，最小值为每年 2 mm。

　　一个包含 143 例患者的大样本分析进一步证实了上述结果，证明 DLGG 每一个个体

VDE 从每年 1 mm 到每年 36 mm[41]，其 VDE 中位值为每年 4.4 mm。Ricard 等[55]发现，随访了 39 例患者，在化疗前的 VDE 中位值为每年 4.4 mm。一些独立的研究者最近也在幕上弥漫性低级别胶质瘤中证实了上述结果（表 17-1）。

表 17-1　不同研究者报道的低级别胶质瘤患者的直径膨胀速率分布

作者	病例数 (n)	中位直径膨胀 速度（毫米/年）	范围 （毫米/年）	中位随访 时间（年）
Mandonnet 等，2003[31]	27	4.1	2～8	4.75
Pallud 等，2006[41]	143	4.4	1～36	1.8
Ricard 等，2007[55]	39	4.76	—	3.6
Brasil-Caseiras 等，2009[6]	34	体积膨胀		0.5
Hlaihel 等，2010[24]	21	3.65		1.9
Peyre 等，2010[50]	13	5.5	2.2～21.4	0.8
Pallud 等，2010[46]	8	3.3	1.1～3.7	—
Goze 等，2012[19]	64	3.5	0～24.3	0.8
Pallud 等，2012[47]	19	4.5	0.6～16.9	0.7

（1）Brasil Caseiras 等[6]发现，在 34 例患者中经过 6 个月后肿瘤体积大多生长（最小值为 1.9 ml）。然而，这组没有将体积生长速率以 VDE 的形式描述，导致无法与其他做对比。

（2）Hlaihel 等[24]报道的 21 例患者 VDE 的中位值为每年 3.5 mm。

（3）Peyre[50]等测量了 13 例接受化疗前患者的肿瘤体积，最小 VDE 为每年 2.2 mm，平均值为每年 5.5 mm。

（4）Pallud 等[46]发现，在预处理后的 8 例 DLGG 患者中，最小的 VDE 为每年 1.1 mm，而中位值为每年 3.3 mm。在另一个 19 例患者的组中，同样预处理后，其中位 VDE 为每年 4.5 mm，最小值为每年 0.6 mm[46]。

（5）Goze 等[19]同样也报道了在 64 例患者中，其中位 VDE 为每年 3.5 mm。在这组研究中，至少有 1 例患者出现了零增长，可能是由于随访时间较短（中位时间为 0.8 年，最短为 0.25 年）。

最后，正如我们所说，2 个研究都证明了在偶发 DLGG 中，肿瘤直径成持续性生长：①Pallud 等[44]报道了 47 例患者的平均 VDE 为每年 3.9 mm。②Potts 等[48]将 8 例随访患者的增长体积换算成 VDE 后，其值接近每年 3 mm。

因此，这些定量研究没有报道一例未治疗的 DLGG 肿瘤保持稳定体积和 VDE 为 0，也没有一例未治疗 DLGG 由静止期转变为生长期的。总之，在恶变前，DLGG 表现出了系统性、自发性及持续性的生长（虽然有时生长速率仅为每年 1 mm）。

三、向高级别转化

在 DLGG 的发展过程中，向高级别胶质瘤转化虽然是无法避免的，但是却是不可预见的。已经证实，肿瘤体积越大（或术后残留越多），其恶变的可能性就越大。鉴于恶变的定义是基于Ⅲ级或Ⅳ级胶质瘤的组织学标准所做出的，因此，通过 MRI T_1 加权成像中出现增强的结节影可以在肿瘤有明显症状前做出诊断。

正如随后将阐述的，当初始 VDE 每年>8 mm 时，其恶变率就越高。然而，对于初始生长率为每年 4 mm 的 DLGG 患者，恶变与否并没有证明是早于或晚于其生长速率的增加的。这一观点我们将在第二十八章中进一步探讨。随着现代影像学的发展，包括 MRI 灌注成像和 MRI 光谱成像技术的应用，在初次诊断过程，这些影像学资料可以为我们提供单一个体恶变的风险[54]，这已经在第十五章中详细叙述了。本章主要是要让我们用动态的视角来看待这些结果，并且强调通过这些技术的应用我们所得到的其他的一些信息。

1. MRI 的灌注成像　一些研究已经开始重视在初次 MRI 灌注加权成像中利用 rCBV 的最大值来预测肿瘤恶变甚至整体预后的可能。所有的研究发现其阈值为 1.7~2.2[12,22,27,29]。然而，就个体而言，由于已经证明少突胶质细胞瘤的 rCBV 最大值大于星形细胞瘤，因此，利用其判断预后受到了严重限制[5,7,30]。纵向研究表明，rCBV 最大值年增长率>2 时，可以推测在未来 6~12 个月中会表现出明显的增强效应[12]。因此发现，rCBV 最大值的快速增加可以先于 MRI 出现明显增强前发现肿瘤。

2. MRI 代谢成像　MRI 光谱成像技术的出现使得我们可以在代谢水平无创性地测量一些分子的浓度，从而追踪代谢变化，有助于判断肿瘤是否恶变。例如：已经证实，胆碱水平与细胞密度和增殖率有相关性[17,38]。就目前而言，对 DLGG 患者的 MRI 光谱分析数据的研究相对较少。然而在已经治疗的患者中，光谱分析数据可以放大体积的演化[23-24]，对于未经治疗的患者，根据预测其恶变的可能性，可以得到不同的结果[54]。这可以用方法的限制来解释，例如 ROI 在单一体素的空间位置的变化性。而这些限制是可以通过多体素所克服的[38]。另一种解释将在第二十八章中阐述。

随着少突胶质细胞瘤中 IDH 高频突变的发现，人们又开始重新对肿瘤发生过程中的糖酵解和氧化磷酸化产生了兴趣。乳糖共振被认为是糖酵解转换中的生物标志，包括三羧酸循环中从氧化磷酸化来的糖酵解的去偶联[51]。当 DLGG 的增殖指数低于 4% 时并未发现乳糖共振，而当增殖指数为 4%~8% 时，乳糖峰值则可被检测到[20]。有趣的是，没有证据指出当增殖指数>8% 时的乳糖共振情况。就像数学模型中解释的那样[21]，这联合了 MCT 过度表达（将乳糖分泌出细胞外）和脑血流量的增加的并用效果。另一种解释来自于代谢共存理论[51]：缺氧状态产生的乳糖可以被含氧量正常的细胞转化为丙酮酸（然后进入三羧酸循环进行氧化磷酸化）。因此，当在 MRI 光谱成像中分析乳酸峰值时，必须时刻牢记肿瘤代谢的动态观点。

3. 认知能力的观察　DLGG 患者的显著特征是没有任何局灶性的神经功能障碍。这就意味着当病损生长速率达到每年 4 mm 时，大脑网络的可塑性仍可代偿，从而不会影响运动或语言功能。然而进一步的研究发现，健康对照组的认知状态得分明显高于 DLGG 组[1]。因此，可以推测 DLGG 患者认知功能的下降在整个静止期和低级别期都持续存在。然而，很少有研究关注"观望"群体的定期复查。确实，只有 1 篇最近发表的研究指出，在经过 1 年的随诊后，非语言延迟回忆得分明显变差[11]。当然，在肿瘤恶变中，由于肿瘤快速生长（VDE 每年>8 mm），脑组织很难代偿，这时，则表现为局灶性神经功能障碍与癫痫频繁发作。综合看，可以假设肿瘤的生长速度（通过 VDE 测量）与认知退化的程度有相关性：肿瘤生长速度越快，认知能力退化越快。这个假设需要更多临床研究去证实。

4. 影响 DLGG 生长率的因素　首先，前期研究已经证实，不同的 DLGG 组织学亚型（少突胶质细胞瘤、星形细胞瘤、混合胶质瘤）中肿瘤生长速率没有表现出显著不同[6,33,41,55]。

两个研究探索了 DLGG 基因亚型间的关系。在第一个研究中，我们发现，1p/19q 缺失的 DLGG 生长明显慢于无缺失的 DLGG(中位 VDE 为每年 3.4 mm);同时,经免疫组织化学证实含有 p53 基因过表达的 DLGG 生长速率明显快于不含有 p53 基因过表达的患者(中位 VDE 为每年 4.2 mm)。第二份研究证实了存在 1p/19q 缺失的 DLGG,其生长速率低,并且 *IDH* 并不影响肿瘤的生长速率。这就得出 1p/19q 缺失的患者部分与患者的静止期有关。相反,更有效的治疗方法与低风险的病情恶化使 IDH 突变具有预后价值。

只有一个研究关注在妊娠妇女中,DLGG 的影像学生长速度的定量影响[42,45]。这个结果说明,75%的患者无论在产前还是产后,DLGG 显著增加了妊娠期间肿瘤生长速率。40%的患者随着肿瘤的生长,其癫痫发作频率逐渐升高,约有 25%患者因为在妊娠期有影像学改变及临床症状而进行了肿瘤治疗。这些结果也表明,患有 DLGG 的年轻女性应该被告知妊娠可能加快肿瘤生长速度。

5. VDE 预处理的预后价值 研究[41]首先集中在通过 MRI 上生长速率来判断整体预后的意义,通过回顾性分析 143 例 DLGG 患者,测量其不同时间的肿瘤直径的变化。总体生存率在低生长速率组(VDE 每年<8 mm 的中位生存时间为 15 年)中显著高于高生长速率组(VDE 每年≥8 mm 的中位生存时间为 5.6 年)。

最近 2 篇前瞻性研究报道了通过 MRI 上的生长速率来预测肿瘤高级别进展的意义。Brasil Caseiras 等[6]报道在 34 例患者中,肿瘤 6 个月内的生长速率在预测未治疗的 DLGG 恶变时间方面明显好于基础体积、相关的脑血容量或弥散系数,并且可以独立于其他指标。该研究发现在 6 个月内的生长阈值为 6.21 ml,平均进展的时间为 1.82~3.91 年。然而,通过一段时间后肿瘤体积(而非直径)的进展来判断预后的意义与 2 个独立的因素相关,即初始时肿瘤的体积及肿瘤的生长速度[43]。换种说法,同样的体积增长率可能同时出现两种情况,低生长率(直径)的大肿瘤或高生长率(直径)的小肿瘤[43]。因此,通过一段时间后测量的肿瘤直径(VDE),获得比肿瘤体积变化更可靠的参数,以选择性地评估放射肿瘤生长速率的预后意义。

Hlaihel 等证实了上述结果,并证明了 VDE 每提高 3 毫米/年,相应的向高级别恶变的风险也就大幅度提高,与此相对应的是在恶变组中 VDE 平均为每年 7.87 mm,而未恶变组中平均 VDE 为每年 2.14 mm[24]。因此,每年 8 mm 可以作为一个重要的预测指标来预测肿瘤恶性进展及整体生存率。

通过基于体积的直径分析法来评估治疗效果:当患者能自身对照时

由于 DLGG 是一个缓慢生长、进展的肿瘤,因此,考虑到患者的差异及治疗方式的不同,正确评价不同肿瘤治疗方案的有效性,对于临床来说是个不小的挑战。沿着临床症状,尤其是癫痫发作的频率,发现定量测量每一个个体随访一段时间后在 MRI 上测量出的 VDE 会是一个非常有用的指标。

一、手术

使用 VDE 的方法,回顾性分析了 54 例 DLGG 患者,其影像学肿瘤生长速率在术后未发生改变[33](图 17-1,不典型病例)。这个结果再次说明,手术所带来的生存率的改变仅仅是因为手术缩小了肿瘤体积,这已被许多研究证实[3,37,53,56,59]。

然而,在 54 例患者中有 2 例患者出现了肿瘤生长速率下降超过每年 3 mm,反之同样有另外 2 例患者,术后并没有阻止肿瘤的恶性进展,并导致其生长速率增加超过每年 3 mm[33]。因此,在术前和术后反复多次测肿瘤的直径,以期待获得更准确的定量分析,有助于分析个体手术切除后的效果并指导术后的肿瘤治疗。

值得注意的是,将这种无进展生存作为 DLGG 临床试验的重点是不合适的。事实上,这个概念是术后确立的,因为在手术未完全切除的患者中,是没有无进展生存期的。

二、化疗

同样的,肿瘤对化疗的反应也可以通过肿瘤直径的变化来证明。Ricard 等[55]首先对 107 例 DLGG 患者在服用替莫唑胺后对肿瘤进行了量化。而且,他们证明了不同的反应模式是依赖于 1p/19q 基因的缺失:①几乎所有的患者在给予替莫唑胺后的初期,肿瘤直径都出现了下降。②服用替莫唑胺后,中位 VDE 为每年 9.2 mm。③没有 1p/19q 基因缺失的肿瘤恶化的频率更高,并且发生得更早。

同样的研究还在 21 例接受 PCV 化疗的 DLGG 患者中,定量分析了接受化疗后肿瘤的反应。Peyre 等[50]证实:①所有患者给予 PVC 治疗后,肿瘤直径均下降。②在给予 PCV 治疗后,肿瘤直径的中位数下降约为每年 10.2 mm,这个数值与 Ricard 等服用替莫唑胺的结果接近[55]。③在停药后 21 例患者中有 20 例肿瘤直径继续下降,并且 60% 的 DLGG 患者延长了 2 年。

这些结果证明,给予 TMZ 和 PCV 化疗的患者有着相同的影像学反应。他们认为延长化疗的持续时间对于治疗 DLGG 来说是非常有必要的,同时增加了基于肿瘤直径定量分析进行化疗监测的可能性。因此,VDE 可以作为一个重要指标来评估那些使用 McDonald 标准判断极其困难的 DLGG 对化疗的反应[49]。

三、放疗

最近的研究表明,VDE 已经被用来评估肿瘤放疗后的效果。Pallud 等[7]回顾性分析了 32 例经一线放射治疗的幕上 DLGG 患者,并随访其影像学资料。他们发现:①在放疗开始的最初 49 个月中,肿瘤直径缩小。②放疗后 VDE 的中位数为每年 16.7 mm,这一值接近化疗后的肿瘤变化。③放射治疗后 VDE 在判断整体预后方面有着重要意义,放疗后肿瘤体积快速减小(VDE 为−10 毫米/年或更快)者比放疗后肿瘤体积缓慢减小(VDE<−10 毫米/年)者具有更短的中位总生存期(前者为 47.9 个月,后者为 120.8 个月)。一个假设是快速反应的肿瘤有着较高的增殖率。一旦放疗,敏感细胞被杀灭后,肿瘤也就根据相应的高凋亡率而相应缩小。但是放疗抵抗的肿瘤则会很快复发,并有着较快的增殖率。这一现象在不久的将来会被生物数学模型所证明。

临床应用

MRI 上的自然生长速率是判断预后的一个重要指标,需要对每一个患者进行系统评估。这就意味着每个患者在接受肿瘤治疗前需要有第二次 MRI 检查,这样就可以通过一段时间后肿瘤直径的进展测量 VDE 了。这就增加了观察者内和观察者间的可重复性问题,以及在第一次发现病变时的 MRI 与肿瘤治疗前第二次复查 MRI 的间隔是如何影响评估可靠性的问题。这种观点尚未被证实。一方面,这段时间越长其可靠性越好;但另一方面,过长的观察期会将患者置于危险的境地,增加恶变的风险。当然,对部分伴有颅内压增高或有神经功能缺失的患者,治疗需要更积极些,以避免第二次 MRI。相反,对于那些偶发的 DLGG 患者,4 个月的随访是非常有必要的,当 VDE>2 毫米/年时则需要考虑手术治疗[58]。否则,我们建议根据 Chang 等提出的 UCSF 评分[8-9](基于 4 种危险因素:肿瘤位于功能区,年龄>50 岁,KPS<80 分,肿瘤最大直径>4 cm)随访。

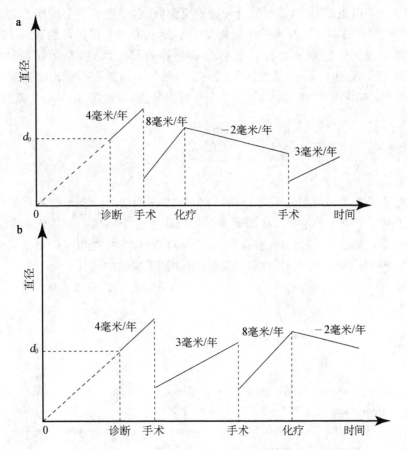

▶ 图 17-3 适合每一个个体的治疗方式。(a)初次手术后,患者 VDE 大于每年 6 mm(或有实体肿瘤残留),则需要化疗,目标是稳定肿瘤体积(VDE 为每年 0 mm)甚至缩小肿瘤体积(负的 VDE),最终接受第二次手术。(b)一位有着较低 VDE 术后患者,可以通过临床和影像学观察,希望脑组织的重塑性可以帮助我们在第二次手术时能像第一次手术那样确定功能区投影。当第二次手术后随访时,VDE 超过每年 6 mm,因此给予化疗,治疗目标则是减缓肿瘤的生长速率

1. 当 UCSF 评分为 3～4 分时,第二次 MRI 应该在首次发现肿瘤后 6 周进行。肿瘤直径增长超过 1 mm 时,相对应的 VDE 则超过了每年 8.7 mm,因此提示肿瘤呈现出向恶性胶质瘤转化的趋势。治疗模式及随访则需要适当选择。

2. 当患者的评分为 0～2 分时,3 个月的间隔则是合理的。在这种情况下,肿瘤直径每增加 1 mm,对应的 VDE 则为每年 4 mm。在很少情况下,肿瘤直径增加超过 2 mm,此时则考虑 DLGG 有高度侵袭性,并有向恶性胶质瘤恶变的风险。

由于目前缺乏有效治愈肿瘤的方法,因此,DLGG 的治疗原则应包括多种治疗方案在内,包括外科手术、化疗、放疗。治疗的目的是为了延缓肿瘤恶变的时间,延长患者的生命[34]。为了指导医生的治疗,需要综合 3 种重要参数,包括患者的临床状况(尤其是在无症状患者中癫痫发作的频率)、肿瘤的体积及 VDE。这些方法可以尽可能地减少肿瘤体积(被认为是预测肿瘤恶变的重要指标),改善患者生存质量。因此,手术切除肿瘤是首选方案[16,60]。图 17-3 说明了 VDE 是如何在进一步的随访中帮助医生做出决定的。因此,评估术后肿瘤体积是非常重要的,在术后 2～3 个月需要复查,以后每 3～6 个月需要复查 1 次。

结果和展望

由于对随访患者进行了定量分析,我们对 DLGG 的动力学有了更清楚的认识,从而将治疗模式从保守变得更加主动。将来动力学可以用于各个领域。一旦分子学、组织学及认知力度有了进一步的发展,则必将整合到 DLGG 的动力学中,并用于每个患者分析。那时,治疗将更加个体化,所有疾病的治疗过程都将发生翻天覆地的变化。

(吴劲松 战俣飞 唐荣锐 李 飞)

参考文献

[1] Aaronson NK,Taphoorn MJ,Heimans JJ,et al. Compromised health-related quality of life in patients with low-grade glioma. J Clin Oncol,2011,29(33): 4430-4435.

[2] Alimenti A,Delavelle J,Lazeyras F,et al. Monovoxel 1H magnetic resonance spectroscopy in the progression of gliomas. Eur Neurol,2007,58(4):198-209.

[3] Berger MS,Deliganis AV,Dobbins J,et al. The effect of extent of resection on recurrence in patients with low grade cerebral hemisphere gliomas. Cancer,1994,74(6):1784-1791.

[4] Bettegowda C,Agrawal N,Jiao Y,et al. Mutations in CIC and FUBP1 contribute to human oligodendroglioma. Science,2011,333(6048): 1453-1455.

[5] Bian W,Khayal IS,Lupo JM,et al. Multiparametric characterization of grade 2 glioma subtypes using magnetic resonance spectroscopic,perfusion,and diffusion imaging. Transl Oncol,2009,2(4):271-280.

[6] Brasil Caseiras G,Ciccarelli O,Altmann DR,et al. Low-grade gliomas: six-month tumor growth predicts patient outcome better than admission tumor volume,relative cerebral blood volume,and apparent diffusion coefficient. Radiology,2009,253(2):505-512.

[7] Cha S,Tihan T,Crawford F,et al. Differentiation of low-grade oligodendrogliomas from low-grade

astrocytomas by using quantitative blood-volume measurements derived from dynamic susceptibility contrast-enhanced MR imaging. AJNR Am J Neuroradiol,2005,26(2):266-273.

[8] Chang EF, Smith JS, Chang SM, et al. Preoperative prognostic classification system for hemispheric low-grade gliomas in adults. J Neurosurg,2008,109(5):817-824.

[9] Chang EF, Clark A, Jensen RL, et al. Multiinstitutional validation of the University of California at San Francisco Low-Grade Glioma Prognostic Scoring System. Clinical article. J Neurosurg,2009,111(2): 203-210.

[10] Chen X, Dai J, Jiang T. Supratentorial WHO grade Ⅱ glioma invasion: a morphologic study using sequential conventional MRI. Br J Neurosurg,2010,24(2): 196-201.

[11] Correa DD, Shi W, Thaler HT, et al. Longitudinal cognitive follow-up in low grade gliomas. J Neurooncol,2008,86(3):321-327.

[12] Danchaivijitr N, Waldman AD, Tozer DJ, et al. Low-grade gliomas: do changes in rCBV measurements at longitudinal perfusion-weighted MR imaging predict malignant transformation? Radiology,2008,247 (1): 170-178.

[13] Daumas-Duport C, Tucker ML, Kolles H, et al. Oligodendrogliomas. Part Ⅱ: a new grading system based on morphological and imaging criteria. J Neurooncol,1997,34(1):61-78.

[14] Daumas-Duport C, Varlet P, Tucker ML, et al. Oligodendrogliomas. Part Ⅰ: patterns of growth, histological diagnosis, clinical and imaging correlations: a study of 153 cases. J Neurooncol,1997,34 (1):37-59.

[15] Duffau H, Pallud J, Mandonnet E. Evidence for the genesis of WHO grade Ⅱ glioma in an asymptomatic young adult using repeated MRIs. Acta Neurochir (Wien),2011,153(3):473-477.

[16] Duffau H. The challenge to remove diffuse low-grade gliomas while preserving brain functions. Acta Neurochir (Wien),2012,154(4):569-574.

[17] Glunde K, Bhujwalla ZM, Ronen SM. Choline metabolism in malignant transformation. Nat Rev Cancer,2011,11(12):835-848.

[18] Gomori E, Pal J, Kovacs B, et al. Concurrent hypermethylation of DNMT1, MGMT and EGFR genes in progression of gliomas. Diagn Pathol,2012,7(1):8.

[19] Goze C, Bezzina C, Goze E, et al. 1P19Q loss but not IDH1 mutations influences WHO grade Ⅱ gliomas spontaneous growth. J Neurooncol,2012,108(1):69-75.

[20] Guillevin R, Menuel C, Duffau H, et al. Proton magnetic resonance spectroscopy predicts proliferative activity in diffuse low-grade gliomas. J Neurooncol,2008,87(2):181-187.

[21] Guillevin R, Menuel C, Vallee JN, et al. Mathematical modeling of energy metabolism and hemody namics of WHO grade Ⅱ gliomas using in vivo MR data. C R Biol,2010,334(1):31-38.

[22] Guillevin R, Menuel C, Abud L, et al. Proton MR spectroscopy in predicting the increase of perfusion MR imaging for WHO grade Ⅱ gliomas. J Magn Reson Imaging,2011,35(3): 543-550.

[23] Guillevin R, Menuel C, Taillibert S, et al. Predicting the outcome of grade Ⅱ glioma treated with temozolomide using proton magnetic resonance spectroscopy. Br J Cancer,2011,104(12):1854-1861.

[24] Hlaihel C, Guilloton L, Guyotat J, et al. Predictive value of multimodality MRI using conventional, perfusion, and spectroscopy MR in anaplastic transformation of low-grade oligodendrogliomas. J Neurooncol,2010,97(1):73-80.

[25] Ishii N, Tada M, Hamou MF, et al. Cells with TP53 mutations in low grade astrocytic tumors evolve clonally to malignancy and are an unfavorable prognostic factor. Oncogene,1999,18(43): 5870-5878.

[26] Jbabdi S, Mandonnet E, Duffau H, et al. Simulation of anisotropic growth of low-grade gliomas using diffusion tensor imaging. Magn Reson Med,2005,54(3):616-624.

[27] Jiang Z, Le Bas JF, Grand S, et al. Prognostic value of perfusion MR imaging in patients with oligodendroglioma: a survival study. J Neuroradiol,2011,38(1):53-61.

[28] Kier EL, Staib LH, Davis LM, et al. MR imaging of the temporal stem: anatomic dissection tractography of the uncinate fasciculus, inferior occipitofrontal fasciculus, and Meyer's loop of the optic radiation. AJNR Am J Neuroradiol,2004,25(5):677-691.

[29] Law M, Yang S, Wang H, et al. Glioma grading: sensitivity, specificity, and predictive values of perfusion MR imaging and proton MR spectroscopic imaging compared with conventional MR imaging. AJNR Am J Neuroradiol,2003,24(10):1989-1998.

[30] Lev MH, Ozsunar Y, Henson JW, et al. Glial tumor grading and outcome prediction using dynamic spin-echo MR susceptibility mapping compared with conventional contrastenhanced MR: confounding effect of elevated rCBV of oligodendrogliomas [corrected]. AJNR Am J Neuroradiol,2004,25(2): 214-221.

[31] Mandonnet E,Delattre JY,Tanguy ML,et al. Continuous growth of mean tumor diameter in a subset of grade Ⅱ gliomas. Ann Neurol,2003,53(4):524-528.

[32] Mandonnet E,Capelle L,Duffau H. Extension of paralimbic low grade gliomas: toward an anatomical classification based on white matter invasion patterns. J Neurooncol,2006,78(2):179-185.

[33] Mandonnet E,Pallud J,Fontaine D,et al. Inter-and intrapatients comparison of WHO grade Ⅱ glioma kinetics before and after surgical resection. Neurosurg Rev,2010, 33(1):91-96.

[34] Mandonnet E,Duffau H,Bauchet L. A new tool for grade Ⅱ glioma studies: plotting cumulative time with quality of life versus time to malignant transformation. J Neurooncol,2011,106(1):213-215.

[35] Martino J,Taillandier L,Moritz-Gasser S,et al. Re-operation is a safe and effective therapeutic strategy in recurrent WHO grade Ⅱ gliomas within eloquent areas. Acta Neurochir (Wien),2009,151(5):427-436, discussion 436.

[36] Matsukado Y, Maccarty CS, Kernohan JW. The growth of glioblastoma multiforme (astrocytomas, grades 3 and 4)in neurosurgical practice. J Neurosurg,1961,18:636-644.

[37] McGirt MJ,Chaichana KL,Attenello FJ,et al. Extent of surgical resection is independently associated with survival in patients with hemispheric infiltrating low-grade gliomas. Neurosurgery,2008,63(4): 700-707, author reply 707-708.

[38] McKnight TR, Lamborn KR, Love TD, et al. Correlation of magnetic resonance spectroscopic and growth characteristics within Grades Ⅱ and Ⅲ gliomas. J Neurosurg,2007,106(4):660-666.

[39] Ohgaki H,Kleihues P. Genetic pathways to primary and secondary glioblastoma. Am J Pathol,2007, 170(5):1445-1453.

[40] Pallud J, Devaux B, Daumas-Duport C, et al. Glioma dissemination along the corticospinal tract. J Neurooncol,2005,73(3):239-240.

[41] Pallud J,Mandonnet E,Duffau H,et al. Prognostic value of initial magnetic resonance imaging growth rates for World Health Organization grade Ⅱ gliomas. Ann Neurol,2006,60(3):380-383.

[42] Pallud J,Duffau H,Razak RA,et al. Influence of pregnancy in the behavior of diffuse gliomas: clinical cases of a French glioma study group. J Neurol,2009,256(12): 2014-2020.

[43] Pallud J, Capelle L, Mandonnet E. Comment on parameters of low-grade glioma as predictors. Radiology,2010,256(3):1014.

[44] Pallud J,Fontaine D,Duffau H,et al. Natural history of incidental World Health Organization grade Ⅱ gliomas. Ann Neurol,2010,68(5):727-733.

[45] Pallud J, Mandonnet E, Deroulers C, et al. Pregnancy increases the growth rates of World Health Organization grade Ⅱ gliomas. Ann Neurol,2010,67(3):398-404.

[46] Pallud J,Varlet P,Devaux B,et al. Diffuse low-grade oligodendrogliomas extend beyond MRI-defined abnormalities. Neurology,2010,74(21):1724-1731.

[47] Pallud J,Llitjos J,Dhermain F,et al. Dynamic imaging response following radiation therapy predicts long-term outcomes for diffuse low-grade gliomas. Neuro Oncol,2012,14(4):496-505.

[48] Pallud J,Mandonnet E. Letter to the Editor: Incidental low-grade gliomas. J Neurosurg,2012 Dec 21. [Epub ahead of print].

[49] Perry JR,Cairncross JG. Glioma therapies: how to tell which work? J Clin Oncol,2003, 21(19):3547-3549.

[50] Peyre M,Cartalat-Carel S,Meyronet D,et al. Prolonged response without prolonged chemotherapy: a lesson from PCV chemotherapy in low-grade gliomas. Neuro Oncol,2010,12(10): 1078-1082.

[51] Porporato PE,Dhup S,Dadhich RK,et al. Anticancer targets in the glycolytic metabolism of tumors: a comprehensive review. Front Pharmacol,2011,2:49.

[52] Potts MB,Smith JS,Molinaro AM,et al. Natural history and surgical management of incidentally discovered low-grade gliomas. J Neurosurg,2012,116(2):365-372.

[53] Pouratian N,Asthagiri A,Jagannathan J,et al. Surgery Insight: the role of surgery in the management of low-grade gliomas. Nat Clin Pract Neurol,2007,3(11):628-639.

[54] Price SJ. Advances in imaging low-grade gliomas. Adv Tech Stand Neurosurg,2010,35:1-34.

[55] Ricard D,Kaloshi G,Amiel-Benouaich A,et al. Dynamic history of low-grade gliomas before and after temozolomide treatment. Ann Neurol,2007,61(5):484-490.

[56] Sanai N,Berger MS. Glioma extent of resection and its impact on patient outcome. Neurosurgery,2008, 62(4):753-764;discussion 264-266.

[57] Scherer H. The forms of growth in gliomas and their practical significance. Brain,1940,63:1-35.

[58] Shah AH, Madhavan K, Heros D, et al. The management of incidental low-grade gliomas using magnetic resonance imaging: systematic review and optimal treatment paradigm. Neurosurg Focus, 2011,31(6):E12.

[59] Smith JS,Chang EF,Lamborn KR,et al. Role of extent of resection in the long-term outcome of low-grade hemispheric gliomas. J Clin Oncol,2008,26(8):1338-1345.

[60] Soffietti R,Baumert BG,Bello L,et al. Guidelines on management of low-grade gliomas: report of an EFNS-EANO * Task Force. Eur J Neurol,2010,17(9):1124-1133.

[61] Sorensen AG,Patel S,Harmath C,et al. Comparison of diameter and perimeter methods for tumor volume calculation. J Clin Oncol,2001,19(2):551-557.

[62] van den Bent M,Wefel J,Schiff D,et al. Response assessment in neurooncology (a report of the RANO group): assessment of outcome in trials of diffuse low-grade gliomas. Lancet Oncol,2011,12(6):583-593.

[63] Watanabe T,Nobusawa S,Kleihues P,et al. IDH1 mutations are early events in the development of astrocytomas and oligodendrogliomas. Am J Pathol,2009,174(4):1149-1153.

[64] Yan H,Bigner DD,Velculescu V,et al. Mutant metabolic enzymes are at the origin of gliomas. Cancer Res,2009,69(24):9157-9159.

[65] Yan H,Parsons DW,Jin G,et al. IDH1 and IDH2 mutations in gliomas. N Engl J Med,2009,360(8): 765-773.

[66] Yip S,Butterfield YS,Morozova O,et al. Concurrent CIC mutations,IDH mutations,and 1p/19q loss distinguish oligodendrogliomas from other cancers. J Pathol,2012,226(1): 7-16.

第四部分

自然史和自发的预后影响因素

| 第十八章 |

自然病程和自发的预后影响因素

Roberta Rudà，Luca Bertero，Riccardo Soffietti

摘　要：低级别胶质瘤（LGG）是一组有明显临床、组织学和分子特征的肿瘤。最常见的症状
是癫痫发作，在 MRI 时代 70%～90% 的低级别胶质瘤患者存在癫痫发作，药物难治
性癫痫约占 50%。LGG 多发生在年轻人，很少见于老年（>60 岁）患者。在脑成像
检查时偶然可发现Ⅱ级胶质瘤。

　　某种程度上，由于 CT 和 MRI 所提供的早期诊断，LGG 的自然史和治疗方案随
着时间推移已经改变，同时生存率有所提高。最近报道的随机试验组总体 5 年生存
率为 64%～68%。大量回顾性和少量前瞻性研究评估了 LGG 患者潜在的预后指
标。一些因素已经充分验证：年龄>40 岁，存在神经功能缺陷和（或）没有癫痫，低功
能状态（Karnofsky 评分<70），术前肿瘤直径>4～6 cm，组织学上星形细胞瘤；而
其他仍然需要验证（表 18-1）。在分子标志物中，1p/19q 联合缺失和 IDH1 突变是最
重要的预后影响因素。

　　基于对大型随机多中心试验的多变量分析后产生的有意义的预后影响因素，一
些预后评分系统已经开发出来，用于识别有不同预后（所谓的低危和高危组）的亚组
患者。

关键词：自然史；预后因素；年龄；临床表现；神经影像学进展；组织学；分子标志物；预后评分

引　言

　　低级别胶质瘤（LGG）是一组有明显临床、组织学和分子特征的肿瘤。根据 WHO 分级，
虽然认为所有Ⅰ级和Ⅱ级都属于 LGG，所谓的弥漫性低级别胶质瘤只包括Ⅱ级肿瘤，它们
具有相似的侵袭性和恶性潜力[1-2]。LGG患者可能可以存活较长时间[3]，但往往向更高级

R. Rudà，MD · L. Bertero，MD · R. Soffietti，MD (✉)
Division of Neuro-Oncology，Departments of Neuroscience and Oncology，University and San Giovanni
Battista Hospital，Via Cherasco 15，Turin 10126，Italy
e-mail：riccardo.soffietti@unito.it

H. Duffau (ed.)，*Diffuse Low-Grade Gliomas in Adults*，
DOI 10.1007/978-1-4471-2213-5_18，© Springer-Verlag London 2013

别肿瘤进展,这与神经疾病和最终致命相关。因此,认为这些病变是良性神经胶质瘤的观念通常被抛弃。MRI 的广泛应用使得许多很少或根本没有症状或神经系统查体正常的患者得到早期诊断。

对于 LGG 患者的最佳治疗方案仍然是有争议的:医生如何治疗 LGG 患者,面临的挑战是过早提供过多的治疗或太迟太少的治疗[4]。

一些临床放射学和病理因素显然与结果相关,而另一些则仍在讨论中。在过去的 10 年中,随着分子生物学的快速发展,可识别出有较好预后的 LGG 亚型,增加了有效治疗的机会;此外,先进的神经影像学检查可更好地预测恶性转移,从而更好地预测结果。

自然史

最常见的症状是癫痫发作,在 MRI 时代 70％～90％的低级别胶质瘤患者出现癫痫发作,药物难治疗性癫痫约占 50％[5]。癫痫的严重程度和肿瘤的行为之间没有明确的联系。CT 和 MR 成像的出现缩短了诊断时间,并可减少严重症状的发生。在一组 1979－1995 年确诊的成人低级别神经胶质瘤患者中,78％患者出现癫痫发作,31％患者出现局灶性神经功能缺失,29％患者出现头痛,11％患者出现认知或行为变化,9％患者出现视盘水肿,且出现首发症状和第一次影像学检查时间间隔中值是 2 个月[6]。

局灶功能缺失、精神状态改变或颅内压增高也可以表现出症状,尤其是弥漫性肿瘤。

低级别胶质瘤多发生于年轻人,被认为罕见于老年(＞60 岁)患者,但对于老年患者很少有具体研究[7-10]。组织学证实 8％～10％的 LGG 发生在 60 岁或年龄更大的老年人[9,11-12]。这种观察可能有点被低估了,因为 MRI 发现疑似 LGG 的老年患者(特别是更老的患者)时,组织活检率较低。

特别是 Kaloshi 等[9]比较了 62 例 60 岁以上患者和 704 例年轻患者的临床、放射、病理、治疗的数据。老年组和年轻组之间的比较表明,老年患者往往出现临床功能缺失和 KPS 较低,老年患者癫痫的发生率较低(47％比 85％),可能是由于侵袭性强的肿瘤生长主要表现为缺失。在 MRI 上肿瘤的平均直径明显增大,肿瘤常通过胼胝体,并且造影组增强的频率比年轻组多两倍左右。组织学诊断是相似的,包括少突胶质细胞瘤与星形细胞瘤的比例和 1p/19q 缺失。不足为奇的是,老年患者切除率低且放射治疗率低;相反,一些报道中积极切除(＞90％)的 2 个年龄组没有发现差异[13]。

通过大脑影像学检查很少发现Ⅱ级神经胶质瘤,尽管发现附带的胶质瘤可能会增加全球脑成像的机会。WHOⅡ级胶质瘤的发生率为 3％～4.9％[14-17]。偶然发现的Ⅱ级胶质瘤有几个方面不同于症状性胶质瘤[17-18]:年轻女性居多,患者比较年轻,肿瘤体积大小相似,大多数情况下是肿瘤局限于 1 个脑叶,很少累及胼胝体,磁共振成像造影剂增强现象极其罕见。这些数据可以表明,在胶质瘤的自然史中Ⅱ级胶质瘤可能代表有症状的Ⅱ级胶质瘤的早期表现。也有人建议,偶然发现的患者可能生存期更长[17-18]。

某种程度上,由于 CT 和 MRI 所提供的早期诊断,LGG 的自然史和治疗方案随着时间推移已经改变,同时生存率有所提高。总的来说,在最近报道的随机试验组,5 年生存率为 64％～68％[19-20]。多达 25％的患者存活 20 年[3]。尽管如此,LGG 的自然史呈进展性过程[21-22],并最终向恶性转化(50％～70％)[6,23-25]。不同 LGG 患者预后的巨大差异(生存期不到 2 年至 20 多年)取决于临床放射学、病理和分子生物学因素。

通过对 LGG 患者的大量回顾和一些前瞻性研究,评估了潜在的预后影响因素,见表 18-1 和表 18-2。

表 18-1　低级别胶质瘤不良预后的自发的临床及神经影像因素

充分证实
年龄＞40 岁
有神经功能缺损表现/没有癫痫发作
低功能状态(Karnofsky 评分＜70)
术前肿瘤直径＞4～6cm
星形胶质细胞瘤病史
需要验证
MRI 对比增强
MRI 上高速体积增加或者直径扩张
MRI 脑血流体积(rCBV)增高
PET 蛋氨酸高摄取

表 18-2　低级别胶质瘤预后的分子标志物

标志物	方法	预后价值
TP53 突变	PCR 和免疫组织化学	很小或者缺失
1p/19q 联合缺失	PCR,FISH,MLPA,CGH	预后良好,对放、化疗没有预测作用
MGMT 启动子甲基化	甲基化特异性 PCR	可能因治疗方式不同而异
IDH-1 突变	PCR or 免疫组织化学	预后良好
BRAF 突变	PCR	未知

预后因素

一、年龄

较年轻的年龄是一个确定的预后影响因素[6,26-28]。20 世纪 80 年代 Laws 等[23]回顾性研究在梅奥诊所治疗的 461 例 LGG 患者发现,＜20 岁的患者 5 年生存率超过 80%,年龄在 20～50 岁的患者 5 年生存率逐渐降低至 35%～60%,50 岁以上年龄组 5 年生存率不到 30%。年龄和预后之间的线性函数关系在大型数据的前瞻性随机试验已经被确定[13,29-30]。40 岁作为分界点,但在临床实践中不应被视为绝对的临界值。老年患者不愿接受大型切除术(因此欠缺高级组肿瘤样本)可能导致更糟糕的预后,即使对于影像学已表现为低级别肿瘤的患者。另一方面,老年患者的肿瘤生物学行为可能不同,肿瘤更具有侵袭性。在这方面,据报道,星形细胞瘤患者年龄＞40 岁时,肿瘤增殖指数更高,恶性转变更频繁[31]。此外,随年龄增长,星形胶质细胞瘤中肥胖型星形细胞的比例越高,肿瘤可能具有更高的侵袭性[32]。最终,尽管高龄和预后不良的生物学关系还不清楚,有一种可能是年龄相关的DNA损伤修复机制和基因突变的结果可能促进恶性转化发生后的迅速发展[33]。

二、临床表现

临床表现是另一个重要的预后影响因素,包括是否表现为癫痫、神经功能缺陷或良好的功能状态[23-24,34-38]。这些因素是相互关联的,例如,神经未受损、孤立表现为癫痫的患者功能状态和预后更好。此外,与无癫痫发作的患者比较,有癫痫发作的患者往往比较年轻且肿瘤较小[39-41]。有癫痫表现的LGG与表现为神经功能缺陷的LGG曾被假设具有不同的生物学特征[42]。在诊断前持续时间最长的症状被建议作为一个独立的预测复发时间的因素[43]。在辅助放疗的患者的大型数据库中,细微异常精神状态检查是一个重要的指标[44-45]。

三、神经影像学结果

传统的神经影像学结果对预后有一定的重要性。肿瘤直径>4~6 cm[38,46-47]和肿瘤越过中线[38]与短的无进展生存期和总生存期相关。肿瘤越过中线的实际评估标准由调查人员判定,然而,这种方法反映了质量效应和中线结构(胼胝体)的渗透。20世纪90年代几位研究人员[25,48-49]报道更大的肿瘤具有早期复发风险和(或)更大的恶性转化的倾向。

磁共振成像检查测量肿瘤体积越来越多地用于研究与预后的关系。Kreth等[49]发现术前肿瘤体积>20 ml的患者预后不良,中线移位程度与体积相关。最近的一项研究提示,半球LGG[50]术前体积越大,恶性无进展生存期越短。

用不同的方法测量的增长率均与生存期[21,51]和早期发生恶变转化[22,52-53]成负相关。连续观察的143例成人LGG患者,平均中位生存期为5.16年,增长率为每年8 mm,而平均中位生存期>15年的患者其增长率不到每年8 mm[51]。其他研究人员发现连续测量LGG体积,通过精确测定增长率,可以识别肿瘤早期恶性转化的高危患者[53]。LGG患者6个月的肿瘤生长情况也可能预测结果[52]。必须说,目前容量评估缺乏广泛适用性,阻碍了其在临床中的应用[54],虽然在不久的将来,成像软件的进步使常规实施成为可能。

CT或MRI增强对预后的影响还存在争议。当血脑屏障破坏后出现增强效应,通常造影剂增强不明显时提示为低级别胶质瘤[55]。然而,据报道低级别胶质瘤患者中15%~50%表现为造影剂增强[19,49,56-58]。造影剂增强更常见于高级别神经胶质瘤中,这使得许多作者推断增强的低级别胶质瘤代表其中的恶性亚型。大部分关于造影剂增强和低级别胶质瘤的文章源自系列CT和MRI的应用,集中在与生存期的关系方面,而缺乏肿瘤复发和恶性转移的关系。报道认为造影剂增强是影响生存期的负面因素[28,35,59-61]或没有预后意义[6,36,62-63]。最近的两篇文章[57-58]分析了在MRI时代造影剂增强对预后意义,结果仍有所不同。约翰·霍普金斯、Chaichana等[57],发现189例LGG患者接受手术切除,通过多变量分析,术前造影剂增强作为独立因素与生存率降低、复发增加、恶性转化的趋势增加相关。肿瘤强化患者和非强化患者5年总生存率、无进展生存率和无恶化生存率分别为70%和85%、32%和49%、74%和90%。特别是本研究中患者的生存率、复发率和恶性转化在对比增强的纤维型星形细胞瘤和对比增强的少突胶质细胞瘤之间没有显著不同。Pallud等[58]回顾法国神经胶质瘤数据库中927例经组织学(活检或切除)证明的Ⅱ级神经胶质瘤,通过多变量分析,发现存在的造影剂增强与不良预后无明显关联:造影剂增强的患者中位生存期和5年、10年和15年生存率分别是11.9年、79.1%、68.5%、27.8%,无造影剂增强的患者则分别为12.7年、83.2%、60.3%、44.3%。相反,在单变量分析中,结节样增强和随着时间进展性增强与生存相关。

总体而言,不同研究之间持久的差异可能受几个因素影响,如不同的错误采样率导致包含了一定百分比的高级别肿瘤,量化强化程度和特点的可重复性标准的缺失。在这方面,有人建议量化MRI造影剂增强基线用于识别有高危恶性转化风险的个体[64]。

四、生理神经影像征象

生理成像技术的出现增加了预测LGG患者结果和恶性转化的新视角。质子光谱MR允许量化细胞代谢物水平。对于无进展生存期及恶性转化时间,LGG中规范化的肌酸和磷酸肌酸水平是一个重要的预后预测因素[65]。

通过动态磁敏感对比增强磁共振成像(DSC-MRI)测量相对脑血容量(relative cerebral blood volume,rCBV)可以预测肿瘤的行为:低rCBV与长PFS和OS相关[66-67]。对于非手术治疗的LGG,纵向磁共振灌注成像研究用于确定rCBV变化是否先于恶性转化[68]。在无转移的LGG患者中,平均随访23个月,LGG rCBV保持相对稳定,只增加到正常组织的1.52倍。相比之下,有恶性转化的LGG患者rCBV显示持续增加,增加到转换点时,常规MRI造影剂增强明显。转化时平均rCBV值是5.36,并且显示从开始研究到恶性转化前6~12个月有明显升高。在低级别星形细胞瘤中测量rCBV与进展时间相关,对于少突胶质细胞瘤是无用的,因为这些肿瘤有丰富的血管,不是恶性进展的标志。

五、正电子发射断层扫描

FDG PET预测LGG预后的价值是有限的,LGG显示FDG摄取低于正常皮质。相反,使用氨基酸示踪剂更有用,约2/3的LGG患者氨基酸示踪剂的摄取增加,并与肿瘤细胞的增殖相关。[11]C-蛋氨酸低摄取率提示较长生存期[69-70]。最近Smits等[71]报道,在高危LGG患者(存在3~5个不利的临床预后因素),蛋氨酸摄取率高的患者比摄取率低的患者预后更糟。总的来说,生理学上蛋氨酸摄取率在低级别胶质瘤中比星形细胞瘤高。因此,PET的预测价值似乎受星形细胞瘤的限制。

^{18}F-FET(18-fluoroethyltirosine)PET与PET Met相似,据报道有类似的预测价值[72]。33例LGG患者中,MRI病灶信号区域[18]F-FET无摄取与更好的预后相关,肿瘤恶化趋势较小,而[18]F-FET摄取增加与远期肿瘤进展相关,尤其是MRI信号为弥漫性改变时。

^{18}F-FLT(^{18}F-fluorothymidine)PET的预测价值仍然是未知的。

六、组织学和增殖标志物

少突胶质细胞瘤比星形细胞瘤有更好的预后,少突星形细胞瘤居中[6,19,29,38,73]。少突胶质细胞瘤患者的中位生存期通常是10~15年,而星形细胞瘤是5~10年。在弥漫性星形细胞瘤中,饲肥星形细胞变异和预后不良相关[74]。一些研究者[75]调查临床行为和低级别星形细胞瘤增殖率与不同的细胞谱系的关系：生长缓慢、皮质星形细胞瘤与 1 型（原浆）星形细胞系相关，而白质星形细胞瘤表达抗原符合 2 型（肌原纤维）星形细胞系。

预测低级别胶质瘤的预后困难，导致在常规组织学技术中不断增加增殖标志物的使用。从历史上看，不同的方法被用来评估低级别胶质瘤的增殖活性：细胞核仁组成区嗜银染色（AgNORs）（衡量与肿瘤恶性程度相关的核糖体基因活性[76]）；评价细胞增殖核抗原（PNCA）[77]；流式细胞术对 S 期分数的分析[78-79]；免疫组织化学调查溴脱氧尿苷和碘脱氧尿苷标记指数[80-81]。然而，最新常用的技术是免疫组织化学评价 MIB-1 单克隆抗体和 Ki-67 核抗原细胞染色进行活跃度分级。几项研究已经报道高 Ki-67 标记指数（≥3%）和短生存期之间的关联[82-84]，而 Ki-67 的独立预测价值尚未被证实。仍未解决的问题是最好的技术未使用，观察者之间的主观性，肿瘤标本内 Ki-67 的异质性，以及在不同的研究中截止点之间的可变性。

七、分子的因素

阳性 TP53 突变状态（但不是 P53 过表达/积累）被认为是一个独立的预测无进展和总生存的不利因素[85]，但在当代德国神经胶质瘤网络的研究中，P53 状态与单靠手术的肿瘤无进展生存不相关[86]。因此，目前不需要知道 P53 在任何临床决策中的地位。

1p 缺失或 1p/19q 联合缺失通常与少突神经胶质表型相关，可预测更长的总生存期[45,87-91]。对于无进展生存，仅接受手术的 LGG 患者，1p/19q 联合缺失不给予任何预测方面的优势[86,92]。相反，它可以预测替莫唑胺治疗组更好的响应和长期无进展生存[9,22]。

启动子甲基化（MGMT）可能以不同的方式影响无进展生存，这取决于接受的治疗，是仅靠手术治疗患者（星形细胞瘤）的一个不利预后因素[93]，是接受替莫唑胺治疗患者的积极预后因素[94-95]。

IDH-1 突变是低级别胶质瘤最强的预后影响因素：相比有 IDH-1 突变的患者（60%～70%）[86,96-97]，没有 IDH-1 突变的患者（30%～40%）生存期较短。相反地，IDH-1 突变对于非手术治疗组的预测价值仍有待证明[98]。

BRAF 基因突变罕见于弥漫性低级别胶质瘤；相反地，一个突变激活点 BRAF V600E，被发现存在于 60%～70% 的多形性黄色星形细胞瘤和 20% 的神经节神经胶质瘤中[99]。到目前为止，没有数据显示 BRAF 突变和预后的相关性。最近，Akt-mTOR 通路的激活被认为与预后不良相关[100]。

预后评分系统

基于对大型随机多中心试验的多变量分析后产生的有意义的预后影响因素，一些预后评分系统已经开发出来并用于识别有不同预后（所谓的低危组和高危组）的亚组患者。

EORTC 分析[38]中，年龄＞40 岁、星形细胞肿瘤类型、肿瘤直径＞6 cm 且肿瘤越过中线和神经功能缺陷在诊断中均有独立的负的预测价值。良好的预后评分为不超过两种不利因素并与 7.7 年的中位生存期相关，而 3～5 种不利因素则与 3.2 年的中位生存期相关。EORTC 预后评分最近在美国 NCCTG 数据库中得到了验证并取得了类似的结果[45]。然而,在美国数据库,组织学和肿瘤大小是最重要的。

另一个 LGG 术前预后评分系统由 UCSF 开发[46],基于 4 个重大不良预后因素的分数的总和(每个因素 1 分),包括肿瘤模拟定位、KPS 评分＜80 分、年龄＞50 岁和肿瘤直径＞4 cm。UCSF 评分 0 分或 1 分,5 年生存率为 97％;而 UCSF 评分 4 分,5 年生存率为 56％。UCSF 评分系统可准确地预测多家机构患者的总体生存期和生存率[101]。

结　论

低级别胶质瘤的治疗依然存在重大挑战,尤其是存在大量临床和生物异质性。需要进一步更好地定义不同肿瘤的亚型。在过去的 10 年中,分子标志物已被越来越多地引入到临床试验设计中,以明确更多的同类患者人群,更容易以统一的方案处理。1p/19q 联合缺失和最重要的临床因素(年龄、卡氏评分、切除程度)一直作为 EORTC 22033-26033 和 RTOG 0424 的分层因素正在进行试验。未来的希望是在日常临床实践中能够不断开发个性化的治疗方法。

(吴劲松　史建涛　潘鹏宇　鲜继淑　冯　华)

参考文献

[1] Schiff D,Brown PD,Giannini C. Outcome in adult low-grade glioma: the impact of prognostic factors and treatment. Neurology,2007,69:1366-1373.

[2] Rudà R,Trevisan E,Soffietti R. Low-grade gliomas//Grisold W,Soffietti R. Neuro-oncology,Handbook of clinical neurology,vol. 105. Edinburgh: Elsevier,2012:437-450.

[3] Claus EB,Black PM. Survival rates and patterns of care for patients diagnosed with supratentorial low-grade gliomas: data from the SEER program,1973-2001. Cancer,2006,106:1358-1363.

[4] Soffietti R,Baumert BG,Bello L,et al. Guidelines on management of low-grade gliomas: report of an EFNS-EANO Task Force. Eur J Neurol,2010,17:1124-1133.

[5] Rudà R,Trevisan E,Soffietti R. Epilepsy and brain tumors. Curr Opin Oncol,2010,22:611-620.

[6] Leighton C,Fisher B,Bauman G,et al. Supratentorial low-grade glioma in adults: an analysis of prognostic factors and timing of radiation. J Clin Oncol,1997,15:1294-1301.

[7] Lowry JK,Snyder JJ,Lowry PW. Brain tumors in the elderly: recent trends in a Minnesota cohort study. Arch Neurol,1998,55:922-928.

[8] Pouratian N,Mut M,Jagannathan J,et al. Low-grade gliomas in older patients: a retrospective analysis of prognostic factors. J Neurooncol,2008,90:341-350.

[9] Kaloshi G,Psimaras D,Mokhtari K,et al. Supratentorial low-grade gliomas in older patients. Neurology,2009,73:2093-2098.

[10] Schomas DA,Laack NN,Brown PD. Low-grade gliomas in older patients: long-term follow-up from Mayo Clinic. Cancer,2009,115:3969-3978.

[11] Legler JM,Ries LA,Smith MA,et al. Cancer surveillance series [corrected]: brain and other central nervous system cancers: recent trends in incidence and mortality. J Natl Cancer Inst,1999,91:1382-1390.

[12] Wrensch M, Wiencke JK, Wiemels J, et al. Serum IgE, tumor epidermal growth factor receptor expression, and inherited polymorphisms associated with glioma survival. Cancer Res, 2006, 66: 4531-4541.

[13] Bauman G, Lote K, Larson D, et al. Pretreatment factors predict overall survival for patients with low-grade glioma: a recursive partitioning analysis. Int J Radiat Oncol Biol Phys, 1999, 45: 923-929.

[14] Kamiguchi H, Shiobara R, Toya S. Accidentally detected brain tumors: clinical analysis of a series of 110 patients. Clin Neurol Neurosurg, 1996, 98: 171-175.

[15] Olson JD, Riedel E, DeAngelis LM. Long-term outcome of low-grade oligodendroglioma and mixed glioma. Neurology, 2000, 54: 1442-1448.

[16] Bauchet L, Rigau V, Mathieu-Daude H, et al. French brain tumor data bank: methodology and first results on 10,000 cases. J Neurooncol, 2007, 84: 189-199.

[17] Pallud J, Fontaine D, Duffau H, et al. Natural history of incidental World Health Organization grade II gliomas. Ann Neurol, 2010, 68: 727-733.

[18] Potts MB, Smith JS, Molinaro AM, et al. Natural history and surgical management of incidentally discovered low-grade gliomas. J Neurosurg, 2012, 116: 365-372.

[19] Shaw E, Arusell R, Scheithauer B, et al. Prospective randomized trial of low-versus high-dose radiation therapy in adults with supratentorial low-grade glioma: initial report of a North Central Cancer Treatment Group/Radiation Therapy Oncology Group/Eastern Cooperative Oncology Group study. J Clin Oncol, 2002, 20: 2267-2276.

[20] van den Bent MJ, Afra D, de Witte O, et al. Long-term efficacy of early versus delayed radiotherapy for low-grade astrocytoma and oligodendroglioma in adults: the EORTC 22845 randomised trial. Lancet, 2005, 366: 985-990.

[21] Mandonnet E, Delattre JY, Tanguy ML, et al. Continuous growth of mean tumor diameter in a subset of grade II gliomas. Ann Neurol, 2003, 53: 524-528.

[22] Ricard D, Kaloshi G, Amiel-Benouaich A, et al. Dynamic history of low-grade gliomas before and after temozolomide treatment. Ann Neurol, 2007, 61: 484-490.

[23] Laws Jr ER, Taylor WF, Clifton MB, et al. Neurosurgical management of low-grade astrocytoma of the cerebral hemispheres. J Neurosurg, 1984, 61: 665-673.

[24] Soffietti R, Chio A, Giordana MT, et al. Prognostic factors in well-differentiated cerebral astrocytomas in the adult. Neurosurgery, 1989, 24: 686-692.

[25] Berger MS, Deliganis AV, Dobbins J, et al. The effect of extent of resection on recurrence in patients with low grade cerebral hemisphere gliomas. Cancer, 1994, 74: 1784-1791.

[26] Lote K, Egeland T, Hager B, et al. Survival, prognostic factors, and therapeutic efficacy in low-grade glioma: a retrospective study in 379 patients. J Clin Oncol, 1997, 15: 3129-3140.

[27] Shaw EG, Daumas-Duport C, Scheithauer BW, et al. Radiation therapy in the management of low-grade supratentorial astrocytomas. J Neurosurg, 1989, 70: 853-861.

[28] Lebrun C, Fontaine D, Ramaioli A, et al. Long-term outcome of oligodendrogliomas. Neurology, 2004, 62: 1783-1787.

[29] Karim AB, Maat B, Hatlevoll R, et al. A randomized trial on dose-response in radiation therapy of low-grade cerebral glioma: European Organization for Research and Treatment of Cancer (EORTC) Study 22844. Int J Radiat Oncol Biol Phys, 1996, 36: 549-556.

[30] Karim AB, Afra D, Cornu P, et al. Randomized trial on the efficacy of radiotherapy for cerebral low-grade glioma in the adult: European Organization for Research and Treatment of Cancer Study 22845 with the Medical Research Council study BRO4: an interim analysis. Int J Radiat Oncol Biol Phys,

2002,52:316-324.

[31] Shafqat S,Hedley-Whyte ET,Henson JW. Agedependent rate of anaplastic transformation in low-grade astrocytoma. Neurology,1999,52:867-869.

[32] Westergaard L,Gjerris F,Klinken L. Prognostic parameters in benign astrocytomas. Acta Neurochir, 1993,123:1-7.

[33] Sanai N,Chang S,Berger MS. Low-grade gliomas in adults. J Neurosurg,2011,115:948-965.

[34] Vertosick Jr FT,Selker RG, Arena VC. Survival of patients with well-differentiated astrocytomas diagnosed in the era of computed tomography. Neurosurgery,1991,28:496-501.

[35] McCormack BM,Miller DC,Budzilovich GN,et al. Treatment and survival of low-grade astrocytoma in adults-1977-1988. Neurosurgery,1992,31:636-642;discussion 642.

[36] Philippon JH,Clemenceau SH,Fauchon FH,et al. Supratentorial low-grade astrocytomas in adults. Neurosurgery,1993,32:554-559.

[37] van Veelen ML,Avezaat CJ,Kros JM,et al. Supratentorial low grade astrocytoma: prognostic factors, dedifferentiation,and the issue of early versus late surgery. J Neurol Neurosurg Psychiatry,1998,64: 581-587.

[38] Pignatti F, van den Bent M,Curran D,et al. Prognostic factors for survival in adult patients with cerebral low-grade glioma. J Clin Oncol,2002,20:2076-2084.

[39] Smith DF,Hutton JL,Sandemann D,et al. The prognosis of primary intracerebral tumours presenting with epilepsy: the outcome of medical and surgical management. J Neurol Neurosurg Psychiatry,1991, 54:915-920.

[40] Whittle IR, Beaumont A. Seizures in patients with supratentorial oligodendroglial tumours. Clinicopathological features and management considerations. Acta Neurochir,1995,135:19-24.

[41] Lote K,Stenwig AE,Skullerud K,et al. Prevalence and prognostic significance of epilepsy in patients with gliomas. Eur J Cancer,1998,34:98-102.

[42] Piepmeier J,Christopher S,Spencer D,et al. Variations in the natural history and survival of patients with supratentorial low-grade astrocytomas. Neurosurgery,1996,38:872-878, discussion 878-879.

[43] Chaichana KL,McGirt MJ,Laterra J,et al. Recurrence and malignant degeneration after resection of adult hemispheric low-grade gliomas. J Neurosurg,2010,112:10-17.

[44] Brown PD,Buckner JC,O'Fallon JR,et al. Importance of baseline mini-mental state examination as a prognostic factor for patients with low-grade glioma. Int J Radiat Oncol Biol Phys,2004,59:117-125.

[45] Daniels TB,Brown PD,Felten SJ,et al. Validation of EORTC prognostic factors for adults with low-grade glioma: a report using intergroup 86-72-51. Int J Radiat Oncol Biol Phys,2011,81:218-224.

[46] Chang EF,Smith JS,Chang SM,et al. Preoperative prognostic classification system for hemispheric low-grade gliomas in adults. J Neurosurg,2008,109:817-824.

[47] Shaw EG, Berkey B, Coons SW,et al. Recurrence following neurosurgeon-determined gross-total resection of adult supratentorial low-grade glioma: results of a prospective clinical trial. J Neurosurg, 2008,109:835-841.

[48] Bahary JP,Villemure JG,Choi S,et al. Low-grade pure and mixed cerebral astrocytomas treated in the CT scan era. J Neurooncol,1996,27:173-177.

[49] Kreth FW,Faist M,Rossner R,et al. Supratentorial World Health Organization Grade 2 astrocytomas and oligoastrocytomas. A new pattern of prognostic factors. Cancer,1997,79:370-379.

[50] Smith JS,Chang EF,Lamborn KR,et al. Role of extent of resection in the long-term outcome of low-grade hemispheric gliomas. J Clin Oncol,2008,26:1338-1345.

[51] Pallud J,Mandonnet E,Duffau H,et al. Prognostic value of initial magnetic resonance imaging growth

rates for World Health Organization grade Ⅱ gliomas. Ann Neurol,2006,60:380-383.

[52] Brasil Caseiras G,Ciccarelli O,Altmann DR,et al. Low-grade gliomas: six-month tumor growth predicts patient outcome better than admission tumor volume,relative cerebral blood volume,and apparent diffusion coefficient. Radiology,2009,253:505-512.

[53] Rees J,Watt H,Jager HR,et al. Volumes and growth rates of untreated adult low-grade gliomas indicate risk of early malignant transformation. Eur J Radiol,2009,72:54-64.

[54] van den Bent MJ,Wefel JS,Schiff D,et al. Response assessment in neuro-oncology (a report of the RANO group): assessment of outcome in trials of diffuse low-grade gliomas. Lancet Oncol,2011,12: 583-593.

[55] Barker 2nd FG,Chang SM,Huhn SL,et al. Age and the risk of anaplasia in magnetic resonance-nonenhancing supratentorial cerebral tumors. Cancer,1997,80:936-941.

[56] Ginsberg LE,Fuller GN,Hashmi M,et al. The significance of lack of MR contrast enhancement of supratentorial brain tumors in adults: histopathological evaluation of a series. Surg Neurol,1998,49: 436-440.

[57] Chaichana KL,McGirt MJ,Niranjan A,et al. Prognostic significance of contrast-enhancing low-grade gliomas in adults and a review of the literature. Neurol Res,2009,31:931-939.

[58] Pallud J,Capelle L,Taillandier L,et al. Prognostic significance of imaging contrast enhancement for WHO grade Ⅱ gliomas. Neuro Oncol,2009,11:176-182.

[59] Piepmeier JM. Observations on the current treatment of low-grade astrocytic tumors of the cerebral hemispheres. J Neurosurg,1987,67:177-181.

[60] Vaquero J,Zurita M,Morales C,et al. Prognostic significance of tumor-enhancement and angiogenesis in oligodendroglioma. Acta Neurol Scand,2002,106:19-23.

[61] Plathow C,Schulz-Ertner D,Thilman C,et al. Fractionated stereotactic radiotherapy in low-grade astrocytomas: long-term outcome and prognostic factors. Int J Radiat Oncol Biol Phys,2003,57:996-1003.

[62] Nicolato A,Gerosa MA,Fina P,et al. Prognostic factors in low-grade supratentorial astrocytomas: a uni-multivariate statistical analysis in 76 surgically treated adult patients. Surg Neurol,1995,44:208-221, discussion 221-223.

[63] Wessels PH,Weber WE,Raven G,et al. Supratentorial grade Ⅱ astrocytoma: biological features and clinical course. Lancet Neurol,2003,2:395-403.

[64] Tofts PS,Benton CE,Weil RS,et al. Quantitative analysis of wholetumor Gd enhancement histograms predicts malignant transformation in low-grade gliomas. J Magn Reson Imaging,2007,25:208-214.

[65] Hattingen E,Raab P,Franz K,et al. Prognostic value of choline and creatine in WHO grade Ⅱ gliomas. Neuroradiology,2008,50:759-767.

[66] Law M,Young RJ,Babb JS,et al. Gliomas: predicting time to progression or survival with cerebral blood volume measurements at dynamic susceptibility-weighted contrast-enhanced perfusion MR imaging. Radiology,2008,247:490-498.

[67] Caseiras GB,Chheang S,Babb J,et al. Relative cerebral blood volume measurements of low-grade gliomas predict patient outcome in a multi-institution setting. Eur J Radiol,2010,73:215-220.

[68] Danchaivijitr N,Waldman AD,Tozer DJ,et al. Low-grade gliomas: do changes in rCBV measurements at longitudinal perfusion-weighted MR imaging predict malignant transformation? Radiology,2008, 247:170-178.

[69] De Witte O,Goldberg I,Wikler D,et al. Positron emission tomography with injection of methionine as a prognostic factor in glioma. J Neurosurg,2001,95:746-750.

[70] Ribom D,Eriksson A,Hartman M,et al. Positron emission tomography (11)C-methionine and survival in patients with low-grade gliomas. Cancer,2001,92:1541-1549.

[71] Smits A,Westerberg E,Ribom D. Adding 11C-methionine PET to the EORTC prognostic factors in grade 2 gliomas. Eur J Nucl Med Mol Imaging,2008,35:65-71.

[72] Floeth FW,Pauleit D,Sabel M,et al. Prognostic value of O-(2-18F-fluoroethyl)-L-tyrosine PET and MRI in low-grade glioma. J Nucl Med,2007,48:519-527.

[73] Shaw EG,Scheithauer BW,O'Fallon JR,et al. Mixed oligoastrocytomas: a survival and prognostic factor analysis. Neurosurgery,1994,34:577-582.

[74] Krouwer HG,Davis RL,Silver P,et al. Gemistocytic astrocytomas: a reappraisal. J Neurosurg,1991,74:399-406.

[75] Piepmeier JM,Fried I,Makuch R. Low-grade astrocytomas may arise from different astrocyte lineages. Neurosurgery,1993,33:627-632.

[76] Plate KH,Ruschoff J,Mennel HD. Cell proliferation in intracranial tumours: selective silver staining of nucleolar organizer regions (AgNORs). Application to surgical and experimental neuro-oncology. Neuropathol Appl Neurobiol,1991,17:121-132.

[77] Allegranza A,Girlando S,Arrigoni GL,et al. Proliferating cell nuclear antigen expression in central nervous system neoplasms. Virchows Arch A Pathol Anat Histopathol,1991,419:417-423.

[78] Coons SW,Johnson PC,Pearl DK,et al. Prognostic significance of flow cytometry deoxyribonucleic acid analysis of human oligodendrogliomas. Neurosurgery,1994,34:680-687.

[79] Coons SW,Johnson PC,Pearl DK. Prognostic significance of flow cytometry deoxyribonucleic acid analysis of human astrocytomas. Neurosurgery,1994,35:119-125,discussion 125-126.

[80] Hoshino T,Rodriguez LA,Cho KG,et al. Prognostic implications of the proliferative potential of low-grade astrocytomas. J Neurosurg,1988,69:839-842.

[81] Ito S,Chandler KL,Prados MD,et al. Proliferative potential and prognostic evaluation of low-grade astrocytomas. J Neurooncol,1994,19:1-9.

[82] Montine TJ,Vandersteenhoven JJ,Aguzzi A,et al. Prognostic significance of Ki-67 proliferation index in supratentorial fibrillary astrocytic neoplasms. Neurosurgery,1994,34:674-678, discussion 678-679.

[83] McKeever PE,Ross DA,Strawderman MS,et al. A comparison of the predictive power for survival in gliomas provided by MIB-1, bromodeoxyuridine and proliferating cell nuclear antigen with histopathologic and clinical parameters. J Neuropathol Exp Neurol,1997,56:798-805.

[84] Fisher BJ,Naumova E,Leighton CC,et al. Ki-67: a prognostic factor for low-grade glioma? Int J Radiat Oncol Biol Phys,2002,52:996-1001.

[85] Stander M,Peraud A,Leroch B,et al. Prognostic impact of TP53 mutation status for adult patients with supratentorial World Health Organization Grade II astrocytoma or oligoastrocytoma: a long-term analysis. Cancer,2004,101:1028-1035.

[86] Hartmann C,Hentschel B,Tatagiba M,et al. Molecular markers in low-grade gliomas: predictive or prognostic? Clin Cancer Res,2011,17:4588-4599.

[87] Smith JS,Perry A,Borell TJ,et al. Alterations of chromosome arms 1p and 19q as predictors of survival in oligodendrogliomas,astrocytomas,and mixed oligoastrocytomas. J Clin Oncol,2000,18:636-645.

[88] Fallon KB,Palmer CA,Roth KA,et al. Prognostic value of 1p,19q,9p,10q,and EGFR-FISH analyses in recurrent oligodendrogliomas. J Neuropathol Exp Neurol,2004,63:314-322.

[89] Kujas M,Lejeune J,Benouaich-Amiel A,et al. Chromosome 1p loss: a favorable prognostic factor in low-grade gliomas. Ann Neurol,2005,58:322-326.

[90] Walker C, du Plessis DG, Joyce KA, et al. Molecular pathology and clinical characteristics of oligodendroglial neoplasms. Ann Neurol,2005,57:855-865.

[91] Mariani L,Deiana G,Vassella E,et al. Loss of heterozygosity 1p36 and 19q13 is a prognostic factor for overall survival in patients with diffuse WHO grade 2 gliomas treated without chemotherapy. J Clin Oncol,2006,24:4758-4763.

[92] Weller M,Berger H,Hartmann C,et al. Combined 1p/19q loss in oligodendroglial tumors: predictive or prognostic biomarker? Clin Cancer Res,2007,13:6933-6937.

[93] Komine C,Watanabe T,Katayama Y,et al. Promoter hypermethylation of the DNA repair gene O6-methylguanine-DNA methyltransferase is an independent predictor of shortened progression free survival in patients with low-grade diffuse astrocytomas. Brain Pathol,2003,13:176-184.

[94] Everhard S,Kaloshi G,Criniere E,et al. MGMT methylation: a marker of response to temozolomide in low-grade gliomas. Ann Neurol,2006,60:740-743.

[95] Ochsenbein AF, Schubert AD, Vassella E, et al. Quantitative analysis of O6-methylguanine DNA methyltransferase (MGMT)promoter methylation in patients with low-grade gliomas. J Neurooncol,2011,103:343-351.

[96] Sanson M, Marie Y, Paris S, et al. Isocitrate dehydrogenase 1 codon 132 mutation is an important prognostic biomarker in gliomas. J Clin Oncol,2009,27:4150-4154.

[97] Metellus P, Coulibaly B, Colin C, et al. Absence of IDH mutation identifies a novel radiologic and molecular subtype of WHO grade Ⅱ gliomas with dismal prognosis. Acta Neuropathol,2010,120:719-729.

[98] Dubbink HJ,Taal W,van Marion R,et al. IDH1 mutations in low-grade astrocytomas predict survival but not response to temozolomide. Neurology,2009,73: 1792-1795.

[99] Schindler G,Capper D,Meyer J,et al. Analysis of BRAF V600E mutation in 1,320 nervous system tumors reveals high mutation frequencies in pleomorphic xanthoastrocytoma,ganglioglioma and extra-cerebellar pilocytic astrocytoma. Acta Neuropathol,2011,121: 397-405.

[100] McBride SM,Perez DA,Polley MY,et al. Activation of PI3K/mTOR pathway occurs in most adult low-grade gliomas and predicts patient survival. J Neurooncol,2010,97:33-40.

[101] Chang EF,Clark A,Jensen RL,et al. Multiinstitutional validation of the University of California at San Francisco Low-Grade Glioma Prognostic Scoring System. Clinical article. J Neurosurg,2009,111:203-210.

第五部分
功能评估及脑功能联系

| 第十九章 |

语言和其他认知评估

Sylvie Moritz-Gasser，Guillaume Herbet

摘　要:患有弥漫性低级别胶质瘤的成人大多数时间里无明显认知障碍表现,然而大量有效的认知评估往往可以突出其认知障碍的部分,尤其是有关记忆、注意力和信息处理速度方面的障碍,给患者生活质量造成一定的负面影响。因此,无论选择哪种治疗方案,所有的患者必须进行纵向的认知功能评估。这种纵向的认知功能评估,一方面可以(给医生)提供有重大意义的肿瘤进展信息,另一方面可以为有需要进行的认知康复项目提供评价基础。

　　本章提出关于语言和其他认知功能,包括注意力、记忆、执行功能及社会认知(评估方案)的建议,以上这些认知功能彼此相互联系,需要在评估时加以注意。这些评估包括术前评估和纵向随访期的内容。所有认知评估方案是基于弥漫性低级别胶质瘤患者的临床实际情况提出的。最后,强调相关的认知功能评估必须包括主观和客观量表评估,同时需要心理学理论的支持。

关键词:弥漫性低级别胶质瘤;认知功能;评估;生活质量

S. Moritz-Gasser，PhD (✉)
National Institute for Health and Medical Research (INSERM)，U1051，Team "Plasticity of the Central Nervous System，Human Stem Cells and Glial Tumors"，Institute for Neurosciences of Montpellier，Montpellier University Medical Center，80 Av Augustin Fliche，34091 Montpellier，France

Department of Neurology，CHRU Montpellier，Gui de Chauliac Hospital，Montpellier University Medical Center，80 Avenue Augustin Fliche，Montpellier 34295，France
e-mail:s-moritzgasser@chu-montpellier. fr

G. Herbet
National Institute for Health and Medical Research(INSERM)，U1051，Team "Plasticity of the Central Nervous System，Human Stem Cells and Glial Tumors"，Institute for Neurosciences of Montpellier，Montpellier University Medical Center，80 Av Augustin Fliche，34091，Montpellier，France

Department of Neurosurgery，Gui de Chauliac Hospital，Montpellier University Medical Center，Montpellier，France

H. Duffau (ed.)，*Diffuse Low-Grade Gliomas in Adults*，
DOI 10. 1007/978-1-4471-2213-5_19，© Springer-Verlag London 2013

引　言

世界卫生组织定义弥漫性低级别胶质瘤（DLGG）是一种癌变前期侵袭性缓慢生长的大脑肿瘤，多发生于青壮年，常以癫痫发作为首发症状。由于肿瘤缓慢生长这一特性，弥漫性低级别胶质瘤患者大多数时间里无明显认知功能障碍的表现，即使肿瘤位于认知功能的功能区。这一结果可能归功于大脑的可塑性使得功能区得以重塑，然而大量有效的认知评估往往可以突出其认知障碍的部分，尤其是在有关记忆、注意力和信息处理速度方面。这些功能障碍可能由肿瘤本身造成，也可能与肿瘤引发的癫痫及治疗有关[1]，给患者的生活质量造成负面影响[2]。因此，无论选择哪种治疗方案（手术、放疗、化疗），所有的患者必须进行纵向的认知功能评估。而且，这种纵向的认知功能评估能提供具有重大意义的肿瘤进展的信息[3-4]，能方便临床更好地预测患者的生存期[5-6]，同时能够帮助临床医生选择最合适的治疗建议供患者参考。

什么是认知功能

认知功能与其他功能相互联系汇集成所谓的高级功能，即语言、记忆、注意和执行功能，还有社会认知功能，以及一些更为"基础"的功能：视觉运动定向、感觉运动、模仿和直觉。每一种认知成分不是以独立的工作模式在运作，认知功能化的过程可能归功于不同功能模块间的相互联系。这种理论主张尤其符合语言加工的过程，因为有效的语言加工体现了注意力、执行和记忆功能的完整性。因此，如果把认知加工分割成不可取代的若干子系统以理解信息加工的相关机制，那么对于加工机制受损这种情况，按照以上分割方法则相当武断。因为在一种有效的认知加工中，无论以哪种通道形式进行，所有的认知成分都不同程度地参与了认知加工过程。因此，当研究者关注某一特定功能（如语言功能）的研究时，都需要注意涉及语言功能的其他认知成分，这些在认知功能评估甚至认知康复中都是至关重要的要考虑的内容。

一、语言

尽管语言是表达和沟通人类思维的工具，但它并非只是一种简单的工具，语言可以将词汇概念化，将思想结构化。换言之，语言不可以简化为讲话，而是从运动计划到发声执行的复杂过程。

语言的加工可以分为两端，一端是产生端，一端是接收端。语言以两种不同的形式，即口语形式和书面语形式进行加工。语言加工包括语音、词汇、语义和句法几种不同水平的加工，加上必要的沟通行为即务实水平的加工，以帮助我们理解，尤其是理解具有暗示和隐喻意义的语言。按照语言加工的理论图式，语言加工包括一组平行加工过程，能在不同水平上相互联系（图 19-1）。上文提到，为使加工过程变得更高效，这些平行加工的过程需要依靠其他认知功能，即注意力、执行功能和记忆功能的完整性。

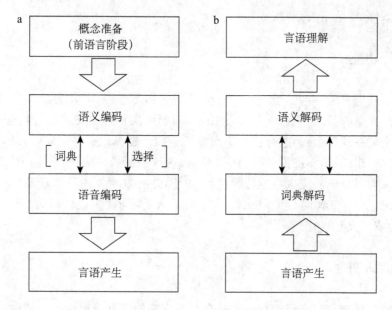

▶图 19-1　口语词产生(a)和口语词理解(b)的模型图解

二、记忆

经过长达 30 年的大量研究,认知神经心理学领域关于记忆功能才逐渐形成了共同观点和理论模型。研究者认为记忆并非是由一个单一系统构成,而是由多个独立且相对互动运作的子系统构成。较为经典并被广泛接受的定义是位于短时(工作)记忆和长时记忆之间的一个成分。前者涉及暂时性的信息保持和有关的心理操作[7]。日常生活中的大量活动,从基础简单的记电话号码到更复杂的阅读理解、心算和问题解决等,以上活动都统统受制于工作记忆的正常运作。长时记忆被分成 2 个不完整且分离的子系统[8],包括语义记忆和情景记忆。前者高度参与词汇、物品、人名及事件的语义加工,同时也参与对整个世界的理解。后者在对空间和时间内容上的新信息进行编码和存储过程有至关重要的作用,是我们自传体记忆(个人事实)建构的基础。

三、注意力

注意系统在神经心理学中有着悠久的传统。在 20 世纪,注意研究从属于广泛的实验研究。但是,仍然很难定义"注意"这个术语,因为它包含一些现象。过去,研究者提出了各种认知和解剖功能模型。也许神经心理学领域较为认同的是由 van Zomeren 和 Brouwer 提出的模型[9],他们认为注意力系统有 2 个维度,且将注意力系统分割成 2 个子成分。第一个维度对应注意力的强度,涵盖了注意概念的唤醒、警觉和持续注意。第二个维度对应注意力的选择性,包括选择性注意力(对相关信息的选择、定向和维持的能力)及分配注意力(在一些信息源上分配注意力的能力),全部的过程需要在更为全脑化的整体控制之下,即注意监督系统,尤其是设计有目标导向的行为过程(例如,执行功能加工)时。注意力功能是其他认知功能的先决条件,因此至关重要。

四、执行功能

执行功能被定义为一组给予认知和行为控制的加工过程,尤其是当被试者要使自己适应一个新的或复杂的情况(执行非程序化任务;问题解决)时。虽然"执行功能"这个术语通常指的是一个单一的概念,但它却包含了大量的子加工过程。这些过程中,最突出的加工有活动起始、计划、组织、认知的灵活性、认知控制、情绪控制或冲突检测。研究者相信协调这些过程使得人们可以成功完成自发行为或活动[10],并有效地处理环境任务。在执行功能严重失调的情况下[11],患者的行为表现如同完全屈从于环境(如模仿行为、缺乏控制和脱抑制、刻板行为或重复行为)。

五、社会认知

社会认知包括涉及社会行为规则和社会行为理解的所有心理过程。其中心理理论和移情的许多技术最具代表性。前者被称为元认知能力的一种特定形式,可以将某种心理状态,如意向、情感、动机或信念归于某人自己或他人[12]。心理理论在假设性心理原因与行为之间给予诱导并建立两者的因果联系[13]。基于这个原因,心理理论这种脑功能被认为是社会认知的众多基础之一,这一观点得到广泛的支持,成功影响了社会关系和社会行为。至于移情,可以简单定义为一种识别和分享情绪体验的能力[14-15]。

(心理理论和移情)这两种社会认知功能对于社会行为的适宜性非常重要。例如,心理理论障碍是一些神经精神或发展障碍,如精神分裂症和孤独症谱系障碍的认知分界线[16-17],严重缺乏移情特征的人容易形成精神病性和反社会性人格障碍[18]。

认知功能评估的治疗策略

上文提及,治疗机构针对弥漫性低级别胶质瘤的患者提出手术、放疗和化疗几种主要的治疗方案,通常以上治疗结束后加以抗癫痫药物治疗。已有一些研究报道了不同治疗(方法)对患者认知功能的影响(表 19-1)。

关于手术,患者在唤醒情况下,通过术中脑功能定位,沿功能区边界(参见第二十三章、第二十四章)最大程度切除肿瘤,临床观察发现,患者术后的认知加工能力通常会短暂恶化。大多数患者的认知障碍在 3 个月内可以恢复[19],这可能归功于手术行为使得大脑的可塑性增强,以及个体化的语言康复治疗[20]。

关于放疗,一些研究显示,接受局部放疗的弥漫性低级别胶质瘤患者的认知功能会经历晚期迟发性(平均为诊断后 12 年)放射性认知功能障碍,尤其是注意力功能。值得注意的是,与未接受放射治疗的患者相比,这些功能障碍通常与放射性异常相联系[21-22]。而且,一项Ⅲ期临床试验结果显示,早期放疗对弥漫性低级别胶质瘤患者的总生存期没有影响[23]。因此,作者建议从保护患者认知状态的角度出发,推迟放射性治疗可能是较为有利的策略。

关于化疗,当有些弥漫性低级别胶质瘤患者因肿瘤广泛侵袭功能区或侵入对侧半球而无法在最初选择手术治疗时,一些学者最近建议化疗可能是管理以上这些患者最有价值的治疗选择[24]。有趣的是,患者能从这样一套治疗方案中获益,即在手术切除缩小肿瘤体积的条件下辅助化疗,患者表现出的认知功能受损较为轻微。当然患者的认知功能恢复主要还是和肿瘤在大脑中的位置有关[25]。

表 19-1　不同治疗策略对认知功能的影响

	治疗策略		
	唤醒手术	放疗	化疗
对认知的影响	大多数暂时性的功能障碍,3 个月内恢复	早期和晚期迟发的功能障碍	大多数与肿瘤部位相关的轻微功能障碍

表 19-2　(A)语言测验与(B)其他认知测验综述

测验的内容与目的:语言	
患者治疗(围手术期评估)	患者纵向随访

A 部分

◆术前和术后的标准测验　　　　　　　　◆部分或所有随访任务

主观问卷/主诉清单　　　　　　　　　　主观问卷/主诉清单

利手问卷　　　　　　　　　　　　　　利手问卷

(自发语言)流畅性/信息度　　　　　　(自发语言)流畅性/信息度

限时命名任务　　　　　　　　　　　　限时命名任务

限时阅读任务　　　　　　　　　　　　限时阅读任务

流畅性任务　　　　　　　　　　　　　流畅性任务

限时语义联想任务　　　　　　　　　　限时语义联想任务

◆根据肿瘤部位设置其他术前测验　　　波士顿诊断失语症检查[40-41]

隐晦语言任务　　　　　　　　　　　　复述

复述　　　　　　　　　　　　　　　　词汇判断

阅读,书写　　　　　　　　　　　　　阅读/书写

◆术中标准测验任务　　　　　　　　　标记测验[55]

数数　　　　　　　　　　　　　　　　知识、相似性、词汇测验(韦氏第四版)[56]

命名

◆根据肿瘤部位设置其他术中测验　　　隐晦/含蓄语言任务,音韵

语义联想任务　　　　　　　　　　　　沟通

阅读

复述

双任务

B 部分

◆术前和术后的标准测验　　　　　　　◆智力功能

（续　表）

测验的内容与目的：语言	
患者治疗（围手术期评估）	患者纵向随访
主观问卷/主诉清单	词汇理解、知觉组织、工作记忆、加工速度（韦氏第四版）[56]
信息加工速度	
工作记忆	◆词汇与非词汇记忆
执行功能（灵活性、抑制性）	短时和工作记忆（数字广度测验）[63]
运动和反射行为	情景记忆（RL/RI 16）[64]
◆根据肿瘤位置的其他术前任务	◆行为
视觉空间认知	运动、意念运动、反射、构造
社会认知	◆视知觉
◆根据肿瘤位置的其他术中任务	V. O. S. P.[65]
随意运动	◆本体觉
视觉空间认知	身体部位命名
视野	◆视觉空间认知
双任务	线段对分、画钟测验[66]
社会认知（尚在研究进展中）	◆注意
	持续注意、分配注意[67]
	◆执行功能
	运动和语言抑制（Go-nogo 和 Stroop 测验）[67-68]，转换（T. M. T）[69]，视觉空间计划（Rey 图形测验）[70]，双任务（个人材料）
	◆社会认知
	心理理论，社会和道德推理，移情（个人材料）
	◆情感
	面部表情识别（Ekman 面部表情识别任务）[71]

弥漫性低级别胶质瘤患者的手术管理

　　在任何情况下，如果不进行治疗，弥漫性低级别胶质瘤一定会发生恶变。欧洲神经肿瘤联合会指南将手术切除作为弥漫性低级别胶质瘤患者的治疗首选[26]。研究证实手术切除程度对疾病的自然进程有显著的影响，切除程度高能延迟肿瘤恶性转变并提高患者的总生存期[27-28]。只要弥漫性低级别胶质瘤病变有涉及感觉运动和语言功能区的倾向时[29]，手术就必须在唤醒的条件下实施，以便检查患者的功能边界（已有大量研究报道功能边界在个体中存在显著的差异）[30]。这种治疗的态度（并非观察等待）使外科医生面临一个有对立目标的挑战：即最大程度切除病变的同时保护功能区，试图在没有降低或使患者生活质量恶化的情况下提高患者的生存期或生活质量[31]。

因此，弥漫性低级别胶质瘤患者的手术管理流程很好地确定了一个个连续有序的治疗阶段，从诊断开始的那一刻起就不曾终止（图 19-1）这一动态策略组成多学科成员参与的团队，围术期阶段这一团队由神经外科医生、麻醉师、语言治疗师、神经心理师和护理人员组成。

语言治疗师和神经心理师在手术管理中起着重要作用。他们必须在围术期的各个阶段对患者认知功能进行评估，以重点反映患者大脑可塑性的认知状态和有效性。完成评估的过程中除了要进行一些客观测试，还要对患者使用主观问卷和主诉清单。语言治疗师/神经心理师在术中帮助神经外科医生成功切除病变的作用至关重要，他们在术前需要清楚地向患者解释唤醒手术的步骤和形式，以及对患者的积极作用。在手术中，语言治疗师/神经心理师位于患者身旁，在整个唤醒的过程中提醒患者集中注意和鼓励患者，使得神经外科医生能明确解剖与功能的关系。手术管理的围术期阶段与认知功能评估有同样重要的作用。

认知测验的选择

显然，患者治疗期间（包括围术期评估）相对于患者长期随访期，认知测验的选择是取决于测验的目的。患者治疗下的认知功能评估必须要考虑到一些限制：如时间限制，一方面，要尤其考虑关于术中的评估及躯体与心理上的相关症状，另一方面由于肿瘤本身和使用抗癫痫药物（AED）的治疗会使患者在心理上承受一些无益的困扰。疲劳是最常报道的躯体症状，以及与之相关联的注意力、积极性和活动性的全部下降。疲劳症状与肿瘤所在的大脑半球及手术干预的类型之间没有相关性。另一方面，疲劳症状与抗癫痫药物使用有关联[32]。与疾病相关的心理困扰和情绪失调可能同样导致注意障碍和积极性下降，从而影响认知功能[33]。在患者治疗的背景下，我们必须排除躯体和心理症状引起的干扰，尽可能获得最敏感的认知功能评估信息。例如，在术前评估时，必须评估患者当下（手术前一天）的认知功能，以了解患者自身的大脑功能组织和大脑可塑性效率，在某种程度、以某些线索提示有关可能切除的程度。这一术前评估必须在给定时间内完成，在可理解的范围内，牢记由迫在眉睫的脑部手术可能导致的心理学后果。目前，大量广泛的认知评估耗费时间过长，引起患者疲劳而使结果产生偏差。因此，以治疗为目的的认知评估需要在同一时间完成个性化、敏感性和相关性高的测验，而不是超长时间的测验（理论上，每项测验不得超过 1 h）。

以长期随访为目的的认知功能评估内容应更广泛，因为我们面对的情况既没有时间限制，也没有严重的心理障碍，在这一背景下，采用综合性的系列测验，分几个阶段执行以避免患者疲劳的方案。这么做的相关性和重要性有以下几点原因：为了准确理解患者的认知功能，为接下来的认知康复提供基础及控制周期性效应。因此，测验在这种情况下使用应该更敏感、有效、可信。然而，纵向的认知测验每次必须间隔足够久的时间（至少 6 个月）才能实行测试，以避免练习效应。

一、以患者治疗为背景的认知评估：围术期评估

弥漫性低级别胶质瘤患者的手术管理在高度控制下，总是服从相同的时间组织（图 19-

2)。围术期的认知评估要执行 3 次,即手术前一天、手术中和手术后 3～5 d。然后,术后的认知功能评估周期性地于术后 3 个月与术后每年进行(表 19-2)。

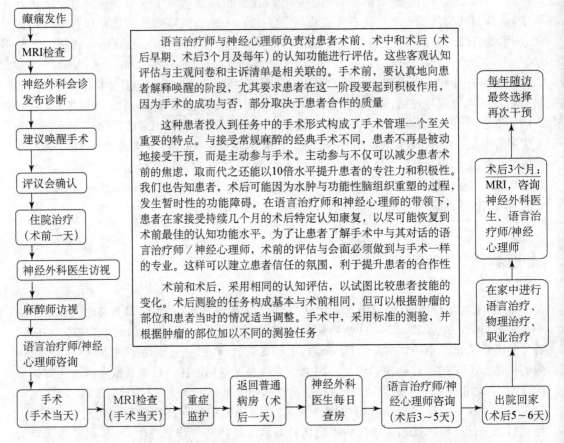

图 19-2 弥漫性低级别胶质瘤患者接受唤醒条件下手术切除治疗的纵向管理

二、术前和术后近期评估

同一患者术前(手术前一天)及术后的近期评估(术后 3～5 d)要完成同样的测试(除了主观问卷和主诉清单仅于术前进行),这些测试必须非常敏感,以了解患者个体的认知功能、肿瘤效应对认知的影响、(术前)脑功能可塑性效率及(术后)手术和周围水肿对认知加工的近期效应的影响,并带着该目的设置个体化的认知康复方案。

术前会议需要向患者解释手术过程和患者术中主动参与的重要性,回答患者的提问,以及确保患者术中表现的认知功能至少能得到保护甚至在术后得以提高。然而,必须通知患者和其父母,术后由于手术切除和周围组织水肿及脑组织重塑的进程,患者通常近期会发生暂时性功能障碍(有时影响深远)。我们必须向患者解释这些障碍大多数属于暂时性的,由于脑功能重塑,数周后这些状况将会解决。而且医生必须告诉患者,通过语言治疗师或神经心理师的帮助,患者将会在家中完成至少 3 个月的特定认知康复过程,并从中获益,以试图增强脑组织自发的功能重塑能力,以及最大化地恢复最佳生活质量的水平。

1. **主观问卷和主诉清单**　术前，弥漫性低级别胶质瘤患者报道在大多数时间里没有认知功能症状，有些轻微的症状对日常生活并没有影响。然而，大量和特定的认知评估能突出多数时间中表现较为轻微的认知损伤，尤其是在工作记忆和加工速度方面[34-35]。

的确，如果脑的可塑性允许有效重塑，由于弥漫性低级别胶质瘤缓慢生长的特点，这样的大脑功能意味的结果是一个新的脑功能网络在信息加工时大概需要一个更高的认知成本。而且，认知任务所显示的患者客观障碍和患者日常生活所经历的主观障碍之间频繁存在差异，这就是为什么在客观评估前先询问他们的主诉这一点十分重要。这些问题非常简单：①你在认知功能方面有什么问题要抱怨吗？②你是全职工作吗？③如果你没有全职工作，是什么原因减少了你的工作时间？④调动你的注意力是一件困难的事吗？⑤你是否在表述计划、理解指令、专注一件工作和参与谈话时感到有困难？⑥你是否在进行或完成这样的认知任务时感到非常的疲惫？

询问与以上问题相类似的问题对于拉近与患者的关系去比较主观主诉和客观障碍之间的关系非常有帮助。

2. **语言评估**　无论弥漫性低级别胶质瘤位于脑的哪个区域，通常使用相同的量表来评价术前和术后近期的语言加工。这一金标准的测试以 Edinburgh 问卷[36]开始以说明患者情况，作为金标准的测试还包括以下构成：①一项评价自发语言流畅性和信息水平的评估；②一项限时命名任务（80 项），包括 80 幅黑白图片命名[37]；③一项流畅性任务（语义、语音），2 分钟内，以属于给定语义类别或给定首字母为前提，产生出最多的词汇数；④一项限时的非词汇语义联想任务（PPTT），包含匹配 2 个语义相关的图片[39]；⑤一项限时的阅读任务，从语音和语义的角度（个人材料），要求患者判断呈现的句子是正确还是错误；命名、语义和阅读任务以电脑屏幕呈现。

值得注意的是，这一评价没有包含全部的语言评估［例如，波士顿诊断性失语症检查（BDAE）[40-41]］。的确，我们选择的并非这一类型的整个检测，因为 5 年以来至少 200 例的弥漫性低级别胶质瘤患者的评估，还没有发现一例用该测验诊断有失语症的患者。换言之，对于弥漫性低级别胶质瘤患者轻微的语言功能障碍，整个语言评估，例如波士顿诊断性失语症检查（BDAE）这样的测验没有足够的敏感性，尤其是在术前评估阶段。

最后，加上非词汇语义联想任务，是因为唯一评价的命名任务不足以体现语义加工的信息量。

评估表现出一些优势。首先，整个测验时长较短（短于 1 h），同时能满足研究语言加工的各种加工水平（语音、词汇、语义、句法）和全部形式（书面语、口语）。而且，术前评估能够为了解功能重塑的效率与手术可能的切除程度提供线索，手术前必须选择一些易于在术中使用的任务，即既简单又敏感的任务。

值得注意的是，每个任务都有时间限制，过程中突出语言加工的迟缓性。在反应的准确性和反应的时间上给予同等的重要性。好的反应是在给定时间内产生一个正确的答案。的确，正如前面所提到的，弥漫性低级别胶质瘤的患者在认知加工的过程中通常表现迟缓，最近的研究显示患者命名的速度与生活质量水平之间存在联系[42]。的确，术后重返专业工作似乎与词汇获得的速度有关联（图 19-3）。因此，在语言评估中，除了评价反应的准确性之外，还应该系统考虑测量反应的时间。根据肿瘤的部位，可能在基本的语言评估任务上加上一些任务，包括理解隐喻语言、真词和假词口语重复，以及真词和假词的听写。

3. **其他认知评估**　除了语言评估，术前和术后早期的评估还需要对其他认知功能进行

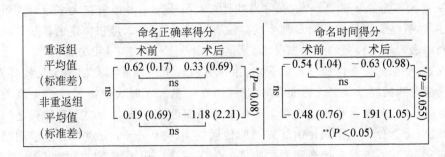

	命名正确率得分			命名时间得分		
	术前	术后		术前	术后	
重返组 平均值 (标准差)	0.62 (0.17)	0.33 (0.69)	*(P=0.08)	−0.54 (1.04)	−0.63 (0.98)	*(P=0.055)
	ns			ns		
	ns			ns		
非重返组 平均值 (标准差)	0.19 (0.69)	−1.18 (2.21)		−0.48 (0.76)	−1.91 (1.05)	
	ns			**(P<0.05)		

▶图 19-3 命名表现与重返职业活动之间的相关性。在最近的一项研究中[42]，研究者们对接受过唤醒手术的弥漫性低级别胶质瘤患者，分析其命名技巧(基于词汇通达的准确性和速度)与重返之前所从事职业活动之间的相关性。12 例纳入研究的被试者中，有 6 例于术后 1 年重返他们术前的工作岗位(重返组)，然而其余 6 例被试者未能在相同时间内继续他们之前的职业活动(非重返组)。图中给出了有关术前和术后(术后 6～12 个月)被试者命名正确率(NA)及命名时间(NT)的平均数和标准差。统计分析显示：非重返组术前与术后的命名时间分数之间存在显著差异。换言之，那些术后未能恢复到术前词汇通达速度(及词汇通达准确性)水平的患者，于术后 1 年未能恢复他们的职业活动。相反，词汇通达速度恢复到术前水平的那组患者则能重返职业活动

简短且敏感性高的测试，这些评估通常包括信息加工速度测验、工作记忆测验、执行功能的水平、词汇和图像的自动产生以及认知灵活性和抑制。运动和反射行为通常被系统评估。依据肿瘤的部位，可以将视觉运动认知、社会认知、情绪，包括面部表情识别和心理理论等评估内容加入基础评估。如果术后患者未能达到其术前的认知基线水平，医生会开出认知康复的医嘱。有趣的是，尽管患者接受了手术切除，患者可以在一些测试上提高他们的表现。这可以解释为至少在肿瘤切除以后，通过提升正常组织的质量效益或者减少神经环路中弥漫性低级别胶质瘤对功能的干扰(见第二十一章)，来部分提高患者的术后功能。

三、术中评估

语言　手术中，当神经外科医生利用直接电刺激(direct electrical stimulation，DES)在皮质上和皮质下水平进行功能定位时，语言治疗师/神经心理师评估患者的认知和感觉运动功能。语言治疗师/神经心理师在术中的作用，除了鼓励患者及向患者解释要求他配合的内容之外，还需要注意、观察分析到患者出现的每一个障碍，尽可能准确而迅速地将这些信息向神经外科医生解释和转达，以帮助他完成个体脑功能定位。

然而，要客观地评估患者的功能，语言治疗师/神经心理师绝不能事先知晓 DES 定位的时间和位置。为了最为准确地解释患者可能的行为，选择采用相同的术中评估任务：①数数任务，从 1～10 依次循环数数，以定位自发语言(例如，口语)的运动执行区；②80 项命名任务(术前一天筛选出患者能够完成命名的项目)。临床实践显示，这一简单的评估形式，一方面满足手术室环境及患者体位的限制(图 19-4)，另一方面又能十分敏感地从所有加工水平上突出语言障碍。

的确，通过给予短短 4s 的一次皮质直接电刺激脑功能定位，仅可以采用必须获得非常

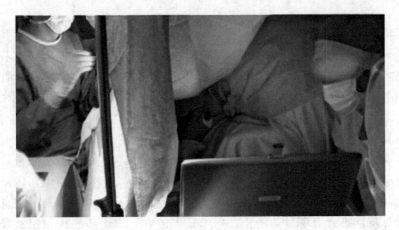

▶图 19-4　手术室位置布局,显示了患者、神经外科医生、语言治疗师/神
　　　　经心理师及电脑显示屏所处的相关位置

简短反应的任务,从而为患者的认知功能定位提供有效线索,80 项命名任务均满足这一要求。每一种观察到的语言障碍可能都与某一水平的加工相联系(表 19-3),通过每一次准确脑定位,神经外科医生因而获得手术切除的功能边界。值得注意的是,由于手术条件下的疲劳和可能产生的焦虑,不容易分清观察到的障碍究竟是皮质直接电刺激的效应还是由患者的注意不集中或仅仅是疲劳引起。因此,当皮质直接电刺激,观察到某一次的障碍反应时,通常都要寻求可重复性。只有当 3 次连续皮质直接电刺激某一脑区引发确定且相同的障碍时,该脑区则被认为至关重要或属于某一功能网络。

表 19-3　直接电刺激(DES)过程中观察到的各种障碍,反映相关的加工水平

直接电刺激效果(80 项命名)	加工水平
语言中断	运动计划
命名不能	语义或语音编码,词汇通达
语义性错语	语义加工,词汇通达
语音性错语	语音加工
构音困难	运动计划
持续语言	抑制机制
延迟反应增加	词汇通达

　　当所有功能边界被定出,唤醒的阶段就结束了。换言之,当在皮质上和皮质下水平再次刺激的每一区域都能重复之前的障碍反应,则功能边界定位完成。在患者再次睡着之前,最后一次执行一些语言测试项目,其目的是为了确认患者的语言功能没有受损,另一方面如果患者在术后出现语言加工障碍,则很可能是暂时性的。
　　根据肿瘤的位置,我们可以在这一标准评估中加入其他任务,如非词汇语义联想。言语类语义相关任务如非词汇语义联想独立于词汇加工,是一个对语义系统加工的完整性水平提供了大量信息的测试。例如,在命名测试中,该方法可以有效地辨明词汇语义障碍,通过阅读任务、复述任务及计算任务,从语义存储通达的加工过程中区分出是整个语义存储障碍还是简单障碍。

四、其他认知评估

1. 随意运动监测以防止运动或运动认知障碍 随意运动（对于环境刺激的内生性活动）是一组精细加工（运动意图、计划、起始、运动控制）的结果。采用简单的运动任务可控制微小的随意运动差异。术中，我们通常采用经典的上肢运动任务：放下前臂兼松开手掌，举起上臂兼握紧手掌（根据肿瘤在脑中的部位，可能考虑同时观察下肢运动）。此外，手术中，通过检查运动的准确性和速度，这样的简单的测试能够在皮质电刺激下定位运动认知的脑功能区，根据刺激的脑区，一些临床症状可能发生。例如，电刺激辅助运动区可能诱发暂时性的运动起始障碍（患者需要花费较大的努力才可能开始运动，犹如举起很重的哑铃），电刺激初始运动区皮质将会出现运动停止。偶尔要求患者完成运动实践和控制好的运动技巧（例如，弹奏）或反射行为（例如，模仿无意义的动作）作为评估患者之后的复杂运动计划是通常有帮助的。

2. 视觉空间认知定位以防止单侧空间忽略 单侧空间忽略（USN）是一种戏剧化的神经心理状态，其特点是无法探寻受损半球对侧空间里的事物而导致意识受损[43]。这种情况主要发生在右侧（尤其是当受损部位位于颞顶和额叶后部皮质，以及基底核或背侧丘脑）损伤后，有时也发生在左侧后部损伤后[44]。当这一损伤未能恢复时，将剥夺患者继续正常社会职业生活的可能性，这将主要影响患者的生活质量。评估视觉空间认知的金标准测试即线段对分测试[45]。在手术中，患者被要求将一条线段分成 2 个相等的部分。在刺激时，客观观察到右侧损伤的患者发生线段对分点向右侧偏移（根据患者完成任务的准确性，偏移的范围为 7%～10%），通过电刺激而被抑制的脑区才被认为是对视觉空间认知至关重要的脑区。因此，这一区域将被保留。根据我们的经验，术中采用这一简便易行且敏感度高的方法，没有一例患者发现有长期的单侧空间忽略。尽管术后近期观察到部分患者可能发生单侧空间忽略，但都是暂时性的（图 19-5），有时这一症状在数小时后消失，表明视觉空间认知的神经网络完全得以保护[46]。

3. 视觉通路定位以防止同侧偏盲 患者患有视野缺损——同侧偏盲，是一种较为糟糕的结果[47]。总的来说，禁止驾驶是肯定的，一些活动，例如阅读或其他任务也都变得很困难[48]。为了防止术后生活质量下降和术后发生视野缺损，在手术切除中设置一组简单的测试来评估视野，即要求患者对给定的 2 个象限内连续呈现出的 2 张图片进行命名。图片位置由病灶部位的偏侧化（左侧或右侧或位于半球间）来决定。以右侧颞叶内侧弥漫性低级别胶质瘤为例，必须保护患者左下象限以避免永久性偏盲，于是将一张图片呈现在左下象限，而另一张则呈现在右上象限。第二张图片将会作为非常好的控制材料同视觉、语言或其他诊断性障碍（对于这一案例，例如左侧颞-顶-枕叶肿瘤）相区分。

通常，刺激视觉通路的相关结构会引起来自患者主观的主诉（感觉到阴影，闪光）。但是当没有发生以上情况时，一些临床指标都会非常有用，比如视觉扫描的幅度（扫描幅度增加暗示可能发生视觉障碍）或相应视野内图片命名时间的增加。这一关于视觉行为的定性解释需要大量的专业知识和临床经验。

4. 手术中采用双任务作为执行功能和注意加工的不间断测量方法 日常生活中，很多活动涉及同时完成 2 个或多个任务（例如，一边打电话一边在个人电脑上工作，一边驾驶汽车一边和邻居聊天）。这一高级功能需要在不同任务间同时分配注意力[49]。术中，可采用

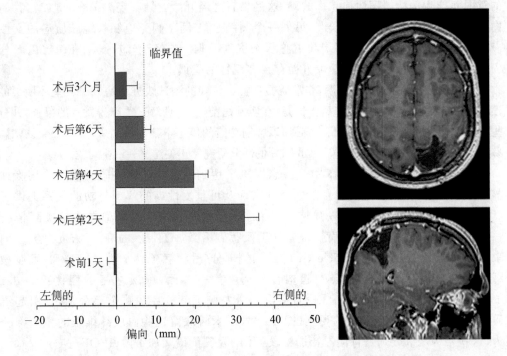

▶ 图 19-5 1 例右顶叶胶质瘤患者的纵向情况。这名患者在局部麻醉下接受手术,线段对分任务被用于术中定位患者的视觉空间认知功能网络,尽管患者于术后 2 天表现出极其严重的空间忽略症状,而在接下来术后第 4 天的评估中,患者的空间忽略症状已经开始缓解。术后第 6 天,患者的表现仅达到病理诊断的阈值水平。术后 3 个月,患者完成该测试的情况已经接近术前水平。患者的功能恢复情况表明,因为术中的线段对分测试,患者的功能结构尤其是皮质下连接(例如:这一患者的上纵束结构)才能得以保存

简单的方法评估这一重要的功能,即要求患者以协调的方式完成常规的上臂运动并结合命名任务,尽管在唤醒的最后阶段,由于患者疲劳状态的影响,对患者任务完成质量评估变得较为困难。一些临床表现也存在相当的争议性。例如,可以提醒出现一些现象,包括暂时性的去同步/缺乏同步性,即不能在同一时间内完成两种任务,而是先后完成或突然中断其中一种任务。至少部分程度上,这些表现可以解释为分配注意、工作记忆(维持任务目标)或执行功能(计划和协调)的神经网络发生了障碍。

5. 术中评估的未来:趋向社会认知的定位 至今,术中评估主要关注的功能是以上阐述的内容。然而,在一些非常特殊的案例(例如,额叶肿瘤通过胼胝体前部浸润到对侧半球),可以采用设计过的任务去评估社会认知的某些方面,例如心理理论,对于社会交往及以上讲述的那些功能都至关重要的一种功能。但是,由于一些原因,在唤醒手术中的某一时刻来产生这一类型的评估仍然较为困难。首先,这一类型的功能实际上相当的复杂和多维,选择合适且敏感性高的任务则非常困难,尤其是在给予限制的手术室环境下。其次,根据我们的经验,仅有很少的患者表现出这一类型的障碍,无论如何,当这一情况发生时,这对患者及其家庭的影响都是巨大的。例如,我们报道了 1 例职业为教师的患者,因右侧额-颞-岛叶肿瘤,表现较为严重的心理理论功能障碍。这一疾病被发现是由于这例患者不能准确识别学

生的意图而产生伪精神病性症状。的确,这例患者已经开始建构其妄想信念,例如:"我的学生向我提问是为了发现我的错误"。另外一个案例是,1例左侧旁边缘系统胶质瘤的女性患者,对她幼小的孩子有严重的情绪和情感状态识别困难。神经认知功能检查确定患者分别在面孔情绪识别和情感性心理理论方面存在客观性的受损。

这2例极端但罕见的案例表明,非常需要将社会认知的测试改进为适应手术室环境下的测试,以防止发生这类社会性功能障碍。但是,在实施之前,必须理解这些障碍发生的条件,并分清哪些脑区可能引起这些障碍。换言之,必须以解剖功能的概率学脑定位结果,分清社会认知障碍的易感性解剖脑区,而非功能重塑区。我们中的部分研究者正关注这一重要问题。

6. 解剖与功能的关系 手术中唤醒患者除了达到保留功能网络同时最大化切除这一明显的临床目的外,这一过程还为建立一种准确及可重复性高的解剖与功能关系提供了机会。期间,我们的临床实践得以强调,目前的语言加工认知理论模型与临床实际情况一致[50]。与皮质下解剖相关的是背侧语音加工及腹侧语义加工带。的确,一方面刺激左侧上纵束(superior longitudinal fascicle,SLF)的内侧部分(弓状束)经常产生语音障碍,而刺激这一纤维束的前侧面部分通常会引起构音障碍。另一方面,刺激左侧下额枕束(inferior fronto-occipital fascicle,IFOF),无论直接电刺激左侧下额枕束的哪个部分,总会引起语义障碍[51]。因此,基于临床分析的观点(图19-6),手术时保留这些白质纤维束的主要部分是因为,这些结构之下分别是背侧语音加工段(SLF)及腹侧语义加工段(IFOF)。

关于视觉空间认知,通常当刺激点位于缘上回、颞上回后部时,发现有视觉空间认知的功能区,额下回后部也在较少情况下发现有该功能区。以同样的方法重复刺激上纵束发现有单侧空间忽略的临床表现,说明额顶连接至关重要的作用及保护这一结构的绝对必要性。

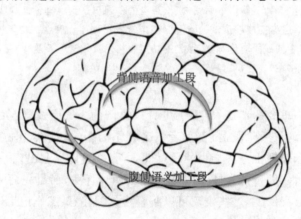

▶图19-6 左侧上纵束之下的背侧语音加工段(蓝色),以及左侧下额枕束之下的腹侧语义加工段(红色)

7. 术后认知功能障碍 大多数情况下,术后近期评估(术后3~5天)都能凸显出与切除脑区相关的功能障碍。这些障碍因术后水肿于术后3天最为严重,然而主要为暂时性的。而且,手术本身会引起功能重组的过程,这一过程会暂时性地破坏之前功能网络的运行。不同于"位点专一"障碍(例如,切除运动计划区附近引起发音起始障碍),我们可以观察到不同种类的语言和其他认知功能障碍。因此,术后近期临床表现种类各异,可能从术前轻微的障碍发展到不同认知功能方面广泛的障碍。无论如何,患者通常表现为信息加工缓慢和注意障碍。

例如,如果术后我们没有系统观察到患者在命名的正确率上发生障碍,那么术后近期评估通常会强调患者命名的潜伏期有延长。通过认知康复(与其他恢复手段相比),必须强调命名速度要恢复正常水平,这一过程鉴于认知资源显得较为困难和代价昂贵。在任何情况下,即使不是不可能的,大多数患者的词汇通达的速度似乎能在术后 3 个月的时间内恢复(图 19-7),通常命名速度恢复到正常水平较命名正确率恢复更加困难。此外,术后评估的每一项任务中都能观察到各种程度上的正确率与加工速度之间的分离。这种信息加工迟缓可能与术后患者的工作记忆和执行功能障碍有关,而非因整个心理运动迟缓造成。

就以上提到的那些而论,在唤醒的最后阶段检查患者的语言功能,以保证患者术后近期发生的功能障碍可能是暂时的,即使有时候这一障碍也可能是永久性的。然而,为了增强自发性功能重塑从而在短期内恢复最佳的认知功能水平,所有的患者一出院回家,就要接受语言治疗师专业的管理,完成特定集中的认知康复项目并从中获益(见第三十章)。

术后 3 个月,患者将再次接受认知神经功能评估。这一评估强调恢复的水平及大脑可塑性效率和语言治疗管理。关于语言功能,与术后近期的语言功能相比,能清楚观察到患者术后 3 个月时的进步,大多数情况下能达到术前水平(图 19-7)。

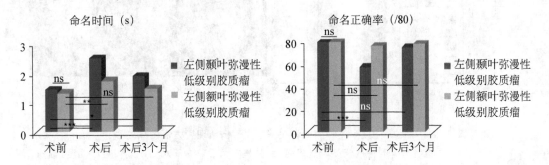

▶ 图 19-7 左侧颞叶弥漫性低级别胶质瘤患者($n=8$)与左侧额叶弥漫性低级别胶质瘤患者($n=8$)的命名能力。图中我们报道了 16 例患者命名时间及命名正确率的平均值(未发表的个人数据)。术后近期这个阶段,无论弥漫性低级别胶质瘤位于哪个脑区,命名时间显著增加(颞叶组,$P<0.001$;额叶组,$P=0.03$),左侧额叶 DLGG 组的患者命名迟缓在术后 3 个月后恢复($P=0.52$),左侧颞叶 DLGG 组的患者命名时间相对于术后早期也有所下降,但仍然显著高于术前评估水平($P=0.047$)。关于命名的正确率,右图清楚显示,除了左侧颞叶 DLGG 患者组在术后早期和术前水平上存在差异($P=0.01$),其余各组情况比较均未发现术后命名正确率更为糟糕(颞叶组:$P=0.13$;额叶组:$P=0.36$)。因此,患者术后命名正确率的恢复并非意味着命名速度必然恢复,这一结果强调除了命名的准确性之外,测量命名时间的重要性

关于其他的认知功能,注意、工作记忆和执行功能障碍通常发生在术后阶段,尽管并不系统也需要接受特定的认知治疗[31,52-53]。根据肿瘤的位置,特定的认知障碍可以被观察到,社会认知和情感领域方面尤为显著。例如,岛叶及杏仁核区域的弥漫性低级别胶质瘤切除通常引起面部表情识别障碍,尤其是区分厌恶和恐惧(图 19-8)。当病变涉及右侧额下回,有时患者识别"快乐"情绪暂时会变得非常困难。识别复杂的情感心理状态(情感心理理论)可能同样受到干扰(未发表的个人资料)。另外一个例子是当切除内侧额叶(包括扣带回最前部)后,患者出现意图识别的困难。

当胶质瘤位于顶下小叶,或更为常见地出现在颞顶交界区时,则会观察到患者出现暂时性的空间忽略障碍(图 19-5)。当切除肿瘤的部位涉及额下回后部时,较少情况下也可能同

样发生空间忽略障碍。切除患者的内侧颞叶（病变）之后则会暂时性地观察到较为严重的远期记忆障碍。一些情况下,学习和保持任何新信息将会变得十分困难。尽管某些程度的轻微障碍可能要持续 3 个月之久,但大多数患者起初较为严重的障碍几乎在 3 个月后消失。

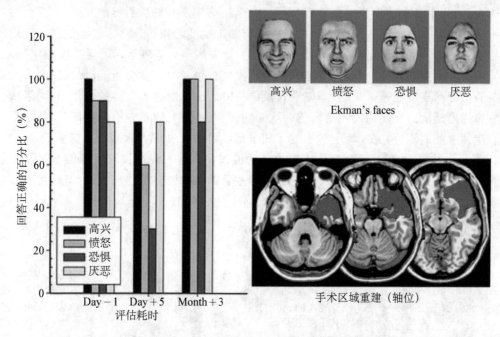

▶图 19-8　1 例肿瘤位于额-颞-岛叶的患者在基本面部情绪识别方面的纵向表现。这一结果表明患者有暂时性的情绪识别障碍,尤其是在术后第 5 天对"恐惧"和较小程度"愤怒"的识别上

以长期随访为内容的认知评估

无论选择何种治疗策略,无论肿瘤位于脑内何处,弥漫性低级别胶质瘤患者的认知功能评估,基于以下几点原因（表 19-2）,必须要包括长期医疗随访。

第一,临床实践表明,大量特定的评估通常至少能凸显患者轻微的认知功能障碍。第二,这些认知评估可以为了解肿瘤进展提供大量信息。第三,评估的时候允许患者陈述那些患者自身的问题感受,而这些内容是测试无法展现的。第四,通过这些测试可以发现患者存在哪些认知障碍,以指导临床医生针对患者设计个性化的认知康复训练项目。

因此,以纵向随访为内容的认知评估,自诊断那一刻起就必须开始,且无休止。与围术期评估的内容不同,纵向随访背景下的评估应使用全面的一系列测试,可能分几次施测以避免患者疲劳及产生相关的兴趣。随访评估 1 年内不可以超过 2 次,以避免练习效应。尽可能采用标准测试,但是也可以采用个人非标准特定性任务,来比较患者间完成特定任务所用的时间。坚持自诊断之日起,即使患者处于手术管理中,这些广泛的随访评估必须在所有的弥漫性低级别胶质瘤患者中开展。在患者处于手术管理之中的这种情况下,首次评估结果不能代替之前说的术前及术后近期评估的结果。

一、主观问卷及主诉清单

除了收集患者的主诉,标准化的主观问卷和量表的使用,从患者及密切信任的角度,可用于评估医患之间沟通的数量和质量水平[54]。

二、语言评估

除了"语言评估"中的量表部分,建议通过完成下面的部分或全部测试,广泛地评估语言的所有加工水平。

1. 波士顿诊断失语检查(BDAE)[40-41],以获得可供参考使用的基线水平分数。
2. 真词和假词的复述(语音加工水平)。
3. 词性判断(词汇水平)。
4. 阅读和书写真词、不规则词、假词(语音、词汇、语义水平)。
5. 笔记测验[55](句法水平)。
6. 知识、相似性,以及词汇任务,源自韦氏智力测验第四版[56](语义水平)。
7. 理解隐喻和暗示性语言,韵律的理解和产生[57](实际经验水平)。
8. 从质和量水平上客观评估患者的日常沟通能力[58]。

三、其他认知评估

在随访阶段中,我们提出要进行广泛的认知功能检查,认为应评估认知和智力功能的全部方面。根据肿瘤的部位,如果肿瘤分别涉及左侧或右侧的顶上小叶皮质,可以更具体地关注某些认知功能,例如,数字或视觉空间认知。但是,无论弥漫性低级别胶质瘤位于脑内何处,所有患者都有一项共同要完成的基本且重要的评估(表19-2)。

值得注意的是,对于长期随访,在认知治疗中的首次认知神经评估是至关重要的一个步骤,因为它将可以为连续数年的随访提供参考点。

最后,可以在这些广泛的测验中加入一个关于生活质量的问卷,以评估治疗策略对弥漫性低级别胶质瘤患者日常生活的影响。

四、心理学支持

如果语言治疗师/神经心理师的一个基本作用是尽可能做到评估神经认知功能的准确性,如上所述,这仅是管理的一部分。影像学诊断结果及神经外科给予的预后意见可能会引起患者的心理压力。例如,一个相对共同的问题患者在手术后失去自尊。而且,即使患者的认知功能影响较小,患者(及家属)也可能经历巨大的心理和生活负担而最后出现抑郁状态。因此,众所周知,抑郁对认知加工有着不利的影响,在健康个体身体观察到抑郁显著地破坏记忆的自然可塑性[61-62]。另外,缺乏活动和冷漠可能是引起抑郁的其他原因。脑部手术后,患者尽快开始日常活动(例如,阅读、手工艺、短途旅游)对于患者恢复非常重要。通过刺激神经网络,患者需要这些环境刺激以尽可能快地恢复正常功能。因此,不得不考虑患者的情绪状态和心理压力,去倾听和小心处理患者的主诉。的确,我们必须记住以上这点。尽管认知状态广泛与生活质量相关,尤其是当患者回归工作时,但恢复一个满意的生活质量水平不能简化为恢复正常的认知状态。

结 论

　　围术期患者治疗与长期随访阶段,语言和其他认知评估是弥漫性低级别胶质瘤患者管理中至关重要的部分。神经心理师和语言治疗师在同样的心理状态下工作,起着必不可少的作用。他们永远与患者建立真正的治疗联盟关系。在长期随访阶段,对认知功能所有方面的广泛性评估要定期进行,如有需要可以分阶段实施以避免疲劳。在神经外科治疗过程中,敏感而准确的认知神经评估于术前、术中、术后进行,以评估术前弥漫性低级别胶质瘤对患者认知功能的影响、术后患者大脑可塑性的效率,以及在术中保护功能网络的情况下最大化地切除病灶。无论评估什么内容,可根据评估的结果为相关个体的认知康复项目建立基础(当有认知康复需求时)。除了这些客观的评估项目,还能为患者的治疗提供心理学支持。的确,尽管认知功能对生活质量水平有大部分贡献,但从长远来看,重新开始正常的生活不能简单单一地还原为在认知功能上恢复到满意水平。因此,除了客观的认知功能评估,主观问卷和主诉清单的投放及提供心理学支持都是弥漫性低级别胶质瘤患者治疗管理中的重要部分。这些部分在实践中经常被忽略,因此治疗机构和神经外科医生绝对要关注弥漫性低级别胶质瘤患者管理的这些方面。

　　近年来,如果对这些患者的管理水平已获得显著提高,那么将会有一条很长的路要走。一些问题需要进一步处理,例如有些案例中,患者在手术后发生人格和个性的改变。的确,观察到患者在手术后的多重环境下,发生行为改变或更笼统的决策改变(患者意识或未意识到的)并非罕见。这种变化的范围从简单的易激惹、易于管理合作到更多有问题的临床表现,例如移情缺乏或增强、情感冷漠、性行为的改变或其他一些经常与社会认知障碍相关的临床表现。尽管发生重要的行为改变只是个例并非常态,然而理解这些行为改变的发生条件非常重要。于术前进行系统性的心理(术前人格个性)及认知(例如社会认知和情绪)评估可以完成这一挑战性的工作。在术中采用合适的测试去评估一些重要的方面,至少在高风险的条件下非常有帮助,而且,从伦理的角度出发,尽管手术室环境的限制使得社会和行为功能难以评估,但必须在弥漫性低级别胶质瘤患者的手术前后,结合这些问题进行"利益到风险"的讨论。

(王丽敏　王伟民　王嘉嘉　谭　亮)

参考文献

[1] Taphoorn MJB, Klein M. Cognitive deficits in adult patients with brain tumours. Lancet Neurol, 2004, 3: 159-168.

[2] Heimans JJ, Taphoorn MJB. Impact of brain tumour treatment on quality of life. J Neurol, 2002, 249: 955-960.

[3] Armstrong CL, Goldstein B, Shera D, et al. The predictive value of longitudinal neuropsychologic assessment in the early detection of brain tumor recurrence. Cancer,2003,97:649-656.

[4] Meyers CA, Hess KR. Multifaceted end points in brain tumor clinical trials: cognitive deterioration precedes MRI progression. Neuro Oncol,2003,5:89-95.

[5] Meyers CA, Hess KR, Yung WK, et al. Cognitive function as a predictor of survival in patients with recurrent malignant glioma. J Clin Oncol,2000,18:646-650.

[6] Klein M, Postma TJ, Taphoorn MJB, et al. The prognostic value of cognitive functioning in the survival of patients with high-grade glioma. Neurology,2003,61:1796-1799.

[7] Baddeley AD, Hitch GJ. Developments in the concept of working memory. Neuropsychology,1994,8:485-493.

[8] Tulving E. Episodic and semantic memory // Tulving E, Donalson W. Organization of memory. New York: Academic,1972:381-403.

[9] Van Zomeren AH, Brouwer WH. Clinical neuropsychology of attention. New York: Oxford University Press,1994.

[10] Funahashi S. Neuronal mechanisms of executive controls by the prefrontal cortex. Neurosci Res,2001, 39:147-165.

[11] Stuss DT, Benson DF. Neuropsychological studies of the frontal lobes. Psychol Bull,1984,95:3-28.

[12] Premack D, Woodruff G. Does the chimpanzee have a theory of mind? Behav Brain Sci,1978,4:515-526.

[13] Sanson D. Reading other people's mind: insights from neuropsychology. J Neuropsychol,2009,3:3-16.

[14] Singer T. The neural basis and ontogeny of empathy and mind reading: review of literature and implications for future research. Neurosci Biobehav Rev,2006,30:855-863.

[15] De Vignemont F, Singer T. The empathic brain. Trends Cogn Sci,2006,10:435-441.

[16] Baron-cohen S, Belmonte MK. Autism: a window onto the development of the social and the analytic brain. Annu Rev Neurosci,2005,28:109-126.

[17] Brüne M. "Theory of mind" in schizophrenia. A review of the literature. Schizophr Bull,2005,31:21-42.

[18] Raine A, Yang Y. Neural foundations to moral reasoning and antisocial behavior. Soc Cogn Affect Neurosci,2006,1:203-213.

[19] Duffau H, Capelle L, Denvil D, et al. Usefulness of intraoperative electrical subcortical mapping during surgery for low-grade gliomas located within eloquent brain regions: functional results in a consecutive series of 103 patients. J Neurosurg,2003,98:764-778.

[20] Duffau H, Capelle L, Denvil D, et al. Functional recovery after surgical resection of low grade gliomas in eloquent brain: hypothesis of brain compensation. J Neurol Neurosurg Psychiatry,2003,74:901-907.

[21] Klein M, Heimans JJ, Aaronson NK, et al. Effect of radiotherapy and other treatment-related factors on mid-term to long-term cognitive sequelae in lowgrade gliomas: a comparative study. Lancet,2002,360:1361-1368.

[22] Douw L, Klein M, Fagel SAA, et al. Cognitive and radiological effects of radiotherapy in patients with low-grade glioma: long-term follow-up. Lancet Neurol,2009,8:810-818.

[23] Van den Bent MJ, Afra D, de Witte O, et al. Longterm efficacy of early versus delayed radiotherapy for low-grade astrocytoma and oligodendroglioma in adults: the EORTC 22845 randomised trial. Lancet,2005,366:985-990.

[24] Duffau H, Taillandier L, Capelle L. Radical surgery after chemotherapy: a new therapeutic strategy to

envision in grade Ⅱ glioma. J Neurooncol,2006,80; 171-176.

[25] Blonski M,Taillandier L,Herbet G,et al. Combination of neoadjuvant chemotherapy followed by surgical resection as a new strategy for WHO grade Ⅱ gliomas: a study of cognitive status and quality of life. J Neurooncol,2012,106:353-366.

[26] Soffietti R,Baumert BG,Bello L,et al. Guidelines on management of low-grade gliomas: report of an EFNS-EANO Task Force. Eur J Neurol,2010,17:1124-1133.

[27] Duffau H. New concepts in surgery of WHO grade Ⅱ gliomas: functional brain mapping, connectionism and plasticity-a review. J Neurooncol,2006,79: 77-115.

[28] Smith JS,Chang EF,Lamborn KR,et al. Role of extent of resection in the long-term outcome of low-grade hemispheric gliomas. J Clin Oncol,2008,26: 1338-1345.

[29] Duffau H,Capelle L. Preferential brain locations of low-grade gliomas: comparison with glioblastomas and review of hypothesis. Cancer,2004,100:2622-2626.

[30] Vigneau M,Beaucousin V,Hervé PY,et al. Meta-analyzing left hemisphere language areas: phonology, semantics,and sentence processing. Neuroimage,2006,30:1414-1432.

[31] Duffau H,Gatignol P,Mandonnet E,et al. Intraoperative subcortical stimulation mapping of language pathways in a consecutive series of 115 patients with Grade Ⅱ glioma in the left dominant hemisphere. J Neurosurg,2008,109(3):461-471.

[32] Struik K,Klein M,Heimans JJ,et al. Fatigue in low-grade glioma. J Neurooncol,2009,92:73-78.

[33] Anderson SI,Taylor R,Whittle IR. Mood disorders in patients after treatment for primary intracranial tumours. Br J Neurosurg,1999,13:480-485.

[34] Teixidor P,Gatignol P,Leroy M,et al. Assessment of verbal working memory before and after surgery for low-grade glioma. J Neurooncol,2007,81:305-313.

[35] Tucha O,Smely C,Preier M,et al. Cognitive deficits before treatment among patients with brain tumors. Neurosurgery,2000,47:324-333.

[36] Oldfield RC. The assessment and analysis of handedness: the Edinburgh inventory. Neuropsychologia, 1971,9:97-113.

[37] Metz-Lutz MN,Kremin H,Deloche G. Standarisation d'un test de dénomination orale: contrôle des effets de l'âge,du sexe et du niveau de scolarité chez les sujets adultes normaux. Rev Neuropsychol, 1991,1:73-95.

[38] Cardebat D, Doyon B, Puel M, et al. Formal and semantic lexical evocation in normal subjects. Performance and dynamics of production as a function of sex,age and educational level. Acta Neurol Belg,1990,90:207-217.

[39] Howard D, Patterson K. The pyramid and palm trees test. Bury St Edmunds: Thames Valley Test Company,1991.

[40] Mazaux JM,Orgogozo JM. Echelle d'évaluation de l'aphasie adaptée du Boston Diagnostic Aphasia Examination. E. A. P. Editions Psychotechniques, 1992.

[41] Goodglass H,Kaplan E. Assessment of aphasia and related disorders. Philadelphia: Lea & Febiger, 1976.

[42] Moritz-Gasser S,Herbet G,Maldonado I,et al. Lexical access speed is significantly correlated with the return to professional activities after awake surgery for low-grade gliomas. J Neurooncol,2012,107 (3): 633-641.

[43] Mesulam M. Spatial attention and neglect: parietal,frontal and cingulate contributions to the mental representation and attentional targeting of salient extrapersonal events. Phil Trans R Soc Lond B,1999, 354: 1325-1346.

［44］ Keinman JT，Newhart M，Davis C，et al. Right hemispatial neglect： frequency and characterization following acute left hemisphere stroke. Brain Cogn，2007，64：50-59.

［45］ Thiebaut de Schotten M，Urbanski M，Duffau H，et al. Direct evidence for a parietal-frontal pathway subserving spatial awareness in humans. Science，2005，309：2226-2228.

［46］ Sallard E，Duffau H，Bonnetblanc F. Ultra-fast recovery from right neglect after'awake surgery' for slow-growing tumor invalidating left parietal area. Neurocase，2012，18：80-90.

［47］ Gall C，Francke GH，Sabel BA. Vision-related quality of life in first stroke patients with homonymous visual field defects. Health Qual Life Outcomes，2010，26： 8-33.

［48］ Wang MK. Reading with a right homonymous hemianopia. Lancet，2003，631：1138.

［49］ Baddeley A，Della Sala S. Working memory and executive control. Philos Trans R Soc Lond B Biol Sci，1996，351：1397-1403.

［50］ Hickok G，Poeppel D. Dorsal and ventral streams： a framework for understanding aspects of the functional anatomy of language. Cognition，2004，92：67-99.

［51］ Duffau H，Gatignol P，Mandonnet E，et al. New insights into the anatomo-functional connectivity of the semantic system： a study using cortico-subcortical electrostimulations. Brain，2005，128（Pt 4）：797-810.

［52］ Goldstein LH，Berbard S，Fenwick PB，et al. Unilateral frontal lobectomy can produce strategy application disorder. J Neurol Neurosurg Psychiatry，1993，56：274-276.

［53］ Wu AS，Wilgert ME，Lang FF，et al. Neurocognitive function before and after surgery for insular gliomas. J Neurosurg，2011，115：1115-1125.

［54］ Darrigand B，Mazaux JM. Echelle de communication verbale de Bordeaux. Eds Bordeaux，France： Université Victor Segalen， 2005.

［55］ De Renzi E，Vignolo LA. The token test： A sensitive test to detect receptive disturbances in aphasics. Brain，1962，85：665-678.

［56］ Weschler D. Wais-4 nouvelle version de l'échelle d'intelligence de Wechsler pour adultes-quatrième édition. Eds Paris：ECPA， 2011.

［57］ Joanette Y，Ska B，Côté H，et al. Protocole MEC-P Protocole Montréal d'Évaluation de la Communication. Eds Ortho Edition：Isbergues，France，2011.

［58］ Rousseaux M，Delacourt A，Wyrzykowski N，et al. Le Test Lillois de Communication-TLC. Eds Ortho Edition：Isbergues，2000.

［59］ Bénaim C，Pélissier J，Petiot S，et al. Un outil francophone de mesure de la qualité de vie de l'aphasique： le SIP-65. Ann Readapt Med Phys，2003，46：2-11.

［60］ Bergner M，Bobbitt RA，Pollard WE，et al. The sickness Impact Profile： validation of a health status measure. Med Care，1976，14：57-67.

［61］ Jacobs BL，Praag H，Gage FH. Adult brain neurogenesis and psychiatry： a novel theory of depression. Mol Psychiatry，2000，5：262-269.

［62］ Campbell S，MacQueen G. The role of the hippocampus in the pathophysiology of major depression. J Psychiatry Neurosci，2004，29：417-426.

［63］ Miller G. The magic number seven，plus or minus two： some limits to on our processing to processing information. Psychol Rev，1956，63： 81-97.

［64］ Eris AM，Van der Linden M，Deweir B. L'exploration des troubles de la mémoire épisodique dans la maladie d'Alzheimer débuante au moyen d'une épreuve de rappel indicé. Rev Neuropsychol，1994，4：47-68.

［65］ Lezak MD，Howieson DB，Loring DW，et al. Neuropsychological assessment. 4th ed. Oxford：Oxford

University Press，2004.

[66] Vanier M，Gauthier L，Lambert J，et al. Evaluation of left spatial neglect：norms and discrimination power of two tests. Neuropsychology，1990，4：87-96.

[67] Zimmerman P，Fimm B. Tests d'évaluation de l'attention (TEA)-version 1. 02-manuel d'utilisation. Herzogenrath，Germany：Psytest，1994.

[68] Stroop JR. Studies of interference in serial verbal reactions. J Exp Psychol，1935，18：643-662.

[69] Godefroy O et greffex，éditeurs. Fonctions éxécutives et pathologies neurologiques et psychiatriques. Evaluation en pratique clinique. Marseille：Solal，2008.

[70] Rey A. L'examen psychologique dans le cas de lencephalopathie traumatique. Arch Psychol，1941，28：286-340.

[71] Ekman P，Friesen WV. Pictures of facial affect. Palo Acto：Consulting Psychologists Press，1976.

| 第二十章 |

弥漫性低级别胶质瘤的功能磁共振成像和弥散磁共振成像

Alberto Bizzi

摘　要：在过去 10 年里，功能磁共振成像和利用弥散张量成像的磁共振（magnetic resonance，MR）神经纤维束示踪改变了我们对胶质瘤患者术前评估的方式，特别是当肿瘤已经浸润脑功能区结构时。使用神经导航装置描绘皮质位点和白质通路能改进术前计划和手术目标，并且可以减少手术时间。临床上使用这些先进的磁共振成像工具变得越来越重要，全世界的神经外科医生要求越来越多的患者完善这些检查。我们集中讨论感觉运动、语言和视觉空间网络中，功能磁共振成像和磁共振弥散张量纤维束成像的适应证和现有的禁忌证。

关键词：功能磁共振成像；磁共振纤维束成像；弥散磁共振成像；低级别胶质瘤；语言网络；视觉空间网络

引　言

　　应用 1990 年的血氧水平依赖（blood oxygenation level-dependent，BOLD）对比[1] 和 1994 年的磁共振弥散张量成像（diffusion tensor imaging，DTI）[2]，功能磁共振成像（functional magnetic resonance imaging，fMRI）得以发展，这为我们描绘大脑功能开辟了新纪元。自从 1991 年 Belliveau 等[3] 第一次用磁共振影像描绘出人类视觉皮质的活动后，fMRI 已成为认知神经科学中活体研究最有价值的影像工具。现在 fMRI 被研究者应用在众多不同的科学学科中，

A. Bizzi, MD
Department of Neuroradiology, Istituto Clinico Humanitas IRCCS, Via Manzoni 56, 20089 Rozzano, Milano, Italy
e-mail: alberto_bizzi@fastwebnet.it

H. Duffau (ed.), *Diffuse Low-Grade Gliomas in Adults*,
DOI 10.1007/978-1-4471-2213-5_20, © Springer-Verlag London 2013

如认知神经科学、心理学、神经外科、精神病学、语言学及神经经济学。弥散张量成像这种实质性地分辨主要白质纤维束的独特能力早在磁共振纤维束成像尝试应用之初就引起了神经外科医生的关注[4-6]。神经外科医生对 fMRI 和 DTI 纤维束成像临床研究数量的需求急剧增加。

神经肿瘤学治疗策略的主要目标是增加中位生存(时间)和提高生活质量。特别是低级别胶质瘤(LGG),最有效的外科治疗目标是尽可能地切除肿瘤,同时避免术后的神经功能障碍。若手术切除体积大于90%,则 LGG 的 5 年和 8 年的总生存率提高[7]。为了达到这一目标,我们强制性地保留那些定位于邻近神经胶质瘤的功能网络中不可或缺的灰质及白质成分。功能成像的目的在于为患者描绘人类基本的不可或缺的功能网络(即功能区),来保持患者良好的生活质量,以及评价肿瘤与各个功能网络中必要成分的空间关系。目前功能区有 3 个网络:感觉运动、语言、视觉空间。在未来,其他人类重要的功能例如记忆、情感和做出选择最终都会在临床中标示出来。对相关神经通路进行标定证明能改善手术前评估、手术计划及术中利用神经导航进行病灶切除。现在,皮质和皮质下脑电图(electro-encephalogram,ESM)仍是术中标定功能区功能的参考方法。术中 ESM 已被证实能够改善低级别胶质瘤切除术患者的生存率[8]。把 fMRI 和弥散纤维束成像整合到手术室导航装置上,结合术中直接 ESM 已被证明能够减少描绘功能皮质的时间[9]。

在神经肿瘤学中,fMRI 和 MR 弥散纤维束成像的临床使用,是临床上的首次应用,也是最前沿的方法进展。在 2007 年美国医学会(American Medical Association,AMA)已经明确指出应用 fMRI 进行术前测绘具有重要的临床价值,并且已经建立了当代操作术语集(current procedures terminology,CPT)代码进行费用报销[10]。在个性化治疗被认为是治疗神经胶质瘤最好的方法的今天,fMRI 和弥散成像能够增进我们对脑功能中疾病、患者及适应性改变的联系的了解。

在这一章,我们着重于 fMRI 和 DTI 的外科临床可行性和有效性应用,特别着重于临床适应证、结果说明和有效性研究。目前关键性的问题会被解决,让一般读者了解在未来几年有望进入临床的方法进展。

方法和临床影像协议

一、功能磁共振成像

功能磁共振成像是临床实践和神经科学中最流行的功能神经成像方法。fMRI 是非侵袭性检查,现在已经在临床和科研领域中被广泛接受。大多数人体 fMRI 研究都进行 BOLD 信号扫描。它测量血液中氧合血红蛋白/脱氧血红蛋白的比值,而不是直接标记神经元活动。尽管在过去几十年里 BOLD 有许多优势,但由于自身条件的限制,BOLD fMRI 远远不能描绘神经元活动。在人脑约 1 mm^2 皮质表面有 90 000～100 000 个神经元。它的空间分辨率要优于其他功能成像方法;然而,一种典型的未过滤的三维像素尺寸约 12 ml,这包含了约 1200 万个神经元,$1×10^{10}$～$2×10^{10}$ 个突触,6 km 长的树突,60 km 长的轴突。瞬时的清晰度也受到限制;获得整个脑图像需要 3 s。BOLD 信号来源于静息和执行任务时脑组织中出现的激发-抑制平衡变化。Logothetis 等联想到增加氧基血红素浓度使树突突触后局部电场电位发生变化,而非神经元核团的放电(动作电位)改变[11-14]。这种平衡可能受到神经调节控制多于一小团神经元的峰值率改变。综上所述,BOLD fMRI 已淡出人们的关注。

对于临床应用,大多数中心都使用任务态的 fMRI;极少数中心在他们的计划中包含静息态的 fMRI 序列,来测量功能连续性(fcMRI)。术前测绘正在测试,利用 fcMRI 测绘感觉运动功能通路[15],而使用 fcMRI 显露神经胶质瘤缓慢生长的患者其脑功能的适应性改变也是极为有趣的[16-17]。

若将工作流程及步骤全面解释给患者以征求其良好配合的话,功能磁共振成像不失为一种可靠的检查方法。需要重点强调的是患者要有兴趣完成好任务。缓慢生长型神经胶质瘤患者常为 40 多岁没有其他疾病的人,因此他们常有积极性且配合良好。在最开始的训练中,我们对每个测试动作必须缓慢地向患者介绍。患者常比健康人紧张,特别是 fMRI 检查在手术开始前几天进行。检查者需认真检查患者的依从性及熟练度,因为表现不佳或中途退出可能导致 BOLD 回应减少甚至缺失。当患者出现病灶相应神经功能损害时,测试任务应针对患者技能进行调整。应该避免对任务的过度学习。在线获得行为数据证实检查中的受试者表现是可取的。

对于临床研究,独立的一般要比事件相关的更匹配且更好一些。分组设计样式在统计上更有力,但它们也受到制约,因为它们平均测量脑活动时间较长(约 20 s)。皮质活动点的数量及它们的位置取决于选择用于评价神经功能与神经通路兴奋的条件。控制条件必须包括所有没有包含在内却与产生兴趣功能有关的大脑所有活动。静息态测试常常用到,因为能够减少运动伪影[18]。刺激的输入可能是视觉或听觉。当评价颞、顶叶占位前者更好,因为在初级听觉区,语言相关的 BOLD 信号不会与活动信号相混杂。

当为神经胶质瘤患者进行手术计划时,应充分考虑到临床上 fMRI 在多重位点中结果的多变性。任务数据的质量和稳定性是靶点内结果的可信度和靶点间 fMRI 结果的可重复性最重要的因素。数据质量应该遵循下列参数周期性测量:信号变化百分比、噪声比差异和头部运动。运动示范比那些敏感刺激和认知测试更费体力[19]。其过程的众多步骤必须标准化。为了使皮质位点本地化,占位中心使用 BOLD 反应,而不是活化峰值,因为它较少受噪声影响[20]。

二、弥散张量成像和纤维束成像

DTI 测量一小段时间内(通常是几十毫秒)水分子在脑显微结构中随机运动(布朗运动)的弥散作用[2]。DTI 应用高斯分布(Gaussian distribution)模拟水分子的扩散。在三维中,高斯分布是椭圆外形,所以 DTI 假定扩散部分也是椭圆形的。在白质中,轴突束排列有序[21],因此它们对水分子散布有很大影响。水分子扩散随组织走行变化(各向异性扩散)。DTI 测量水分子在 3 个正交椭圆体中的扩散系数(特征值)和其均值(平均扩散系数)。水分子在轴突束中扩散较快(轴向扩散),切面水平运动较慢(放射扩散)。非均质性分数(fractional anisotropy,FA)是描述水分子位移的离心率。在健康人脑中,影响 FA 最重要的因素可能是白质纤维束内部走行的一致性[22]。

FA 已经迅速成为白质完整性的替代标志。然而 DTI 纤维束成像因其存在几个自身限制而使其缺乏特异性。DTI MR 成像有 3 个主要的图像输出:灰度显示定量的参数图(即

FA图);彩图显示主要方向上水的扩散;三维图利用流线型示踪法显示虚拟纤维束解剖图(即纤维束成像)。

弥散加权磁共振纤维束成像能独一无二地提供解剖关系和病理所致改变。纤维束成像或纤维束示踪的目的是推断出白质束的三维轨迹,它是通过整合非侵袭性测量的下层连续纤维方向场的数据与DTI数据[5-6]。纤维示踪算法能大体上分成两类:确定性和概率性。一些基于DTI的人类活体主要白质束虚拟解剖图已出版[23-24]。

DTI已经迅速在神经科学广泛应用,因为它能在空间分辨上观察组织的纤维结构,分辨率达到微米级别,远小于现在的磁共振成像的分辨率。DTI量化了白质中水的非均匀扩散,提供了纤维束主要走行方向。DTI模型虽然强大,但也有一些固有的局限性。一个重要的局限性是当纤维束交叉、弯曲、平展时不能用DTI显示其立体构造。轴突的直径(0.1~10 μm)比最先进的弥散成像磁共振分辨率(2 mm)还要小1/20 000~1/200。因此,立体像素包含上千轴突束,可以采用多种复杂的构象。当水分子扩散明显不服从高斯分布时,DTI结果可能误导我们。

先进的弥散参数(即模型基础)和非参数[即Q-ball成像,弥散波谱成像,球形重叠模型(spherical deconvolution,SD]已开发出解决DTI 2个主要不足的方法:多重束定向问题和特定神经纤维束特征描述悖论[25]。高角分辨率弥散成像(high angular resolution diffusion imaging,HARDI)更好地将水分子转换为三维像素描绘出集束群。估计约90%的白质像素包含交叉束[26]。而DTI测量主要扩散率的方向(即三维像素的一个方向),非参数的HARDI法提供纤维束方向的数量、方向及每一束成分的权重。SD方法在临床研究中使用越来越多,因为它们获得必要条件(即弥散梯度和b值数量)和可行性都与DTI协议相似。SD法的局限性在于对噪声的敏感性。确定性和概率性方法都被应用于DTI和HARDI数据中。

总而言之,新的弥散成像技术和模型正为解决每个三维像素中交叉纤维束数量问题而不断发展。我们预言,这些方法特别是在脑肿瘤弥散成像中具有重大影响。然而,每种新方法都有利弊,需要新的策略来好好利用所提供的复杂信息。在HARDI法在临床实践中广泛适用并取代DTI这个目前已方便使用并被广泛接受的方法前,一定会面临新的挑战。

三、临床可行的脑测绘成像协议

建议使用的成像协议包括两种约定的形态学成像序列(体积相关的T_1加权MPRAGE和3D-FLAIR),在选择试验中获得极少BOLD-回声平面成像(EPI)序列,以及神经纤维束成像的单弥散(DTI或HARDI)序列。全脑覆盖是强制性的。fMRI推荐使用和术中直接ESM相似的测试,可用临床上1.5T MR单元来进行分析;当然,更高场强(即3.0T及以上的)的更好。

fMRI足够的空间分辨率尺寸为2 mm×2 mm×3 mm像素;DTI更喜欢用1.5 mm或2.0 mm等向性三维像素。弥散加权梯度是通过b值来实现的,范围是1000~3000 ms/m²。SD可以在DTI数据集上实现,要求3.0T和b值>1500,以及等向性三维尺寸2.0 mm。每种fMRI序列分析都历时约4 min;DTI要求至少32或64梯度方向,持续7 min或14 min。总的fMRI/DTI分析时间不会超过45 min。

功能通路测绘

最近 15 年发表的临床可行性和验证性研究中提供的证据显示,3 个主要功能网络的节点和通路都可以被先进的 MR 方法描绘。它们是感觉运动、语言及视觉空间网络。

以下结构是术前运动系统测绘靶点:初级运动皮质、辅助运动区和皮质脊髓束(corticospinal tract,CST)。语言功能的靶点是:前部的产生区[背侧前运动皮质(BA9/46)、中央前回的腹侧(BA6)、岛盖部(BA44)]和后部感受区[颞上沟(BA22/42)及顶下小叶(BA40)],以及弓状束(arcuate fasciculus,AF)及优势大脑半球的下额枕束(frontal-occipital fasciculus,IFOF)。视觉系统的主要靶点是额顶叶的皮质、上纵束成分(SLF Ⅰ、SLF-Ⅱ 及SLF-Ⅲ)和非优势半球的 IFOF。

一、感觉运动

在设计范本中最强大、最常用的测试任务是敲击手指,即双手手指相互敲击。测绘运动网络辨认出运动位点位于中央前回皮质(初级区域)、中央后回皮质(初级敏感区)和对侧大脑半球额上回(superior frontal gyrus,SFG)上部的辅助运动区(supplementary motor area,SMA)。每个生命体两侧的大脑半球能轻易地描绘出来。然而,由于时间关系,测绘只限于手、足及口唇(舌)。

fMRI 测绘也被用作 CST 的 DTI 纤维束成像勾画种子区域并投影到 SMA。磁共振纤维束成像能够独特地显示神经胶质瘤和 CST 间的关系(图 20-1 和图 20-2)。CST 的 MRDTI 纤维束成像已被许多研究者证实[27-29]。应用确定性的 DTI,只有 CST 轨迹投射到手区才能被观察到,然而轨迹在足区和口区的突出不常被观察到。概率性的 DTI 和 Q-ball 纤维束成像可显示更少的假阴性流线型轨迹(Henry RG,私人通信)。在肿瘤中,即使将 FA 准入值调低到 FA=0.1,也很难观察到线形。

二、语言

描绘涉及语言产生、感知和理解的网络,在神经外科和临床神经科学中是热门的话题。在过去一个世纪中,直到出现现代功能成像(正电子成像术、脑磁描记法和 fMRI),经典的语言学说才被划分出来,成为拥有独立地位的范本。这种方法是不幸和过时的,因为它给我们的印象是复合语言过程变为逐次出现,或至少说没那么多关联。现代理论认为高级认知系统是分布广泛、相互隔离又相互重叠的网络[30]。最近 Hickok 和 Poeppel 提出了语言网络模型,他们用 2 个宽泛的处理流连接定位于额叶岛盖区的前部语言中枢(Broca 区)和定位于颞叶后部的后部语言中枢(Wernicke 区),以及顶下小叶(Geschwind 区)[31-32]。

根据这种双系统模型,流背部大脑侧裂(sylvian fissure)利用 AF 参与,映射到分节为基础的陈述。依据这种双系统模型,一纤维束通过颞叶腹侧、颞叶体部及额叶眶部,赋予声音意义。依据这种模型,语言通过优势半球的额叶岛盖、顶下小叶皮质多重节点共同作用而形成。

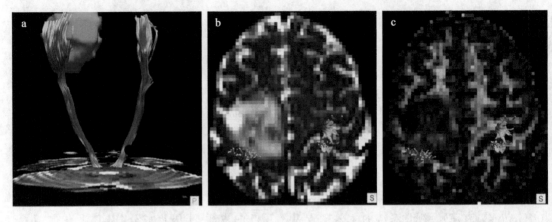

▶▶图 20-1　MR 弥散张量成像(DTI)纤维束成像,显示 41 岁男性患 WHO Ⅱ 级少突星形细胞瘤,侵袭左侧中央前回及额叶前部沟回。利用各向异性分数(FA)值标量编码,覆盖脑桥水平轴向 T_2 加权成像的皮质脊髓束轨迹的后面观(a)。CST 覆盖轴向 T_2 加权上面观视图(b)及初级运动皮质的 FA 图(c)。这是一个典型的例子,说明确定性 DTI 纤维束示踪的优势与不足。MR 纤维束成像是活体上能够显示胶质瘤(T_2WI 高信号而 FA 图低信号)的最好的技术,显示胶质瘤占据左侧 CST 后外侧的背段部分。然而,要注意只有 CST 纤维束成像投射到手结区才能在两侧被观察到。应用确定性 DTI,很少看到纤维束成像投射到足和口区。此外,在病损部位有少许流线线条,这是由于胶质瘤侵袭减少 FA。注意病损区 FA 的异质性,说明在肿瘤中少许的流线线条被分开。在 3.0T 时收获 DTI 资料组(Siemens Verio),拥有 2 mm×2 mm×2 mm 的空间分辨率,b 值=1500,梯度方向 64。张量计算缓慢;纤维束示踪使用 Trackvis 软件,限定 FA>0.15 和<35°角阈值。利用 Trackvis 软件示踪使用 2 个 ROIs 勾画中央前回(种子)和脑桥(靶点)

当缓慢生长的神经胶质瘤侵袭脑组织时,这种双流系统对我们理解保护功能活动的适应过程有着重要含义。应用背侧和腹侧通路的处理系统可以提供许多代偿性和适应性(可塑性)选择。双系统模型能帮助理解复杂性失语综合征和失语症的恢复机制[33]。

三、背侧语言通路

在人类中,AF 和 SLF 长时间内被认为是相似的,这 2 个名词互换使用。这种混乱的专属名词,促成早期的 DTI MR 纤维束成像研究。DTI MR 纤维束成像研究显示,背外侧裂通路比我们之前所认为的要复杂得多。在人类中,AF 连接颞叶后上及中回与新皮质的头端(盖部,BA44)和尾端(中央前回腹侧,BA6)在中央沟腹侧的团块。Catani 等[34]实际上使用 2 个 ROI 种子点,使用确定性方法将 AF 分为 3 个部分:一个直接通路连接"Broca 区"和"Wernicke 区"(长内侧段),另一个间接通路再分为 2 个部分,前段连接前运动皮质(腹侧和背侧 BA6)和顶下小叶,尾段连接顶下小叶和颞区后部[颞中回(middle temporal gyrus,MTG)/颞上沟(superior temporal sulcus,STS)]。人类尸体解剖证实 AF 存在 3 个部分[35]。根据确定性 DTI MR 纤维束示踪结果,AF 没有投射到额下回(inferior frontal gyrus,IFG)的三角部(BA45)和眼窝(BA47)[36]。在更先进的弥散成像方法(即 SD 和 HARDI)中,AF 线条可以扩展到三角部和眼窝部。

猴子的 SLF 包含 3 个部分(SLF Ⅰ,SLF Ⅱ,SLF Ⅲ)连接顶枕皮质和前额叶区域。现在,

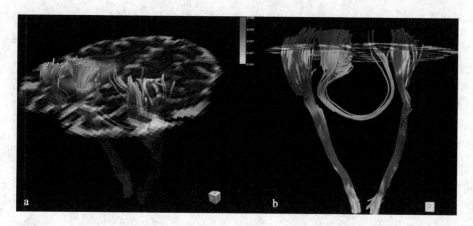

▶图 20-2 MR 弥散张量成像(DTI),41 岁男性,患有少突星形细胞瘤,WHO-Ⅱ级,纤维束示踪,肿瘤侵袭左侧中央前回和额叶前回。皮质脊髓束(CST)轨迹的后面斜视观(a)和后面观(b)。利用各向异性分数(FA)值标量代码,覆盖各个层面初级运动皮质的轴向 MR T₂ 加权像。利用 ROI 种子示踪纤维束,勾画胶质瘤内的弓状束纤维(青色)投射到同侧的辅助运动区(SMA)和(绿色)纤维素的胼胝体交叉,并投射到对侧的 SMA。在通常的阈值下(FA>0.15),DTI 没有识别额外的 CST 轨迹。术中脑电图证实左侧 CST 和 M1 轨迹投射至同侧和对侧的 SMA

利用 SD 证实人类同样含有 SLF 的 3 个部分[37]。AF 前段等同于 SLFⅢ。

四、腹侧语言通路

腹侧路径的作用过程仍不清楚,仍是热议的话题[33,38-39]。一些学者提示 IFOF、钩状束(UF)、下纵束(inferior longitudinal fosciculus,ILF)是腹侧通路的组成部分。然而,另一些研究者声称沿最外囊(extreme capsule,EmC)表面走行,介于岛叶皮质和屏状核的纤维丛都包含在内[40]。UF、IFOF 和 EmC 进入颞干,颞干是紧贴于大脑中动脉上方、联系长短联合纤维的一条白质带[41]。颞干为肿瘤侵袭提供路径,同时也是连接颞叶和额叶关键性部分[42]。这似乎是一种癫痫发作的优先通路,从海马结构到 UF,通过 IFOF 则产生幻视。理论上,完整地手术切除优势半球的颞干,理论上会中断颞叶和额叶结合位点的腹侧语言流。因为颞叶峡部非常深,接近很不容易,并包含神经束及动脉,所以必须加以保护,完全切除弥散性脑叶的胶质瘤是很困难的。

利用 3D 地图集,DTI MR 纤维束成像能够看到腹侧通路上的一类短小神经纤维束[23,43]。IFOF 是一捆长短不一的纤维,连接枕叶腹侧和颞叶内侧与眼窝额叶皮质。沿着颞叶的这条路径,在 IFOF 进入末端与外囊前,其在 ILF 深部平行走行[44]。IFOF 在颞干中从背侧和内侧走行至钩骨,并投射到眶部与三角部的 IFG 中。它的功能可能与阅读、注意力和视觉处理相关。UF 是一个用于结合的钩状神经纤维束,利用内侧和后侧眼窝前额皮质及直回连接颞叶前部。它首次由 Dejerine[46]描述,分为 3 个部分:额叶和颞叶,以及两者合并形成的峡部。在颞极 UF 在杏仁核和海马的侧面,然后弯曲向上,经过大脑中动脉干的后上方。从颞干、UF 一直延续到眶回的中部和尾部。UF 的背侧部分是跨过新形成的束并投射到 SMA 的交叉纤维束,SMA 即是利用磁共振纤维束成像描绘出的一束额叶内型神经纤维束[24,47-48]。UF 被认为属于边缘系统,但它的功能还不被知晓。ILF 是枕叶和颞叶连接的长短联系纤维。长纤维连接杏仁核和海马至视区[44]。ILF 包含面部识别、视觉、阅读、视觉记忆及其他语言相关功能。

在猴子中,EmC 连接颞上回、颞中回、脑岛头侧与三角部(BA45)和眶部(BA47)[49]。腹侧通路包括单或多突触的神经束,传至脑岛及屏状核(相当于联系中心)。

现在,恒河猴轴突放射自显影示踪研究证明,有 2 条直接纤维流从颞尾及顶叶皮质投射至额叶腹外侧皮质[49]。腹侧的额-颞轴突沿外囊强烈地指向三角部(BA45)并较温和地终止于鳃盖部(BA44)。作为对照,一条背部的轴突线产生于顶下小叶(inferior parietal lobule,IPL)和邻近 STS 尾部,然后简单地沿 AF 指向 BA44 和 BA45。最头端的 IPL 优先与腹侧中央前回(VPCG,BA6)连接,控制口面部肌肉。这些结果与人类语言的 DTI 研究结果一致[40,50]。

五、描绘语言的现存问题

几个重要问题都关注于现在的基础和临床研究:涉及神经网络功能的各个纤维束的功能、重要性、致命性和必要性。现在主要有 4 个技术来描绘纤维束:猴子的轴突标记示踪、体外尸体解剖[51]、活体的 MR 弥散张量成像(DTI)纤维束示踪和人术中直接 ESM。尽管现在的技术存在限制,但 4 种方法间的一致性很好。

借助于 MR 成像重现 1861 年 Paul Broca 病损的研究,导致长期被接受的关于皮质位点参与语言产生的理论被重新评价。Leborgne 和 Lelong 的尸体大脑解剖 MR 成像显示,大面积梗死延展远超过 Broca 描述的经典区域,同时包括脑岛前部和 AF[52]。胶质瘤渗入额叶鳃盖区,为我们提供了独特的机会去辨认语言产生的基本结构。对 19 例惯用右手的患者的研究显示,左侧额叶腹外侧部分的胶质瘤可能导致轻度或中度语言障碍。在左侧中央前回腹侧(VPCG)的胶质瘤比浸润到 IFG 区的胶质瘤更容易导致语言障碍,包含 Broca 区的胶质瘤。MR DTI 纤维束示踪证明,肿瘤患者病损延展至 AF 是出现失语的必要条件[45]。胶质瘤患者,肿瘤渗入 IFG 或中央前回腹侧而没有包含 AF 直接部分,则不会表现出传导性失语(图 20-3~图 20-5)。一个 25 个关节运动障碍患者的 MRI 研究,暗示了岛叶产生语言的显著角色[53]。所有语言障碍的患者都存在优势侧脑岛的中央前回独立的损害,但并不是所有都有岛盖部受损。这个区域在其他 19 个没有关节运动障碍的卒中患者中是完全幸免的。fMRI 研究确认了脑岛在组织语言动作时的作用。然而,LGG 扩散渗入脑岛、颞干及颞前区域的患者,无论肿瘤大小,语言评分都正常(Bizzi A,手稿准备中)。

术中的 ESM 提供了当刺激终止语言时,神经束的功能信息。然而,ESM 不能精确地识别纤维束与电刺激点之间的距离。ESM 不能识别纤维束的起点和终点。纤维束示踪成像不能提供功能信息,但却是纤维束示踪的一种方法。因此,MR 纤维束示踪为神经外科提供了独特且可用的信息,它可以促进和减少手术室 ESM 时间。一些 ESM 研究证实了 MR 纤维束示踪的结果,即背侧通路涉及语音加工,而腹侧通路涉及语义加工。左侧 AF 直接 ESM 会引起说话终止和语音词语错乱[54-55]。

虽然语言在大脑中的偏向性已被确认,但结构基础还未完全了解。特别是 IFOF、ILF 和 UF 使语言通路保持完整的功能让人难以琢磨。

术中皮质和皮质下 ESM 数据似乎支持 IFOF 在优势半球可能参与语言特化的假

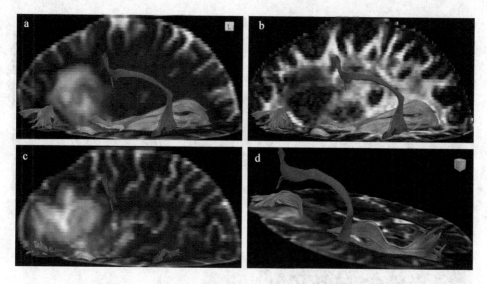

▶图20-3　31岁男性少突胶质细胞瘤患者,MR弥散纤维束成像。左侧弓状束(AF)侧面观,覆盖矢状面和轴向的T_2加权像(a、c、d)和FA图(b)。肿瘤占据了AF(红色)的有向段,并平均占据了IFOF(橘黄色)和UF(青色)的额叶部分。尽管肿瘤侵袭颞干并减少颞干FA,但DTI仍能重建IFOF及UF的轨迹,并显示暗区和纤维束间的关系。保留背侧和腹侧语言通路,尽管Broca区和前脑岛多重的阴影浸润,这说明受保护的左侧大脑半球语言功能并无语言障碍[45]

说[56-57]。有趣的是,在另一个术中研究中,左侧ILF皮质下ESM未诱发出任何语言错乱[58]。此外,尽管手术最少都切除了ILF的一部分,但所有恢复的患者只有短暂的术后失语。这个研究似乎提示:ILF对语言来说并不是不可或缺的。相反,有1例胶质瘤患者,肿瘤侵袭左侧颞叶并且在肿瘤侵袭之前IFOF已中断,此病例证实了ILF在物体命名中的作用[59]。手术切除钩束(无论是额叶还是颞叶延长部)都可对那些著名的面部表情造成长时间的持续影响[60]。Bello等提示:它是回忆一定语言形式名字的环路的一部分。

六、视觉空间注意

认知功能测试的困难不是在手术中语言测试那样,它忽略了右侧大脑半球功能的重要性,右侧大脑半球有管理视觉与周围环境的作用。利用fMRI临床研究、新的基于损伤的DTI研究和术中直接的皮质及皮质下ESM[62],最近几年才对视觉网络了解有了重大进展[61]。

单侧忽略综合征是神经科最复杂、最引人注意的综合征。卒中患者伴有右侧缘上回(supramarginal gyrus,SMG)损害,常表现出左侧单侧忽略[63],典型的表现为看不到人、物、自己身体的部分或者他们左侧视野内发生的事情。如果积极地吸引单侧偏盲的患者,他们能够看到左侧视野的事物。左侧空间忽视和右侧忽视有显著的普遍性差异。左侧空间忽视的发生率要高得多。一种可能的解释是右侧忽视患者(对应左侧顶叶损害)可能恢复更快[64]。神经病学医生使用线段等分试验(the line bisection test)或星消除测试(the star cancellation task)对患者空间意识进行评估。线段等分试验同样在fMRI中使用。

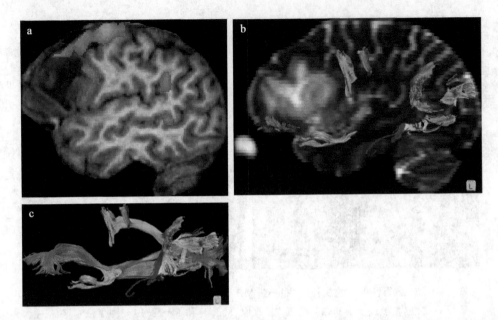

▶▶图 20-4　MR 弥散纤维束示踪,31 岁男性患者,少突胶质细胞瘤渗透到 Broca 区。患者 Aphasie Achten 测试语言表现正常。功能 MRI 在动词产生过程中,前部(鳃盖部和额中回)和后部(角回和颞回)经典语言皮质位点有显性 BOLD 回应(FDR< 0.001)(a)。此外,有一簇 BOLD 反应位于同侧额前回背侧。fMRI 是覆盖左侧矢状 T_1 加权的 MR 影像。左侧弓状束的左侧面观(b)覆盖矢状位 T_2 加权 MR 影像。纤维束示踪,下额枕束(IFOF,橘色)、钩束(UF,青色)、左侧弓状束(AF) 的 3 个部分被标识出来:前部(绿色)、直部(红色)和后部(黄色)。背侧和腹侧语言通路纤维束示踪成像的左侧侧面观(c)。注意保留的 MR 功能和纤维束示踪数据的关系:AF 投射到皮质,与前后语言位点 fMRI 活动相对应。肿瘤已经替代前部和直部的头侧部分

对环境的视觉互动由复杂的额顶网络完成。前节位于背侧和腹侧的额前区[即 IFG 和额中回(middle frontal gyrus,MFG)的额眼区],它们与后节在颞顶连接处和顶叶联系(即 SMG 和顶上小叶)。神经网络节点由 SLF 中的长程联系通路相连接[37]。SLF-Ⅰ是最背侧的部分,向前投射到补足运动区,然后投射到顶上小叶。SLF-Ⅲ是 3 个部分中最腹侧的部分,投射到 IFG 的鳃盖部,然后投射到 SMG。网络中背侧和腹侧的节点由 SLF-Ⅱ连接,SLF-Ⅱ是 3 个部分中的主要部分。SLF-Ⅱ先投射到 SFG 和 MFG 的侧面,然后投射到顶下小叶。在 fMRI 空间定位注意运行中,上述节点都有增高的 BOLD 反应[61]。

典型的左侧忽视最严重和持久的迹象是在顶叶灰质和白质同时发生损害后。由 SLF-Ⅲ少量缺血白质损害造成的左侧暂时空间忽视,有过 1 例报道[65]。有证据显示,IFOF 和 ILF 走行中额外有条平行腹侧通路可能在网络中起到重要作用,因为在这些通路缺血的卒中患者中也报道存在左侧忽视[66-67]。上述节点同样通过胼胝体连接。

当胶质瘤定位于顶叶,大部分是右侧时,有时候需要描绘视觉空间网络。弥漫性低级别胶质瘤患者中,单侧空间忽视少有出现,部分取决于发生在缓慢生长的病灶侵袭入脑时的网络功能适应性重组。对视觉空间网络相互影响的认识已迅速增长。新的治疗策略会对脑视觉空间损害患者的康复产生影响,对此我们充满希望。

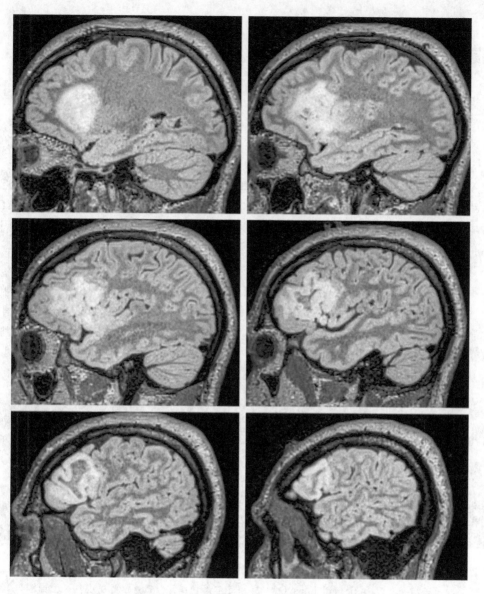

▶图 20-5 31 岁男性少突胶质细胞瘤 WHO-Ⅱ级患者，连续的 FLAIR MR 矢状位影像。显示肿瘤渗入左侧脑岛前部、鳃盖部和三角部(即 Broca 区)，少量侵袭左侧额下回眶部。没有证据显示扩散到眶回、中央前回腹侧(VPCG)和额中回

临床指征

当功能区网络定位于占位附近时，有一些指征要求临床 fMRI 的 DTI 研究：①术前评估来确定占位边界与功能区位点和纤维束间的距离；②外科保护区域的结构位于肿块内，或恰好与手术入路一致；③左利患者和 Edinburgh Handedness Inventory 测试低分患者的优势半球评估。

CST、AF、IFOF 和视辐射(图 20-6)是临床最相关的，神经外科医生常要求对其进行示踪。

缓慢生长的胶质瘤的关键性问题和挑战

许多 MR 纤维束示踪的初级研究激发了人们对描绘肿瘤诱发改变技术能力的巨大期待。MR 纤维束示踪和普通弥散成像的关键问题是局灶性损害可能不仅影响白质束,也可能影响我们用作纤维示踪的特异的弥散信号。胶质瘤可能渗透、肿胀或破坏白质中的轴突束[69]。弥漫性低级别胶质瘤相关的自由水含量的增加,降低了用于示踪的 FA 值。一些学者建议将阈值从 0.15 下降到 0.1,用于提高敏感性[29]。胶质瘤占位效应可能挤压附近的白质纤维束。高级别胶质瘤血管源性的水肿可能使压缩的神经束的微观结构崩解。血管源性水肿中神经纤维束漂浮于过量的自由水中,可能表现出传导速度减慢的征象,但在类固醇治疗后仍可恢复其功能[45]。

弥散的各向异性在肿瘤渗入或破坏区明显减少。在这些区域中,弥散成像利用真阴性的纤维束示踪结果发现减少的各向异性。被占位所取代和压缩的纤维束改变并不那么严重。彩色编码图和特殊的纤维束示踪发现纤维束形态学仍完整而未被取代,这是很有价值的。辐射状扩散在压缩的纤维束减少,导致有效 FA 增加[70]。因此,在生理环境很难判断的情况下,占位效应反而促进了纤维束示踪(图 20-6)。相反,暴发性水肿中过度的自由水可能人为地减少纤维束周围 FA 值,可能导致假阴性纤维束示踪结果[45,71-72]。

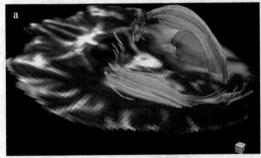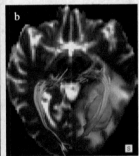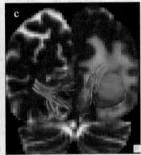

▶图 20-6　76 岁男性,多形性胶质细胞瘤患者 MR 弥散纤维束示踪。肿瘤位于右侧枕叶白质深部。左侧和右侧视辐射(optic radiations,OR)轨迹(定向颜色编码)左侧面斜视观(a)、上面观(b)及后面观(c),覆盖轴位和冠状位的 T_2 加权 MR 像。蓝色的占位周围广泛暴发性水肿。肿瘤使右 OR 背侧和中部错乱。确认肿瘤与 OR 纤维束的关系在术前计划中非常有价值。DTI 数据库需要 3.0T 磁共振(Siemens Verio),2 mm×2mm×2mm 空间分辨率,b 值=1500,梯度方向 64,并用球形反褶积算法处理[68]。利用 Trackvis 软件示踪使用 2 个 ROIs 勾画外侧膝状体(种子)和同侧枕白质(靶点)

提醒大家再次注意,纤维束示踪里的线条实际上估计了白质纤维束的方向。这种估计依赖于显微结构组织特性的弥散量。估计的不确定性在一些解剖和生理条件下会减少:在三维像素中不止一条束(例如在额颞深部白质在皮质脊髓束、胼胝体和 SLF 之间的交叉处)有继发于肿瘤渗透的自由水增加或水肿导致的明显的各向异性减少。前者现在利用先进的弥散法如 HARDI[73]和限制性 SD 能够被克服,它们能够提取三维像素中所包含的多重纤维束方向,远多于一条束。例如 SD 比 DTI 在辨识视辐射纤维束、外侧膝状体核附近相对较细的纤维束,健康侧和病态侧方面提供更好的结果(图 20-6)。后者可利用先进的成像法分开纤维束弥散特性和间隙中的自由水。使用新的方法如 CHARMED[75]、AxCaliber[76]、ActiveX[77] 和 Noddi[78] 可提供新的一类纤维结构组织参数,如轴突直径平均值,这样就可以对区域改变做出比现在 DTI 使用的参数更明确的估计。在不久的将来,临床上对胶质瘤患者使用新的方法,可能使纤维束示踪更清晰、重复性更好且更少的主观依赖性。

临床研究的说明

进行 fMRI 和 DTI 分析需要丰富的经验。神经放射科医生必须有构成功能网络的节点和通路的相关知识。他根据术中 ESM 结果分析,必须理解哪个位点和哪条纤维束可能是功能区相关的结构[79]。fMRI 和 DTI 结果必须叠加在一起进行评估。传统 MR 影像结果的解释应指导功能数据的解释。

解读从 MR 控制开始,必须检查 DICOM 图像的质量、运动和 EPI。如果需要,调解后需要重复检查以减少伪影。数据预处理途径需要包括上述现行的顶尖步骤。

在 fMRI 统计图上,皮质的阴性和阳性位点必须确保准确无误。在每个位置上,BOLD 反应的空间延展需要用不同的统计阈值来评价,以选择每个个体最佳值。BOLD 的空间范围在不同物体上变化很大,因为它取决于获得信号的质量和数量,而不是依赖脑功能的固有边界[80]。以下语言测试与临床最相关:命名(图像命名)、动词产生和句子理解。

物体命名评价语调的产生。在前额鳃盖区(鳃盖部和 BA6)、颞叶后部皮质(MTG 和 STS)中寻找激活。这个测试在语言网络经典区域很好地产生 BOLD 反应,这些区域由 AF 和 IFOF 联系。AF 协调语音过程,而 IFOF 协调语义过程。在质量好的 fMRI 分析中,常可见额外的激活区域:前 SMA 和 SMA(语音规划),前运动皮质(运动规划)的面区,中央后回(感觉成分)的面区和手区。前运动皮质中的偏侧性的 BOLD 反应与 Edinburgh Handedness Inventory 测试关联较好。最后在双侧纺锤回和对侧小脑齿状核寻找 BOLD 反应簇。

动词产生测试引起的 BOLD 反应比图像命名宽泛。前者主要为了语言偏侧性目的。语义和现场物体间有很强的联系。BOLD 反应在额叶岛盖是非常清晰和精确的:定位于中央前沟腹侧的前区或后区,在个体中变化不大。鳃盖部周围的 fMRI 定位对确认解剖沟的变异非常有用,对术中 ESM 同样很有用[81]。强的 BOLD 反应同样产生于额中回(BA9/46)、SMA、STS、双侧纺锤回及对侧小脑齿状核。

其他的语言测试偶尔用于门诊。语言流利性(词语产生)结合额叶岛盖区和 MFG(BA9/46)强大的 BOLD 反应,可以确定语言的偏侧性,但没临床价值。句子和词语理解产生颞叶后部 BOLD 反应,它们对语言偏侧性帮助不大。这些测试常用于研究目的。

解释 DTI 结果从解释颜色编码图开始。这些图用三维像素显示纤维束的主要方向,它们对初步评价占位和感兴趣部位的纤维束间的联系非常有意义。CST 在颅尾走行,从初级运动皮质到延髓;因此在大部分走行中是蓝色的。在半卵圆中心和放射冠水平,它由 SLF(侧面)至胼胝体(内部)走行。AF 呈 C 形。在轴位颜色图中,AF 从辐射冠侧面至胼胝体内部。在 FA 图上,AF 颜色改变取决于其空间方向:在半卵圆中心和颞叶是绿色,FA 峡部水平为蓝色,当投射至中央前沟的后部、顶下小叶和 STS 皮质时为红色。

IFOF 是厚的联系束,矢状影像如同蝴蝶结。在色彩编码图上,大部分走行为绿色。前部延展投射到眼窝部和 IFG 的三角部；后部延展投射到顶上小叶和枕叶。当神经外科医生非常了解白质纤维束，彩色编码图就成了不可思议的工具，可帮助其做术前计划。纤维束示踪是非常棒的研究工具，偶尔在了解肿瘤侵袭与功能表现关系时显得非常有临床价值（图20-3、图 20-4 和图 20-5）。然而，它是人工增强和主观依赖的。精确的纤维束示踪结果依赖于众多因素：获得弥散成像的种类、预处理和轨迹重建策略。在尝试利用纤维束示踪进行主要纤维束的实体解剖前，它强制性地默认众多因素。

当神经放射科医生描述纤维束成像结果时，正确的用词是重要的。使用词语如"流线"和"纤维束示踪"；避免使用"轴突""轴束"甚至"纤维束"，因为这些词多用于描述生物学结构而不是影像。不能确定方向的纤维束示踪值得重做 MR 纤维束示踪成像，它不能提供纤维束的功能信息。纤维示踪可能不那么适合少数胶质瘤病例；剩下的那些纤维束成像结果可能为有经验的解剖学家提供了错误结果，显示出假阴性和阳性线条。因此，它们的预判价值可能不确定。大多数杂志发表的研究是可行性研究，研究者应用先验解剖知识来初步证实纤维束示踪结果。然而，为了应用纤维束示踪来进行术前描绘，确认合适的参考指标是重要步骤。

手术室内图像整合

弥散 MR 纤维束示踪现已成为术前计划[4,82-83]和手术室[84]术中影像导航有价值的临床工具。

术前在三维物体上虚拟解剖纤维束，可以形成一套可靠的标准神经导航系统，可以术前可视化和定位主要纤维束[85]。MR 纤维束示踪可以显示占位和虚拟解剖 AF 的关系。虚拟解剖 AF 的 3 个部分可能显示占位是否部分中断或只是取代了纤维束。展示 MR 纤维束成像结果可能在手术室中同样有用，如当手术医生接近重要的纤维束时或当他想更新术野的解剖方向时，以及考虑是否使用皮质下 ESM 来测试特殊纤维束的功能相关性时[29]。

现代语言的认知法显示在语言网络中有大量冗余成分。最重要的是识别那些纤维束切断后是否会导致永久性语言障碍。定义哪些纤维是不可或缺的（功能区）并在手术切除中予以保留仍是重要的问题。

许多重要的禁忌证需要在术前 MR 纤维束示踪解剖之前了解清楚，这样能安全地输出到手术间。不得不考虑切除那些 DTI MR 纤维束示踪显示断裂的被侵袭的纤维束（假阴性结果）可能导致术后的神经功能缺损。相反，切除过多的解剖位置位于肿瘤内的纤维束是否会导致永久的神经功能损害仍未确定。损害优势半球的众多语言连接中的哪一条会导致失语仍有待确定[56]。

方法限制

一、功能磁共振成像

功能磁共振成像（fMRI）技术有一些固有的限制。电生理和血流动力学在时程上有一些重要的不同。这种神经血管连接的不确定性是一个巨大的挑战,并且使临床 fMRI 分析解释存在潜在的误差。BOLD 反应经常定位邻近脑沟,并且与电活动的皮质相差不过几毫米。利用引流的血管定位 BOLD 信号的重要部分,已被很好地了解和研究[86]。尤其是必须谨记 fMRI 和 PET 标示的活跃区域主要反映了信息输入该区域和相应的信息处理过程变化,而不是从那些区域输出(即神经元放电)[13]。

二、弥散成像

3 种类型的局限性需要被考虑:①DTI 模型的固有特性;②与纤维束示踪运算的联系;③肿瘤侵袭相关。

DTI 最重要的限制是每个三维像素只有一个方向可被测量。被测量的方向是进入该像素所有方向的平均值。因为像素尺寸比所包含的轴突束要大得多,所以 DTI 不能解决多重纤维束方向和特殊的纤维束交叉问题。DTI 检测交叉纤维的限制被更复杂的影像获取策略和 HARDI 所解决[87]。

现在纤维束示踪是人为决定的方法。纤维束示踪应用确定性方法的限制,促进了概率示踪算法的发展[88]。早期纤维示踪算法的限制已被更复杂的重建体系如 SD 所解决[68]。

MR 纤维束示踪的另一个限制与肿瘤相关。异常升高的弥散率和自由水含量导致 FA 测量有误。这个伪影与胶质瘤分析非常相关,因为它能导致因空隙(图 20-1 和图 20-2)和血管源性水肿(图 20-6)使得 T_2 信号异常区域形成假阴性结果。这个问题正被多个研究者解决。他们开发出新的多重分隔模式如 CHARMED[75] 和 Noddi[78],能够测量所包含部分的活体脑结构、肿瘤和自由水的扩散能力。

尽管许多挑战和限制存在于现有的弥散成像方法[88],DTI 和纤维束示踪成像所提供的信息以前都是没有的。在现在的技术水平下,在临床使用已足够。有用的瑕疵和依赖用户的测试每天都在临床上使用。在结果解释前,挑战、限制和误区[89]应该被清楚地了解。

结　论

fMRI 和 DTI 提供了独特的信息,它们改变了缓慢生长的胶质瘤患者和功能区占位患者的术前评估。fMRI 用来辨识皮质运动和语言位点及它们与肿瘤界限的关系。fMRI 同样首选 Wada 测试来评价一侧语言网络。应用确定性 DTI 对主要白质纤维束进行虚拟解剖应该只被用作术前入路计划和术中皮质下 ESM 导航。在不久的未来,更先进的弥散成像模型和方法会解决脑肿瘤患者术前计划所面临的挑战。

志　谢

部分工作由 Consortium of Neuroimagers for the Noninvasive Assessment of Brain Connectivity and Tracts (CONNECT) team 拨款支持。项目采用 European Commission under Framework Package 7 基金。另一部分资金由纪念 Mr. Luca Dresti 的家人和朋友提

供。

Tortoise 软件 v. 1. 3. 0（https：// science. nichd. nih. gov/con fluence/display/nihpd/
TORTOISE）和 Trackvis 软件 v. 0. 5. 2. 1（www. trackvis. org），用于 DTI 数据和虚拟解剖
白质纤维束的展示（图 20-1～图 20-6）。

（马文斌　陈科引　李卫娜　胡　荣）

参考文献

[1] Ogawa S,Lee TM,Kay AR,et al. Brain magnetic resonance imaging with contrast dependent on blood oxygenation. Proc Natl Acad Sci USA,1990,87(24):9868-9872.

[2] Basser PJ,Mattiello J,LeBihan D. MR diffusion tensor spectroscopy and imaging. Biophys J,1994, 66 (1):259-267.

[3] Belliveau JW,Kennedy Jr DN,McKinstry RC,et al. Functional mapping of the human visual cortex by magnetic resonance imaging. Science,1991,254(5032):716-719.

[4] Clark CA,Barrick TR,Murphy MM,et al. White matter fiber tracking in patients with space-occupying lesions of the brain: a new technique for neurosurgical planning? Neuroimage,2003,20(3):1601-1608.

[5] Conturo TE,Lori NF,Cull TS,et al. Tracking neuronal fiber pathways in the living human brain. Proc Natl Acad Sci USA,1999,96(18):10422-10427.

[6] Mori S,Crain BJ,Chacko VP,et al. Three-dimensional tracking of axonal projections in the brain by magnetic resonance imaging. Ann Neurol,1999,45(2):265-269.

[7] Smith JS,Chang EF,Lamborn KR,et al. Role of extent of resection in the long-term outcome of low-grade hemispheric gliomas. J Clin Oncol,2008,26(8):1338-1345.

[8] Duffau H. Lessons from brain mapping in surgery for lowgrade glioma: insights into associations between tumour and brain plasticity. Lancet Neurol,2005,4(8):476-486.

[9] Petrella JR,Shah LM,Harris KM,et al. Preoperative functional MR imaging localization of language and motor areas: effect on therapeutic decision making in patients with potentially resectable brain tumors. Radiology,2006,240(3):793-802.

[10] Bobholz JA,Rao SM,Saykin AJ,et al. Clinical use of functional magnetic resonance imaging: reflections on the new CPT codes. Neuropsychol Rev,2007,17(2):189-191.

[11] Logothetis NK. The underpinnings of the BOLD functional magnetic resonance imaging signal. J Neurosci,2003,23(10):3963-3971.

[12] Logothetis NK. What we can do and what we cannot do with fMRI. Nature,2008,453(7197):869-878.

[13] Logothetis NK,Pauls J,Augath M,et al. Neurophysiological investigation of the basis of the fMRI signal. Nature,2001,412(6843): 150-157.

[14] Logothetis NK,Wandell BA. Interpreting the BOLD signal. Annu Rev Physiol,2004,66:735-769.

[15] Zhang D,Johnston JM,Fox MD,et al. Preoperative sensorimotor mapping in brain tumor patients using spontaneous fluctuations inneuronal activity imaged with functional magnetic resonance imaging: initial experience. Neurosurgery,2009,65(6 Suppl):226-236.

[16] Briganti C,Sestieri C,Mattei PA,et al. Reorganization of functional connectivity of the language network in patients with brain gliomas. AJNR Am J Neuroradiol,2012,33(10): 1983-1990.

[17] Esposito R,Mattei PA,Briganti C,et al. Modifications of default-mode network connectivity in patients with cerebral glioma. PLoS One,2012,7(7):e40231.

[18] Smits M，Visch-Brink E，Schraa-Tam CK，et al. Functional MR imaging of language processing：an overview of easy-to-implement paradigms for patient care and clinical research. Radiographics，2006，26 Suppl 1：S145-158.

[19] Simoes-Franklin C，Whitaker TA，Newell FN. Active and passive touch differentially activate somatosensory cortex in texture perception. Hum Brain Mapp，2011，32(7)：1067-1080.

[20] Schweisfurth MA，Schweizer R，Frahm J. Functional MRI indicates consistent intra-digit topographic maps in the little but not the index finger within the human primary somatosensory cortex. Neuroimage，2011，56(4)：2138-2143.

[21] Wedeen VJ，Rosene DL，Wang R，et al. The geometric structure of the brain fiber pathways. Science，2012，335(6076)：1628-1634.

[22] Pierpaoli C，Jezzard P，Basser PJ，et al. Diffusion tensor MR imaging of the human brain. Radiology，1996，201(3)：637-648.

[23] Catani M，Thiebaut de Schotten M. A diffusion tensor imaging tractography atlas for virtual in vivo dissections. Cortex，2008，44(8)：1105-1132.

[24] Oishi K，Zilles K，Amunts K，et al. Human brain white matter atlas：identification and assignment of common anatomical structures in superficial white matter. Neuroimage，2008，43(3)：447-457.

[25] Dell'acqua F，Catani M. Structural human brain networks：hot topics in diffusion tractography. Curr Opin Neurol，2012，25(4)：375-383.

[26] Jeurissen B，Leemans A，Tournier JD，et al. Investigating the prevalence of complex fiber configurations in white matter tissue with diffusion magnetic resonance imaging. Hum Brain Mapp，2012. Accessed on 19 May 2012. doi：10.1002/hbm.22099.[Epub ahead of print]

[27] Ohue S，Kohno S，Inoue A，et al. Accuracy of diffusion tensor magnetic resonance imaging-based tractography for surgery of gliomas near the pyramidal tract：a significant correlation between subcortical electrical stimulation and postoperative tractography. Neurosurgery，2012，70(2)：283-293；discussion 294.

[28] Berman JI，Berger MS，Chung SW，et al. Accuracy of diffusion tensor magnetic resonance imaging tractography assessed using intraoperative subcortical stimulation mapping and magnetic source imaging. J Neurosurg，2007，107(3)：488-494.

[29] Bello L，Gambini A，Castellano A，et al. Motor and language DTI Fiber Tracking combined with intraoperative subcortical mapping for surgical removal of gliomas. Neuroimage，2008，39(1)：369-382.

[30] Mesulam MM. Defining neurocognitive networks in the BOLD new world of computed connectivity. Neuron，2009，62：1-3.

[31] Hickok G，Poeppel D. Dorsal and ventral streams：a framework for understanding aspects of the functional anatomy of language. Cognition，2004，92(1-2)：67-99.

[32] Hickok G，Poeppel D. The cortical organization of speech processing. Nat Rev Neurosci，2007，8(5)：393-402.

[33] Weiller C，Bormann T，Saur D，et al. How the ventral pathway got lost：and what its recovery might mean. Brain Lang，2011，118(1-2)：29-39.

[34] Catani M，Jones DK，Ffytche DH. Perisylvian language networks of the human brain. Ann Neurol，2005，57(1)：8-16.

[35] Lawes IN，Barrick TR，Murugam V，et al. Atlas-based segmentation of white matter tracts of the human brain using diffusion tensor tractography and comparison with classical dissection. Neuroimage，2008，39(1)：62-79.

[36] Petrides M，Pandya DN. Association fiber pathways to the frontal cortex from the superior temporal

region in the rhesus monkey. J Comp Neurol,1988,273: 52-66.

[37] Thiebaut de Schotten M,Dell'Acqua F,Forkel SJ, et al. A lateralized brain network for visuospatial attention. Nat Neurosci,2011,14(10):1245-1246.

[38] Catani M,Mesulam M. The arcuate fasciculus and the disconnection theme in language and aphasia: history and current state. Cortex,2008,44(8):953-961.

[39] Weiller C,Musso M,Rijntjes M,et al. Please don't underestimate the ventral pathway in language. Trends Cogn Sci,2009,13(9):369-371.

[40] Saur D,Kreher BW,Schnell S,et al. Ventral and dorsal pathways for language. Proc Natl Acad Sci USA,2008, 105(46):18035-18040.

[41] Kier EL,Staib LH,Davis LM, et al. MR imaging of the temporal stem: anatomic dissection tractography of the uncinate fasciculus,inferior occipitofrontal fasciculus,and Meyer's loop of the optic radiation. AJNR Am J Neuroradiol,2004,25(5):677-691.

[42] Bizzi A. Presurgical mapping of verbal language in brain tumors with functional MR imaging and MR tractography//Pia Sundgren M. Advanced imaging techniques in brain tumors. Elsevier,Canada,2009: 573-596.

[43] de Schotten MT,Ffytche DH,Bizzi A,et al. Atlasing location,asymmetry and inter-subject variability of white matter tracts in the human brain with MR diffusion tractography. Neuroimage,2011,54(1): 49-59.

[44] Catani M,Howard RJ,Pajevic S,et al. Virtual in vivo interactive dissection of white matter fasciculi in the human brain. Neuroimage,2002,17(1):77-94.

[45] Bizzi A,Nava S,Ferre F,et al. Aphasia induced by gliomas growing in the ventrolateral frontal region: assessment with diffusion MR tractography, functional MR imaging and neuropsychology. Cortex, 2012,48(2):255-272.

[46] Dejerine J,Dejerine-Klumpke A. Anatomies des centres nerveux. Paris: Rueff et Cie,1895.

[47] Catani M,Dell'acqua F,Vergani F,et al. Short frontal lobe connections of the human brain. Cortex, 2012,48(2):273-291.

[48] Ford A,McGregor KM,Case K,et al. Structural connectivity of Broca's area and medial frontal cortex. Neuroimage,2010,52(4):1230-1237.

[49] Petrides M,Pandya DN. Distinct parietal and temporal pathways to the homologues of Broca's area in the monkey. PLoS Biol,2009,7(8):e1000170.

[50] Frey S,Campbell JS,Pike GB, et al. Dissociating the human language pathways with high angular resolution diffusion fiber tractography. J Neurosci,2008,28(45):11435-11444.

[51] Martino J,De Witt Hamer PC,Vergani F,et al. Cortexsparing fiber dissection: an improved method for the study of white matter anatomy in the human brain. J Anat,2011,219(4):531-541.

[52] Dronkers NF,Plaisant O,Iba-Zizen MT,et al. Paul Broca's historic cases: high resolution MR imaging of the brains of Leborgne and Lelong. Brain,2007,130(Pt 5):1432-1441.

[53] Dronkers NF. A new brain region for coordinating speech articulation. Nature,1996,384(6605):159-161.

[54] Duffau H,Capelle L,Sichez N,et al. Intraoperative mapping of the subcortical language pathways using direct stimulations. An anatomo-functional study. Brain,2002,125(Pt 1):199-214.

[55] Duffau H,Gatignol P,Denvil D,et al. The articulatory loop: study of the subcortical connectivity by electrostimulation. Neuroreport,2003,14(15): 2005-2008.

[56] Bello L,Gallucci M,Fava M,et al. Intraoperative subcortical language tract mapping guides surgical removal of gliomas involving speech areas. Neurosurgery,2007,60(1): 67-82.

［57］ Duffau H,Gatignol P,Mandonnet E,et al. New insights into the anatomo-functional connectivity of the semantic system: a study using cortico-subcortical electrostimulations. Brain,2005,128(Pt 4):797-810.

［58］ Mandonnet E,Nouet A,Gatignol P,et al. Does the left inferior longitudinal fasciculus play a role in language? A brain stimulation study. Brain,2007,130(Pt3):623-629.

［59］ Shinoura N,Suzuki Y,Tsukada M,et al. Deficits in the left inferior longitudinal fasciculus results in impairments in object naming. Neurocase,2010,16(2):135-139.

［60］ Papagno C,Miracapillo C,Casarotti A,et al. What is the role of the uncinate fasciculus? Surgical removal and proper name retrieval. Brain,2011,134(2):405-414.

［61］ Corbetta M,Shulman GL. Control of goal-directed and stimulus-driven attention in the brain. Nat Rev Neurosci,2002,3(3):201-215.

［62］ Thiebaut de Schotten M,Urbanski M,Duffau H,et al. Direct evidence for a parietal-frontal pathway subserving spatial awareness in humans. Science,2005,309:2226.

［63］ Vallar G,Perani D. The anatomy of unilateral neglect after right-hemisphere stroke lesions. A clinical/CT-scan correlation study in man. Neuropsychologia,1986,24(5):609-622.

［64］ Stone SP,Wilson B,Wroot A,et al. The assessment of visuo-spatial neglect after acute stroke. J Neurol Neurosurg Psychiatry,1991,54(4):345-350.

［65］ Ciaraffa F,Castelli G,Parati EA,et al. Visual neglect as a disconnection syndrome? A confirmatory case report. Neurocase,2012. Accessed on 2 May 2012.［Epub ahead of print］

［66］ Urbanski M,Thiebaut de Schotten M,Rodrigo S,et al. Brain networks of spatial awareness: evidence from diffusion tensor imaging tractography. J Neurol Neurosurg Psychiatry,2008,79(5):598-601.

［67］ Urbanski M,Thiebaut de Schotten M,Rodrigo S,et al. DTI-MR tractography of white matter damage in stroke patients with neglect. Exp Brain Res,2011,208(4):491-505.

［68］ Dell'acqua F,Simmons A,Williams SC,et al. Can spherical deconvolution provide more information than fiber orientations? Hindrance modulated orientational anisotropy,a true-tract speci ficindex to characterize white matter diffusion. Hum Brain Mapp,2012. Accessed on 5 Apr 2012. doi: 10.1002/hbm. 22080 .［Epub ahead of print］

［69］ Jellison BJ,Field AS,Medow J,et al. Diffusion tensor imaging of cerebral white matter: a pictorial review of physics,fiber tract anatomy,and tumor imaging patterns. AJNR Am J Neuroradiol,2004,25 (3):356-369.

［70］ Schonberg T,Pianka P,Hendler T,et al. Characterization of displaced white matter by brain tumors using combined DTI and fMRI. Neuroimage,2006,30(4):1100-1111.

［71］ Berman JI,Berger MS,Mukherjee P,et al. Diffusion-tensor imaging-guided tracking of fibers of the pyramidal tract combined with intraoperative cortical stimulation mapping in patients with gliomas. J Neurosurg,2004,101(1):66-72.

［72］ Ducreux D,Lepeintre JF,Fillard P,et al. MR diffusion tensor imaging and fiber tracking in 5 spinal cord astrocytomas. AJNR Am J Neuroradiol,2006,27(1):214-216.

［73］ Berman JI,Chung S,Mukherjee P,et al. Probabilistic streamline q-ball tractography using the residual bootstrap. Neuroimage,2008,39(1):215-222.

［74］ Tournier JD,Calamante F,Connelly A. Robust determination of the fibre orientation distribution in diffusion MRI: non-negativity constrained super-resolved spherical deconvolution. Neuroimage,2007,35(4): 1459-1472.

［75］ Assaf Y,Basser PJ. Composite hindered and restricted model of diffusion (CHARMED)MR imaging of the human brain. Neuroimage,2005,27(1):48-58.

[76] Assaf Y，Blumenfeld-Katzir T，Yovel Y，et al. AxCaliber：a method for measuring axon diameter distribution from diffusion MRI. Magn Reson Med，2008，59(6)：1347-1354.

[77] Zhang H，Hubbard PL，Parker GJ，et al. Axon diameter mapping in the presence of orientation dispersion with diffusion MRI. Neuroimage，2011，56(3)：1301-1315.

[78] Zhang H，Schneider T，Wheeler-Kingshott CA，et al. NODDI：practical in vivo neurite orientation dispersion and density imaging of the human brain. Neuroimage，2012，61(4)：1000-1016.

[79] Chang EF，Clark A，Smith JS，et al. Functional mapping-guided resection of low-grade gliomas in eloquent areas of the brain：improvement of long-term survival. J Neurosurg，2011，114(3)：566-573.

[80] Bandettini PA，Wong EC，Hinks RS，et al. Time course EPI of human brain function during task activation. Magn Reson Med，1992，25(2)：390-397.

[81] Quiñones-Hinojosa A，Ojemann SG，Sanai N，et al. Preoperative correlation of intraoperative cortical mapping with magnetic resonance imaging landmarks to predict localization of the Broca area. J Neurosurg，2003，99(2)：311-318.

[82] Field AS，Alexander AL，Wu YC，et al. Diffusion tensor eigenvector directional color imaging patterns in the evaluation of cerebral white matter tracts altered by tumor. J Magn Reson Imaging，2004，20(4)：555-562.

[83] Mori S，Frederiksen K，van Zijl PC，et al. Brain white matter anatomy of tumor patients evaluated with diffusion tensor imaging. Ann Neurol，2002，51(3)：377-380.

[84] Nimsky C，Ganslandt O，Hastreiter P，et al. Intraoperative diffusion-tensor MR imaging：shifting of white matter tracts during neurosurgical procedures-initial experience. Radiology，2005，234(1)：218-225.

[85] Nimsky C，Ganslandt O，Fahlbusch R. Implementation of fiber tract navigation. Neurosurgery，2006，58(ONS Suppl 2)：ONS-292-304.

[86] Turner R. How much cortex can a vein drain? Downstream dilution of activation-related cerebral blood oxygenation changes. Neuroimage，2002，16(4)：1062-1067.

[87] Seunarine KK，Alexander DC. Multiple fibers：beyond the diffusion tensor//Johansen-Berg H，Behrens TE. Diffusion MRI：from quantitative measurement to in vivo neuroanatomy. Oxford：Elsevier，2009：55-72.

[88] Jones DK. Studying connections in the living human brain with diffusion MRI. Cortex，2008，44(8)：936-952.

[89] Jones DK，Cercignani M. Twenty-five pitfalls in the analysis of diffusion MRI data. NMR Biomed，2010，23(7)：803-820.

| 第二十一章 |

脑磁图、功能连接及弥漫性 低级别胶质瘤的神经网络

Jan J. Heimans，Jaap C. Reijneveld，Cornelis J. Stam

摘　要：脑网络的结构连接和功能连接可能会因脑肿瘤的存在而改变。脑磁图是一种无创研究脑功能连接的方法；通过频段的划分，我们可以利用脑磁图研究不同的静息态脑网络特征。通常，我们用同步性、集群系数和所谓的小世界属性等参数来描述脑网络特征。研究发现这些网络特征参数与低级别胶质瘤患者的认知功能及癫痫发作情况相关。深刻了解胶质瘤与神经网络特征改变之间的关系能够对将来术前计划的制订及研究神经可塑性提供很大的帮助。

关键词：低级别胶质瘤；功能连接；神经网络；癫痫；认知功能；脑磁图

引　言

过去我们要了解大脑结构与功能之间的关联通常是基于临床观察，例如，若1名患者因局部脑损伤而引发某种神经功能缺陷，我们就得出结论，此处大脑区域与该功能有关。但神经功能越复杂，所涉及的脑区也就越多；且有些神经功能缺陷（如注意力衰退、性情改变）不能用具体某一处脑区的损伤来解释，因为即使是局部的损伤也可能不仅影响了局部皮质的功能，还可能破坏了皮质区域间的连接。因此，局部的损伤也可引起脑网络结构与连接的大规模改变。

J. J. Heimans，MD，PhD（✉）· J. C. Reijneveld，MD，PhD
Department of Neurology，VU University Medical Center，Amsterdam，The Netherlands
e-mail：jj. heimans@vumc. nl

C. J. Stam，MD，PhD
Department of Clinical Neurophysiology，VU University Medical Center，De Boelelaan 1118，P. O. Box 7057，
1007 MB Amsterdam，The Netherlands
e-mail：cj. stam@vumc. nl

H. Duffau（ed.），*Diffuse Low-Grade Gliomas in Adults*，
DOI 10. 1007/978-1-4471-2213-5_21，© Springer-Verlag London 2013

结构连接、功能连接和有效连接

脑连接分为结构连接、功能连接和有效连接[1-2]。结构连接指大脑解剖结构间的连接。功能连接的概念比较复杂，它被定义为神经系统 2 个不同区域间的统计关联或从属关系。有效连接指大脑两个区域间的有向联系或因果关系。如果拿欧洲铁路网做类比，结构连接相当于连接各火车站之间的铁轨。但这样一个铁路网的布局图并不能为乘客提供列车时刻、旅程长短或换乘信息。若是计划一场旅行，这些"功能网络"信息就必不可少了。而有效连接就相当于一个人要从 A 地到 B 地执行一项任务，如会见另一个人或参加一个会议，若他没有到达 B 地，那他就无法完成该任务。有效连接也意味着从 A 地到 B 地并不总等同于从 B 地到 A 地。

术前若能够准确地掌握功能区的具体位置及功能区域间的连接情况（连接组学），将能够帮助神经外科医生尽可能彻底地切除低级别胶质瘤（low-grade glioma，LGG）。Pallud 的课题组[3]已经证实，传统的 MRI 实际上低估了 LGG 的范围。若能在不损伤重要功能区（网络术语中的"功能枢纽"）的情况下，在传统 MRI 所定义的异常区域之外尽可能地切除肿瘤，可能会大幅度提高手术效果。Yordanova 课题组[4]验证了这一假说。他们分析了 15 例左侧优势半球非功能区 LGG 患者的超全切除手术的手术结果，所有患者均进行了术中唤醒和功能电刺激。结果显示，从肿瘤复发率、肿瘤的渐变性转化及对辅助治疗的需求等方面来说，LGG 患者肿瘤的超全切除效果要比全切的效果好。该研究为将肿瘤手术切除范围延伸至 MRI 定义异常区域之外提供了支撑。此外，该研究同时也指出，约 60% 的患者在超全切除术后出现了短时的术后临床状况恶化，尤其在语言功能方面，但他们均在术后数周恢复到了术前的神经系统状态。另外，超全切除术后患者的癫痫发作情况也得到控制，表现为发作频率减少或基本可以停止抗癫痫治疗。很显然，手术的成功应该主要归功于术中唤醒及功能电刺激的应用（当然还有医生的手术技术）。但术中电刺激有其自身缺陷，即使它是目前功能区定位的金标准[5]。首先，它非常耗时且有创，患者在术中被唤醒后也很容易因疲惫导致能完成的任务有限。其次，术中电刺激也有增加癫痫发作概率的风险。所以，若术前就能够事先掌握脑区间的功能连接关系将对保护脑区功能有很大帮助。

一、用于检测脑连接状况的技术

脑结构网络可以被看作描述神经系统中所有结构元素及其连接的连接图[6]。通常可以基于弥散张量成像（DTI）来构建脑结构网络。DTI 是 MRI 技术的一种，可以用来追踪白质纤维束。弥散谱成像（DSI）是另外一种 MRI 技术，该成像技术比较费时，但能很好地解决白质纤维追踪时的纤维交叉问题。DTI 的优势是可以展示更多脑网络的细节。近来还有很多其他脑结构网络的构建方法（如基于灰质体积或皮质厚度）被大量报道[7]。

然而，我们还需要其他手段来阐明结构网络是如何支持神经生理间交互作用的。功能磁共振成像（fMRI）就是这样一种技术，它基于与神经活动相关的血流动力学成像，具有很高的空间分辨率，但时间分辨率不高——特别是与电生理技术相比。

脑电图和脑磁图是不依赖于血流动力或代谢变化的，它们是对神经活动的直接测量。

因此,相对于 fMRI 来说,它们具有很高的时间分辨率。同时,它的空间分辨率为毫米或厘米量级。由于它们在技术上的优势,这两种成像方法将在将来得到很好的发展[8-9]。

脑磁图主要记录由大量神经元的电活动在颅外产生的微弱磁场变化。对于肿瘤患者来说,脑磁图较 fMRI 的优势在于脑磁图不会受到肿瘤周围脑区代谢改变或血流变化的影响[10-11]。

脑磁图也可以被用来研究脑的功能网络。大脑所有脑区都有神经电活动,任意两脑区间神经电活动的相关性即可被定义为这两个脑区间的功能交互作用。我们不仅可以研究这些脑区间在任务态下的交互作用,也可以研究静息态下的交互作用。

哪些肿瘤学方面的机制可以使得 LGG 影响到脑功能连接呢?有些胶质瘤是浸润性增长,有些胶质瘤是增殖性增长[4]。增殖性增长的肿瘤势必会对周围的脑组织结构造成一定的压迫,而浸润性增长的肿瘤则会对组织造成破坏(包括脑组织和白质纤维束)。2 种肿瘤增长方式均会对脑组织周围的局部连接造成影响,且这些局部连接的改变无论在任务态还是静息态均能被观察到。做静息态功能连接有一个明显的优势,就是它无须完成特定任务,不用患者的配合[5]。

脑磁图主要测量大脑内的磁场变化,表现为脑磁图传感器记录到的一个个时间序列。由于磁场不受头皮组织和颅骨等结构的影响,因此脑磁图不会像脑电图那样对信号产生衰减。脑磁图相较于脑电图的另外一个优势为脑磁图不需要参考电极,对信号的测量更加直接。它相当于穿过颅骨直接观察信号。从这个意义上讲,脑磁图类似于皮质脑电图。脑磁图和脑电图共同的缺陷是容积传导效应,即同一个信号源产生的信号可能被不同的电极或传感器记录到。容积传导效应会导致信号间相似性的增强,即原本没有连接关系的 2 个脑区,会因信号间相似性的增强而被误认为有连接关系。现在已经有数个分析软件可以解决该问题,本章的后面将会详细介绍这些改进方法。

脑磁图信号像脑电图信号那样也有频段的划分:delta 频段(0.5～4 Hz),theta 频段(4～8 Hz),低 alpha 频段(8～10 Hz),高 alpha 频段(10～13 Hz),beta 频段(13～30 Hz),低 gamma 频段(30～45 Hz)和高 gamma 频段(55～80 Hz)。首先设定好感兴趣频段,之后便可以计算不同脑磁图通道间时间序列的相关性。似然同步(synchronization likelihood,SL)是计算通道间相关性的一种方法[12],该方法同时考虑了信号间的线性和非线性偶合关系,取值为 0(完全不同步)～1(完全同步)。利用该方法完全有可能证明正常受试者在执行记忆任务间期,theta 频段的同步性会增强[13]。

二、脑肿瘤对功能连接和网络结构的影响

我们先前对脑肿瘤患者的研究[14]旨在解决以下几个问题:①通过求患者脑磁图信号似然同步性而得到的功能连接会不会丢失;②如果会有功能连接的丢失,那么丢失功能连接的区域是局限在肿瘤区域还是在肿瘤范围之外,特别是肿瘤对侧脑区的功能连接是否会有丢失;③这些丢失的功能连接是否会局限在跟认知过程相关的 gamma 频段。

通过研究我们证实,与正常受试者相比,肿瘤患者的确存在脑功能连接的丢失,而且这种丢失在患者两侧半球无明显差异。也就是说,患者未损伤的一侧半球也存在脑功能连接的丢失。通过计算 gamma 频段的似然同步性,我们还发现,整个肿瘤患者组的脑功能连接度也较正常受试者组降低。然而,患者内部的脑功能连接情况也存在较大差异:有些患者几

乎无功能连接丢失,而有些患者几近丢失了 beta 频段所有的功能连接。值得一提的是,左侧半球存在肿瘤的患者更容易出现功能连接的异常。当然,我们也必须考虑到患者总体功能连接的丢失也可能是因接受了放疗或抗癫痫药物,因为这两种因素均会影响患者的认知功能,也可能继而影响了患者的脑功能连接[15-16]。

我们另外一个研究旨在回答脑肿瘤是否会影响特定频段的脑网络结构[17]。我们利用图论的分析方法分析了同一批 17 例脑肿瘤患者的脑磁图信号。在将似然同步矩阵转化成图之后,我们用 2 个图论参数来衡量网络特征——集群系数(clustering coefficient,C)和特征路径长度(characteristic path length,L)。这 2 个参数的计算方法可以参考 Stam 等的文章[18],以及 Stam 与 Reijneveld 发表的关于图论分析方法的综述[19]。这两种参数可将网络结构划分成“规则网络”和“随机网络”。集群系数主要衡量网络的集团化程度,表示一个节点的邻居节点相互连接的可能。要计算一个节点的集群系数,首先确定与该节点直接相连的节点,也就是该节点的邻居;集群系数的值就等于该节点邻居间实际连接的边的数目与最大可能连接边数的比值;这也就意味着集群系数的取值为 0～1。网络中所有节点集群系数的平均值为网络的集群系数。

特征路径长度被定义为所有节点间最短路径长度的均值。换句话说,就是从网络的一个节点到另一个节点平均需要多少步。这个参数主要衡量网络元素间的集成程度。

借助前面提到的欧洲铁路系统的比喻,高效的旅行意味着不同国家城市间长距离的线路火车尽量少停(短 L),而的确要停的火车站会与其他周围的小火车站有频繁的车次往来(高 C)。

利用这 2 个参数,我们可以这样介绍网络:①规则网络,具有较高的集群系数(高 C),但从网络的一个节点到另一个节点的距离也较长,即特征路径长度也比较长(长 L);②随机网络,具有较低的网络集群系数(低 C)和较短的特征路径长度(短 L)。

我们的研究发现,肿瘤患者脑功能网络的局部连接与长连接与正常人的比较均有很大不同。对于局部连接来说,alpha、theta 和 delta 频段均有显著增强;而对于长连接,beta 频段表现出明显降低,alpha 和 delta 频段表现为增强。该研究结果进一步证实了肿瘤患者的脑功能连接发生了改变,而且不同频段的改变方式不同,主要表现为高频段长连接降低和低频段的局部连接增强。目前,我们还不能对该结果给出明确的解释,因为不同频段长连接和局部连接的意义还不清楚。长连接改变最显著的为额顶叶间的连接,gamma 频段和 beta 频段均表现出了同步性的降低,而 delta 频段表现为同步性的增强。该结果可被 Halgren 等[20]的研究结果间接证实,他们发现在工作记忆任务中,正常受试者额、顶叶间会表现出短时的同步性增强。

三、小世界现象

在我们先前提到的研究中[17],我们试图根据 Watts 和 Storgatz[21]的工作对脑网络的结构特征进行分析。Watts 和 Storgatz 最早提出“小世界网络”的概念,这类网络拥有高度密集的短连接和稀疏的长连接,兼具较高的集群系数(高 C)和较短的特征路径长度(短 L),是一种优化的、高效的网络。

网络(或图)的概念来源于数学和社会学,这两者的联合产生了可以用于分析所有网络(包括铁路网络、大脑网络等)的方法——图。研究网络最大的挑战就是找到一个普适的参数来描述网络,这些参数既能用于生物网络、社会网络,又能用于神经网络。通常来说,网络包含 2 个概念:整合和分化[22]。最优化的功能网络,即小世界网络,具有较高的集群系数,同时具有较短的特征路径。正如前面所指,这种网络结构使得网络中任意 2 个看似相距很远的节点均能通过很短的路径连接。"小世界"这个用于描述复杂网络,并能很好反映网络整合和分化信息交换属性的概念也是最近几年才提出的。

Watts 和 Strogatz 提供了一个看似很简单的方法来模拟小世界网络。该模型是一个一维环形网络,如图 21-1 所示。在规则网络中,每个节点都仅与其邻居相连,其邻居的数目(k)也就是网络的度。接下来,随机(以概率 P)抽取网络中的一些节点与网络中的其他节点以"边"相连(也是随机的)。增大概率 P,那么边的数目也就越多;当 $P=1$ 时,该网络就是一个完全的随机网络。这个模型可以使我们用来研究各种各样的网络,从完全规则网络($P=0$)到完全随机网络($P=1$)。

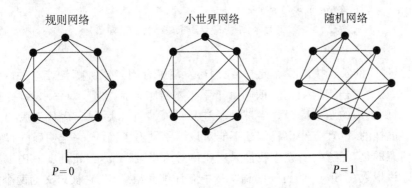

▶图 21-1　Watts 和 Strogatz 所描述的 3 种网络结构[21]。图的左端是规则
　　　　　网络或有序网络,图的右端是随机网络,图的中间是小世界网络
　　　　　(参见 Heimans 和 Reijneveld[23])

小世界网络介于规则网络和随机网络之间。正如前面所提及的,C 和 L 是对网络分类最重要的 2 个参数。当 P 值稍>0 时,L 值急剧下降,而 C 值几乎不变,网络特征值分布在这个区间时,网络便具有小世界属性(图 21-2)。也就是说,小世界网络具有高度密集的短连接和稀疏的长连接,兼具规则网络的高集群系数和近乎与随机网络相同的特征路径长度。因此,C 和 L 可以作为判定网络是否具有小世界属性的参数[24]。现实生活中,几乎所用的网络,从铁路网络到万维网,从社会网络到神经网络,均显示出一定的小世界属性。

Douw 等[25]研究了 28 名正常受试者静息态状态下的小世界网络(基于脑磁图)和认知功能间的相关性。研究发现,theta 和低 gamma 频段的"小世界指数"越高,受试者的认知功能越好,"小世界指数"被定义为标准化的集群系数与特征路径长度间的比值。同时,delta 和 theta 频段的集群系数也与认知功能呈正相关。此外,该研究还发现了性别间的认知功能差异,即女性大脑的特征路径长度要短于男性大脑的特征路径长度,也就是说女性大脑有着更高效的网络结构。在另外一个静息态 fMRI 研究中[26],研究者发现智商越高的人其脑网络的特征路径长度越短,特别对于大脑默认网络来说更是如此。

我们还研究了 15 例脑肿瘤切除患者的脑功能连接情况[27]。这 15 例患者有着不同的脑肿瘤组织结构(低级别胶质瘤、高级别胶质瘤、脑膜瘤),且所有患者均进行了最大程度的肿瘤组织切除。肿瘤切除后,我们发现患者的脑功能连接发生了复杂的变化,主要表现为患者

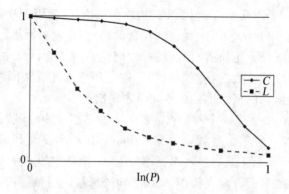

▶图 21-2 基于图论的网络分类示例。当 $P=0$ 时,网络为完全规则网络,集群系
数(C)高,特征路径长度(L)长。随着 P 的增高(增高不多,仅有少数边
连接时),特征路径长度迅速衰减,而集群系数则衰减缓慢,几乎没什么
改变;当 $P=1$ 时,网络为完全随机网络(低 C,短 L)

theta 频段半球间的长连接减少。此外,我们还发现患者因素或肿瘤治疗相关因素均与该结果无关,那么脑功能连接的变化应该归因于手术本身或术后效应,即手术后肿瘤体积减小,水肿减轻,对脑组织的压迫减轻。半球间长连接的减少在术后癫痫症状消失的患者中表现最为明显。同样的,以现有知识我们还不能对该结果做出正确的、完全明确的解释。

值得注意的是,在这个研究中我们采用相位滞后指数(phase lag index,PLI)来衡量功能连接情况。该指数在 Stam 的另外两篇文章中有详细介绍[28-29],它被定义为两个脑磁图信号间瞬时相位差异分布的不对称性。PLI 很好地解决了容积传导效应引起的通道间的伪相关性,即该指数测出的相关性很可能就是因为信号间实际存在相关关系,而不是因为容积传导效应引起的伪相关。从这点来说,PLI 指数要优于似然同步指数(SL)。

四、低级别胶质瘤患者脑网络的改变与临床功能间的相关性

先前研究表明,基于脑磁图的静息态脑功能连接能够很好地反映阿尔茨海默病(Alzheimer's disease,AD)患者的神经心理状态[18]。

接下来,我们研究了低级别胶质瘤(LGG)患者的认知功能与其脑功能网络间的关系[30]。这里我们将会详细描述该研究,因为该研究结果能够解决对脑磁图能否用来研究 LGG 患者功能连接的质疑。我们假设,脑功能连接的改变是脑肿瘤、抗肿瘤药物、抗癫痫药物(输入)与认知功能表现(输出)的中间环节(图 21-3)。17 例 LGG 患者入选此研究,所有患者在研究前 6 个月均没有影像学或临床上的肿瘤进展表现。研究同时还选取了正常受试者作为对照。认知功能表现用一个标准的测试集来衡量,该测试集包含了各种各样的认知能力,如心理运动功能、执行功能、注意力、心理处理速度、心理控制能力、言语学习、组织能力、记忆力、精神集中度、信息处理能力、语言思维过程的灵活性等。完成整个测试集需要 $60\sim120$ min。所有的测试数据分为六大类(神经心理学领域常用):①信息处理速度;②心理运动功能;③注意力;④非文字记忆;⑤工作记忆;⑥执行能力。

脑磁图数据采集采用 151 导全头型脑磁图系统(CTF 系统,高贵林港市,加拿大),该系统被安置在磁屏蔽室内。患者平躺于检查床上,处于安静、清醒、闭眼的静息态(图 21-4),信

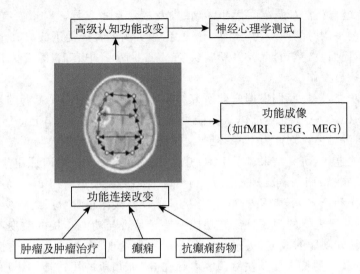

▶▶图 21-3　LGG 患者肿瘤相关因素、认知功能及功能连接之间的关系图示(Bosma 等[30])

号记录滤波频率为 0.5～80 Hz。人工选取 4 段长度为 13 s 且无干扰伪迹的脑磁图信号。如先前的研究,我们计算了所有通道两两间所有频段的似然同步指数(SL)来衡量信号间的相关性。脑磁图传感器根据其位置划分成中央、额、枕、顶、颞 5 个区。

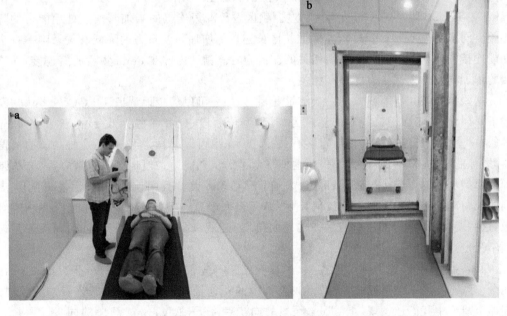

▶▶图 21-4　(a,b)阿姆斯特丹大学医学中心临床神经生理系的脑磁图系统

　　接着,我们计算了 3 种类型的 SL 参数:①5 个半球间的 SL 参数;②8 个半球内的长距离 SL 参数,每个半球 4 个,包括额颞、额顶、顶枕、颞枕;③10 个脑区内部的局部 SL 参数,每个半球 5 个。前两种类型的 SL 参数被视作长距离连接,后一种类型的 SL 参数被视为短距离连接。

　　LGG 患者组与正常对照组间无年龄、性别及教育水平差异。对于所有的患者,从诊断到参与该研究的平均时间间隔为 8 年(1～19 年)。7 例患者接受了放疗,2 例在放疗前还接受了化疗(丙卡巴肼、洛莫司汀、长春新碱联合)。17 例患者中有 16 例接受了抗癫痫治疗,并且有 6 例无癫痫再发作。

　　关于认知功能,正如我们根据先前研究结果[15]所推测的,LGG 患者的认知功能表现比正常对照组差,LGG 患者组的总体认知能力及心理运动功能、工作记忆能力、信息处理速度、注意力等 4 种具体认知能力下降;但非文字记忆能力和执行能力与正常对照组没有明显差别。关于功能连接,研究结果显示 LGG 患者组的长连接比正常对照组异常增多,表现为所有 8 个长连接在 delta、theta 和低 gamma 频段均增多。但患者组 delta 频段的左、右两侧颞区间的长连接和低 alpha 频段的左、右枕区间的长连接比正常对照组减少。

　　很明显,现在最重要的问题是认知功能的差异是否与功能连接的改变有关。根据前面所提到的具体认知功能的改变,通过后回归分析我们发现,左侧额颞区、右侧额顶区和右侧顶枕区在 delta 频段的长连接及左侧颞区内部在 delta 频段的短连接的增加,均与工作记忆能力的降低相关。同样,还是在 delta 频段内,我们发现左侧额颞、左侧颞枕、右侧顶枕、右侧颞枕、左右枕区之间、左右顶区之间的长连接,以及左侧颞区内部和右侧枕区内部的短连接的增加与注意力的下降相关。工作记忆能力的下降还与左侧额颞区在 theta 频段的长连接的增加有关。而注意力的降低除与左侧额颞区在 theta 频段的长连接的增加有关外,还与左侧颞枕、左右额区之间、左右枕区之间及左右顶区之间在 theta 频段的长连接的增加有关。在低 gamma 频段,左侧额颞区、左侧颞枕区长连接的增加与注意力的减退相关。在高 gamma 频段,右侧颞枕区的长连接和左侧额区内部的短连接的增加与信息处理能力的降低相关。同样在高 gamma 频段,左侧颞枕区长连接的增加与注意力的降低有关。唯一一个脑功能连接的增加与认知功能提高相关的连接为右侧额区内部在 delta 频段的短连接,即该连接的增加与工作记忆能力的提高相关。

　　这些结果该如何解释? 从以上结果看,我们似乎可以清楚地认识到 LGG 患者认知能力的下降(特别是工作记忆能力和注意力)与整个低频段(也有一些为低 gamma 和高 gamma 频段)一些长距离连接的病理性增多有关。这个结果可以解释为 LGG 患者脑功能的代偿作用,即他们需要增加一些连接来代偿他们降低了的认知能力。但也可以被解释为“去抑制”:即局部抑制性的短连接被破坏后导致大脑节律活动减慢并且幅值升高,进而使得皮质-皮质间的长距离连接增强。但无论如何,这些结果表明静息态下脑连接的变化绝对不是偶然现象,这些变化可能与 LGG 患者认知功能的损伤有关系,即使它们之间具体的因果联系现在还不清楚。

　　必须指出的是,关于脑功能连接,本研究结果与先前我们的另外一个研究结果[17]并不完全一致。在另一个研究中,我们发现低频段的短连接增加,高频段的长连接减少。同时,在那个研究中我们还发现,低 alpha 频段的同步性降低,低 gamma 频段的同步性增强。同样,我们现在还不能解释为什么 2 个研究结果会有差异,但我们猜测至少 2 个研究患者组的构成不同(1 个是 LGG 患者,1 个是各种原发性颅内肿瘤)是导致研究结果不同的根本原因。

　　还有一项工作[31]研究了同样一批 LGG 患者的脑网络结构,而且也同样研究了脑网络结构与认知功能的关系。在该研究中我们利用 PLI 来衡量神经活动间的同步性,并由此生成连接矩阵,继而生成图,该指数在 Douw 的研究中也被使用过[27]。正如前面所述,PLI 指数最大的优势在于它相较于其他功能连接参数来说对容积传导效应比较不敏感,因此它所测得的就是信号间真正的连接关系。我们推测 LGG 患者组的功能连接(由 PLI 衡量)要比正常受试组弱。其次,我们推测 LGG 患者组的小世界属性[小世界属性值(S)可由集聚系数(C)和特征路径长度(L)计算得到]较正常受试组会有所丢失,继而造成 LGG 患者认知功能的下降。计算所有频段、所有脑磁图通道两两组合间的 PLI,就如前面计算 SL 指数那样。

研究结果发现,theta 频段的短连接及半球间的长连接均有增强。对所有频段,无论是 LGG 组还是正常对照组,其脑网络的集群系数均比随机网络高。LGG 患者组和正常对照组的差异主要体现在 theta、beta 及高 gamma 频段。在 theta 频段,患者组的集群系数要显著高于正常对照组;而在 beta 频段则相反。而且,结果显示患者组的小世界属性值要低于正常对照组。

在 delta 频段和低 alpha 频段,发现了网络连接与认知功能(注意力和执行能力)的相关性。在 delta 频段,注意力和执行能力越差,特征路径长度越长;注意力越强,网络的度越高。在低 alpha 频段,网络特征与非文字记忆能力相关;集群系数越大,特征路径长度越长,非文字记忆能力就会越低。

总结该研究结果,发现 LGG 患者在 theta 频段的同步性要高于正常对照组,与正常对照组的脑网络组织方式也存在差异,且这些改变均与认知能力的改变相关。

基于 PLI 的脑功能连接显示 LGG 患者 theta 频段的脑连接增强,由于 PLI 几乎很难受容积传导效应的影响,这应该被视为一个重大的发现。theta 频段同步性增强的现象在其他疾病中也有发现,如自闭症、阿尔茨海默病。

LGG 患者在低频段的集群系数升高,而在高频段的集群系数降低。集群系数表征小世界网络的组织形式。

综上,我们发现 LGG 患者脑功能连接和脑网络的组织形式与其脑功能是相关的。对同一例患者,不同频段的脑连接有的增多有的减少,不同的长连接或短连接也有的增多有的减少。这些结果的重要意义还有待阐明,而且很明显要完全解决这些问题还需要很多的时间和精力;但值得欣喜的是,利用前面所提到的网络参数,可能能够更多地理解脑的可塑性,掌握原发性脑肿瘤是如何破坏脑的局部和全局功能连接的。

五、脑功能连接的评价与临床应用

上述研究旨在阐明局部脑损伤是如何破坏整个脑网络的。Ganslandt 等[32]对脑磁图做了一个更直接的利用,即利用脑磁图做术前运动功能区定位,并将定位结果叠加在三维 MRI 上,该技术在临床上称为"磁源成像"。研究募集了 50 例不同类型的颅内肿瘤患者,所有患者的肿瘤均位于中央区,且均接受了肿瘤切除术。研究者对所有患者的皮质感觉区和运动区做了区分。皮质感觉区通过给予肿瘤对侧的拇指、示指和小指触觉刺激诱发;皮质运动区则通过让患者肿瘤对侧示指重复按键诱发。接着,将计算得到的皮质感觉运动区与 MRI 影像融合,并用于优化神经导航过程,即功能神经导航。该过程的优势在于它在术前就能够衡量肿瘤与运动功能区的关系,进而能够制订个性化的手术方案。研究者最后质疑该研究所取得的临床效益是否值得该研究的花费,他们指出其实术中脊髓体感诱发电位同样可以达到这样的效果,且速度更快、花费更少。

后来,Schiffbauer 等专门对术前磁源影像(magnetic source imaging,MSI)与术中感觉运动区定位进行了量化比较[33]。他们发现 MSI 的定位精度为 12.5 mm,并且认为"……这个精度对术前计划的制订、手术策略及治疗方案的选择非常合理"。MSI能够辅助轴内脑肿瘤患者的术中功能区定位。

Guggisberg等[34]基于脑磁图研究了脑结构损伤与静息态脑功能连接间的关系。研究募集了15例单侧脑损伤患者、1例双侧脑损伤患者和14例正常对照人群。该研究主要针对alpha频段的脑连接进行分析。研究发现，与临床功能缺陷相对应的脑区，而不是整个肿瘤延伸的脑区的脑功能连接显著减少。这些功能连接显著减少的脑区是可以被切除的。而那些没有功能连接减少或肿瘤区内功能连接反而增加的患者，肿瘤切除后都会出现短暂或永久性的神经功能损伤。有趣的是，与正常对照组相比，所有的患者都表现出了分散性或弥漫性的功能连接减少，但功能连接的减少与肿瘤的位置、体积或临床缺陷均无关。该结果与我们之前的一项研究结果相符[14]。

在最近的一项研究中，静息态功能连接的概念被进一步探索[5]。该研究募集了57例功能区（运动、感觉或语言功能区）肿瘤患者，所有患者均进行了静息态脑磁图检查。研究采用"虚部相干(imaginary coherence)"来衡量信号间的同步性。"虚部相干"可以减少由信号与公共参考间的串扰而引起的信号间同步性幅值的升高。该方法同PLI方法一样，其主要依据是源于同一个参考的信号或由零延时的容积传导效应产生的信号，它们的相位间存在相似性。研究比较了肿瘤内及肿瘤周围的体素与全脑其他体素间虚部相干系数的平均值、肿瘤对侧体素与全脑其他体素间虚部相干系数的平均值之间的差别。此外，研究还比较了肿瘤局部皮质连接方式与术中电刺激结果之间的差异。除利用脑磁图得到了皮质功能连接图外，该研究还有一个重大发现：静息态功能连接的降低(57例中有7例)能够100%负向预测皮质功能的缺失情况。另一方面，如果肿瘤区域内功能连接增加(57例中有42例)，与术中电刺激结果比较，其能够正向预测语言、运动和感觉功能存在的概率为64%。这些研究结果为我们继续开展脑功能连接的临床应用研究给予了很大鼓舞。

综上，我们可以看出脑功能连接的临床应用研究有很大的潜在价值，但现在其作用还有限。术前脑磁图的应用可以使我们在术前就对手术的风险有全面的了解，并辅助我们制订手术计划。但术中低级别胶质瘤的切除范围依然依赖于术中功能成像，包括皮质下刺激[35-36]。我们相信，在不久的将来术前功能连接分析将对LGG切除术有更大的帮助。

六、低级别胶质瘤中的癫痫问题及其对脑网络的影响

癫痫是低级别胶质瘤(LGG)患者中最常见的症状，并且也是影响LGG患者生活质量的主要问题，抗癫痫无效时该问题尤甚[16]。肿瘤的切除可能对癫痫的控制有所帮助。最近一项对20个研究组的773例LGG患者的回顾性分析[37]中指出，肿瘤的全切除（相对于部分切除来说）似乎是最能够预测癫痫症状消失的因素。癫痫发病时间短于1年是另外一个能够预测癫痫症状可能被很好控制的因素。若术前LGG患者表现为难治性癫痫或简单部分性发作，通常情况下其术后癫痫也很难得到控制。这个结果提示我们，对于LGG患者，其肿瘤应该尽可能全切除，且肿瘤切除术应尽早实施。

越来越多的研究表明，除了癫痫发作起始区，其周围的神经网络甚至远离于该区域的神经网络，均对癫痫的发作，尤其是癫痫的传播起主导作用[19,38-39]。有研究推测癫痫发作可能与患者小世界网络属性的丧失有关[39]。同时，脑网络中的重要集群节点[中枢节点(hubs)]可能对癫痫发作的起始和传播起重要作用[40]。那么，对LGG伴有癫痫的患者脑功能连接

和脑神经网络结构的分析能否对其手术计划的制订有帮助呢？

神经网络结构与癫痫发作的关系是怎样的呢？癫痫的突发性与神经元的过度兴奋有关，神经网络中大量神经元同步过度兴奋就引起了癫痫的发作[41]。脑网络结构的不同决定了神经过度兴奋传播的难易程度。网络结构越随机，越容易使过度兴奋在全脑同步发放。

Vlooswijk 等研究了 41 例慢性局部性癫痫患者特定语言任务下的 fMRI，研究发现患者脑网络的局部分化与全局整合都受到了影响[43]。换言之，与正常对照组相比，患者的脑网络存在着小世界属性的丢失，而且患者组脑网络局部分化功能的改变与其智力的下降相关。在对该研究的一篇评论[44]中指出，对神经网络研究的意义还存在一些问题，如："神经网络的改变对癫痫的发生有特异性吗？"又如："有没有一些网络参数可以用来诊断癫痫或评价癫痫治疗的疗效？"

无论是癫痫还是脑肿瘤均会使 theta 频段的脑功能连接发生显著的变化，并且癫痫患者和脑肿瘤患者的脑功能网络均会存在小世界属性的丧失。先前，我们曾研究了一组胶质瘤伴癫痫患者的脑功能连接和脑网络情况[45]。本章中主要关注 theta 频段的脑网络结构与癫痫特征的关系。这 17 例患者中，大部分患有高级别胶质瘤。结果发现，癫痫发作次数越多，theta 频段信号间的同步性（PLI 指数）越强，尤其表现在颞叶内部的连接及颞叶与其他脑区的连接。我们的研究选取了 2 个时间点：①术后即刻；②术后 6 个月。脑网络结果和脑功能连接并没有随时间改变。该研究中使用了"边加权相关"参数，该参数衡量了有共同节点的相邻边权重的相关性。若边权重正相关，则预示着脑网络的传输能力增强。这对网络的功能是有利的，但它的异常高度同步化也同时使得大脑更易受癫痫的攻击。

在一篇关于脑电图定位和脑电图相关 fMRI 的综述中对两者的潜在价值及局限性做了详细的讨论[46]。若将这两种技术联合则可能对癫痫的术前计划有所帮助。

研究前景

通过回顾关于神经网络研究的文献，我们不难发现，在过去的 20 年已经取得很大的研究进展，但同时我们不得不承认仅有一小部分大脑功能能够得到阐明。

MEG 已经被证实能够由它得到一系列关于脑功能连接和脑功能网络的参数，如特征路径长度、似然同步性、相位延迟指数、集群系数和小世界属性。MEG 也有其局限性，如容积传导效应问题和空间分辨率不高的问题，但它的确提供了一种无创研究脑神经功能网络的方式。因此，它可以作为纵向研究神经网络变化的特定工具。若具体应用 MEG 去研究LGG 或 LGG 的治疗方案，则还存在一系列的问题。

第一，关于由 MEG 获得的网络参数与患者的认知能力或癫痫发作情况之间的关系问题需要进一步研究，如选择能表征具体问题（如认知能力）的特异性参数就属于这一类研究。

第二，我们要验证 MEG 联合其他技术（如 fMRI）的多模态研究是否能帮助我们获得更多有用的信息。

第三，关于将 MEG 应用于 LGG 患者的术前计划的价值也有待考证。在 Guggisberg[34]和 Martino[5] 的研究中，他们都只用了 alpha 频段的功能连接作为局部连接情况的衡量，并以此为指标行肿瘤切除术。我们必须验证到底是 alpha 频段的功能连接还是其他频段（比如 theta 频段或低 gamma 频段）的功能连接，更能与具体的目的相关。

第四,利用 MEG 对脑功能的纵向研究能够为我们提供关于脑网络动态变化的更多有价值的信息。"脑的可塑性"指脑对其功能能够进行重新分配的能力。它意味着大脑在脑外伤或卒中后能够重新调整以促进自身功能的恢复[47]。

此外,大脑的慢性损伤,如 LGG,也会使得其自身功能再调整[48]。对这类患者进行长期动态 MEG 监测并分析,能够帮助我们揭示更多关于脑网络可塑性的重要信息。术前 MEG 检查可以作为基线参数。术后,特别是手术后即刻及术后恢复过程中的 MEG 检查能给我们提供不同的网络参数随时间变化的重要信息。此外,术后 MEG 检查还可以为因肿瘤的持续增长需要再手术的 LGG 患者提供重要的脑网络重组信息。当然,其他治疗措施,如化疗、放疗,对脑功能连接的影响也会反映在术后多次的 MEG 检查中。

所获得的术后 MEG 数据还可以与患者术后的认知功能评测匹配,这样能够使我们对潜在的脑网络可塑性有更深的理解;进而将此结果应用于大脑的损伤与重塑计算机模型,可使我们的认识进一步加深[49]。针对 LGG 患者的个性化脑网络中枢节点及这些节点对患者认知功能与脑网络恢复的重要意义的确定,将能够指导我们制订个性化的 LGG 治疗措施,并最终使患者获得更长的高质量生存期。

(马文斌　周强意　江 澎　李卫娜)

参考文献

[1] Aertsen AM, Gerstein GL, Habib MK, et al. Dynamics of neuronal firing correlation: modulation of "effective connectivity". J Neurophysiol, 1989, 61: 900-917.

[2] Bullmore E, Sporns O. Complex brain networks: graph theoretical analysis of structural and functional systems. Nature, 2009, 10: 186-198.

[3] Pallud J, Varlet P, Devaux B, et al. Diffuse low-grade oligodendrogliomas extend beyond MRI-defined abnormalities. Neurology, 2010, 74: 1724-1731.

[4] Yordanova YN, Moritz-Gasser S, Duffau H. Awake surgery for WHO Grade Ⅱ gliomas within "noneloquent" areas in the left dominant hemisphere: toward a "supratotal" resection. J Neurosurg, 2011, 115: 232-239.

[5] Martino J, Honma SM, Findlay AM, et al. Resting functional connectivity in patients with brain tumors in eloquent areas. Ann Neurol, 2011, 69: 521-532.

[6] Sporns O. From simple graphs to the connectome: networks in neuroimaging. Neuroimage, 2012, 62 (2): 881-886.

[7] Tijms BM, Seriès P, Wilshaw DJ, et al. Similarity-based extraction of individual networks from gray mather MRI scans. Cereb Cortex, 2012, 22(7): 1530-1541.

[8] Hillebrand A, Barnes GR, Bosboom JL, et al. Frequency-dependent functional connectivity within resting-state networks: an atlas-based MEG beamformer solution. Neuroimage, 2011, 59(4): 3909-3921.

[9] Hillebrand A, Barnes GR. Practical constraints on estimation of source extent with MEG beamformers. Neuroimage, 2011, 54(4): 2732-2740.

[10] Schreiber A, Hubbe U, Ziyeh S, et al. The influence of glioma and nonglial space-occupying lesion on blood-oxygen-level-dependent contrast enhancement. AJNR Am J Neuroradiol, 2000, 21: 1055-1063.

[11] Stippich C, Freitag P, Kassubek J, et al. Motor, somatosensory and auditory cortex localization by fMRI

and MEG. Neuroreport,1998,9:1953-1957.

[12] Stam CJ,van Dijk BW. Synchronization likelihood: an unbiased measure of generalized synchronization in multivariate data sets. Physica D,2002,163: 236-241.

[13] Stam CJ,van Cappellen van Walsum AM,Micheloyannis S. Variability of EEG synchronization during a working memory task in healthy subjects. Int J Psychophysiol,2002,46:53-66.

[14] Bartolomei F, Bosma I, Klein M, et al. How do brain tumors alter functional connectivity? A magnetoencephalography study. Ann Neurol,2006,59: 128-138.

[15] Klein M,Heimans JJ,Aaronson NK,et al. Effect of radiotherapy and other treatment-related factors on mid-term to long-term cognitive sequelae in low-grade gliomas: a comparative study. Lancet,2002, 360:1361-1368.

[16] Klein M,Engelberts NH,van der Ploeg HM,et al. Epilepsy in low-grade gliomas: the impact on cognitive function and quality of life. Ann Neurol,2003,54:514-520.

[17] Bartolomei F, Bosma I, Klein M, et al. Disturbed functional connectivity in brain tumour patients: evaluation by graph analysis of synchronization matrices. Clin Neurophys,2006,117:2039-2049.

[18] Stam CJ,Jones BF,Nolte G,et al. Small-world networks and functional connectivity in Alzheimer's disease. Cereb Cortex,2007,17(1): 92-99.

[19] Stam CJ,Reijneveld JC. Graph theoretical analysis of complex networks in the brain. Nonlinear Biomed Phys,2007,1:3.

[20] Halgren E,Boujon C,Clarke J,et al. Rapid distributed fronto-parieto-occipital processing stages during working memory in humans. Cereb Cortex,2002,12:710-728.

[21] Watts DJ,Strogatz SH. Collective dynamics of'small-world' networks. Nature,1998,393:440-442.

[22] Sporns O, Chialvo DR, Kaiser M, et al. Organization, development and function of complex brain networks. Trends Cogn Sci,2004,8:418-425.

[23] Heimans JJ, Reijneveld JC. Factors affecting the cerebral network in brain tumor patients. J Neurooncol,2012,108:231-237.

[24] Humphries MD, Gurney K. Network 'small-worldness': a quantitative method for determining canonical network equivalence. PLoS One,2008,3(4):e0002051.

[25] Douw L,Schoonheim MM,Landi D,et al. Cognition is related to resting-state small-world network topology: an magnetoencephalographic study. Neuroscience,2011,175:169-177.

[26] Van den Heuvel MP,Stam CJ,Kahn RS,et al. Efficiency of functional brain networks and intellectual performance. J Neurosci,2009,29(23):7619-7624.

[27] Douw L,Baayen JC,Bosma I,et al. Treatment-related changes in functional connectivity in brain tumor patients: a magnetoencephalography study. Exp Neurol,2008,212(2):285-290.

[28] Stam CJ,Jones BF,Manshanden I,et al. Magnetoencephalographic evaluation of resting-state functional connectivity in Alzheimer's disease. Neuroimage,2006,32(3):1335-1344.

[29] Stam CJ,Nolte G,Daffartshofer A. Phase lag index: assessment of functional connectivity from multi channel EEG and MEG with diminished bias from common sources. Hum Brain Map,2007,28(11): 1178-1193.

[30] Bosma I, Douw L, Bartolomei F, et al. Synchronized brain activity and neurocognitive function in patients with low-grade glioma: a magnetoencephalography study. Neuro Oncol,2008,10: 734-744.

[31] Bosma I,Reijneveld JC,Klein M,et al. Disturbed functional brain networks and neurocognitive function in low-grade glioma patients: a graph theoretical analysis of resting-state MEG. Nonlinear Biomed Phys,2009,3:9.

[32] Ganslandt O,Fahlbusch R,Nimsky C,et al. Functional neuronavigation with magnetoencephalography:

outcome in 50 patients with lesions around the motor cortex. J Neurosurg, 1999, 91: 73-79.

[33] Schiffbauer H, Berger MS, Ferrari P, et al. Preoperative magnetic source imaging for brain tumor surgery: a quantitative comparison with intraoperative sensory and motor mapping. J Neurosurg, 2002, 97: 1333-1342.

[34] Guggisberg AG, Honma SM, Findlay AM, et al. Mapping functional connectivity in patients with brain lesions. Ann Neurol, 2008, 63: 193-203.

[35] Duffau H, Thiebaut de Schotten M, Mandonnet E. White matter functional connectivity as an additional landmark for dominant temporal lobectomy. J Neurol Neurosurg Psychiatry, 2008, 79: 492-495.

[36] Duffau H. Surgery of low-grade gliomas: towards a 'functional neurooncology'. Curr Opin Oncol, 2009, 21: 543-549.

[37] Englot DJ, Berger MS, Barbaro NM, et al. Predictors of seizure freedom after resection of supratentorial low-grade gliomas. J Neurosurg, 2011, 115: 240-244.

[38] Kalitzin S, Velis D, Suffczynski P, et al. Electrical brain-stimulation paradigm for estimating the seizure onset site and the time to ictal transition in temporal lobe epilepsy. Clin Neurophysiol, 2005, 116: 718-728.

[39] Ponten SC, Bartolomei F, Stam CJ. Small-world networks and epilepsy: graph theoretical analysis of intracerebrally recorded mesial temporal lobe seizures. Clin Neurophysiol, 2007, 118: 918-927.

[40] Morgan RJ, Soltesz I. Nonrandom connectivity of the epileptic dentate gyrus predicts a major role for neuronal hubs in seizures. Proc Natl Acad Sci USA, 2008, 105: 6179-6184.

[41] Wendling F, Hernandez A, Bellanger JJ, et al. Interictal to ictal transition in human temporal lobe epilepsy: insights from a computational model of intracerebral EEG. J Clin Neurophysiol, 2005, 22: 343-356.

[42] Chavez M, Hwang DU, Amann A, et al. Synchronizing weighted complex networks. Chaos, 2006, 16: 015106.

[43] Vlooswijk MCG, Vaessen MJ, Jansen JFA, et al. Loss of network efficiency associated with cognitive decline in chronic epilepsy. Neurology, 2011, 77: 938-944.

[44] Meador KJ. Networks, cognition, and epilepsy. Neurology, 2011, 77: 930-931.

[45] Douw L, van Dellen E, de Groot M, et al. Epilepsy is related to theta band brain connectivity and network topology in brain tumor patients. BMC Neurosci, 2010, 11: 103.

[46] Vulliemoz S, Lemieux L, Daunizeau J, et al. The combination of EEG source imaging and EEG-correlated functional MRI to map epileptic networks. Epilepsia, 2010, 51: 491-505.

[47] Duffau H. Lessons from brain mapping in surgery for low-grade glioma: insights into associations between tumour and brain plasticity. Lancet Neurol, 2005, 4: 476-486.

[48] Duffau H, Capelle L, Denvil D, et al. Functional recovery after surgical resection of low-grade gliomas in eloquent brain: hypothesis of brain compensation. J Neurol Neurosurg Psychiatry, 2003, 74: 901-907.

[49] Stam CJ, Hillebrand A, Wang H, et al. Emergence of modular structure in a large-scale brain network with interaction between dynamics and connectivity. Front Comput Neurosci, 2010, 24(4): 133.

| 第二十二章 |

弥漫性低级别胶质瘤与脑重塑

Hugues Duffau

摘　要：传统神经肿瘤学主要关注的是肿瘤，对大脑本身关注极少。然而，每一例弥漫性低级别胶质瘤患者的最佳治疗方法都是优化"肿瘤-功能平衡"（笔者注，即肿瘤切除程度和功能区保留之间的平衡）。仅对这种慢性疾病的自然史的了解是不够的，还应该研究中枢神经系统对胶质瘤的生长和迁移作出的反应。事实上，由于 DLGG 和大脑之间强烈的相互作用，往往会出现脑的适应现象，以维持神经和认知功能，即对这种弥漫性肿瘤的浸润产生代偿。本文将探讨这种大脑重塑的机制，以便根据个体的 DLGG 进展与脑功能重建之间的动态关系，制订个体化的最优治疗方案。此外，神经（外科）肿瘤学家有必要提高对脑通路（hodotopy）的认识，以发展新的治疗策略，如由于多年的脑重塑使得分期手术成为可能。因此，认知神经科学的发展似乎为神经肿瘤学开辟了新的方向，即同时提高 DLGG 患者的生活质量和中位生存期，使之走向"功能神经肿瘤学"。

关键词：弥漫性低级别胶质瘤；脑重塑；脑连接；皮质下连接；手术；功能神经肿瘤学；生活质量

引　言

　　传统神经肿瘤学主要关注的是肿瘤，对机体本身，也就是大脑关注极少。然而，为每一例弥漫性低级别胶质瘤患者选择最佳的治疗策略，关键是要考虑到"肿瘤-功能平衡"。

H. Duffau，MD，PhD
Department of Neurosurgery，Gui de Chauliac Hospital，Montpellier University Medical Center，80 Avenue Augustin Fliche，34295 Montpellier Cedex 5，France

National Institute for Health and Medical Research (INSERM)，U1051 Laboratory，Team "Brain Plasticity, Stem Cells and Glial Tumors"，Institute for Neurosciences of Montpellier，Montpellier University Medical Center，Montpellier 34091，France
e-mail：h-duffau@chu-montpellier.fr

H. Duffau (ed.)，*Diffuse Low-Grade Gliomas in Adults*，
DOI 10.1007/978-1-4471-2213-5_22，© Springer-Verlag London 2013

　　为此,尽管对疾病的自然史的认识是必需的,但仍是不够的,我们还应该研究中枢神经系统对胶质瘤的生长和迁移作出的反应[1]。换句话说,由于 DLGG 和大脑之间强烈的相互作用,往往会出现脑的适应现象,以维持正常的神经和认知功能,即对这种弥漫性肿瘤的浸润做出代偿。

　　本章将探讨这种大脑重塑的机制,以便根据个体的 DLGG 进展与脑功能重建之间的动态关系,制订个体化的最优治疗方案。

脑重塑的概念

一、历史

　　早在 19 世纪初,中枢神经系统的功能就有 2 个相反的概念。首先,"整体"理论假设整个大脑,或至少一个完整的半球,参与了一个功能任务的完成。相反,"局部定位"理论认为大脑的每一部分都应该对应一个特定的功能,这一理论是建立在"颅相学"开创性描述的基础上。后来,多个病变损害研究将脑的功能定位引入一个中间的理论,即:①功能高度专业化的区域,被称为"功能"区(如早期发现的中央区、Broca 区和 Wernicke 区),该部位的任何病变都可引起严重的永久性神经功能障碍;②"非功能"区,该区损伤后没有功能受损的表现。根据第一个描述的解剖和功能的相关性,尽管前人曾描述过损伤后功能恢复的情况,但大脑功能静态的组织这一教条仍存在了很长时间,也就是所谓的功能区损伤后无法代偿。然而,也有不少报道,被认为是"关键"的大脑皮质或皮质下结构损害后功能状态有所改善。因此,中枢神经系统"一成不变"的教条在过去的几十年里被质疑。因此,最初在体外和动物实验中,最近在人类很多研究中都探讨了这种代偿现象的机制:脑可塑性的概念得以问世[2]。事实上,功能定位和神经影像学技术的发展从根本上改变了传统的模块化模型,形成了一种新的动态和分散的脑功能组织类型,它可在每天日常生活(如学习)中进行重组,也可在病理事件(例如脑卒中或脑胶质瘤)之后进行重组[3]。

二、定义与机制

　　脑重塑的定义是在系统发育、个体发育、生理学习和周围或中枢神经系统发生病变时,为了优化脑网络功能,神经元突触发生的短期、中期和长期连续的重塑过程。其病理生理机制有几种假说:在微观水平有突触效能的调节、启用潜在的连接、表型变化、同步变化和神经再生;在宏观水平包括神经功能联系失能(diaschisis)、功能冗余、感觉替代的多模态可塑性和形态学的变化。此外,在过去的 10 年中,无论在生理学(如个体发育和学习)还是病理学方面,已经发现人脑这种现象的行为学表现。特别是神经系统损伤后(发生病变后的重塑)的恢复能力,功能区和(或)其分散式网络的功能重建模式,使得这种代偿模式被广泛研究[4]。

　　换句话说,脑可塑性强调一个动态而非一个机械不变的大脑。事实上,根据新的理论,大脑是一个复杂的网络,可动态地生成、重塑和清除信息[5-6]。因此,由于多个重叠且分层组织的冗余存在,重组就有可能发生[7-11]。这些结果表明,神经元在病变旁或远处聚集,可逐渐适应受损区域的功能,切换自身激活模式,替代损伤区,促进脑损伤后的功能恢复[4]。

在这种情况下,最近出现了大脑连接组(connectome)概念,旨在从多个时空水平,获得神经元动态活动的空间分布特征[12]。脑"连接组学(connectomics)"努力从理论到计算机模型把脑模拟成复杂的系统[13],实验性地建立新的指数和测量标准[如节点、枢纽(hub),效率和模块化],以便对健康和患病的神经系统的功能重建进行描述[14]。在病理学中,只有在皮质下连接被保留的情况下,根据脑通路(见下文)的原理,大的相互连接的网络才可能发生空间联系和时间同步,大脑的可塑性才可能发生[15]。事实上,虽然最近发现皮质下也存在多种方式的可塑性,即暴露病变周围潜在的网络、启用旁路、引入神经元突触环路内的额外中继站、长距离平行联合纤维的参与等,但在人类尚未发现通过建立一个新的结构连接["重新布线(rewiring)"]来引起功能恢复[16]。

弥漫性低级别胶质瘤与脑重建的时序

正如在前面的章节中已经提到的,弥漫性低级别胶质瘤(DLGG)是一种生长缓慢的肿瘤,经过多年逐渐浸润脑组织。尽管肿瘤常侵犯所谓的功能结构,但这种缓慢时序解释了为什么许多DLGG患者通常只有轻微功能障碍或无功能障碍[17-18]。这意味着,正如术前功能神经影像学所示,这些病变引起渐进性的脑功能改变。事实上,最近研究表明,如果不考虑损伤对脑组织的时间效应,则很难完全理解大脑的可塑性[2]。因为,在急性病变,如脑卒中,即使许多患者在损伤后数月内功能有所改善,但只有约25%的患者可完全康复[19],而超过90%的DLGG(与脑卒中相同的位置)患者神经系统检查正常(除了用广泛的神经心理学评估发现轻微的神经认知功能缺失,见第十九章)。值得注意的是,"恢复(recovery)"的概念应该在文献中有更清楚的定义。尽管这一术语的定义为神经功能状态完全正常,许多学者说的"恢复"是指脑损伤后部分功能改善。一个规范化的命名法对不同系列的报道之间的相互比较是十分重要的。

有趣的是,根据一系列并行分布处理的神经网络建立了神经计算模型,模拟急性和缓慢生长造成的损伤[20]。结果发现,与模拟脑卒中相比,模拟DLGG后出现了一个非常不同的模式,在相同的子网内连接缓慢衰减,造成最小的性能下降,这与文献中的患者表现一致。而且,在完全衰减后,整个受影响的部分可以模拟被"切除",而对功能没有影响,非常符合DLGG切除后无明显的功能损害这一现象(见第二十三章和第二十四章)。这可能是由于突发脑卒中时神经元快速死亡,而DLGG最初没有损害神经,从而使脑有重塑的时间。因此,在诊断时评估功能状态可能是一个很好的了解疾病自然史的方法。由于胶质瘤的异质性,对胶质瘤患者行为的深入研究将是一个关键课题[21]。

在任何治疗之前,DLGG功能代偿的神经重组模式在不同患者之间存在差异,神经外科医生应该了解这一重要概念,可用于优化手术适应证和手术计划[22-23]。事实上,没有神经功能障碍的患者术前功能神经影像显示可能有4种功能重组方式[1-2]:①由于胶质瘤的浸润特性,功能区仍在肿瘤内部。这种情况下,很难彻底切除肿瘤而无术后神经功能障碍。②功能区分布在肿瘤周围,这样就有机会次全切除肿瘤,尽管可能会出现短暂的早期功能障碍,但在术后数周到数月可完全恢复。③在病变半球的较远区域,已经有了术前的代偿。④对侧半球的一个区域网络代偿,这种情况下,可真正地全切除(甚至是"超全切除",见第二十三章)胶质瘤的机会非常高,只有轻微和短暂的功能损害。⑤这些不同的模式可混合出现。因此,对于功能区病变的病例,脑重塑的机制似乎是基于一个有组织的分层模型,即先在损伤部位进行重组(有利的指标);其次,当这种重塑不完全时,其他部位可用来组成功能网络,先在同侧半球(接近或远离受损区域),然后必要时在对侧半球重组[3]。

总之,近年来通过脑磁图研究,局限性的 DLGG 可影响整个大脑,而非肿瘤周围局部的功能和有效连接[24](见第二十一章)。有趣的是,这些网络功能失调与 DLGG 患者的认知加工过程相关[25]。此外,由于手术本身可能会引起大范围的功能连接变化[26],应了解脑重塑的个体模式,以便对这种缓慢的生长肿瘤进行个体化治疗。

脑重塑的局限性——皮质下连接:迈向脑通路理论

一、轴突连接和最小共同脑

虽然皮质的可塑潜力很高,但皮质下可塑性很低,这提示轴突连接保留后才能实现损伤后代偿。实际上,脑卒中的研究就发现白质通路损害比皮质损害会产生更严重的神经功能损伤。通过将皮质功能和轴突连接结合起来,最新的大脑处理模型从传统的"定位观"转变成目前的"脑通路"框架[27]。在病理学上,根据这一新概念,定位的机制是指皮质的功能失调(功能障碍或功能亢进,或两者的组合),而脑通路的机制是指连接通路功能失调(失连接、多余连接或两者的组合)[28]。换句话说,我们必须重视广泛分布的皮质-皮质下网络的复杂功能,来了解它的生理学和及环路内病变所导致的功能障碍,不同的损伤类型与损伤部位及损伤范围(如单纯皮质或单纯皮质下,或两者都有)有关。

最近,通过一系列 DLGG 患者术中电刺激脑定位后未能全切除的数据建立了一个详细的术后残留概率的图谱[15,29]。术中功能数据与术后结构 MRI 建立的解剖-功能关系不仅可深入了解手术后的功能障碍,还可了解脑重塑的潜力和局限性。特别是,这个概率图谱强调轴突通路在脑病变引起的功能重组中的关键作用。对术后 MRI 的每一个脑体素根据其功能计算其残留的可能性,建立一个解剖-功能关系的总体框架。皮质 MNI 模板和 DTI 图谱叠加在一起形成一个独特的工具,来分析皮质和皮质下通路个体间的变异与功能重塑的潜力和局限性。结果发现一个规律:皮质表面残留的可能性低,而肿瘤残留概率高的区域多位于深部白质。投射和联合纤维似乎在大脑的正常运作中起重要作用。换句话说,与皮质相比,长轴突纤维通路似乎较少存在个体差异和功能重组[15]。因此,因为 DLGG 常浸润这些传导束[31-32],它们成为手术的深部边界[30],成为手术大范围切除的主要障碍。于是,有 2 个问题产生:为什么这些区域没有个体间的变异?为什么这些区域切除后不能通过重塑实现功能有效代偿? 这些区域一部分可能作为传入或传出区域,传入位置传递(或就是)进入大脑信息的第一级中继站,而传出位置是发送信息至大脑外的最后一级中继站或纤维束。这些区域包括初级运动区和初级感觉区、皮质脊髓束和丘脑皮质束,以及视放射等投射纤维。这些区域主要是单模态,串联组织到一起,缺乏平行的替代通路,这样就可解释其损伤后功能不能恢复的原因[16]。

对于所有其他的区域,应从网络的角度分析它们不能切除的原因。高级认知过程由短纤维和长纤维网络介导,皮质中心通过 U 形纤维、联合纤维和连合纤维连接,形成一个特定的网络拓扑结构(如"小世界网络"),几个远隔的区域实现适当的同步化[33]。解剖和功能之间的联系不像传入-传出区域那样简单,事实上,一个局限的病变可以扰乱整个网络的拓扑结构,从而最终影响网络的功能。据推测,左侧优势半球颞叶后部的皮质下结构,如下额枕束和弓状束就不能切除,因为损伤后对整个网络拓扑结构产生巨大影响,以至于不会发生动态的功能重塑。有趣的是,这些区域(如左侧优势半球的颞上回后部及其与顶下小叶的结合部)在修订的认知模型中被视为"枢纽(hub)"[34]。事实上,这些功能中心整合了来自不同单一模态区域的多模态数据。这种整合可能会进一步造成概念化,在一个广泛的网络(包括枢纽)层次上执行任务。因此,这些枢纽由皮质下通路相互连接组成,这些对脑功能至关重要,如弓状束和下额枕束能使后颞叶和额叶多模态区域之间直接联系。尽管个体间解剖-功能存在变异及可塑性,这些结果具有可重复性,表明可能存在一个对基本认知功能(即使不足以完成更复杂的功能,如多任务处理)必需的"最小共同脑"。这个假设与最近的数学模型有很高的一致性,这个模型分析了模拟病灶对整个大脑网络拓扑结构的影响[35]。值得注意的是,即使在动物模型中发现存在轴突重新生长[36-37],存在生物学可塑性,这些区域也将无法长期修复这种连接从而重建一个有效的网络拓扑,进而难以形成一个功能网络[16]。

在实践过程中,神经肿瘤学家(尤其是神经外科医生)应提高对白质环路的认识。除了著名的皮质脊髓束(锥体束)、丘脑皮质束(感觉)和视觉通路(视放射),必须更广泛地研究每一例患者的语言和其他认知功能皮质下连接通路。如前所述,DLGG 沿着主要的投射纤维、连合纤维和长联合纤维浸润[31-32,38-39]。因此,如果不理解这些神经网络的组织形式,很难针对这种浸润性胶质瘤制订最佳治疗策略。因此,认知神经科学与神经肿瘤学密切相关。此外,在 DLGG 手术中使用脑定位技术(见第二十三章和第二十四章)也为了解认知和情感功能的环路提供了新的方法。

二、语言的解剖-功能连接:术中定位命名过程

神经科医生和神经外科医生必须更好地理解一个广泛的环路就是支配图片命名的网络,几十年来图片命名被视为术中语言定位的关键任务[41]。在命名过程中,第一步是视觉感知和识别。电刺激清醒患者的视通路可引起幻视(闪烁)和(或)对侧视野可逆性的视觉丧失,表现为视觉感知的抑制[42]。电刺激视觉加工的第二阶段,也就是视觉识别阶段,可造成视觉失语[43],刺激下纵束后部的一部分轴突可出现这种情况,这些纤维连接视觉皮质中的"视觉物体形成区"[43]。视觉物体形成区参与物体的识别,在视觉词语形成区附近,视觉词语形成区接受下纵束的另一部分纤维传入,参与阅读过程,损伤后常造成失读症[44]。

最近,根据图片命名过程中电刺激诱发的功能紊乱,我们建立了人脑视觉语言处理过程的一个原创的双向模型(视觉识别第一步后):腹侧通路参与视觉信息到意义的转换("是什么"通路),背侧通路参与视觉信息到发音的转换。在这个模型中,语音和语义处理已被电刺激证实存在双分离[45],提示这 2 个过程是并行执行的,而不是序贯执行的。腹侧语义通路的皮质定位,术中刺激发现语义错语发生在颞上沟后部和前额叶皮质背外侧及额下回眶部[46-47]。对于皮质下纤维,语义错语是由刺激左侧下额枕束引起[30,47-48],这一通路连接枕叶后部视觉物体形成区与额下回和背外侧前额叶皮质[49-50],这些区域都被 fMRI[51]和术中皮

質电刺激[47]研究和证实参与语义形成,这些位置还与更高级的认知功能如多模态整合和决断有联系[52]。因此,信息通过视觉识别系统预处理后,先由语义系统(平行于背侧语音通路,见下文)处理,再被执行系统处理。除了下额枕束这种直接的腹侧通路外,还存在一种间接的腹侧语义通路,颞极作为其中一个中继站。颞极实际上是一个"枢纽点",是一个可整合来自不同单模态系统的多模态数据中心,这就可以解释其在语义功能中的作用[53]。这种间接的腹侧通路是由下纵束前部构成,连接视觉物体形成区域与颞极[54],然后通过连接颞极和额下回眶部的钩束中继[55]。仍然值得注意的是,当(单侧)损伤后,这种间接通路可实现功能代偿,这已经被癫痫外科的前颞叶切除术广泛证实[56]。即使可能存在非常轻微、有选择性的功能缺失,如正确的名称提取[57],这种功能代偿也是"皮质下可塑性"的一个很好的例子,这种情况下,其中一个子网(直接通路)可以取代另一个子网(间接通路)完成其功能代偿[55]。

关于背侧语音通路的皮质定位,刺激顶下小叶和额下回可产生音素错语[48,58-59]。皮质下纤维定位,刺激弓状束也可引起音素错语,弓状束起自颞叶(主要是颞下回和颞中回)的尾侧,弓形绕过岛叶,向前终止于额叶,尤其是在运动前区皮质的腹侧和额下回盖部[30,45,48,58-61]。Geschwind利用病变后功能缺失研究曾推测这个纤维束损伤后会引起传导性失语,包括音素错语[62],也支持弓状束背侧通路部分在语音处理中的作用。有趣的是,这束纤维的后皮质起源位于颞下回的后部[61],似乎对应于视觉物体形成区。事实上,这个区域是一个功能枢纽,参与了视觉材料的语义(见上文)和语音处理过程[51]。

因此,执行语音过程的弓状束与执行语义任务的腹侧通路并行[43]。值得注意的是,除了这条直接的背侧通路,最近白质束成像研究也表明存在一种间接的背侧通路,位于上纵束外侧部的表面向上走行[63]。通过电刺激这个通路发现其在构音和语音工作记忆中发挥作用。刺激引起构音障碍的皮质有中央前回盖部,尤其是腹侧运动前皮质,缘上回腹侧及颞上回后部[48,58,64]。皮质下纤维层面,刺激额顶叶盖部的白质、缘上回深部的白质和弓形束腹外侧可引起构音障碍[45,59,64]。有趣的是,最近发现上纵束存在盖-盖部分,有些学者命名为"SLF Ⅲ"[65],另外一些人命名为 SLF 前段[63]。这些子通路连接缘上回、颞上回后部与额叶盖部[61]。构音的代码就储存在这个额顶环路。在后方,缘上回腹侧接受来自感觉区和听觉区的反馈信息(分别位于顶叶和颞上回),这就解释了为什么刺激这些后部区域会引起构音困难或构音障碍[59,64]。在前方,腹侧运动前皮质接收把语音和(或)音素信息转化为构音运动程序的传入,然后把这个信号传出至初级运动区皮质[66]。

总之,认知的神经基础理论开始改变。很长一段时间,认知功能(如语言)都是用联想主义(associationist)的名词描述,如语言中枢和语言通路。通常假设视觉和听觉的语言信息串行通过白质束在皮质局部处理。目前,提出一种新的脑通路模型,根据这个模型,语言是由分散成组连接的神经元并行处理的,而不是单个中心处理[67-68]。与信息传递到另一位置前必须完成这一阶段处理的串行模式相反,这种新的"独立网络"模型强调,不同的处理过程可同时进行,并进行交互的反馈[40](图 22-1)。下一步将通过大脑连接性的特点准确分析语言环路和其他相关的认知功能、情绪和行为学网络之间的相互作用,特别是强调上纵束在视觉空间处理过程中的作用[69]。这样一个多模态的方法似乎为研究不同功能的整合模型提供了一个独特的机会。电生理学和血流动力学信号整合的生物数学模型为研究有效连接(一个神经系统对另一个神经系统的影响)提供了一个新方法,这种模型通过同步性分析(所谓的时空结构)准确研究神经网络内活动的时序。

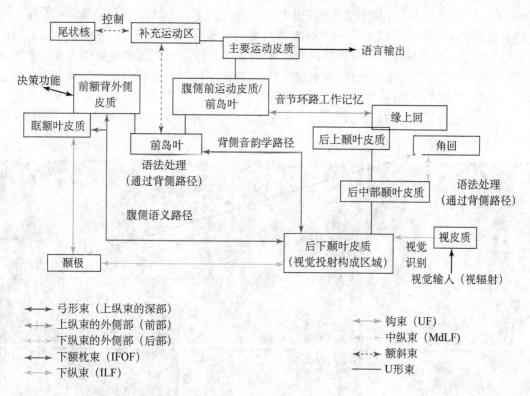

弓形束（上纵束的深部）

上纵束的外侧部（前部）

下纵束的外侧部（后部）

下额枕束（IFOF）

下纵束（ILF）

钩束（UF）

中纵束（MdLF）

额斜束

U形束

▶图 22-1 根据术中直接皮质-皮质下电刺激发现的结构-功能关系，并结合解剖结构建立的语言功能脑通路模型(根据文献[40]改编)

脑重塑：在弥漫性低级别胶质瘤(外科)治疗中的意义

弥漫性低级别胶质瘤的首选治疗方法是最大范围的手术切除(见第二十三章)，因此，术前可靠地评估手术切除范围就很重要。有趣的是，这种评估将直接取决于切除位置是否涉及不能进行功能代偿的皮质下通路，这将决定是将手术作为首选方案，还是相反选择辅助化疗(见第二十七章)。治疗前的神经心理学评估结果也可发现个体的可塑能力。

换句话说，如果患者已经有明显的认知障碍和神经功能障碍，这意味着大脑可塑性已经失代偿。将这些数据和上文详述的术前神经功能影像学数据(即 DLGG 引起的重组模式)整合，作为制订手术策略的依据，可达到如下目的：①手术部位扩展至以往认为"无法切除"的功能区，扩大手术适应证；②根据功能边界最大程度地切除无边界的胶质瘤；③同时，最小化术后永久性神经功能恶化的风险，甚至改善生活质量[23,70-73]。

肿瘤切除前术中电刺激脑定位可以确认 DLGG 引起的功能重塑，特别是可以重新映射感觉运动行为和语言网络重组[1]。此外，整个切除过程中，同样可观察到定位的功能区发生急性重塑，可能由于手术本身可产生局部高兴奋性，在脑损伤患者中也观察到这样的急性重塑。事实上，在一些额叶病变患者，虽然切除前刺激中央前回仅能在有限数量的皮质部位诱发出运动反应，切除肿瘤后，同样在中央前回会迅速出现更多的刺激点，诱发出与术前相同的运动反应[9]。在顶叶胶质瘤患者的中央后回也经常观察到多余的感觉位点急性暴露。而且，在整个中央区同样可以发现一个更大的功能网络重组，第一次在中央前回发现了功能区，随后在中央后回发现更多同样功能的区域（反之亦然）[8]。最后，术中定位还具有术后运动功能是否可以恢复的预后价值，肿瘤切除后，初级运动区皮质刺激引起的阳性运动反应意味着患者可以恢复，即使患者术前出现偏瘫[74-75]。

　　这些术前和术中可塑性的现象，使得侵犯"功能区"的 DLGG 切除成为可能，同时有最小的致残率（图 22-2）[76]。

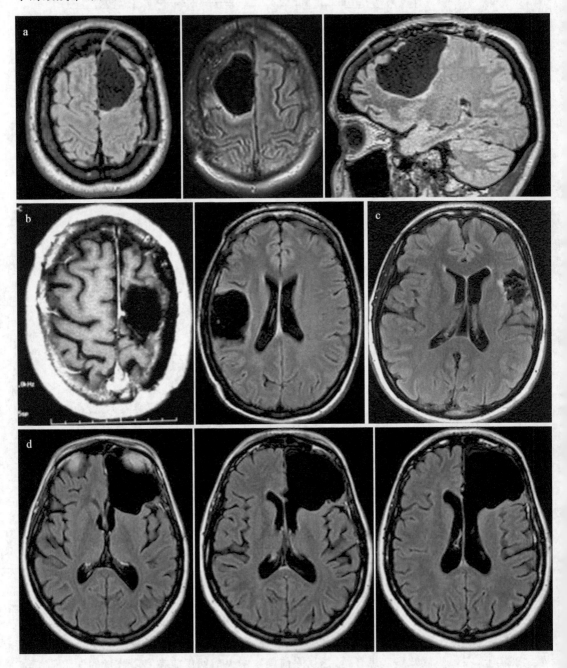

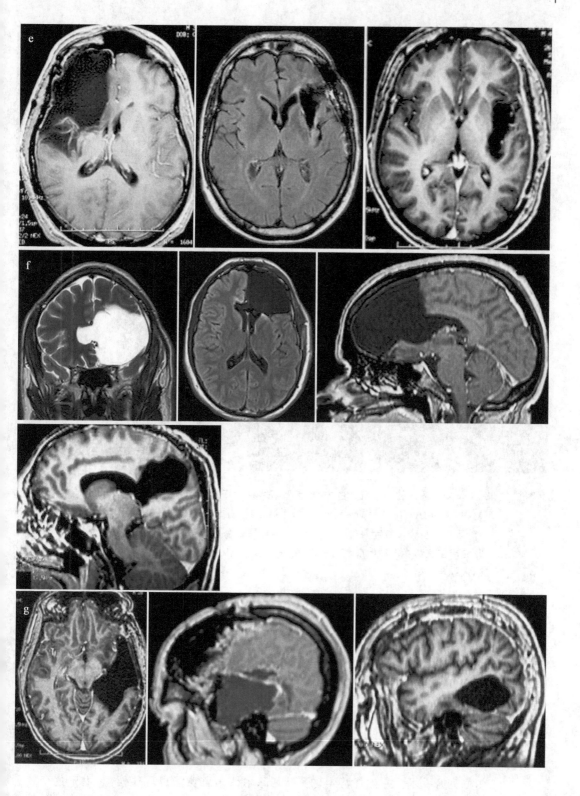

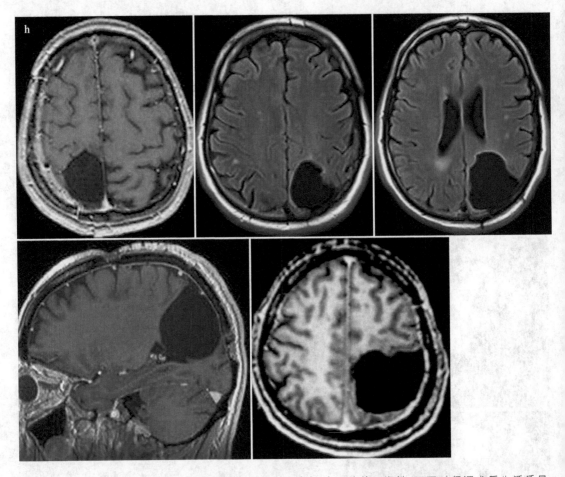

▶▶图 22-2　术中电刺激脑定位切除所谓的"功能区"胶质瘤,由于脑的可塑性,可同时保证术后生活质量。
(a)右、左 SMA;(b)左手的初级运动区(手结区)和右面部初级感觉运动区;(c)左半球优势的布
罗卡区;(d)整个左额叶,包括布罗卡区;(e)右旁边缘系统和左侧岛;(f)胼胝体前或后部分(压
部);(g)左优势半球颞叶前、中、后部,包括韦尔尼克区;(h)左、右半球顶叶,包括初级躯体感觉
区(改编自文献[3])

　　1. 左侧优势半球布罗卡区的手术。已经有报道,可切除位于左额下回盖部和三角部的
DLGG,且不会产生永久性语言障碍[48,77-78]。邻近的区域可能出现语言功能代偿,尤其是腹
侧运动前皮质、额下回的眶部、背外侧额前区皮质和岛叶[48,68,77]。鉴于布罗卡区位于不能切
除的腹侧运动前皮质前方[15],可以推测,控制讲话的运动区实际上是腹侧运动前皮质,而不
是布罗卡区,后者可能参与形成语言的其他成分(如语法和音韵过程),这些成分可以被代
偿[48,79]。最近的研究发现,布罗卡区切除后广泛的神经心理学检查证实功能可完全恢
复[80]。最近有报道,岛叶 DLGG 手术入路经过不受肿瘤侵犯的布罗卡区,可降低侧裂血管
损伤的风险[76]。

　　2. 韦尔尼克区手术。左侧优势半球颞叶切除术后语言功能出现代偿,是由于这个复杂
的功能通过多个并行网络来组织。因此,除了术腔邻近的区域代偿外,长期的重塑可能与左
侧优势半球中较远部位的逐步参与有关,如缘上回、额下回三角部或左额外侧区其他部分。
甚至由于胼胝体去抑制现象在对侧,即右侧非优势半球出现代偿[81]。

3. 岛叶手术。右侧岛叶切除后会出现偏瘫,可能是由于这一区域是一个次要的运动区,左侧优势岛叶切除后会出现短暂的语言紊乱。根据个人经验,所有这些患者均可恢复,除非在极少数情况下(2%)由于豆纹动脉损伤引起深部脑卒中[82-86]。而且,右侧非优势半球额-颞-岛叶 DLGG 常涉及深部灰质,切除屏状核后无任何认知功能障碍(尽管其在意识中发挥作用)[87],切除受侵犯的纹状体既不引起运动障碍也没有动作异常。这可能是由于一些平行的皮质下环路出现了代偿,如苍白球-丘脑底核-苍白球、纹状体-黑质-纹状体、皮质-纹状体-黑质-背侧丘脑-皮质和皮质-丘脑底核网络[88]。

4. 面部初级运动感觉区手术。切除后出现短暂的中枢性面瘫,当侵犯岛叶时,可能会造成短暂的 Foix-Chavany-Marie 综合征(译者注:双侧面、舌、咽喉肌肉麻痹,出现语言和吞咽功能障碍)[89],这些通常可以恢复,这可能是由于经胼胝体对侧同源位置的去抑制[90]。

5. 上肢初级运动区手术。功能影像学及术中刺激脑定位发现人类存在多个运动皮质,运动功能可以通过初级运动皮质内的并行网络中的其他区域进行代偿,这就提示可以通过两次手术,在第一次手术后长时间的功能重塑后,切除上肢运动区[9,91]。

6. 初级躯体感觉区手术。使用术前和术后功能神经影像学发现在中央后回术腔周围出现"多余"的功能代偿[92],这与术中电刺激脑定位数据一致,切除过程中"多余"的感觉区位点被暴露,原因可能是皮质-皮质抑制减少。第二躯体感觉区代偿是功能恢复的另一原因,包括顶叶后部皮质、初级运动区(由于中央前、后回之间有很多连接)和对侧初级躯体感觉区[93]。

7. 辅助运动区手术。术后会出现辅助运动区综合征,包括短暂的运动不能,在优势半球还可能会出现缄默[94-95],但所有患者均可恢复,可能是由于对侧半球的代偿[96-97]。值得注意的是,双手协调障碍仍难以恢复[95],这就需要我们进一步研究保留运动控制的网络[98]。

8. 切除(优势半球)顶叶后部可不引起任何后遗症,甚至与术前相比,功能还有可能改善,特别是定点指向任务[2]。

9. 有趣的是,一些白质通路切除后可无永久性神经功能缺失,例如左侧下纵束前部和左侧钩束,因为它们可以通过下额枕束支配的"直接腹侧语义通路"代偿[56]。胼胝体切除也可能不致残[99]。然而,正如前面提到的,除了这些罕见的病例外,绝大多数情况下应保留皮质下连接通路。

一、系列定位证实术后重塑:迈向分期手术策略

除了术前和术中脑网络重塑外,术后重塑也为"不能切除的区域"很长时间后再被切除提供可能,这些区域应该是一个广泛的网络内的节点:切除后,整个功能网络将通过动态的生物学重塑实现自我重组,最终达到功能恢复。事实上,手术后 3 个月的临床状态(如通过广泛的神经心理学测试证明)及回归正常的生活(包括重返工作)这些事实均提示这些区域具有高效的可塑性机制[100-101]。这种手术切除后脑功能区内的重塑机制可通过患者恢复到术前的功能状态后进行术后功能神经影像学检查研究。特别是在几例累及辅助运动区胶质瘤切除术后,出现了短暂的术后综合征,fMRI 显示,与术前影像学相比,病变对侧辅助运动区和运动前区皮质出现激活:对侧半球相同部位参与术后功能代偿[97]。

当肿瘤侵犯到必需的功能区后,获得良好的术后功能所付出的代价是胶质瘤不能得到全部切除。最近一个新的理念是当患者完全康复后进行更系统化的术后功能神经影像学检

查，因为这种检查无创，可容易地进行重复检查，还可将现在的定位结果与术前相比。事实上，即使这种方法有一些方法学的局限性，术前和术后的功能图谱相比仍可能观察到额外的功能重塑，原因如下：①手术切除本身；②术后康复；③残余 DLGG 再生（与术前相比）。这些结果提示可进行分期手术这一新的治疗策略[72]。感谢动物实验使我们更好地理解了这种潜在的术后可塑性机制。

二、动物实验

首先，一系列的动物实验研究发现，功能恢复受一些动态的因素调节。这些研究的主要思路是模仿脑内缓慢生长的病变进展，然后连续进行部分切除手术，将部分切除术与急性切除术相比较。大多数实验有一个对照组，在这种情况下，进行了数次手术，但没有切除脑组织（假手术）。除了一部分不一致外，这些研究的结果相当一致，主要是大的病变缓慢进展比急性病变对功能的影响小。例如，急性切除大鼠的整个运动感觉区，36 d 后仍存在明显的功能缺失，但分两次切除同一区域就不会出现类似的功能缺失。分期手术的实验大鼠的功能与非手术对照组相比无明显差异[102]。另一个类似的更壮观的实验是 Adametz 用猫实验后报道的[103]，对猫进行一个渐进的（8 次手术）或急性的中脑网状结构切除术，后一种情况下，猫陷入深度昏迷，术后数天内死亡。相反，前一种情况下，猫可以完全恢复。在对猴的研究中也观察到同样的分离结果。与分次切除相比，急性切除前额叶皮质会产生严重的功能障碍[104]。

Patrissi 和 Stein 也许提供了最直接的证据，表明功能恢复直接受病变对脑组织的动态作用的影响[105]。这些学者训练大鼠从传统的 T-迷宫左分支或右分支取回水，经过一段时间的训练后，大鼠被分为几组：①一期手术切除双侧额叶皮质组；②两期切除双侧额叶皮质（每次切除一侧半球）组；③1 次或 2 次的假手术组（对照组）。第二组的手术间隔时间又分为 10 d 组、20 d 组和 30 d 组。间隔 20 d 或 30 d 的两期手术后额叶损伤的大鼠与假手术对照组的大鼠功能相同。此外，与假手术组和间隔 20 d 或 30 d 的两期手术组相比，间隔 10 d 组的大鼠出现了明显的功能障碍。然而，间隔 10 d 两期手术组的动物行为学表现明显好于一期手术的大鼠。切除额叶皮质[106]和切除颞上回[107]后也有类似的研究报道。在所有这些研究中，只要有足够的时间间隔，动物都可以表现出完全恢复。这个间隔在不同的研究中会有所不同，但不会 <6 d。无论间隔时间长短，分期手术总比一期手术恢复好。

当然，分次损伤对功能恢复的影响强烈依赖于每一次手术的切除组织量。Stein 和他的同事们研究了切除猴的齿状沟，清晰地证明了上述理论。在这项研究中，切除组织的总量保持恒定，与间隔 10 周 2 次切除相比，间隔 3 周 4 次切除后功能恢复更好[108]。这一结果直接证明了渐进性的神经破坏是功能可恢复的关键性预测指标。

三、弥漫性低级别胶质瘤患者中的应用

有趣的是，最近一系列研究发现这种重塑在人类不仅仅是一个理论概念，而是一个具体的现实[1]。弥漫性低级别胶质瘤患者术后完全康复后，术后数月或数年神经功能影像学检查清晰地显示瘤周和（或）同侧半球的远处和（或）对侧半球出现新的功能代偿区域[81,97]。

根据这些数据，可对无明显症状、肿瘤体积增大的患者，在出现新的症状（癫痫除外）前，

进行二次手术[72]。第二次手术同样采取术中皮质和皮质下定位技术，在再次切除前，以验证术前功能神经影像学无法证实的大脑重塑机制[71,109]。初步的研究结果发现，对于第一次因肿瘤位于功能区不能全切的 DLGG 患者进行再次手术是安全、有效的。事实上，二次手术的全切或次全切除率（少于 10 ml 的残留）可达到 74%，且没有额外的严重神经功能损害，相反有 16% 的病例术后神经功能状态有改善。此外，二次手术前有癫痫的患者，82% 的患者再次术后癫痫发作减少或消失。2 个手术之间的平均间隔为 4.1 年，中位随访期 6.6 年，尽管最初没有完全切除，所有患者均存活。因此，这些原始数据表明，由于脑的可塑性机制，有可能再次切除位于功能区的胶质瘤，在最小致残率的前提下，提高切除程度。这样就提出"超指征（overindicate）"早期干预这一理念，以预期在间变前进行二次手术[108]。这种分期手术的概念可优化传统"关键"区的切除范围[76]，包括左侧运动前区[72]、运动区[9]或韦尔尼克区[81]（图 22-2）。

此外，脑肿瘤患者术后经过康复治疗明显好转后，应考虑行术后功能神经影像检查[3,110]，第二次手术恢复后，就为第三次手术、甚至第四次手术打开大门。我们的目标是既要让患者享受正常人的生活又要提高总生存期。手术也和化疗、放疗相结合形成一个动态的治疗策略，尤其是由于功能原因无法切除的一个广泛的肿瘤[111]，为此，最近主张 DLGG 可辅助化疗，以诱导手术或再次手术前肿瘤缩小[112]，也可能促进脑功能重塑[113]（见第二十七章）。

结论与展望

结合术中实时的解剖-功能相关性（瞬间虚拟病变）、白质纤维追踪数据（皮质下解剖信息）、脑磁图（时间数据）和系列 fMRI（围术期功能数据）可以详细了解神经-突触环路功能的个体化预测模型。这样的模型可更好地了解并行和交互式网络的动态时空重组潜力，也就是脑可塑性。这种可塑性在缓慢生长的病灶，如 DLGG 及其手术切除过程中发挥重要作用。实践中，为实现分期手术方式（即第二次手术或第三次手术比因功能区而不能全切的第一次手术切除范围更大），一个策略就是动态的功能神经影像学，从单一的"静态"术前功能神经影像学评估（缺乏可靠性的技术）转向基于手术前后重复检查的神经影像学纵向研究，进而从个体水平分析脑重塑的可能性，为再次手术提供依据。下一步，将利用生物数学模型通过有效连接检测脑功能的相互作用，旨在个体水平通过分析术前的功能神经影像学数据，术前预测术后可能发生的功能重塑。这种图的理论将有助于这样一种个体预测[114-115]（见第二十一章）。而且，值得注意的是，通过无创的术前影像学和数学模型预测每个患者某个区域是否可以切除，仍然是神经科学的一个难题。这就再次强调了患者术中清醒状态下直接电刺激定位研究不可回避的重要性。

展望未来可"促进（canalize）"大脑的可塑性，尤其是通过使用药物、功能康复[116]、甚至经颅磁刺激，在术后和术前促进功能恢复[4]。我们可以推测，即使根据解剖位置在所谓的经典"功能"区，术前功能重塑也可以增加手术的切除程度（可能在病变周围建立切除边界），同时避免术后功能恶化[74,117]。而且，利用可塑性还可以建议无症状的患者手术。事实上，由于目前的神经影像学的进展，偶然发现的肿瘤将逐渐增大。有趣的是，最近发现 DLGG 无症状期的自然病史与第一次发病（通常是癫痫发作）后是相同的[118]。因此，根据"脑通路和脑重塑"这一新的科学概念,接下来的手术目标可能会演变成为"预防性功能神经肿瘤学"(见第三十一章)[110,119-120]。

因此,除了基本的兴趣外,神经(外科)肿瘤学家必须提高自己对大脑动态处理及其与DLGG自然过程相互作用的认识。总之,认知神经科学似乎为神经肿瘤治疗新策略提供了宝贵的帮助,既改善患者术后生活质量,又提高中位生存期[121]。

(白红民　王伟民　胡　荣)

参考文献

[1] Duffau H. Lessons from brain mapping in surgery for low-grade glioma:insights into associations between tumour and brain plasticity. Lancet Neurol,2005,4:476-486.

[2] Desmurget M,Bonnetblanc F,Duffau H. Contrasting acute and slow growing lesions:a new door to brain plasticity. Brain,2007,130:898-914.

[3] Duffau H. Brain plasticity and tumors. Adv Tech Stand Neurosurg,2008,3:3-33.

[4] Duffau H. Brain plasticity:from pathophysiological mechanisms to therapeutic applications. J Clin Neurosci,2006,13:885-897.

[5] Varela F,Lachaux JP,Rodriguez E,et al. The brainweb:phase synchronization and large-scale integration. Nat Rev Neurosci,2001,2:229-239.

[6] Werner G. Brain dynamics across levels of organization. J Physiol Paris,2007,101:273-279.

[7] Bavelier D,Neville HJ. Cross-modal plasticity:where and how? Nat Rev Neurosci,2002,3:443-452.

[8] Duffau H,Sichez JP,Lehéricy S. Intraoperative unmasking of brain redundant motor sites during resection of a precentral angioma. Evidence using direct cortical stimulations. Ann Neurol,2000,47:132-135.

[9] Duffau H. Acute functional reorganisation of the human motor cortex during resection of central lesions:a study using intraoperative brain mapping. J Neurol Neurosurg Psychiatry,2001,70:506-513.

[10] Rossini PM,Calautti C,Pauri F,et al. Post-stroke plastic reorganisation in the adult brain. Lancet Neurol,2003,2:493-502.

[11] Sanes JN,Donoghue JP,Thangaraj V,et al. Shared neural substrates controlling hand movements in human motor cortex. Science,1995,268:1775-1777.

[12] Sporns O,Tononi G,Kötter R. The human connectome:a structural description of the human brain. PLoS Comput Biol,2005,1:e42.

[13] Honey CJ,Kötter R,Breakspear M,et al. Network structure of cerebral cortex shapes functional connectivity on multiple time scales. Proc Natl Acad Sci USA,2007,104:10240-10245.

[14] Basset DS,Bullmore ET. Human brain networks in health and disease. Curr Opin Neurol,2009,22:340-347.

[15] Ius T,Angelini E,Thiebaut de Schotten M,et al. Evidence for potentials and limitations of brain plasticity using an atlas of functional resectability of WHO grade Ⅱ gliomas:towards a"minimal common brain". Neuroimage,2001,56:992-1000.

[16] Duffau H. Does post-lesional subcortical plasticity exist in the human brain? Neurosci Res,2009,65:131-135.

[17] Duffau H,Capelle L. Preferential brain locations of low-grade gliomas. Cancer,2004,100:2622-2626.

[18] Parisot S,Duffau H,Chemouny S,et al. Graph based spatial position mapping of low-grade gliomas.

Med Image Comput Comput Assist Interv,2011,14:508-515.

[19] Varona JF,Bermejo F,Guerra JM,et al. Long-term prognosis of ischemic stroke in young adults. Study of 272 cases. J Neurol,2004,251:1507-1514.

[20] Keidel JL,Welbourne SR,Lambon Ralph MA. Solving the paradox of the equipotential and modular brain: a neurocomputational model of stroke vs. slow-growing glioma. Neuropsychologia,2010,48: 1716-1724.

[21] Pallud J,Mandonnet E,Duffau H,et al. Prognostic value of initial magnetic resonance imaging growth rates for World Health Organization grade Ⅱ gliomas. Ann Neurol,2006,60:380-383.

[22] Duffau H,Capelle L,Denvil D,et al. Functional recovery after surgical resection of low grade gliomas in eloquent brain: hypothesis of brain compensation. J Neurol Neurosurg Psychiatry,2003,74:901-907.

[23] Duffau H. New concepts in surgery of WHO grade Ⅱ gliomas: functional brain mapping, connectionism and plasticity. J Neurooncol,2006,79:77-115.

[24] Bartolomei F, Bosma I, Klein M, et al. How do brain tumors alter functional connectivity? A magnetoencephalography study. Ann Neurol,2006,59:128-138.

[25] Bosma I,Douw L,Bartolomei F, et al. Synchronized brain activity and neurocognitive function in patients with lowgrade glioma: a magnetoencephalography study. Neuro Oncol,2008,10:734-744.

[26] Douw L,Baayen JC,Bosma I,et al. Treatment-related changes in functional connectivity in brain tumor patients: a magnetoencephalography study. Exp Neurol,2008, 212:285-290.

[27] Catani M. From hodology to function. Brain,2007,130:602-605.

[28] de Benedictis A,Duffau H. Brain hodotopy: from esoteric concept to practical surgical applications. Neurosurgery,2011,68:1709-1723.

[29] Mandonnet E,Jbabdi S,Taillandier L,et al. Preoperative estimation of residual volume for WHO grade Ⅱ glioma resected with intraoperative functional mapping. Neuro Oncol,2007,9:63-69.

[30] Duffau H,Gatignol P,Mandonnet E,et al. Intraoperative subcortical stimulation mapping of language pathways in a consecutive series of 115 patients with Grade Ⅱ glioma in the left dominant hemisphere. J Neurosurg,2008,109: 461-471.

[31] Mandonnet E,Capelle L,Duffau H. Extension of paralimbic low grade gliomas: toward an anatomical classification based on white matter invasion patterns. J Neurooncol,2006,78:179-185.

[32] Pallud J,Devaux B,Daumas-Duport C,et al. Glioma dissemination along the corticospinal tract. J Neurooncol,2005,73:239-240.

[33] Stam CJ. Characterization of anatomical and functional connectivity in the brain: a complex networks perspective. Int J Psychophysiol,2010,77:186-194.

[34] Hickok G,Poeppel D. The cortical organization of speech processing. Nat Rev Neurosci,2007,8: 393-402.

[35] Alstott J,Breakspear M,Hagmann P,et al. Modeling the impact of lesions in the human brain. PLoS Comput Biol,2009,5:e1000408.

[36] Dancause N,Barbay S,Frost SB,et al. Extensive cortical rewiring after brain injury. J Neurosci,2005, 25:10167-10179.

[37] Guleria S,Gupta RK,Saksena S,et al. Retrograde Wallerian degeneration of cranial corticospinal tracts in cervical spinal cord injury patients using diffusion tensor imaging. J Neurosci Res,2008,86:2271-2280.

[38] Chen X,Dai J,Jiang T. Supratentorial WHO grade Ⅱ glioma invasion: a morphologic study using sequential conventional MRI. Br J Neurosurg,2010,24: 196-201.

[39] Giese A,Westphal M. Glioma invasion in the central nervous system. Neurosurgery,1996,39:235-250.

[40] Duffau H,Moritz-Gasser S,Mandonnet E. A reexamination of neural basis of language processing: proposal of a dynamic hodotopical model from data provided by brain stimulation mapping during picture naming. Brain Lang,2014,131(3):1.

[41] Ojemann G,Ojemann J,Lettich E,et al. Cortical language localization in left,dominant hemisphere. An electrical stimulation mapping investigation in 117 patients. J Neurosurg,1989,71:316-326.

[42] Gras-Combes G,Moritz-Gasser S,Herbet G,et al. Intraoperative subcortical electrical mapping of optic radiations in awake surgery for glioma involving visual pathways. J Neurosurg,2012,117(3):466-473.

[43] Mandonnet E,Gatignol P,Duffau H. Evidence for an occipito-temporal tract underlying visual recognition in picture naming. Clin Neurol Neurosurg,2009,111: 601-605.

[44] Gaillard R,Naccache L,Pinel P,et al. Direct intracranial,FMRI,and lesion evidence for the causal role of left inferotemporal cortex in reading. Neuron,2006,50:191-204.

[45] Maldonado IL,Moritz-Gasser S,Duffau H. Does the left superior longitudinalfascicle subserve language semantics? A brain electrostimulation study. Brain Struct Funct,2011,216:263-264.

[46] Bello L,Gallucci M,Fava M,et al. Intraoperative subcortical language tract mapping guides surgical removal of gliomas involving speech areas. Neurosurgery,2007,60:67-80.

[47] Duffau H,Gatignol P,Mandonnet E,et al. New insights into the anatomo-functional connectivity of the semantic system: a study using cortico-subcortical stimulations. Brain,2005,128:797-810.

[48] Benzagmout M,Gatignol P,Duffau H. Resection of WHO Health Organization Grade II gliomas involving Broca's area: methodological and functional considerations. Neurosurgery, 2007, 61: 741-752.

[49] Sarubbo S,De Benedictis A,Maldonado IL,et al. Frontal terminations for the inferior frontooccipital fascicle: anatomical dissection,DTI study and functional considerations on a multi-component bundle. Brain Struct Funct,2013,218:21-37.

[50] Martino J,Brogna C,Gil Robles S,et al. Anatomic dissection of the inferior fronto-occipital fasciculus revisited in the lights of brain stimulation data. Cortex,2010,46:691-699.

[51] Vigneau M,Beaucousin V,Herve PY,et al. Meta-analyzing left hemisphere language areas: phonology, semantics,and sentence processing. Neuroimage,2006,30:1414-1432.

[52] Plaza M,Gatignol P,Cohen H,et al. A discrete area within the left dorsolateral prefrontal cortex involved in visual-verbal incongruence judgment. Cereb Cortex,2008,18:1253-1259.

[53] Holland R,Lambon-Ralph MA. The anterior temporal lobe semantic hub is a part of the language neural network: selective disruption of irregular past tense verb by rTMS. Cereb Cortex,2010,20: 2771-2775.

[54] Mandonnet E,Nouet A,Gatignol P,et al. Does the left inferior longitudinal fasciculus play a role in language? A brain stimulation study. Brain,2007,130:623-629.

[55] Duffau H,Gatignol P,Moritz-Gasser S,et al. Is the left uncinate fasciculus essential for language? A cerebral stimulation study. J Neurol,2009,256:382-389.

[56] Duffau H,Thiebaut de Schotten M,Mandonnet E. White matter functional connectivity as an additional landmark for dominant temporal lobectomy. J Neurol Neurosurg Psychiatry,2008,79:492-495.

[57] Papagno C,Miracapillo C,Casarotti A,et al. What is the role of the uncinate fasciculus? Surgical removal and proper name retrieval. Brain,2011,134:405-414.

[58] De Witt Hamer P,Moritz-Gasser S,Gatignol P,et al. Is the human left middle longitudinal fascicle essential for language? A brain electrostimulation study. Hum Brain Mapp,2011,32:962-973.

[59] Maldonado IL,Moritz-Gasser S, de Champfleur NM,et al. Surgery for gliomas involving the left inferior parietal lobule: new insights into the functional anatomy provided by stimulation mapping in

awake patients. J Neurosurg,2011,115:770-779.

[60] Duffau H,Capelle L,Sichez N,et al. Intraoperative mapping of the subcortical language pathways using direct stimulations. An anatomo-functional study. Brain,2002,125:199-214.

[61] Martino J, De Witt Hamer PC, Berger MS, et al. Analysis of the subcomponents and cortical terminations of the perisylvian superior longitudinal fasciculus: a fiber dissection and DTI tractography study. Brain Struct Funct,2013,218:105-121.

[62] Geschwind N. The organization of language and the brain. Science,1970,170:940-944.

[63] Catani M,Jones DK,Ffytche DH. Perisylvian language networks of the human brain. Ann Neurol,2005,57:8-16.

[64] Duffau H,Gatignol P,Denvil D,et al. The articulatory loop: study of the subcortical connectivity by electrostimulation. Neuroreport,2003,14:2005-2008.

[65] Makris N, Kennedy DN, McInerney S, et al. Segmentation of subcomponents within the superior longitudinal fascicle in humans: a quantitative,in vivo, DT-MRI study. Cereb Cortex,2005,15:854-869.

[66] Duffau H,Capelle L,Denvil D,et al. The role of dominant premotor cortex in language: a study using intraoperative functional mapping in awake patients. Neuroimage,2003,20:1903-1914.

[67] Duffau H. The anatomo-functional connectivity of language revisited: new insights provided by electrostimulation and tractography. Neuropsychologia,2008,4:927-934.

[68] Duffau H. The"frontal syndrome" revisited: lessons from electrostimulation mapping studies. Cortex,2012,48:120-131.

[69] Thiebaut de Schotten M,Urbanski M,Duffau H,et al. Direct evidence for a parietal-frontal pathway subserving spatial awareness in humans. Science,2005,309:2226-2228.

[70] Duffau H,Lopes M,Arthuis F,et al. Contribution of intraoperative electrical stimulations in surgery of low grade gliomas: a comparative study between two series without (1985-96)and with (1996-2003) functional mapping in the same institution. J Neurol Neurosurg Psychiatry,2005,76:845-851.

[71] de Benedictis A,Moritz-Gasser S,Duffau H. Awake mapping optimizes the extent of resection for low-grade gliomas in eloquent areas. Neurosurgery,2010,66:1074-1084.

[72] Gil Robles S,Gatignol P,Lehéricy S,et al. Long-term brain plasticity allowing multiple-stages surgical approach for WHO grade Ⅱ gliomas in eloquent areas: a combined study using longitudinal functional MRI and intraoperative electrical stimulation. J Neurosurg,2008,109:615-624.

[73] Gil Robles S,Duffau H. Surgical management of World Health Organization Grade Ⅱ gliomas in eloquent areas: the necessity of preserving a margin around functional structures. Neurosurg Focus,2010,28:E8.

[74] Duffau H. Recovery from complete hemiplegia following resection of a retrocentral metastasis: the prognostic value of intraoperative cortical stimulation. J Neurosurg,2001,95:1050-1052.

[75] Duffau H,Capelle L,Sichez J,et al. Intra-operative direct electrical stimulations of the central nervous system: the Salpêtrière experience with 60 patients. Acta Neurochir (Wien),1999,141:1157-1167.

[76] Duffau H. A new concept of diffuse (low-grade)glioma surgery. Adv Tech Stand Neurosurg,2012,38:3-27.

[77] Lubrano V,Draper L,Roux FE. What makes surgical tumor resection feasible in Broca's area? Insights into intraoperative brain mapping. Neurosurgery,2010,66: 868-875.

[78] Peraud A,Ilmberger J,Reulen HJ. Surgical resection of gliomas WИIO grade Ⅱ and Ⅲ located in the opercular region. Acta Neurochir (Wien),2004,146:9-17.

[79] Sahin NT, Pinker S, Cash SS, et al. Sequential processing of lexical, grammatical, and phonological

information within Broca's area. Science,2009,326:445-449.

[80] Plaza M,Gatignol P,Leroy M,et al. Speaking without Broca's area after tumor resection. Neurocase, 2009,9:1-17.

[81] Sarubbo S, Le Bars E, Moritz-Gasser S, et al. Complete recovery after surgical resection of left Wernicke's area in awake patient: a brain stimulation and functional MRI study. Neurosurg Rev,2012, 35:287-292.

[82] Duffau H,Capelle L,Lopes M,et al. The insular lobe: physiopathological and surgical considerations. Neurosurgery,2000,47:801-810.

[83] Duffau H. A personal consecutive series of surgically treated 51 cases of insular WHO Grade Ⅱ glioma: advances and limitations. J Neurosurg,2009,110: 696-708.

[84] Duffau H, Bauchet L, Lehéricy S, et al. Functional compensation of the left dominant insula for language. Neuroreport,2001,12:2159-2163.

[85] Duffau H,Taillandier L,Gatignol P,et al. The insular lobe and brain plasticity: lessons from tumor surgery. Clin Neurol Neurosurg,2006,108:543-548.

[86] Duffau H,Moritz-Gasser S,Gatignol P. Functional outcome after languagemapping for insular World Health Organization Grade Ⅱ gliomas in the dominant hemisphere: experience with 24 patients. Neurosurg Focus,2009,27:E7.

[87] Duffau H,Mandonnet E,Gatignol P,et al. Functional compensation of the claustrum: lessons from low-grade glioma surgery. J Neurooncol,2007,81:327-329.

[88] Duffau H, Denvil D, Capelle L. Absence of movement disorders after surgical resection of glioma invading the right striatum. J Neurosurg,2002,97:363-369.

[89] Duffau H,Karachi C,Gatignol P,et al. Transient Foix-Chavany-Marie syndrome after surgical resection of a right insulo-opercular low-grade glioma. Neurosurgery,2003,53:426-431.

[90] LeRoux PD,Berger MS,Haglund MM,et al. Resection of intrinsic tumors from nondominant face motor cortex using stimulation mapping: report of two cases. Surg Neurol,1991,36:44-48.

[91] Duffau H,Denvil D,Capelle L. Long term reshaping of language,sensory and motor maps following glioma resection: a new parameter to integrate in the surgical strategy. J Neurol Neurosurg Psychiatry,2002,72:511-516.

[92] Meunier S,Duffau H,Garnero L,et al. Comparison of the somatosensory cortical mapping of the fingers using a whole head magnetoencephalography (MEG)and direct electrical stimulations during surgery in awake patients. Neuroimage,2000,11:5(abstract).

[93] Duffau H,Capelle L. Functional recovery following lesions of the primary somatosensory fields. Study of the compensatory mechanisms. Neurochirurgie,2001,47:557-563.

[94] Duffau H,Lopes M,Denvil D,et al. Delayed onset of the supplementary motor area syndrome after surgical resection of the mesial frontal lobe: a time course study using intraoperative mapping in an awake patient. Stereotact Funct Neurosurg,2001,76:74-82.

[95] Krainik A,Lehéricy S,Duffau H,et al. Role of the supplementary motor area in motor deficit following medial frontal lobe surgery. Neurology,2001,57:871-878.

[96] Krainik A,Lehéricy S,Duffau H,et al. Postoperative speech disorder after medial frontal surgery: role of the supplementary motor area. Neurology,2003,60:587-594.

[97] Krainik A,Duffau H,Capelle L,et al. Role of the healthy hemisphere in recovery after resection of the supplementary motor area. Neurology,2004,62:1323-1332.

[98] Schucht P, Moritz-Gasser S, Herbet G, et al. Subcortical electrostimulation to identify network subserving motor control. Hum Brain Mapp,2013,34(11):3023-3030.

［99］ Duffau H，Khalil I，Gatignol P，et al. Surgical removal of corpus callosum infiltrated by low-grade glioma: functional outcome and oncological considerations. J Neurosurg，2004，100:431-437.

［100］ Teixidor P，Gatignol P，Leroy M，et al. Assessment of verbal working memory before and after surgery for low-grade glioma. J Neurooncol，2007，81:305-313.

［101］ Moritz-Gasser S，Herbet G，Maldonado IL，et al. Lexical access speed is significantly correlated with the return to professional activities after awake surgery for low-grade gliomas. J Neurooncol，2012，107:633-641.

［102］ Finger S，Marshak RA，Cohen M，et al. Effects of successive and simultaneous lesions of somatosensory cortex on tactile discrimination in the rat. J Comp Physiol Psychol，1971，77: 221-227.

［103］ Adametz J. Rate of recovery of functioning in cats with rostral reticular lesions: an experimental study. J Neurosurg，1959，16:85-97.

［104］ Rosen J，Stein D，Butters N. Recovery of function after serial ablation of prefrontal cortex in the rhesus monkey. Science，1971，173:353-356.

［105］ Patrissi G，Stein DG. Temporal factors in recovery of function after brain damage. Exp Neurol，1975，47: 470-480.

［106］ Glick SD，Zimmerberg B. Comparative recovery following simultaneous-and successive-stage frontal brain damage in mice. J Comp Physiol Psychol，1972，79:481-487.

［107］ Stewart JW，Ades H. The time factor in reintegration of a learned habit lost after temporal lobe lesions in the monkey (Macaca mulatta). J Comp Physiol Psychol，1951，44:479-486.

［108］ Stein DG，Butters N，Rosen J. A comparison of twoand four-stage ablations of sulcus principals on recovery of spatial performance in the rhesus monkey. Neuropsychologia，1977，15:179-182.

［109］ Martino J，Taillandier L，Moritz-Gasser S，et al. Re-operation is a safe and effective therapeutic strategy in recurrent WHO grade Ⅱ gliomas within eloquent areas. Acta Neurochir（Wien），2009，151:427-436.

［110］ Duffau H. The challenge to remove diffuse low-grade gliomas while preserving brain functions. Acta Neurochir（Wien），2012，154:569-574.

［111］ Duffau H. Surgery of low-grade gliomas: towards a"functional neurooncology". Curr Opin Oncol，2009，21:543-549.

［112］ Duffau H，Taillandier L，Capelle L. Radical surgery after chemotherapy: a new therapeutic strategy to envision in grade Ⅱ glioma. J Neurooncol，2006，80: 171-176.

［113］ Blonski M，Taillandier L，Herbet G，et al. Combination of neoadjuvant chemotherapy followed by surgical resection as new strategy for WHO grade Ⅱ gliomas: a study of cognitive status and quality of life. J Neurooncol，2012，106:353-366.

［114］ Marrelec G，Krainik A，Duffau H，et al. Partial correlation for functional brain interactivity investigation in functional MRI. Neuroimage，2006，32:228-237.

［115］ Marrelec G，Bellec P，Kranik A，et al. Regions，systems and the brain: hierarchical measures of functional integration in fMRI. Med Image Anal，2008，12:484-496.

［116］ Gehring K，Sitskoorn MM，Gundy CM，et al. Cognitive rehabilitation in patients with gliomas: a randomized，controlled trial. J Clin Oncol，2009，27:3712-3722.

［117］ Yordanova Y，Moritz-Gasser S，Duffau H. Awake surgery for WHO grade Ⅱ gliomas within "noneloquent" areas in the left dominant hemisphere: toward a "supratotal" resection. J Neurosurg，2011，115:232-239.

［118］ Pallud J，Fontaine D，Duffau H，et al. Natural history of incidental WHO grade Ⅱ gliomas. Ann Neurol，2010，68:727-733.

[119] Duffau H. Awake surgery for incidental WHO grade Ⅱ gliomas involving eloquent areas. Acta Neurochir (Wien),2012,154:575-584.

[120] Duffau H. The rationale to perform early resection in incidental diffuse low-grade glioma: towards a "preventive surgical neurooncology". World Neurosurg,2013,80(5):115-117.

[121] Duffau H. Brain mapping: from neural basis of cognition to surgical applications. Wien/New York: Springer,2011.

第六部分
弥漫性低级别胶质瘤治疗方法的新认知

| 第二十三章 |

弥漫性低级别胶质瘤
手术的肿瘤学思考

Hugues Duffau

摘　要:很长时间以来,对于弥漫性低级别胶质瘤(diffuse low-grade glioma,DLGG)一直存在争议。从传统文献来看,产生认识偏差的主要原因可能是在大多数研究中没有在术后利用 MRI 对切除程度(extent of resection,EOR)做客观评估,仅仅是依赖于外科医生的主观判断或者是 CT 扫描结果,没有对残留肿瘤进行体积测量。现代的研究中采用系统的术后 MRI 的 T_2/FLAIR 加权像来评估,与既往的简单病变块状切除相比,所有的医生都采用了更加激进的肿瘤切除方式,明显改善了总生存率(overall survival,OS)。而且,超过 MR 影像学异常区域边界的切除,也就是超全切除,通过延迟恶变明显提高了 OS。这就意味着 DLGG 的活检应该仅仅应用在非常弥漫的病变,比如神经胶质瘤病,或者根据既往经验次全切除有困难时。尽管缺乏 Ⅲ 期临床研究,所有数据都支持最大范围切除 DLGG 是最佳治疗的第一选择。因此,外科医生应该转变观念,手术范围应该包括慢性肿瘤性病灶,而不是只切除脑内的肿瘤团块。治疗目标不应该仅仅满足于单纯的肿瘤切除(也就是切除影像学上可见的"冰山顶部"),而是在不影响脑功能的前提下做 DLGG 所侵袭脑组织的最大范围切除。也就是说,神经外科医生应该按照唤醒患者的功能边界(而不仅仅是肿瘤或者解剖学边界)做早期最大范围的切除。这个展望似乎是建立现代化和个体化的神经肿瘤功能手术的最好方法。

H. Duffau,MD,PhD
Department of Neurosurgery,Gui de Chauliac Hospital,Montpellier University Medical Center,80 Avenue Augustin Fliche,34295 Montpellier Cedex 5,France

National Institute for Health and Medical Research (INSERM),U1051 Laboratory,Team"Brain Plasticity, Stem Cells and Glial Tumors",Institute for Neurosciences of Montpellier,Montpellier University Medical Center,34091 Montpellier,France
e-mail: h-duffau@chu-montpellier. fr

H. Duffau (ed.), *Diffuse Low-Grade Gliomas in Adults*,
DOI 10. 1007/978-1-4471-2213-5_23, © Springer-Verlag London 2013

关键词:弥漫性低级别胶质瘤(DLGG);手术;超全切除;总生存期;恶性转移;扩大切除;功
能脑图谱

引　言

很长时间以来,DLGG 手术一直存在争议。首先的争议在于 DLGG 常见于青年,术前
没有症状或者仅有轻微症状,几乎能正常生活,而手术切除存在功能丧失的风险。然而,由
于功能定位方法技术的进步,以及对脑功能活动中动态神经生物学更好的理解,现在手术风
险(术后功能丧失)已经大大降低。下一章会深入讨论关于 DLGG 手术后的功能结果。

然而,在详细描述"怎么做"前,首先要解决的主要问题是"为什么做"。本文中我们将回
顾关于手术对 DLGG 自然过程影响的最新文献。

弥漫性低级别胶质瘤自然进程的新见解

在先前的章节中,对这个复杂疾病的一些重要观点进行着重强调看起来是非常重要的。

一、生长

与传统文献中所主张的观点相反,并没有稳定状态的 DLGG。通过使用生物数学模型
来计算生长速率(在任何治疗前的 3 个月至少做 2 次 MRI 检查),所有的 DLGG 在恶变前期
都在恒定地生长,平均直径以每年 4 mm 的线性规律增加(根据容积测算)[1-3]。这种生长不
仅存在于有临床症状的患者,而且也出现在无症状(亚临床)的患者中[4]。本质上,这意味着
存在一个"无进展生存期"的概念(至少在化疗前,不意味着什么都没发生);因为病变不完全
切除的患者其肿瘤的生长速率在术前和术后是一样的[5]。而且,生长速率与生存期成负相
关。事实上,在 Pallud 等报道的 143 例系列手术中显示,肿瘤直径扩张的平均速率在每年
8 mm 或者更快时,平均生存期为 5.16 年,如果肿瘤生长速率低于 8 mm/年,平均生存期超
过 15 年[6]。

二、迁移

除此以外,这些肿瘤沿着白质纤维束(U 形纤维,联系、投射和接合通路)生长[7-9]。因
此,DLGG 不是像传统文献认为的那样的肿瘤团块,事实上是侵袭中枢神经系统的一种慢性
侵袭性疾病,尤其是对与脑功能有密切关系的皮质下连接的侵袭[10-11](见第二十二章)。

这是一个重要的问题,因为弥漫的胶质瘤细胞所产生的认知障碍,可能是由分离综合征
所引起[12-13]。事实上现有的证据突出了高级命令功能障碍的存在,比如工作记忆、注意或者
执行功能[14-15]。使用客观的神经精神评估时常能发现这些缺陷,对"DLGG 患者一切检查正
常"的传统观点提出了挑战[16]。而且,从治疗的观点来看,胶质瘤沿着纤维生长也限制了与
生活质量保留相关的肿瘤切除程度[17]。

三、恶性转变与生存期

DLGG 最终会发生恶变,这种间变的转变会引起神经功能缺损伴随生活质量下降,直至死亡。两项 EORTC 包含了超过 600 例患者的随机多中心试验中,具有良好预后的亚组患者的中位生存期是 7.7 年,具有较差预后亚组患者的中位生存期仅为 3.2 年[18-19]。有趣的是,生长速率的精确判定有利于识别具有胶质瘤早期恶变风险的患者[20]。其他临床指标(年龄、神经与认知状态、KPS 评分)、放射学指标(肿瘤体积、位置与动力学、代谢参数)、病理特点与分子的因素也与恶变的风险和中位生存期相关[21-27],这些在前面的章节中已述及。

综合起来,这些结果显示不能认为 DLGG 是良性肿瘤,而应该是癌前病变,并且,手术与神经肿瘤治疗的策略应该从传统的"等等看",转变为早期治疗,目的是为了延迟恶性转变的发生与提高总生存率,保留甚至改善生活质量。在这种观点下,近期系列手术研究证实了 DLGG 的切除在这种慢性脑疾病进程中起到的重要作用。

弥漫性低级别胶质瘤手术切除的影响

一、传统文献

尽管数十年来关于弥漫性低级别胶质瘤的手术一直存在争议,最近文献公认的观点是广泛的肿瘤切除与更好的预期寿命相关[28-30]。肿瘤切除带来的好处越来越被认识到[28]。从 1990 年开始的 10 项研究,探讨关于 DLGG 患者的切除程度在改善生存期与延迟肿瘤进展中的作用,结果表明随着切除程度增加(次全切除与全切除),平均生存期从 61.1 周延长到 90.5 周[29,31]。

二、切除程度中神经影像与客观评估的进展

然而,引起传统文献与现在事实差异的关键在于:在大多数的研究中,EOR 不是通过术后 MRI 客观评估的,而是根据医生的主观判断,或者一个简单的 CT 扫描来确定的,没有对残留肿瘤进行容积测量。考虑到 DLGG 的侵袭生长特性,在许多研究中肯定低估了残留肿瘤量,导致对手术的益处得出错误结论。最近,大家广泛承认的是应用 MRI 的 T_2/FLAIR 加权像来计算术后残余肿瘤体积。值得注意的是,孤立的胶质瘤细胞不能被结构影像所检测,而生理/代谢影像(弥散 MRI、灌注 MRI、波谱学 MR、PET)可以提高残余肿瘤检测的敏感性[32]。

三、现代文献

在系统性地运用术后 MRI(T_2/FLAIR)进行评价的现代神经外科系列研究中,很明显可以看到 2005 年以后的研究有更加积极的切除范围,同单纯切除相比在总生存率上明显改

善[33]。这些研究表明在对照 MRI 上发现信号异常进行切除时(也就是说全切除时),与存在残留病灶的患者相比,患者的总生存期明显延长。UCSF 的研究包括了 216 例 DLGG 患者,在校正了年龄、KPS 评分、肿瘤位置和肿瘤亚型等影响因素后,EOR 仍然是总生存期的主要预测因素,98% 的全切除患者有 8 年以上的总生存期。在 Claus 等报道的 156 例 DLGG 中,不完全切除患者的死亡风险是全切除患者的 4.9 倍[35]。McGirt 等发现与次全切除相比,肉眼全切增加了总生存期[36]。在 Ahmadi 等的 130 例 DLGG 分析中,扩大手术明显延长总生存期[37]。Yeh 等也证明了这个观点,在 93 例 DLGG 患者的多变量分析中,EOR 和术后 KPS 评分显示对总生存率有独立的预后意义[38]。而且,Duffau 等从使用术后 MRI 评估残留的 222 例 DLGG 患者中发现,全切除与总生存期之间明显相关[39]。最近,法国胶质瘤协作中心发表了最大宗的一组 1097 例 DLGG 患者,也证明了 EOR 和术后残留肿瘤体积是延长 OS 的独立相关预后因素(图 23-1)[40]。

而且,即便在不全切除的肿瘤患者,较大程度地切除也获得明显延长的 OS。例如,EOR 超过 90% 的生存期明显好于 EOR 少于 90% 的患者,EOR 至少达到 80% 的患者也有明显长的 OS[34]。除了切除程度,术后肿瘤残留体积也是生存期长短的预测因素,残留体积少于 10 ml(次全切除)与多于 10 ml(部分切除)的患者相比[41],OS 有明显延长。Duffau 等的一组 122 例 DLGG 患者,手术过程中使用了功能区定位的方法,平均随访 4 年,残留超过 10 ml 的患者中有 20.6% 死亡,残留少于 10 ml 的患者中仅有 8% 死亡(术后 MRI 证明全切除的患者,无一例死亡)[39]。有趣的是,EOR 的价值不仅仅见于大脑半球的 DLGG 患者,对于特殊部位的 DLGG,比如岛叶 DLGG 也是一样的[42-43]。

这种对 OS 的影响是基于手术可以延迟病变组织学升级的事实。研究证明残留肿瘤体积是恶性转变的预测因素[41]。在最近 UCSF 的一组 216 例 DLGG 患者中,在校正了年龄、KPS 评分、肿瘤位置、肿瘤亚型影响后,EOR 仍然是恶性无进展生存的明显预测因素[34]。在 Chaichana 等的一组 191 例连续的 DLGG 患者中,也显示了全切除是与恶变相关的独立因素[44]。有趣的是,和 OS 相比,EOR 在恶性转化中的价值不仅仅与常规的 DLGG 病例相关,也与特定脑区明显相关。例如,UCSF 的研究显示,岛叶最大切除的患者恶性进展的间隔相对较长[42]。

四、对弥漫性低级别胶质瘤的超全切除

尽管肉眼全切除(鉴于 MRI)对恶性转化和生存期具有价值,最近的一项在 MRI 异常区域内和区域外的活检研究表明,常规 MRI 低估了弥漫性低级别胶质瘤的实际范围,在 MRI 信号异常区域外 20 mm 处也发现了肿瘤细胞存在[45]。有趣的是,这提示在 MRI 影像异常边界外做更大程度的切除会改善 DLGG 的预后。事实上,最近的一组研究也报道了超全切除,也就是说,超过 MRI 影像学异常区域进行切除(图 23-2)。该研究共完成了 15 例 DLGG 非功能区患者的超全切除,避免了恶性转化,平均随访了 35.7 个月(6～135 个月)[46]。这项研究与另外一组仅仅做全切除的 29 例 DLGG 患者相比,在全切除组有 7 例恶性变,而超全切除组无一例发生。而且,对照组 10 例患者需要辅助治疗,而超全切除组仅有 1 例需要辅助治疗。另一方面,15 例超全切除组有 4 例出现复发,这可能是由于功能区的存在,所有患者很难都切除到肿瘤边缘至少 20 mm。值得注意的是,一些患者在 18 个月后复发,而其他患者在术后随访 135 个月也未出现复发,这可以解释为有些 DLGG 更加具有侵袭性,而另外

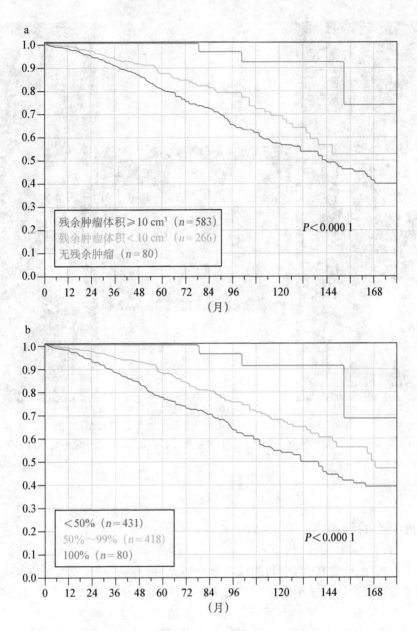

▶ 图 23-1 法国胶质瘤协作中心最大宗的一组 1097 例 DLGG 患者,术后
肿瘤残留体积(a)和切除程度(b)是与较长总生存期明显相关的
独立预测因素

的一部分 DLGG 属于增生性生长。手术治疗,尤其是超全切除,本质上对于治疗后一种
DLGG 要强于前一种。在未来,生理与代谢影像更接近于肿瘤的侵袭学神经病理特征[32,47],
对超全切除术指征选择会更加有帮助。其他有用的方法是增殖与弥散的新的生物数学模
型,在 3～6 个月内接受任何治疗前至少进行 2 次 MRI 扫描[3,48](见第十七章与第二十八
章)。因此,超全切除的目标是通过减少周围肿瘤细胞的数目来延迟恶性转变,以及减少辅
助治疗的应用,并不是为了治愈 DLGG 患者[46]。

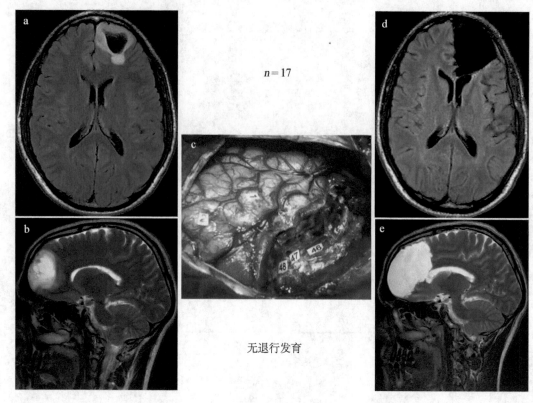

$n=17$

无退行发育

▶图23-2 按照术中皮质电刺激确定的功能边界做超全切除

（a,b）术前 MRI 显示左侧前额部 DLGG；(c)术中照片；(d,e)术后 MRI 显示切除超过了 FLAIR/T$_2$ 所显示的异常区

五、再手术的价值

鉴于 DLGG 的侵袭特性,全切除或者超全切除后复发是可能发生的,在不全切除后残余肿瘤的持续生长是不可避免的。有趣的是,一些学者对于第二次手术的肿瘤学特性存在争议。Schmidt 等分析了 40 例复发患者的再手术结果,这些患者在两次手术之间没有进行其他治疗,证据表明肉眼全切与延迟二次手术时间相关[49]。最近 Ahmadi 等报道的一组 130 例 DLGG 患者显示扩大手术切除可以明显延长非恶性复发(53.1%的复发肿瘤可以全切除）的 OS[37]。法国肿瘤中心报道,二次手术切除是较长 OS 的明显预测因素[40]。Martino 等也报道了连续 19 例语言区复发 DLGG 的二次手术病例[50],尽管有功能区参与,全切除与大部切除的比例达到 73.7%。这种多阶段的手术方式,在最大程度功能引导切除下,通过数年的随访阶段,然后在保持生活质量的前提下进行最佳 EOR 的二次手术是可行的,这取决于第一次手术本身的作用、脑的可塑性及肿瘤的生长等综合因素(见第二十二章)[51-52]。这组病例两次手术之间的平均时间为 4.1 年(1~7.8 年),平均随访时间为 6.6 年(2.3~14.3 年),随访时间内无患者死亡。考虑到这种策略的良好利益风险比,作者建议对于复发 DLGG 采取再手术。由于 57.9%的再手术患者在组织学上有高的恶性转化率,复发 DLGG 手术的主要目的是阻止恶性转变,因此建议在组织学升级已经发生的情况下应早期

干预,而不是依赖于晚期手术[50]。

弥漫性低级别胶质瘤活检术的缺陷

在这种认识下,当前弥漫性低级别胶质瘤活检的适应证应该是非常受限的,首先,联合临床与影像学资料来分析,大多数典型胶质瘤患者都可以得到诊断。这样,神经病理检查的主要目的是对胶质瘤分级做出最好的判断。然而利用立体定向针获取组织进行诊断有很高的样本选择错误的风险。事实上,Muragaki 等最近发现,在 WHO Ⅰ 级患者有 11% 患者病理分级偏高,WHO Ⅲ 级患者有 28% 病理分级偏低[53]。因此,仅仅应用立体定向活检进行病理诊断有潜在的精确性下降风险,尤其是对于低增殖活性混合性胶质瘤的患者。相反,最大范围的 DLGG 手术切除提供了更加足量的肿瘤组织样本,增加了组织学诊断与分级的可信度[30]。

而且,在本质上同手术切除相反,活检仅有不可靠的诊断价值,而无治疗作用。由于 MR 引导的立体定向活检有 2% 永久功能缺损的风险[54],对于怀疑是 DLGG 的患者活检是相对禁忌证。对于不愿意手术或者身体条件不能承受手术的患者,对于弥散性病变(比如神经胶质瘤病)患者或者次全切除困难者可以考虑活检[30]。目前在评估 EOR 时除了术者经验,还可以采用术后残余概率图。这种图谱是通过对 65 例 DLGG 患者进行功能边界切除,经计算机对残余肿瘤进行计算后得出的,于术前对 EOR 进行预测的准确率为 82%[17]。这种理论可以帮助在手术切除与活检之间做出选择[11]。

值得注意的是,对于选择做活检的病例,结合新的影像技术(PET、MR 波谱)可以提高 DLGG 的鉴定与分级的敏感性与特异性[55-56]。

弥漫性低级别胶质瘤最大范围切除的技术思考

一、肿瘤切除由影像引导向功能引导的观念转变

基于强大的肿瘤学结果,神经外科医生应该改变观念,专注于慢性肿瘤疾病中的神经系统,而不是切除脑组织内的肿瘤团块[57]。目标是不仅仅满足于单纯的肿瘤切除,除了切除影像学上可见的部分,当病变不在功能区时应该做弥漫性低级别胶质瘤侵袭区域的更大范围切除。也就是说,神经外科医生应该首先看到脑组织而不是肿瘤,为了适应手术操作,对每个患者做三维的解剖与功能重建。这意味着神经外科医生必须改变在中枢神经系统内的操作技巧,这与脑组织外的手术技巧是不同的[58]。事实上,胶质瘤手术的第一原则应该是按照功能边界进行切除,既然没有边界,应该在保留语言结构的前提下做最大范围的肿瘤切除[59]。

这样做时,术中影像的方法(神经导航、术中 MRI)虽然较多地应用,但仍会有严重的缺陷。首先,按照前面提及的肿瘤学观点,常规 MRI,包括 T_2/FLAIR 加权像都只能显示主要病变而不能显示肿瘤的全部。事实上,只有细胞密度超过 $500/mm^3$ 时 MRI 上才能显示[60]。

因此,MRI 低估了 DLGG 的实际空间范围,肿瘤细胞超出了影像学异常的区域。当记住这些时,对于远离功能区的 DLGG,只做影像引导的切除是荒谬的。对这些区域可以在保留功能的前提下切除更多的肿瘤细胞,也就是做超全切除,考虑到先前恶性转化的影响,不需要按照 MRI 的 T$_2$/FLAIR 范围限制做切除[46]。这意味着术前融入神经导航的 MRI 影像或者术中 MRI 影像都受肿瘤体积缩小现实的影响,因为术中有异常信号区域的切除,术中影像并不能通过这些异常结构来获得更大程度的切除,尽管这些异常影像并不能反映胶质瘤的全部。因此,图像引导切除可能代表患者丧失在大脑关键区域之外承受 DLGG 的机会[57-58]。有趣的是,最近报道的利用共聚焦显微镜通过 5-氨基乙酰丙酸荧光术中显影可以增大 DLGG 的 EOR[61]。另一方面,在语言区使用这种新技术与术中成像时应该谨慎,因为依据肿瘤学特性对弥散病变最大范围的切除有可能会导致永久性的神经功能障碍,高级别胶质瘤荧光引导手术中已经有类似报道[62]。

从功能的观点来看,考虑到个体的脑功能解剖,目前神经外科医生已经倾向于相信 fMRI 与 DTI 数据是非常正确的。事实上,最近在功能影像的手术指征与手术计划方面有大量的报道,也包括功能影像单独指导手术(术前资料与神经导航或者 fMRI/DTI 融合)的报告[63]。然而,功能影像是建立在生物数学基础上的,结果会随着模型而变化[64],fMRI[65] 与 DTI[66] 的报道都提到,对于语言认知功能来说,这些方法就个体病例而言都缺乏可靠性。

尤其是,神经影像并不能从大脑中的功能代偿区中区分出脑功能区。因而,在 DLGG 手术中有风险存在,即在 fMRI 结果上可见功能区距离肿瘤很近甚至在肿瘤内,事实上切除这些区域并不会产生永久功能障碍,这从肿瘤学的观点来看使得患者失去了最佳的手术机会。而且,在手术中会有损害 fMRI/DTI 没有定位出的功能区的情况发生(由于缺乏敏感性),或者是由于大部分胶质瘤组织切除过程中脑移位的不断增加(降低了 DTI 数据的可信度),依据神经影像导航的定位,会使此前确定的功能区有 5~10 mm 的移位[67]。这种策略再次与最大 EOR 的肿瘤学目标相违背,然而对超过 100 例语言区弥漫性胶质瘤系列患者的研究显示,可以在不增加永久性功能障碍罹患率(低于 2%)的基础上尽可能地切净肿瘤[59,68]。

因此,基于这些缺陷,即便神经外科医生能至少部分考虑神经影像提供的数据,也应该在切除的手术策略中结合更多的信息使得手术风险利益比达到最佳,既要考虑肿瘤学策略也要兼顾功能保留。按照这种新思路,利用术中电刺激来界定功能区应该更加可靠,肿瘤切除直至遇到功能区,从而在保留患者生活质量的前提下做最大范围的 DLGG 切除。

二、皮质与皮质下功能定位:功能引导手术增加 EOR 的价值(图 23-3)

在这里,目的不是精确地描述唤醒状态下应用皮质电刺激定位的方法,这部分内容及功能定位结果会在下一章提及。然而,强调几个重要问题似乎是必要的。

首先,神经外科医生应该知道,在生理学上个体间有解剖结构的变异,尤其对于语言认知功能[69],由于脑可塑性的存在[51,57],这种变异在缓慢生长的 DLGG 中会更加明显。这意味着即便脑手术中的解剖学标志没有变化,依靠它来做功能定位也是不行的。因此,由于目的是依据个体功能边界将被 DLGG 侵袭的脑组织切除,这种功能包括了皮质水平与皮质下水平,为了避免假阴性的出现(方法学的因素)[58],在开始手术切除前获得阳性功能区是重要的。事实上,由于能够在胶质瘤手术中定位出功能区,在 DLGG 中标准的从内到外切除

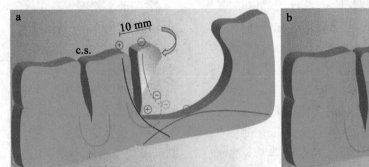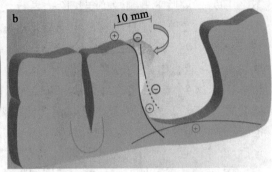

▶图 23-3 简图显示两例切除边缘。(a)第一例,肿瘤距离要切除的脑沟有 10 mm 的安全距离,脑沟边缘
为阳性刺激区(蓝色＋)。如果做皮质下电刺激,垂直连接的投射纤维会定位在脑沟底部(蓝色
＋,锥体束)。在切除过程中从另外一侧来的 U 形纤维也可以验证(橙色－)。在空腔底部,水
平连接或长程相关纤维代表深部皮质下功能边界(红色＋)。有趣的是,被肿瘤侵袭的皮质(灰
色,蓝色箭头所指)功能丧失,一直切除直至皮质下通路(蓝色与红色＋)。因此,皮质起源的纤
维已经中断,对刺激无反应(棕色－)。这些皮质的连接是中断的,可以被切除而无功能障碍的
风险。(b)第二例同样的患者显示的是脑回内切除[59]

肿瘤的方法并不常常是安全的[70]。根据 UCSF 的经验,在 243 例患者中有 4 例出现持久性
的新的语言功能损害,这 4 例患者在切除前都没有检测到阳性位点[71]。在其他的 309 例使
用皮质电刺激来辅助手术的病例中,109 例阴性结果患者,9％出现了永久性功能障碍[72]。
Taylor 与 Berstein 等先前报道的 70％的阴性定位患者,其中 3.6％会出现永久性功能恶
化[73]。因此,阴性定位不能保证此处没有功能区,不能防止术后持久功能障碍的发生。这
就是其他学者持续倡议在切除前通过更大的骨窗来系统功能定位的原因[58,74]。也就是说,
微侵袭神经外科手术意味着最小的功能损害,而不是最小的骨窗。

　　另外一个重要问题是皮质下连接的保留。事实上,由于 DLGG 沿着主要白质纤维束走
行,这些纤维束包含着有用的功能连接,通过脑可塑性的概率图谱已经证明了这点[11],在胶
质瘤切除过程中[57-58,68,74]必须使用皮质下电刺激来鉴定与保留这些通路。而且,除了皮质
电刺激,在唤醒状态下(不仅仅优势半球才应用,见第二十四章)也应该使用在线认知功能监
测来检查切除是否会引起神经功能缺损。在手术室中,需要患者、医生、语言治疗师/神经精
神病学家/神经病学家密切配合。另一方面,在切除过程中 1～2 h 的连续任务会导致患者
疲劳,推荐在手术时直接用皮质电刺激来确定功能区,而不是先从内部切除肿瘤,在切除的
末期靠近功能区时患者已经很难配合了。事实上,一旦确定了被侵袭的脑组织是与功能边
界无关的,可以在全身麻醉下切除它,患者的在线反馈有时候是没有必要的[58]。

　　有趣的是,最近的一项超过 8000 例脑胶质瘤手术患者的 meta 分析表明,术中功能定位
的应用在减少永久性功能损害方面有显著的统计学意义,同时增加功能区肿瘤的切除
率[75]。这些结果与先前的研究是一致的,先前的研究是在两组连续的 DLGG 切除中,比较
使用皮质电刺激定位与不使用两者功能与肿瘤学疗效的差异[39],再一次证明了功能定位能
够明显增加既往认为不能切除区域的手术切除率,术后永久功能障碍发生率明显降低,全切
与次全切除率明显提高。最近,de Benedictis 等报道了 9 例 DLGG 患者连续做了两次手术。
第一次手术是按照传统方式进行的,全身麻醉下未使用功能定位。第二次手术在唤醒状态

下采用皮质-皮质下电刺激确定切除边界行大范围切除[76]。第一次手术 3 例患者做了大部切除,6 例患者做了部分切除,3 例患者术后有功能障碍。第二次唤醒手术术后 MRI 显示 5 例全切除,4 例大部切除(无部分切除),与第一次手术相比所有病例均有改善,没有出现永久性神经功能恶化,3 例患者术前功能状态有改善。所有患者回到了正常的职业与社会生活中[76]。这个结果证实唤醒手术可以保护 DLGG 患者的生活质量,也能够明显改善功能区病变的 EOR。此外,UCSF 的 281 例功能区 DLGG 的病例应用功能定位指导切除,对于功能区与非功能区都可以准确描绘,不仅最大程度地切除了肿瘤,还明显提高了生存期[77]。最后,正像最近一项研究提及的那样,定位于非功能区的 DLGG 可以应用唤醒手术,从而进行 MRI 上胶质瘤可见部分外的大范围切除。因为超全切除可以防止平均随访时间 35.7 个月(6～135 个月)的恶性转化,这意味着非功能区胶质瘤也可以应用功能定位,它对于 DLGG 的行为学改变有明显价值[46]。

换句话说,所有 DLGG 患者都应该在术中功能定位确定功能边界的基础上进行切除,尤其是胶质瘤没有直接侵入重要结构者,因为在这些病例超全切除率和对肿瘤学的影响更加有意义。

三、软脑膜下切除与血管系统保留

一旦定位出功能区,DLGG 手术的下一个基石就是如何保留血管系统,包括动脉和静脉的保留,就是要最少地使用电凝。令人吃惊的是,这个技巧在轴外神经外科手术中被详细描述,在胶质瘤手术中反而很少被注意。

首先,在皮质水平,一些穿通血管从肿瘤表面经过但并不形成肿瘤的血管,这种情况在 DLGG 中经常出现,这些血管应该被保留。皮质切除必须从血管的两边进行,值得注意的是,在复发胶质瘤再手术病例,有时候在第一次术后数年,上次手术皮质保留的血管仍然存在,即便是手术腔的桥静脉[58]。

在第二阶段,被肿瘤侵袭的脑组织的切除应该连续应用软脑膜下切除[58],也就是说,当皮质电刺激确定的脑沟是切除边界时,为了保护血管不应该打开这些脑沟。事实上,因为血管在脑沟内走行,打开脑沟时损伤血管的风险很大。像以前描述的一样,既然功能区结构在切除过程中是没有边界的,这意味着在脑沟另一侧埋藏的皮质对于功能是非常重要的。因此,相关动脉/静脉电凝的后果可能是导致这些埋藏皮质的缺血,将产生神经功能缺损。相反,皮质下胶质瘤切除使用吸引而不是电凝,可以保留脑沟内的血管,避免脑沟另外一侧的任何损伤。这种技巧可以在颅内所有脑沟内实施,包括侧裂。这就是在副边缘 DLGG 中,部分学者建议即便没有被肿瘤侵入也要切除(额/颞)盖部,作为进入岛叶最佳入路的原因,不打开侧裂可以将血管损害的风险降低[42,78-79]。由于没有对血管的直接操作,保存软脑膜可以避免痉挛。事实上,对于从中动脉 M2 段发出的供应放射冠的长穿通动脉的保护是非常重要的[80]。侧裂血管的损伤可以带来深部的缺血。有趣的是,经盖部入路患者发生永久损害的风险低于经侧裂入路。在非岛叶的深部胶质瘤也可以使用此种策略。事实上,当肿瘤定位在脑沟的深部附近,尤其在功能区附近时,打开脑沟进入病变似乎是合乎逻辑的。然而,除了脑沟内血管损害会增加缺血的风险,我们还应该牢记,到达肿瘤所经过的深部皮质也许是有功能的,在皮质表面的电刺激未必能够检测到。按照皮质电刺激定位的脑表面结果做通过脑沟的皮质切除是安全的,因为没有血管损伤的风险,在皮质下电刺激的指导下可在白质内到达深部病变[58,74]。

在实践中,可以使用超声 CUSA 来做软脑膜下切除,虽然以往的方法也是安全的,使用 CUSA 可导致软脑膜损害与血管损伤,但是它仍然是在白质内切除病变的最好工具,虽然这种方法能引起短暂性轴突传导抑制[81]。当软脑膜由于手术或者肿瘤(高级别胶质瘤或者再手术患者)而损伤时,推荐在切除边缘损坏区域的汇聚点周围来鉴别正常软脑膜。其实,软脑膜也代表了正常的解剖标志。当软脑膜下切除最后到达脑沟的深部时,也就意味着切除到达了和皮质下连接相关的部分,这时候应该做与白质通路相关的长距离纤维的功能定位(见第二十四章)。而且,对于岛叶与边缘旁特殊部位的 DLGG 患者,埋藏在岛沟前部的软脑膜深部组织非常靠近前穿质前部的外侧部分,在岛阈切除后它代表着胶质瘤切除的边界,可以避免损伤豆纹动脉[78]。

结论与展望

除了缺乏Ⅲ期临床研究,这些数据都支持对 DLGG 做最大程度切除[30]。如欧洲指南推荐的那样,在有可能的情况下做更加大范围的切除是当前治疗 DLGG 的最佳治疗方式[82]。在如此大量的证据面前做随机前瞻性研究似乎是不符合伦理的,应该考虑做回顾性配对研究和前瞻性观察试验。

由于重要结构周围没有边界,切除应该在功能定位指导下进行,也就是在切除过程中不断寻找功能区,直至遇到功能区,而不是在功能区定位之前切除。即便在非功能区 DLGG 手术中,为了达到最佳 EOR 也应该如此。事实上,Gil Robles 和 Duffau 告诉我们,当切除在皮质下水平进行时,剩余少量侵入皮质的肿瘤是不合理的,事实上这些没有去除的皮质已经失去了连接作用,是不再有任何功能的(图 23-3)[59]。

为了更好地帮助选择手术策略并且改善患者的生活质量,可以使用概率图来术前评估 DLGG 经术中功能定位并切除后可能的残余体积[11,17]。这种按照胶质瘤位置进行术后预测的方法,对于决定是做手术切除还是活检后辅助化疗是有用的,辅助化疗可以诱导 DLGG 萎缩,为下一步的至少大部切除手术创造条件[83]。在 3~6 个月内至少 2 次 MRI 基础上获得的增殖与弥散的生物数学模型,对于预测胶质瘤生长与迁移也是非常重要的[3,48,84]。这种预测对于既保留功能又改善 EOR 的再手术是有帮助的(见第二十二章)。

总之,由于 DLGG 经常侵袭功能区[85-86],神经外科医生应该养成先关注脑组织、再考虑肿瘤的习惯[57],在唤醒状态下依据功能边界做早期与最大范围的切除[87-88]。这种方法似乎代表了现代化与个体化神经肿瘤功能手术的最佳方法。

(吴 南 马文斌 刘 帅 战俣飞)

参考文献

[1] Mandonnet E,Delattre JY,Tanguy ML,et al. Continuous growth of mean tumor diameter in a subset of grade Ⅱ gliomas. Ann Neurol,2003,53:524-528.

[2] Mandonnet E,Pallud J,Clatz O,et al. Computational modeling of the WHO grade Ⅱ glioma dynamics:

principles and applications to management paradigm. Neurosurg Rev,2008,31:263-269.

[3] Pallud J,Taillandier L,Capelle L,et al. Quantitative morphological MRI follow-up of low-grade glioma: a plead for systematic measurement of growth rates. Neurosurgery,2012,71(3):729-739.

[4] Pallud J,Fontaine D,Duffau H,et al. Natural history of incidental World Health Organization grade Ⅱ gliomas. Ann Neurol,2010,68:727-733.

[5] Mandonnet E,Pallud J,Fontaine D,et al. Inter-and intrapatients comparison of WHO grade Ⅱ glioma kinetics before and after surgical resection. Neurosurg Rev,2010,33:91-96.

[6] Pallud J,Mandonnet E,Duffau H,et al. Prognostic value of initial magnetic resonance imaging growth rates for World Health Organization grade Ⅱ gliomas. Ann Neurol,2006,60:380-383.

[7] Giese A,Wesphal M. Glioma invasion in the central nervous system. Neurosurgery,1996,39:235-250.

[8] Mandonnet E,Capelle L,Duffau H. Extension of paralimbic low-grade gliomas: toward an anatomical classification based on white matter invasion patterns. J Neurooncol,2006,78:179-185.

[9] Stadlbauer A,Pölking E,Prante O,et al. Detection of tumour invasion into the pyramidal tract in glioma patients with sensorimotor deficits by correlation of (18)F-Fluoroethyl-L:-tyrosine PET and magnetic resonance diffusion tensor imaging. Acta Neurochir (Wien),2009,151:1061-1069.

[10] Duffau H. Does post-lesional subcortical plasticity exist in the human brain? Neurosci Res,2009,65: 131-135.

[11] Ius T,Angelini E,de Schotten MT,et al. Evidence for potentials and limitations of brain plasticity using an atlas of functional respectability of WHO grade Ⅱ gliomas: towards a "minimal common brain". Neuroimage,2011,56:992-1000.

[12] Bosma I,Reijneveld JC,Klein M,et al. Disturbed functional brain networks and cognitive function in low-grade glioma patients: a graph theoretical analysis of resting-state MEG. Nonlinear Biomed Phys, 2009,3:9.

[13] Duffau H. The "frontal syndrome" revisited: lessons from electrostimulation mapping studies. Cortex, 2011,48:120-131.

[14] Aaronson NK,Taphoorn MJ,Heimans JJ,et al. Compromised health-related quality of life in patients with low-grade glioma. J Clin Oncol,2011,29:4430-4435.

[15] Teixidor P,Gatignol P,Leroy M,et al. Assessment of verbal working memory before and after surgery for low-grade glioma. J Neurooncol,2007,81:305-313.

[16] Klein M,Duffau H,De Witt Hamer PC. Cognition and resective surgery for diffuse infiltrative glioma: an overview. J Neurooncol,2012,108:309-318.

[17] Mandonnet E,Jbabdi S,Taillandier L,et al. Preoperative estimation of residual volume for WHO grade Ⅱ glioma resected with intraoperative functional mapping. Neuro Oncol,2007,9:63-69.

[18] Karim AB,Maat B,Hatlevoll R,et al. A randomized trial on dose-response in radiation therapy on low-grade cerebral glioma. European Organization for Research and Treatment of Cancer (EORTC)Study 22844. Inj J Radiat Oncol Biol Phys,1996,36:549-556.

[19] Karim AB,Afra D,Cornu P,et al. Randomized trial on the efficacy of radiotherapy for cerebral low-grade glioma in the adult: European Organization for Research and Treatment of Cancer (EORTC) Study 22845. Int J Radiat Oncol Biol Phys,2002,52:316-324.

[20] Rees J,Watt H,Jäger HR,et al. Volumes and growth rates of untreated adults low-grade gliomas indicate risk of early malignant transformation. Eur J Radiol,2009,72:54-64.

[21] Brown PD,Buckner JC,O'Fallon JR,et al. Importance of baseline mini-mental state examination as a prognostic factor for patients with low-grade glioma. Int J Radiat Oncol Biol Phys,2004,59:117-125.

[22] Chang EF,Smith JS,Chang SM,et al. Preoperative prognostic classification system for hemispheric

low-grade gliomas in adults. J Neurosurg,2008,109:817-824.

[23] Daniels TB,Brown PD,Felten SJ,et al. Validation of EORTC prognostic factors for adults with low-grade glioma: a report using intergroup 86-72-51. Int J Radiat Oncol Biol Phys,2011,81:218-224.

[24] Hattingen E,Raab P,Franz K,et al. Prognostic value of choline and creatine in WHO grade Ⅱ gliomas. Neuroradiology,2008,50:759-767.

[25] Kim YH,Nobusawa S,Mittelbronn M,et al. Molecular classification of low-grade diffuse gliomas. Am J Pathol,2010,177:2708-2714.

[26] Pignatti F,van den Bent M,Curran D,et al. Prognostic factors for survival in adult patients with cerebral low-grade glioma. J Clin Oncol,2002,20:2076-2084.

[27] Schomas DA,Lack NN,Rao RD,et al. Intracranial low-grade gliomas in adults: 30-year experience with long-term follow-up at Mayo Clinic. Neuro Oncol,2009,11:437-445.

[28] Keles GE,Lamborn KR,Berger MS. Low-grade hemispheric gliomas in adults: a critical review of extent of resection as a factor influencing outcome. J Neurosurg,2001,95:735-745.

[29] Sanai N,Berger MS. Glioma extent of resection and its impact on patient outcome. Neurosurgery,2008,62: 753-766.

[30] Sanai N,Chang S,Berger MS. Low-grade gliomas in adults. J Neurosurg,2011,115:948-965.

[31] Sanai N, Berger MS. Operative techniques for gliomas and the value of extent of resection. Neurotherapeutics,2009,6:478-486.

[32] Chang SM, Nelson S, Vandenberg S, et al. Integration of preoperative anatomic and metabolic physiologic imaging of newly diagnosed glioma. J Neurooncol,2009,92:401-415.

[33] Duffau H. Surgery of low-grade gliomas: towards a "functional neurooncology". Curr Opin Oncol, 2009,21:543-549.

[34] Smith JS,Chang EF,Lamborn KR,et al. Role of extent of resection in the long-term outcome of low-grade hemispheric gliomas. J Clin Oncol,2008,26:1338-1345.

[35] Claus EB, Horlacher A, Hsu L, et al. Survival rates in patients with low-grade glioma after intraoperative magnetic resonance image guidance. Cancer,2005,103:1227-1233.

[36] McGirt MJ,Chaichana KL,Attenello FJ,et al. Extent of surgical resection is independently associated with survival in patients with hemispheric infiltrating low-grade gliomas. Neurosurgery,2008,63:700-707.

[37] Ahmadi R, Dictus C, Hartmann C, et al. Long-term outcome and survival of surgically treated supratentorial low-grade glioma in adult patients. Acta Neurochir,2009,151:1359-1365.

[38] Yeh SA, Ho JT, Lui CC, et al. Treatment outcomes and prognostic factors in patients with supratentorial low-grade gliomas. Br J Radiol,2005,78:230-235.

[39] Duffau H,Lopes M,Arthuis F,et al. Contribution of intraoperative electrical stimulations in surgery of low grade gliomas: a comparative study between two series without (1985-96)and with (1996-2003) functional mapping in the same institution. J Neurol Neurosurg Psychiatry,2005,76:845-851.

[40] Capelle L,Fontaine D,Mandonnet E,et al. Spontaneous and therapeutic prognostic factors in adult hemispheric WHO grade Ⅱ gliomas: a series of 1097 cases. J Neurosurg,2013,118(6):1157-1168.

[41] Berger MS,Deliganis AV,Dobbins J,et al. The effect of extent of resection on recurrence in patients with low grade cerebral hemisphere gliomas. Cancer,1994,74:1784-1791.

[42] Sanai N,Polley MY,Berger MS. Insular glioma resection: assessment of patient morbidity, survival and tumor progression. J Neurosurg,2010,112:1-9.

[43] Simon M,Neuloh G,von Lehe M,et al. Insular gliomas: the case for surgical management. J Neurosurg,2009,110:685-695.

[44] Chaichana KL, McGirt MJ, Laterra J, et al. Recurrence and malignant degeneration after resection of adult hemispheric lowgrade gliomas. J Neurosurg, 2010, 112: 10-17.

[45] Pallud J, Varlet P, Devaux B, et al. Diffuse low-grade oligodendrogliomas extend beyond MRI-defined abnormalities. Neurology, 2010, 74: 1724-1731.

[46] Yordanova Y, Moritz-Gasser S, Duffau H. Awake surgery for WHO grade II gliomas within "noneloquent" areas in the left dominant hemisphere: toward a "supratotal" resection. J Neurosurg, 2011, 115: 232-239.

[47] Ganslandt O, Stadlbauer A, Fahlbusch R, et al. Proton Magnetic Resonance Spectroscopic imaging integrated into image-guided surgery: correlation to standard magnetic resonance imaging and tumor cell density. Neurosurgery, 2005, 56: 291-298.

[48] Mandonnet E. Biomathematical modeling of lowgrade glioma. Bull Acad Natl Med, 2011, 195: 23-34.

[49] Schmidt MH, Berger MS, Lamborn KR, et al. Repeated operations for infiltrative low-grade gliomas without intervening therapy. J Neurosurg, 2003, 98: 1165-1169.

[50] Martino J, Taillandier L, Moritz-Gasser S, et al. Re-operation is a safe and effective therapeutic strategy in recurrent WHO grade II gliomas within eloquent areas. Acta Neurochir (Wien), 2009, 151: 427-436.

[51] Duffau H. Lessons from brain mapping in surgery for low-grade glioma: insights into associations between tumour and brain plasticity. Lancet Neurol, 2005, 4: 476-486.

[52] Gil Robles S, Gatignol P, Lehéricy S, et al. Long-term brain plasticity allowing multiple-stages surgical approach for WHO grade II gliomas in eloquent areas: a combined study using longitudinal functional MRI and intraoperative electrical stimulation. J Neurosurg, 2008, 109: 615-624.

[53] Muragaki Y, Chernov M, Maruyama T, et al. Low-grade glioma on stereotactic biopsy: how often is the diagnosis accurate? Minim Invasive Neurosurg, 2008, 51: 275-279.

[54] Fontaine D, Dormont D, Hasboun D, et al. Magnetic resonance-guided stereotactic biopsies: results in 100 consecutive cases. Acta Neurochir (Wien), 2000, 142: 249-255.

[55] Chernov MF, Muragaki Y, Ochiai T, et al. Spectroscopy-supported framebased image-guided stereotactic biopsy of parenchymal brain lesions: comparative evaluation of diagnostic yield and diagnostic accuracy. Clin Neurol Neurosurg, 2009, 111: 527-535.

[56] Kunz M, Thon N, Eigenbrod S, et al. Hot spots in dynamic (18)FET-PET delineate malignant tumor parts within suspected WHO grade II gliomas. Neuro Oncol, 2011, 13: 307-316.

[57] Duffau H. The challenge to remove diffuse low grade gliomas while preserving brain functions. Acta Neurochir (Wien), 2012, 154: 569-574.

[58] Duffau H. A new concept of diffuse (low-grade)glioma surgery. Adv Tech Stand Neurosurg, 2012, 38: 3-27.

[59] Gil Robles S, Duffau H. Surgical management of World Health Organization grade II gliomas in eloquent areas: the necessity of preserving a margin around functional structures? Neurosurg Focus, 2010, 28: E8.

[60] Jbabdi S, Mandonnet E, Duffau H, et al. Simulation of anisotropic growth of low-grade gliomas using diffusion tensor imaging. Magn Reson Med, 2005, 54: 616-624.

[61] Sanai N, Snyder LA, Honea NJ, et al. Intraoperative confocal microscopy in the visualization of 5-aminolevulinic acid fluorescence in low-grade gliomas. J Neurosurg, 2011, 115: 740-748.

[62] Feigl GC, Ritz R, Moraes M, et al. Resection of malignant brain tumors in eloquent cortical areas: a new multimodal approach combining 5-aminolevulinic acid and intraoperative monitoring. J Neurosurg, 2010, 113: 352-357.

［63］ Pillai JJ. The evolution of clinical functional imaging during the 2 past decades and its current impact on neurosurgical planning. AJNR Am J Neuroradiol,2010,31:219-225.

［64］ Bürgel U,Mädler B,Honey CR,et al. Fiber tracking with distinct software tools results in a clear diversity in anatomical fiber tract portrayal. Cen Eur Neurosurg,2009,70:27-35.

［65］ Giussani C,Roux FE,Ojemman J,et al. Is preoperative functional magnetic resonance imaging reliable for language areas mapping in brain tumor surgery? Review of language functional magnetic resonance imaging and direct cortical stimulation correlation studies. Neurosurgery,2010,66:113-120.

［66］ Leclercq D,Duffau H,Delmaire C,et al. Comparison of diffusion tensor imaging tractography of language tracts and intraoperative subcortical stimulations. J Neurosurg,2010,112:503-511.

［67］ Krishnan R,Raabe A,Hattingten E,et al. Functional magnetic resonance imaging-integrated neuronavigation: correlation between lesion-to-motor cortex distance and outcome. Neurosurgery,2004,55:904-915.

［68］ Duffau H,Gatignol P,Mandonnet E,et al. Contribution of intraoperative subcortical stimulation mapping of language pathways: a consecutive series of 115 patients operated on for a WHO grade Ⅱ glioma in the left dominant hemisphere. J Neurosurg,2008,109:461-471.

［69］ Vigneau M,Beaucousin V,Herve PY,et al. Meta-analyzing left hemisphere language areas: phonology, semantics,and sentence processing. Neuroimage,2006,30:1414-1432.

［70］ Skirboll SS,Ojemann GA,Berger MS,et al. Functional cortex and subcortical white matter located within gliomas. Neurosurgery,1996,38: 678-684.

［71］ Sanai N,Mirzadeh Z,Berger MS. Functional outcome after language mapping for glioma resection. N Engl J Med,2008,358:18-27.

［72］ Kim SS,McCutcheon IE,Suki D,et al. Awake craniotomy for brain tumors near eloquent cortex: correlation of intraoperative cortical mapping with neurological outcomes in 309 consecutive patients. Neurosurgery,2009,64:836-846.

［73］ Taylor MD,Berstein M. Awake craniotomy with brain mapping as the routine surgical approach to treating patients with supratentorial intraaxial tumors: a prospective trial of 200 cases. J Neurosurg,1999,90: 35-41.

［74］ Duffau H. Intraoperative cortico-subcortical stimulations in surgery of low-grade gliomas. Expert Rev Neurother,2005,5:473-485.

［75］ de Witt Hamer PC,Gil Robles S,Zwinderman A,et al. Impact of intraoperative stimulation brain mapping on glioma surgery outcome: a meta-analysis. J Clin Oncol,2012,30:2559-2565.

［76］ de Benedictis A,Moritz-Gasser S,Duffau H. Awake mapping optimizes the extent of resection for low-grade gliomas in eloquent areas. Neurosurgery,2010,66:1074-1084.

［77］ Chang EF,Clark A,Smith JS,et al. Functional mapping-guided resection of low-grade gliomas in eloquent areas of the brain: improvement of long term survival. J Neurosurg,2011,114:566-573.

［78］ Duffau H. A personal consecutive series of surgically treated 51 cases of insular WHO grade Ⅱ glioma: advances and limitations. J Neurosurg,2009,110: 696-708.

［79］ Duffau H,Moritz-Gasser S,Gatignol P. Functional outcome after language mapping for insular World Health Organization grade Ⅱ gliomas in the dominant hemisphere: experience with 24 patients. Neurosurg Focus,2009,27:E7.

［80］ Yasargil MG,von Ammon K,Cavazos E,et al. Tumours of the limbic and paralimbic systems. Acta Neurochir (Wien),1992,118: 40-52.

［81］ Carrabba G,Mandonnet E,Fava E,et al. Transient inhibition of motor function induced by the Cavitron ultrasonic surgical aspirator during brain mapping. Neurosurgery,2008, 63:E178-179.

[82] Soffietti R,Baumert B,Bello L,et al. Guidelines on management of low grade gliomas: report of an EFNS-EANO task force. Eur J Neurol,2010,17:1124-1133.

[83] Blonski M,Taillandier L,Herbet G,et al. Combination of neoadjuvant chemotherapy followed by surgical resection as new strategy for WHO grade Ⅱ gliomas: a study of cognitive status and quality of life. J Neurooncol,2012,106:353-366.

[84] Mandonnet E. Mathematical modeling of glioma on MRI. Rev Neurol (Paris),2011,167:715-720.

[85] Duffau H,Capelle L. Preferential brain locations of low grade gliomas. Cancer,2004,100:2622-2626.

[86] Parisot S,Duffau H,Chemouny S,et al. Graph based spatial position mapping of low-grade gliomas. Med Image Comput Comput Assist Interv,2011,14:508-515.

[87] Duffau H. Brain mapping: from neural basis of cognition to surgical applications. Wien\New York: Springer,2011.

[88] Duffau H. Awake surgery for incidental WHO grade Ⅱ gliomas involving eloquent areas. Acta Neurochir (Wien),2012,154:575-584.

| 第二十四章 |

弥漫性低级别胶质瘤手术的
功能区定位

Hugues Duffau

摘　要:争议了几十年之后,现在的指南开始推荐弥漫性低级别胶质瘤(diffuse low-grade glioma,DLGG)的首选治疗是"最大程度切除肿瘤"。该原则的转变使神经外科医生开始关注早期大范围地切除这种脑组织内慢性的弥漫性疾病。而同时,弥漫性低级别胶质瘤手术的另一重要目标是尽可能保留生活质量(quality of life,QoL)。由于弥漫性低级别胶质瘤常位于"功能区",且具有浸润性生长的特性,长期以来人们都认为这种胶质瘤的切除程度很低,并且发生术后并发症的风险也较高。为了解决"尽量切除肿瘤"和"保护神经功能"这对矛盾,神经外科医生需要改变理念和技术,建立新的概念,依据皮质-皮质下功能界线而不是肿瘤的边界进行手术切除。换言之,由于缓慢生长的弥漫性低级别胶质瘤会使脑组织功能重组,导致患者之间或同一患者不同时间段的功能区组织构建都可能不一样,因此,神经外科医生在手术的过程中不仅仅需要考虑胶质瘤,更需要将脑功能区放在首位,根据每例患者神经解剖-功能的组织构建情况调整手术方式。弥漫性低级别胶质瘤手术的终极目标是切除被肿瘤细胞浸润的脑组织,但需要明确这部分脑组织的功能是可以被完全代偿的,切除后不会影响患者的生活质量。为了达到这个目的,神经外科医生需要采用各种脑功能区定位的方法,建立每例患者个性化的功能图谱,并据此制订手术计划。脑功能定位多在肿瘤切除前或切除过程中反复进行,通过术前、术中或术后的定位技术确定皮质或皮质下功能的神经通路-拓扑(hodotopical)网络结构,这些定位技术

H. Duffau,MD,PhD
Department of Neurosurgery,Gui de Chauliac Hospital,Montpellier University Medical Center,80 Avenue Augustin Fliche,34295 Montpellier Cedex 5,France

National Institute for Health and Medical Research (INSERM),U1051 Laboratory,Team "Brain Plasticity, Stem Cells and Glial Tumors", Institute for Neurosciences of Montpellier, Montpellier University Medical Center, 34091 Montpellier, France
e-mail:h-duffau@chu-montpellier.fr

H. Duffau (ed.), *Diffuse Low-Grade Gliomas in Adults*,
DOI 10.1007/978-1-4471-2213-5_24,© Springer-Verlag London 2013

和理念的进展大大提高了弥漫性低级别胶质瘤手术的收益-风险比。本章主要阐述功能神经影像、术中电刺激定位(尤其是唤醒麻醉下)如何:①拓宽传统认为"不可能"切除的功能区肿瘤的手术指征;②明显提高手术切除程度;③保留或改善生活质量。总之,认知/行为神经科学和肿瘤神经外科的有力结合开始解决"生存与神经功能"这一经典矛盾,使我们对于提高弥漫性低级别胶质瘤患者生存期和改善生活质量越来越有信心。为此,神经外科医生需要更系统地关注并使用术中唤醒功能区定位技术,包括在"非功能区"肿瘤手术过程中也是如此。

关键词:弥漫性低级别胶质瘤;手术;分期手术;唤醒麻醉下功能区定位;直接电刺激;解剖-功能联系;生活质量;功能神经影像

译者注:神经通路-拓扑理念(hodotopy)取自希腊语"hodo"(路)与"topo"(地方),旨在提倡结合神经通路学(hodology)和拓扑学(topology)来评估中枢神经系统。

引 言

在前面章节中我们述及,过去 10 年对弥漫性低级别胶质瘤认识的加深改变了人们对外科手术治疗的态度。一些严谨的研究通过术后 MRI 对肿瘤切除范围的评估认为,外科手术确实对改变弥漫性低级别胶质瘤的恶性转化和提高总生存期有重要作用[1-4]。因此,多年的争议过后,目前"最大程度手术切除"无疑已经成为弥漫性低级别胶质瘤的首选治疗方案[5]。为遵循这一原则,神经外科医生需要做的不仅仅是"肿瘤切除"(切除影像学上所见到的"冰山一角"),而是扩大切除一种慢性的弥漫性生长的肿瘤性疾病[6]。另外,随着神经影像技术的进步,早期诊断的弥漫性低级别胶质瘤越来越多,多数患者在进行第一次 MRI 检查时并没有或仅有轻微的神经系统症状,有些患者因为顽固性癫痫就诊,而有些还是意外发现(见第三十一章)[7]。因此,尽管长期以来绝大多数研究关注的是总生存期而不是生活质量,但是在最大程度切除肿瘤的基础上,保护神经功能、保留或改善生活质量,成为外科手术治疗弥漫性低级别胶质瘤的首要任务[8-9]。由于弥漫性低级别胶质瘤侵袭性生长的特性,并且多靠近或位于功能区内[10-11],数十年来,人们认为不但无彻底切除的可能,而且术后功能障碍的发生率很高,文献中报道的术后永久性或严重功能障碍发生率高达 13%~27.5%[2]。

为了解决切除范围和功能损害这一矛盾,最大程度平衡"肿瘤-功能"之间的关系,神经外科医生需要在提高手术技术的同时改变手术理念,也就是说,在切除弥漫性低级别胶质瘤时,需要根据脑皮质-皮质下功能定位进行手术,而不是根据肿瘤的边界进行手术。由于以往对健康志愿者[12]和癫痫患者[13]功能区的研究发现,脑功能解剖是存在个体差异的,并且弥漫性低级别胶质瘤患者的肿瘤生长缓慢,脑功能结构出现重组,致使个体差异更大[14-17],因此,手术的首要原则是明确每例患者的脑功能解剖。许多研究发现仅仅根据解剖结构并不能明确分辨患者的功能区,不能仅仅根据解剖结构进行外科手术[18]。神经外科医生需要应用现代定位技术描绘每例患者的功能图谱并制订相应治疗计划,最终目标是切除被弥漫性低级别胶质瘤侵袭的脑组织,而这部分脑组织的功能是可以被代偿的,切除后不会给患者的生活质量带来影响。

本章将在神经功能成像的基础上,介绍术中电刺激定位,尤其是唤醒麻醉下功能区定位技术,这些技术明显提高了弥漫性低级别胶质瘤手术效果:①拓宽传统认为"不可能"切除的功能区肿瘤的手术指征;②明显提高手术切除程度;③保留或改善生活质量。

术前个体化功能解剖评估:概念与技术

尽管弥漫性低级别胶质瘤常生长于所谓的"功能区",但患者很少出现神经功能损害或损害很轻微。这是由于脑功能的重塑能力,在弥漫性低级别胶质瘤缓慢生长(肿瘤直径每年增长 4 mm)[19]的数年间,脑组织有机会对功能进行重塑,病变周围脑组织的相应功能被激活,或者病变对侧大脑相应脑区的功能得以增强(见第二十二章)[14-17]。随着这个概念的日益完善,原来认为不能手术的功能区肿瘤指征被大大放宽[6,8,20-21]。

无论如何,我们需要认识到,虽然多数弥漫性低级别胶质瘤患者可从事正常的社会工作,但仍有很大比例的患者已出现认知功能的损害。

一、神经认知功能评估:并不是奢侈的过度检查,而是治疗前后关键的评估指标

弥漫性低级别胶质瘤患者常出现高级神经功能障碍,如定向力、注意力、工作记忆力和情绪等的改变,因此,所有患者均应进行详尽的神经心理学评估[22-23],建议术前对高级神经功能和健康相关生活质量进行系统的评估(见第十九章)。其目的在于:①发现经典的神经系统查体不能发现的神经心理学损害;②根据患者个人情况决定诊疗策略,例如对累及范围极为广泛的弥漫性低级别胶质瘤患者,若出现严重的认知功能障碍,应首选手术治疗而不是放疗/化疗等辅助治疗;③根据评估结果制订最合理的手术方案,例如,若患者于术前评估中出现语言障碍,即使病变位于右侧,患者亦为右利手,但仍应于术中进行功能区定位或在唤醒麻醉下手术;④获得术前的功能状态,以便术后评估时进行比较;⑤有助于对术后出现一过性神经功能障碍的患者制订术后康复计划。实际上,术后客观的神经心理和生活质量评估,可以对患者的空间想象力、记忆力、注意力、计划能力、学习能力、情绪和行为学等进行观察[24]。有趣的是,近来的研究发现术后命名能力即有提高的患者,其重返工作岗位的能力明显提高[25]。然而,除了这些报道,术前即存在此类功能障碍的患者似乎更多。低估这些术前功能障碍的原因在于"标准的神经查体"发现不了这些"轻微"的功能损害。更为不幸的是,目前对弥漫性低级别胶质瘤患者,尤其是肿瘤位于功能区之外的患者,很少有学者对其进行神经认知功能评估,即使评估也很不全面。为此,我们提出了弥漫性低级别胶质瘤患者术后神经认知评估的标准检查方案[24]。

在进行客观的神经心理学评分前,对每个具有不同工作、习性、爱好和理想的患者进行"生活质量"的准确定义尤为重要,其目的是与患者和其家属讨论并确认术中需要优先保护的脑区,确定术中功能区定位的任务。例如,对于会多种语言的患者术中需要采用不同的语言区进行定位,而对于学校老师需要关注计算能力,对舞蹈者需要关注空间认知能力,对管理者需要关注工作记忆能力,对作者需要关注拼写能力,对律师需要关注判断能力等[26]。总之,术中功能区定位需要根据患者的具体情况采用个体化的方案,而不仅仅采用统一的诸如优势半球图片命名的任务。

二、术前神经影像:进展与局限

　　尽管现代神经影像学的进步让人们更多地了解了胶质瘤的自然病史(生长、侵袭和恶性化转变等)[7,27-29],也为更大范围切除胶质瘤提供了机会,但也存在不少的概念局限性。

　　单从肿瘤的角度看,人们必须意识到,传统的 MRI,包括 T_2/FLAIR 加权 MRI 并不能显示整个病变。实际上,弥漫性低级别胶质瘤的范围远远超过出了影像学所见的异常区域,肿瘤细胞侵袭到 MRI 所显示肿瘤边界的 10～20 mm 之外[30]。而非功能区的胶质瘤扩大切除,也就是所谓的幕上胶质瘤全切除虽然不能治愈胶质瘤,但仍非常明显地改变了肿瘤的自然进程,大大延缓了复发和间变性转化[4]。对于非功能区弥漫性低级别胶质瘤而言,影像引导下的肿瘤切除实际意义不大,不仅仅需要切除 T_2/FLAIR 加权像所见的肿瘤,更需要在标记出功能区的前提下,扩大切除范围,以减少肿瘤负荷。不幸的是,术前 MRI 神经导航和术中 MRI 引导的手术,多以切除异常信号范围为前提,而此范围并非肿瘤的真正边界。也就是说,影像引导的手术缩小了非功能区弥漫性低级别胶质瘤的手术切除范围(见第二十三章)。

　　从功能成像的角度看,包括功能 MRI、脑磁图、弥散张量成像(diffusion tensor imaging,DTI)及新近的经颅磁刺激等[31-34]功能神经影像的进展,提供了无创功能区成像方法,成为弥漫性低级别胶质瘤的标准术前评估内容。功能成像可于术前评估功能区,包括体感、运动、语言、视觉和一些高级认知功能,了解胶质瘤与功能区的关系,并判断优势语言区(见第二十章)。因此,这些技术可用于:①通过了解肿瘤与功能区的定位关系,判断手术指征,明确哪些肿瘤是可以切除的;②制订手术方案,有助于确定手术入路和手术范围;③选择手术技术,尤其是根据肿瘤与体感、语言和认知功能区的接近程度,决定是否应用术中唤醒麻醉[35]。实际上,尽管绝大多数情况下语言区位于左侧半球,但是左利手或双利手的患者,语言区可位于右侧[36],甚至有些右利手患者,语言区也可能位于右侧,这类患者即使行右侧半球肿瘤切除术,也需要术中唤醒麻醉以明确语言区或定位语言区[35]。

　　虽然功能成像进展巨大,神经外科医生几乎认为 fMRI 和 DTI 可以直接反映脑组织的神经功能,也已经有很多单位广泛应用 fMRI/DTI 作为手术指征和方案选择的基础,并在术中直接进行功能成像引导手术(将术前功能影像融合到术中导航或在术中进行 fMRI/DTI 功能区定位)[37]。但很关键的一点是,虽然目前功能影像技术仍在不断完善,但这种基于生物数学重建的技术,其结果随数学模型的不同而迥异,因而"个体水平"并不完全可靠[38]。以 fMRI 为例,与术中电生理定位比较,对运动区定位的敏感性为 71%[39],对语言区定位的敏感性为 59%～100%,特异性为 0～97%[40-41]。这种个体差异性与胶质瘤患者神经血管失偶联有关,胶质瘤的信号太强烈而掩盖了神经信号,当使用的刺激任务不恰当,或使用的计算方法不合适,阈值设定不合理时,不能准确定位肿瘤和(或)神经功能状态,因此易产生假阴性的结果。如果术前 fMRI 未能定位出功能区的位置,而实际上肿瘤位于关键功能区,此时若不进行术中功能区定位,则极有可能造成患者永久性功能障碍。当患者存在不典型性的语言区分布时尤其危险,事实上,有些肿瘤位于右侧大脑半球的患者,语言区定位时激活区域主要位于左侧,但并不意味着右侧某些小的激活区域没有关键的语言功能。在这种情况下,fMRI 不能判断出哪些区域是可以代偿的语言区,而哪些区域是不可代偿的,需要进行术中语言功能区定位[6,8]。另外,fMRI 还可能出现"假性脑组织功能重组（pseudoreorganization）"的结果[42]。

DTI 是一种主要纤维束成像的方法，可显示白质纤维的走行及其与胶质瘤的关系，这种技术在常规应用于手术方案设计前也需要进一步的证实，特别是需要通过术中电生理技术的验证。由于不同成像软件获得的白质纤维走行并不相同，神经外科医生在术中应用 DTI 追踪纤维束时需谨慎，尤其是当白质纤维被破坏或扭曲的情况下更需要特别谨慎[38]。另外，对 DTI 与术中皮质下刺激符合性的研究发现，82% 的患者符合良好，但并不是定位语言传导纤维束走行的理想方法，特别是有胶质瘤侵袭时，DTI 往往不能定位出语言传导纤维束[43]。另外，DTI 可能显示皮质下白质纤维束的解剖通路，但并不能明确其功能。

功能成像的不良影响，首先是当 fMRI 定位出的功能区与弥漫性低级别胶质瘤非常接近时，认为这部分患者不适合外科手术。而实际上许多这样的患者有手术机会，并不会出现永久性的功能障碍。很多术前 fMRI 定位发现弥漫性低级别胶质瘤侵袭到运动辅助区、岛叶、甚至 Broca 区和 Wernicke 区的患者，术后功能保留相当不错[44-48]。另一方面，因担心 fMRI/DTI 敏感性不足可能定位不出某些功能区，和（或）胶质瘤导致的脑移位使 DTI 的可靠性降低，人们认为神经影像定位的功能区之外至少 5～10 mm 的距离才是安全手术范围[49]。如第二十三章所述，这影响了最大范围切除肿瘤的决策。而实际上，100 例语言区弥漫性低级别胶质瘤患者，切除时紧贴功能区，手术后并未导致永久性功能障碍[49-50]。最后，一组新近的研究评估了 DTI 在运动区肿瘤手术中的作用，结果发现对锥体束的追踪并不能影响手术方案制订和手术过程[51]。总之，功能成像的不良影响在于：①使可手术的患者不选择手术治疗；②缩小手术切除范围，从而降低弥漫性低级别胶质瘤的手术效果。

为了克服这些局限，需要我们对术前、术中和术后的功能区定位进行综合的纵向比较，而不是单纯地将术前功能成像进行统计学分析[6,8,52]。无论如何，由于 fMRI/DTI 有其局限性，神经外科医生对其提供的神经功能区定位不可全信，在手术过程中，尤其是功能区肿瘤手术时，仍需紧密结合术中电生理检测进行判断，以使手术治疗的获益/风险比达到最优水平。

术中监测与定位：直接电刺激的主要贡献

前文也述及，将术前多模态的成像与术中导航融合已得到广泛的应用，也就是所谓的"功能神经导航（functional neuronavigation）"。然而，一个单中心的随机对照研究并未发现导航的应用对术后结果产生明确的影响[53]。这可能与前述的 fMRI 和 DTI 技术的局限性有关，也可能与手术过程中牵拉、占位、手术后空腔形成、脑脊液流失后脑移位有关。也有一些旨在减少术中脑移位影响的技术，包括联合应用术中超声、术中实时成像、基于术中超声影像计算脑组织移位的程度、术中 MRI 等，但这些技术的可靠性仍有待提高[37]。无论如何，这些技术在提高弥漫性低级别胶质瘤的切除程度和改善生活质量中的实际价值仍有待证实。

因此，术中电生理监测目前仍是手术中功能区判定的"金标准"。

一、术中监测

首先，体感和运动诱发电位已广泛应用于术中中央区定位[54]，定位中央沟的精确性可达 91％～94％,术中体感诱发电位的总体敏感性为 79％～96％[55]。但是,位相反转定位的是中央沟本身,而不能直接定位出体感、运动的功能。如果脑功能区出现重组,诱发电位则可能对真正的功能区进行误判,从而导致损伤的风险[56]。尽管运动诱发电位技术取得了较大进展,但是当记录复杂肌群运动电位时,只能定位被监测的肌肉诱发的电位,而不能监测到肌肉所在的功能区可能受到的损伤。另外,运动诱发电位并不能监测到复杂的运动、与环境协调的动作和有意识的动作,这离患者的最终期望值仍有差距[57-60]。除此之外,目前术中诱发电位监测仍无法完成语言、记忆和其他影响患者生活质量的高级神经功能区的定位[61]。

如今,也有许多学者于术前植入硬膜下电极进行皮质电生理记录(皮质脑电图)和刺激[62]。监测时,患者处于一种较为理想的生活状态,可以在家里完成相关任务,对于小儿患者尤其有用。对皮质脑电图的电生理信号的处理也取得了较大进展,例如通过皮质脑电地形图空间分析,可记录到“皮质-皮质诱发电位”,可评估事件相关的信息整合通路,有利于更好地了解功能皮质的分布及其相互联系[63]。但是,术前植入用于电生理描记的电极之间的距离常超过 1 cm,其精确度有限;另外,植入电极时需要先进行一次手术,切除病变时还需要进行一次手术,而且硬膜下电极需要在颅内植入数天,容易导致感染。虽然该技术常用于癫痫手术患者定位致癫灶,但由于其记录的信息仅仅来源于皮质,而不能提供神经纤维之间的联系,不能用于皮质下结构的定位和追踪。众所周知,胶质瘤多沿着白质纤维束生长和转移,所以这种技术并不适合用于神经肿瘤领域[28]。

二、直接皮质电刺激术中定位

由于前述不同定位技术的各种局限性,直接皮质电刺激(direct electrostimulation, DES)依然是术中功能区定位的“金标准”,在唤醒麻醉下的应用也日益广泛[2,4,6,20,26,40,50,64-67]。目前,除了运动功能区肿瘤患者,其他功能区的皮质电刺激定位多于患者清醒状态下进行。实际上,如前文述及的,许多运动和动作的控制并不是由单一肌肉收缩完成,而是涉及复杂的肌肉群的活动,因此,我们仍建议在局部麻醉下,在患者更多参与的情况下进行运动功能区定位[26]。Schucht 等最近的研究表明存在涉及运动控制的大型前额叶网络。在患者清醒的状态下进行皮质下电刺激可诱导不自主的运动停止或运动增强,而在常规麻醉下仅通过电生理监测是无法探测到的[58]。

近来很多报道均认为术中电刺激是易行、可靠、可重复、安全并且不昂贵的技术方法[2,50,64-67]。其主要目的是实时检测解剖-功能联系,当然也需要麻醉医生、语言治疗师、神经心理医生、神经科医生、神经外科医生和患者本人的全力配合。术中电刺激的基本原理是模拟局部脑组织一过性的虚拟病变,在皮质和皮质下水平获得患者的功能定位,明确病变累及的脑组织结构是否具有关键功能(15％～20％弥漫性低级别胶质瘤患者存在这种情况),以确定该脑区是否可以切除。一旦电刺激可诱导关键脑区产生暂时性的功能障碍,该区域便应该保留下来。在手术切除前获得了皮质功能定位后,便可据此进行手术。在操作上,多采用间距 5 mm 的双极电极,通过频率 60 Hz、脉宽 1 ms 的双相电流刺激脑组织。每例患者应用的电流强度从 2 mA 开始,以 1 mA 为梯度增加,直到诱导出功能反应,一般在局部麻醉情况下,最高电流为 5 mA,否则容易诱发癫痫。一般在刺激时不告知患者。也不要对同一部位进行连续 2 次以上的刺激,否则容易诱发癫痫。骨窗暴露的所有皮质区域可轮流刺激 3

次,目前认为 3 次刺激若都能诱导功能异常,并且停止刺激后功能可恢复,则可基本明确具有重要功能的区域。刺激次数主要受手术时间的限制,因为时间过长,唤醒的患者最后可能疲劳。

近来也有研究发现,尽管皮质脑电监测可有效探测神经电活动,并且不增加癫痫的发生率,但进行皮质电刺激定位的患者可以不进行术中皮质脑电图的记录以简化手术过程[2,50,68-69]。当刺激诱发癫痫时,可应用冰的 Ringer 液中止癫痫发作[70]。也有学者强调"阴性定位"(刺激过程中未诱发功能反应)在确定切除范围时也有重要意义[65-66]。这种说法在高级别胶质瘤手术中是可以接受的,因为高级别胶质瘤手术的目的在于切除影像上有增强的肿瘤部分。但在弥漫性低级别胶质瘤手术过程中,尤其是对于新手而言,定位时出现阴性是非常危险的。实际上,由于弥漫性低级别胶质瘤并没有明确的边界,手术多以功能区为界进行,定位出现阴性有可能是技术的原因,并不能保证该区域不是功能区,因此定位时出现阴性并不能保证不会对患者术后功能产生影响。1%~9%术中未能定位出功能区的患者术后出现永久性的功能障碍[64-66]。所以,也有学者建议手术过程中保证骨窗足够大,以便在手术前系统地进行功能区定位[2,68-69]。同时,成功定位功能区也有利于最大范围地切除肿瘤,因为在功能区之外手术是没有限制的[6,8]。最近一组病例显示,左侧优势半球的 115 例弥漫性低级别胶质瘤患者,除非不能定位出语言区,术后永久功能障碍发生率低于 2%[50]。Gil Robles 和 Duffau[49]提出,只要与功能区保留 5~10 mm 的距离,病变的切除范围可明显提高。Gil Robles 还发现,一旦手术切除了与皮质下白质通路相连的肿瘤,便没有理由姑息侵入功能皮质的少部分肿瘤,因为这部分皮质实际上已经与白质纤维失去了联系,变得没有功能了[49]。

术中电刺激定位成年患者脑功能区的另一个重要优势在于,只要严格按照上述程序操作,便不会出现假阴性。其定位皮质和白质功能结构的敏感性极高,并且由于对刺激产生反应的每一个脑区都是一个巨大脑功能网络的接入口,而不仅仅是孤立的功能单位,因此术中电刺激也为研究脑的功能连接提供了方法。然而,术中电刺激也有其局限性,就是特异性不够高。尽管电刺激可通过诱导一过性功能反应而明确关键结构,但电刺激通过脑功能网络连接逆向扩散到关键脑区或能产生假阳性,和(或)刺激区域的功能也可能被长时间的脑功能重塑替代。简言之,尽管术中电刺激仍是目前脑功能定位的金标准,但由于存在假阳性的可能,建议联合应用术前、术后功能影像和生物数学模型等新方法,来明确所探测的功能区是否可以被代偿[71]。

三、术中认知监测与刺激方式选择

术中刺激任务的选择是保留正常生活功能的关键[12]。在术中嘱患者数数,通过皮质刺激诱导患者语言停止或数数错误来定位腹外侧运动前皮质,并且以此确定最佳刺激电流的阈值[35-36,50,68-69,72],刺激参数的选择需根据每位患者的具体情况而定。刺激任务需要根据患者的职业、习惯、偏手性、术前神经心理检查结果、肿瘤部位、术前功能区成像等情况而定[12,73]。例如,对于左利手或双利手(有的右利手)患者,根据术前认知评估的结果,如果功能 MRI 发现左侧语言区定位并不确定时[35-36,73],需要在右侧"非优势半球"进行语言功能区描记与定位。目的是在术中发现并定位有变异但存在功能的神经网络,并以此为界开展手术。

皮质直接电刺激可以描记并定位多种脑功能区。

1. 运动　不仅是控制肌肉收缩,而且是对运动进行计划、实施和协调的高级认知功能[57-60]。

2. 体感　术中刺激可能诱发出患者麻木/针刺样感觉,还可因为触觉反馈诱导运动障碍[58,61]。

3. 视觉　刺激可诱发幻视、散光和(或)视野缺失[74-77]。

4. 听觉-前庭功能　刺激可能诱导出眩晕[78]。

5. 空间感知　是整合了前述体感-运动、视觉和听觉-前庭功能后的对人体与环境相互关系的一种复杂功能[79-80]。

6. 语言　手术过程中除了可对自发语言、数数、命名、理解、书写、阅读、语法、双语等进行检测,还可以对一种语言与另一种语言的转换进行检测[50,65,72,81-87]。

7. 高级神经功能　计算、记忆、注意力、意识控制、情绪反应等也可通过术中皮质直接电刺激进行描记和定位[88-93]。

由于手术时间有限,不可能无休止地进行功能定位,术中需要根据患者最关心的生活质量问题进行优先处理,也就是说,术中定位须因人而异。

为了达到此目的,语言治疗师、神经心理医生、神经科医生到手术室对皮质直接电刺激诱导的功能障碍进行精确判断是很关键的。如语言中止、构音障碍、运动性失语、音韵失调、语义性失语、持续言语、命名性失语、语法错误等均需要他们进行确认(见第十九章)[50,81]。总之,皮质直接电刺激可以于手术前实时判断重要的功能区,指导手术入路的设计并明确皮质对切除病变的限制。

四、术中皮质下电刺激:神经网络的探测和保护

在手术切除病变前,除了皮质刺激外,另一项重要的工作是皮质下电刺激[50,58-59,61]。与皮质功能重塑能力相比,皮质下的重塑很少[94-95]。最近,通过对术中功能定位关键功能区残留低级别胶质瘤的研究,建立了一个可能切除功能区的图谱。有趣的是,证实了"最小公共脑区(minimal common brain)"的存在,也就是说,患者存在一种公共的核心脑区,该区域不能切除,包含主要白质连接,是脑活动中起关键作用的皮质下网络[95]。对白质的很小的损伤便可导致广泛的认知功能障碍,因此,医生在术中应该明确并保护的白质纤维有:①传入与传出网络,包括锥体束、丘脑皮质束及传导运动、体感和视觉功能的纤维束;②优势半球与读、写相关的语言网络;③主管空间认知的网络(下文详述)。

在病变切除过程中需要对此类通路进行检测,在最大程度切除肿瘤的同时,需要保留解剖-功能连接,在切除病变前明确功能性通路的位置。采用皮质电刺激的技术与原理,皮质下电刺激也可能定位出有功能的皮质下结构。手术中直接和常规的白质束和深部核团的刺激同样可产生一过性可逆的功能障碍,从而可定位解剖-功能连接。

如同在手术中保护血管一样(见第二十三章),很少有学者在胶质瘤手术过程中开展皮质下描记和定位,只有部分学者随着 DTI 技术(如前所述,该技术并不够可靠)的进展开始对白质纤维的重要性产生关注。明确不同纤维束参与的不同神经功能很重要,因为对外科医生而言,无论是否进行皮质功能定位,在其切开组织之前都需要在脑海中构建一个皮质下纤维束的清晰的三维结构。为此,虽然 DTI 可能是有助于了解这种复杂结构的好工具,但

返回实验室进行解剖研究更为重要,应用 Klinger 方法研究白质纤维束应得到更多的重视[96-97]。当然,神经轴描记(axonal mapping)为白质通路的研究提供了新的解剖研究方法(见下),尤其对研究目前知之甚少的皮质下网络的皮质终端有重要作用[98-101]。关于脑结构和功能之间关系的研究可用于进一步了解手术解剖,具体体现于以下方面(图 24-1)。

1. 运动通路。中央前区弥漫性低级别胶质瘤手术过程中,在通过皮质电刺激定位并保留运动皮质后,皮质下电刺激可明确相关下行运动通路,也就是放射冠,从内到外依次为下肢、上肢和面部的锥体束。与皮质一样,皮质下运动纤维是手术时后方和深部的解剖界限,一直延续到脑室[61]。颞叶或额-颞-岛叶胶质瘤切除时,在内囊的方位也可检测到锥体通路,此为深面界限[102]。笔者团队发现了"运动调节网络"可控制运动,在刺激时可诱导运动停止[58]。

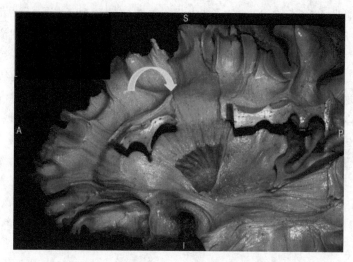

▶图 24-1 解剖图示主要连接和投射纤维束。绿色为额枕束,紫色为钩束,蓝色为上纵束,红色为皮质脊髓束,橙色为外矢状层(左侧大脑半球,A 为前方,P 为后方,S 为上方,I 为下方)。图上所见,黄色箭头所指左侧上纵束和皮质脊髓束交叉处,即为左侧额叶胶质瘤切除过程中的深部功能性界限[101]

2. 体感通路。中央后区胶质瘤手术过程中,电刺激可探测到丘脑皮质体感通路及皮质定位,术中唤醒的患者可感觉到麻木或针刺感[21,103]。需要注意的是,电刺激中央后回下的白质纤维时也可能引起运动控制障碍,可能与一过性抑制运动区的 U 形纤维有关[58]。

3. 视放射。颞枕叶胶质瘤患者唤醒麻醉手术过程中可描记视觉通路。电刺激时可诱发阴影(负性效果)或幻视(正性效果),有时产生视物变形(如视野扭曲)或偏盲[71-74],均一过性发生在对侧视野。为了客观反映检查结果,近来开发了用分为 4 个象限的屏幕显示 2 个物体图像进行命名测试的方法,用此法检测了 14 例患者(其中 12 例为弥漫性低级别胶质瘤),通过电刺激,均可诱发视觉症状,出现症状后便停止继续手术切除,术后除 1 例患者发生偏盲外,其他均未产生永久性视觉损害,平均肿瘤切除程度为 93.6%。这提示在弥漫性低级别胶质瘤手术过程中实时探测视放射是降低偏盲的有效方法。患者若只有 1/4 象限的视野保留,将难以保证其生活质量,尤其是驾驶[76]。

4. 语言通路。优势半球中央前区弥漫性低级别胶质瘤手术过程中,在明确了运动和语言皮质后,电刺激可探测语言通路[47,50,72,104]。皮质下描记可定位出胼胝体内侧束(从运动辅助区和扣带回走向尾状核头部),此束参与了语言的启动,刺激可诱导一过性的运动性失语[104]。该白质纤维束还间接与连接额上回和额下回的额斜束相连[105-106]。在后方,则需要定位并保护运动前皮质来源的纤维束,该束在语言的产生中起关键作用,刺激时可诱导构音困难或完全的构音不能。更外侧则是与语言组织和计划相关的岛盖与岛叶的连接纤维,刺激时可引起语言停止[47,50,72,104]。

5. 除了区域性语言通路外,皮质下刺激还可以探测与语言相关的长距离通路,上纵束的深部(弓状束,arcuate fascicle,AF)(图 24-1 和图 24-2)[101,104]。在累及岛叶和额下回的弥漫性低级别胶质瘤患者,皮质下电刺激可定位出走行于外囊前底部到额下、中回后部的 AF 的前份[99]。电刺激可诱发一过性的传导性失语,如音韵失调和反复言语。优势半球顶叶弥漫性低级别胶质瘤手术过程中,还需要定位缘上回的 AF 后上环路[103],刺激同样可诱导音韵失调而无语义性失语[107]。由于 AF 长段的后皮质端还与颞叶中下回联系,AF 对优势半球颞叶弥漫性低级别胶质瘤手术的深度也有限制,前、中回颞叶弥漫性低级别胶质瘤手术时,在后方还需要注意不超过 AF 前支的前部[102]。刺激优势侧的 AF 还可影响语言切换(母语与外语转换),对于使用双语的患者需注意辨认并保护[84]。近来发现,刺激优势侧的 AF 还可导致语法错误,也说明连接颞中回和额下回的通路在语法应用中有重要作用[83]。

6. 除了 AF 之外,上纵束的外侧部分也很重要,需要保留。对于左侧侧裂上中央后区的弥漫性低级别胶质瘤,肿瘤前方的运动前区腹侧和肿瘤后方缘上回及角回部可描记到语言皮质外,相关额顶皮质下网络的刺激也可诱导失语[103,107-108]。经 DTI 和解剖证实,上纵束的外侧段(Ⅲ段)组成了走行于 AF 外侧并与之平行的背侧语音通路的间接通路的前部,将 Broca 区与顶叶下部的 Geschwind 区相连[99,109]。手术中对上纵束的该组成需要保护好,这部分可能与语言的工作记忆有关[107]。

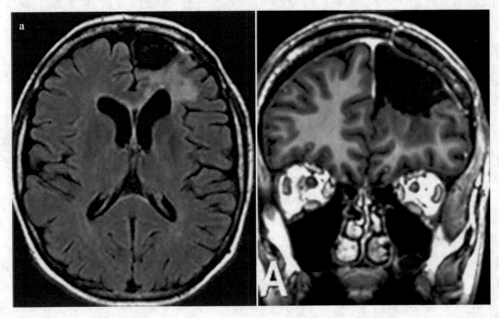

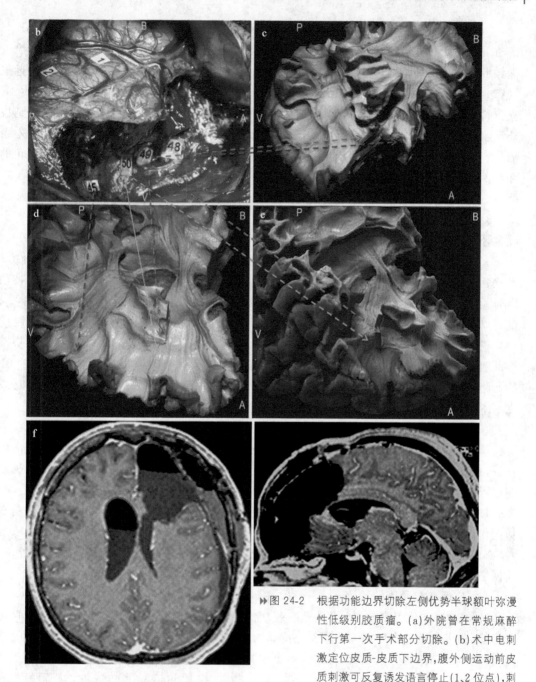

▶图 24-2　根据功能边界切除左侧优势半球额叶弥漫
性低级别胶质瘤。(a)外院曾在常规麻醉
下行第一次手术部分切除。(b)术中电刺
激定位皮质-皮质下边界，腹外侧运动前皮
质刺激可反复诱发语言停止(1、2 位点)，刺

激额叶其他区域(包括 Broca 区)未再诱发语言障碍。手术切除后界从额下回后部的岛盖到中央前回中部，保留运
动辅助区；前界包括整个额眶和额极区域；深达尾状核头部，以关键的白质纤维束为界。48 位点刺激时诱发持
续语言，49 位点刺激诱发音韵失调，50 位点诱发语义失调，45 位点刺激时诱发运动和语言中止(c～e)。通过直接
电刺激分析了皮质下通路的解剖结构，第 48 位点对应尾状核头部(粉箭头)，是脑叶切除的深部边界，位于侧脑室
额角前外侧(c)；第 49 位点对应额下沟深部走行的弓状束主干(蓝标签、蓝箭头)(c～e)；第 50 位点对应额枕束的
额部纤维(绿标签)，在岛盖部与额下回三角区(绿箭头)的位置与上纵束交叉(e)；第 45 位点是自运动辅助区发出
的纤维(红箭头)(d)。术后 MRI 示肿瘤完全切除(f)。患者术后仅出现一过性的语言障碍，恢复后生活正常，重返
职业(左侧半球；A 为前方，P 为后方，B 为基底部，V 为腹侧)[101]

7. 同样,术中电刺激也证实刺激"腹侧语义通路"内的下额枕束(inferior fronto-occipital fascicle,IFOF)时可诱导出语义性失语[50,81]。额叶弥漫性低级别胶质瘤,尤其是当肿瘤位于优势半球额下回的眶回和前额背外侧时,应探测 IFOF 的前部作为手术深部界限。近来解剖和 DTI 的研究发现 IFOF 有 5 个前皮质终端,包括额下回、额中回、前额背外侧皮质、眶额皮质和额极[100]。优势半球岛叶手术的整个过程中均需要对 IFOF 进行检测,当刺激到位于外囊前底部 IFOF 的中、内部分(在 AF 的前下、钩状束的后上)时可诱导出语义性失语[46,81]。颞叶弥漫性低级别胶质瘤也应通过诱导语义障碍定位 IFOF,位于侧脑室颞角的顶部,是手术切除的深部边界[50,81,98]。另外,IFOF 还可能参与了视觉-空间一致性判断功能[89]。

8. 近来一组研究表明,对于优势半球枕叶弥漫性低级别胶质瘤而言,拟行枕叶扩大切除时,应以 AF 和 IFOF 为深部和前部界限[110]。

9. 尽管近来研究认为弓状束与命名功能相关[113],电刺激下纵束的视觉形成区前方(如颞枕联合的基底部,与阅读相关的高级视觉形成区)[75,111]和弓状束[112]均不能诱发语言功能障碍,至少不会诱发图片命名障碍。同样,电刺激连接角回与颞极并走行于颞下回的中纵束前部[114]时也不会产生语言障碍[115]。也就是说,对于优势半球颞叶的弥漫性低级别胶质瘤而言,在实际操作过程中即使损害此类纤维束,也不会导致失语。这些在颞极中转的从颞枕区到前额区(颞枕区、下纵束、眶额和前额区)的间接通路发生功能损伤后,可能被 IFOF 直接通路代偿[111]。但是由于下纵束后部在阅读中起关键作用,电刺激也可诱导失认和失读,在手术过程中需注意保护[75]。

10. 除了白质纤维,当弥漫性低级别胶质瘤累及深部核团时,也需要进行描记。额中央区胶质瘤手术过程中电刺激优势半球与苍白球相邻的尾状核头部时,可产生重复语言,也就是说,在进行下一个测试项目时患者仍然在说上一个测试项目。这也说明尾状核在认知控制过程中起抑制作用[91,116]。另外,在优势半球岛叶弥漫性低级别胶质瘤切除的最后,电刺激杏仁核外侧可诱导构音障碍[91],提示该结构在构音过程中与岛叶及腹外侧运动前皮质起协同作用[116-117]。

11. 最后,对于左利手、双利手[36]和不典型右利手[35]的右侧大脑半球胶质瘤患者,其语言网络可能镜像分布于双侧半球,同样需要进行皮质和皮质下语言区的描记与定位。

12. 空间认知通路的检测。

13. 右侧(非优势半球)颞顶交界区胶质瘤患者,需要进行术中电刺激并进行空间认知能力检测,以免术后出现左侧空间忽略症。为此,术中可在唤醒麻醉下进行线条等分的方法进行检测,当刺激到上纵束第二段时,可出现明显的右侧偏离现象[79]。

14. 刺激右侧上纵束可干扰顶-岛叶前庭皮质、视觉和运动感知区域,从而诱导出眩晕[78]。

15. 尽管在胼胝体内描记到连接两侧半球间的白质通路,但电刺激未诱导出功能反应,因此位于胼胝体的弥漫性低级别胶质瘤,在任何部位进行胼胝体切开都不会影响术后生活质量[118]。

五、无论如何,手术都需要以语言束作为皮质下功能边界(图 24-2)

值得注意的是,本文并未完全列举所有纤维束,如与情绪和行为相关的功能连接仍知之其少。另外,对于中纵束等在内的一些通路也无了解[115]。

总之,为了更好地保护"最小核心脑区(minimal common core)"的网络,手术过程中应常规进行皮质-皮质水平连接(远距离连接纤维)和皮质-皮质下垂直连接(投射纤维)的描记与定位[95,119]。尽管从操作角度而言,侵袭到多种皮质下纤维束的胶质瘤在肉眼下也能切除,但如此手术不仅会导致血管损伤,还会切段白质纤维连接。因此,在进行胶质瘤深部切除时,不能仅仅关注于手术操作的局部,而需要有一个整体的三维概念,并熟知在什么位置应行皮质下刺激(图24-2)。建议无论胶质瘤位于哪个部位,手术时都采取同一个侧卧的体位(因为侧卧可能进行额叶、顶叶、颞叶、岛叶甚至枕叶的胶质瘤手术),以便医生在脑海中形成一致的立体印象,而不会因为患者头位的旋转而产生困惑[6]。CUSA也可能对白质纤维进行定位,可一过性诱导通过电刺激证实的语言功能障碍,可能是暂时抑制了语言(运动)纤维的传导而影响其功能[120]。也就是说,在肿瘤切除过程中,患者保持清醒的状态下,并不需要不断地进行电刺激,而只是在接近功能通路时进行(通过患者的反应、CUSA对功能的干扰及白质纤维解剖来判断是否接近功能通路)。由于唤醒麻醉过程中,患者1~2 h后会开始疲劳,在最后需要确定功能结构时才进行电刺激可以节省手术时间。同样,如Duffau在前面章节中提到的一样,对于大的胶质瘤(如额-颞-岛叶肿瘤),先确定皮质功能区,然后以此为界进行软脑膜下分离直至与之相连的白质,确定功能纤维并保留后切除邻近肿瘤,当与功能区及功能通路密切相关的肿瘤分离后,可将患者常规麻醉,完成剩余的切除(如处理侧裂处与肿瘤相关血管时并不需要患者参与),这样患者只是在确定功能边界时保持清醒,减少术中唤醒的时间。这要求医生改变原有"从非功能区开始,逐步向功能区推进"的观念,首先从关键功能区开始进行肿瘤切除[6]。

最后,对于深部病变而言,最短的皮质造口入路不一定是最安全的,有些情况下,需要在皮质和皮质下功能结构描记与定位的基础上,选择复杂一些的手术入路,以避免切断功能通路[119]。

结　果

过去的10年中,脑功能成像、描记与定位使弥漫性低级别胶质瘤的手术效果得到了很大提高。

首先,长期以来单纯基于解剖定位(如中央前回或左侧额下回)认为不能手术治疗的患者,如今可以进行手术并获益。尤其是术中电刺激的应用明显扩大了功能区弥漫性低级别胶质瘤的手术指征[2]。例如,累及Broca区、Wernicke区[48]、岛叶[46,102]、左侧顶叶下部[103]、中央后区[61]和中央前区[21,122]的弥漫性低级别胶质瘤手术后就可能不产生永久性功能障碍[47,121]。实际上,弥漫性低级别胶质瘤手术的禁忌证也就仅剩下弥散范围非常广泛的、通过胼胝体侵犯到双侧大脑半球的"胶质瘤病样"肿瘤[23]。

其次,除了扩大手术适应证外,唤醒麻醉下功能区定位的发展大大降低了术后永久性神经功能障碍的发生率(低于2%)[2,123-124],并且全球范围内开展唤醒麻醉下功能区定位的单位报道的永久性神经功能障碍发生率均低于2%[2,65]。而未应用术中功能区定位的手术,术后神经功能障碍发生率波动于13%~27.5%,平均为19%[2]。近来对8000多例患者进行meta分析的报道也认为,术中功能区定位手术可明显降低永久性功能障碍的发生,并且功能区手术的比例明显升高[123]。也就是说,虽然在皮质-皮质下功能界限的范围内最大程度切除肿瘤,可能导致一过性的功能障碍,超过98%的功能区胶质瘤患者在功能区定位引导下进行手术后的状态可恢复到肿瘤切除之前,并恢复正常的社会和职业生活中[2,25,65]。另外,除了能保留神经功能,弥漫性低级别胶质瘤手术后深入的神经认知功能评估还提示,手术可能改善患者生活质量[22-25]。例如,至少术前存在顽固性癫痫的患者,术后有80%得到缓解[125]。Ghareeb等最近报道,旁边缘系统弥漫性低级别胶质瘤导致顽固性癫痫的患者,即使肿瘤未侵犯到海马,进行海马切除术也可明显提高癫痫控制率,对于术前已经不能从事工作的患者,术后可能重返社会活动和工作岗位,从而提高KPS评分(Karnofsky Performance Scale)[126]。另外,弥漫性低级别胶质瘤手术后,也观察到有些患者的高级神经功能得以改善,如约30%患者的工作记忆有所改善,若进行了认知康复训练,效果更佳[22]。

最后,有人可能会担心,对于弥漫性低级别胶质瘤而言,通过功能区定位来保留或提高生活质量,需要以牺牲切除程度为代价。但实际上,术中电刺激功能区定位的应用明显提高了肿瘤的切除程度(见第二十三章)。

未来方向:第一次手术后进行个性化的脑功能区再定位研究

近10年来,许多学者报道了大范围切除弥漫性低级别胶质瘤侵袭的脑组织后功能恢复得极好的病例[14-17]。这是由于脑功能重塑形成代偿,术后脑组织通过短期、中期和长期的重组,优化脑功能网络[16],除了术中进行反复电刺激获得最原始的功能定位信息外[122],术前和术后的无创功能成像可进行脑功能重建的机制研究[48,52,127]。手术后对患者进行的一系列功能成像研究证实,肿瘤切除后和功能康复过程中脑功能区发生了明显的重塑。例如,对一过性术后辅助运动区综合征患者恢复过程中的脑功能成像进行分析,发现对侧辅助运动区和前运动区对术侧辅助运动区功能的补偿作用[127]。弥漫性低级别胶质瘤术后还发现病变周围功能活动的"跃进",例如前运动区肿瘤手术后,前中央沟到中央沟区的功能明显活跃(图24-3)[52]。

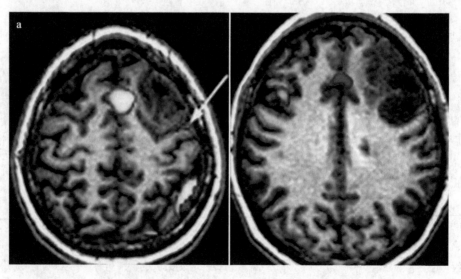

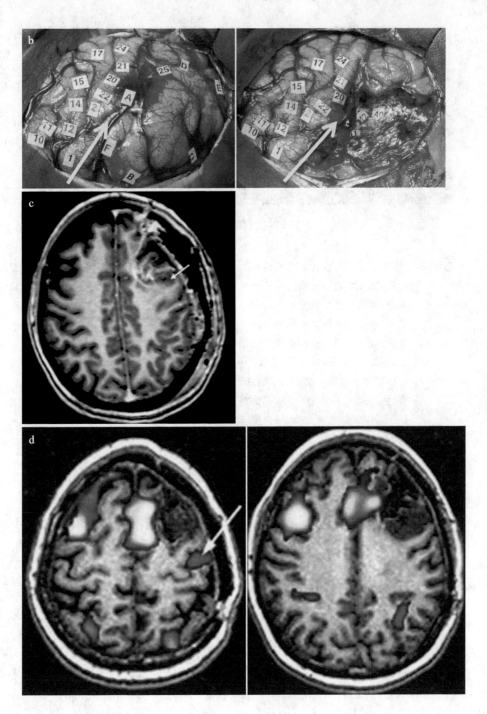

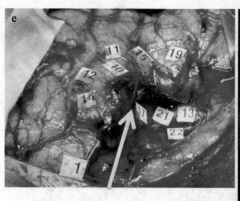
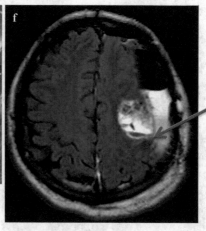

▶ 图 24-3　分期手术。(a)患者术前无语言功能障碍,fMRI 提示弥漫性低级别胶质瘤累及
左侧前运动区,语言激活区位于前中央沟(箭头),与肿瘤非常接近;(b)手术切除
肿瘤(字母标签所标示的区域)前(左)和后(右)的表现,电刺激提示语言区出现
重组,病变周围语言区更集中,手术进行了次全切除,但由于侵入关键区域产生
后端残留(数字标签),黄箭头显示中央前沟,该部分胶质瘤进入中央前回,不可
能切除;(c)术后立即行增强 T_1 加权 MRI 检查提示肿瘤残留(箭头),位于中央
前回前方;(d)第一次 fMRI 检查后 4 年,再次行 fMRI 检查见对侧半球形成代
偿,并且原来移位到肿瘤后界的功能区移至中央沟(箭头);(e)第二次手术中确
认了功能区的重新定位,后方肿瘤获得更多切除,未产生永久性功能障碍,图中
黄箭头所指为中央前沟,此次手术便可安全切除中央前回的部分胶质瘤;(f)因
为功能区重塑,第二次术后 3 h 行 FLAIR 加权 MRI 检查显示切除了更多的左侧
中央前回的肿瘤(红箭头示中央沟)。患者随访到第一次手术后 11 年,未见复
发,能正常生活与工作[52]

　　因肿瘤累及功能区第一次手术并不能完全切除时,深入了解这种功能重塑现象有助于
计划二次手术。术中功能区定位也明确了功能重塑的存在,使通过二次或三次手术更大范
围切除肿瘤,同时保留脑功能区成为可能(图 24-3)[8,52,128]。因此,这种分期实施的方法使原
先认为不可能切除的功能区(Broca 区、Wernicke 区、岛叶)肿瘤得以成功手
术[15,17,21,46-48,61,103,122]。

　　当然,为了达到大范围切除肿瘤而不出现或仅出现轻微的神经症状,需要保留关键的皮
质下连接。也就是说,应保留脑组织的"神经通路-拓扑(hodotopical)"结构(如大范围保留使
脑网络可代偿的平行和动力学结构),而不仅仅保留"局域网(localizationist)"(单一功能的
区域)(见第二十二章)[117,119]。

结论与展望

　　脑功能定位技术多在肿瘤切除前或切除过程中反复进行,通过术前、术中或术后的定位
技术确定皮质或皮质下功能的神经通路-拓扑(hodotopical)网络结构,这些定位技术和理念

的进展大大提高了弥漫性低级别胶质瘤手术中"切除肿瘤与保留功能"之间的平衡。认知/行为神经科学(其目的是结合解剖、功能定位和认知模型来研究脑功能的神经基础)和肿瘤神经外科的有力结合开始解决"生存与神经功能"这一经典矛盾,使我们对提高弥漫性低级别胶质瘤患者生存期和改善生活质量越来越有信心[129]。这些进步也对神经外科医生提出了要求,需要牢记:手术的目的是切除神经系统的一种慢性肿瘤性疾病,而不仅仅是切除脑组织内的一块肿瘤。为此,神经外科医生需要更系统地关注并使用术中唤醒功能区定位技术,包括在"非功能区"肿瘤手术过程中也是如此。对于术前无症状的患者,需要更精确的功能区定位(见第二十五章)。除了定位体感与运动、视觉、语言和认知功能区,术中是否进行负责情感和行为的脑区定位还是一个"哲学"问题,因为定位情感与行为功能区可能更大程度地改善生活质量,但残留更多肿瘤的可能性也更大。这可能需要更好地建立起现代个性化的"中枢神经系统功能外科手术",尤其是"功能神经肿瘤外科"。

(马文斌 刘 帅 李 飞 冯 华)

参考文献

[1] Capelle L,Fontaine D,Mandonnet E,et al. Spontaneous and therapeutic prognostic factors in adult hemispheric WHO grade Ⅱ gliomas:a series of 1097 cases. J Neurosurg,2013,118(6):1157-1168.

[2] Duffau H,Lopes M,Arthuis F,et al. Contribution of intraoperative electrical stimulations in surgery of low grade gliomas:a comparative study between two series without (1985-96)and with (1996-2003) functional mapping in the same institution. J Neurol Neurosurg Psychiatry,2005,76:845-851.

[3] Smith JS,Chang EF,Lamborn KR,et al. Role of extent of resection in the long-term outcome of low-grade hemispheric gliomas. J Clin Oncol,2008,26:1338-1345.

[4] Yordanova Y,Moritz-Gasser S,Duffau H. Awake surgery for WHO grade Ⅱ gliomas within "noneloquent" areas in the left dominant hemisphere:toward a "supratotal" resection. J Neurosurg, 2011,115: 232-239.

[5] Soffietti R,Baumert B,Bello L,et al. Guidelines on management of low grade gliomas:report of an EFNS-EANO task force. Eur J Neurol,2010,17:1124-1133.

[6] Duffau H. A new concept of diffuse (low-grade)glioma surgery. Adv Tech Stand Neurosurg,2012,38: 3-27.

[7] Pallud J,Fontaine D,Duffau H,et al. Natural history of incidental World Health Organization grade Ⅱ gliomas. Ann Neurol,2010,68:727-733.

[8] Duffau H. The challenge to remove diffuse low grade gliomas while preserving brain functions. Acta Neurochir (Wien),2012,154:569-574.

[9] Duffau H. Surgery of low-grade gliomas:towards a "functional neurooncology". Curr Opin Oncol, 2009, 21:543-549.

[10] Duffau H,Capelle L. Preferential brain locations of low grade gliomas. Cancer,2004,100:2622-2626.

[11] Parisot S,Duffau H,Chemouny S,et al. Graph based spatial position mapping of low-grade gliomas. Med Image Comput Comput Assist Interv,2011,14: 508-515.

[12] Vigneau M,Beaucousin V,Herve PY,et al. Meta-analyzing left hemisphere language areas:phonology, semantics,and sentence processing. Neuroimage,2006,30:1414-1432.

[13] Ojemman G,Ojemann J,Lettich E,et al. Cortical language localization in left,dominant hemisphere. An

electrical stimulation mapping investigation in 117 patients. J Neurosurg,1989,71:316-326.

[14] Desmurget M,Bonnetblanc F,Duffau H. Contrasting acute and slow growing lesions: a new door to brain plasticity. Brain,2007,130:898-914.

[15] Duffau H. Lessons from brain mapping in surgery for low-grade glioma: insights into associations between tumour and brain plasticity. Lancet Neurol,2005,4: 476-486.

[16] Duffau H. Brain plasticity: from pathophysiological mechanisms to therapeutic applications. J Clin Neurosci,2006,13:885-897.

[17] Duffau H. Brain plasticity and tumors. Adv Tech Stand Neurosurg,2008,33:3-33.

[18] Pouratian N,Bookheimer SY. The reliability of neuroanatomy as a predictor of eloquence: a review. Neurosurg Focus,2010,28(2):E3.

[19] Pallud J,Taillandier L,Capelle L,et al. Quantitative morphological MRI follow-up of low-grade glioma: a plead for systematic measurement of growth rates. Neurosurgery,2012,71(3):729-739.

[20] Duffau H. New concepts in surgery of WHO grade Ⅱ gliomas: functional brain mapping, connectionism and plasticity. J Neurooncol,2006,13:885-897.

[21] Duffau H,Capelle L,Denvil D,et al. Functional recovery and surgical resection of low grade gliomas in eloquent brain: hypothesis of brain compensation. J Neurol Neurosurg Psychiatry,2003,74:901-907.

[22] Teixidor P,Gatignol P,Leroy M,et al. Assessment of verbal working memory before and after surgery for low-grade glioma. J Neurooncol,2007,81:305-313.

[23] Blonski M,Taillandier L,Herbet G,et al. Combination of neoadjuvant chemotherapy followed by surgical resection as new strategy for WHO grade Ⅱ gliomas: a study of cognitive status and quality of life. J Neurooncol,2012,106:353-366.

[24] Klein M,Duffau H,De Witt Hamer PC. Cognition and resective surgery for diffuse infiltrative glioma: an overview. J Neurooncol,2012,108:309-318.

[25] Moritz-Gasser S,Herbet G,Maldonado IL,et al. Lexical access speed is significantly correlated with the return to professional activities after awake surgery for low-grade gliomas. J Neurooncol,2012,107: 633-641.

[26] Duffau H. Awake surgery for nonlanguage mapping. Neurosurgery,2010,66:523-528.

[27] Mandonnet E,Delattre JY,Tanguy ML,et al. Continuous growth of mean tumor diameter in a subset of grade Ⅱ gliomas. Ann Neurol,2003,53:524-528.

[28] Mandonnet E,Capelle L,Duffau H. Extension of paralimbic low-grade gliomas: toward an anatomical classification based on white matter invasion patterns. J Neurooncol,2006,78:179-185.

[29] Pallud J,Mandonnet E,Duffau H,et al. Prognostic value of initial magnetic resonance imaging growth rates for World Health Organization grade Ⅱ gliomas. Ann Neurol,2006,60:380-383.

[30] Pallud J,Varlet P,Devaux B,et al. Diffuse low-grade oligodendrogliomas extend beyond MRI-defined abnormalities. Neurology,2010,74:1724-1731.

[31] Tarapore PE,Tate MC,Findlay AM,et al. Preoperative multimodal motor mapping: a comparison of magnetoencephalography imaging, navigated transcranial magnetic stimulation, and direct cortical stimulation. J Neurosurg,2012,117(2):354-362.

[32] Young RJ,Brennan N,Fraser JF,et al. Advanced imaging in brain tumor surgery. Neuroimaging Clin N Am,2010,20:311-335.

[33] Berman J. Diffusion MR,tractography as a tool for surgical planning. Magn Reson Imaging Clin N Am, 2009,17:205-214.

[34] Picht T,Schulz J,Hanna M,et al. Assessment of the influence of navigated transcranial magnetic stimulation on surgical planning for tumors in or near the motor cortex. Neurosurgery,2012,70:1248-

1258.

[35] Vassal M, Le Bars E, Moritz-Gasser S, et al. Crossed aphasia elicited by intraoperative cortical and subcortical stimulation in awake patients. J Neurosurg,2010,113:1251-1258.

[36] Duffau H, Leroy M, Gatignol P. Cortico-subcortical organization of language networks in the right hemisphere: an electrostimulation study in left-handers. Neuropsychologia,2008,46:3197-3209.

[37] Nimsky C. Intraoperative acquisition of fMRI and DTI. Neurosurg Clin N Am,2011,22:269-277.

[38] Bürgel U, Mädler B, Honey CR, et al. Fiber tracking with distinct software tools results in a clear diversity in anatomical fiber tract portrayal. Cen Eur Neurosurg,2009,70:27-35.

[39] Bartos R, Jech R, Vymazal J, et al. Validity of primary motor area localization with fMRI versus electric cortical stimulation: a comparative study. Acta Neurochir (Wien),2009,151: 1071-1080.

[40] Roux FE, Boulanouar K, Lotterie JA, et al. Language functional magnetic resonance imaging in preoperative assessment of language areas: correlation with direct cortical stimulation. Neurosurgery, 2003,52:1335-1345.

[41] Giussani C, Roux FE, Ojemman J, et al. Is preoperative functional magnetic resonance imaging reliable for language areas mapping in brain tumor surgery? Review of language functional magnetic resonance imaging and direct cortical stimulation correlation studies. Neurosurgery,2010,66:113-120.

[42] Ulmer JL, Krouwer HG, Mueller WM, et al. Pseudo-reorganization of language cortical function at fMR imaging: a consequence of tumor-induced neurovascular uncoupling. Am J Neuroradiol,2003,24:213-217.

[43] Leclercq D, Duffau H, Delmaire C, et al. Comparison of diffusion tensor imaging tractography of language tracts and intraoperative subcortical stimulations. J Neurosurg,2010,112:503-511.

[44] Krainik A, Lehéricy S, Duffau H, et al. Role of the supplementary motor area in motor deficit following medial frontal lobe surgery. Neurology,2001,57:871-878.

[45] Krainik A, Lehéricy S, Duffau H, et al. Postoperative speech disorder after medial frontal surgery: role of the supplementary motor area. Neurology,2003,60:587-594.

[46] Duffau H, Moritz-Gasser S, Gatignol P. Functional outcome after language mapping for insular World Health Organization grade II gliomas in the dominant hemisphere: experience with 24 patients. Neurosurg Focus,2009,27:E7.

[47] Benzagmout M, Gatignol P, Duffau H. Resection of World Health Organization grade II gliomas involving Broca's area: methodological and functional considerations. Neurosurgery,2007,61:741-752.

[48] Sarubbo S, Le Bars E, Moritz-Gasser S, et al. Complete recovery after surgical resection of left Wernicke's area in awake patient: a brain stimulation and functional MRI study. Neurosurg Rev,2012, 35:287-292.

[49] Gil Robles S, Duffau H. Surgical management of World Health Organization grade II gliomas in eloquent areas: the necessity of preserving a margin around functional structures? Neurosurg Focus, 2010,28:E8.

[50] Duffau H, Gatignol P, Mandonnet E, et al. Contribution of intraoperative subcortical stimulation mapping of language pathways: a consecutive series of 115 patients operated on for a WHO grade II glioma in the left dominant hemisphere. J Neurosurg,2008,109:461-471.

[51] Buchmann N, Gempt J, Stoffel M, et al. Utility of diffusion tensor-imaged (DTI) motor fiber tracking for the resection of intracranial tumors near the corticospinal tract. Acta Neurochir (Wien),2011,153: 68-74.

[52] Gil Robles S, Gatignol P, Lehéricy S, et al. Longterm brain plasticity allowing multiple-stages surgical

approach for WHO grade Ⅱ gliomas in eloquent areas: a combined study using longitudinal functional MRI and intraoperative electrical stimulation. J Neurosurg,2008,109:615-624.

[53] Willems PW, Taphoorn MJ, Burger H, et al. Effectiveness of neuronavigation in resecting solitary intracerebral contrast-enhancing tumors: a randomized controlled trial. J Neurosurg, 2006, 104: 360-368.

[54] Szelényi A, Hattingen E, Weidauer S, et al. Intraoperative motor evoked potential alteration in intracranial tumor surgery and its relation to signal alteration in postoperative magnetic resonance imaging. Neurosurgery,2010,67:302-313.

[55] Wiedemayer H, Sandalcioglu IE, Armbruster W, et al. False negative findings in intraoperative SEP monitoring: analysis of 658 consecutive neurosurgical cases and review of published reports. J Neurol Neurosurg Psychiatry,2004, 75:280-286.

[56] Hayashi Y, Nakada M, Kinoshita M, et al. Functional reorganization in the patient with progressing glioma of pure primary motor cortex: a case report with special reference to the topographic central sulcus defined by SEP. World Neurosurg,2014,82(3-4):536.

[57] Lafargue G, Duffau H. Awareness of intending to act following parietal cortex resection. Neuropsychologia,2008,46:2662-2667.

[58] Schucht P, Moritz-Gasser S, Herbet G, et al. Subcortical electrostimulation to identify network subserving motor control. Hum Brain Mapp,2012,2013,34(11):3023-3030.

[59] Sallard E,Duffau H,Bonnetblanc F. Ultra-fast recovery from right neglect after 'awake surgery' for slow-growing tumor invading the left parietal area. Neurocase,2012,18:80-90.

[60] Sallard E,Barral J,Duffau H,et al. Manual reaction times and brain dynamics after 'awake surgery' of slow-growing tumours invading the parietal area. Brain Inj,2012,26(13-14):1750-1755.

[61] Duffau H,Capelle L,Denvil D,et al. Usefulness of intraoperative electrical subcortical mapping during surgery for low-grade gliomas located within eloquent brain regions: functional results in a consecutive series of 103 patients. J Neurosurg,2003,98:764-778.

[62] Kral T,Kurthen M,Schramm J, et al. Stimulation mapping via implanted grid electrodes prior to surgery for gliomas in highly eloquent cortex. Neurosurgery,2006,58:ONS36-43.

[63] Matsumoto R,Nair DR,Ikeda A,et al. Parieto-frontal network in humans studied by cortico-cortical evoked potential. Hum Brain Mapp,2012,33(12):2856-2872.

[64] Serletis D,Bernstein M. Prospective study of awake craniotomy used routinely and nonselectively for supratentorial tumors. J Neurosurg,2007,107:1-6.

[65] Sanai N,Mirzadeh Z,Berger MS. Functional outcome after language mapping for glioma resection. N Engl J Med,2008,358:18-27.

[66] Kim SS,McCutcheon IE,Suki D,et al. Awake craniotomy for brain tumors near eloquent cortex: correlation of intraoperative cortical mapping with neurological outcomes in 309 consecutive patients. Neurosurgery,2009,64: 836-846.

[67] Szelényi A, Bello L, Duffau H, et al. Intraoperative electrical stimulation in awake craniotomy: methodological aspects of current practice. Neurosurg Focus,2010,28(2):E7.

[68] Duffau H. Intraoperative cortico-subcortical stimulations in surgery of low-grade gliomas. Expert Rev Neurother,2006,5:473-485.

[69] Duffau H. Contribution of cortical and subcortical electrostimulation in brain glioma surgery: methodological and functional considerations. Neurophysiol Clin,2007,37:373-382.

[70] Sartorius CJ, Berger MS. Rapid termination of intraoperative stimulation-evoked seizures with application of cold Ringer's lactate to the cortex. Technical note J Neurosurg,1998,88:349-351.

［71］ Mandonnet E,Winkler PA,Duffau H. Direct electrical stimulation as an input gate into brain functional networks：principles,advantages and limitations. Acta Neurochir （Wien）,2010,152：185-193.

［72］ Duffau H,Capelle L,Denvil D,et al. The role of dominant premotor cortex in language：a study using intraoperative functional mapping in awake patients. Neuroimage,2003,20：1903-1914.

［73］ Duffau H. Towards an "active" cognitive assessment in glioma patients. J Neurosurg,2014,82(1-2)：e129-e131.

［74］ Duffau H,Velut S,Mitchell MC,et al. Intra-operative mapping of the subcortical visual pathways using direct electrical stimulations. Acta Neurochir （Wien）,2004,146：265-269.

［75］ Mandonnet E,Gatignol P,Duffau H. Evidence for an occipito-temporal tract underlying visual recognition in picture naming. Clin Neurol Neurosurg,2009,111：601-605.

［76］ Gras-Combe G,Moritz-Gasser S,Herbet G,et al. Intraoperative subcortical electrical mapping of optic radiations in awake surgery for glioma involving visual pathways. J Neurosurg,2012,117(3)：466-473.

［77］ Coello AF,Duvaux S,de Benedictis A,et al. Involvement of the right inferior longitudinal fascicle in visual hemiagnosia：a brain stimulation mapping study. J Neurosurg,2013,118：202-205.

［78］ Spena G,Gatignol P,Capelle L,et al. Superior longitudinal fasciculus subserves vestibular network in humans. Neuroreport,2006,17：1403-1406.

［79］ Thiebaut de Schotten M,Urbanski M,Duffau H,et al. Direct evidence for a parietal-frontal pathway subserving spatial awareness in humans. Science,2005,309：2226-2228.

［80］ Roux FE,Dufor O,Lauwers-Cances V,et al. Electrostimulation mapping of spatial neglect. Neurosurgery,2011,69：1218-1231.

［81］ Duffau H,Gatignol P,Mandonnet E,et al. New insights into the anatomo-functional connectivity of the semantic system：a study using cortico-subcortical stimulations. Brain,2005,128：797-810.

［82］ Gatignol P,Capelle L,Le Bihan R,et al. Double dissociation between picture naming and comprehension：an electrostimulation study. Neuroreport,2004,15：191-195.

［83］ Vidorreta JG,Garcia R,Moritz-Gasser S,et al. Double dissociation between syntactic gender and picture naming processing：a brain stimulation mapping study. Hum Brain Mapp,2011,32：331-340.

［84］ Moritz-Gasser S,Duffau H. Evidence of a large-scale network underlying language switching：a brain stimulation study. J Neurosurg,2009,111：729-732.

［85］ Ilmberger J,Ruge M,Kreth FW,et al. Intraoperative mapping of language functions：a longitudinal neurolinguistic analysis. J Neurosurg,2008,109：583-592.

［86］ Roux FE,Dufor O,Giussani C,et al. The graphemic/motor frontal area Exner's area revisited. Ann Neurol,2009,66：537-545.

［87］ Borius PY,Giussani C,Draper L,et al. Sentence translation in proficient bilinguals：a direct electrostimulation brain mapping. Cortex,2012,48：614-622.

［88］ Duffau H,Denvil D,Lopes M,et al. Intraoperative mapping of the cortical areas involved in multiplication and subtraction：an electrostimulation study in a patient with a left parietal glioma. J Neurol Neurosurg Psychiatry,2002,73：733-738.

［89］ Plaza M,Gatignol P,Cohen H,et al. A discrete area within the left dorsolateral prefrontal cortex involved in visual-verbal incongruence judgment. Cereb Cortex,2008,18：1253-1259.

［90］ Milea D,Lobel E,Lehéricy S,et al. Intraoperative frontal eye field stimulation elicits ocular deviation and saccade suppression. Neuroreport,2002,13：1359-1364.

［91］ Gil Robles S,Gatignol P,Capelle L,et al. The role of dominant striatum in language：a study using intraoperative electrical stimulations. J Neurol Neurosurg Psychiatry,2005,76：940-946.

［92］ Roux FE,Boukhatem L,Draper L,et al. Cortical calculation localization using electrostimulation. J

Neurosurg,2009,110:1291-1299.

[93] Giussani C,Pirillo D,Roux FE. Mirror of the soul: a cortical stimulation study on recognition of facial emotions. J Neurosurg,2010,112:520-527.

[94] Duffau H. Does post-lesional subcortical plasticity exist in the human brain? Neurosci Res,2009,65:131-135.

[95] Ius T,Angelini E,de Schotten MT,et al. Evidence for potentials and limitations of brain plasticity using an atlas of functional respectability of WHO grade Ⅱ gliomas: towards a "minimal common brain". Neuroimage,2011,56:992-1000.

[96] Martino J,Vergani F,Robles SG,et al. New insights into the anatomic dissection of the temporal stem with special emphasis on the inferior fronto-occipital fasciculus: implications in surgical approach to left mesiotemporal and temporoinsular structures. Neurosurgery,2010,66:4-12.

[97] Martino J,De Witt Hamer PC,Vergani F,et al. Cortexsparing fiber dissection: an improved method for the study of white matter anatomy in the human brain. J Anat,2011,219:531-541.

[98] Martino J,Brogna C,Gil Robles S,et al. Anatomic dissection of the inferior fronto-occipital fasciculus revisited in the lights of brain stimulation data. Cortex,2010,46:691-699.

[99] Martino J,De Witt Hamer PC,Berger MS,et al. Analysis of the subcomponents and cortical terminations of the perisylvian superior longitudinal fasciculus: a fiber dissection and DTI tractography study. Brain Struct Funct,2013,218:105-121.

[100] Sarubbo S,De Benedictis A,Maldonado IL,et al. Frontal terminations for the inferior fronto-occipital fascicle: anatomical dissection,DTI study and functional considerations on a multi-component bundle. Brain Struct Funct,2013,218:21-37.

[101] de Benedictis A,Sarubbo S,Duffau H. Subcortical surgical anatomy of the lateral frontal region: human white matter dissection and correlations with functional insights provided by intraoperative direct brain stimulation. J Neurosurg,2012,117:1053-1069.

[102] Duffau H. A personal consecutive series of surgically treated 51 cases of insular WHO grade Ⅱ glioma: advances and limitations. J Neurosurg,2009, 110:696-708.

[103] Maldonado IL,Moritz-Gasser S,de Champfleur NM,et al. Surgery for gliomas involving the left inferior parietal lobule: new insights into the functional anatomy provided by stimulation mapping in awake patients. J Neurosurg,2011,115:770-779.

[104] Duffau H,Capelle L,Sichez N,et al. Intraoperative mapping of the subcortical language pathways using direct stimulations. An anatomo-functional study. Brain,2002,125: 199-214.

[105] Thiebaut de Schotten M,Dell'Acqua F,Valabregue R,et al. Monkey to human comparative anatomy of the frontal lobe association tracts. Cortex,2012, 48:82-96.

[106] Kinoshita M,Shinohara H,Hori O,et al. Association fibers connecting the Broca center and the lateral superior frontal gyrus: a microsurgical and tractographic anatomy. J Neurosurg,2012,116:323-330.

[107] Maldonado IL,Moritz-Gasser S,Duffau H. Does the left superior longitudinal fascicle subserve language semantics? A brain electrostimulation study. Brain Struct Funct,2011,216:263-264.

[108] Duffau H,Gatignol P,Denvil D,et al. The articulatory loop: study of the subcortical connectivity by electrostimulation. Neuroreport,2003, 14:2005-2008.

[109] Catani M,Jones DK,Ffytche DH. Perisylvian language networks of the human brain. Ann Neurol,2005,57:8-16.

[110] Viegas C,Moritz-Gasser S,Rigau V,et al. Occipital WHO grade Ⅱ gliomas: oncological,surgical and functional considerations. Acta Neurochir (Wien),2011,153:1907-1917.

[111] Mandonnet E,Nouet A,Gatignol P,et al. Does the left inferior longitudinal fasciculus play a role in

language? A brain stimulation study. Brain,2007,130:623-629.

[112] Duffau H,Gatignol P,Moritz-Gasser S,et al. Is the left uncinate fasciculus essential for language? A cerebral stimulation study. J Neurol,2009,256:382-389.

[113] Papagno C,Miracapillo C,Casarotti A,et al. What is the role of the uncinate fasciculus? Surgical removal and proper name retrieval. Brain,2011, 134:405-414.

[114] Menjot de Champfleur N,Maldonado IL,Moritz-Gasser S,et al. Middle Longitudinal Fasciculus delineation within language pathways: a diffusion tensor imaging study in human. Eur J Radiol,2013, 82:151-157.

[115] De Witt Hamer P,Moritz-Gasser S,Gatignol P,et al. Is the human left middle longitudinal fascicle essential for language? A brain electrostimulation study. Human Brain Mapp,2011,32:962-973.

[116] Duffau H. The "frontal syndrome" revisited: lessons from electrostimulation mapping studies. Cortex,2012,48:120-131.

[117] Duffau H. The anatomo-functional connectivity of language revisited: new insights provided by electrostimulation and tractography. Neuropsychologia,2008,4:927-934.

[118] Duffau H,Khalil I,Gatignol P,et al. Surgical removal of corpus callosum infiltrated by low-grade glioma: functional outcome and oncological considerations. J Neurosurg,2004,100: 431-437.

[119] de Benedictis A,Duffau H. Brain hodotopy: from esoteric concept to practical surgical applications. Neurosurgery,2011,68:1709-1723.

[120] Carrabba G,Mandonnet E,Fava E,et al. Transient inhibition of motor function induced by the Cavitron ultrasonic surgical aspirator during brain mapping. Neurosurgery,2008,63:E178-179.

[121] Lubrano V,Draper L,Roux FE. What makes surgical tumor resection feasible in Broca's area? Insights into intraoperative brain mapping. Neurosurgery,2010,66:868-875.

[122] Duffau H. Acute functional reorganisation of the human motor cortex during resection of central lesions: a study using intraoperative brain mapping. J Neurol Neurosurg Psychiatry,2001,70:506-513.

[123] de Witt Hamer PC,Gil Robles S,Zwinderman A,et al. Impact of intraoperative stimulation brain mapping on glioma surgery outcome: a meta-analysis. J Clin Oncol,2012,30:2559-2565.

[124] Sacko O,Lauwers-Cances V,Brauge D,et al. Awake craniotomy vs surgery under general anesthesia for resection of supratentorial lesions. Neurosurgery,2011,68:1192-1198.

[125] Duffau H,Capelle L,Lopes M,et al. Medically intractable epilepsy from insular low-grade gliomas: improvement after extended lesionectomy. Acta Neurochir (Wien),2002,144:563-573.

[126] Ghareeb F,Duffau H. Intractable epilepsy in paralimbic World Health Organization grade Ⅱ gliomas: should the hippocampus be resected when not invaded by the tumor? J Neurosurg,2012,116: 1226-1234.

[127] Krainik A,Duffau H,Capelle L,et al. Role of the healthy hemisphere in recovery after resection of the supplementary motor area. Neurology,2004,62:1323-1332.

[128] Duffau H,Denvil D,Capelle L. Long term reshaping of language,sensory and motor maps following glioma resection: a new parameter to integrate in the surgical strategy. J Neurol Neurosurg Psychiatry,2002,72:511-516.

[129] Duffau H. Brain mapping: from neural basis of cognition to surgical applications. New York: Springer Wien,2011.

| 第二十五章 |

弥漫性低级别胶质瘤的化学治疗

Luc Taillandier

摘　要：弥漫性低级别胶质瘤（diffuse low-grade glioma，DLGG）属罕见肿瘤。近年来，得益于一些有价值的观察性报道、回顾性研究，催生了少量Ⅱ～Ⅲ期临床试验，其治疗策略发生了很大变化。其中，手术已成为治疗的基石。放疗因为潜在的迟发性神经毒性、与手术相媲美的生存疗效（无论早期或晚期加入），在不可切除、无法再次切除或化疗后进展的患者中应用越来越多。而化疗在非手术的肿瘤进展患者中显示了临床获益（无论是在放疗前还是放疗后加入）：初始的化疗敏感性基本保持恒定，有助于缓解癫痫症状并由此改善神经认知功能，保持生活质量（尽管可能存在一过性下降）。得益于化疗后肿瘤退缩，患者接受次全切除或完全切除术成为可能，该手术对间变性转化和生存有直接影响，并潜在影响了大脑可塑性，大脑可塑性是指脑有适应能力，即在结构和功能上修改自身以适应改变。本文展示了直接或间接影响生存的因素，探讨了进一步改善风险获益比的方法（特别包含了长疗程替莫唑胺化疗的内容），并从神经学（对可塑性的影响）和肿瘤学（包括分子旁路，识别新的治疗靶点）角度展望了未来研究发展方向。

关键词：弥漫性低级别胶质瘤；WHO Ⅱ级胶质瘤；化学治疗；癫痫；生活质量；生存

引　言

弥漫性低级别胶质瘤属罕见肿瘤，近年来治疗理念发生了深刻变化[1]。

20世纪90年代之前，低级别胶质瘤较少考虑手术，随着脑皮质和皮质下直接电刺激技术定位、术中唤醒麻醉和功能影像等神经学进展，手术的地位得以确立[2-3]。常规放疗潜在

L. Taillandier，MD，PhD
Neurooncology Unit，Department of Neurology，University Hospital，Hospital Central，29 Avenue du Marechal de Lattre de Tassigny，54035 Nancy，France
e-mail：l. taillandier@chu-nancy. fr

H. Duffau (ed.)，*Diffuse Low-Grade Gliomas in Adults*，
DOI 10. 1007/978-1-4471-2213-5_25，© Springer-Verlag London 2013

的长期神经毒性令人焦虑。最初这种治疗方式应用很少。然而,放疗新技术的进步使得治疗区域剂量更加集中,理应重新并准确评估放疗预期获益和潜在风险之间的比例关系[4]。

尽管化疗在理论上存在许多缺陷,譬如固有的化疗抵抗性、肿瘤部位弥漫而难于评价疗效、可用作药物靶标的生物大分子缺乏(译者注:药物靶标指体内具有药效功能并能被药物作用的生物大分子),但其应用领域不断拓展,初期用于常规治疗进展后的挽救方案,其后被加入到疾病的更早阶段及与手术的配合中。

本文将从概念基础和历史依据展开,并突出探讨目前尚未解决的问题。

当前实践

一、化疗的概念基础

弥漫性低级别胶质瘤的化疗地位难于全面评价。理论上,弥漫性低级别胶质瘤的化疗存在许多争议:如药物通透性低(血脑屏障和血肿瘤屏障功能低于正常人群),胶质瘤自发的化疗抵抗,以及数量非常有限的潜在药物作用靶点。

然而,在以前,用放射疗法(RT)治疗的不能手术切除的肿瘤患者,在间变性转化之前,没有治疗选择的情况下可以讨论或考虑化学疗法(CT)。

关于这一主题的文献始终相对贫乏。很长一段时间仅美国西南肿瘤协作组 Eyre 等的一篇论文可作为参考,但结果令人沮丧。美国西南肿瘤协作组开展了首个关于低级别胶质瘤化疗的随机对照研究,在患者接受次全切除或部分切除术后或手术活检后,比较单纯放疗或放疗联合以洛莫司汀为基础的化疗的疗效差异。研究因未观测到预期获益而提前终止[5]。从今天病理学和放射学的观点来看,该研究在方法学上存在对目标人群的选择偏倚,深究这项相对较早的临床研究是有困难的。

Cairncross 和 Macdonald 通过对侵袭性少突胶质细胞瘤的系列研究,首次引发了对弥漫性低级别胶质瘤真正客观缓解可能性的讨论[6-7]。6 年后,Mason 指出 9/9 例接受丙卡巴肼＋洛莫司汀＋长春新碱(PCV 方案)化疗的患者有效[8],而 Soffietti[9] 则报道了同样接受 PCV 方案的 13/13 例患者疗效稳定或有效。在此基础上,陆续有 30 余篇文章发表,大多数是回顾性系列研究并且例数较少(见下文)。

二、可用的数据和年代学

表 25-1 改编自 Ducray[10]关于这一主题的文献总结。许多研究在纳入疾病、患病时间、治疗方案、疗效评价方面均存在很大差异。然而可以肯定的是,虽然手术地位有所提升,但化疗(特别是替莫唑胺)在胶质瘤治疗疗效方面日益引起了人们的兴趣[11]。一个专属的欧洲工作团队因此成立,根据近期发表和更新的资料进行了治疗推荐。推荐提出了化疗的适应证:"化疗可有效地用作放疗后复发和手术后的初始治疗手段,可延迟因大野放疗导致晚期神经毒性发生的风险"[12]。

表 25-1 关于化疗和弥漫性低级别胶质瘤的主要出版物

年代	作者和杂志名	例数	肿瘤类型	增强(%)	先前放疗(%)	先前化疗(%)	化疗方案	CR+PR/MR 有效率(%)	1年PFS(%)	中位PFS(月)
1996	Mason 等·Neurology	9	少突胶质细胞瘤	33	11	无	PCV	66%/NA	NA	35
1998	Soffietti 等·Neurosurgery	13+7+M=26	少突胶质细胞瘤、星形细胞瘤	73	42	无	PCV	62%/NA	80	24
1998	Van den Bent 等	52	少突胶质细胞瘤、少突星形细胞瘤	100	100	无	PCV	63%/NA	NA	10
2003	Brada 等·Ann Oncol	11O+17A+M=30	少突胶质细胞瘤、少突星形细胞瘤、星形细胞瘤	0	无	无	替莫唑胺	10%/48	>90	>36
2003	Buckner 等, J Clin Oncol	29	少突胶质细胞瘤+少突星形细胞瘤	46	无	无	PCV	52%/NA	91	NA
2003	Pace 等·Ann Oncol	4O+29A+100A	少突胶质细胞瘤、少突星形细胞瘤、星形细胞瘤	60	65	37	替莫唑胺	47%/NA	39	10
2003	Quinn 等·J Clin Oncol	20O+16A+5OA+M=46	少突胶质细胞瘤、少突星形细胞瘤、星形细胞瘤	70	15	22	替莫唑胺	61%/NA	76	22
2003	Van den Bent 等·Ann Oncol	32	少突胶质细胞瘤、少突星形细胞瘤	100	100	100	替莫唑胺	22%/NA	11	3.7
2003	Van den Bent 等·J Clin Oncol	38	少突胶质细胞瘤、少突星形细胞瘤	100	100	无	替莫唑胺	52%/NA	40	10.4
2004	Higuchi 等·Neurology	12	少突胶质细胞瘤	50	无	无	PAV	58%/NA	100	>60
2004	Hoang Xuan 等·J Clin Oncol	49O+11OA	少突胶质细胞瘤、少突星形细胞瘤	11	无	无	替莫唑胺	17/14	73	NA

（续　表）

年代	作者和杂志名	例数	肿瘤类型	增强(%)	先前放疗(%)	先前化疗(%)	化疗方案	CR+PR/MR 有效率	1年 PFS(%)	中位 PFS(月)
2005	Stege 等	16NG+5R	少突胶质细胞瘤+少突星形细胞瘤	21	24	无	PCV	19/57	ND	>24
2006	Catenoix 等，*Rev Neurol*	7	少突胶质细胞瘤、少突星形细胞瘤	0	无	无	PCV	42/48	100	>60
2006	Duffau 等，*J Neurooncol*	1	少突胶质细胞瘤	0	无	无	替莫唑胺	1/1	100	NA
2006	Levin 等，*Cancer*	28	少突胶质细胞瘤	NA	无	28	替莫唑胺	36/25	89	31
2006	Ty 等，*Neurology*	7	少突胶质细胞瘤	NA	28	无	PCV	71/NA	100	>30
2007	Lebrun 等，*J Neurooncol*	33	少突胶质细胞瘤	22	无	无	PCV	27/NA	90	>30
2007	Sunyach 等，*J Neurooncol*	24	少突胶质细胞瘤	NA	无	无	PCV/替莫唑胺	NA	NA	47
2007	Kaloshi 等，*Neurology*	149	少突胶质细胞瘤、少突星形细胞瘤、星形细胞瘤	15	无	无	替莫唑胺	15/38	79.5	28
2007	Pouratian 等，*J Neurooncol*	25	少突胶质细胞瘤、少突星形细胞瘤、星形细胞瘤	24	无	无	替莫唑胺 75mg/m²，3/4 周	24/28	72	>20
2007	Ricard 等，*Ann Neurol*	107	少突胶质细胞瘤		无	无	替莫唑胺	92%初始平均肿瘤直径减小	NA	NA
2008	Tosoni 等，*J Neurooncol*	30	少突胶质细胞瘤、少突星形细胞瘤、星形细胞瘤	0	无	无	替莫唑胺 75 mg/m²，3/4 周	30/NA	73	22

（续　表）

年代	作者和杂志名	例数	肿瘤类型	增强（%）	先前放疗（%）	先前化疗（%）	化疗方案	CR＋PR/MR 有效率	1年 PFS（%）	中位 PFS（月）
2009	Kesari 等.Clin Cancer Res	44	少突胶质细胞瘤、少突星形细胞瘤、星形细胞瘤	NA	27	无	替莫唑胺 75mg/m²，7/11周	20/NA	91	38
2009	Kaloshi 等.Neurology	62	少突胶质细胞瘤、少突星形细胞瘤、星形细胞瘤	0	无	无	替莫唑胺	—	—	—
2009	Taillandier 等.Neurosurgical Focus	46	少突胶质细胞瘤、少突星形细胞瘤、星形细胞瘤	0	无	1	替莫唑胺,PCV	NA	NA	NA
2010	Peyre 等.J Neurooncol	21	少突胶质细胞瘤、少突星形细胞瘤、星形细胞瘤	14	无	无	PCV	38/42	100	40
2010	Kaloshi 等.J Neurooncol	20	少突胶质细胞瘤、少突星形细胞瘤、星形细胞瘤	56	无	100	亚硝基脲（三线用药）	0/10	28	6.5
2010	Houillier 等.Neurology	84	少突胶质细胞瘤、少突星形细胞瘤、星形细胞瘤	0	无	无	替莫唑胺	—	—	—
2011	Blonski 等.J Neurooncol	10	少突胶质细胞瘤、少突星形细胞瘤、星形细胞瘤	0	无	无	替莫唑胺	10/10	—	—

（续　表）

年代	作者和杂志名	例数	肿瘤类型	增强（%）	先前放疗（%）	先前化疗（%）	化疗方案	CR＋PR/MR有效率	1年PFS（%）	中位PFS(月)
2011	Kaloshi 等，*Neurology*	149	少突胶质细胞瘤、少突星形细胞瘤、星形细胞瘤	0	无	无	替莫唑胺	77/149（53%）	—	1p/19q 共缺失与更长总生存期相关
2011	Taal 等，*Neurooncol*	58	星形细胞瘤	100	100	无	替莫唑胺	54/NA	25	8

注：CR. 完全缓解；PR. 部分缓解；MR. 微小缓解；M. 髓母细胞瘤；O. 少突神经胶质瘤；A. 星形细胞瘤；OA. 少突星形细胞瘤；NA. 不适用；ND. 无数据；替莫唑胺 200 mg/m² 5/28 d；PCV. 丙卡巴肼＋洛莫司汀＋长春新碱；PAV. 顺铂＋多柔比星＋足叶乙苷

需要注意的是,除 8 项系列研究以外,其余研究的病例数均少于 50 例。病例数少反映了病理学上的相对稀缺,在临床试验中也同样存在这个困境——针对低级别胶质瘤的纳入标准存在过多异质性,试验分组也有概念上的差别。

三、化疗的类型

弥漫性低级别胶质瘤 2 个主要的化疗方案是:丙卡巴肼+洛莫司汀+长春新碱(PCV 方案)和替莫唑胺(TMZ)。自 Gutin 在 1975 年[13]、Levin 在 1980 和 1985 年[14-15]首次报道 PCV 方案以来,后续的报道用药剂量大致相同。经典 PCV 方案,洛莫司汀(110 mg/m²)第 1 天,丙卡巴肼(60 mg/m²)第 8~12 天,长春新碱(1.4 mg/m²,最大量 2 mg)第 8 天和第 29 天给予。每 6~8 周重复 1 周期。强化化疗方案也有描述,但在弥漫性低级别胶质瘤中不适用[16]。

替莫唑胺是目前使用最广泛的治疗方案。常规用法为第一个周期每天 150 mg/m²,连用 5 d。如果耐受性良好,则在第二个周期剂量增加至每天 200 mg/m²,连用 5 d,每 28 天为一周期。也有作者报道了其他用法(包括强化方案)。Lashkari 等尝试评估不同替莫唑胺给药方案在弥漫性低级别胶质瘤治疗中的影响,他们收集了 PubMed、Embase 和 Cochrane 数据库的文献资料进行系统回顾。有 18 个研究,739 例患者纳入分析,结果提示了一个可能的迹象:替莫唑胺节律化疗较常规标准 5 d 给药方案,有可能带来更好的无进展生存期和缓解率。但目前证据尚不充分,各研究异质性大,安全的结论无法得出。作者结论中说"需要设计良好的随机对照研究以确立替莫唑胺节律化疗在低级别胶质瘤中的疗效"[17]。到目前为止,因良好的耐受性和较高的生活质量,替莫唑胺常规剂量化疗仍是推荐的标准治疗。

结　果

一、化疗、肿瘤体积和生长速率

弥漫性低级别胶质瘤化疗疗效评估是一个困难并且尚未达成共识的问题。多年来,为 WHO Ⅲ级和Ⅳ级胶质瘤创建的 MacDonald 标准[18],经改良后被用于弥漫性低级别胶质瘤。MacDonald 标准基于增强 CT 或磁共振影像,对肿瘤采用二维测量,并结合临床表现和类固醇激素使用量进行评估。改良后的 MacDonald 标准着重了在 T₂ 加权图像或 FLAIR 序列上 2 条最长径的测量,不再依赖增强图像,并放弃激素作为参考指标。但这种方法并不能客观监测肿瘤治疗后的变化,并且低估了肿瘤个数的减少。许多早期的研究证实了这一点[19-21]。

van den Bent MJ 等提出新的推荐建议[22]。已发表的研究多集中在比较一维或多维测量与实际体积间的区别,但这些后续研究的指标因为缺乏与终点指标(如 PFS、OS)的联系,仍不是最佳的。因此,从循证学角度,有研究者认为尚没有可以优先推荐的测量体系。我们不同意这种观点(参见专门章节),监测化疗后弥漫性低级别胶质瘤的体积是绝对有必要的。不评估肿瘤体积,会造成大幅度低估治疗响应,在治疗期间无法适当地监控肿瘤变化情况。

Hoang-Xuan 等[23]和 Ricard 等[24]的文章最早提出了替莫唑胺在弥漫性低级别胶质瘤化疗中的重要作用。随后有作者回顾性报道了非替莫唑胺化疗的 107 例患者采用 3 条径线计算肿瘤实际体积和平均肿瘤直径的长期随访结果[25]。替莫唑胺治疗中,他们发现超过 60% 的患者可达到微小缓解或部分缓解。治疗后,有 92% 的患者观察到平均肿瘤直径减小,表明初始状态下肿瘤对替莫唑胺的敏感性较好(38/39 例患者接受化疗后,平均肿瘤直径在基线、给药中和给药后均有急剧下降)。尽管持续给予替莫唑胺,此后一些患者的肿瘤仍会重新出现增长,另一些患者的肿瘤则保持继续缩小。再增长发生在 16.6% 存在 1p/19q 共缺失和 60.6% 存在非共缺失的肿瘤患者中($P<0.0004$)。肿瘤过表达 p53 显示了更高的复发率(70.5% 比 25%)。替莫唑胺停药时大部分肿瘤仍能保持稳定或继续缩小,但绝大多数肿瘤最终出现再增长:停止给药中位随访时间 200 d(范围 60~630 d)后,有 59% 的肿瘤平均直径出现再增长。

我们的治疗团队有一项关于弥漫性低级别胶质瘤术后化疗的回顾性研究发表,采用 Volume Viewer© 软件(美国通用电气公司,密尔沃基,威斯康星州,美国)观测化疗对肿瘤体积的影响。研究采用三径测量技术对图像进行测试,结果显示:所有患者(10/10)均出现了化疗后肿瘤退缩(中位体积缩小 38.9%),其中 6 例发生在同侧大脑半球,4 例发生在对侧[26]。

二、化疗和癫痫

癫痫是弥漫性低级别胶质瘤患者最常见的首发症状。其发生强烈依赖于肿瘤位置,特别是岛叶和中央区域[27]。一些学者提出 *IDH1* 或 *IDH2* 突变(即异柠檬酸盐脱氢酶 1 或 2 基因突变,该突变在弥漫性低级别胶质瘤中频发)和触发癫痫的代谢变化相关[28]。

以往认为化疗和放疗控制癫痫效果有限,长期随访的患者中有 60%~70% 出现了癫痫复发[29]。

随着治疗模式的进步、观念的变化(延长治疗时间)、对抗癫痫治疗更加精确的分析,一些笔者的观点已经彻底改变。尽管在回顾性研究中,对癫痫的量化评估是常见的难题。但现认为:①癫痫发作频率增加通常与肿瘤进展有关;②手术几乎总是有利于控制癫痫;③化疗大多情况下可产生有益的作用且毒性可耐受[2,30-31]。

此外,也有研究证实:替莫唑胺治疗期间对癫痫发作频率的改善似乎不受抗癫痫药物剂量调整的影响[32]。

我们的治疗团队也报道了治疗岛叶弥漫性低级别胶质瘤(该部位最易引起癫痫)的经验。我们确认了手术切除的作用,并支持化疗[33]。

考虑化疗和弥漫性低级别胶质瘤的关系,其抗癫痫治疗有独到之处。与所有脑肿瘤的推荐一样,大多数学者推荐一线使用非诱导药物拉莫三嗪、左乙拉西坦、拉科酰胺等[34-35]。尽管也有对丙戊酸钠疗效确切的报道[35],但其使用仍有争议。联合抑制去乙酰化酶作用的抗增殖药物可以改善生存,原因在于该酶可诱发恶性胶质母细胞瘤[36]。然而,潜在不良反应(体重增加、血小板减少)和酶抑制作用可能增加化疗的血液学毒性。

三、化疗和认知功能

认知功能与生活质量相关,意味着回归工作的可能[37]。这一点在神经肿瘤特别是弥漫性低级别胶质瘤中至关重要。接近 1/4 的弥漫性低级别胶质瘤患者有严重的神经认知症状[38]。神经认知功能减退可以被肿瘤本身、肿瘤相关癫痫、治疗和心理压力等因素诱发,其发生比以往认为的要频繁得多[12]。一些学者认为,鉴于放疗和化疗在生存及神经毒性方面的影响,用于治疗弥漫性低级别胶质瘤尚有争议。40 例弥漫性低级别胶质瘤患者参加了 Correa 等的研究,其中,16 例患者既往接受了放疗±化疗,另 24 例为初治患者。放疗±化疗、长病程和抗癫痫治疗导致了轻度认知功能障碍[39]。同一团队另一项研究则对 25 例弥漫性低级别胶质瘤患者(9 例患者先前接受放疗±化疗,16 例为初治)分别在基线、半年和 1 年时进行神经心理学评估[40],长期随访结果显示长病程和放疗±化疗导致了轻度进行性非语词记忆减退,某方面执行功能和生活质量的下降。在这两篇文章中,由于广泛地使用了放化疗,难以单独准确评价化疗对认知功能的特定影响。我们的团队也报道了一项关于神经心理学评估的回顾性研究[26],10 例患者首程化疗后接受功能性手术治疗。这些患者发病前均没有智力减退,9 例为右利手,1 例为左利手。上述治疗后,有 3 例患者未显示任何神经心理学缺陷,7 例患者在 18 项认知测试中错误少于 3 项,另外 3 例患者错误 4 项以上。认知功能缺陷主要表现在情景记忆,特别是语言记忆(5 例)和执行功能(5 例)。但那些不能继续工作的患者却并不具有最严重的认知功能障碍。我们的结论是采用这种化疗与手术联合的治疗极有可能保持认知功能。

四、化疗和生活质量

上文提及,生活质量与认知功能相关,认知直接影响回归工作[37]。对弥漫性低级别胶质瘤患者进行这 3 个方面评估的研究非常少见。总体来说,女性、癫痫、神经认知缺失评分与通用和特定的健康相关生活质量相关[38]。PCV 方案化疗对健康相关生活质量的影响主要是治疗后短期恶心、呕吐、食欲减退、嗜睡。只要患者脱离治疗恢复至"正常"状态,PCV 化疗没有长期效应[41]。

Liu 等描述了接受 12 个周期替莫唑胺治疗的弥漫性低级别胶质瘤患者的生活质量。采用脑肿瘤功能评价量表(FACT-Br)分别在基线时及化疗期间每 2 个月进行评估。基线时患者有更高的社会健康评分(平均差异=0.5,$P<0.01$),但情绪健康评分低于正常人群(平均差异=2.2,$P<0.01$)。肿瘤位于右侧大脑半球的患者有更高的身体健康评分($P=0.01$):44% 的患者不能驾驶,26% 的患者不能独立,26% 的患者恐惧突发癫痫。24% 的患者工作有困难。与基线相比,每个疗程化疗后评分平均改变值无统计学差异。文章结论为弥漫性低级别胶质瘤患者替莫唑胺治疗可以维持生活质量。

如能有效调节患者的心理健康、恢复患者独立驾驶或工作能力,有望进一步提高生活质量[42]。在我们的研究中[26]接受术前化疗的患者,KPS 评分均为 80～100 分(中位评分为 90分),整个随访期内疾病一直保持稳定。生活质量评估中有损害的方面主要为角色功能(独立感和社会职业生活),中位评分 66.7%(范围为 50%～100%)。绝大多数患者化疗和手术后生活质量总评分得以保留,中位评分 66.7%(范围为 33.3%～83.3%)。认知、情绪、身体、社会健康评分相对保留(中位评分分别为 83.8%、79.2%、100%、100%)。

一般症状中,患者主诉最多的是疲劳(中位评分 33.3%,范围为 11.1%～100%)和疼痛(中位评分 16.6%,范围为 0～66.7%)。但这些症状由合并症如骨关节炎、动脉病导致。睡眠障碍(平均评分为 23.3%±39.6%)、消化功能紊乱(平均评分为 20%±30.6%)似乎也中等程度地影响了生活质量。没有患者达到抑郁的分界评分值 15 分,平均评分为 8.7 ± 3.6 分。但是有 7 例患者评分为 8~14 分,显示有轻度抑郁倾向。

因此,单独使用替莫唑胺或联合手术可以维持甚至改善生活质量,PCV 方案化疗暂时影响了生活质量,但化疗结束后患者可以重归"正常"状态。

五、化疗和生存

至今,在弥漫性低级别胶质瘤中尚缺乏确认化疗对于生存有益的直接证据。假定弥漫性低级别胶质瘤的发病部位(病灶位于功能区)是预测疾病进展和死亡的一个重要但可变的危险因素[43],而治疗前和治疗相关因素可能预测恶性转化的风险及随后的生存状况[44]。因此治疗可能影响患者生存。

特定人群的回顾性研究(个人未发表资料)中,有 17 例患者就诊时因原发或复发肿瘤位于功能区或体积过大跨越中线而无法手术,接受以替莫唑胺为基础的诱导化疗后,肿瘤体积缩小,最终这些患者实施了根治性手术。自影像确诊之日起,目前中位随访时间已达 5.9 年(范围为 1.4~11 年)。中位恶性转化的发生时间在 99.6 个月。年龄、确诊时肿瘤体积、1p/19q、*IDH* 和 *MGMT* 启动子状态对至恶性转化时间没有影响。无论 1p/19q、*IDH* 和 *MGMT* 状态如何,化疗减少了肿瘤体积(中位值 -33.43%,范围 $-61.6\% \sim -5.1\%$)并使肿瘤增长速度减慢。肿瘤体积退缩超过 20% 者与更少的术后残留(中位值为 3.4 ml,$P = 0.003$)、更广泛的切除($P = 0.03$)、更好的预后($P = 0.05$)相关。术后肿瘤体积<10 ml 者与更好的治疗结局相关($P = 0.042$)。我们因此得出结论:弥漫性低级别胶质瘤,无论分子状态如何,新辅助化疗可以优化手术切除效果,对自然病程产生影响。

六、耐受性

1. **血液学毒性** PCV 方案具有累积的血液学毒性,化疗周期数不宜超过 6 个疗程。早期的研究显示,亚硝脲在人类可诱发白血病,实践证实含烷化剂的辅助化疗方案可能增加白血病风险[45]。

在 Boice 等关于胃肠道肿瘤甲基环己亚硝脲辅助化疗的文章中,白血病 6 年累积平均发病风险为 $4.0\% \pm 2.2\%$,发病率为每年 2.3‰[46]。在一项纳入了 5 个随机对照临床试验的 meta 分析中,Greene 等发现接受卡莫司汀化疗的 1628 例成人脑肿瘤患者,仅有 2 例出现了急性非淋巴细胞白血病[47]。但发生这种并发症的风险比预期高 24.6 倍[45]。Baehring 等也报道了在一小部分原发脑肿瘤患者中使用烷化剂化疗期间或随后发生了治疗相关的骨髓增生异常(t-MDS)和急性髓系白血病(t-AML)的病例。他们在文献综述时发现,原发性骨髓增生异常综合征发生率(为 3~20)/10 万,有 10%~15% 的骨髓增生异常综合征出现在暴露于化疗或放疗的其他肿瘤患者中[48]。脑肿瘤患者中发生治疗相关的骨髓增生异常或急性髓性白血病的风险可能小于其他原发肿瘤[49]。尽管如此,这个观察结果可能与中枢神经系统肿瘤通常较差的预后有关,迟发的血液学急症不易显现。Perry 等报道了 2 例恶性胶质瘤治疗后发生急性髓系白血病的病例,并回顾了其他 26 例来自成人和儿童脑肿瘤的治疗相关白血病(共 12 例原发肿瘤为恶性胶质瘤)。自诊断急性髓系白血病起,其中位间隔时间为 31 个月。9 例成人恶性胶质瘤患者均接受了亚硝基脲化疗,部分为亚硝基脲单药方案。作者结论是"如果 PCV 方案继续被证明有增加白血病的风险,可能需要慎重评估临床决策",推荐寻找"致突变风险更小、更有效的治疗方案是至关重要的"[50]。

与烷化剂亚硝基脲相比,替莫唑胺的晚期血液学毒性发生率低。一个澳大利亚团队报道了 3 例进展期胶质瘤接受替莫唑胺化疗,分别持续治疗了 5 年、7 年和 8 年,没有观察到严重的不良反应。常常认为,除非接受大剂量长疗程烷化剂治疗,大多数患者不会出现治疗相关的骨髓增生异常或急性髓系白血病。替莫唑胺化疗也是这样[51]。与之相反,Natelson 等报道了 1 例恶性胶质瘤替莫唑胺单药治疗出现治疗相关骨髓增生异常综合征的病例。作者通过文献复习建议,替莫唑胺潜在导致骨髓增生异常综合征和急性髓系白血病的累积剂量阈值为 18 000～20 000 mg/m²[52]。但作者指出,相比有较长生存期的肿瘤(如霍奇金淋巴瘤、睾丸肿瘤、乳腺癌),客观评估预后差的肿瘤(如胶质瘤)的真正治疗风险是困难的。他们的结论认为,当长疗程给予含替莫唑胺在内的烷化剂化疗时,需考虑潜在诱发白血病的风险。但是,迄今为止无论是直接风险(肿瘤进展、复发或恶性转化),还是肿瘤相关并发症(永久性神经毒性、癫痫),或是短期潜在的不良反应(骨髓抑制、机会感染、放射性脑病)在胶质瘤患者中都仍然存在,甚至远远高于治疗相关骨髓增生异常综合征和急性髓系白血病的风险[48]。

在延长使用烷化剂直至肿瘤进展或不可接受毒性的患者中,我们必须尽可能小心地给予处方并建立良好的数据库,这比给予固定、有限的化疗周期数更为重要。

2. 化疗和生殖毒性 关于弥漫性低级别胶质瘤化疗和生殖毒性的资料几乎不存在。包括丙卡巴肼[和(或)环磷酰胺]在内的烷化剂导致 90%～100% 的男性长期精子缺乏,5%～25% 的女性在 30 岁以下出现卵巢功能早期衰竭[53]。长春新碱的生殖毒性同样值得担心[54]。因此,尽管没有已发表资料,但仍可以推断,PCV 方案有明确的生殖毒性。我们推荐:①警告患者存在这种可能性;②建议采取保存生育力(无论男性还是女性)的系统性治疗(精子、卵子冻存);③尽量减少和避免患者有保持自身繁殖能力的意愿。

近期一项关于替莫唑胺的回顾性研究中,24 例女性胶质瘤患者接受治疗,15 例没有保存生育力,另外 9 例低温冻存胚胎或卵母细胞。4 例患者正在妊娠或已经妊娠,1 例成功分娩,1 例发生自发流产,1 例妊娠且保存生育能力,1 例妊娠但没有保存生育能力。文章结论:替莫唑胺没有完全的生殖毒性[55]。替莫唑胺化疗后也有男性患者使妻子成功受孕分娩的报道[56]。替莫唑胺的生殖毒性小于亚硝基脲。当弥漫性低级别胶质瘤患者的某一病程中需要使用替莫唑胺为基础的化疗,或患者希望保留生育能力时,我们应该给予患者信息并建议冻存生殖细胞。

3. 其他毒性 长春新碱的周围神经毒性不容忽视。目前尚没有预防的方法[57]。联合化疗中洛莫司汀的肺纤维化风险也需要考虑[58]。另外,有接受 PCV 方案化疗的患者主诉强烈的疲乏和(或)体重减轻[41]。替莫唑胺相关性肝炎可能非常严重,尤其是胆汁淤积型肝炎[59]。

未解决的开放性问题

一、如何评估化疗获益

为更客观地评估化疗的作用,神经肿瘤学通常以总生存期和无进展生存期作为指标。

总生存期对所有治疗(包括挽救性治疗)敏感。对于弥漫性低级别胶质瘤,治疗往往是多重和重复的。在总生存期中难以分辨某一手段(如化疗)的特定作用。无进展生存期是一个与生活质量有关的形态学参数,需要长期严格地随访评估肿瘤体积[60]。恶性转化时间也是同样。

最近的文章指出,设计弥漫性低级别胶质瘤的临床试验,"患者的获益需包括认知、症状、痫样发作等方面内容,需建立其他的测量评估方法,以判断延长的生存是否代表了长期的健康"[22]。Klein和他的同事也强调:"对患者来说,与疾病、治疗共同生存是非常重要的,在脑肿瘤患者中多维度评估健康相关生活质量可提供更全面的数据"[61]。

二、如何监控治疗(评估治疗响应)

至今,大多数放射科和内科医生通过逐层对比分析影像学图像来决定下一步胶质瘤的治疗策略。但这一过程被认为非常不完善,有时甚至是危险的。事实表明,通过软件自动检测脑肿瘤变化和图像相减技术优于人工逐层图像比对[62],这一优势在弥漫性低级别胶质瘤中更为明显[63]。

同样地,绝大多数专科中心仅仅指导患者常规复查MRI,没有精确到体积的评估,也没有多参数综合评估肿瘤细胞构成、缺氧、对正常组织的破坏,以及血管密度和通透性改变[64]。但是,如今看来,这些参数是绝对有必要的[65]。

三、化疗与临床放射学各因素的联系

多数临床指标与弥漫性低级别胶质瘤的预后明确相关。由这些预后因素构成了"EORTC预后评分系统"[66]和"UCSF低级别胶质瘤评分系统"[67],包括:①肿瘤位于大脑皮质功能区(UCSF);②肿瘤横跨中线(EORTC);③存在神经功能缺损症状(EORTC);④KPS评分≤80分(UCSF);⑤年龄>50岁(UCSF)或≥40岁(EORTC);⑥最大径≥6 cm(EORTC)或>4 cm(UCSF);⑦组织学亚型为星形细胞瘤(EORTC)。在EORTC评分系统中,含有上述2个以上因素的患者被定义为高危。在UCSF评分系统中,患者则基于每个因素的评分总和(0～4分)进行分组。不同评分间总生存和无进展生存估计值有统计学差异,(log-rank法,$P<0.0001$)。最近,综合两项EORTC低级别胶质瘤放疗临床试验的资料,多因素分析显示肿瘤大小和MMSE评分是总生存期的预测因素,肿瘤大小、星形细胞瘤、MMSE评分是无进展生存期的预测因素[68]。到目前为止,区别这些因素是单纯的预后因素还是治疗(含化疗)的预测因素仍是困难的。动态磁敏感对比增强灌注成像可识别肿瘤进展,一些学者认为,在随访过程中对预测治疗失败有最佳的诊断价值[69]。

磁共振光谱学方面,Murphy等于2004年报道了肿瘤内胆碱/水信号递减与肿瘤退缩相一致的现象,这一参数可用于反映替莫唑胺的疗效[70]。Guillevin等研究显示采用以替莫唑胺为基础的化疗,第3个月胆碱/肌酸平均相对代谢率(第3个月胆碱/肌酸比值除以基线时胆碱/肌酸比值)的降低可有效预测第14个月肿瘤的治疗响应。质子磁共振光谱学的变化较肿瘤体积的改变更广泛而迅速,可作为以替莫唑胺为基础的化疗早期无创的疗效预测因素[65]。

四、化疗与病理学表型的联系

无论是"纯"星形细胞瘤还是少突胶质细胞瘤,其诊断标准都是高度主观的,在少突星形细胞瘤更是如此[71]。为完善WHO分类诊断的预后意义,有学者提出了超越病理(形态学)的分类——含分子水平的其他诊断标准[72-73]。由于弥漫性低级别胶质瘤在病理形态学上的重要局限性,设计化疗方面的临床试验或日常实践中确定化疗的指征都存在困难:化疗方案的唯一依据来自病理组织学,尽管含少突胶质细胞瘤分化成分者较星形细胞瘤化疗效果好[10,44]。

五、化疗与分子生物学的联系

谈论化疗前,先讨论术后分子标志物的预后价值。弥漫性低级别胶质瘤部分切除术后无进展生存期的观念是有争议的,Hartmann等考虑到经过组织学类型、年龄、切除范围[74]等因素校正后,尚没有单一的分子标志物可作为预后指标。

为此,他们筛查了360例WHO Ⅱ级胶质瘤的IDH1、IDH2、TP53基因突变和1p/19q缺失与临床结局之间的关系。TP53基因突变被认为是更短生存期的预后指标($P = 0.0005$),1p/19q缺失是更长生存期的预后指标($P = 0.0002$),IDH1/2无预后价值。他们的结论是"以IDH1/2、TP53基因突变和1p/19q缺失为基础的分子分型与传统组织学分类有相似的诊断功效,避免了定义少突星形细胞瘤的含糊不清"[71]。

关于化疗的部分资料有矛盾。Iwadate等以改良PCV为基础的化疗方案(不含放疗)连续治疗了36例术后残留或完整切除术后复发的低级别少突神经胶质瘤。采用荧光原位杂交技术对染色体1p和19q进行了分析,72%的病例存在染色体1p/19q共缺失,但共缺失与化疗有效率之间未发现相关性,也没有生存率的差异:1p/19q缺失患者的中位无进展生存时间是121个月,而未缺失者为101个月(log-rank法,$P = 0.894$)。无论1p/19q状态如何,对复发肿瘤都有较好的化疗效果[75]。与之相反,Kaloshi等继承了Hoang-Xuan等[23]课题,他们报道了单中心回顾性研究,149例患者接受替莫唑胺的中位疗程数为14个(2~30个疗程),其中77例(53%)获得客观缓解(15%部分缓解,38%微小缓解,37%稳定,10%进展)。中位最佳疗效时间为12个月(3~30个月),中位"无进展生存时间"是28个月(95%置信区间为23.4~32.6个月)。有86例患者进行了基因分型,42%存在1p/19q杂合性缺失。共缺失与①更高的缓解率($P < 0.02$);②化疗后更长的客观缓解期($P < 0.017$);③更长的无进展生存期;④更长的总生存期($P < 0.04$)[76]相关。同一团队Houillier等报道了271例弥漫性低级别胶质瘤的系列研究(84例先前文章报道)。在132/189(70%)患者中发现了IDH1或IDH2突变。多因素分析显示,IDH突变和1p/19q共缺失与延长的总生存期相关($P = 0.003$和$P = 0.004$)。1p/19q共缺失、MGMT启动子甲基化和IDH突变也与替莫唑胺更高的缓解率相关。在未治疗的亚组,单因素分析显示1p/19q共缺失与更长的无进展生存期相关(这一概念在未治疗人群中存在高度争议),而IDH突变则无统计学意义[77]。Ochsenbein等对22例经病理确诊的弥漫性低级别胶质瘤(WHO Ⅱ级)患者进展后采用替莫唑胺化疗,结果显示1p和(或)19q杂合性缺失与更长的疾病进展时间相关,与替莫唑胺的影像学反应无关。化疗后MRI显示的肿瘤体积变化及至疾病进展时间(TTP)与MGMT

启动子甲基化水平相关[78]。与之类似,纯星形细胞瘤的数据也难以解释。在 Taal 等以替莫唑胺为基础的化疗研究中,*MGMT* 启动子甲基化和*IDH1* 突变与"无进展时间"无关,但存在 *MGMT* 启动子甲基化和*IDH1* 突变的患者,其首发症状与替莫唑胺开始治疗的时间间隔更长[79]。

各报道的结果似乎是矛盾的。在一定的人群中 1p/19q 缺失(与 *MGMT* 启动子甲基化或*IDH1* 突变有较小的关联)与化疗反应明显相关。但据此作为个体化化疗指征是完全不可能的。我们先前的研究[24]显示了 1p/19q 共缺失是治疗响应持续时间的主要标志,而不是发生治疗响应的标志。

通过严密的影像学检查,及时发现经过术前化疗到达肿瘤体积平台期的时间窗,并评估手术可能性,采用这种策略有机会实现肿瘤的完整切除。尽管不是最初设想,但潜在改变了疾病的自然进程,剥夺患者这种选择的权利是错误的。

六、何时治疗

至今,仅有 4 个关于低级别胶质瘤大型的随机对照研究发表。结论是:早期加入放疗不改善总生存期,支持其他替代疗法如化疗加入,但未提供具体时机[12]。我们先前强调了各报道中的异质性,即使在同一个研究中也常常包含了先前或之后发生间变大细胞病理学转换的患者。就"低级别胶质瘤"化疗的作用和适应证,理论上建议:①术后(无论减瘤效果如何)或放疗后进展;②不可手术的进展期肿瘤放疗前给予化疗,可延缓放疗及由此导致的认知功能障碍;③一线手术后进展,无法及时再次考虑手术者;④术前或放疗前减瘤化疗。仅有一项随机对照试验(EORTC/NCIC 22033/26033)已完成入组,该研究无论初始手术状态如何,比较替莫唑胺和放疗对进展期低级别胶质瘤的疗效。除了预试验和一致性指标,结果尚未发布[80]。

1. 术后和放疗后化疗 历史上,化疗在标准手术和放疗后给予[8-9],是推荐治疗方案,但化疗常常被认为剂量不够或无效。多项研究清楚地观察报道了临床和影像学治疗响应[8-9,21,81-82]。然而,根据这些已发表资料,我们能说明化疗在特定时间可足够长地延迟进展从而改变疾病自然进程(含间变性转化)吗?考虑到化疗持续时间,放疗后的化疗较放疗前的化疗是否有不同影响?在恶性转化前后化疗是否重要?为了让患者保持更持久的高质量生活,更早(放疗前)还是更晚(发生间变性转化后)给予化疗更有优势?

要回答这些问题是困难的,关键在于混杂的决定因素众多:肿瘤体积、肿瘤异质性、实施放疗时所处的病情阶段、距离放疗结束的时间、化疗的类型或持续时间等。对已发表文献评估治疗反应的类型(临床和影像)也是很困难的。大多数系列报道没有真正可重复的相关参数,少数回顾性资料的参数无助于提高对疾病特定阶段化疗实际作用的认识。

RTOG 团队(9802 试验)是确认弥漫性低级别胶质瘤中辅助化疗地位的唯一一项Ⅲ期临床研究。其入组标准为术后有残留肿瘤的高危患者,年龄超过 40 岁。患者依据年龄、病理组织学、KPS 评分、术前肿瘤是否存在对比增强(暗示某比例的患者中存在间变性转化)进行分层,所有患者被随机分为单纯放疗组(54 Gy/30 次)和放疗后 6 周期标准剂量 PCV 方案治疗组。2008 年 ASCO 会议上报告了研究摘要[83]。

在此之前,常有学者提出"高危患者 PCV 方案辅助化疗与单纯放疗相比,不能改善无进展生存和总生存"的观点[84]。RTOG 的数据与前述论断有明显矛盾。自 1998 年到 2002

年,251 例患者纳入研究,中位随访时间 5.9 年。放疗联合 PCV 组中位无进展生存时间未达 5.9 年,放疗组达 7.5 年。前者 5 年生存率为 72%,后者为 63%。2 年后,两组患者的总生存和无进展生存曲线开始分开,并在联合组中显示出优势。存活超过 2 年的幸存者共 211 例,联合组额外 3 年生存概率为 84%,放疗组为 72%($P=0.03$),PFS 也是如此(联合组 74% vs 放疗组 52%,$P=0.002$)。联合组与放疗组的死亡风险比为 0.52($P=0.02$),进展风险比为 0.45($P=0.0004$)。结论有些奇怪:WHO Ⅱ 级低级别胶质瘤患者接受放疗和 PCV 方案联合治疗对比单纯放疗,PFS 改善而 OS 无益;2 年后,联合组 OS 和 PFS 均有统计学意义的提高,同时死亡风险下降了 48%,疾病进展风险下降 55%,提示化疗获益具有延迟性。因此,我们可以认为化疗对于 PFS 和 OS 有积极作用,从理论上放疗后应尽早开始化疗,但支持数据较少。作者必须对 RTOG 最终报告的缺乏给出合理解释。

我们必须说明的是,另一个 Ⅲ 期研究是由东部肿瘤协作组进行的,即"E3F05 试验"[11]。在该试验参考说明中注明,患者需每天接受三维立体适形(3D conformal)放疗或调强放疗,每周 5 天,持续 5 周半(共 28 次治疗)。在试验中,前述进行放疗的患者同时口服替莫唑胺每日 1 次,持续 5 周半。在放化疗程完成的第 28 天开始,患者在 1~5 d 仅每日 1 次口服替莫唑胺,在未出现疾病级数改变或无法接受的毒性作用的情况下,每 28 天重复替莫唑胺化疗,持续 12 个疗程。该试验最主要的目的是研究运用分级放疗的同时,是否应加用替莫唑胺进行化疗,放化疗结合法能否改善临床症状型或进展型的弥漫性低级别胶质瘤患者的"无疾病进展生存期",并得出分级放疗联合替莫唑胺化疗能否改善患者的中位生存时间的结论。但该试验设计可能会造成过量的迟发性神经毒性。

最后,一项 Ⅱ 期临床试验分析了替莫唑胺作为辅助治疗(RTOG 04-24)的地位。高风险 LGG(至少 3 个危险因素:年龄>40 岁,肿瘤直径>6 cm,肿瘤越过中线,星形细胞瘤亚型,术前神经功能差)使用放疗+替莫唑胺治疗。将与传统的 EORTC 治疗人群作比较。这项研究已结束,但结果尚未公布[85]。

2. 放疗前化疗

(1)非手术肿瘤的化学治疗:肿瘤位于特定部位(如主要运动区)、多灶性或"胶质瘤病样"仍是手术禁忌。这些肿瘤临床和影像学的生长演变如同其他胶质瘤一样。化疗主要在多灶性或胶质瘤病中讨论,理论上接受放疗的脑组织仍有较高风险发生认知功能毒性。胶质瘤病的资料尤其匮乏。化疗(替莫唑胺/PCV 方案)对于改善症状和缩小肿瘤体积是有效的[86]。主要问题在于替莫唑胺长时间响应的疗程。当化疗:①已经良好耐受;②肿瘤体积持续缩小并且保持稳定时,或者化疗所致的晚期不良反应的风险(骨髓增生异常综合征、白血病)较高时,我们可以继续治疗一段时间(甚至数年)吗[87]?很遗憾至今尚无正式回答。我们必须清晰地分析风险获益比,一边是肿瘤合并不良预后因素,另一边为低风险中等时间的并发症。

(2)一线化疗与手术的联合模式:我们报道了第一例化疗后获得手术完全切除的病例。患者因癫痫来诊,第一次肿瘤次全切除术后肿瘤持续生长,通过胼胝体累及对侧大脑半球,给予以替莫唑胺为基础的化疗后,肿瘤退缩至患侧。化疗后的再次手术在术中功能区定位下进行,实现了无后遗症的完整切除[88]。自第一次手术(未做放疗)算起,患者至今已享受了 10 年的正常生活。Spena 等报道了采用类似策略治疗另一例患者的经过。采用化疗后手术的新联合模式可以更安全地达到外科根治性切除,改善患者的生活质量[89]。

我们接下来陆续发表了由术前化疗获益的 10 例患者的系列研究。在所有病例中,我们都观测到了肿瘤退缩,使初始状态下无法手术切除的肿瘤转化为潜在可切除。其次,所有患者均进行了认知功能和生活质量评估。我们证明了联合治疗是:①可行的;②有效的;③能良好耐受,认知功能障碍(很大程度上与肿瘤位置相关)极少发生,生活质量较好[26]。Martino 等(本团队成员)报道了 19 例患者两次手术间隔时间在 1 年以上的系列研究,9 例患者于第二次手术前接受了化疗。共 14 例/19 例的患者实施了次全切除术或完全切除术。第二次手术后,16 例/19 例患者临床症状改善或稳定,14 例/17 例患者癫痫发作减少或消失。因此,化疗没有妨碍手术进行,甚至对于第二次手术有利[90]。

我们在第二章描述了 17 例不能手术的初始患者接受以替莫唑胺为基础的化疗。需要指出的是,无论 17 例患者的分子状态如何,化疗均能够降低肿瘤生长的速度,手术的质量与化疗的退缩程度直接相关。替莫唑胺显示了使手术最优化的一种方式,是潜在改变疾病自然进程的另一种途径。

七、治疗持续时间(有效性对比潜在毒性)

1. 替莫唑胺

(1)依据肿瘤体积变化确定治疗时间:Ricard 等的文章探讨了关于化疗持续时间的问题。在他们的研究中,绝大多数(92%)患者最初使用替莫唑胺都经历了平均肿瘤直径的减小。1p/19q 共缺失或 p53 过表达的缺失与化疗反应的持续时间存在明确的相关性。化疗期间,共缺失的患者肿瘤体积控制良好(替莫唑胺最长的用药时间为 24 个月)。但另一方面,大多数患者在中止化疗后的 1 年内继续出现了肿瘤的进行性生长。Ricard 等针对这项发现提出,当患者化疗的固定周期数已经达到而肿瘤的平均直径仍进行性减少时,此时任意中断治疗是否合适?治疗应持续至平均肿瘤直径继续减小(或保持稳定)吗?这个选择应平衡治疗延长导致的潜在远期毒性。另外一种策略是,我们应该缩短化疗至 4~6 个周期以预防肿瘤耐药性的产生吗?在这种情况下,我们能够确信肿瘤将会持续保持对中断几个月后重新开始的再治疗的敏感性吗?

不考虑肿瘤体积的因素,在患者长期随访中我们必须要结合其他参数吗?我们已经知道,与传统磁共振和临床症状相比,质子磁共振光谱学的胆碱/肌酸三维容积成像在识别弥漫性低级别胶质瘤进展方面更为准确[65,91],质子磁共振光谱学特征是接受替莫唑胺治疗的患者生存时间超过 14 个月的早期预测因素[65]。未来,关注的重点在于多维度测量。

(2)据患者耐受性确定持续时间:我们知道延长替莫唑胺辅助化疗是安全的,并且对间变性胶质瘤有益[92]。其他学者却悲观地强调另一个事实,即 15%~20%的高级别胶质瘤患者在接受替莫唑胺化疗过程中产生了值得关注的毒性反应,更深入的治疗是不安全的[23]。这一点在第二章中有介绍。

2. 丙卡巴肼+洛莫司汀+长春新碱

在 Peyre 等[93]报道的 21 例弥漫性低级别胶质瘤患者中,所有患者化疗期间平均肿瘤直径均有所减小。停止 PCV 方案后,只有 1 例患者表现出持续性肿瘤直径减小。自首次给药,肿瘤直径减小的平均时间为 3.4 年(0.8~7.7 年)。自 PCV 方案结束,肿瘤直径减小的平均时间为 2.7 年(0~7 年)。依据 McDonald 改良标准,PCV 结束时部分及微小缓解比例占 43%,平均肿瘤直径减小达峰值时这一比例为 80%,最大肿瘤直径减小达峰值的中位时间发生在 PCV 方案开始后的 3.4 年[94]。延长治疗的影响在于平衡增加的毒性[41],即后期肺和血液学长期毒性。

八、再次化疗方案

初始对替莫唑胺有治疗响应的患者,特定时期中断后再次给药,关于这样的资料很少但仍有讨论[95]。可供选择的方法仅有以亚硝基脲为基础的化疗(已使用替莫唑胺,缺乏其他治疗选择)。Kaloshi 等报道的结果令人失望。30 例初始替莫唑胺治疗失败的低级别胶质瘤患者接受以亚硝基脲为基础的化疗,有效率仅为 10%(3 例对比无增强的肿瘤获得微小缓解),毒性尚可接受。中位 PFS 为 6.5 个月,从挽救性治疗开始计算的中位生存时间为 23.4个月。作者认为对替莫唑胺治疗失败的弥漫性低级别胶质瘤采用挽救性亚硝基脲化疗疗效不满意,优先推荐常规放疗,特别是病情进展、增强扫描有强化的弥漫性低级别胶质瘤[96]。铂类[97]或 CPT-11(伊立替康)[98]也显示出一定的疗效。开发新药物是非常可取的。

结论和展望

弥漫性低级别胶质瘤是一种肿瘤,不治疗的情况下持续增长并最终危及生命。经过肿瘤侵袭性的发展演变,自然病程通常在数年内。与以往的观点相反,肿瘤从初始阶段就造成了生活质量的改变,多数表现为认知功能障碍和进行性加重的癫痫。最初"简单"监测("观察等待"疗法)应该被积极的治疗策略取代,以保护关键的运动系统、视觉感官功能、认知和语言能力及生活质量。近年来,我们已经非常清晰地看到手术的进步,手术切除范围对延迟恶性/间变性转化和延长生存都有重要作用。随着功能性手术(术中唤醒下皮质及皮质下直接电刺激技术)的进步,接受肿瘤次全切除或完全切除的患者比例已明显增高。

与此同时,其发病率显著降低,死亡率趋向于 0,并且减少了早期放疗的加入(放疗可能导致晚期治疗毒性,主要为认知障碍)。本章中,我们可以看到化疗可用于疾病的任何时期。当前,有 2 个合适的方案:单药替莫唑胺或 PCV 联合化疗(丙卡巴肼+洛莫司汀+长春新碱)。短-中期给药的替莫唑胺具有更好的耐受性(血液学、生殖和其他一般毒性方面),严重并发症(骨髓增生异常、白血病)仍然不能排除。缺陷在于停药后的数月内肿瘤再增长,从而引发延长治疗时间的讨论。PCV 方案毒性更强,也存在严重的血液学毒性。然而,在停药后可有效控制肿瘤长达数月或者数年。

所有病例中,化疗作用体现在:①绝大多数情况下可缩小肿瘤;②改善了神经功能症状,特别是癫痫和认知障碍。这种治疗还可以成为"手术的摇篮",实现肿瘤次全或完全切除,从而改善生存和生活质量。虽无直接证据,但可推论化疗可直接或间接改善患者生存,保持甚至提高生活质量。还需要进行更多的深入研究。

2 个问题需要考虑:①肿瘤(确诊时或进展时)的手术时机,肿瘤体积退缩到何种程度与之有关的功能区重塑可承受次全或完全切除?②需评估肿瘤位置和扩散范围,评估残留肿瘤是否可切除(胶质瘤病、多病灶的胶质瘤仍是不可切除的)。在这两种情况下,至今仍有许多问题:一是化疗的时机(对可测量病灶每 3~4 个月复查 MRI 是否合适? 在经历了一段时间"观察和等待"后,一个团块状大负荷肿瘤累积了更多的基因异常,是否会诱发产生化疗抵抗?)。二是辅助化疗的适应证(是否存在病理、分子或影像学上关于化疗敏感或抵抗的预测因素? 有无指标预测严重不良反应如骨髓异常增生或白血病?)。三是特定的治疗策略(常规替莫唑胺或强化替莫唑胺或 PCV 方案？WHO Ⅱ 级胶质瘤 PCV 和替莫唑胺失败后的其他可选治疗？）。四是治疗持续时间（化疗后何时手术？从概率学看，能否从次全切除中获益？当肿瘤体积保持稳定，对体积严密的监测是否必要？对确定不能手术的患者替莫唑胺治疗需持续多久？血液学和一般状况耐受性良好的，化疗至何时肿瘤至少保持稳定？这一时期可以维持多长时间？停药后，因肿瘤重新增长而再次治疗，此时化疗的敏感性是否保持不变？）。

此外，从神经学和肿瘤学角度来说，继续基础性研究是重要的。从神经学角度，必须再三审视并优化治疗策略，个体化评价每位患者认知、语言障碍和大脑可塑性能力，考虑手术、单纯化疗或其他手段（如语言障碍矫正和认知康复治疗）的联合。从肿瘤学角度，更好地理解能量供给和细胞分子机制有助于开发更多可供选择的药物靶标。尽管弥漫性低级别胶质瘤的发病率相对较低，这种尝试仍是令人兴奋的，这些领域的进步同时有助于对其他肿瘤的理解，尤其是 WHO Ⅲ 级和 Ⅳ 级胶质瘤。

（黎　静　王　彦　胡　荣　冯　华）

参考文献

[1] Whittle IR. The dilemma of low grade glioma. J Neurol Neurosurg Psychiatry,2004,75 Suppl 2:ii31-36.

[2] Duffau H. The challenge to remove diffuse low-grade gliomas while preserving brain functions. Acta Neurochir (Wien),2012,154:569-574.

[3] Sanai N,Chang S,Berger MS. Low-grade gliomas in adults. J Neurosurg,2011,115:948-965.

[4] Douw L,Klein M,Fagel SS,et al. Cognitive and radiological effects of radiotherapy in patients with low-grade glioma: long-term follow-up. Lancet Neurol,2009,8:810-818.

[5] Eyre HJ,Crowley JJ,Townsend JJ,et al. A randomized trial of radiotherapy versus radiotherapy plus CCNU for incompletely resected low-grade gliomas: a southwest Oncology Group Study. J Neurosurg,1993,78:909-914.

[6] Cairncross JG,Macdonald DR. Oligodendroglioma: a new chemosensitive tumor. J Clin Oncol,1990,8:2090-2091.

[7] Macdonald DR,Gaspar LE,Cairncross JG. Successful chemotherapy for newly diagnosed aggressive oligodendroglioma. Ann Neurol,1990,27:573-574.

[8] Mason WP,Krol GS,DeAngelis LM. Low grade oligodendroglioma responds to chemotherapy. Neurology,1996,46:203-207.

[9] Soffietti R,Ruda R,Bradac GB,et al. PCV chemotherapy for recurrent oligodendrogliomas and oligoastrocytomas. Neurosurgery,1998,43:1066-1073.

[10] Ducray F. Chemotherapy for diffuse low-grade gliomas in adults. Rev Neurol (Paris),2011,167: 673-679.

[11] Pouratian N,Schiff D. Management of low-grade glioma. Curr Neurol Neurosci Rep,2010,10:224-231.

[12] Soffietti R,Baumert BG,Bello L,et al. European Federation of Neurological Societies. Guidelines on management of low-grade gliomas: report of an EFNS-EANO Task Force. Eur J Neurol,2010,17:1124 1133.

[13] Gutin PH,Wilson CB,Kumar AR,et al. Phase Ⅱ study of procarbazine,CCNU,and vincristine

combination chemotherapy in the treatment of malignant brain tumors. Cancer,1975,35:1398-1404.

[14] Levin VA,Edwards MS,Wright DC,et al. Modified procarbazine,CCNU, and vincristine (PCV 3) combination chemotherapy in the treatment of malignant brain tumors. Cancer Treat Rep,1980,64: 237-244.

[15] Levin VA,Wara WM,Davis RL,et al. Phase Ⅲ comparison of BCNU and the combination of procarbazine,CCNU,and vincristine administered after radiotherapy with hydroxyurea for malignant gliomas. J Neurosurg,1985,63:218-223.

[16] Mohile NA,Forsyth P,Stewart D,et al. A phase Ⅱ study of intensified chemotherapy alone as initial treatment for newly diagnosed anaplastic oligodendroglioma: an interim analysis. J Neurooncol,2008, 89:187-193.

[17] Lashkari HP,Saso S,Moreno L,et al. Using different schedules of Temozolomide to treat low grade gliomas: systematic review of their efficacy and toxicity. J Neurooncol,2011,105:135-147.

[18] MacDonald DR,Cascino TL,Schold Jr SC,et al. Response criteria for phase Ⅱ studies of supratentorial malignant glioma. J Clin Oncol,1990,8:1277-1280.

[19] Brada M,Viviers L,Abson C,et al. Phase Ⅱ study of primary temozolomide chemotherapy in patients with WHO Ⅱ grade gliomas. Ann Oncol,2003,14:1715-1721.

[20] Buckner JC,Gesme Jr D,O'Fallon JR,et al. Phase Ⅱ trial of procarbazine,lomustine and vincristine as initial therapy for patients with low-grade oligodendroglioma or oligoastrocytoma: efficacy and associations with chromosomal abnormalities. J Clin Oncol,2003,21:251-255.

[21] Pace A,Vidiri A,Galie E,et al. Temozolomide chemotherapy for progressive low-grade glioma:clinical benefits and radiological response. Ann Oncol,2003,14:1722-1726.

[22] van den Bent MJ,Wefel JS,Schiff D,et al. Response assessment in neuro-oncology (a report of the RANO group): assessment of outcome in trials of diffuse low-grade gliomas. Lancet Oncol,2011,12: 583-593.

[23] Hoang-Xuan K,Capelle L,Kujas M,et al. Temozolomide as initial treatment for adults with low-grade oligodendrogliomas or oligoastrocytomas and correlation with chromosome 1p deletions. J Clin Oncol, 2004,22(15):3133-3138.

[24] Ricard D,Kaloshi G,Amiel-Benouaich A,et al. Dynamic history of low-grade gliomas before and after temozolomide treatment. Ann Neurol,2007,61:484-490.

[25] Mandonnet E,Delattre JY,Tanguy ML,et al. Continuous growth of mean tumor diameter in a subset of grade Ⅱ gliomas. Ann Neurol,2003,53:524-528.

[26] Blonski M,Taillandier L,Herbet G,et al. Combination of neoadjuvant chemotherapy followed by surgical resection as a new strategy for WHO grade Ⅱ gliomas: a study of cognitive status and quality of life. J Neurooncol,2012,106:353-366.

[27] Duffau H,Capelle L,Lopes M,et al. Medically intractable epilepsy from insular low-grade gliomas: improvement after an extended lesionectomy. Acta Neurochir (Wien),2002,144:563-572.

[28] Stockhammer F,Misch M,Helms HJ,et al. IDH1/2 mutations in WHO grade Ⅱ astrocytomas associated with localization and seizure as the initial symptom. Seizure,2012,21:194-197.

[29] Kurzwelly D,Herrlinger U,Simon M. Seizures in patients with low-grade gliomas-incidence, pathogenesis,surgical management,and pharmacotherapy. Adv Tech Stand Neurosurg,2010,35:81- 111.

[30] Hu A,Xu Z,Kim RY,et al. Seizure control: a secondary benefit of chemotherapeutic temozolomide in brain cancer patients. Epilepsy Res,2011,95:270-272.

[31] Ochsenbein AF,Schubert AD,Vassella E,et al. Quantitative analysis of O6-methylguanine DNA

methyltransferase (MGMT)promoter methylation in patients with low-grade gliomas. J Neurooncol,
2011,103:343-351.

[32] Sherman JH,Moldovan K,Yeoh HK,et al. Impact of temozolomide chemotherapy on seizure frequency
in patients with low-grade gliomas. J Neurosurg,2011,114:1617-1621.

[33] Taillandier L,Duffau H. Epilepsy and insular grade Ⅱ gliomas：an interdisciplinary point of view from
a retrospective monocentric series of 46 cases. Neurosurg Focus,2009,27(2):E8.

[34] Maschio M,Dinapoli L,Mingoia M, et al. Lacosamide as add-on in brain tumor-related epilepsy：
preliminary report on efficacy and tolerability. J Neurol,2011,258:2100-2104.

[35] Vecht CJ,Wilms EB. Seizures in low-and high-grade gliomas：current management and future outlook.
Expert Rev Anticancer Ther,2010,10:663-669.

[36] Weller M,Gorlia T,Cairncross JG,et al. Prolonged survival with valproic acid use in the EORTC/
NCIC temozolomide trial for glioblastoma. Neurology,2011,77:1156-1164.

[37] Moritz-Gasser S,Herbet G,Maldonado IL,et al. Lexical access speed is significantly correlated with the
return to professional activities after awake surgery for low-grade gliomas. J Neurooncol,2012,107:
633-641.

[38] Aaronson NK,Taphoorn MJ,Heimans JJ,et al. Compromised health-related quality of life in patients
with low-grade glioma. J Clin Oncol,2011,29: 4430-4435.

[39] Correa DD,DeAngelis LM,Shi W,et al. Cognitive functions in low-grade gliomas: disease and
treatment effects. J Neurooncol,2007,81:175-184.

[40] Correa DD,Shi W,Thaler HT,et al. Longitudinal cognitive follow-up in low grade gliomas. J
Neurooncol,2008,86:321-327.

[41] Taphoorn MJ,van den Bent MJ,Mauer ME,et al. European Organisation for Research and Treatment
of Cancer. Health-related quality of life in patients treated for anaplastic oligodendroglioma with
adjuvant chemotherapy：results of a European Organisation for Research and Treatment of Cancer
randomized clinical trial. J Clin Oncol,2007,25:5723-5730.

[42] Liu R, Solheim K, Polley MY, et al. Quality of life in low-grade glioma patients receiving
temozolomide. Neuro Oncol,2009,11:59-68.

[43] Chang EF,Clark A,Smith JS,et al. Functional mapping-guided resection of low-grade gliomas in
eloquent areas of the brain: improvement of long-term survival. J Neurosurg,2011,114: 566-573.

[44] Prabhu VC,Khaldi A,Barton KP,et al. Management of diffuse low-grade cerebral gliomas. Neurol
Clin,2010,28:1037-1059.

[45] Greene MH,Boice Jr JD,Greer BE,et al. Acute nonlymphocytic leukemia after therapy with alkylating
agents for ovarian cancer：a study of five randomized clinical trials. N Engl J Med,1982,307:1416-
1421.

[46] Boice Jr JD,Greene MH,Killen Jr JY,et al. Leukemia and preleukemia after adjuvant treatment of
gastrointestinal cancer with semustine (methyl-CCNU). N Engl J Med,1983,309:1079-1084.

[47] Greene MH,Boice Jr JD,Strike TA. Carmustine as a cause of acute nonlymphocytic leukemia. N Engl J
Med,1985,313:579.

[48] Baehring JM,Marks PW. Treatment-related myelodysplasia in patients with primary brain tumors.
Neuro Oncol,2012,14:529-540.

[49] Duffner PK,Krischer JP,Horowitz ME,et al. Second malignancies in young children with primary
brain tumors following treatment with prolonged postoperative chemotherapy and delayed irradiation：
a Pediatric Oncology Group study. Ann Neurol,1998,44(3):313-316.

[50] Perry JR,Brown MT,Gockerman JP. Acute leukemia following treatment of malignant glioma. J

Neurooncol,1998,40:39-46.

[51] Khasraw M,Bell D,Wheeler H. Long-term use of temozolomide: could you use temozolomide safely for life in gliomas? J Clin Neurosci,2009,16:854-855.

[52] Natelson EA,Pyatt D. Temozolomide-induced myelodysplasia. Adv Hematol,2010,2010:760402.

[53] Harel S,Fermé C,Poirot C. Management of fertility in patients treated for Hodgkin's lymphoma. Haematologica,2011,96:1692-1699.

[54] Dobrzy ska MM,Czajka U,Słowikowska MG. Reproductive effects after exposure of male mice to vincristine and to a combination of X-rays and vincristine. Reprod Fertil Dev,2005,17:759-767.

[55] Sitbon Sitruk L,Sanson M,Prades M,et al. Unknown gonadotoxicity chemotherapy and preservation of fertility: example of Temozolomide. Gynecol Obstet Fertil,2010,38:660-662.

[56] Palmieri C,Brock C,Newlands ES. Maintenance of fertility following treatment with temozolomide for a high grade astrocytoma. J Neurooncol,2005,73:185.

[57] Sioka C,Kyritsis AP. Central and peripheral nervous system toxicity of common chemotherapeutic agents. Cancer Chemother Pharmacol,2009,63:761-767.

[58] Mertens AC,Yasui Y,Liu Y,et al. Pulmonary complications in survivors of childhood and adolescent cancer. A report from the Childhood Cancer Survivor Study. Cancer,2002,95:2431-2441.

[59] Sarganas G,Orzechowski HD,Klimpel A,et al. Severe sustained cholestatic hepatitis following temozolomide in a patient with glioblastoma multiforme: case study and review of data from the FDA adverse event reporting system. Neuro Oncol,2012,14:541-546.

[60] Mandonnet E,Duffau H,Bauchet L. A new tool for grade II glioma studies: plotting cumulative time with quality of life versus time to malignant transformation. J Neurooncol,2012,106:213-215.

[61] Klein M. Health-related quality of life aspects in patients with low-grade glioma. Adv Tech Stand Neurosurg,2010,35:213-235.

[62] Erickson BJ,Wood CP,Kaufmann TJ,et al. Optimal presentation modes for detecting brain tumor progression. AJNR Am J Neuroradiol,2011,32:1652-1657.

[63] Mandonnet E,Pallud J,Clatz O,et al. Computational modeling of the WHO grade II glioma dynamics: principles and applications to management paradigm. Neurosurg Rev,2008,31:263-269.

[64] Nelson SJ. Assessment of therapeutic response and treatment planning for brain tumors using metabolic and physiological MRI. NMR Biomed,2011,24:734-749.

[65] Guillevin R,Menuel C,Taillibert S,et al. Predicting the outcome of grade II glioma treated with temozolomide using proton magnetic resonance spectroscopy. Br J Cancer,2011,104:1854-1861.

[66] Pignatti F,van den Bent M,Curran D,et al. European Organization for Research and Treatment of Cancer Brain Tumor Cooperative Group;European Organization for Research and Treatment of Cancer Radiotherapy Cooperative Group. Prognostic factors for survival in adult patients with cerebral low-grade glioma. J Clin Oncol,2002,20:2076-2084.

[67] Chang EF,Clark A,Jensen RL,et al. Multiinstitutional validation of the University of California at San Francisco Low-Grade Glioma Prognostic Scoring System. Clinical article. J Neurosurg,2009,111:203-210.

[68] Daniels TB,Brown PD,Felten SJ,et al. Validation of EORTC prognostic factors for adults with low-grade glioma: a report using intergroup 86-72-51. Int J Radiat Oncol Biol Phys,2011,81:218-224.

[69] Vöglein J,Tüttenberg J,Weimer M,et al. Treatment monitoring in gliomas: comparison of dynamic susceptibility-weighted contrast-enhanced and spectroscopic MRI techniques for identifying treatment failure. Invest Radiol,2011,46:390-400.

[70] Murphy PS,Viviers L,Abson C,et al. Monitoring temozolomide treatment of low-grade glioma with

proton magnetic resonance spectroscopy. Br J Cancer,2004,90:781-786.

[71] Kim YH,Nobusawa S,Mittelbronn M,et al. Molecular classification of low-grade diffuse gliomas. Am J Pathol,2010,177:2708-2714.

[72] Figarella-Branger D,Maues de Paula A,Colin C,et al. Histomolecular classification of adult diffuse gliomas: the diagnostic value of immunohistochemical markers. Rev Neurol (Paris),2011,167:683-690.

[73] Pollo B. Neuropathological diagnosis of brain tumours. Neurol Sci,2011,32 Suppl 2:S209-211.

[74] Hartmann C,Hentschel B,Tatagiba M,et al. Molecular markers in low-grade gliomas: predictive or prognostic? Clin Cancer Res,2011,17:4588-4599.

[75] Iwadate Y, Matsutani T, Hasegawa Y, et al. Favorable long-term outcome of low-grade oligodendrogliomas irrespective of 1p/19q status when treated without radiotherapy. J Neurooncol, 2011,102:443-449.

[76] Kaloshi G,Benouaich-Amiel A,Diakite F,et al. Temozolomide for low grade gliomas: predictive impact of 1p/19q on response and outcome. Neurology,2007,68:1831-1836.

[77] Houillier C,Wang X,Kaloshi G,et al. IDH1 or IDH2 mutations predict longer survival and response to temozolomide in low-grade gliomas. Neurology,2010,75:1560-1566.

[78] Taal W,Dubbink HJ,Zonnenberg CB,et al. First-line temozolomide chemotherapy in progressive low-grade astrocytomas after radiotherapy: molecular characteristics in relation to response. Neuro Oncol, 2011,13:235-241.

[79] Musat E,Roelofs E,Bar-Deroma R,et al. Dummy run and conformity indices in the ongoing EORTC low-grade glioma trial 22033-26033: First evaluation of quality of radiotherapy planning. Radiother Oncol,2010,95:218-224.

[80] Quinn JA,Reardon DA,Friedman AH,et al. Phase Ⅱ trial of temozolomide in patients with progressive low-grade glioma. J Clin Oncol,2003,21:646-651.

[81] van den Bent MJ. Can chemotherapy replace radiotherapy in low-grade gliomas? Time for randomized studies. Semin Oncol,2003,30(6 Suppl 19):39-44.

[82] Shaw EG, Wang M, Coons S, et al. Final report of Radiation Therapy Oncology Group (RTOG) protocol 9802: radiation therapy (RT) versus RT + procarbazine,CCNU, and vincristine (PCV) chemotherapy for adult low-grade glioma (LGG). 2008 ASCO annual meeting. J Clin Oncol 2008, 26 (15):431-436.

[83] Baumert BG,Stupp R. Is there a place for radiotherapy in low-grade gliomas? Adv Tech Stand Neurosurg,2010,35:159-182.

[84] Ruiz J,Lesser GJ. Low-grade gliomas. Curr Treat Options Oncol,2009,10:231-242.

[85] Sanson M,Cartalat-Carel S,Taillibert S,et al. Initial chemotherapy in gliomatosis cerebri. Neurology, 2004,63:270-275.

[86] Wick W,Platten M,Weller M. New (alternative)temozolomide regimens for the treatment of glioma. Neuro Oncol,2009,11:69-79.

[87] Duffau H,Taillandier L,Capelle L. Radical surgery after chemotherapy: a new therapeutic strategy to envision in grade Ⅱ glioma. J Neurooncol,2006,80:171-176.

[88] Spena G, Garbossa D, Barletta L, et al. Preoperative chemotherapy for infiltrative low-grade oligoastrocytoma: a useful strategy to maximize surgical resection-case report. Neurol Med Chir (Tokyo),2010,50:410-413.

[89] Martino J,Taillandier L,Moritz-Gasser S,et al. Re-operation is a safe and effective therapeutic strategy in recurrent WHO grade Ⅱ gliomas within cloquent areas. Acta Neurochir (Wien),2009,151:427-

436.

[90] Imani F,Boada FE,Lieberman FS,et al. Comparison of proton magnetic resonance spectroscopy with fluorine-18 2-fluorodeoxyglucose positron emission tomography for assessment of brain tumor progression. J Neuroimaging,2012,22:184-190.

[91] Freyschlag CF, Smolczyk DR, Janzen E, et al. Prolonged administration of temozolomide in adult patients with anaplastic glioma. Anticancer Res,2011,31:3873-3877.

[92] Chamberlain MC. Temozolomide: therapeutic limitations in the treatment of adult high-grade gliomas. Expert Rev Neurother,2010,10:1537-1544.

[93] Peyre M,Cartalat-Carel S,Meyronet D,et al. Prolonged response without prolonged chemotherapy: a lesson from PCV chemotherapy in low-grade gliomas. Neuro Oncol,2010,12:1078-1082.

[94] Franceschi E, Omuro AM, Lassman AB, et al. Salvage temozolomide for prior temozolomide responders. Cancer,2005,104:2473-2476.

[95] Kaloshi G, SierradelRio M,Ducray F, et al. Nitrosourea-based chemotherapy for low grade gliomas failing initial treatment with temozolomide. J Neurooncol,2010,100:439-441.

[96] Lesser GJ. Chemotherapy of low-grade gliomas. Semin Radiat Oncol,2001,11:138-144.

[97] Chamberlain MC. Salvage chemotherapy with CPT-11 for recurrent oligodendrogliomas. J Neurooncol, 2002,59:157-163.

[98] Ius T, Angelini E,Thiebaut de Schotten M, et al. Evidence for potentials and limitations of brain plasticity using an atlas of functional resectability of WHO grade Ⅱ gliomas: towards a "minimal common brain". Neuroimage,2011,56:992-1000.

第二十六章

弥漫性低级别胶质瘤的放射治疗

Stephanie E. Combs

摘　要：低级别胶质瘤(low grade glioma，LGG)的放射治疗一直存在较大争议。关于这方面的研究多集中在合理的剂量、放疗介入的时间或综合治疗的方式上。靶区勾画与影像学密切相关，为现代放射治疗所必需。后续应定期复查随访，包括临床评估、影像学检查、神经认知和评估。

关键词：高适形度放射治疗；质子放射治疗；神经认知功能；靶区定义

　　关于低级别胶质瘤的放疗一直存在许多争议。争议的焦点不仅在于靶区定义、治疗计划、采用的技术，还在于在多模式治疗中寻找一个合适的治疗时间。另外，因为低级别胶质瘤的生物学行为介于毛细胞型星形细胞瘤与高级别胶质瘤(如间变性胶质瘤、胶质母细胞瘤)之间，在这个亚组的胶质瘤中，放疗剂量也是讨论的重点。

　　有前瞻性随机对照研究试图回答关于放疗介入的时间及放疗剂量的问题，然而仍有些问题不能解答。LGG 通常伴有浸润性生长特性，但与高级别胶质瘤不同，肿瘤生长速度缓慢，因此在疾病发展后期才会出现临床症状和体征，患者有很长一段时间并无症状和体征。高级别胶质瘤，尤其是胶质母细胞瘤的生存期只有 15 个月，而 LGG 患者的生存期介于 6 年至 12 年，5 年生存率为 60%～70%[1-5]。大部分 LGG 患者确诊年龄在 30～40 岁，儿童与青年人的发病率高于老年人。在儿童肿瘤中，LGG 患者占所有颅内肿瘤的 40%。考虑到年轻患者的预后较好，关于各种治疗方案中毒性最小化的讨论就很有必要。治疗不仅要着眼于长期的肿瘤控制，也要考虑到生活质量、保全神经认知功能，以及临床神经功能状态等因素。然而，即使是在前瞻性临床评估获得数据的时代，由于缺乏完整的数据，这些在前瞻性试验中用于评价治疗的关键点仍是引发讨论的议题之一。

S. E. Combs，MD
Department of Radiation Oncology，University Hospital of Heidelberg，Im Neuenheimer Feld 400，69120 Heidelberg，Germany
e-mail：stephanie. combs@med. uni-heidelberg. de

H. Duffau (ed.)，*Diffuse Low-Grade Gliomas in Adults*，
DOI 10. 1007/978-1-4471-2213-5_26，© Springer-Verlag London 2013

放射治疗的时机

20世纪80年代中期,EORTC启动了一个随机临床试验,试图回答放疗在LGG治疗中的作用,这对于年轻、无症状或仅有癫痫表现的患者尤为重要。EORTC 22845试验(被称作"nonbeliever试验")入组患者为组织学确诊的LGG(包括根据当时WHO分级系统诊断的不全切除的毛细胞型星形细胞瘤、低级别少突星形细胞瘤或低级别少突胶质细胞瘤)患者。进一步的入组标准包括WHO状态评分0～2分,KPS评分≥60分,没有合并需要接受治疗的其他疾病。排除标准包括完全切除的毛细胞型星形细胞瘤、脑干胶质瘤、视神经胶质瘤、第三脑室胶质瘤和幕下胶质瘤。共有311例患者入组,其中154例接受早期放疗,157例定期复查。2组患者前2年每4个月随访1次,之后每年随访1次。

放疗剂量为54 Gy,单次分割剂量1.8 Gy。放疗靶区为术前CT影像可见肿瘤边界外扩2 cm,放疗至45 Gy后缩小放射野至外扩1 cm。

早期随访结果及2005年van den Bent发表的长期评估结果均显示,早期放疗组明显延长了患者的无进展生存期(progression-free survival,PFS)[6-7]。观察组的中位PFS为3.4年,而早期放疗组中位PFS为5.3年($P<0.0001$)。然而总生存期两组无明显差异,早期放疗组为7.4年,观察组为7.2年($P=0.872$)。

这项研究的结论是,早期放射治疗确实延长了无进展生存期,但并不决定患者最终是否存活;因此,特别是对于那些选定的预后较好的肿瘤亚型,临床治疗准则可能包括等待和观望策略,并推迟照射直到肿瘤进展。然而,这次试验的某些方面为人诟病,比如没有进行生活质量及神经认知的评估,也没有使用像MRI这样先进的成像技术。值得注意的是,试验过程中病理诊断有变,在肿瘤标本可供评估的患者中有26%被诊断为高级别肿瘤,同时,手术切除范围仅由外科医生本人估计,而不是靠术后成像。

为进一步评估治疗方案,患者的生活质量和神经功能恶化的时间也应该作为前瞻性研究中的重点。肿瘤进展可导致神经心理功能的恶化,预防肿瘤进展的时间越长,患者生活质量就可能越高[8];以上两点都强调放射治疗要早期进行,这强调了EORTC 22845试验中的早期放射治疗能更好地控制癫痫发作的事实[7]。

综合评估LGG患者已知的各项风险[9],对于那些范围大且处于进展中而无法被切除或无法被完全切除的病灶,应立即放射治疗。此外,对于超过40岁的患者,即刻(术后)的放疗被证明有助于改善预后[10-12]。对某些组织亚型,如肥胖细胞型,是否早期就进行放疗仍有待商榷。而对于那些年轻、无症状和病灶较小的、可手术切除的患者,后续可选择等待和观望的策略。

放射治疗的剂量

高级别胶质瘤的放疗,其量效关系十分明确[13]。而LGG则不然,有报道显示放疗剂量高于40～50 Gy的患者生存率较低[14-15],也有报道辐射剂量达到50～53 Gy或更高时能提高患者的生存率[10]。

过去有 2 个前瞻性研究来评价用于治疗的最佳剂量。

第一个试验 EORTC 22844 又被称为"believer 试验",是作为前面提到的"nonbeliever 试验"的补充。患者随机分两组,大剂量放疗 59.4 Gy/33 次,或者 45 Gy/25 次[16]。患者入选标准与 nonbeliever 试验一样(见上文)。根据术前肿瘤范围外扩 2 cm 给予 45 Gy 剂量,之后再缩野照射至 59.4 Gy,最终 379 例患者参与本次试验。结果表明,5 年总体生存率,低剂量组为 58%,高剂量组为 59%($P=0.73$);5 年无进展期生存率,低剂量组为 47%,高剂量组为 50%($P=0.94$)。本试验中,患者肿瘤切除的程度对结果影响最大。

第二个试验由北癌症治疗中心组(美国)(NCCTG)发起,后有美国东部肿瘤协作组(Eastern Cooperative Oncology Group,ECOG)及全美放射治疗协作组(Radiation Therapy Oncology Group,RTOG)参与。患者入选标准如下:经组织病理学证实的 LGG 患者,包括 WHO Ⅰ级和Ⅱ级星形细胞瘤、少突星形细胞瘤、少突胶质细胞瘤、毛细胞型星形细胞瘤,排除其他 LGG 亚型,并且获得病理证实。在 7 周内,一组给予 50.4 Gy/28 次,另一组 64.8 Gy/36 次。靶区为术前可见病变(早期患者 CT 成像,后期为磁共振成像)外扩 2 cm。对于高剂量组,先大野照射 50.4 Gy/28 次后,缩野至外扩 1 cm 后再给予额外 14.4 Gy。前 2 年每 4 个月随访 1 次,之后 3 年每 6 个月随访 1 次,再之后每年随访 1 次直到第 15 年。

该研究共纳入 203 例患者(低剂量组 101 例,高剂量组 102 例)。结果显示,中位随访 6.4 年后,低剂量组生存率没有明显升高。2 年和 5 年生存率,低剂量组分别为 94% 和 72%,高剂量组分别为 85% 和 64%($P=0.48$)。同样,两组的疾病进展时间也差不多。高剂量组的高分级的放疗毒性风险(3~5 级)为低剂量组的 2 倍(2.5% vs 5%)。影响预后的因素包括年龄、是否有少突胶质细胞瘤成分检出、肿瘤大小和切除程度,以及治疗前的精神状态检查(MMSE)。

结合 2 个试验的结果,不难得出结论,像 45~54 Gy、单次分割剂量 1.8 Gy 这样相对较低剂量的放疗已经可以达到对 LGG 患者进行长期局部控制的目的,因此,这些剂量概念可反映目前 LGG 的治疗标准。

放疗和化疗

对于高级别胶质瘤,化疗是一个既定的治疗选择。经 Stupp 和其同事的研究,放疗与化疗联合已被确立为治疗标准[1-2]。而 LGG 的情况则有所不同,得到的数据仍有争议,不同的方案还在研究之中。放化疗结合的目的当然是为了增加患者的无进展生存期和总生存期,并在肿瘤内更高恶性的区域找到更有效的潜在靶点。已经发现许多具有不同作用机制的药物,可用作单药治疗或联合治疗。

美国西南肿瘤协作组(Southwest Oncology Group,SWOG)一项早期的研究,随机分配 LGG 患者进行单纯术后放疗或术后放疗联合洛莫司汀(CCNU[17-18])。入组标准:年龄在 18 岁或以上,次全切除或活检出 LGG(包括星形细胞瘤、少突星形细胞瘤和少突胶质细胞瘤)的患者。试验中对肿瘤位置施加高达 55 Gy 剂量的照射。洛莫司汀按照剂量 100 mg/m² 每 6 周给药 1 次。结果显示,单独放疗组的中位生存期是 4.45 年,而联合治疗组是 7.4 年。然而,单独放疗组 10 年生存率是 40%,联合治疗组是 20%($P=0.7$),未能显出联合治疗的优势。而且,该试验因为太差的权责制度在入组 60 例患者后提前关闭了。支持者认为继续入组和等待目标患者的长期随访可能导致结果支持放疗和化疗的联合治疗。

RTOG 在 RTOG 98-02 试验中也得到类似的结果。在这项研究中,应用多药联合化疗 PCV 方案(丙卡巴肼、洛莫司汀、长春新碱)。这个方案在一些小型研究中显示获益[19-20]。251 例患者均有不利因素:年龄>40 岁,部分切除或仅接受活检。他们被随机分为两组:单纯放疗组(54 Gy/30 f),联合治疗组为放疗(54 Gy/30 f)和 6 周期 PCV 方案辅助化疗。统计显示,两组的无进展生存期无明显差异,2 年及 5 年总生存率,单纯放疗组分别为 86% 和 70%,而联合治疗组则是 87% 和 61%[21]。长期观察发现,对比单纯放疗组,联合治疗组的总生存率有所提高,但无进展生存期没有变化[22]。

一些小规模研究显示,烷基化药物替莫唑胺对 LGG 患者确有疗效[23-26]。基于上述数据,在 EORTC 框架中,一项关于比较单纯放疗(总剂量 50.4 Gy,单次分割剂量 1.8 Gy)与单纯替莫唑胺化疗[21/28 用法,即 3 周方案,口服替莫唑胺 75~100 mg/(m^2 • d),28 天为一个周期,第 1~21 天用药]的研究正在进行中,患者招募工作已经完成,目前正在持续随访。化疗方案的制订也是基于之前所做的研究。该研究通过在放疗前持续给予替莫唑胺治疗来观察评价近期疗效与毒性,这项研究同样评价预后与 1p/19q 缺失及 *MGMT* 启动子甲基化状态的关系[27]。目前累计的数据显示,30 例中位年龄 45 岁的患者中,整体有效率为 30%(9 例部分缓解),17 例(56.7%)病情稳定。

目前,在 ECOG-RTOG 框架内,一个针对具有高危因素的 LGG 患者,评估放疗与替莫唑胺联合治疗的试验正在招募患者(RTOG 1702 试验)。

靶区勾画

今天,应考虑以现代磁共振成像作为 LGG 患者的靶区勾画标准。对浸润区的最佳覆盖是放疗治疗目标的一个重要因素。遵循国际辐射单位与度量委员会(ICRU)制订的公约,大体肿瘤区(gross tumor volumes,GTV)、临床靶区(clinical tumor volumes,CTV)、计划靶区(planning tumor volumes,PTV)要根据使用的技术来定义。

GTV 一般指 T_2 加权像或者磁共振 FLAIR 序列成像中包括切除腔在内的可见肿瘤区。如果在 T_1 加权的 MRI 成像中有对比增强的区域,那它也应该被包括在内。根据显微镜下观察的肿瘤细胞扩散的范围在 GTV 外扩 1~2 cm 来确定 CTV。文献中,CTV 的建议范围通常有所不同,一般取决于放射肿瘤学家的经验及所在机构的政策。但是,现已表明,在 GTV 周围 1~2 cm 范围都属于肿瘤细胞浸润的高危区域,应该都勾画到 CTV 内。当然,这些边缘的界定必须要考虑到解剖边界,一般情况下不要跨越中线,除非某些特定的病例,例如,有清晰侵犯边界的胼胝体。此外,其他的解剖边界也应考虑到,包括骨性结构或脑膜。PTV 的勾画取决于所使用的技术及固定装置的不同,一般范围为 3 mm 至 1 cm 较为理想。随着现代技术的发展,尤其是图像引导的放射治疗(image-guided radiotherapy,IGRT)的应用,减少了摆位误差,使得 PTV 的边界持续缩小。

光子放疗技术:三维适形放疗技术

三维适形放疗是 LGG 患者的标准治疗。基于 CT 和 MRI 影像确定靶区范围,治疗计划的目标为在包含 PTV 的 90％～95％的等剂量曲线内,给予靶区高度适形的覆盖。风险靶区和器官可通过使用射野方向观(beam's eye view,BEV)技术显示,多野照射常被使用到;根据靶区的大小和形状,以及邻近的敏感正常组织结构,采用共面或非共面照射。基于大体肿瘤确定每个照射野的范围,照射野的形状通过多叶准直器完成。

个体化定制的面罩固定系统保证了反复摆位的精确性,这些固定面罩多数采用低温热塑材料。

光子放疗技术:立体定向放射治疗、放射外科和调强放射

立体定向高精度治疗在临床上的应用归功于瑞典神经外科学家 Lars Leksell。立体定向(stereotactic)这个词来源于希腊单词 stereo 和 taxis(放在三维空间内)。立体定向放疗的出现标志着在三维方向上治疗患者及治疗靶点的进步。最初,这只用于神经外科干预,比如活检。为了达到陡峭的剂量梯度,采用多野照射,无论是用固定半径的准直器还是用微多叶准直器达到不同形状的治疗。像基于钴(^{60}Co)的伽马刀技术一样,立体定向治疗可用于放射科(立体定向放射科,stereotactic radiosurgery,SRS),而放射外科同样也可应用直线加速器。

关于患者放疗时的摆位,无论是采用有创性的环系统还是个体化制作面罩系统,都需要高精度的重复摆位[28-29]。立体定向环是通过患者头部的定位点连接定位系统的基础环。基础环上的标记点帮助建立特定空间的 x、y、z 坐标,并显示获取的图像,例如,计划系统的CT。在这个体位下,患者的任意一点都可以在 x、y、z 坐标上标记出来。

放射外科手术可以由 3 种方式实现:直线加速器产生的高能量的 X 射线、伽马刀或射波刀,或带电粒子,比如质子。

除了单次分割的放射外科,也可利用多次分割的放射生物效应(分次立体定向放疗,fractionated stereotactic radiotherapy,FSRT)。对于分次治疗,通常使用面罩固定系统[29-33]。尤其对于越大的病变,治疗增益比越倾向于 FSRT,因为照射体积越大,治疗相关不良反应越大。SRS 的剂量由治疗的直径和体积决定,要时刻记住治疗增益比。RTOG 90-05 中,直径≤21 mm 的推荐剂量为 24 Gy,直径在 21～30 mm 的推荐剂量为 18 Gy,直径＞30 mm 的推荐剂量为 15 Gy。病灶超过 4 cm 应采用分次技术[34-35]。因此,最大耐受剂量(MTD)设定为:直径 21～30 mm 的病灶为 18～15 Gy,直径＞30 mm 的病灶为 15 Gy。这些剂量为治疗的指南。然而,需要注意的是这些研究中的患者均为未接受过放疗的患者。

SRS 在 LGG 的治疗中只扮演一个次要角色,除了对比增强范围很小的复发病灶(与放疗前影像相比)。而 FSRT 在 LGG 的治疗中应用更为广泛。许多治疗系统的总体治疗精度都为 1～3 mm[36-38]。主要的假设是陡峭的剂量梯度对正常组织的保护,及因此对总生存的获益,尤其是对生活质量和神经生理功能结果的获益,由此可看出立体定向放疗能显著减少正常组织的受量[30,39],并且结果也显示应用这些技术并未提高边缘或野外复发率,而这是应用这些高精度技术通常会有的担心。

调强放射治疗(intensity-modulated radiotherapy,IMRT)通常对紧邻危险器官的复杂靶区带来好处。LGG 的治疗中 IMRT 的优势并不是显而易见的,然而,对于颞叶的病灶,IMRT 对于减少正常组织的受量或许更大的贡献。但必须注意的是患者的药物累积剂量

可能升高,在儿童患者和年轻患者中,这点尤其重要。不过,更先进的 IMRT 技术可能对概念区域的保护有帮助,例如海马区,目的在于将远期毒性最小化[40-41]。

粒子治疗

粒子治疗独特的物理特性可改善 LGG 患者的临床疗效。粒子射线进入通道,低剂量照射被沉积到区域中正常组织,局部高剂量可精确定位在被勾画的肿瘤组织中,这种剂量峰称为布拉格峰。此峰之后是剂量的直线衰减,减少靶区后所有组织中的剂量。这些物理特性导致正常组织所受的剂量显著减少,患者累积剂量也相应减少。

与光子相比,质子束的相对生物效应(relative biological effectiveness,RBE)约为 1.1。因此,使用质子束的好处也许不在于长期肿瘤控制,而在于降低长期毒性。一些重粒子,比如碳离子,还与 RBE 的升高相关联;对于高级别胶质瘤,临床应用的可行性和有效性已经证实,并且有一项随机临床试验正在评估[42-43]。然而,由于 LGG 的浸润性生长特性及靶区中正常脑组织比例高,治疗可能会引起毒性增加,重粒子对这类患者起的作用不大。

迄今为止,与先进的光子技术相比,还没有临床数据表现出明显的临床优势。评估的焦点可能包括研究的根本目的,例如减少在正常组织中的毒性,包括神经认知缺损等。

众所周知,人的大脑中的特定区域与认知功能密切相关。例如,海马区域已被证明与神经认知缺损有关[40-41,44-45]。因此,治疗计划中避开这样的功能区可能对临床预后有益。粒子束的好处是,一般只需要较少的治疗通路。因此,粒子辐射能精确识别风险区域,如海马或神经干细胞聚集处,并更容易避开这些结构[45]。图 26-1 显示的是一个为 LGG 患者制订的应用调强光栅扫描的质子治疗的经典治疗方案。暂且不考虑治疗剂量对大脑特殊区域带来的影响,目前已有报道称 LGG 的放射治疗可能导致显著的激素功能紊乱,即使在放疗过程中垂体区并不是重点关注的区域。这种现象主要在儿童及年轻人中常见[46]。粒子治疗通过减少给予患者的累积剂量,可以减轻 LGG 患者的不良反应。

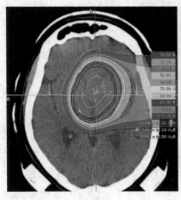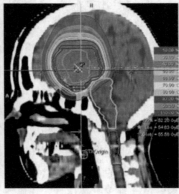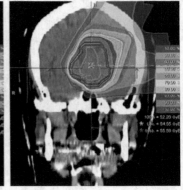

▶▶图 26-1 海德堡离子治疗中心应用调强光栅扫描的质子治疗计划,患者为一位组织学确诊的年轻女性 LGG 患者,治疗总剂量为 54 Gy,单次分割剂量为 1.8 Gy

临床上对质子放射治疗 LGG 的实际益处必须由一个前瞻性的临床试验进行评估。为此,必须明确相关且正确的研究终点,现代影像学对靶区及风险区域的定义也必须包括在内。除了"公共终点"生存和生活质量以外,神经心理评估、对内分泌性疼痛的监测和临床神经功能状态也是(临床试验评估)重要的先决条件。

复发肿瘤的治疗

在过去,一般认为只有在特定的临床情况下才会对胶质瘤进行再次放疗,并且治疗效果相当有限[47]。随着现代精确放疗技术的发展,比如立体定向治疗等,放射肿瘤学家可凭借有效剂量及可靠的临床效果,对患者进行二次放疗。当然,个体化治疗的制订必须根据肿瘤体积、患者的总体状况和前一次治疗的不同等来进行。

一般来说,进展的LGG由随着时间缓慢增强的T_2病变区组成。这些包含了大片安全边缘的区域通常是包括在前一次放疗的范围内。然而,在疾病的进程中,患者的病灶通常呈现对比度增强,这代表了肿瘤恶性区域增多并具有迅速增长模式。在特定的情况下,可对T_2上的增强病变进行再次放疗。然而,只针对对比增强区域会使照射范围更局限,有更多的患者能安全接受二次放疗。

在一个172例患者的大型研究中,显示出分次立体定向放射治疗对复发性脑胶质瘤的临床疗效。该研究包括复发或进展中的低级别胶质瘤、间变性胶质瘤,以及胶质母细胞瘤患者。靶区GTV为T_1加权像的增强病灶,外扩1 cm区域作为CTV的安全边界,中位总剂量为36 Gy,单次分割剂量为2 Gy。结果显示,LGG患者中位无进展生存期为12个月。6个月和12个月的无进展生存率分别为80％和54％[31]。再照射后中位生存期为22个月,1年和2年生存率分别为77％和55％。也有其他技术和分割方式在临床展开应用。目前,在海德堡放射肿瘤科,一项与总剂量36 Gy、单次分割剂量为2 Gy的FSRT技术相比,评价碳离子放射治疗作用的随机试验(CINDERELLA试验[48])正在进行评估。

特殊的临床亚型：脑干胶质瘤

脑干胶质瘤在儿童患者中比较常见,占儿童脑肿瘤的15％[49],在成人中较少见,然而一旦确诊,这些患者却很难治疗。

脑干胶质瘤可分为不同亚组,除组织学分类外,位置及在脑干中的范围起了更大作用。弥漫浸润型胶质瘤一般为高级别胶质瘤,不是恶性星形细胞瘤就是胶质母细胞瘤。在儿童患者,即使没有组织学确诊,脑桥弥漫性胶质瘤也被认为是高级别胶质瘤,需接受放疗及化疗[50-51]。相反,局限性胶质瘤,一般为外生型,大部分为低级别病变,预后较好[52-54]。因为原始神经外胚层肿瘤及非典型畸胎样横纹肌样瘤也可能发生在相同部位,尤其是儿童患者[55-56],应尽可能取得组织学确诊。由于神经外科干预可能导致较高的发病率和病死率,所以组织学确诊计划要求更为精确。

脑干LGG患者可能在较长时间内并无症状,但往往由于复杂的解剖学和迅速发展的脑神经受侵的神经症状和体征而被人们所发现。一般来说,第Ⅵ对和第Ⅶ对脑神经最易受侵,但其他的脑神经也可能受侵。脑神经麻痹通常伴随共济失调或轻偏瘫。

大部分脑干胶质瘤为无增强病灶,脑桥胶质瘤一般有50％或以上的脑桥受侵。增强的病灶是青少年毛细胞型星形细胞瘤的典型表现。

放疗为受累野放疗，针对可见病灶进行照射，根据组织学类型再外加一个安全边界。GTV 通常定义为 MRI T_2 加权像或 FLAIR 成像上的范围，CTV 为 GTV 外扩 1～1.5 cm。对于弥漫浸润型病灶，整个脑干均需被照射。

需给予单次分割剂量 1.8 Gy 或 2 Gy，总剂量 54 Gy。到目前为止，即使使用超分割方式提高总剂量也并未提高疗效[51,57-58]。2 年和 5 年总生存率为 44%～66%[59-63]。一组接受分次立体定向治疗（FSRT）的试验，该方法能够保护颅底周围正常组织避免照射，例如耳蜗区，患者数据显示 57 例患者的 12 个月局控率为 70%，24 个月的局控率为 63%，12 个月的总生存率为 77%，24 个月的总生存率为 70%[64]。

脑干胶质瘤较少发生于成人，但有少量针对成年群体的数据是可用的，可能要归功于成年患者更有利于取得组织学检查[65]。ANOCEF 的一项研究纳入了基于影像学检查、临床症状和组织学特征的 48 例成年患者，约 50% 的患者表现为无增强的弥漫性浸润型肿瘤，并且症状至少持续 3 个月[63]。在 22 例 MRI 上无增强病灶的患者中，11 例取了活检，其中 9 例诊断为 LGG，中位生存期为 7.3 个月，并且大部分患者接受了放疗。伴有 MRI 上增强病灶的患者症状进展迅速，这些患者中，14 例取了活检，全部为高级别胶质瘤，尽管接受了放疗，这部分患者的中位生存期为 11.2 个月。

特殊的临床亚型：脑胶质瘤病

侵犯脑部 3 个或以上脑叶的胶质瘤被定义为脑胶质瘤病。根据这一定义，诊断为脑胶质瘤病的人数可能要比我们想象得要多。

脑胶质瘤病患者的治疗指征由组织学分级确定。诊断为 LGG 后一般采取等待与观望的策略，肿瘤进展则采取放射治疗。

通常建议进行全脑放疗（whole-brain therapy，WBRT），剂量范围从 40 Gy 剂量分为 2 次，到将 45 Gy 剂量分成每次 1.8 Gy。根据肿瘤的生长模式，可能采取缩野加量照射，比如对增强区域，剂量可以提高至 54～60 Gy。为避免伤及正常脑组织，以及尽可能避免治疗引起的相关毒性作用，治疗争议的焦点在于是否采用累及野照射。到现在为止，对这两种治疗模式还没有进行随机研究比较。如果这些区域还未被肿瘤侵犯的话，避开干细胞聚集区可作为治疗依据，比如在小脑和脑室区域，或者避开负责神经认知功能的区域，如海马区。

在休斯敦的 M.D. 安德森中心，一组共 30 例的患者中，87% 的放疗患者病情稳定，70% 的患者临床症状得到改善[66]；组织学分级显著影响患者的生存率。

由于一般推荐的照射范围广泛，有些学者建议对这些患者进行化疗。一项法国研究中，脑胶质瘤病的患者接受 PCV 化疗方案（洛莫司汀、丙卡巴肼、长春新碱）或者替莫唑胺治疗，客观有效率为 33%，而放疗有效率为 26%[67]。两种治疗方式无明显差异。对组织学确诊的少突胶质细胞瘤患者，化疗能带来更大获益。

一项 ANOCEF 发表的 300 例脑细胞瘤病患者的回顾性分析显示，中位生存期为 14.5 个月，预后因素包括 42 岁以下、KPS 评分较高、低级别的组织学分级，或神经病理诊断出少突胶质细胞成分等。但是，即使有大规模的研究，放疗的实际价值也难以估计。

因此，根据组织学类型和疾病的临床进程，治疗可以包括化疗或放疗，但放疗仍是标准治疗。对于靶区勾画仍有一些争议，然而，到目前为止，尚没有旨在解决这一问题的临床研究。

（黎　静　陈　静　李明荣　冯　华）

参考文献

[1] Mirimanoff RO, Gorlia T, Mason W, et al. Radiotherapy and temozolomide for newly diagnosed glioblastoma: recursive partitioning analysis of the EORTC 26981/22981-NCIC CE3 phase Ⅲ randomized trial. J Clin Oncol,2006,24:2563-2569.

[2] Stupp R, Mason WP, van den Bent MJ, et al. Radiotherapy plus concomitant and adjuvant temozolomide for glioblastoma. N Engl J Med,2005,352:987-996.

[3] Combs SE, Wagner J, Bischof M, et al. Radiochemotherapy in patients with primary glioblastoma comparing two temozolomide dose regimens. Int J Radiat Oncol Biol Phys,2008,71:999-1005.

[4] Combs SE, Wagner J, Bischof M, et al. Postoperative treatment of primary glioblastoma multiforme with radiation and concomitant temozolomide in elderly patients. Int J Radiat Oncol Biol Phys,2008, 70:987-992.

[5] Combs SE, Gutwein S, Schulz-Ertner D, et al. Temozolomide combined with irradiation as postoperative treatment of primary glioblastoma multiforme. Phase Ⅰ/Ⅱ study. Strahlenther Onkol,2005,181:372-377.

[6] Karim AB, Afra D, Cornu P, et al. Randomized trial on the efficacy of radiotherapy for cerebral low-grade glioma in the adult: European Organization for Research and Treatment of Cancer Study 22845 with the Medical Research Council study BRO4: an interim analysis. Int J Radiat Oncol Biol Phys, 2002,52:316-324.

[7] van den Bent MJ, Afra D, de Witte O, et al. Long-term efficacy of early versus delayed radiotherapy for low-grade astrocytoma and oligodendroglioma in adults: the EORTC 22845 randomised trial. Lancet, 2005,366:985-990.

[8] Brown PD, Jensen AW, Felten SJ, et al. Detrimental effects of tumor progression on cognitive function of patients with high-grade glioma. J Clin Oncol,2006,24:5427-5433.

[9] Pignatti F, van den Bent M, Curran D, et al. Prognostic factors for survival in adult patients with cerebral low-grade glioma. J Clin Oncol,2002,20:2076-2084.

[10] Shaw EG, Daumas-Duport C, Scheithauer BW, et al. Radiation therapy in the management of low-grade supratentorial astrocytomas. J Neurosurg,1989,70:853-861.

[11] Macdonald DR. Low-grade gliomas, mixed gliomas, and oligodendrogliomas. Semin Oncol,1994,21: 236-248.

[12] Philippon JH, Clemenceau SH, Fauchon FH, et al. Supratentorial low-grade astrocytomas in adults. Neurosurgery,1993,32:554-559.

[13] Walker MD, Strike TA, Sheline GE. An analysis of dose-effect relationship in the radiotherapy of malignant gliomas. Int J Radiat Oncol Biol Phys,1979,5:1725-1731.

[14] Rutten E, Kazam I, Sloof JL, et al. Post-operative radiation therapy in the management of brain astrocytomas: Retrospective study of 142 patients. Int J Radiat Oncol Biol Phys,1981,7:191-195.

[15] Laws Jr ER, Taylor WF, Clifton MB, et al. Neurosurgical management of low-grade astrocytoma of the cerebral hemispheres. J Neurosurg,1984,61:665-673.

［16］ Karim AB,Maat B,Hatlevoll R,et al. A randomized trial on dose-response in radiation therapy of low-grade cerebral glioma：European Organization for Research and Treatment of Cancer（EORTC）Study 22844. Int J Radiat Oncol Biol Phys,1996,36：549-556.

［17］ Eyre HJ,Crowley JJ,Townsend JJ,et al. A randomized trial of radiotherapy versus radiotherapy plus CCNU for incompletely resected low-grade gliomas：a Southwest Oncology Group study. J Neurosurg,1993,78：909-914.

［18］ Eyre HJ,Quagliana JM,Eltringham JR,et al. Randomized comparisons of radiotherapy and CCNU versus radiotherapy. CCNU plus procarbazine for the treatment of malignant gliomas following surgery. A Southwest Oncology Group Report. J Neurooncol,1983,1：171-177.

［19］ Stege EM,Kros JM,de Bruin HG,et al. Successful treatment of low-grade oligodendroglial tumors with a chemotherapy regimen of procarbazine,lomustine,and vincristine. Cancer,2005,103：802-809.

［20］ Buckner JC,Gesme Jr D,O'Fallon JR,et al. Phase Ⅱ trial of procarbazine,lomustine,and vincristine as initial therapy for patients with low-grade oligodendroglioma or oligoastrocytoma：efficacy and associations with chromosomal abnormalities. J Clin Oncol,2003,21：251-255.

［21］ Shaw EG,Berkey BA,Coons SW,et al. Initial report of Radiation Therapy Oncology Group（RTOG） 90-05：prospective study in adult low-grade glioma（LGG）. Proc Am Soc Clin Oncol,2006,24：1500.

［22］ Shaw EG,Wang M,Coons SW,et al. Randomized trial of radiation therapy plus procarbazine, lomustine,and vincristine chemotherapy for supratentorial adult low-grade glioma：initial results of RTOG 9802. J Clin Oncol,2012,30(25)：3065-3070.

［23］ van den Bent MJ,Chinot O,Boogerd W,et al. Second-line chemotherapy with temozolomide in recurrent oligodendroglioma after PCV（procarbazine,lomustine and vincristine）chemotherapy： EORTC Brain Tumor Group phase Ⅱ study 26972. Ann Oncol,2003,14：599-602.

［24］ Quinn JA,Reardon DA,Friedman AH,et al. Phase Ⅱ trial of temozolomide in patients with progressive low-grade glioma. J Clin Oncol,2003,21：646-651.

［25］ Hoang-Xuan K,Capelle L,Kujas M,et al. Temozolomide as initial treatment for adults with low-grade oligodendrogliomas or oligoastrocytomas and correlation with chromosome 1p deletions. J Clin Oncol, 2004,22：3133-3138.

［26］ Brada M,Viviers L,Abson C,et al. Phase Ⅱ study of primary temozolomide chemotherapy in patients with WHO grade Ⅱ gliomas. Ann Oncol,2003,14：1715-1721.

［27］ Tosoni A,Franceschi E,Ermani M,et al. Temozolomide three weeks on and one week off as first line therapy for patients with recurrent or progressive low grade gliomas. J Neurooncol,2008,89：179-185.

［28］ Combs SE,Schulz-Ertner D,Thilmann C,et al. Treatment of cerebral metastases from breast cancer with stereotactic radiosurgery. Strahlenther Onkol,2004,180：590-596.

［29］ Combs SE,Welzel T,Schulz-Ertner D,et al. Differences in clinical results after LINAC-based single-dose radiosurgery versus fractionated stereotactic radiotherapy for patients with vestibular schwannomas. Int J Radiat Oncol Biol Phys,2010,76：193-200.

［30］ Combs SE,Schulz-Ertner D,Thilmann C,et al. Fractionated stereotactic radiation therapy in the management of primary oligodendroglioma and oligoastrocytoma. Int J Radiat Oncol Biol Phys,2005, 62：797-802.

［31］ Combs SE,Thilmann C,Edler L,et al. Efficacy of fractionated stereotactic reirradiation in recurrent gliomas：long-term results in 172 patients treated in a single institution. J Clin Oncol,2005,23：8863-8869.

［32］ Combs SE,Gutwein S,Thilmann C,et al. Stereotactically guided fractionated re-irradiation in recurrent glioblastoma multiforme. J Neurooncol,2005,74：167-171.

[33] Combs SE, Ahmadi R, Schulz-Ertner D, et al. Recurrent low-grade gliomas: the role of fractionated stereotactic re-irradiation. J Neurooncol, 2005, 71: 319-323.

[34] Shaw E, Scott C, Souhami L, et al. Single dose radiosurgical treatment of recurrent previously irradiated primary brain tumors and brain metastases: final report of RTOG protocol 90-05. Int J Radiat Oncol Biol Phys, 2000, 47: 291-298.

[35] Shaw E, Scott C, Souhami L, et al. Radiosurgery for the treatment of previously irradiated recurrent primary brain tumors and brain metastases: initial report of radiation therapy oncology group protocol (90-05). Int J Radiat Oncol Biol Phys, 1996, 34: 647-654.

[36] Menke M, Hirschfeld F, Mack T, et al. Photogrammetric accuracy measurements of head holder systems used for fractionated radiotherapy. Int J Radiat Oncol Biol Phys, 1994, 29: 1147-1155.

[37] Bova FJ, Buatti JM, Friedman WA, et al. The University of Florida frameless high-precision stereotactic radiotherapy system. Int J Radiat Oncol Biol Phys, 1997, 38: 875-882.

[38] Yeung D, Palta J, Fontanesi J, et al. Systematic analysis of errors in target localization and treatment delivery in stereotactic radiosurgery (SRS). Int J Radiat Oncol Biol Phys, 1994, 28: 493-498.

[39] Plathow C, Schulz-Ertner D, Thilman C, et al. Fractionated stereotactic radiotherapy in low-grade astrocytomas: long-term outcome and prognostic factors. Int J Radiat Oncol Biol Phys, 2003, 57: 996-1003.

[40] Marsh JC, Godbole R, Diaz AZ, et al. Sparing of the hippocampus, limbic circuit and neural stem cell compartment during partial brain radiotherapy for glioma: a dosimetric feasibility study. J Med Imaging Radiat Oncol, 2011, 55: 442-449.

[41] Marsh JC, Godbole RH, Herskovic AM, et al. Sparing of the neural stem cell compartment during whole-brain radiation therapy: a dosimetric study using helical tomotherapy. Int J Radiat Oncol Biol Phys, 2010, 78: 946-954.

[42] Combs SE, Kieser M, Rieken S, et al. Randomized phase II study evaluating a carbon ion boost applied after combined radiochemotherapy with temozolomide versus a proton boost after radiochemotherapy with temozolomide in patients with primary glioblastoma: the CLEOPATRA trial. BMC Cancer, 2010, 10: 478.

[43] Mizoe JE, Tsujii H, Hasegawa A, et al. Phase I / II clinical trial of carbon ion radiotherapy for malignant gliomas: combined X-ray radiotherapy, chemotherapy, and carbon ion radiotherapy. Int J Radiat Oncol Biol Phys, 2007, 69: 390-396.

[44] Gondi V, Hermann BP, Mehta MP, et al. Hippocampal dosimetry predicts neurocognitive function impairment after fractionated stereotactic radiotherapy for benign or low-grade adult brain tumors. Int J Radiat Oncol Biol Phys, 2012, 83(4): e487-493.

[45] Gondi V, Tome WA, Mehta MP. Why avoid the hippocampus? A comprehensive review. Radiother Oncol, 2010, 97: 370-376.

[46] Merchant TE, Rose SR, Bosley C, et al. Growth hormone secretion after conformal radiation therapy in pediatric patients with localized brain tumors. J Clin Oncol, 2011, 29(36): 4776-4780.

[47] Bauman GS, Sneed PK, Wara WM, et al. Reirradiation of primary CNS tumors. Int J Radiat Oncol Biol Phys, 1996, 36: 433-441.

[48] Combs SE, Burkholder I, Edler L, et al. Randomised phase I / II study to evaluate carbon ion radiotherapy versus fractionated stereotactic radiotherapy in patients with recurrent or progressive gliomas: the CINDERELLA trial. BMC Cancer, 2010, 10: 533.

[49] Smith MA, Freidlin B, Ries LA, et al. Trends in reported incidence of primary malignant brain tumors in children in the United States. J Natl Cancer Inst, 1998, 90: 1269-1277.

［50］ Kaplan AM，Albright AL，Zimmerman RA，et al. Brainstem gliomas in children. A Children's Cancer Group review of 119 cases. Pediatr Neurosurg，1996，24：185-192.

［51］ Mandell LR，Kadota R，Freeman C，et al. There is no role for hyperfractionated radiotherapy in the management of children with newly diagnosed diffuse intrinsic brainstem tumors：results of a Pediatric Oncology Group phase Ⅲ trial comparing conventional vs. hyperfractionated radiotherapy. Int J Radiat Oncol Biol Phys，1999，43：959-964.

［52］ Epstein F，Wisoff JH. Intrinsic brainstem tumors in childhood：surgical indications. J Neurooncol，1988，6：309-317.

［53］ Epstein F，Constantini S. Practical decisions in the treatment of pediatric brain stem tumors. Pediatr Neurosurg，1996，24：24-34.

［54］ Constantini S，Epstein F. Surgical indication and technical considerations in the management of benign brain stem gliomas. J Neurooncol，1996，28：193-205.

［55］ Zagzag D，Miller DC，Knopp E，et al. Primitive neuroectodermal tumors of the brainstem：investigation of seven cases. Pediatrics，2000，106：1045-1053.

［56］ Burger PC，Yu IT，Tihan T，et al. Atypical teratoid/rhabdoid tumor of the central nervous system：a highly malignant tumor of infancy and childhood frequently mistaken for medulloblastoma：a Pediatric Oncology Group study. Am J Surg Pathol，1998，22：1083-1092.

［57］ Freeman CR，Krischer J，Sanford RA，et al. Hyperfractionated radiation therapy in brain stem tumors. Results of treatment at the 7020 cGy dose level of Pediatric Oncology Group study ♯8495. Cancer，1991，68：474-481.

［58］ Freeman CR，Krischer J，Sanford RA，et al. Hyperfractionated radiotherapy in brain stem tumors：results of a Pediatric Oncology Group study. Int J Radiat Oncol Biol Phys，1988，15：311-318.

［59］ Shrieve DC，Wara WM，Edwards MS，et al. Hyperfractionated radiation therapy for gliomas of the brainstem in children and in adults. Int J Radiat Oncol Biol Phys，1992，24：599-610.

［60］ Guiney MJ，Smith JG，Hughes P，et al. Contemporary management of adult and pediatric brain stem gliomas. Int J Radiat Oncol Biol Phys，1993，25：235-241.

［61］ Linstadt DE，Edwards MS，Prados M，et al. Hyperfractionated irradiation for adults with brainstem gliomas. Int J Radiat Oncol Biol Phys，1991，20：757-760.

［62］ Landolfi JC，Thaler HT，DeAngelis LM. Adult brainstem gliomas. Neurology，1998，51：1136-1139.

［63］ Guillamo JS，Monjour A，Taillandier L，et al. Brainstem gliomas in adults：prognostic factors and classification. Brain，2001，124：2528-2539.

［64］ Combs SE，Steck I，Schulz-Ertner D，et al. Long-term outcome of high-precision radiotherapy in patients with brain stem gliomas：results from a difficultto-treat patient population using fractionated stereotactic radiotherapy. Radiother Oncol，2009，91：60-66.

［65］ Selvapandian S，Rajshekhar V，Chandy MJ. Brainstem glioma：comparative study of clinico-radiological presentation，pathology and outcome in children and adults. Acta Neurochir（Wien），1999，141：721-726.

［66］ Perkins GH，Schomer DF，Fuller GN，et al. Gliomatosis cerebri：improved outcome with radiotherapy. Int J Radiat Oncol Biol Phys，2003，56：1137-1146.

［67］ Sanson M，Cartalat-Carel S，Taillibert S，et al. Initial chemotherapy in gliomatosis cerebri. Neurology，2004，63：270-275.

| 第二十七章 |

弥漫性低级别胶质瘤的新个体化
治疗策略

Hugues Duffau，Luc Taillandier

摘　要：弥漫性低级别胶质瘤（diffuse low-grade glioma，DLGG）是一种大脑慢性疾病，目前
关于这种疾病的治疗研究往往都只关注它的某一个特定治疗的意义（如手术的意
义、放疗的意义、化疗的意义），而缺乏治疗的整体观。所以我们将提出一个具有整
体观念的治疗理念，具体来说，就是一种个体化的、长期的、需要根据个体多年来的
临床表现及放射学和分子病理监测结果而随时调整的治疗策略。根据这样的理念，
我们需要在治疗的过程中精心观察，在随访过程中，根据实时的肿瘤学转归和功能
学结果（生活质量的保留，甚至改善）来调整之前制订的治疗方法。总的来说，我们
根据 DLGG 的自然过程、大脑可塑性及肿瘤在治疗后的功能变化这三者间的慢性
相互作用，提出了这种新的个体化治疗策略。

关键词：弥漫性低级别胶质瘤；手术；化疗；放疗；个体化治疗；多期治疗方法；生活质量

H. Duffau，MD，PhD

Department of Neurosurgery，Gui de Chauliac Hospital，Montpellier University Medical Center，80 Avenue
Augustin Fliche，34295 Montpellier Cedex 5，France

National Institute for Health and Medical Research (INSERM)，U1051 Laboratory，Team "Brain Plasticity,
Stem Cells and Glial Tumors"，Institute for Neurosciences of Montpellier，Montpellier University Medical
Center，34091 Montpellier，France
e-mail：h-duffau@chu-montpellier. fr

L. Taillandier，MD，PhD (⊠)

Neurooncology Unit，Department of Neurology，University Hospital-Hôpital Central，29 Av du Maréchal de
Lattre de Tassigny，54035，Cedex，Nancy，France

Centre de recherche en Automatique (CRAN)，Département Santé-Biologie-Signal (SBS)，Université de
Lorraine，UMR 7039 Nancy，France
e-mail：l. taillandier@chu-nancy. fr

H. Duffau (ed.)，*Diffuse Low-Grade Gliomas in Adults*，
DOI 10. 1007/978-1-4471-2213-5_27，© Springer-Verlag London 2013

引 言

在前面的章节中,我们强调弥漫性低级别胶质瘤不仅仅是一个脑内肿块,更是一种中枢神经系统内进行性、浸润性的慢性疾病。因此,我们应该将治疗态度从"观察随访"转变到预防治疗,而且治疗策略还要根据 DLGG 复杂的个体化生物过程进行调整。事实上,在传统文献中,绝大多数的研究仅关注某一个特定治疗的意义(如手术的意义、放疗的意义、化疗的意义),而缺乏治疗的整体观。而且,就算联合不同的治疗方案,所有的 DLGG 患者都是采用手术不完全切除后放射治疗、复发后化疗这样一个经典的顺序,根本不会根据患者的具体情况而改变顺序。

在这里,我们将提出一个具有整体观念的治疗理念,具体来说,就是一种个体化的、长期的、需要根据个体多年来的临床表现及放射学和分子病理监测结果而调整的治疗策略。这种动态的治疗策略主要从以下几个方面挑战了传统的治疗观点:①提出早期治疗;②进行重复治疗,比如多次手术切除和根据个体情况反复进行化疗;③为了提高总生存期和保留生活质量而改变传统的治疗顺序(例如,辅助化疗后肿瘤缩小再手术切除,未行早期放疗)。为了达到整体治疗的效果,我们除了考虑单个治疗的效益风险外,还应重视整个治疗策略能否有效地改善患者的生活质量,而不仅仅是让患者处于一种低质量的生存状态[1]。这就意味着,我们需要精心观察,并在随访过程中,根据实时的肿瘤变化和功能学结果,来调整这种量身定制的治疗方法,而这一切都依赖于大脑的可塑性对肿瘤生长、侵袭及对单一治疗和联合治疗效果的代偿,以及最佳治疗时机的选择[2]。换句话说,我们就是针对 DLGG 的自然过程、大脑可塑性及肿瘤在治疗后的功能变化这三者间的慢性相互作用,提出了这种新的个体化治疗策略。

弥漫性低级别胶质瘤个体化多期治疗策略

弥漫性低级别胶质瘤治疗的第一步就是要准确了解肿瘤的行为学和对脑功能可能的影响(图 27-1)。

因此,我们面临的关键问题有:①计算肿瘤体积及直径扩大速度(velocity diameter expansion,VDE),计算方法是通过间隔 3 个月的肿瘤 MRI 图像变化来估计生长速度(预后不良的患者间隔 1.5 个月)[3];②分析胶质瘤在皮质和皮质下的确切位置;③进行广泛的神经心理学评估[4-5]。所有这些问题都已经在前面的章节中详细描述,这里不再讨论。这些基本的问题是我们制订个体化治疗策略的基础。事实上,如果我们没有这些最初的功能和动态的影像学检查而过早地开始治疗,就会失去宝贵的信息,患者也就失去了长期优化治疗的可能性。然而庆幸的是,对这一特定表型的 DLGG,由于它们本身就是一种生长缓慢的肿瘤(与胶质母细胞瘤相反),所以延迟治疗并没有风险。

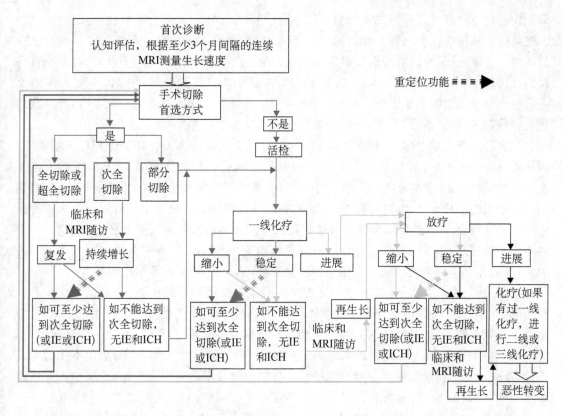

▶图 27-1　DLGG 的个体化动态的多模式治疗策略,以防止其恶性转化,同时保留生活质量
注:IE. 难治性癫痫;ICH. 颅内压增高

一、分期手术策略

　　正如前面章节已经描述(见 Duffau 编写的第二十三章)的那样,欧洲指南把手术切除作为 DLGG 治疗的第一选择[6]。事实也证明,在唤醒定位技术的指导下[9-11],手术治疗既能通过延缓肿瘤的恶性转化增加患者的总生存期,又能保障甚至改善患者的生活质量[7-8]。

　　然而,即使超全切除了肿瘤,DLGG 还是不能被治愈。Yordanova 等[12]报道了 15 例肿瘤位于脑功能区外的 DLGG 患者,医生为了防止肿瘤的恶性转化,切除了在 FLAIR 序列下显示为异常信号周围的边缘组织(没有辅助治疗),然而在随访期间(平均 35.7 个月),15 例中仍有 4 例复发(平均发病时间为 38 个月)[12],因为 MRI 显示的病灶区域以外很远的脑组织中仍然存在肿瘤细胞。这再一次证明了 DLGG 是一种慢性脑病,所以,应该在确诊病情的时候就向患者解释清楚。而解释的目的一是为了告诉患者他(她)需要在数年内定期进行其他(多种)治疗;二是为了提高患者在治疗期间的依从性。实际上,这种解释的效果是很好的,而且在解释过程中建立的信任感也会延续到整个疾病的治疗过程中。通常情况下,在最大范围切除手术后,DLGG 仍会在几年后复发,即使超全切除或全切除也不例外,而接受次全切除术[残留少于(15±5)cm³]的患者全部都会复发。因为残留肿瘤的生长速率与术前的生长动力学类似[13],所以我们可以根据 DLGG 平均直径的线性生长原理,预测患者的肿瘤大小达到恶性化临界体积[(15±5)cm³]的时间。然后根据这样一个时间,我们才能够在肿瘤生长到这个阈值前进行第二次"预防性"治疗。而进行"预防性"治疗的目的主要有 3 点：①避免过早地使用在未来将非常有用的治疗（如放疗，译者注）；②通过限制过多的治疗维持患者的生活质量；③控制肿瘤向高级别的转化。至于第二次（或第三次）手术的具体时间，在我们报道的 19 例接受再次手术的 DLGG 患者中，进展为高级别胶质瘤的 11 例患者的两次手术的平均间隔时间为 4.1 年。另外，再次手术是不会增加患者的永久致残率的，所以我们建议在早期进行"超指征"手术，而不是等到肿瘤已经恶变后再手术[14]。

当进行次全切除手术时，再次手术应作为一个优先考虑的方案。即使肿瘤位于功能区，再切除也不是不可以，因为第一次手术的刺激和手术后的功能康复及 DLGG 缓慢的再生长，都可能诱发脑重塑的发生[15-16]。关于第二次（甚至第三次或第四次）手术的切除程度，我们可以根据定期神经认知功能评估和一系列神经功能影像学检查提供的有用数据来进行预测[17]。再次手术的目的是减小胶质瘤体积，防止其恶性转化，同时还要保留大脑功能（甚至提高其功能，如控制癫痫发作）。因此，只有了解和关注 DLGG 病程和大脑的适应性之间的关系，才能在手术中实现肿瘤与功能的最优化平衡（见 Duffau 编写的第二十二章）。

另外，我们必须再次强调这一事实：要想有明显的控制肿瘤的作用，手术至少应该是次全切除的[术后残留＜(15±5)cm³][8,18]。因此，当胶质瘤弥漫性生长，侵犯了"最小共同脑"（由于脑重塑的局限性，任何人都不能切除的皮质与皮质下结构[19]）或双侧半球浸润时，此时的切除对肿瘤的转归没有影响或是影响很小[20]。因此，这种情况下，手术不作为首选治疗方案。另外，次全切除后肿瘤呈弥漫性复发的病例也不适合再次手术，除非患者存在难治性癫痫，特别是岛叶或颞叶内侧结构受到侵犯产生的癫痫，为了减轻癫痫的发作我们可以进行手术[21]。少数存在颅内高压的患者也可以手术治疗。总的来说，对这些侵袭性的 DLGG，应该尽可能地考虑其他的治疗方式。

二、动态多模式治疗策略中化疗的地位

就像前面说的那样（见 Taillandier 编写的第二十五章），无论采取什么样的化疗方案（PCV 或替莫唑胺），化疗都可以在不引起神经功能（神经功能和认知功能）障碍的前提下，对整个大脑（包括功能区）起作用[22]。所以化疗适用于广泛浸润的 DLGG，尤其是不能手术的 DLGG 患者。对于那些已经接受过一次或多次手术的患者，当肿瘤生长达到(15±5)cm³（再手术时考虑的同样阈值）或肿瘤侵犯重要组织而出现功能不能代偿时[如皮质下白质连接和(或)双侧侵犯时]，我们也可以考虑化疗。而且，在出现神经症状之前给予化疗，既可以稳定 DLGG 的发展，也能保留患者的生活质量，根据这样的原则，替莫唑胺因为不良反应少（见 Taillandier 编写的第二十五章），所以常被当作临床化疗的首选药物。换句话说，DLGG 的治疗原则就是控制肿瘤体积、延缓肿瘤恶性转化、保障患者的生活质量[1]。另外，我们还发现，化疗能够通过控制癫痫发作，改善难治性癫痫患者的生活质量。因此，在这些特定的情况下应早期给予治疗[23]。

化疗可使 DLGG 缩小，临床观察也发现，化疗后肿瘤经常会出现负性生长(VDE＜0)的情况（见 Mandonnet 编写的第十七章）。当肿瘤缩小后，特别是浸润至功能区的肿瘤消失后，DLGG 就具备了外科手术的指征。这种神经肿瘤学上的"新辅助化疗"理念可应用在 DLGG 术后大范围复发患者的治疗，也可以作为初诊时肿瘤已经大范围弥散（看起来就像胶质瘤一样）的患者的首选治疗方法[22]。当然实施这种治疗方案的前提是，通过手术活检对

DLGG 进行神经病理和分子学的正确诊断。

　　总之,这些年来的研究表明,不同种类治疗方法之间的研究对患者的治疗来说是很重要的,因为许多以前被认为是不可能完成的治疗都可以通过组合治疗的方法而完成。比如脑部已经被 DLGG 大范围侵袭的患者的外科手术,以前认为是无法进行的,现在可以先通过替莫唑胺治疗使肿瘤缩小到合适的大小,然后再进行手术而完成。换句话说,关于 DLGG 是否可以切除的问题,我们不应该妄下定论。因为肿瘤的行为、脑的可塑性、治疗方法这三者之间存在紧密的关系并保持着一种动态的平衡,根据特定的患者,可以通过给予合适的治疗来调节这种平衡,从而使那些最初认为是不可能进行的手术变得有可能。而且,我们目前还不能确定化疗是否可以诱导大脑潜在的可塑性,而这些都将成为我们未来的研究对象。

　　当化疗(只能)使肿瘤体积处于稳定状态,而不能为(再)手术提供机会的时候,化疗的持续时间就是一个有争议的问题(所有患者实际上最多进行 6 个周期的 PCV 方案)。而且,在停止化疗后再预测 DLGG 的变化在目前看来还是一件非常困难的事情,因为人们所报道的结局都各不相同:肿瘤缩小[24]、继续稳定或快速再生长[25],这些都是有可能出现的结果。所以,为了解决这个问题,应该在个体水平考虑以下几个问题。首先,要以保留患者的生活质量为原则,如果患者的耐受性很差,就要停止化疗。然而,当患者并没有不良反应的时候,我们就应该更多地关注于肿瘤本身的情况,而此时肿瘤的体积就是最重要的参照条件之一,如果体积超过$(15\pm5)cm^3$,我们倾向于长时间地使用替莫唑胺,因为肿瘤恶性转化的危险与其体积是成正相关的[8]。此外,在化疗前还应该考虑肿瘤的 VDE(直径扩大的速度),Pallud 等发现 VDE 是一个影响总生存期的重要预后指标,而且 VDE 越高,预后就越差[26]。因此,对于那些具有较高 VDE 的 DLGG(尤其是超过每年 8 mm),应该早期进行长疗程的化疗。当然,神经病理学的结果也是重要的参考标准,如果我们在 DLGG 内检测到了恶性肿瘤微病灶时(个人未发表的数据),特别是在大的和生长迅速的 DLGG 中,往往就需要延长化疗的时间。值得注意的是,在本书的前言中已经提到,目前基于形态学的 WHO 分类法在判断程度处在Ⅱ级到Ⅲ级之间的胶质瘤并不够敏感,所以我们需要用分子标志物来监测化疗的效果。由于分子生物学对肿瘤反应的预测性并不是很好(个人未发表的数据),所以我们不应该根据分子标志物来决定是否开始化疗。然而现在也有一些相关的研究证明一些分子标志物和肿瘤的相关性,比如 1p/19q 状态与替莫唑胺中断后复发延迟有明显相关性[25]。

　　最近 Guillevin 等[27]发现质子磁共振波谱分析代谢成像有助于预测化疗对 DLGG 的有效性,同时该技术也能监测患者使用替莫唑胺的效果。在一个随访期>14 个月的研究中,无论化疗的结局怎样,相比于肿瘤体积的变化,波谱分析的数据都能更多、更快地对变化做出反应[27],所以这种新的预测因素很有可能成为提高临床决策的另外一个新的参数。因此,目前需要进行前瞻性研究来优化 DLGG 化疗方案,尤其需要评估新的替莫唑胺化疗方案(将化疗时间变为 6～12 个月)潜在的效益风险比,而这个方案曾被一些单个临床研究和影像学随访判断为无效。因此,每个 DLGG 的生物数学模型都可能在不久的将来带来宝贵的附加信息(见 Mandonnet 编写的第二十八章)。在所有患者中,我们的化疗决策都是在与其他治疗方式(或不治疗)的化疗的效益风险比(如短期的骨髓毒性和长期骨髓抑制或白血病)相评估的基础上,并将短期、中期和长期的肿瘤进展作为权重而制订的。

三、弥漫性低级别胶质瘤的放疗时机

　　一项前瞻性随机试验证实早期放疗对总生存期没有影响[28]。虽然"无进展生存期"显著提高,但我们应该承认这对患者并没有任何帮助。值得我们注意的是,早期放疗的患者不仅总生存期没有改善,而且由于放射后期认知能力下降,他们的生活质量也下降了[29]。到目前为止,与手术和化疗不同,为了避免其神经毒性,放疗不能重复进行。然而我们查找相关的客观数据的时候,就会惊奇地发现许多弥漫性低级别胶质瘤患者仍然在早期进行了放疗。令人费解的是,在“循证医学”的时代,医生一方面说他们从Ⅰ类证据中寻找到更多的支持,另一方面,他们却直到获得最后的数据前都不会应用这些推荐。然而,现在很确定的是,为了使患者高质量生存时间延长,同时避免肿瘤的恶性转化,新的治疗策略中不推荐早期放疗(术前或术后)。因此,放疗应该留给不能切除的进展性 DLGG 或化疗后复发[也就是尽管 PCV 和(或)替莫唑胺化疗后 VDE 仍是正值]的病例。

另一方面,因为我们的目标是避免肿瘤恶性转化,同时保持最长时间的生活质量,所以当 DLGG 的生长不能被其他治疗方式控制时,要经历很长时间才开始放疗,这从“预防性”观点来看是不合理的。由于其准确性不够,RANO 标准不适合 DLGG 的评估[30]。首先,我们需要测量这种侵袭性肿瘤(众所周知,胶质瘤在一个特定的方向沿白质通路迁移)的三维体积,而不仅仅是 2 个直径[31]。其次,对个体来说我们可以通过比较平均直径(根据体积计算出来)随时间的变化计算 VDE,这样更为客观,敏感性也高,而不是等到间隔至少 6 个月 2 次连续的扫描后胶质瘤大小增加了 25% 后(这是一个对特定患者特定时间没有价值的主观化阈值)再进行临床决策。值得注意的是,即使高级别胶质瘤,由于观察者之间的变异高,即使在常规肿瘤测量中二维平面体积增加 25% 也并不会经常出现[32]。

这意味着对 DLGG 放疗不应该太晚进行,特别是一旦发现肿瘤已经向更高级别的恶性肿瘤进展。即使放疗在多期治疗策略中不是首选治疗,这个时候也应该选择放疗(因为外科手术和化疗在早期应用过了)。此外,放疗除了可能对肿瘤本身有影响外,也可能对顽固性癫痫有潜在的效果[33]。

最近,Pallud 等研究了 33 例 DLGG 放疗后的效果。在研究中,所有患者均表现出肿瘤体积减小(负的 VDE,平均 -16.7 毫米/年),而且对放疗反应慢的患者总生存期明显延长[34]。这些数据提示,针对反应快速的患者,放疗后应早期进行其他治疗。虽然 DLGG 缩小后可考虑(再)手术,但由于大脑可塑性可能降低,我们必须意识到术后认知障碍发生率会升高(个人未发表的数据)。众所周知,放疗实际上是促进细胞凋亡,降低细胞增殖水平,抑制神经源性区域(特别是室管膜下区)内的干/祖细胞分化为神经元[35-36],所以放疗后复发的 DLGG 患者应首选新的化疗方案。现在,由于技术的进步,在特定的患者中,进行再放疗也是有可能的(见 Combs 编写的第二十六章)。然而,放射外科治疗的地位还有待进一步确定[37],例如,可对局灶性增强的复发病灶进行立体定向放射治疗就是一种很好的治疗方法(个人未发表的数据)。

最后我们需要注意的是,无论放射治疗技术如何进步,我们都需要牢记:按照功能边界最大程度切除肿瘤后,辅助放疗时,大脑的功能连接一定会受到照射,大脑的认知功能就有可能受到影响。

结　论

对 DLGG 患者当前的治疗观念是:从疾病诊断到恶性转化期前,预见性地(神经或认知恶化前)进行个体化、多模式、长期的治疗,并随着时间的推移根据常规的功能反馈和影像学检查实时调整治疗方案。最终的目标(还)不是治愈这种肿瘤,而是最大程度地延缓其恶性转化,同时保留最佳的生活质量。为此,在胶质瘤治疗的每个阶段都必须进行多学科讨论,感谢内科和外科的神经肿瘤学家的密切配合,使得可以公开讨论、制订详细的新策略。这种方法在过去 10 年间明显改善了功能和肿瘤预后。我们建议现在要打破过去的教条观点,推广这种新的治疗思路,通过国家和国际网络继续阐述和验证这个原创性的治疗策略,最终还DLGG 患者一个真实的生活,包括妊娠这样的长期工程。

(白红民　王伟民　瞿　杰)

参考文献

[1] Mandonnnet E,Duffau H,Bauchet L. A new tool for grade Ⅱ glioma studies：plotting cumulative time with quality of life versus time to malignant transformation. J Neurooncol,2012,106：213-215.

[2] Duffau H. A new concept of diffuse (low-grade)glioma surgery. Adv Tech Stand Neurosurg,2012,38：3-27.

[3] Pallud J,Taillandier L,Capelle L,et al. Quantitative morphological MRI follow-up of low-grade glioma：a plead for systematic measurement of growth rates. Neurosurgery,2012,31：729-739.

[4] Klein M,Duffau H,De Witt Hamer PC. Cognition and resective surgery for diffuse infiltrative glioma：an overview. J Neurooncol,2012,108：309-318.

[5] Ruge MI,Ilmberger J,Tonn JG,et al. Health-related quality of life and cognitive functioning in adult patients with supratentorial WHO grade Ⅱ glioma：status prior to therapy. J Neurooncol,2011,103：129-136.

[6] Soffietti R,Baumert B,Bello L,et al. Guidelines on management of low grade gliomas：report of an EFNS-EANO task force. Eur J Neurol,2010,17：1124-1133.

[7] Duffau H. Surgery of low-grade gliomas：towards a"functional neurooncology". Curr Opin Oncol,2009,21：543-549.

[8] Smith JS,Chang EF,Lamborn KR,et al. Role of extent of resection in the long-term outcome of low-grade hemispheric gliomas. J Clin Oncol,2008,26：1338-1345.

[9] Chang EF,Clark A,Smith JS,et al. Functional mapping-guided resection of low-grade gliomas in eloquent areas of the brain：improvement of long term survival. J Neurosurg,2011,114：566-573.

[10] De Witt Hamer PC,Gil Robles S,Zwinderman AH,et al. Impact of intraoperative stimulation brain mapping on glioma surgery outcome：a meta-analysis. J Clin Oncol,2012,30(20),2559-2565.

[11] Duffau H. The challenge to remove diffuse low-grade gliomas while preserving brain functions. Acta Neurochir (Wien),2012,154：569-574.

[12] Yordanova Y,Moritz-Gasser S,Duffau H. Awake surgery for WHO grade Ⅱ gliomas within "noneloquent" areas in the left dominant hemisphere：toward a "supratotal" resection. J Neurosurg,2011,115：232-239.

[13] Mandonnet E,Pallud J,Clatz O,et al. Computational modeling of the WHO grade Ⅱ glioma dynamics：principles and applications to management paradigm. Neurosurg Rev,2008,31,263-269.

[14] Martino J,Taillandier L,Moritz-Gasser S,et al. Re-operation is a safe and effective therapeutic strategy in recurrent WHO grade Ⅱ gliomas within eloquent areas. Acta Neurochir (Wien),2009,151：427-436.

[15] Duffau H. Brain plasticity: from pathophysiological mechanisms to therapeutic applications. J Clin Neurosci,2006,13: 885-897.

[16] Duffau H. Brain plasticity and tumors. Adv Tech Stand Neurosurg,2008,33: 3-33.

[17] Gil Robles S,Gatignol P,Lehéricy S,et al. Long-term brain plasticity allowing multiple-stages surgical approach for WHO grade Ⅱ gliomas in eloquent areas: a combined study using longitudinal functional MRI and intraoperative electrical stimulation. J Neurosurg,2008,109: 615-624.

[18] Duffau H,Lopes M,Arthuis F,et al. Contribution of intraoperative electrical stimulations in surgery of low grade gliomas: a comparative study between two series without (1985-96)and with (1996-2003) functional mapping in the same institution. J Neurol Neurosurg Psychiatry,2005,76: 845-851.

[19] Ius T,Angelini E,de Schotten MT,et al. Evidence for potentials and limitations of brain plasticity using an atlas of functional respectability of WHO grade Ⅱ gliomas: towards a"minimal common brain". Neuroimage,2011,56,992-1000.

[20] Mandonnet E,Jbabdi S,Taillandier L,et al. Preoperative estimation of residual volume for WHO grade Ⅱ glioma resected with intraoperative functional mapping. Neuro Oncol,2007,9: 63-69.

[21] Ghareeb F,Duffau H. Intractable epilepsy in paralimbic World Health Organization Grade Ⅱ gliomas: should the hippocampus be resected when not invaded by the tumor? J Neurosurg,2012,116(6): 1226-1234.

[22] Blonski M,Taillandier L,Herbet G,et al. Combination of neoadjuvant chemotherapy followed by surgical resection as new strategy for WHO grade Ⅱ gliomas: a study of cognitive status and quality of life. J Neurooncol,2012,106: 353-366.

[23] Taillandier L,Duffau H. Epilepsy and insular grade Ⅱ gliomas: aninterdisciplinary point of view from a retrospective monocentric series of 46 cases. Neurosurg Focus,2009,27: 8.

[24] Peyre M,Cartalat-Carel S,Meyronet D,et al. Prolonged response without prolonged chemotherapy: a lesson from PCV chemotherapy in low-grade gliomas. Neuro Oncol,2010,12: 1078-1082.

[25] Ricard D,Kaloshi G,Amiel-Benouaich A,et al. Dynamic history of low-grade gliomas before and after temozolomide treatment. Ann Neurol,2007,61: 484-490.

[26] Pallud J,Mandonnet E,Duffau H,et al. Prognostic value of initial magnetic resonance imaging growth rates for World Health Organization grade Ⅱ gliomas. Ann Neurol,2006,60: 380-383.

[27] Guillevin R,Menuel C,Taillibert S,et al. Predicting the outcome of grade Ⅱ glioma treated with temozolomide using proton magnetic resonance spectroscopy. Br J Cancer,2011,104: 1854-1861.

[28] van den Bent MJ,Afra D,de Witte O,et al. Long-term efficacy of early versus delayed radiotherapy for low-grade astrocytoma and oligodendroglioma in adults: the EORTC 22845 randomised trial. Lancet,2005,366: 985-990.

[29] Douw L,Klein M,Fagel SS,et al. Cognitive and radiological effects of radiotherapy in patients with low-grade glioma: long-term follow-up. Lancet Neurol,2009,8: 810-818.

[30] van den Bent MJ,Wefel JS,Schiff D,et al. Response assessment in neuro-oncology (a report of the RANO group): assessment of outcome in trials of diffuse low-grade gliomas. Lancet Oncol,2011,12: 583-593.

[31] Mandonnet E,Capelle L,Duffau H. Extension of paralimbic low-grade gliomas: toward an anatomical classification based on white matter invasion patterns. J Neurooncol,2006,78: 179-185.

[32] Provenzale JM,Mancini MC. Assessment of intra-observer variability in measurement of high-grade brain tumors. J Neurooncol,2012,108: 477-483.

[33] Soffietti R,Borgognone M,Ducati A,et al. Efficacy of radiation therapy on seizures in low-grade astrocytomas. Neuro Oncol,2005,7: 389 (suppl. World Congress of Neuro-Oncology,Edinburgh,

2005).

[34] Pallud J,Llitjos JF,Dhermain F,et al. Dynamic imaging response following radiation therapy predicts long-term outcomes for diffuse low-grade gliomas. Neuro Oncol,2012,14：496-505.

[35] Monje ML,Mizumatsu S,Fike JR,et al. Irradiation induces neural precursor-cell dysfunction. Nat Med,2002,8：955-962.

[36] Osato K,Sato Y,Ochiishi T,et al. Apoptosis-inducing factor deficiency decreases the proliferation rate and protects the subventricular zone against ionizing radiation. Cell Death Dis,2010,1：84.

[37] Park KJ,Kano H,Kondziolka D,et al. Early or delayed radiosurgery for WHO grade Ⅱ astrocytomas. J Neurooncol,2011,103：523-532.

第七部分

展 望

| 第二十八章 |

基于弥漫性低级别胶质瘤
生物学行为的生物数学模型

Emmanuel Mandonnet

摘　要：增殖-扩散方程的生物数学模型可以高效地描绘胶质瘤的整个生长过程,在本章中,我们将回顾该模型的最新进展。同时,我们展示了如何从这个等式的计算来模拟MRI 上真正的肿瘤演变,以及如何将这些模拟进一步同更逼真的解剖知识整合,以提高虚拟肿瘤演变的准确度。这种模式的致命弱点来自于缺乏细胞密度与常规MRI 异常信号之间的定量关系,但未来可以采取多重模态序列的优势来克服这种限制。在它的简化版本中,该模型提供了一个切实可行的办法,通过估测肿瘤生长速度来监测肿瘤的动态变化。我们还设想将该方法应用到弥漫性低级别胶质瘤(diffuse low-grade glioma,DLGG)的管理,在临床研究中基于该模型制订个体化的治疗效果及处理的评价。最后,我们建议建立肿瘤恶性进展的三通路模型。最近已经通过增殖-侵袭-缺氧-坏死-血管生成(proliferation-invasion-hypoxia-necrosis-angiogenesis,PIHNA)方程数学模型对其中的一条通路建模。我们展示了如何通过该模型产生动态分级的重要概念,可同常规组织学分级形成互补。

关键词：生物数学模型;弥漫性低级别胶质瘤;计算模型;恶性进展

引　言

　　由于 Murray 和 Alvord 在 20 世纪 90 年代[2,29,31] 的开创性工作,出现了描绘脑胶质瘤生长的生物数学模型。值得注意的是,由这些学者最初提出的增殖-扩散模型仍构成新近研究

E. Mandonnet,MD,PhD
Department of Neurosurgery,Lariboisière Hospital,2 rue Ambroise Paré,75010 Paris,France
e-mail：mandonnet @ mac. com, mandonnet @ icloud. com, donnet @ mac. com, thumando @ gmail. com, mandonnet@me. com

H. Duffau（ed.）, *Diffuse Low-Grade Gliomas in Adults*,
DOI 10.1007/978-1-4471-2213-5_28, © Springer-Verlag London 2013

的核心。低级别胶质瘤可能更适于这种模型,因为在肿瘤的"低级别阶段"生物学行为相对恒定。此外,由于"观望和等待"策略被许多中心采纳,对患者的影像学监测持续了许多年,这些治疗前的 MRI 数据可用于与模型预测值进行比较。

在本章中,我们将对增殖-扩散方程进行简要介绍,并解释基于 MRI 图像的个体化模型的难点。我们还将阐述当前和未来临床应用的细节,并特别强调应在今后的工作中加以改进的关键点。最后,我们也将讨论为什么建立恶性转化模型仍然是一个挑战。

低级别阶段建模:基于图像的个性化模式的挑战

一、对胶质瘤细胞增殖和迁移建模:从数学公式到计算模拟

从生物学的观点来看,胶质瘤细胞的行为是双重的,即增殖和迁移。数学模型将这两个特性翻译为等式。公式中的变量是肿瘤细胞密度(c),它表示每立方毫米脑组织中肿瘤细胞的平均浓度。该方程于 20 世纪 90 年代[29,31]的一般形式为:

$$\frac{\partial c}{\partial t} = \rho c + \nabla \cdot (D \nabla c)$$

也就是说,大脑中每个位置的肿瘤细胞密度(c)随时间的变化＝增殖(ρc)＋扩散[$\nabla \cdot (D \nabla c)$]。

直接的问题包括以给定的 ρ 和 D 值在数字大脑模板上将这个方程数字化。由模拟结果可以得到肿瘤细胞密度随时间变化的演变图(图 28-1)。模板通常是一个通用图谱。在过去的 10 年中,不断地将精确的解剖结构整合入这个图谱并取得了进步(图 28-1)。而第一个模板是从一个二维 CT 扫描[29,31]构建得来,仅简要描述了脑表面和脑室。近期的工作都是基于 3D-MRI 图集进行(脑脊液、白色和灰质均可显示[25]),而且通过 DTI 序列[3,10]可以精确显示脑白质结构。在这种情况下,方程中的 D 应理解为细胞弥散张量,它可以由水扩散张量得来,由 2 个张量间的各向异性可导入一个因子 r。据我们所知,目前还没有 DTI 图集,目前使用的图集是从健康志愿者图像得来的[3,10],但未来的研究可以纳入患者的 DTI-MRI 检查。无论选择何种模板,最重要的是需由一个专家验证其解剖的准确性。例如,在本章参考文献 10 中所解释的,错误的蛛网膜下腔空间可以创造出灰质桥,特别是额、颞盖之间,从而模拟出不真实的生长情况。

二、可见性阈值假说

增殖-扩散模型中肿瘤细胞密度存在很大变异,不能由 MRI 直接测量。必须作一个假设,即肿瘤在 FLAIR-MRI 检查下是可见的,其条件是肿瘤细胞密度高于给定值(可见性阈值)。因此,模拟和实际的肿瘤间的联系依赖于细胞密度图和 MRI 上肿瘤有效轮廓阈值的等高线之间的比较。不幸的是,在现有文献中关于这个可见性阈值的数据非常少。只有一个研究比较了组织和低密度 CT,并建议阈值为 8000 细胞/立方毫米[2]。其实,关于这个话题目前的研究表明,MRI-FLAIR 高信号不仅依赖于细胞密度,也关系到细胞内、外的水含

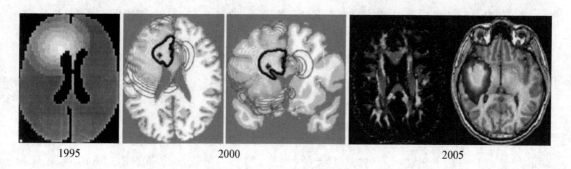

▶▶图 28-1　10 多年来模拟的解剖准确性在进步。1995 年第一个模板是从二维 CT 扫描构建的[29,31]，只是简要描述了脑表面和脑室；较近期的工作则于 2000 年构建自三维磁共振图谱（显示了脑脊液、白质和灰质[25]）；最后在 2005 年，通过 DTI 序列详细地描绘了脑白质结构[10]

量（Badoual M，个人会议，2012）。不过，应当牢记，可见性阈值假说将一定程度的不确定性引入了计算模型，以下大多数结果将基于这个假设。

三、DLGG 参数值

对于低级别胶质瘤，从最初发现于高级别胶质瘤的参数值进行推断 ρ 为 0.438/年、D 为 4.75 平方毫米/年[2]。值的范围由 Harpold 等提出[8]，具体为 ρ 值介于 1～10/年，D 值介于 10～100 平方毫米/年之间（图 28-2）。最近的研究通过一系列 DLGG 病例来估测肿瘤的产生数据，发现了一定范围的 ρ 值和 D 值，且不同于前面的文献报道[7]。唯一一篇论文试图通过模拟真实患者肿瘤演化来估测 D、ρ 值，其中该研究应用的 $\rho=0.438$/年，$D=3.65$ 平方毫米/年[10]，该值由 Gerin 等发现。

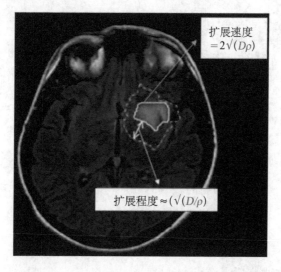

▶▶图 28-2　$D\rho$ 乘积及 D/ρ 比值的作用。这 2 个影像轮廓模拟自患者，白色轮廓的厚度对应于 MRI 上可见的细胞密度。肿瘤扩展速度由公式 $2\sqrt{(D\rho)}$ 得来。虚线轮廓对应的细胞密度小于阈值的 1/5。不可见肿瘤部分的程度由比值 D/ρ 调节

对于该方程的各向异性版本,已发现的张量单元的各向异性比 r 必须增加约 10 倍,以通过水扩散对 DTI 测定的张量给出各向异性,反映了胶质瘤细胞正交纵向迁移而非经轴索途径[10]。该值确实需要精细地再现肿瘤(这同已知的白质纤维束[12]形状相关联)。

四、虚拟成像:超越可见

有趣的是,比值 D/ρ 控制着肿瘤的不可见部分(即位于细胞密度比可视性阈值低的区域的细胞数目);较高的 D/ρ 意味着更大的肿瘤放射学不可见部分[14](图 28-3)。尽管这种虚拟成像可能存在潜在的强大功能,但由于 2 个原因其应用受限:缺少可见性阈值假设的可靠性,前文已述,且为每个患者确定个体化 ρ 和 D 值面临着挑战(见下文,解决逆向问题)。

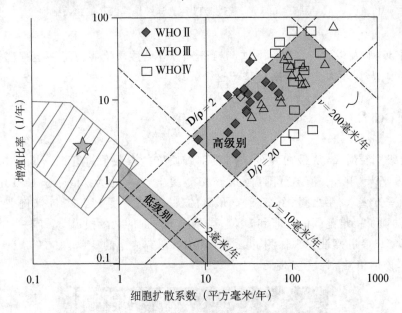

▶图 28-3　log-log 曲线中 D 和 ρ 的数值。此图最早由 Harpold 等提出[8]。对角线 $v=2$ 毫米/年对应于胶质瘤恒定的 $D\rho$ 乘积,其 VDE 为 4 毫米/年。红色菱形对应 Ellingson 等的发现[5],对应 WHO Ⅱ级胶质瘤。它们的值可能不相关,因为它们落在预期的高级别胶质瘤范围内。由 Gerin 等找到的值[7]在红色虚线区域,以对角线相应的 VDE＝4 毫米/年(即 $v=2$ 毫米/年)为中心,但比值 D/ρ 小于 Harpold 等的预测。值得注意的是,绿星对应于 Jbabdi 等进行的 DLGG 模拟[10],下降在 Gerin 等发现的范围之内

五、基于模型的肿瘤动力学评估

为更进一步面向临床应用,存在一个需要解决的逆向问题[1],即以给定患者的特定参数 ρ 值和 D 值来最佳模拟患者的纵向磁共振。这一领域的研究也被称为模型的个体化。对这

个问题的第一个近似的解决方案表明,增殖-扩散方程中的扩展速度是由 $2\sqrt{(\rho D)}$ 给定的一个常数(图 28-3)。换句话说,肿瘤直径线性演化曲线的斜率是由 $4\sqrt{(\rho D)}$ 决定的,其中,直径 $d=(2\times V)^{1/3}$ 是由体积 V 计算得来。注意,V 由 3D FLAIR 序列高信号区域计算得来。因此,不应以体积倍增时间来计算增长率(这是评价肿瘤生长的标准方法),应着眼于直径生长曲线的斜率。近期有关低级别胶质瘤的动力学研究可以为特定患者估计肿瘤直径的增长速度(所谓的直径扩展速度,VDE)。平均 VDE 约为每年 4 mm,所以 ρD 值接近 9×10^{-6} mm^2/d^2。因此,这个公式是估算来自纵向磁共振成像的个体化 ρD 值非常简单方便的方式。最后,定量组织学分析可能用来推断 D/ρ 比值:肿瘤周围细胞密度迅速下降同 D/ρ 比值相关[27]。出人意料的是,未受影响的定量组织学措施在文献中鲜有报道。

更复杂的工具目前正在开发中,将允许估计参数的最适值,最大限度地减少真实或模拟时间的不同。这个逆向问题数值是极具挑战性的,其至因数据缺乏有时无法解决(患者接受治疗前通常有 2 个或最好 3 个磁共振数据)。在最好的情况下,可以识别 ρD_W 和 ρD_G 这两种结果,D_W 和 D_G 是白质和灰质的扩散系数[11]。此外,这意味着获得合适的图像是一个非常耗时的任务。因此,这种方法应同未来的分割自动化工具相结合。

个体化模型未来的方法

一、表观扩散系数:介于 MRI 和细胞密度缺少的环节?

Ellingson 等最近提出了一种优雅和强大的方法,从至少 3 个纵向弥散加权序列来估计增殖、扩散参数的 3D 图[5]。其中关键假设是 ADC 和细胞密度(ADC=$\alpha c + \beta$,α 为负)之间具有反比线性相关性。这些学者们对弥散加权序列进行测定,确实发现细胞密度和表观扩散系数呈负相关[4]。若假设成立,则可以完全反转增殖-扩散方程,用 $\rho(x)$ 和 $D(x)$ 作为未知变量[$\rho(x)$ 和 $D(x)$ 为增殖和扩散系数,且随位置 x 而变化]。需要 3 个连续的 ADC 图来估计计算公式中的相关衍生时间。结果可以给出增殖和扩散的漂亮的彩色图,显示这些参数的空间变化。然而,细胞密度和 ADC 之间的联系并不清楚,ADC 的变化可以受脱髓鞘、水肿和正常大脑结构[18,24]的干扰。这或许可以解释为什么这些学者发现的低级别胶质瘤中的 ρ 值和 D 值同纵向形态学随访估算的数值不一致(图 28-2)。

二、模型中集成纵向多模态成像

波谱成像磁共振可估计细胞密度和(或)DLGG 的增殖速率,并可应用多像素技术粗略估计其空间变化[6,16]。同样,DTI 序列(p 和 q 的值,纤维密度)衍生指数也可同 FLAIR 高信号外的细胞密度相联系。因此,本信息也可以用作模型化流程的输入。有前途的方法是使用贝叶斯框架来整合这些多模态成像和管理这些固有实验数据[17]。然而,这些方法的关键点仍然依赖于细胞密度和多模态成像参数(ADC,Cho/NAA,CNI,DTI 中的 p 值和 q 值等)之间的数学联系,更多的努力应该致力于以上参数的测定。

三、个体化模型的未来应用

1. 处理序列的最佳模型引导　假设逆向问题已经解决,也就是说能够基于(多模态)磁共振成像进行个体化设计,处理序列可以在患者的虚拟肿瘤上进行模拟,从而允许选择用于每位患者的优化方案。这将对首次手术后复发的 DLGG 特别有帮助,因为这种情况没有标准化策略。例如,已经表明,大体切除肿瘤时更高的 D/ρ 值是有限的,因为即使达到影像学全切除也存在肿瘤细胞残留[26]。相反,该模型所预测的超根治性切除会极大地延迟复发,从而改善预后[26]。因此,组合使用多种工具预测切除[9,13]和患者的个体化模拟可以协助进行第二次手术与其他肿瘤治疗(化疗、放疗)的决策过程。为此,模型中也应包括化学治疗和放射治疗的效果。对高级别胶质瘤已经做了一些尝试,但其有效性还不够健全。此外,DLGG 中化疗和放疗的延长效应[20-21,23]使得有必要发展特殊的 DLGG 模型,以反映 DLGG 对这些治疗的反应[22]。

2. 基于模型评估治疗效果　正如在下一章中解释的,对 DLGG 治疗疗效的评价本身就是一个真正的挑战。肿瘤学等领域中循证医学方法通常普遍存在,但针对治疗的双臂随机研究并不适用于 DLGG(真正的低级别阶段),因为这些患者有很长的生存期[15]。此外,大多数患者最终还会接受另一臂的治疗,从而无法单独分析每个治疗的效果。在此个体化模型可以发挥重要作用,以量化个体治疗反应:为每一位患者建模,可以作为患者自身的虚拟对照。因此,治疗反应可以在任何时间被定义为在所研究患者的实际(测量)肿瘤直径同未治疗的虚拟克隆模型之间的差值。在它的简化版本,该方法包括比较治疗前及治疗过程中肿瘤直径增长曲线的斜率。这个想法将在下一章节中详细阐述。

3. 反向外推法　模拟也可以用来估计 DLGG 真实的生物学产生时间,这比通过对影像学数据进行回顾性线性外推法进行估测(见第十七章)更为准确。这表明,一些近似的增殖-扩散模型内,$20/v$ 体积校正项已被添加到该放射学产生日期中[7],其中 v 为径向膨胀(VDE)的速度。应用这些方法对一系列 144 例患者进行研究发现,患者可以粗略地分为两组:一组患者低速率(v 介于每年 $1\sim4$ mm)和一组高速率(v 介于每年 $4\sim8$ mm)。对于低速率组患者约在 15 岁发生生物学起病,而对于高速率组,患者年龄都集中在 25 岁左右[7]。即使该模型基于假设因而应对这些结果谨慎地考虑,但它们可以帮助识别这两组肿瘤的不同分子特征并制订相应的监测策略。

高级别跃迁模型

朝更高级别的胶质瘤跃迁,某种程度上是一个不可预见的事件,且无法避免地包含在 LGG 的自然史中。已有观点表明,起病时更大的肿瘤体积(或手术后残余),将有更迅速的间变转化风险。虽然间变转化的定义基于一个Ⅲ级或Ⅳ级胶质瘤组织学标准,目前被普遍接受的观点却是通过纵向 T_1 MRI 增强检查中出现强化结节而判定发生间变。

考虑到Ⅱ级胶质瘤中无肿瘤血管生成,我们的结论是脑实质中的血管(可能结合优化代谢组合方案)能够满足肿瘤每年 4 mm 生长的需求。

就基本层面来看,3 种不同的途径可导致肿瘤血管生成(这是恶变的主要标准)。

1. 一种基因突变(或几个突变累积效应或分子水平的任何变化)可以直接驱动新生血管形成,而不论细胞是否存在缺氧状态(可以在 Von Hippel-Lindau 患者血管母细胞瘤中观察到)。

2. 没有任何额外的分子变化,由于肿瘤的进行性生长,细胞可以进入一个缺氧的环境(减少每个细胞可用的能量/氧资源),触发血管生成级联反应。

3. 基因突变(或几个突变累积效应或分子水平的任何变化)能诱导出现更积极的细胞行为[关于增殖率和(或)迁移能力],这反过来将导致肿瘤内缺氧(提高每个细胞可用的能量/氧资源)。

这 3 个途径模型可以解释为什么纵向成像可能无法预见恶性肿瘤进展。例如,在途径 1 和 2,FLAIR 图像测量肿瘤的 VDE 不应在增强结节出现前增加。VDE 先于增强结节出现仅应发生在途径 3。同样,波谱成像,基于细胞密度和(或)增殖替代标志物(即胆碱增加、NAA 减少,或 Cho/NAA 比值增加),可能无法预测途径 1 和 2 向间变转化。在途径 1,确实没有发现相应的标志物增加,如细胞密度和增殖率,在出现病灶强化前保持稳定。在途径 2 中,提高的细胞密度不足以出现胆碱和 NAA 变化。只有在途径 3 中这些化合物的改变是间变转化的早期标志物。

此外,该分类也可以是重要的治疗依据。可以预期,手术是至关重要的手段来阻断途径 1,并在较小程度上避免发生途径 2。阻断途径 3 则需要化疗或放疗,因为很可能细胞行为的变化已蔓延至肿瘤中放射学不可见的部分。

有趣的是,微环境驱动进展已在增殖-侵袭-缺氧-坏死血管生成(PIHNA)模型框架内模拟[28]。该模型建立在增殖-扩散模型基础上,加入另外 2 个细胞群:缺氧和坏死细胞,以及血管生成因子的浓度和新生血管。常氧细胞转变为厌氧细胞的速度同细胞浓度和增殖指数 ρ 相关。缺氧细胞生成血管生成因子,从而导致血管密度增加。该模型的优点是可以使一些免疫组织化学结果定量化,如 HIF1-α 阳性的细胞密度或 VEGF 阳性的细胞密度。这种方法的缺点是引入了几个新参数,且对这些参数所知甚少。一个有趣的结果表明胶质细胞瘤的 $D\rho$ 值可以在典型胶质母细胞瘤范围(对应 VDE 约每年 40 mm)内显示,而在最初诊断时,WHO Ⅱ级胶质瘤的组织学特征在相同条件下 D/ρ 比非常高。当然,在未来 3 个月内,胶质母细胞瘤的组织学特征出现在模拟肿瘤中。作者将这个模拟的肿瘤称为"继发胶质母细胞瘤"。我们不同意这种看法,因为 D 和 ρ 的初始值是典型的胶质母细胞瘤特征。换句话说,肿瘤最初即为胶质母细胞瘤,但由于 D/ρ 的高比值,在最初的几个月细胞密度不足以产生足够的缺氧来激发新生血管形成的级联反应。我们认为,在不考虑Ⅱ级肿瘤的组织学特征时这些肿瘤为"假"Ⅱ级(因为高 VDE):它们占组织学上Ⅱ级胶质瘤的 10%～15%,最初的 VDE 高于每年 8 mm,这在一系列的 143 例患者中有所描述[19]。这表明基于 VDE 的动力学分级的重要性(图 28-4)。

结　论

适用于胶质瘤的生物数学模型仍处于起步阶段,但应将计算模型同多模态 MRI 结合起来,从而建立起更加强大的工具,以建立患者特定的、逼真的虚拟肿瘤。这将开辟新的途径来开发虚拟成像,以制订更具个体化的诊疗方案。

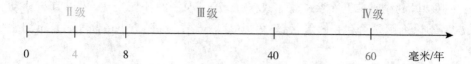

▶图28-4　动力学分类。Ⅱ级范围基于 Pallud 等的结果[19]。Ⅳ级范围来自 Wang 等的工作[30]。值得注意的是，Ⅳ级动力学可能在诊断时组织学分级具有Ⅱ级特征(在 D/ρ 比值较高的条件下，此时细胞密度相当低)

（江　涛　王引言　温锦崇　刘　帅）

参考文献

[1] Angelini ED，Clatz O，Mandonnet E，et al. Glioma dynamics and computational models：a review of segmentation，registration，and in silico growth algorithms and their clinical applications. Curr Med Imag Rev，2007，3(4)：425-437.

[2] Burgess PK，Kulesa PM，Murray JD，et al. The interaction of growth rates and diffusion coefficients in a three-dimensional mathematical model of gliomas. J Neuropathol Exp Neurol，1997，56(6)：704-713.

[3] Clatz O，Sermesant M，Bondiau PY，et al. Realistic simulation of the 3-D growth of brain tumors in MR images coupling diffusion with biomechanical deformation. IEEE Trans Med Imaging，2005，24(10)：1334-1346.

[4] Ellingson BM，Malkin MG，Rand SD，et al. Validation of functional diffusion maps（fDMs）as a biomarker for human glioma cellularity. J Magn Reson Imaging，2010，31(3)：538-548.

[5] Ellingson BM，LaViolette PS，Rand SD，et al. Spatially quantifying microscopic tumor invasion and proliferation using a voxel-wise solution to a glioma growth model and serial diffusion MRI. Magn Reson Med，2011，65(4)：1131-1143.

[6] Ganslandt O，Stadlbauer A，Fahlbusch R，et al. Protonmagnetic resonance spectroscopic imaging integrated into image-guided surgery：correlation to standard magnetic resonance imaging and tumor cell density. Neurosurgery，2005，56(2 Suppl)：291-298；discussion 291-298.

[7] Gerin C，Pallud J，Grammaticos B，et al. Improving the time-machine：estimating date of birth of grade Ⅱ gliomas. Cell Prolif，2011，45(1)：76-90.

[8] Harpold HL，Alvord Jr EC，Swanson KR. The evolution of mathematical modeling of glioma proliferation and invasion. J Neuropathol Exp Neurol，2007，66(1)：1-9.

[9] Ius T，Angelini E，Thiebautde Schotten M，et al. Evidence for potentials and limitations of brain plasticity using an atlas of functional resectability of WHO grade Ⅱ gliomas：towards a "minimal common brain". Neuroimage，2011，56(3)：992-1000.

[10] Jbabdi S，Mandonnet E，Duffau H，et al. Simulation of anisotropic growth of low-grade gliomas using diffusion tensor imaging. Magn Reson Med，2005，54(3)：616-624.

[11] Konukoglu E，Clatz O，Menze BH，et al. Image guided personalization of reaction-diffusion type tumor growth models using modified anisotropic eikonal equations. IEEE Trans Med Imaging，2010，29(1)：77-95.

[12] Mandonnet E，Capelle L，Duffau H. Extension of paralimbic low grade gliomas：toward an anatomical classification based on white matter invasion patterns. J Neurooncol，2006，78(2)：179-185.

[13] Mandonnet E,Jbabdi S,Taillandier L,et al. Preoperative estimation of residual volume for WHO grade Ⅱ glioma resected with intraoperative functional mapping. Neuro Oncol,2007,9(1):63-69.

[14] Mandonnet E,Pallud J,Clatz O,et al. Computational modeling of the WHO grade Ⅱ glioma dynamics: principles and applications to management paradigm. Neurosurg Rev,2008,31(3):263-269.

[15] Mandonnet E,Duffau H,Bauchet L. A new tool for grade Ⅱ glioma studies: plotting cumulative time with quality of life versus time to malignant transformation. J Neurooncol,2011,106(1):213-215.

[16] McKnight TR,Lamborn KR,Love TD,et al. Correlation of magnetic resonance spectroscopic and growth characteristics within Grades Ⅱ and Ⅲ gliomas. J Neurosurg,2007,106(4):660-666.

[17] Menze BH,Van Leemput K,Honkela A,et al. A generative approach for image-based modeling of tumor growth. Inf Process Med Imaging,2011,22:735-747.

[18] Ozturk-Isik E,Pirzkall A,Lamborn KR,et al. Spatial characteristics of newly diagnosed grade 3 glioma assessed by magnetic resonance metabolic and diffusion tensor imaging. Transl Oncol,2012,5(1):10-18.

[19] Pallud J,Mandonnet E,Duffau H,et al. Prognostic value of initial magnetic resonance imaging growth rates for World Health Organization grade Ⅱ gliomas. Ann Neurol,2006,60(3):380-383.

[20] Pallud J,Llitjos JF,Dhermain F,et al. Dynamic imaging response following radiation therapy predicts long-term outcomes for diffuse low-grade gliomas. Neuro Oncol,2012,14(4):496-505.

[21] Peyre M,Cartalat-Carel S,Meyronet D,et al. Prolonged response without prolonged chemotherapy: a lesson from PCV chemotherapy in low-grade gliomas. Neuro Oncol,2010,12(10):1078-1082.

[22] Ribba B,Kaloshi G,Peyre M,et al. A tumor growth inhibition model for low-grade glioma treated with chemotherapy or radiotherapy. Clin Cancer Res,2012,18(18):5071-5080.

[23] Ricard D,Kaloshi G,Amiel-Benouaich A,et al. Dynamic history of low-grade gliomas before and after temozolomide treatment. Ann Neurol,2007,61(5):484-490.

[24] Stadlbauer A,Ganslandt O,Buslei R,et al. Gliomas: histopathologic evaluation of changes in directionality and magnitude of water diffusion at diffusion-tensor MR imaging. Radiology,2006,240(3):803-810.

[25] Swanson KR,Alvord Jr EC,Murray JD. A quantitative model for differential motility of gliomas in grey and white matter. Cell Prolif,2000,33(5):317-329.

[26] Swanson KR,Alvord Jr EC,Murray JD. Virtual resection of gliomas: effect of extent of resection on recurrence. Math Comput Model,2003,37:1177-1190.

[27] Swanson KR,Bridge C,Murray JD,et al. Virtual and real brain tumors: using mathematical modeling to quantify glioma growth and invasion. J Neurol Sci,2003,216(1):1-10.

[28] Swanson KR,Rockne RC,Claridge J,et al. Quantifying the role of angiogenesis in malignant progression of gliomas: in silico modeling integrates imaging and histology. Cancer Res,2011,71(24):7366-7375.

[29] Tracqui P,Cruywagen GC,Woodward DE,et al. A mathematical model of glioma growth: the effect of chemotherapy on spatio-temporal growth. Cell Prolif,1995,28(1): 17-31.

[30] Wang CH,Rockhill JK,Mrugala M,et al. Prognostic significance of growth kinetics in newly diagnosed glioblastomas revealed by combining serial imaging with a novel biomathematical model. Cancer Res,2009,69(23):9133-9140.

[31] Woodward DE,Cook J,Tracqui P,et al. A mathematical model of glioma growth: the effect of extent of surgical resection. Cell Prolif,1996,29(6):269-288.

| 第二十九章 |

重新定义终点事件

Emmanuel Mandonnet, Luc Bauchet, Luc Taillandier, Hugues Duffau

摘　要:尽管弥漫性低级别胶质瘤(diffuse low grade glioma,DLGG)的治疗技术取得了许多进展,但并未获得循证医学的证据。由于 DLGG 患者的总生存期都比较长,在肿瘤研究中常规应用的随机对照研究并不适用。加之,所有对总生存期的评估均与功能状态的分析相关,而 DLGG 患者多较年轻,其功能在患病早期并未受明显影响。本章首先提出了一种对不同治疗方式(由不同治疗中心提出)的效果进行比较的新方法:在同一坐标系中标记出恶性进展的时间与具有良好生存质量的时间。然后,定义了应用 MRI 对单次治疗效果的评估标准。与以往评估方式不同的是,我们的方法同时考虑了肿瘤大小和治疗后的动态变化。

关键词:定义终点事件;功能状态;低级别胶质瘤;恶性进展;神经肿瘤;神经外科;生存质量

E. Mandonnet, MD, PhD
Department of Neurosurgery, Lariboisière Hospital, 2 rue Ambroise Paré, 75010 Paris, France
e-mail: mandonnet @ mac. com, mandonnet @ icloud. com, donnet @ mac. com, thumando @ gmail. com, mandonnet@me. com

L. Bauchet, MD, PhD (✉)
Department of Neurosurgery, Hôpital Gui de Chauliac, Centre Hospitalier Universitaire, Montpellier, France
INSERM U1051, Institute for Neurosciences of Montpellier, Montpellier, France
French Brain Tumor DataBase, Groupe de Neuro-Oncologie du Languedoc-Roussillon, Registre des Tumeurs de l'Hérault, Centre de Lutte Contre le Cancer Val d'Aurelle, Montpellier, France
e-mail: l-bauchet@chu-montpellier. fr

L. Taillandier, MD, PhD
Neurooncology Unit, Department of Neurology, Hopital Central, University Hospital, Nancy, France

H. Duffau, MD, PhD
Department of Neurosurgery, Gui de Chauliac Hospital, Montpellier University Medical Center, 80 Avenue Augustin Fliche, 34295 Montpellier Cedex 5, France
National Institute for Health and Medical Research (INSERM), U1051 Laboratory, Team "Brain Plasticity, Stem Cells and Glial Tumors", Institute for Neurosciences of Montpellier, Montpellier University Medical Center, 34091 Montpellier, France
e-mail: h-duffau@chu-montpellier. fr

H. Duffau (ed.), *Diffuse Low-Grade Gliomas in Adults*,
DOI 10. 1007/978-1-4471-2213-5_29, © Springer-Verlag London 2013

引 言

在肿瘤学中,终点事件的评估极其重要,具有 3 个明确而又互为补充的目的:①在日常临床工作,有助于对治疗进行评估,指导治疗方式的选择;②为回顾性或前瞻性研究中对单次治疗进行定量评估提供标准;③在前瞻性或临床队列研究中比较不同治疗方式的总体临床效果。

本章我们首先提出关于最后一个目标的新的终点事件。对于前两点,我们也将介绍一种评估方法,以替代 1990 年 McDonald 提出用于评估高级别胶质瘤[1],并且随后由 RANO 改进评估特定弥漫性低级别胶质瘤[2]的方法。

一、用于长期评估的终点事件:良好生存质量时间与恶性进展时间的比值

总生存期(overall survival,OS)是肿瘤临床队列研究终点事件的金标准。但是,弥漫性低级别胶质瘤患者的生存期均较长,用 OS 作为终点事件评估时可能至少 10 年,操作起来极其困难。另外,当研究结果最终发表时,诊断和治疗技术已发生明显的变化,其结果已不可靠,其结论也不具备循证医学意义。EORTC 22845 关于早期和晚期放疗的研究就是实例,该研究于 1986 年启动,1997 年结束入组,长期结果于 2005 年发表[3]。在这 20 年间,MRI 的应用彻底改变了 DLGG 的诊断与评估(而该研究基于 CT 随访进行评估),放疗技术也飞速发展(如 IMRT),分子生物学也明确了肿瘤的新型亚类(1p/19q 共缺失与 p53 突变),还出现了新的治疗药物(替莫唑胺)。因此,尽管采用 OS 作为终点事件在理论上是唯一可以得出循证医学证据的指标,但确实需要一种间隔较短的终点事件对治疗进行评估。

为此,开始采用基于影像的无进展生存期评估,近来也有人用此标准评估一些特定的 DLGG[2]。不幸的是引入到这篇文章的许多定义非常混乱。首先,对于恶性进展(出现新的增强病灶)和非恶性进展(FLAIR 或 T_2 高信号区增大)采用同一标准;其次,根据 2 个最大径对肿瘤体积进行测算的方法有很大的波动范围;另外,将肿瘤体积增长不超过 25% 认为是稳定也不合适。在 DLGG 动态变化的章节有述,此类肿瘤若不治疗,会持续地增大,并不存在稳定期。因此,在部分或次全切除后,残留肿瘤仍如手术前一样在不断增长(未进行辅助治疗的情况下)[6]。也就是说,我们认为,DLGG 未达完全切除的情况下(70% 的患者处于这种情况),并不存在无进展期。所以,无进展生存期(PFS)仅能用于完全切除患者的评估,若 T_2 或 FLAIR 检查再次出现异常区域,才能明确地断定为肿瘤出现进展。最后,PFS 的评估作用也有限,与总生存期的关联也并不那么密切[3]。

相反,也有研究认为总生存期和无进展生存期的曲线是平行的[4],也就是说任何可以延缓恶性转化的治疗均可改善总生存期。严格地说,恶性转化需要组织病理学诊断为Ⅲ级或Ⅳ级胶质瘤。近来广泛认为[4-6],当 MRI 随诊发现新的增强病灶便可判定为恶性转化。

因此,恶性转化出现的时间(由病理学或影像学确定)可作为客观和有意义的终点事件,对总生存期长的 DLGG 患者进行评估。

需要高度关注 DLGG 影响年轻患者的社交和专业工作能力、"正常生活"能力及治疗对生活质量产生的显著改变。随着病情的进展或出现治疗不良反应,患者可能经历生活质量

下降的阶段,使其不能"正常生活",如 3 个月不能控制的癫痫发作、术后 1 个月偏瘫或 3 个月失语、化疗后 1 个月失语等。由于这种功能状态恶化多为一过性的,因此不能当作终点事件。需要对功能状态进行持续评估的指标,以确定中位无进展生存期或 OS 是否确实与良好的生存质量相关。为此,我们近来建议使用良好生存质量时间(time with good quality of life,TQL)来评估[7]。对患者认知功能、症状、癫痫发作或生活质量进行评分,只要分值波动高于一定的阈值,便认为该段时间是良好生存质量时间。对每个患者的 TQL 与 MPFS 坐标进行描记,可以测算出怎样的治疗可以延缓恶性转化并保留患者功能。这种方法也存在一定操作性的问题。首先,并没有固定的分值评定患者具有正常功能;其次,由于对患者的评估需要反复进行,需要保证一段时间后专业的评估结果有可比性。我们建议以 Karnofsky 评分 80 分以上为具有良好生存质量的阈值。也有其他的一些拓展的评估[8-9],阈值也可能根据数次 TQL 计算,如评估认知水平的 Hopkins 语言学习测试(Hopkins Verbal Learning Test)、受控词语联想测试(Controlled Oral Word Association)及决策测试(Trial Making Test)等[8],以及评估生活质量的肿瘤治疗功能测试(Functional Assessment of Cancer Therapy)[10]。其他可用的评分方法包括 EQ-5D、SF-36 和 EORTC QLQ-BN20/30 等(见第十四章)。简单的 TQL 也可被认为是不存在神经功能缺失或无癫痫的时间。我们强调的是,合理的治疗可提高 MFPS 的同时,还提高 TQL。例如图 29-1 所示,1 例患者进行扩大肿瘤切除后出现的永久性的偏瘫,其肿瘤治疗效果好,但功能保留差,在图中描记为点 3;相反,1 例仅行观察的患者,MPFS 较短,肿瘤治疗效果差,图中描记为点 1;点 2,也就是图 29-2 的患者,是为较理想的状态,肿瘤治疗效果和功能状态均较好。

总而言之,此法可用于不同治疗中心采取不同方法(观察或手术)治疗 II 级胶质瘤的评估,可进行 meta 分析,以评价哪种治疗方法可延缓恶性转变并保留患者功能。

二、改良 McDonald 标准对单项治疗进行中-短期的评估

MPFS 或 OS 等总体终点事件均是对多种治疗(手术、再次手术、化疗、放疗)后效果进行评估,这些终点事件可以对不同方案及不同治疗序列进行比较,但不能评价每一种治疗措施对总体治疗效果的贡献。为此,1990 年提出了 McDonald 标准,在 II 期临床研究中对单项治疗的作用进行评估[1]。

其创新之处在于"强调影像学和激素的依赖度,降低临床主观判断的分量"。该标准改良后也应用于一些特殊的 DLGG 患者评估[2]。但是,其设计并不完善,其标准主要基于 FLAIR 或(T_2)MRI 上所见的肿瘤体积,并基于轴位像上 2 个最大径来计算肿瘤体积。实际上,根据轴位像每层重建来计算肿瘤体积更精确,并可减少误差[11]。den Bent 等[2]也指出"DLGG 形状多不规则,按一个层面计算体积误差很大"。这对术后肿瘤体积的估算更为重要,手术腔使术后肿瘤形状更复杂。目前有许多软件可对 DICOM 图像进行每层重建计算肿瘤体积,可取代传统的一维、二维或三维的计算方法。

另外,在这个评估方法中,在评价治疗反应时,并未考虑治疗前肿瘤生长的动态变化,对于术前肿瘤生长速率为每年 2 mm 或每年 10 mm 的 2 例患者,若治疗后生长速率为每年 2 mm,其治疗效果明显不一样,对前者而言,治疗是没有效果的,而对于后者,效果是相当明显的。因此,评估治疗效果不能仅仅根据治疗后的生长速率判定,还需要考虑治疗前后的动态变化。尽管对肿瘤体积的测定有明确的标准(如三维肿瘤体积测量),但仍没有最好的方

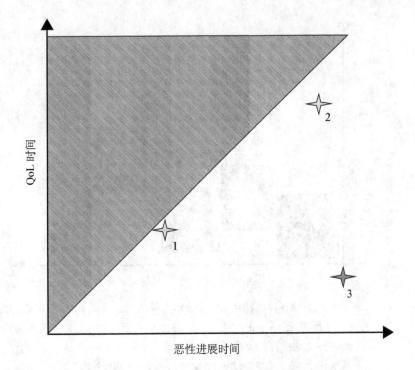

▶图 29-1　QoL 时间和无恶性进展时间比值。点 2 是图 29-2 中患者的分值，MPFS 是 52 个月，TQL 是 49 个月(减去术后 3 个月一过性失语时间)，接近理想的分值。点 1 和点 3 是假定的：点 1 表示若仅行观察，功能评分较高，但肿瘤治疗效果差；点 3 表示若无视功能保留进行扩大切除，则肿瘤治疗效果较好，但功能状态差

式进行肿瘤动态变化评估。由于体积增长并不是线性的，肿瘤体积增长速率并不是理想的指标。因此，我们建议应用等效直径(equivalent diameter)来进行评估，等效直径的计算公式为：$d=(2\times V)^{1/3}$。第 3～6 个月进行 MRI 检查，可将等效直径在坐标中描出变化曲线，该曲线是临床和研究工作的基本工具(图 29-2)，曲线的不同部分(治疗前、中、后)可用于进行不同的评估，每一段的斜率也代表直径变化速率(velocity of diameter evolution，VDE)，在病灶增大时为正值，病变缩小时为负值。当然，如能将一个较长的时段分成多个时间点进行分析，可信度更高。因此，治疗前和未治疗时的 VDE 最好至少有 3 个为期半年的时间点。

基于 VDE 改变，可将治疗反应划分为 4 种：肿瘤未控制、生长减缓、稳定和缩小。

1. 肿瘤未控制　与治疗前比，VDE 无改变或增高。

2. 生长减缓　与治疗前比，VDE 降低，但仍为正值。

3. 稳定　VDE 接近每年 0 mm。

4. 缩小　VDE 为负值。

对于生长减缓者，与治疗前相比，治疗后 VDE 可不同程度地降低，从而可以对减缓进行量化分析。

对于稳定和缩小者，需对治疗失效和复发进一步定义：当治疗过程中肿瘤体积再次增大超过每年 2 mm 时，定义为治疗失效；治疗结束后肿瘤增大超过每年 2 mm 时，定义为复发。

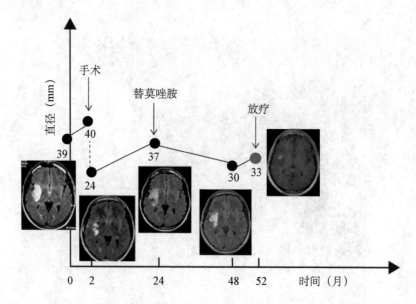

▶ 图 29-2 　图示新的终点事件的发生和相应瘤体直径随访。此例 35 岁患者诊断为 Ⅱ 级胶质瘤,直径 39 mm(体积 29 cm³),2 个月后进行手术时直径为 40 mm (体积 31.5 cm³),术前增长速率为每年 6.6 mm,快于平均水平(每年 4.4 mm)。手术后 2 年持续增长,速率为每年 7 mm,意味着无进展生存期并无意义。由于患者的肿瘤持续增长,尽管无临床症状,接下来的 2 年还是进行了替莫唑胺化疗,化疗时患者肿瘤增长由每年 7 mm 降为每年 −3.4 mm, 肿瘤缩小 7 mm。当肿瘤再次增大 2 mm 时,认为化疗失效,MRI 检查发现新的增强病灶,认为肿瘤发生恶性转化,因此其无恶性进展生存时间为 52 个月。此例患者在整个治疗过程中,除了术后 3 个月一过性失语,KPS 评分<80 分外,QoL 时间为 49 个月

就我们的经验和文献报道来看,等效直径的绝对误差在 1 mm 范围内,两次检查之间增加超过 2 mm 就不能当作是误差了。

对于缩小者,可通过计算等效直径缩小的程度,对治疗效果进行分析。治疗有效的持续时间是治疗开始到治疗无效或复发的时间长度(图 29-2)。和 TQL 一样,还可以确定具有良好 QoL 的治疗有效时间。

如此进行分类的另一个作用是有助于临床医生确定治疗方式。对肿瘤未控制者,需要改变治疗方式;对于生长减缓的患者,根据减缓的程度决定继续目前治疗还是联合其他方式进行治疗;对于稳定或缩小的患者,可维持现有治疗方案,直到治疗失效。只不过在长时间采用一种治疗方式的过程中需要注意不良反应,如替莫唑胺可能出现的血液系统不良反应, 此时需要停止治疗,直到肿瘤复发时再进行治疗。

结 论

今后,多中心前瞻性的研究需要整合肿瘤和功能治疗的终点事件,即恶性进展时间和 QoL 时间,从而对治疗策略进行评估。

对单项治疗效果的评估需要对随访过程中的等效直径曲线进行分析,明确治疗前、治疗中和治疗后的 VDE。可对治疗效果进行分类:肿瘤未控制、生长减缓、稳定或缩小。这种基于客观定量的分类方法,可以用于回顾性研究和今后的临床队列研究,并在日常诊疗过程中指导治疗方案的制订。此法广泛应用的主要障碍是尚无对 VDE 评估的组间和组内误差进行的研究。我们相信,今后自动图像分析技术的进步可以方便地进行 VDE 计算,从而解决这一问题。

(吴劲松　冯　华　伍犹梁　李　飞)

参考文献

[1] MacDonald DR,Cascino TL,Schold Jr SC,et al. Response criteria for phase Ⅱ studies of supratentorial malignant glioma. J Clin Oncol,1990,8:1277-1280.

[2] van den Bent MJ,Wefel JS,Schiff D,et al. Response assessment in neuro-oncology (a report of the RANO group):assessment of outcome in trials of diffuse low-grade gliomas. Lancet Oncol,2011,12:583.

[3] van den Bent MJ,Afra D,de Witte O,et al. Long-term efficacy of early versus delayed radiotherapy for low-grade astrocytoma and oligodendroglioma in adults:the EORTC 22845 randomised trial. Lancet,2005,366:985-990.

[4] Smith JS,Chang EF,Lamborn KR,et al. Role of extent of resection in the longterm outcome of low-grade hemispheric gliomas. J Clin Oncol,2008,26:1338-1345.

[5] Brasil Caseiras G,Ciccarelli O,Altmann DR,et al. Low-grade gliomas:six-month tumor growth predicts patient outcome better than admission tumor volume,relative cerebral blood volume,and apparent diffusion coefficient. Radiology,2009,253:505-512.

[6] Hlaihel C,Guilloton L,Guyotat J,et al. Predictive value of multimodality MRI using conventional,perfusion,and spectroscopy MR in anaplastic transformation of low-grade oligodendrogliomas. J Neurooncol,2010,97:73-80.

[7] Mandonnet E,Duffau H,Bauchet L. A new tool for grade Ⅱ glioma studies:plotting cumulative time with quality of life versus time to malignant transformation. J Neurooncol,2011,106:213-215.

[8] Meyers CA,Brown PD. Role and relevance of neurocognitive assessment in clinical trials of patients with CNS tumors. J Clin Oncol,2006,24:1305-1309.

[9] Meyers CA,Rock EP,Fine HA. Refining endpoints in brain tumor clinical trials. J Neurooncol,2012,108(2):227-230.

[10] Weitzner MA,Meyers CA,Gelke CK,et al. The Functional Assessment of Cancer Therapy (FACT) scale. Development of a brain subscale and revalidation of the general version (FACT-G) in patients with primary brain tumors. Cancer,1995,75:1151-1161.

[11] Sorensen AG,Patel S,Harmath C,et al. Comparison of diameter and perimeter methods for tumor volume calculation. J Clin Oncol,2001,19:551-557.

| 第三十章 |

弥漫性低级别胶质瘤
患者的功能康复

Guillaume Herbet，Sylvie Moritz-Gasser

摘　要：基于疾病相关性和伦理学的考虑，在弥漫性低级别胶质瘤（diffuse low-grade glioma，DLGG）治疗上应该顾及患者的认知功能紊乱，如有必要，还要制订个性化的认知功能康复计划，帮助患者康复或者尽量使其维持最好的生活质量。DLGG缓慢生长和逐步浸润的特性，特别有利于相关的认知功能紊乱的康复。通过自动或者被动的机制，在复杂的大规模神经网络基础上实现大脑功能重组，完成康复。

关键词：DLGG；认知功能紊乱；认知功能康复；分布式的联通网络；脑功能重组；神经可塑性；生活质量

引　言

弥漫性低级别胶质瘤患者因为损伤部位及范围、治疗、病程的不同而表现出不同程度的

G. Herbet
National Institute for Health and Medical Research（INSERM），U1051，Team "Plasticity of the Central Nervous System，Human Stem Cells and Glial Tumors"，Institute for Neurosciences of Montpellier，Montpellier University Medical Center，80 Av Augustin Fliche，34091 Montpellier，France

Department of Neurosurgery，Gui de Chauliac Hospital，Montpellier University Medical Center，80 Av Augustin Fliche，34295 Montpellier，France

S. Moritz-Gasser（✉）
National Institute for Health and Medical Research（INSERM），U1051，Team "Plasticity of the Central Nervous System，Human Stem Cells and Glial Tumors"，Institute for Neurosciences of Montpellier，Montpellier University Medical Center，80 Av Augustin Fliche，34091 Montpellier，France

Department of Neurology，CHRU Montpellier，Gui de Chauliac Hospital，Montpellier University Medical Center，80 Avenue Augustin Fliche，34295 Montpellier，France
e-mail：s-moritzgasser@chu-montpellier.fr

H. Duffau（ed.），*Diffuse Low-Grade Gliomas in Adults*，
DOI 10.1007/978-1-4471-2213-5_31，© Springer-Verlag London 2013

功能缺损。"功能"一词包含了人体的所有功能,这里我们重点关注认知功能的非药物康复,包括它的效果、对生活质量(QoL)的影响。实际上,感觉-运动康复主要由物理治疗师、专业治疗师,甚至是视觉矫正师(比如,偏盲的治疗)完成。如之前的章节所述,认知功能包括语言、注意力、记忆力、执行力和社会认知能力。

治疗策略的研究进展明显延长了脑肿瘤患者的生存期。然而,在无瘤间歇期,大部分患者存在导致生活质量明显降低的认知紊乱。此外,由于 DLGG 多发生于忙于社会性活动的青壮年,无论 DLGG 的重要性和起源如何,基于疾病相关性和伦理学的考虑,治疗上应该顾及患者的认知功能紊乱。的确,认知功能紊乱可以表现为从轻微到显著的不同认知功能损伤[1]。认知功能紊乱可能由肿瘤本身引起,也可能由相关的癫痫或治疗措施所致。认知功能紊乱与肿瘤本身的位置有关,也与肿瘤可能引起功能性的连接干扰,诱发功能性网络之间的联系中断机制有关[2]。所以,认知功能紊乱常常表现为散乱无章的状态,根据肿瘤位置不一定能够准确预测。此外,同一个位置的脑卒中,其并发症所引起的认知功能紊乱也是不同的[3]。因此,无论是在治疗过程中还是长期随访过程中,对 DLGG 患者阶段性地进行认知功能评估是必不可少的(见第十九章)。如果有必要的话,还要制订个性化的认知功能康复计划,用于预防或治疗认知功能紊乱。值得注意的是,我们提出的认知功能康复计划,不仅适用于通过认知功能评估明确存在认知功能紊乱的患者,也适用于在神经心理学评估尚未明确但已经有认知功能紊乱主诉的患者。

自从 20 世纪初第一次世界大战结束后,在神经心理学方面,认知功能康复的研究已经有一段很长的历史[4]。即使经过初期及间歇性的强化治疗,认知功能和神经功能的紊乱仍然长期存在,所以认知功能康复的有效性在当前仍存在广泛的争议[5]。对于这种不良的结果,从方法学、制度到更多的神经心理学上的考虑,有数种不同的理论体系加以解释。到了后来,另一种说法已深入人心,那就是大脑对于损伤的代偿有限导致功能康复效果不佳[6]。然而,对 DLGG 患者的观察结果证明了这种说法可能是错误的。事实上,众所周知,认知功能紊乱仅仅出现在那些肿瘤缓慢生长的患者身上,尽管有时病变或手术切除的范围比较广。诸多的临床观察结果引人注目,比如,广泛的额叶切除手术并未诱发任何认知功能和行为功能的执行障碍综合征[7];还有,被认为对语言处理至关重要的布洛卡区的手术切除没有诱发永久性的继发失语症[8]。按照以往的观念,大脑受损的情况下大脑可塑性的潜能不足以完成完全、有效的康复。这些惊人的发现使得这些观念必须修订。同样的,无法解释这些重要功能重组现象的传统神经心理学概念也受到挑战。出于这个原因,解剖功能组织的概念应运而生。根据这个概念,大脑功能是功能性的组合和大范围分布式网络结合的结果。解释功能可塑性框架比功能专业化框架更具启发性价值。

假如关于脑肿瘤患者的功能康复研究很少,特别是关于认知功能康复(甚至更多关于语言康复),我们就很难发现康复干预所带来的功能状态的显著改进[9-16]。根据一些学者的意见,康复措施的实施可以改善这些脑肿瘤患者的功能[17-18]。

康复的理论方法和机制

认知功能康复包括用于治疗或者预防认知功能紊乱的所有形式的非药物干预。这些干预由语言治疗师和(或)神经心理师针对患者实施。根据文献记载,认知功能的康复有两种潜在的机制：代偿和修复[19-21]。在关于不同大脑损伤（脑外伤、脑卒中，基本上没有脑肿瘤）的数个研究中，这两种机制的效能已经得到验证[22-23]。代偿性和修复性进程都参与了大脑功能的重组，并可以被不同认知功能康复措施所诱导。这些机制可以分为两大类。

一类是代偿策略机制。教育患者利用内部或外部的策略，绕开认知功能紊乱。因此，通过未受损大脑区域的认知功能网络的重组，这些区域可能靠近、也可能远离损伤部位，患者可以像以前一样以不同方式学习完成既定的认知任务[24]。

另一类是修复策略的机制。教育患者重新训练特定的认知技能，通过重复刺激，至少能恢复部分原先的认知功能。因此，通过加强残留功能的能力，使得患者利用类似从前的途径学会完成相同的行为[25]。

无论如何，这两种策略不会相互排斥。实际上，通过这些不同策略诱导的康复机制仍然不清楚。之所以如此，是因为没有一个认知康复计划是仅仅基于某一种策略的。

治疗存在认知功能紊乱的患者时必须注意到，一方面，认知功能相互影响；另一方面，一个特定的认知功能缺陷可能是由不同功能交叉的大脑系统功能紊乱所诱发[26]。因此，借用Luria的观点，我们断言，只有通过特定和准确的认知功能评估，才能制订出中肯、合适的认知功能康复计划[27]。实际上，为了制订认知功能康复计划，我们必须重点关注认知功能的类别和级别，无论是完整的还是受损的。此外，临床上必须符合认知功能的理论模型，让人理解功能紊乱处于什么样的水平。

大脑与生俱来具有高度的可塑性。对人类来说，依环境而发展、快速趋向、准自发的适应性也许是这种高潜能在正常情况下最为惊人和明显的证据。从神经生理术语和宏观水平上讲，虽然维持大脑功能的神经网络也许在儿童时期已经形成骨架[28]，但随着一个人阅历不断加深，神经网络也在不断地变化和改造[29-30]。这个连续的进程使得我们在与环境的相互作用中保持或者甚至改进质量和效率。大脑就是动态进化的实体。

在大脑受损的病例中，认知功能康复所依据的原则就是尽可能充分利用大脑自身的可塑性。由此而论，这个可塑性的概念有点不同，因为它指的是大脑对于损伤的代偿能力。然而，在很多方面，损伤诱发的可塑性相当于自身的可塑性[31]。按照这个观点，强化的认知和行为训练至少在某种程度上被认为是大脑自发驱使的活动。通过对动物和人类自身可塑性的研究表明，获得新技能或者开发认知能力可以诱发大脑发生形态学上的改变，有时这种改变非常迅速，以分钟计算[32-33]。此外，已经明确的是，人类大脑损伤后发生神经解剖学上的重组（如网络重新分布）[34]，这些改变可能促进功能恢复[35]。这意味着，大脑不是固定版位的，而是可以在某种程度上"重新布线"[36]。在脑损伤后如何帮助大脑改变甚至产生新的神经来支撑大脑功能，这是认知功能康复的一个关键性问题。

弥漫性低级别胶质瘤患者的特例

一、缓慢生长的肿瘤作为研究功能可塑性的示范模型

考虑到弥漫性低级别胶质瘤患者认知功能康复的特定情况，我们应该注意，DLGG缓慢生长和渗透的特性使得它们所导致的认知功能紊乱特别容易康复。的确，一方面，通过渗透

皮质和皮质下的结构,肿瘤可能破坏部分结构,但也有其他部分结构只是占位,所以残留的功能得以维持[3,37]。另一方面,因为生长缓慢,肿瘤诱发了功能性网络的再成形及重组[38]。显而易见,生长缓慢这个关键特征可以解释为随着病情的发展,认知及神经病学上的功能紊乱,同脑卒中等急性病症比较,更易于代偿[6]。关于这方面,神经生理学的研究信息非常多。应用功能性磁共振成像(fMRI)的研究范例证明,大脑皮质水平存在不同方式的功能重组,而那些目前认为与认知功能表达无关的区域也是大脑动员的选择区域。这些功能性重组的方式很多,根据文献描述有患病同侧的、病灶周围的,还有对侧相同的部位[6]。由此而论,DLGG 提供了一个独特的、激动人心的机会,让人更好地理解潜在的神经系统功能的可塑性和认知过程的神经机制,还为认知功能康复提供了有价值的数据。

因此,一方面认知功能康复可能提高残留功能的能力;另一方面,增强自发的脑功能重组。

二、认知功能和解剖连接之间的联系

在正常大脑连接的研究中能够肯定,动态和整体的组织结构呈现为功能的可塑性。在过去的十几年里,关于功能和形态学上的成像,出现了越来越成熟的数据分析新技术。在这种条件下,认为大脑是由复杂、大范围神经连接构成的观点已经成为主流。然而,这个观点早在 20 世纪中叶已经被 Daniel Hebb 提出[39]。Daniel Hebb 认为,贯穿整个大脑局部和远隔区域的复杂神经网络决定了高级的人类功能。

弥散张量技术可以测量水分子通过脑组织的弥散运动。通过弥散张量技术得出关于大脑解剖学连接的空间重建数据,有力地证明了大脑的复杂性。大脑远隔区域之间通过多重白质束(发射或联系束、U 形纤维)形成的连接,直观地证明了这个组织存在的事实[40]。虽然这些数据是由自然解剖得出的,而且没有给出直接的功能信息,但有研究表明,在唤醒神经外科手术中采用直接电刺激可以诱导短暂的症状分离[38],大脑连接已被证明对功能的完整和正常必不可少。在脑卒中神经心理学中,这些皮质下束的损伤可能导致难以代偿的严重认知功能紊乱[41-42]。在这种情况下,这些皮质下的结构对功能的可塑性至关重要[43]。如果是这样,我们应该找出这些白质束对于肿瘤和神经手术的反应所引起的变化,以及对于具有认知功能的白质束相关标志(比如,部分的各向异性和平均的扩散率)。然而,目前为止,还没有通过纵向设计(术前/术后)的方法,对患者的 DLGG 结构完整性和多变性进行评价。因此,这类结构的可塑性还有待于在大脑病理学的框架内加以论证。然而,近来,针对难治性短暂癫痫的外科治疗领域对这方面表现出很大的兴趣。比如,Duncan 的团队发现[44],应用术前/术后设计、弥散张量成像(diffuse tensor imaging,DTI)、言语评估、手术后言语流利程度等方法获得的评分和部分各向异性的增加有关联,各向异性增加的区域有数个,包括如放射冠的皮质下结构。换言之,这些结果表明,言语恢复的程度与某些白质通路的结构改变有关。这些令人振奋的数据,首次显示了功能皮质可塑性的存在,在脑肿瘤领域展示了激动人心的前景。

在追踪肿瘤及肿瘤切除诱导的脑可塑性现象方面,除了 DTI 联合类似认知评分的功能性数据,其他方法也颇具前景,尤其是包含功能性连接处理的方法。功能性连接(functional connectivity,FC)被定义为"空间上距离较远的神经生理学事件之间的关联"[45]。这意味着,由维持认知功能的神经网络组成的数个皮质区之间存在着暂时具有统计学意义的相互依赖性。

数个研究表明,FC的异常与认知功能紊乱有关联,这表明远隔的大脑区域之间暂时的失同步(低于或高于同步)特别有损大脑的认知功能。也就是说,比如,在神经变性疾病病例中,数种截然不同的功能改变可以出现在不同的大脑网络中,而且与神经心理学的表型有关[46]。例如,在阿尔茨海默病中,记忆力减退与FC的减少有关[47]。在脑肿瘤和外伤性脑损伤领域,数个工作已经研究了大脑损伤对FC的影响(见第十七章)。Bartolomei和同事利用静息脑磁图(magnetoencephalography,MEG)描记术范例证明脑肿瘤患者的同步化已被改变[2]。在后续的研究中,应用了相同的试验设计,结果显示认知功能紊乱与FC异常有关[48]。最近,脑手术前,基于FC的静息MEG的肿瘤级别被评估,结果发现静息状态下FC的减少对这个区域的功能缺失有高度预测性,其功能是通过唤醒手术中直接电刺激的方法进行评估的。这意味着FC是脑功能完整性的一个好的检测方法[49]。

同样,脑外伤(traumatic brain injury,TBI)的患者也出现FC变化[50]。Nakamura及其同事利用静息fMRI表明[51],受损伤后立即可以发生静息FC紊乱,并且在康复期这些紊乱朝着正常化方向发展。一个较新的研究表明,在半急性期的TBI患者身上,认知功能的主诉可以预测脑网络缺省模式下FC的改变[52]。此外,Castellanos和他的团队评估了TBI患者人群基于FC的静息MEG[53],记录了创伤后即时经过一个特别的认知康复疗程后的数据。他们发现,经过治疗后神经心理学行为得到明显改善。有趣的是,由治疗前后的比较可知,这些认知功能的恢复与神经网络的重组有关。这些结果说明,功能恢复与神经网络的重组/重新配置有关。

认知功能康复的目标

一、临床目标

当然,在提出认知功能康复计划时,我们的主要目标是使患者的认知功能恢复到满意的程度。接下来的问题是什么才是认知功能的满意程度。我们认为,这个问题没有唯一的答案,答案取决于患者、患者的个性和患者的预期。因此,认知功能康复计划的制订不得不基于以下两点:既要考虑到患者认知功能的客观评价,也要考虑到患者的主观主诉和预期。基于上述考虑,我们赞同并推荐应用以下的提议,这些提议来源于对认知功能康复有巨大影响的先驱Kurt Goldstein的研究[54-56]。

1. 患者个性的识别。
2. 标准化评估及识别评估局限性的需要。
3. 处理疲劳问题的重要性。
4. 仔细观察患者对康复措施的反应。
5. 定期再评估和长期随访的重要性。
6. 需要把认知功能康复和个人活动及社会职业活动联系起来。

将患者当成一个整体考虑,而不仅仅从他的认知功能考虑,这个做法的可行性在后续的研究中将得到证实[57]。

此外,为了建立真正的治疗联盟,应该告知患者我们的目标及我们为达到目标采用的行动计划。

二、理解通过功能性脑网络的重组驱动脑可塑性:为认知功能康复开辟新篇章

综合上述观察结果显示,脑损伤影响远隔大脑区域之间的功能性连接和集成,而正是这些变化与认知功能紊乱有关。然而,关于 TBI 患者的一些研究结果也表明,神经网络的自发重组在一定程度上与认知功能改善有关。更有意思的是,显著的认知功能康复效果能够协助大脑重组其功能网络[53]。虽然这些开创性的结果有待进一步确认,但它们对于认知功能康复领域别具前景。认识神经网络重组和最佳功能重建的动力学关系,可以应用于制订、细化认知功能康复策略(比如,需要瞄准哪一个网络)。

如果研究一开始就主要关注 TBI 患者,可以为缓慢生长的肿瘤领域提供重要的数据,用于解释当存在可扩展的病变时,大脑如何维持功能的稳态。前文提到,DLGG 患者术前认知紊乱常常是有限的,不能完全反映肿瘤的损伤,这对大脑是确切的挑战。通过特殊的认知治疗,在功能性结构,特别是一些皮质下连接基础得以保存的条件下,这些患者大部分在手术后得以恢复。皮质下连接对于远隔大脑区域之间维持功能上的沟通必不可少[58]。因此,在大范围损害和切除的情况下,大脑如何改变神经网络的类型来继续维持大脑功能,这对于认知神经科学的基础原理和临床层面都是很重要的一步。

因此,在术前/术后试验设计中,将大脑功能及解剖的连接分析和神经心理学评估结合起来,对于阐明什么才是最佳神经生理学基础功能重组这个问题是必要的。如果与认知功能描述密切相关,基于体素的形态学分析和基于弥散张量成像的分析可以提供有价值的关于皮质和皮质下结构可塑性的信息,包括为何皮质下结构可塑性与行为层面上取得良好恢复有关。对于静息状态或者行为任务中的功能连接分析,发现掌握神经网络中 2 个大脑区域之间功能上的相互作用及它们在认知功能中的作用至关重要。一段时间后,这些系统的分析结果可以挖掘出最佳康复的神经生理标志物。

这在临床上有助于预测病情,比如,外科手术后认知功能减退的风险;还有助于对确认处于危险中的功能框架制订优先的高度个性化的认知功能康复计划。另外这也能鼓励临床神经心理医生及语言治疗师在一些患者身上实施手术前认知训练。手术前认知训练可以驱使功能网络更好地重塑,并使手术后的认知功能紊乱风险降到最低。更为间接的作用是,可参与认知功能康复计划中认知任务的精细选择,从某种程度上这些任务将有利于我们期望的功能网络。

弥漫性低级别胶质瘤患者护理过程中的功能康复:围术期康复

一、手术后康复

在弥漫性低级别胶质瘤患者围术期的护理过程中,应该对患者进行系统的术后认知功能康复治疗。实际上,如同我们在前面第十九章所详述的,通过手术后即时的认知功能评估

(在手术后 3～5 d)，说明认知功能紊乱与大脑手术区域有关[38]，也与不同功能网络之间的分离机制有关[2]。手术后即时的临床表现多种多样，认知功能可以表现为轻度紊乱，也可以表现为显著损害。

手术后水肿或者手术诱导的功能重组可以导致短暂的认知功能紊乱。因此，外科手术本身可以短时间破坏现存的神经功能网络。即便如此，所有患者都应从一个特定的、强化的认知功能康复措施中获益。这个康复措施在患者出院回家后立即由一名专业的语言治疗师实施，目的是少耽搁时间，强化自发的功能重组并因此使得认知功能尽可能地恢复到最好的水平。

除了"定位"的紊乱（如在切除靠近运动投射区后出现的启动发声紊乱），我们还能观察到不同种类的语言和其他认知功能紊乱。关于语言，即时的手术后评估可以发现不同类型的流畅性失语症及非流畅性失语症的典型临床表现。有时患者常表现为信息处理迟钝（比如，反应时间的延长），这些表现为注意力、记忆力、执行功能的紊乱。

因此，通过与患者管理并进行认知功能评估的专业人员（见本书之前章节）的沟通，专业的语言治疗师对手术后患者即时进行评估，在明确认知功能紊乱基础上制订个性化的康复计划。

针对所有病例，认知功能康复计划应该是强化的和特定的，至少在手术后 3 个月应该如此。尽可能多地进行康复治疗，每个病例应该计划每周 5 次治疗，每次治疗时间的长短则取决于患者的疲劳程度。

首先，这个计划着重于观察最主要的功能紊乱。比如，辅助运动区切除术引起的运动性失语的病例，我们要集中地进行启动言语运动再训练。同时，我们会建议患者做代偿训练，以及注意力、记忆力、执行力技能的再训练。确实，临床研究表明[13]，其他认知功能的改善，可以提高已知的受损功能的恢复程度。这个说法很容易用下面的事实解释，一是所有认知功能之间相互作用，二是由于平行、分散的皮质-皮质下网络而并非单独的大脑区域，有效的介入使得认知行为得以实现。

另一方面，可以想象，对一些患者应该添加额外的治疗。有越来越多的文献关于应用经颅磁刺激（transcranial magnetic stimulation，TMS）或者经颅直流电刺激（TdCS）来提高功能上疗效的应用，尤其是在类似脑卒中的具有局灶性损害的患者身上。这些技术在运动、语言、视觉空间感知功能[59-60]方面已经明显取得一些有益的效果，虽然还需要更多的对照试验对这些技术的实际结果做进一步评估，但基础原理是不变的：抑制大脑的某些区域，帮助大脑得到更好的康复策略。比如，已经证实非流畅性失语症的患者，动员右侧大脑半球特别是额下回（iFG），并不能准确预测有效的语言恢复能力。分析认为，这种"过度激活"并不是功能上的可塑性的机制所致，而是来源于左侧受损伤大脑半球经胼胝体的去抑制作用的继发效应。因此，在这些患者身上，在右侧额下回位置上应用 TMS，可以在语言康复过程中取得一定的成功，并由此达到最好的整体康复效果[61]。

从这一点出发，对于那些肿瘤影响了功能性连接和整合，尤其是出现认知功能紊乱的患者，通过累积 TMS 治疗和认知刺激，驱使大脑改造之前已被认为功能紊乱的神经网络，这将是非常有意思的事情。TMS 对特定的大脑区域具有一个相对长效的功能性影响。基于这个想法，下面的解释就较为合理了。在认知刺激期间对功能紊乱的神经网络的短暂抑制，可能协助大脑动员可替代的网络，用一种替代的方式重新形成连接，并由此完成认知训练中所必需的认知过程。这对于一些患者来说，也许是手术前一个良好的治疗策略。

最后，被普遍认可的是，在患有精神疾病[62-63]、脑卒中[64-65]、痴呆[66]的患者身上，一些药物通过改变不正常的功能性连接，而达到治疗认知功能的效果。即使我们认为认知功能康复措施应该是首选的治疗方案，但是关于药物的发现也应该受到重视。

如上所述，认知功能康复措施的目的是最大可能地恢复认知功能，实现患者的预期效果。因此，应该定期(1年2次)对患者的认知功能和主诉进行重新评估。

通常，当治疗师和患者都认为已经到达最好的生活质量(QoL)时，可以一起决定认知功能康复的终止。这一切归功于认知功能恢复和(或)最终应用的代偿策略(比如，外部辅助的应用、记忆术、日记记录、计算机、焦虑的预防、对环境的适应等)。

值得注意的是，治疗师必须倾听患者的主诉。的确，即使治疗师给出了认知功能评估的标准化分数，他还要考虑到患者对于QoL的满意水平，包括患者有关的社会和家庭关系、返回工作岗位及个人活动等方面。

二、迈向手术前康复

在某些情况下，依靠手术前认知功能评估的结果和肿瘤的位置及大小，可以在手术前为DLGG患者制订有效的术后认知功能训练计划。这就驱使功能网络按照最好的方式改造，以预防手术后可能出现的认知功能紊乱。按照这个做法，通过预先配置最适合维持认知功能的功能性网络，使术后达到更快、更彻底的功能恢复。

纵向随访过程的功能性康复

当然，认知功能康复并不仅仅是面向手术治疗的患者而设定的，它还被认为应该应用于纵向随访，它的实施依赖于定期的认知功能评估结果和患者主诉记录，也就是让患者尽可能维持QoL的最好水平。

结论：朝着认知功能康复的高度个性化迈进

认知功能康复在大脑损伤患者的临床护理中是必不可少的一步。在DLGG手术的病例中，它帮助患者达到术前状态，有时甚至能够比术前状态更为改善，并且尽可能快速地恢复正常的社会-职业生活。为了尽可能保持更高效率，DLGG患者的功能康复必须注意到两点，一是认知功能的相互连接性，二是处于平行和分散的连通网络状态的大脑功能性组织。DLGG缓慢生长和渗透的特点使得肿瘤相关的认知功能紊乱特别适于康复治疗。康复治疗的主要目的在于，依赖认知评估的结果和主诉记录，制订每一例患者个性化的康复治疗，从而提高残留能力，强化自发的功能大脑的重组，甚至驱动某些形式的神经功能重塑，最终使得患者达到最好的QoL。在手术前后应该运用系统的方式精确地描绘出神经心理学的轮廓。通过这个方法，我们将来可以更好地理解和预测手术后的个体认知风险。这些预测性的数据将帮助我们推进认知功能康复的高度个性化策略，为唤醒手术建立更适合的测试，特别是针对高级认知功能。

认知神经科学的进展将对临床工作至关重要。通过 DLGG 临床实践获取的大量科学资料证明了大脑可塑性。通过诱导令人印象深刻的功能重塑，DLGG 可以作为研究和理解认知神经网络基础的功能可塑性和解剖-功能组织规律的典型范例。现在的观点认为，高级认知功能是复杂的、远程的分布式皮质-皮质下神经系统之间精密相互作用的结果。恰恰正是这个整体型组织，可以解释诸如在 DLGG 这样生长缓慢的病变情况下重要的功能重组现象。在此，通过提取神经网络越来越精确的时间和空间特性，从功能和形态影像学上得出数据分析主要进展，将为认知功能康复另辟蹊径。确实，在手术前及手术后的计划中，将多种模式的图像分析和精细的认知功能评估结果相结合，就能够测定功能重组的有效性，也因此让我们能够进行准确的神经网络定位，从而通过强化的认知治疗加以刺激。在大脑病理学领域，特别是脑卒中、创伤性脑损伤、脑肿瘤的患者，对其功能连接研究的开创性工作已得出了有趣的结果。众所周知，颅脑损伤改变了远隔和局部的大脑区域之间的功能性连接，这种改变可能与认知功能紊乱有关。我们还知道认知功能康复措施的效能可以诱导功能连接的重组。DLGG 患者很少或并未出现认知功能紊乱，这就表明，有效的大脑可塑性机制贯穿整个大脑的神经生理学基础。

在类似的背景下，其他的方法也致力于改善认知功能。有些研究已经取得了一定程度的成功，比如，经颅磁刺激和经颅直流电刺激这两种非侵袭性技术，有希望帮助恢复认知功能紊乱。在神经外科手术的背景下，手术前的认知状态无疑是手术后恢复的一个标志，特别值得关注的是一些手术前表现为认知功能下降并且缺乏可塑性的患者。从这个意义上说，把这种治疗与强化的认知功能训练相结合，可通过驱使功能网络的重组，使得神经可塑性的优势得到最大发挥，并且使得术后功能紊乱的风险最小化。然而，还需要进一步的对照研究来对这些技术的效果实施精确的评价。

功能康复利用认知神经科学快速发展这一优势，将帮助患者得到更好的治疗，特别是对于 DLGG 患者人群。对认知功能紊乱的治疗要求特殊而又准确，其个性化的方法耗时、耗力。治疗的有效性则需由临床神经科学的专家做出评估。因此，需要一个体系机构来保证其疗效的最大化。也就是说，医疗机构应该发展专业的认知功能康复部门。

（黄　怀　王伟民）

参考文献

[1] Taphoorn MJB, Klein M. Cognitive deficits in adult patients with brain tumours. Lancet Neurol, 2004, 3: 159-168.

[2] Bartolomei F, Bosma I, Klein M, et al. Disturbed functional connectivity in brain tumour patients: evaluation by graph analysis of synchronization matrices. Clin Neurophysiol, 2006, 117(9): 2039-2049.

[3] Anderson SW, Damasio H, Tranel D. Neuropsychological impairments associated with lesions caused by tumor or stroke. Arch Neurol, 1990, 47(4): 397-405.

[4] High WM, Sander AS, Struchen MA, et al. Rehabilitation for traumatic brain injury. New York: Oxford University Press, 2005.

[5] Varona JF, Bermejo F, Guerra JM, et al. Long-term prognosis of ischemic stroke in young adults. Study of 272 cases. J Neurol, 2004, 251: 1507-1514.

[6] Desmurget M, Bonnetblanc F, Duffau H. Contrasting acute and slow-growing lesions: a new door to

brain plasticity. Brain,2007,130:898-914.

[7] Duffau H. The "frontal syndrome" revisited: lessons from electrostimulation mapping studies. Cortex, 2012,48:120-131.

[8] Plaza M,Gatignol P,Leroy M,et al. Speaking without Broca's area after tumor resection. Neurocase, 2009,15:294-310.

[9] Marciniak CM, Sliwa JA, Allen W, et al. Functional outcomes of persons with brain tumors after inpatient rehabilitation. Arch Phys Med Rehabil,2001,82:457-463.

[10] Giordana MT,Clara E. Functional rehabilitation and brain tumour patients. Neurol Sci,2006,27:240-244.

[11] Mukand JA,Blackinton DD,Crincoli MG,et al. Incidence of neurologic deficits and rehabilitation of patients with brain tumors. Am J Phys Med Rehabil,2001,80(5):346-350.

[12] Gehring K,Sitskoorn MM,Aaronson NK,et al. Interventions for cognitive deficits in adults with brain tumors. Lancet Neurol,2008,7(6):548-560.

[13] Gehring K, Sitskoorn MM, Gundy CM, et al. Cognitive rehabilitation in patients with gliomas: a randomized,controlled trial. J Clin Oncol,2009,27(22):3712-3722.

[14] Huang ME, Wartella JE, Kreutzer JS. Functional outcomes and quality of life in patients with brain tumors: a preliminary report. Arch Phys Med Rehabil,2001,82(11):1540-1546.

[15] Huang ME, Wartella JE, Kreutzer JS, et al. Functional outcomes and quality of life in patients with brain tumours: a review of the literature. Brain Inj,2001,15(10):843-856.

[16] Pace A,Parisi C,Di Lelio M,et al. Home rehabilitation for brain tumor patients. J Exp Clin Cancer Res,2007,26(3):297-300.

[17] Bartolo M,Zucchella C,Pace A,et al. Early rehabilitation after surgery improves functional outcome in inpatients with brain tumours. J Neurooncol,2012,107(3):537-544.

[18] Janda M,Steginga S,Dunn J,et al. Unmet supportive care needs and interest in services among patients with a brain tumour and their carers. Patient Educ Couns,2008,71(2):251-258.

[19] Zangwill OL. Psychological aspects of rehabilitation in cases of brain injury. Br J Psychol Gen Sect, 1947,37(2):60-69.

[20] Prigatano GP. Principles of neuropsychological rehabilitation. New York: Oxford University Press, 1999.

[21] Robertson IH,Murre JM. Rehabilitation of brain damage: brain plasticity and principles of guided recovery. Psychol Bull,1999,125(5):544-575.

[22] Evans JJ. Memory rehabilitation-should we be aiming for restoration or compensation? J Neurol,2006, 253(4):520-521.

[23] Cicerone KD,Dahlberg C,Kalmar K,et al. Evidencebased cognitive rehabilitation: recommendations for clinical practice. Arch Phys Med Rehabil,2000,81:1596-1615.

[24] Luria AR. Restoration of function after brain injury. New York: Pergamon Press,1963.

[25] Kim YH,Yoo WK,Ko MH,et al. Plasticity of the attentional network after brain injury and cognitive rehabilitation. Neurorehabil Neural Repair,2009,23(5):468-477.

[26] Halligan PW, Wade DT. A history of cognitive rehabilitation, in effectiveness of rehabilitation for cognitive deficits. New York: Oxford University Press,2005.

[27] Luria AR,Naydin VL,Tsvetkova LS,et al. Restoration of higher cortical function following local brain damage//Vinken PJ, Bruyn GW. Handbook of clinical neurology, vol. 3. Amsterdam: North-Holland Publishing Company,1969:368-433.

[28] Power JD,Fair DA,Schlaggar BL,et al. The development of human functional brain networks. Neuron,

2010,67:735-748.

[29] Majewska AK,Sur M. Plasticity and specificity of cortical processing networks. Trends Neurosci, 2006,29:323-329.

[30] Vogel AC,Power JD,Petersen SE,et al. Development of brain's functional network architecture. Neuropsychol Rev,2010,20:362-375.

[31] Murphy TH,Corbett D. Plasticity during stroke recovery: from synapse to behavior. Nat Rev Neurosci,2009,10:861-872.

[32] Sagi Y,Tavor I,Hofstetter S,et al. Learning in the fast lane: news insight into neuroplasticity. Neuron,2012,73:1195-1203.

[33] Johansen-Berg H,Baptista CS,Thomas AG. Human structural plasticity at record speed. Neuron, 2012,73:1058-1060.

[34] Dancause N,Barbay S,Frost FB,et al. Extensive cortical rewiring after brain injury. J Neurosci,2005, 25:10167-10179.

[35] Kantak SS,Stinear JW,Buch ER,et al. Rewiring the brain: potential role of the premotor cortex in motor control,learning,and recovery of function following brain injury. Neurorehabil Neural Repair, 2012,26:282-292.

[36] Johansen-Berg H. Structural plasticity: rewiring the brain. Curr Biol,2007,17:141-144.

[37] Klein M,Heimans JJ,Aaronson NK,et al. Effect of radiotherapy and other treatment-related factors on mid-term to long-term cognitive sequelae in low-grade gliomas: a comparative study. Lancet,2002,360 (9343):1361-1368.

[38] Duffau H,Capelle L,Denvil D,et al. Functional recovery after surgical resection of low grade gliomas in eloquent brain: hypothesis of brain compensation. J Neurol Neurosurg Psychiatry,2003,74(7):901-907.

[39] Hebb DO. The organization of behavior: a neuropsychological theory. New York: John Wiley & Sons, 1949.

[40] Thiebaut de Schotten M,Fflytche DH,Bizzi A,et al. Atlasing location,asymmetry and inter-subject variability of white matter tracts in the human brain with MR diffusion tractography. Neuroimage, 2011,54:49-59.

[41] Catani M,Ffychte DH. The rises and falls of disconnection syndromes. Brain,2005,128:2224-2239.

[42] Shinoura N,Suzuki Y,Yamada R,et al. Damage to the right superior longitudinal fasciculus in the inferior parietal lobe plays a role in spatial neglect. Neuropsychologia,2009,47:2600-2603.

[43] Duffau H. Does post-lesional subcortical plasticity exist in human brain? Neurosci Res,2009,21:543-549.

[44] Yogarajah M,Focke NK,Bonelli SB,et al. The structural plasticity of white matter networks following anterior temporal lobe resection. Brain,2010,133(Pt 8):2348-2364.

[45] Friston KJ,Frith CD,Fletcher P,et al. Functional topography,multidimensional scaling and functional connectivity in the brain. Cereb Cortex,1996,6:346-355.

[46] Pievani M,de Haan W,Wu T,et al. Functional network disruption in the degenerative dementias. Lancet Neurol,2011,10:829-843.

[47] Petrella JR,Sheldon FC,Prince SE,et al. Default mode network connectivity in stable vs progressive mild cognitive impairment. Neurology,2011,76:511-517.

[48] Bosma I,Douw L,Bartolomei F,et al. Synchronized brain activity and neurocognitive function in patients with low-grade glioma: a magneto-encephalography study. Neuro Oncol,2008,10:734-744.

[49] Martino J,Honma SM,Findlay AM. Resting functional connectivity in patients with brain tumors in

eloquent areas. Ann Neurol,2011,69:521-532.

[50] Caeyenberghs K,Leemans A,Heitger MH,et al. Graph analysis of functional networks for cognitive control of action in traumatic brain injury. Brain,2012,135:1293-1307.

[51] Nakamura T,Hilllary FG,Biswal BB. Resting network plasticity following brain injury. PLoS One,2009,4:e8020.

[52] Mayer AR,Mannel MV,Ling J, et al. Functional connectivity in mild traumatic brain injury. Hum Brain Mapp,2011,32:1825-1835.

[53] Castellanos NP,Paùl N,Ordonez VE,et al. Reorganization of functional connectivity as a correlate of cognitive recovery in acquired brain injury. Brain,2010,133:2365-2381.

[54] Goldstein K. After effects of brain injuries in war. New York: Grune & Stratton,1942.

[55] Newcombe F. Very late outcome after focal wartime brain wounds. J Clin Exp Neuropsychol,1996,18 (1):1-23.

[56] Newcombe F,Brooks N,Baddeley A. Rehabilitation after brain damage: an overview. Int Rehabil Med,1980,2:133-137.

[57] Wilson BA. Cognitive rehabilitation: how it is and how it might be. J Int Neuropsychol Soc,1997,3:487-496.

[58] Ius T, Angelini E, Thiebautde Schotten M, et al. Evidence for potentials and limitations of brain plasticity using an atlas of functional resectability of WHO grade Ⅱ gliomas: towards a "minimal common brain". Neuroimage,2011,56:992-1000.

[59] Vallar G, Bolognini N. Behavioral facilitation following brain stimulation: implications for neurorehabilitation. Neuropsychol Rehabil,2011,21:618-649.

[60] Miniussi C, Vallar G. Brain stimulation and behavioral cognitive rehabilitation: a new tool for neurorehabilitation. Neuropsychol Rehabil,2011,21: 553-559.

[61] Weiduschat N,Thiel A,Rubi-Fessen I,et al. Effects of repetitive transcranial magnetic stimulation in aphasic stroke: a randomized controlled pilot study. Stroke,2011,42:409-415.

[62] Diaconescu AO, Kramer E, Hermann C, et al. Distinct functional networks associated with improvements of affective symptoms and cognitive function and citalopram treatment in geriatric depression. Hum Brain Mapp,2011,32:1677-1691.

[63] Wegbreit E,Ellis JA,Nandam A, et al. Amygdala functional connectivity predicts pharmacotherapy outcome in pediatric bipolar disorder. Brain Connect,2011,1:411-422.

[64] Floel A, Cohen LG. Recovery of function in humans: cortical stimulation and pharmacological treatments after stroke. Neurobiol Dis,2010,37:243-251.

[65] Winblad B. Piracetam: a review of pharmacological properties and clinical uses. CNS Drug Rev,2005,11: 169-182.

[66] Goveas JS, Xie C, Ward BD, et al. Recovery of hippocampal network connectivity correlates with cognitive improvement in mild Alzheimer's disease treated with donepezil assessed by resting-state fMRI. J Magn Reson Imaging,2011,4:764-773.

| 第三十一章 |

偶发性弥漫性低级别胶质瘤早期检测与处理：向预防性神经肿瘤外科进发

Hugues Duffau

摘　要：由于存在恶性转化，最大程度的切除是治疗 DLGG 的第一选择。术中功能定位能使术后并发症最小化的同时增加切除范围。基于"功能神经肿瘤外科"新概念，对于偶发性弥漫性低级别胶质瘤(incidental diffuse low-grade glioma，IDLGG)的处理下一步发展将朝向"预防神经外科"。确实，由于非侵袭性 MRI 的发展，且因为其他 IDLGG 非相关症状(例如头痛、脑创伤)或相关研究使越来越多的 IDLGG 被发现。目前文献显示 IDLGG 的发病率为 $0.025\%\sim0.3\%$，估计在健康人群中患病率为 $0.05\%\sim0.2\%$。

最近自然病史分析显示，IDLGG 并不是一个良性肿瘤，而是一个在所有情况下都能生长的实体(生长速度类似于症状性 DLGG)，伴有恶性转变风险，最终导致死亡。因此，由于 IDLGG 较症状性 DLGG 更有可能是胶质瘤病程中的早期阶段，将 IDLGG 像症状性 DLGG 一样处理是有依据的。基于这种认识，几位学者建议对无症状的 DLGG 患者也应实施切除手术。相较症状性 DLGG，IDLGG 的全切除及超全切除(supratotal resection)率均较高，且永久性功能缺失发生率更低。有趣的是，在 1/4 的病灶中发现了内皮增殖性微灶，证明恶性转变可发生在任何症状出现之前。因此，这些数据支持对非症状性患者早期手术，即便是在功能区，也要在肿瘤长大及转移之前最大程度地予以切除。总之，在静止期和症状期，支持对 IDLGG 实施预防性切除。

H. Duffau，MD，PhD
Department of Neurosurgery，Gui de Chauliac Hospital，Montpellier University Medical Center，80 Avenue Augustin Fliche，34295 Montpellier Cedex 5，France

National Institute for Health and Medical Research (INSERM)，U1051 Laboratory，Team "Brain Plasticity，Stem Cells and Glial Tumors"，Institute for Neurosciences of Montpellier，Montpellier University Medical Center，34091 Montpellier，France
e-mail：h-duffau@chu-montpellier.fr

H. Duffau (ed.)，*Diffuse Low-Grade Gliomas in Adults*，
DOI 10.1007/978-1-4471-2213-5_31，© Springer-Verlag London 2013

关键词:IDLGG;早期检测;外科;超全切除;总生存期;恶性转化;切除程度;功能区定位

引　言

在前文中,我们引用了广泛的证据证明最大限度的切除是目前 DLGG 的首选治疗手段,能延迟恶性转化、显著增加总生存期[2-4],正如欧洲指南[1]所建议的那样。另外,术中功能定位的应用使得即便是功能区也能在增加切除范围[5-6]的同时,使术后伤残率更低。因此,可以在功能导航下切除关键结构。举例来说,肿瘤移除后的继续切除直到遇到功能区停止[7-8],即便 DLGG 位于非功能区,也应这样做以达到超全切除[9]。

基于"功能神经肿瘤外科"新概念,对于偶发性弥漫性低级别胶质瘤处理下一步发展将朝向"预防神经外科"。因为非侵袭性 MRI 的发展,且因为其他 IDLGG 非相关症状(例如头痛、脑创伤)或相关研究[10-13]使越来越多的 IDLGG 被发现。目前文献显示 IDLGG 的发病率为 0.025%~0.3%[10-12,14-15],估计在健康人群中患病率为 0.05%~0.2%。举例来说,约在 2000 例健康志愿者中有 1 例[16]、在 1000 例接受 MRI 检查志愿者中有 2 例[14]。Bauchet 等[17]对法国脑肿瘤数据库中的一系列 4309 例胶质瘤分析报道称,偶然诊断的胶质瘤为 3% (130 例)。这个比例与 Olson 等[18]报道的 105 例Ⅱ级少突胶质细胞瘤和混合型胶质瘤中有 5 例(4.7%),以及 Kamiguchi 报道[19]的 185 例胶质瘤中有 9 例及 Pallud 等[20]报道的 1296 例 WHO Ⅱ级胶质瘤有 47 例非症状性 DLGG(3.8%)相近。

在这个新形势下,由于 MRI 使用频率的增高,近期神经外科医生遇到 IDLGG 的机会可能会继续增加。因此是时候提出该怎样处理 IDLGG 了。

偶发性弥漫性低级别胶质瘤的特性及自然病史

最近针对偶发性弥漫性低级别胶质瘤的研究显示,IDLGG 与症状性 DLGG 有不同的特点:女性、年轻患者多发;肿瘤体积较小;病灶强化较少;较少生长在功能区[20-21]。

由影像检查首次偶然发现的 DLGG 自然病程分析见文献 20。这组数据显示,所有的偶发 DLGG 病例都是进展性肿瘤(中位生长速度为直径每年增加 3.5 mm,与症状性 DLGG 非常接近),在影像学发现之后的 48 个月的平均时间间隔出现临床症状。而且,几乎 1/3 的患者(47 例中的 14 例)出现恶性转变,4 例患者死亡,中位时间分别为影像学发现之后的 5.7 年、8.9 年。因此,这些数据证明,即使小的 IDLGG 也不是良性肿瘤,而是能够生长为具有恶性转变并最终导致死亡风险的实体。换句话说,由于 IDLGG 较症状性 DLGG 更有可能是胶质瘤病程中的早期阶段,对 IDLGG 的处理方法与症状性 DLGG 相同[20]。

偶发性低级别弥漫性低级别胶质瘤手术处理

一、肿瘤学结果

基于对偶发性弥漫性低级别胶质瘤自然病史的更好理解,近期几位学者建议对非症状性 DLGG 患者实施手术切除。Pallud 等报道在 57% 的患者中实施了手术切除,全切除率较症状性 DLGG 更高,预后更好[20]。类似的,加州大学旧金山分校课题组也证明偶发 DLGG 患者更有可能全切除肿瘤(60% vs 31.5%,$P = 0.001$),在平均 5.1 年的随访中[21],Kaplan-Meier 分析($P = 0.039$,Mantel-Cox test)显示患者的总生存期也得到提高。Duffau 等[22] 的经验显示,在 IDLGG 亚组中没有部分切除病例(残余体积不超过 10 ml),而且在肿瘤位于功能区的病例中达到 36% 全切除、27% 超全切除(图 31-1)。这是一个重要问题,因为超全切除(如在 FLAIR 加权 MRI 中对肿瘤可见周边的切除)可能会阻止低级别胶质瘤恶性转变[9]。这个结果较作者另一组 115 例累及语言区症状性 DLGG 手术效果要好很多,该组仅有 32% 的病例达到全切除或超全切除,还有 17% 的病例为部分切除[23]。概括来说,在所有 IDLGG 手术切除报道中,全切除率都比症状性低级别胶质瘤更高。

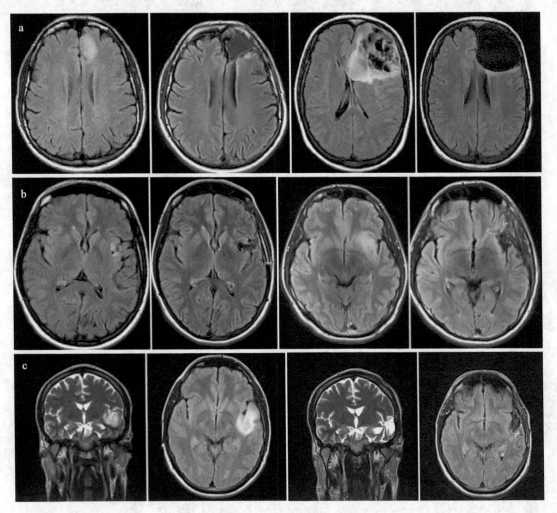

▶图 31-1　左侧半球 IDLGG 全切除及超全切除病例。(a)两例左侧额叶 IDLGG;(b)两例左侧岛叶 IDLGG;(c)一例左侧岛颞叶 IDLGG

　　在 IDLGG 患者上取得的高切除率可能是由于肿瘤本身体积较小。也有报道[23]与肿瘤部位无关,症状性 DLGG 术前体积为 55 ml,而非症状性患者肿瘤体积是 32.6 ml[22]。另外两组报道也有类似结果[20-21]。这个论据进一步支持了 IDLGG 很可能是症状性 DLGG 自然病史的早期阶段。值得注意的是，Duffau 等[22]在 27% 的病例中发现有内皮细胞增殖微灶，证明恶性转变可以发生在任何症状出现之前。最后，Pallud 等[20]及 Potts 等[21]证明 IDLGG 的术后总生存期较症状性 DLGG 有显著提高[21]。因此，综上所述，这些数据支持对非症状患者实施早期手术，在胶质瘤生长及转移之前给予最大程度的切除。

二、功能相关问题

虽然 IDLGG 在有功能的结构中发生的频率较症状性 DLGG 更低（使手术难度降低）[20-21]，对位于优势半球的 IDLGG 实施早期、最大程度的切除也还是可能的（图 31-1）[22]。由于术中功能定位在唤醒患者中的应用，通过直接电刺激法使得切除按功能边界的最优路线进行而不受限于所谓的"肿瘤"制约[5-6,23]。在 63% 的病例中出现了术后暂时性的神经功能障碍，尤其是语言障碍。这个结果并不奇怪，因为术腔边界已直达皮质及皮质下功能结构[24]。不过经过特殊功能康复训练后，所有的患者在术后数周内完全恢复到了术前神经功能水平，回到正常的社会和职业生活中（所有的患者 KPS 评分为 100 分，没有抽搐，术后没有使用抗癫痫药物）。因此，这些结果证明，不管是否累及如左侧岛叶或者左侧额叶等关键区域，无症状的 IDLGG 手术患者均能保留较高的生活质量。

结论与展望

最近 Kelly 等[25]的建议也支持本文的发现：在 IDLGG 体积较小、未出现恶变之前，通过微侵袭手术方法可实现"治愈"，因为小病灶手术较容易实施且安全。的确，目前文献报道的 3 组 IDLGG 手术资料显示：①归功于术中功能定位，即使在关键区域，手术致残率也很低；②IDLGG 手术切除程度较症状性 DLGG 有显著提高；③IDLGG 总生存期较症状性 DLGG 显著延长。

当然，在诊断之后和手术之前给患者时间来考虑是合情合理的。在这段时间内，我们推荐可以做下面几件事：①广泛的神经精神学评估，就像症状性 DLGG 建议的那样[26]（少数 DLGG 患者可能有标准神经系统查体无法检测到的认知障碍，见 Moritz-Gasser 和 Herbet 编写的第十九章）；②术前功能及代谢神经影像检查（见 Bizzi 编写的第二十章及 Guillevin 编写的第十五章）；③最后进行第二次 MRI 检查，一般在首次检查的 3 个月后，它能计算肿瘤直径增长速度，是一个 DLGG 预后的可靠标志[20,27]。

最后，由于肿瘤在无症状前期的生长比较恒定，可以据此推断肿瘤发生的时间[28-29]。这个方法可能更好地了解 DLGG 的起源及需要早期 MRI 筛查的人群。例如，要重点关注 15～40 岁的人群（因为超过 1/3 症状性 DLGG 患者在诊断时年龄小于 40 岁）[2,23]。确实，如前所述，如果在健康人群中 IDLGG 发病率为 0.05%～0.2%[14,16]，那么就应扩大 MRI 检查范围，在影像学确诊后手术切除能够快速地实施。这种早期检测也能更好地认识胶质瘤的起源，尤其是观察肿瘤的初始部位[累及的脑区、与室管膜下区和（或）皮质的联系]和分子生物学原理[30-32]（见 Gozé 编写的第三十二章）。

总之，IDLGG 在静止期和症状期的自然病程与 DLGG 相似，为了实现良好的肿瘤切除效果,阻止肿瘤组织学上的恶变,使患者生活质量更高[33],神经外科医生应该朝个体化、预防性切除努力。

(马文斌　颜成睿　储卫华　冯　华)

参考文献

[1] Soffietti R, Baumert B, Bello L, et al. Guidelines on management of low grade gliomas: report of an EFNS-EANO task force. Eur J Neurol, 2010, 17: 1124-1133.

[2] Smith JS, Chang EF, Lamborn KR, et al. Role of extent of resection in the long-term outcome of low-grade hemispheric gliomas. J Clin Oncol, 2008, 26: 1338-1345.

[3] Capelle L, Fontaine D, Mandonnet E, et al. Spontaneous and therapeutic prognostic factors in adult hemispheric WHO grade II gliomas: a series of 1097 cases. J Neurosurg, 2013, 118(6): 1157-1168.

[4] Duffau H. Surgery of low-grade gliomas: towards a "functional neurooncology". Curr Opin Oncol, 2009, 21: 543-549.

[5] de Witt Hamer PC, Gil Robles S, Zwinderman A, et al. Impact of intraoperative stimulation brain mapping on glioma surgery outcome: a meta-analysis. J Clin Oncol, 2012, 30(20): 2559-2565.

[6] Duffau H, Lopes M, Arthuis F, et al. Contribution of intraoperative electrical stimulations in surgery of low grade gliomas: a comparative study between two series without (1985-96) and with (1996-2003) functional mapping in the same institution. J Neurol Neurosurg Psychiatry, 2005, 76: 845-851.

[7] Duffau H. A new concept of diffuse (low-grade) glioma surgery. Adv Tech Stand Neurosurg, 2012, 38: 3-27.

[8] Duffau H. The challenge to remove diffuse low grade gliomas while preserving brain functions. Acta Neurochir (Wien), 2012, 154: 569-574.

[9] Yordanova Y, Moritz-Gasser S, Duffau H. Awake surgery for WHO grade II gliomas within "noneloquent" areas in the left dominant hemisphere: toward a "supratotal" resection. J Neurosurg, 2011, 115: 232-239.

[10] Eskandary H, Sabba M, Khajehpour F, et al. Incidental findings in brain computed tomography scans of 3000 head trauma patients. Surg Neurol, 2005, 63: 550-553.

[11] Onizuka M, Suyama K, Shibayama A, et al. Asymptomatic brain tumor detected at brain check-up. Neurol Med Chir (Tokyo), 2011, 41: 431-434.

[12] Weber F, Knopf H. Incidental findings in magnetic resonance imaging of the brains of healthy young men. J Neurol Sci, 2006, 240: 81-84.

[13] Yue NC, Longstreth Jr WT, Elster AD, et al. Clinically serious abnormalities found incidentally at MR imaging of the brain: data from the Cardiovascular Health Study. Radiology, 1997, 202: 41-46.

[14] Katzman GL, Dagher AP, Patronas NJ. Incidental findings on brain magnetic resonance imaging from 1000 asymptomatic volunteers. JAMA, 1999, 282: 36-39.

[15] Morris Z, Whiteley WN, Longstreth Jr WT, et al. Incidental findings on brain magnetic resonance imaging: systematic review and meta-analysis. BMJ, 2009, 339: b3016.

[16] Vernooij MW, Ikram MA, Tanghe HL, et al. Incidental findings on brain MRI in the general population. N Engl J Med, 2007, 357: 1821-1828.

[17] Bauchet L, Rigau V, Mathieu-Daude H, et al. French brain tumor data bank: methodology and first results on 10,000 cases. J Neurooncol, 2007, 84: 189-199.

[18] Olson JD, Riedel E, DeAngelis LM. Long-term outcome of low-grade oligodendroglioma and mixed glioma. Neurology,2000,54:1442-1448.

[19] Kamiguchi H, Shiobara R, Toya S. Accidentally detected brain tumors: clinical analysis of a series of 110 patients. Clin Neurol Neurosurg,1996,98:171-175.

[20] Pallud J, Fontaine D, Duffau H, et al. Natural history of incidental World Health Organization grade Ⅱ gliomas. Ann Neurol,2010,68:727-733.

[21] Potts MB, Smith JS, Molinaro AM, et al. Natural history and surgical management of incidentally discovered low-grade gliomas. J Neurosurg,2012,116:326-372.

[22] Duffau H. Awake surgery for incidental WHO grade Ⅱ gliomas involving eloquent areas. Acta Neurochir,2012,154:757-784.

[23] Duffau H, Gatignol P, Mandonnet E, et al. Contribution of intraoperative subcortical stimulation mapping of language pathways: a consecutive series of 115 patients operated on for a WHO grade Ⅱ glioma in the left dominant hemisphere. J Neurosurg,2008,109:461-471.

[24] Gil Robles S, Duffau H. Surgical management of World Health Organization Grade Ⅱ gliomas in eloquent areas: the necessity of preserving a margin around functional structures. Neurosurg Focus,2010,28:E8.

[25] Kelly PJ. Gliomas: survival, origin and early detection. Surg Neurol Int,2010,1:96.

[26] Klein M, Duffau H, De Witt Hamer PC. Cognition and resective surgery for diffuse infiltrative glioma: an overview. J Neurooncol,2012,108:309-318.

[27] Pallud J, Taillandier L, Capelle L, et al. Quantitative morphological MRI follow-up of low-grade glioma: a plead for systematic measurement of growth rates. Neurosurgery,2012,71(3): 729-739.

[28] Duffau H, Pallud J, Mandonnet E. Evidence for the genesis of WHO grade Ⅱ glioma in an asymptomatic young adult using repeated MRIs. Acta Neurochir (Wien),2011,153:473-477.

[29] Gerin C, Pallud J, Grammaticos B, et al. Improving the timemachine: estimating date of birth of grade Ⅱ gliomas. Cell Prolif,2012,45:76-90.

[30] Gozé C, Rigau V, Gibert L, et al. Lack of complete 1p19q deletion in a consecutive series of 12 WHO grade Ⅱ gliomas involving the insula: the marker of worse prognosis? J Neurooncol,2009,91:1-5.

[31] Laigle-Donadey F, Martin-Duverneuil N, Lejeune J, et al. Correlations between molecular profile and radiologic pattern in oligodendroglial tumors. Neurology,2004,63:2360-2362.

[32] Vergani F, Martino J, Gozé C, et al. WHO grade Ⅱ gliomas and subventricular zone: anatomical, genetic and clinical considerations. Neurosurgery,2011,68:1293-1299.

[33] Duffau H. The rationale to perform early resection in incidental diffuse low-grade glioma: toward a "preventive surgical neurooncology". World Neurosurg,2013,80(5):115-117.

弥漫性低级别胶质瘤的起源：
功能理论与分子理论

Catherine Gozé，Luc Taillandier，Valérie Rigau，Luc Bauchet，Hugues Duffau

摘　要：随着对弥漫性低级别胶质瘤（DLGG）自然病史理解的深入，对它们的处理方式也发

C. Gozé, PharmD, PhD（✉）
Department of Cellular Biology, Montpellier University Medical Center, 371 Avenue du Doyen Giraud, Montpellier 34295, France

Institute for Neurosciences of Montpellier, Team "Brain Plasticity, Stem Cells and Glial Tumors", Montpellier University Medical Center, 80 rue Augustin Fliche BP, Montpellier 34091, France
e-mail: c-goze@chu-monpellier.fr

L. Taillandier, MD, PhD
Department of Neurology, Nancy University Medical Center, Hôpital central, 29 Av du Maréchal de Lattre de Tassigny, Nancy 54035, France
e-mail: l. taillandier@chu-nancy.fr

V. Rigau, MD, PhD
Cytology and Anatomical Pathology Laboratory, Montpellier University Medical Center, Gui de Chauliac Hospital, 80 Av Augustin Fliche, Montpellier 34295, France

Team "Neuronal Death and Epilepsia", CNRS UMR 5203 INSERM U661 UM1-UM2, 141 rue de la Cardonille, Montpellier 34094, France

L. Bauchet, MD, PhD
Institute for Neurosciences of Montpellier, Team "Brain Plasticity, Stem Cells and Glial Tumors", National Institute for Health and Medical Research (INSERM), U1051, Montpellier University Medical Center, 80 rue Augustin Fliche BP, Montpellier 34091, France

Department of Neurosurgery, Gui de Chauliac Hospital, Montpellier University Medical Center, 80 Avenue Augustin Fliche, Montpellier 34295, France

French Brain Tumor DataBase, Groupe de Neuro-Oncologie du Languedoc-Roussillon, Registre des Tumeurs de l'Hérault, Centre de Lutte Contre le Cancer Val d'Aurelle, Montpellier, France

H. Duffau, MD, PhD
Department of Neurosurgery, Gui de Chauliac Hospital, Montpellier University Medical Center, 80 Avenue Augustin Fliche, 34295 Montpellier Cedex 5, France

National Institute for Health and Medical Research (INSERM), U1051 Laboratory, Team "Brain Plasticity, Stem Cells and Glial Tumors", Institute for Neurosciences of Montpellier, Montpellier University Medical Center 34091 Montpellier, France
e-mail: h-duffau@chu-montpellier.fr

H. Duffau (ed.), *Diffuse Low-Grade Gliomas in Adults*,
DOI 10.1007/978-1-4471-2213-5_32, © Springer-Verlag London 2013

生了根本性转变,即从"等一等看"的观望策略转变为实施一个早期、个体化的动态性治疗策略。然而,最优化的处理意味着需要对肿瘤起源具有更好的理解。首先,由于在症状出现前期它的生长速度是稳定的,这就有可能向后倒推作时间性推断,估计胶质瘤的发生时间是成年早期。另外一个能帮助我们认识 DLGG 起源的是它的空间分布。确实,这种肿瘤好发于大脑半球,尤其是辅助运动区或岛叶,而在枕叶的 DLGG 很少见。

基于 DLGG 与脑功能区的密切相关性,我们提出了"功能理论"来解释 DLGG 的起源。另外,解剖-分子学研究揭示了 DLGG 的起源与肿瘤基因存在有意义的关联,尤其是在岛叶 1p/19q 联合缺失发生率较低。我们在这里也会对这种皮质起源的 DLGG"分子理论"进行综述。最后,诸如环境-脑功能-肿瘤基因之间的潜在联系,以及 DLGG 遗传易感性变异及激素的相关作用等方面也会被讨论。这些关键议题很好地阐明了胶质瘤发生的病理生理学、脑的解剖-功能性结构及 DLGG 患者个体化治疗之间的密切联系。

关键词:DLGG;解剖-分子关联;功能区;脑-肿瘤交互;超微结构机制;细胞外基质;少突胶质祖细胞;室管膜下区

引　言

在前面的章节里,广泛阐述了随着对弥漫性低级别胶质瘤自然病史理解的深入,对它们的处理方式也发生了根本性转变,即从"等一等看"的观望策略转变为实施一个早期、个体化的动态性治疗策略。然而,最优化的处理意味着需要对 DLGG 的起源有更好的理解。正如前述,由于在恶性转变前症状期[1]及最初的前症状期[2]肿瘤的生长速度是稳定的,这就有可能向后倒推作时间性推断,估计胶质瘤的发生时间是成年早期(20 岁左右)[3]。换句话说,DLGG 的发生更像是"无中生有"而不是存在某种先天性损害。有趣的是,最近基于描述弥散-增殖进程的微分方程,一个精练的生物数学模型已经能够分辨出两种类型的 DLGG:第一种是相当于在青少年期生长缓慢的肿瘤,第二种相当于成年早期的肿瘤[4]。这意味着 DLGG 的起源是复杂的,可能有不同的亚型,这也解释了肿瘤的异质性及需要对每位患者实施不同的治疗措施的原因。有鉴于此,本章的目的是综述肿瘤起源的不同机制。

弥漫性低级别胶质瘤有好发的脑区

研究弥漫性低级别胶质瘤的空间分布能帮助我们认识其起源机制。的确,这种肿瘤好发于大脑半球。最早的报道显示 27.3% DLGG 位于辅助运动区,25% 位于岛叶,这与原发性胶质母细胞瘤有明显不同,显示了这两种胶质瘤可能有不同的起源[5]。另一个研究也证实 DLGG 在脑前部区域具有更高的发病率[6]。另一方面,难以理解的是这种肿瘤几乎不发生于枕叶。在一个由 UCSF 团队报道的大宗连续性 DLGG 病例(281 例)中,只有 2 例发生于枕叶的视皮质(0.71%)[7]。这个结果与我们报道的连续 400 例 DLGG 中有 6 例位于枕叶(2％)[8]相类似,和我们在 2004 报道的 132 例二级胶质瘤初步观察结果显示的 0.75％的枕叶 DLGG 发生率一致[5]。

然而,这些报道是基于脑叶和脑回来进行空间分布分类的,因而精确度上有所欠缺。最近,我们提出了一种基于图解模型的新的统计方法来推断 DLGG 的位置,并利用空间位置映像来构建图形[9-10]。有趣的是,在 95 例患者中,我们不仅证实了前述的发现,即很少的肿瘤位于枕叶或额叶前部(7％),而且还发现更多的 DLGG 位于岛叶/旁边缘系统(27％在右侧半球,33％在左侧半球)。

功能理论

有几个假说可以解释 DLGG 好发于旁边缘系统等而不常见于枕叶的原因。

首先,视觉皮质的细胞构筑不一样。岛叶由中间皮质组成,其功能是连接旧皮质和新皮质[11]。至于细胞化学结构,研究证明在岛叶内部有一个轻染区域,该区域介于主要区域和高位辅助区之间[12]。同样的,岛叶及辅助运动区代表着边缘系统(颞叶内侧与扣带回)与高位的上莫代尔区(如颞极、额极区域)之间的功能接口。相反,枕叶不是一个"过渡"的区域,它并不连接边缘系统和新皮质。而且,从功能上看,岛叶和辅助运动区在运动和语言计划上扮演主要角色[11,13],而枕叶是一个与计划无关的区域。因而可以假设岛叶及运动辅助区的神经元和胶质细胞之间相互作用的方式不同于枕叶。实际上,胶质细胞在以下方面均起作用:①神经迁移。这可以解释为,在一些皮质癫痫中存在迁移紊乱,包括颞叶外侧癫痫通常起源于辅助运动区和岛叶而几乎不起源于枕叶。②突触传递。③突触数目控制。④神经元能量代谢。这就解释了胶质瘤中神经血管及代谢的失偶联。

因此,如果我们认为岛叶/辅助运动区与枕叶之间存在结构及功能上的差异,就可能涉及局部胶质细胞生物学上的影响。例如,最近运用像素形态分析法发现,在健康志愿者中学习能使灰质体积显著增大,尤其是在重复任务刺激的区域[14]。这提示胶质细胞增殖可能是任务导致功能区结构改变的机制[15]。如此,我们可以推测局部胶质细胞性状的改变可能使得 DLGG 好发于某些特别脑区。

最近,研究证实调节轴突纤维生长和再生的 NogoA 不仅由少突胶质细胞表达,而且在一些神经元的亚群尤其是在某些可塑性强的区域如海马也能表达[16]。因此,成熟神经网络中功能和结构可塑性调节因子在整个脑组织中可能存在差异性分泌。

我们称这种基于 DLGG 所累及脑区分类的假说为"功能理论"。

分子理论

除这种"功能理论"之外,基于细胞化学构筑、发育结构功能联系及神经-胶质细胞交互,可以假定另一种"分子理论"。事实上,解剖-分子学研究揭示了 DLGG 发生部位与肿瘤基因之间的密切联系。例如,与非额叶胶质瘤如枕叶 DLGG 相比,带有染色体 1p/19q 缺失及异柠檬酸脱氢酶(IDH)基因 1/2 突变的 DLGG 在脑前部更常见,尤其是在额叶[6,17]。相同的,最近我们证实岛叶 DLGG 中 1p/19q 联合缺失发生率较低[18]。这可能解释岛叶 DLGG 不同的基因行为及可能的临床意义(见后)。

　　另外,对于胶质瘤发生,最近认为皮质的少突胶质祖细胞可能是 DLGG 的起源,而不是室管膜下区(subventricular zone,SVZ)的干细胞[19]。这与我们最近的数据一致,即所有的 DLGG 与皮质而不是脑室存在固定的联系[20]。因为邻近 SVZ 的 DLGG 体积通常较大,因而我们推测是皮质的 DLGG 出现了离心式生长并向脑室区迁移所致。相反,有研究揭示了干细胞聚集区(特别是 SVZ)与高级别胶质瘤之间的关系[21-22](见后)。我们的数据提出了 DLGG 细胞起源与原发性高级别胶质瘤不同,这与动物实验的结果相一致[23]。这个发现可以从本质上解释低级别胶质瘤与高级别胶质瘤自然病史的不同,以及原发性多形性胶质母细胞瘤与继发性多形性胶质母细胞瘤在分子模式上的差异。值得我们注意的是,观察到的 SVZ 相邻的非岛叶 DLGG 与非 SVZ 相邻的非岛叶 DLGG 之间基因模式上存在区别,后者 1p/19q 缺失发生率明显较低[20]。

　　各个脑区的微结构及功能上的差异在 DLGG 脑皮质起源假说中扮演了重要角色,它既联系了"功能理论",还为更好地理解为什么 DLGG 好发于诸如岛叶、运动辅助区等脑区提供了机制上的解释。

细胞及超微机制

　　微环境对理解功能和分子理论之间的关系至关重要。在健康大脑中,这些相互作用可以认为是各区域在不同等级(整体水平或个体水平)上的整合以协同完成脑功能。某种细胞,根据它们的分子特性和所属谱系,组成功能网络以完成特定的功能。功能决定不同种类细胞的相互作用并组织它们的空间相对分布。为履行功能需要这种系统能够做出适应性调整。

　　当肿瘤发生后这种平衡被打破。某个细胞发生基因突变使其成为癌症的起源。突变的细胞不停地繁殖和扩散。肿瘤细胞并不是孤立地发展,而是在肿瘤微环境中,在一系列可溶性因子的介导下与基质细胞及肿瘤相关的免疫细胞一起演化,形成一个复杂的细胞间信号网络。肿瘤为满足自身生长的需求会驱使周围环境脱离本来的功能使命。肿瘤细胞和它周围细胞由此形成了一个异常的协作关系。在各种因素即肿瘤起源细胞的分子性状(分子理论)和受累脑区微环境特性(功能理论)的相互作用下,随着 DLGG 的发展而导致了功能破坏和肿瘤扩大。

一、细胞和分子水平的功能理论和分子理论

　　功能理论与肿瘤发展的微环境或基质的影响有关,而分子理论指的是肿瘤起源细胞的身份和这些细胞所遭受的基因改变所决定的肿瘤分子方式。

　　同其他器官肿瘤类似,脑肿瘤也是由非肿瘤细胞和肿瘤前体细胞/肿瘤细胞构成。脑组织具有高度特异性,由血管、细胞外基质(ECM)、小胶质细胞、祖细胞、成熟少突胶质细胞、星形胶质细胞和神经元构成。神经纤维瘤病 1 型(neurofibromatosis type 1,NF1)是一个很好的例子,显示了基质和含有肿瘤突变基因细胞之间的必要相互作用。这个神经系统常见的基因遗传疾病导致良性神经纤维瘤,在 15%～20%病例中会发展成为脑肿瘤,以视觉通路最

为常见。Zhu 等[24]利用*NF1* 转基因小鼠研究了 NF1 相关的脑肿瘤。他们证实脑肿瘤发生需要两类事件：无效等位基因（$NF^{-/-}$，纯合子*NF1* 基因丢失）的施万细胞在单倍体缺失（$NF^{+/-}$，杂合子*NF1* 基因丢失）状态的周围组织（肥大细胞）中演变。其研究证实了在 NF1 中肿瘤发展的一种非细胞自主作用现象。NF1 相关的胶质瘤（视交叉）的空间好发模式增加了其可能性，即肿瘤的生成取决于在特定的脑区内一个特定的时段内出现了特定的细胞类型和特定的信号，也就是说，在一个区域性和生长性都允许的环境中，NF1 双侧等位基因失活将导致胶质瘤的形成[25]。

现已被公认的是周围基质在肿瘤发展中起积极作用。肿瘤和其微环境中一些因素之间复杂的相互作用被认为是高级别弥漫性胶质瘤的特性。我们对 DLGG 的特性了解不多，但是低级别和高级别胶质瘤所发生的脑实质是具有可比性的。因此，可以假设在开始阶段两者之间的肿瘤微环境在涉及肿瘤基质相互作用方面的主要成分是相同的。周围基质稳定的特征促使将高级别胶质瘤的相关认识推演到低级别胶质瘤上。

基质支持的肿瘤传播中主要角色之一是小胶质细胞。小胶质细胞在健康中枢神经系统中分布广泛。已经证实胶质瘤累积了许多小胶质细胞及少量的淋巴细胞。胶质瘤细胞产生局部的趋化因子和生长因子被认为是导致这种累积的原因。小胶质细胞转而成为基质金属蛋白酶（matrix metalloprotease，MMPs，一种细胞外基质降解酶）的来源细胞。虽然这些酶的正常功能是让小胶质细胞渗入肿瘤当中以发挥它们免疫防御的角色，但 MMP 释放到肿瘤微环境中同样也可能使胶质瘤细胞更容易侵犯周围脑实质，因而起了辅助生长的作用。而且，小胶质细胞还分泌肿瘤生长促进因子，包括表皮生长因子（EGF）和血管内皮生长因子（VEGF）。这些发现提示小胶质细胞在肿瘤进展中扮演重要角色，如促进迁移（MMP）、血管生成（VEGF）和胶质瘤细胞增殖。这样来看，小胶质细胞本来的抗胶质瘤作用似乎被压倒了[26-27]。

首次在小鼠中得以证实了健康成年脑的不同区域的小胶质细胞具有不同的表型。在正常及炎症条件下通过一组标志物来分析健康成年小鼠的纹状体、海马、脊髓、小脑及大脑皮质来源的小胶质细胞的区域多样性。定性上说，不同脑区的小胶质细胞没有本质上的不同，但是表达水平上却具有显著的差别[28]。这些数据表明小胶质细胞表型可能受区域特异性的微环境调节。如果这个发现能适用于人类脑组织，那么这个区域多样性就可以关联到小胶质细胞与肿瘤相互作用的问题。

其他细胞之间，如恶性胶质瘤细胞与间质细胞之间的相互作用也有报道，但是在 DLGG 上相关知识还很缺乏。大多数恶性胶质瘤细胞分泌趋化因子，进而募集炎症细胞进入肿瘤内。同样的，胶质瘤分泌的动员因子在部分程度上引起了神经祖细胞归巢到肿瘤内。后者释放出具有强效致癌效应的血小板源性生长因子。肿瘤细胞和少突胶质细胞都产生自毒素（autotaxin，ATX），一种运动基因蛋白。这种蛋白能在髓鞘形成的早期阶段减少少突胶质细胞的黏附作用。胶质瘤产生的 ATX 可以沿着肿瘤细胞侵犯路线促使少突胶质细胞发生去黏附作用[29]。少突胶质细胞丰富的白质纤维束是恶性胶质瘤也是 DLGG 常见的侵犯路线。

在高级别胶质瘤进展期上所观察到的细胞表型异质性，与多种类型的细胞渗入到成长中的肿瘤体内有关，它们是被趋化因子所吸引过来的，这些细胞包括内皮细胞、周细胞、成纤维细胞、炎症细胞、小胶质细胞、神经祖细胞。但是肿瘤细胞异质性的另外一个来源可能是胶质瘤细胞能够融合周围间质中的非变性细胞。Mercapide 等报道在体外 U87-MG 胶质瘤细胞系与培养的成纤维细胞发生了同型融合。由成纤维细胞/胶质瘤细胞重组形成的细胞是多倍体的，能够长期存活，所显示的表型特征也不同于其父辈肿瘤细胞[30]。这些体外实验结果提示表型变化可能和胶质瘤细胞基于基因融合倾向的生物学特征密切相关。Clavreul 等报道体内实验结果可能也和胶质瘤细胞促进特定细胞在肿瘤周围出现相关[31]。这些学者最近报道在患者脑内的胶质母细胞瘤周围分离到一种新的基质细胞。虽然脑实质含有很少数目的成纤维细胞，这些双倍体细胞所呈现的表型和功能上的特征与癌相关的成纤维细胞相同。学者们将这些细胞命名为胶质母细胞瘤相关基质细胞。它们的起源仍然不清楚，具有促进肿瘤的效应[31]。但是这种机制是否也与 DLGG 相关则完全未知。

　　胶质瘤细胞是高度侵袭性细胞。它们的侵袭能力受制于细胞外基质（extracellular matrix，ECM）相关的多种因素。在正常脑内 ECM 主要由透明质酸、蛋白多糖、肌腱蛋白 C 及血小板反应蛋白构成。由于缺乏纤维胶原、纤连蛋白及层黏连蛋白，脑内的 ECM 较其他组织器官柔软。在原发性脑肿瘤中，肿瘤基质中的透明质酸及其他的 ECM 成分是上调的。肌腱蛋白 C 随着肿瘤级别的提升而增加；ECM 的成分主要位于血管壁上[32]。在肿瘤蔓延时 ECM 的成分也会发生变化。

　　ECM 和肿瘤细胞之间的相互作用既是分子的（细胞骨架-整合素-ECM 双向交流及释放一系列基质降解酶），也是力学的。生物物理因素如密度、硬度及 ECM 的几何力学对细胞的活性、迁移和形态有着强大的影响[33]。正如术中超声所证实的，肿瘤和其周围的基质要比脑实质硬。正常和肿瘤性脑组织显示了不同的力学微环境。胶质母细胞瘤细胞系的实验证实，ECM 硬度提升能导致人胶质瘤细胞的表型改变，如增强了细胞的侵袭性、运动性及促进了增殖[34]。在这个研究中，基质水平越低，脑组织弹性顺度越好。作者推测胶质母细胞瘤细胞在侵袭途中使周边变硬[35]。GBM 细胞的渗透路径偏好于物理性状显著不同的界面，如血管的基膜和白质纤维束。这种侵袭特征也适用于 DLGG。

　　Watkins 及其同事检测了胶质母细胞瘤细胞系在活体脑组织的细胞外空间侵袭时细胞体积是否发生变化。他们立体定向注射 D546MG 和 U251-MG 胶质瘤细胞到严重免疫缺陷（SCID）鼠的额叶并标记细胞侵袭[36]。肿瘤细胞体积下降了 30%～35%。他们在另外 3 个模型中做了相同的实验，发现体积变化量没有发生改变，与细胞大小及所遇到的障碍大小无关。因而，可以假设这个数值（30%～35%）代表了最低可接受的细胞体积（变化）。这个减少量要求细胞释放基本上所有的未结合的胞质内水分，并与 Cl⁻ 和 K⁺ 离子协同外流有关。作者首次证实，侵袭性胶质瘤细胞改变了其体积去适应在脑内迁移过程中所遇到的空间限制。肿瘤细胞体积丢失量是恒定的，局部解剖特性所致的空间制约随着脑区变化而不同，能够影响肿瘤细胞在不同脑区的侵袭能力。

　　在比较胶质瘤分子特征脑区差异性时，通过 DNA 阵列分析所展现的幕上及幕下胶质瘤复杂性被长久地提及：毛细胞型星形细胞瘤基因表达谱[37]及儿童弥漫性脑桥胶质瘤全基因谱[38]。在成人幕上 DLGG 中，解剖-分子研究建立了位置与基本分子模式之间有意义的联系。如上所述，带有染色体 1p 缺失的少突胶质细胞瘤好发于大脑前部，尤其是额叶[6,39]。相似的，我们证实带有 1p/19q 联合缺失的 DLGG 在岛叶发病率较低[18]。通过基因芯片技术也证实了 DLGG 复杂的基因模式。在 DLGG 中所观察到的分子差异已被用来预测肿瘤预后。在任何病例中，DLGG 分子的区域性差异应该和起源细胞联系起来。然而，起源细胞和肿瘤干细胞的概念是不同的。值得注意的是，起源细胞是指获得了首个促肿瘤性突变的正常细胞，与肿瘤干细胞没有必然的联系。后者是指肿瘤中独特的支持恶性生长的细胞亚群[40]。

　　有几个在转基因鼠中的研究证明了少突胶质祖细胞(oligodendroglial progenitor cell,OPC)作为DLGG的起源细胞。Persson等首先发现转基因鼠中低级别少突胶质母细胞瘤起源于NG2阳性的OPC,它同时也具有肿瘤起源潜能——当原位注射到成年小鼠后,2～3个月长出了新的肿瘤[19]。这些结果被进一步证实和阐明。正常NG2$^+$OPC展现了非对称分裂连同非对称的EGFR分布,产生了两组不同的后代:NG2$^+$EGFR$^+$OPC具有自我更新和增殖能力,NG2$^-$EGFR$^-$OPC具有分化能力进而可表达Olig4。胶质瘤发生可能与OPC非对称分裂细胞缺陷有关,因为非对称调节蛋白在DLGG中错位表达。一些失去控制的基因映射到少突胶质细胞瘤中发生经常联合缺失的染色体1p或19q上[41]。

　　OPC广泛分布在SVZ区,在灰质和白质间也有恒定表达[19,42]。小鼠的白质纤维束有很丰富的OPC。同样的,NG2$^+$Olig2$^+$OPC样细胞是成年正常脑中主要循环细胞群[43]。Vergani等报道的定位于白质纤维束的OPC可能是DLGG的祖细胞的推测与临床观察有着很好的一致性:在一项43例皮质DLGG观察中发现肿瘤呈向心性生长,进一步加强了DLGG不是从SVZ区神经干细胞来源的想法[20]。

　　在胶质母细胞瘤中,已经分离出具有自我更新能力的干细胞。它们展现了许多与SVZ区神经干细胞一样的特征。SVZ终身维持着产生神经元和胶质细胞的能力。在动物模型中,高级别胶质瘤能够发生于这类细胞群[44]。有报道指出,复发性胶质母细胞瘤所展现的更强的侵袭性与SVZ有关[22],这提示胶质瘤发生的责任细胞可能产生于SVZ区,在肿瘤生成之前移行到皮质[45]。这些数据同时提示低级别和高级别弥漫性胶质瘤可能有不同的细胞来源。尽管具有相同的组织学诊断,原位复发的胶质母细胞瘤和来源于低级别胶质瘤的继发性胶质母细胞瘤在基因上的差异也佐证了上述概念。异柠檬酸脱氢酶1的密码子132(R^{132})突变的发现对这两种胶质母细胞瘤的差异做出了新的阐述。实际上,$IDH1^{R132MUT}$和$IDH1^{R132WT}$胶质母细胞瘤在临床流行病学、组织学、表型、表观遗传及基因组上均有差异,临床过程也不同,进一步支持这两种疾病体是起源于不同的特异性癌变后的干细胞和祖细胞群的假说[46]。

二、临床意义

　　这些基于时空的、功能和分子学上的考量对治疗策略选择有着重要的影响。

　　首先,DLGG与脑组织之间的互动关系可能很大程度上取决于肿瘤所累及的区域特性。确实,有证据表明缓慢生长的DLGG可能诱导了脑组织的可塑性,这解释了为什么大多数患者尽管肿瘤很大却没有相应的神经功能缺失,即便是在所谓的关键区域[47-48]。尽管如此,近期DLGG可切除程度图集证实患者的一些脑区代偿能力较低[49],构成了一个"最小共同脑"[50]。因此,外科切除程度(及中位生存期)与胶质瘤的位置(与皮质和白质束的联系及与SVZ区的距离)有关。"非功能区"比"功能区""代偿区"比"非代偿区"肿瘤能得到更好的切除[7,51-54]。确实,与SVZ区联系的较大肿瘤外科切除更困难,由于侵犯到皮质下纤维束,部分切除的比例更高,这些纤维束包括上纵束、弓状束及优势半球的下额枕束、双侧半球的皮质脊髓束、皮质丘脑束和视放射[20]。

　　另外,与SVZ不相接触的DLGG中1p/19q联合缺失出现概率更高,也有更高的根治切除率[20],可能是一种与良好预后相关的因素[55-56]。同时这也提示可能只在较少SVZ区肿瘤的患者能达到全切这种当前 DLGG 第一位的治疗手段,这时应该首先考虑用新辅助治疗[58-59]。同样,岛叶 DLGG 具有不同的基因模式,也就是说,1p/19q 缺失发生率较低,可能具有更强的侵袭能力。确实,在最近 1097 例 DLGG 的报道中,肿瘤位置是一个独立的预后因素,相比额叶胶质瘤,岛叶胶质瘤预后更差[60]。由于对岛叶功能解剖的理解更深入及术中功能定位的使用,术后致残率显著下降[11,61],岛叶 DLGG 手术切除可以更早地进行。

　　未来的方向将会是探索外界牵连因素,环境-脑功能-肿瘤基因之间的潜在联系,这可能解释 DLGG 在法国地理分布的不均一性[62]。而且,对弥漫性(低级别)胶质瘤遗传易感性变异的研究应该更广泛地开展,以更好地认识该肿瘤的起源[63-66]。最后,考虑到在妊娠期时出现的变化,激素在 DLGG 中的角色也应被阐明[67-69]。

　　这些重要问题揭示了 DLGG 患者中的胶质瘤发生病理生理学、脑解剖-功能组织构架及个性化处理之间的密切关系[70]。而且,这将能有助于更好地筛查人群,以更早地发现并有效处理 DLGG[71-72]。

(林　雨　杨学军　储卫华　赵恒立)

参考文献

[1] Mandonnet E, Delattre JY, Tanguy ML, et al. Continuous growth of mean tumor diameter in a subset of grade Ⅱ gliomas. Ann Neurol,2003,53:524-528.

[2] Pallud J, Fontaine D, Duffau H, et al. Natural history of incidental World Health Organization grade Ⅱ gliomas. Ann Neurol,2010,68:727-733.

[3] Duffau H, Pallud J, Mandonnet E. Evidence for the genesis of WHO grade Ⅱ glioma in an asymptomatic young adult using repeated MRIs. Acta Neurochir (Wien),2011,153:473-477.

[4] Gerin C, Pallud J, Grammaticos B, et al. Improving the timemachine: estimating date of birth of grade Ⅱ gliomas. Cell Prolif,2012,45:76-90.

[5] Duffau H, Capelle L. Preferential brain locations of low grade gliomas. Cancer,2004,100:2622-2626.

[6] Laigle-Donadey F, Martin-Duverneuil N, Lejeune J,et al. Correlations between molecular profile and radiologic pattern in oligodendroglial tumors. Neurology,2004,63:2360-2362.

[7] Chang E, Clark A, Smith J, et al. Functional mapping-guided resection of low-grade gliomas in eloquent areas of the brain: improvement of long-term survival. J Neurosurg,2011,114:566-573.

[8] Viegas C, Moritz-Gasser S, Rigau V, et al. Occipital WHO grade Ⅱ gliomas: oncological, surgical and functional considerations. Acta Neurochir (Wien),2011,153:1907-1917.

[9] Parisot S, Duffau H, Chemouny S, et al. Graph based spatial position mapping of low-grade gliomas. Med Image Comput Comput Assist Interv,2011,14: 508-515.

[10] Parisot S, Duffau H, Chemouny S, et al. Joint tumor segmentation and dense deformable registration of brain MR images. Med Image Comput Comput Assist Interv,2012,15(Pt 2):651-658.

[11] Duffau H. A personal consecutive series of surgically treated 51 cases of insular WHO grade Ⅱ glioma: advances and limitations. J Neurosurg,2009,110:696-708.

[12] Rivier F, Clarke S. Cytochrome oxidase, acetylcholinesterase, and NADPH-diaphorase staining in human supratemporal and insular cortex: evidence for multiple auditory areas. Neuroimage,1997,6: 288-304.

[13] Krainik A, Lehéricy S, Duffau H, et al. Postoperative speech disorder after medial frontal surgery:

role of the supplementary motor area. Neurology,2003,60:587-594.

[14] Draganski B, Gaser C, Kempermann G, et al. Temporal and spatial dynamics of brain structure changes during extensive learning. J Neurosci,2006,26:6314-6317.

[15] Kempermann G, Kuhn HG, Gage PH. More hippocampal neurons in adult mice living in an enriched environment. Nature,1997,386:493-495.

[16] Delekate A, Zagrebelsky M, Kramer S, et al. NogoA restricts synaptic plasticity in the adult hippocampus on a fast time scale. Proc Natl Acad Sci USA,2011,108:2569-2574.

[17] Ren X, Cui X, Lin S,et al. Co-deletion of chromosome 1p/19q and IDH1/2 mutation in glioma subsets of brain tumors in Chinese patients. PLoS One,2012,7:e32764.

[18] Gozé C, Rigau V, Gibert L,et al. Lack of complete 1p19q deletion in a consecutive series of 12 WHO grade II gliomas involving the insula: the marker of worse prognosis? J Neurooncol,2009,91:1-5.

[19] Persson AI, Petritsch C, Swartling FJ,et al. Non-stem cell origin for oligodendroglioma. Cancer Cell, 2010,18:669-682.

[20] Vergani F, Martino J, Gozé C,et al. WHO grade II gliomas and subventricular zone: anatomical, genetic and clinical considerations. Neurosurgery,2011,68:1293-1299.

[21] Sanai N, Alvarez-Buylla A, Berger MS. Neural stem cells and the origin of gliomas. N Engl J Med, 2005,353:811-822.

[22] Lim DA, Cha S, Mayo MC,et al. Relationship of glioblastoma multiforme to neural stem cell regions predicts invasive and multifocal tumor phenotype. Neuro Oncol,2007,9:424-429.

[23] Lindberg N, Kastemar M, Olofsson T, et al. Oligodendrocyte progenitor cells can act as cell of origin for experimental glioma. Oncogene,2009,28:2266-2275.

[24] Zhu Y, Ghosh P, Charnay P, et al. Neurofibromas in NF1: Schwann cell origin and role of tumor environment. Science,2002,296:920-922.

[25] Pong WW, Gutmann DH. The ecology of brain tumors: lessons learned from neurofibromatosis-1. Oncogene,2011,30:1135-1146.

[26] Yang I, Han SJ, Kaur G,et al. The role of microglia in central nervous system immunity and glioma immunology. J Clin Neurosci,2010,17(1):6-10.

[27] Ghosh A, Chaudhuri S. Microglial action in glioma: a boon turns bane. Immunol Lett,2010,131:3-9.

[28] de Haas AH, Boddeke HW, Biber K. Region-specific expression of immunoregulatory proteins on microglia in the healthy CNS. Glia,2008,56:888-894.

[29] Hoelzinger DB, Demuth T, Berens ME. Autocrine factors that sustain glioma invasion and paracrine biology in the brain microenvironment. J Natl Cancer Inst,2007,99:1583-1593.

[30] Mercapide J, Rappa G, Lorico A. The intrinsic fusogenicity of glioma cells as a factor of transformation and progression in the tumor microenvironment. Int J Cancer,2012,131:334-343.

[31] Clavreul A, Etcheverry A, Chassevent A, et al. Isolation of a new cell population in the glioblastoma microenvironment. J Neurooncol,2012,106:493-504.

[32] Bellail AC, Hunter SB, Brat DJ, et al. Microregional extracellular matrix heterogeneity in brain modulates glioma cell invasion. Int J Biochem Cell Biol,2004,36:1046-1069.

[33] Discher DE, Janmey P, Wang YL. Tissue cells feel and respond to the stiffness of their substrate. Science,2005,310:1139-1143.

[34] Ulrich TA, de Juan Pardo EM, Kumar S. The mechanical rigidity of the extracellular matrix regulates the structure, motility, and proliferation of glioma cells. Cancer Res,2009,69:4167-4174.

[35] Elkin BS, Azeloglu EU, Costa KD, et al. Mechanical heterogeneity of the rat hippocampus measured by atomic force microscope indentation. J Neurotrauma,2007,24:812-822.

[36] Watkins S, Sontheimer H. Hydrodynamic cellular volume changes enable glioma cell invasion. J Neurosci,2011,31:17250-17259.

[37] Sharma MK, Mansur DB, Reifenberger G, et al. Distinct genetic signatures among pilocytic astrocytomas relate to their brain region origin. Cancer Res,2007,67:890-900.

[38] Zarghooni M, Bartels U, Lee E,Huang A, et al. Whole-genome profiling of pediatric diffuse intrinsic pontine gliomas highlights platelet-derived growth factor receptor alpha and poly（ADP-ribose）polymerase as potential therapeutic targets. J Clin Oncol,2010,28:1337-1344.

[39] Zlatescu MC, TehraniYazdi A, Sasaki H,et al. Tumor location and growth pattern correlate with genetic signature in oligodendroglial neoplasms. Cancer Res,2001,61:6713-6715.

[40] Visvader JE. Cells of origin in cancer. Nature,2011,469:314-322.

[41] Sugiarto S, Persson AI, Munoz EG, et al. Asymmetry-defective oligodendrocyte progenitors are glioma precursors. Cancer Cell,2011,20:328-340.

[42] McTigue DM, Tripathi RB. The life, death, and replacement of oligodendrocytes in the adult CNS. J Neurochem,2008,107:1-19.

[43] Geha S, Pallud J, Junier MP,et al. NG2＋/Olig2＋ cells are the major cycle-related cell population of the adult human normal brain. Brain Pathol,2010,20:399-411.

[44] Alcantara Llaguno S, Chen J, Kwon CH,et al. Malignant astrocytomas originate from neural stem/progenitor cells in a somatic tumor suppressor mouse model. Cancer Cell,2009,15: 45-56.

[45] Dimov I, Tasić-Dimov D, Conić I,et al. Glioblastoma multiforme stem cells. Scientific World Journal,2011,11:930-958.

[46] Lai A, Kharbanda S, Pope WB,et al. Evidence for sequenced molecular evolution of IDH1 mutant glioblastoma from a distinct cell of origin. J Clin Oncol,2011,29:4482-4490.

[47] Desmurget M, Bonnetblanc F, Duffau H. Contrasting acute and slow-growing lesions: a new door to brain plasticity. Brain,2007,130:898-914.

[48] Duffau H. Lessons from brain mapping in surgery for low-grade glioma: insights into associations between tumour and brain plasticity. Lancet Neurol,2005,4: 476-486.

[49] Duffau H. Does post-lesional subcortical plasticity exist in the human brain? Neurosci Res,2009,65:131-135.

[50] Ius T, Angelini E, Thiebaut de Schotten M, et al. Evidence for potentials and limitations of brain plasticity using an atlas of functional resectability of WHO grade Ⅱ gliomas: towards a "minimal common brain". Neuroimage,2011,56:992-1000.

[51] Duffau H. Surgery of low-grade gliomas: towards a 'functional neurooncology'. Curr Opin Oncol,2009,21:543-549.

[52] Duffau H. The challenge to remove diffuse low grade gliomas while preserving brain functions. Acta Neurochir（Wien）,2012,154:569-574.

[53] Duffau H, Gatignol P, Mandonnet M,et al. Intraoperative subcortical stimulation mapping of language pathways in a consecu tive series of 115 patients with grade Ⅱ glioma in the left dominant hemisphere. J Neurosurg,2008,109: 461-471.

[54] Yordanova Y, Moritz-Gasser S, Duffau H. Awake surgery for WHO grade Ⅱ gliomas within "noneloquent" areas in the left dominant hemisphere: toward a "supratotal" resection. J Neurosurg,2011,115: 232-239.

[55] Mariani L, Deiana G, Vassella E,et al. Loss of heterozygosity 1p36 and 19q13 is a prognostic factor for overall survival in patients with diffuse WHO grade 2 gliomas treated without chemotherapy. J Clin Oncol,2006,24:4758-4763.

[56] Gozé C，Bezzina C，Gozé E，et al. 1p19q loss but not IDH1 mutations influences WHO grade Ⅱ gliomas spontaneous growth. J Neurooncol，2012，108：69-75.

[57] Soffietti R，Baumert B，Bello L，et al. Guidelines on management of low grade gliomas：report of an EFNS-EANO task force. Eur J Neurol，2010，17：1124-1133.

[58] Duffau H，Taillandier L，Capelle L. Radical surgery after chemotherapy：a new therapeutic strategy to envision in grade Ⅱ glioma. J Neurooncol，2006，80：171-176.

[59] Blonski M，Taillandier L，Herbet G，et al. Combination of neoadjuvant chemotherapy followed by surgical resection as new strategy for WHO grade Ⅱ gliomas：a study of cognitive status and quality of life. J Neurooncol，2012，106：353-366.

[60] Capelle L，Fontaine D，Mandonnet E，et al. Spontaneous and therapeutic prognostic factors in adult hemispheric WHO grade Ⅱ gliomas：a series of 1097 cases. J Neurosurg，2013，118(6)：1157-1168.

[61] Duffau H，Moritz-Gasser S，Gatignol P. Functional outcome after language mapping for insular World Health Organization Grade Ⅱ gliomas in the dominant hemisphere：experience with 24 patients. Neurosurg Focus，2009，27：E7.

[62] Zouaoui S，Darlix A，Virion JM，et al. [Répartition géorgraphique des gliomes diffus de grade Ⅱ et Ⅲ，incidents entre 2006 et 2009，en France：résultats préliminaires]. In：Meeting of the Association de Neurooncologie d'Expression Française (ANOCEF) Deauville，17-18 July 2011 (Abstract).

[63] Egan KM，Thompson RC，Nabors LB，et al. Cancer susceptibility variants and the risk of adult glioma in a US case-control study. J Neurooncol，2011，104：535-542.

[64] Sanson M，Hosking FJ，Shete S，et al. Chromosome 7p11. 2 (EGFR) variation influences glioma risk. Hum Mol Genet，2011；20：2897-2904.

[65] Melin B. Genetic causes of glioma：new leads in the labyrinth. Curr Opin Oncol，2011，23：643-647.

[66] Liu Y，Shete S，Hosking FJ，et al. New insights into susceptibility to glioma. Arch Neurol，2010，67：275-278.

[67] Kabat GC，Etgen AM，Rohan TE. Do steroid hormones play a role in the etiology of glioma? Cancer Epidemiol Biomarkers Prev，2010，19：2421-2427.

[68] Pallud J，Duffau H，Razak RA，et al. Influence of pregnancy in the behavior of diffuse gliomas：clinical cases of a French glioma study group. J Neurol，2009，256：2014-2020.

[69] Pallud J，Mandonnet E，Deroulers C，et al. Pregnancy increases the growth rates of World Health Organization grade Ⅱ gliomas. Ann Neurol，2010，67：398-404.

[70] Duffau H. Brain mapping：from neural basis of cognition to surgical applications. Wien/New-York：Springer，2011.

[71] Duffau H. Awake surgery for incidental WHO grade Ⅱ gliomas involving eloquent areas. Acta Neurochir，2012，154：757-784.

[72] Duffau H. The rationale to perform early resection in incidental diffuse low-grade glioma：toward a "preventive surgical neurooncology". World Neurosurg，2012，S1878-8750(12)：00672-00679.